MANUAL SOGIMIG

REPRODUÇÃO ASSISTIDA

MANUAL SOGIMIG

REPRODUÇÃO ASSISTIDA

Carlos Henrique Mascarenhas Silva

Especialista em Ginecologia e Obstetrícia com áreas de atuação em Medicina Fetal e Ultrassonografia em Ginecologia e Obstetrícia pela FEBRASGO.
Research Fellow em Medicina Fetal no King's College Hospital – London-UK.
Coordenador dos Serviços de Medicina Fetal/Ultrassom e Ginecologia e Obstetrícia do Hospital Mater Dei – Belo Horizonte/Brasil.
Membro da Câmara Técnica em Ginecologia e Obstetrícia do Conselho Federal de Medicina/CFM. Presidente da SOGIMIG – Associação de Ginecologistas e Obstetras de Minas Gerais.

Sandro Magnavita Sabino

Mestre em Ginecologia e Obstetrícia pela UFMG. Especialização em Embriologia pelo Saint Barnabas Medical Center (USA). Especialização em Medicina Reprodutiva pelo Instituto Valenciano de Infertilidade (Espanha). Diretor do Laboratório de Reprodução Assistida da Clínica Vilara.

Ines Katerina Damasceno Cavallo Cruzeiro

Especialista em Ginecologia e Obstetricia com área de atuação em Reprodução Assitida pela FEBRASGO. Mestre e Doutora em Saúde da Mulher pela Faculdade de Medicina da UFMG. Diretora Técnica da Clínica Life Search – Serviço de Reprodução Humana e do Laboratório de Reprodução Humana Professor Aroldo Fernando Camargos do Hospital das Clínicas da UFMG. Delegada Regional da Sociedade Brasileira de Reprodução Humana. Diretora da SOGIMIG.

Medbook
EDITORA CIENTÍFICA LTDA.

SOGIMIG
NÓS POR ELAS

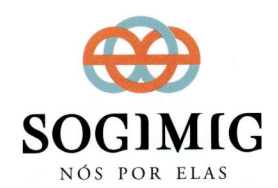

Manual Sogimig de Reprodução Assistida
Direitos exclusivos para a língua portuguesa

Nota da editora: Os autores desta obra verificaram cuidadosamente os nomes genéricos e comerciais dos medicamentos mencionados, assim como conferiram os dados referentes à posologia, objetivando fornecer informações acuradas e de acordo com os padrões atualmente aceitos. Entretanto, em virtude do dinamismo da área da saúde, os leitores devem prestar atenção às informações fornecidas pelos fabricantes para que possam se certificar de que as doses preconizadas ou as contraindicações não sofreram modificações, principalmente em relação a substâncias novas ou prescritas com pouca frequência.

Os autores e a editora não podem ser responsabilizados pelo uso impróprio nem pela aplicação incorreta de produto apresentado nesta obra. Apesar de terem envidado esforço máximo para localizar os detentores dos direitos autorais de qualquer material utilizado, os autores e a editora estão dispostos a acertos posteriores caso, inadvertidamente, a identificação de algum deles tenha sido omitida

Editoração Eletrônica: ASA Editoração e Produção Gráfica
Capa: Tom Comunicação

CIP-BRASIL. CATALOGAÇÃO NA PUBLICAÇÃO
SINDICATO NACIONAL DOS EDITORES DE LIVROS, RJ

S579m
Silva, Carlos Henrique Mascarenhas

Manual SOGIMIG : reprodução / Carlos Henrique Mascarenhas Silva, Sandro Magnavita Sabino, Ines Katerina Damasceno Cavallo Cruzeiro. - 1. ed. - Rio de Janeiro : MedBook, 2018.

360 p. : il. ; 28 cm.

ISBN 9788583690399

1. Reprodução humana – Princípios - Avaliação. 2. Reprodução humana – Condutas – Tratamentos - Protocolos. I. Sabino, Sandro Magnavita. II. Cruzeiro, Ines Katerina Damasceno Cavallo III. Título.

18-49488 CDD: 618.32
CDU: 618.32

01/08/2018 06/04/2018

EDITORA CIENTÍFICA LTDA.
MedBook Editora Científica Ltda.
Avenida Treze de Maio 41/salas 803 e 804 – Cep 20.031-007 – Rio de Janeiro – RJ
Telefones: (21) 2502-4438 e 2569-2524 – **www.medbookeditora.com.br**
contato@medbookeditora.com.br – vendasrj@medbookeditora.com.br

SOGIMIG

NÓS POR ELAS

Diretoria 2017–2019

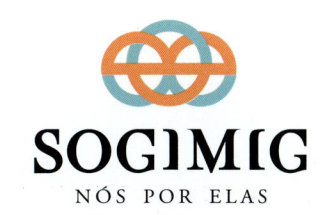

Colaboradores

Alejandra Santana

Licenciada en Medicina por la Universidad de Granada. Especialista Ginecología y Obstetricia. MIR en Hospital Universitario Materno-Infantil de Las Palmas. Médico Ginecólogo en Unidad de Reproducción Humana IVI Las Palmas..

Alessandra Evangelista Demoro

Professora Assistente de Ginecologia da Universidade do Estado do Rio de Janeiro. Professora da Pós-Graduação em Reprodução Humana Assistida da UNIGRANRIO – Vida Centro de Fertilidade. Professora da Pós-Graduação em Endoscopia Ginecológica do Instituto Crispi de Cirurgias Minimamente Invasivas – Universidade SUPREMA.

Alvaro Petracco

Professor Titular de Ginecologia da Escola de Medicina da PUCRS. Doutor em Ciências da Saúde – FAMERP. Diretor do Fertilitat – Centro de Medicina Reprodutiva.

Amandio Soares Fernandes Júnior

Médico Oncologista com Título de Especialista pela Sociedade Brasileira de Cancerologia. Oncologista do Hospital Felício Rocho e Oncomed-BH.

Ana Márcia de Miranda Cota

Mestrado em Ginecologia e Obstetrícia pela UNESP/Botucatu-SP. Especialização *latu sensu* em Reprodução Humana pela FELUMA/FCMMG. Ginecologista do Centro de Reprodução Humana da Rede Mater Dei de Saúde.

Antonio Eugênio Motta Ferrari

Mestre em Ciências da Saúde. Professor de Ginecologia da Faculdade de Ciências Médicas de Minas Gerais. Diretor da Clínica Vilara – Reprodução Assistida. Coordenador da Clínica de Ginecologia e Obstetrícia do Hospital Vila da Serra – BH/MG.

Augusto Barbosa Reis

Coordenador do Departamento de Andrologia da Sociedade Brasileira de Urologia. Professor Adjunto no Departamento de Cirurgia da Universidade Federal de Minas Gerais – UFMG. Coordenador do Programa de Residência Médica em Urologia do Hospital das Clínicas da UFMG.

Bernadette Ventura Veado

Embrióloga e Estatística. Formada em Biologia pela UFMG. Especializada em Embriologia Humana pelo Instituto Valenciano de Infertilidade (Espanha). Especialista em Estatística pela UFMG.

Bruna Oliveira Martins

Embriologista e Andrologista do Centro de Reprodução Humana da Rede Mater Dei de Saúde. Pós-Graduanda em Gestão em Saúde pela UNIFENAS/BH. Biomédica Graduada pela UNIFENAS/BH.

Bryce Winkelman

Embriologista e Andrologista Especializado em Reprodução Assistida, Clínica POMA FERTILITY CENTER, Kirkland, WA, USA.

Caio Parente Barbosa

Professor Titular da Disciplina de Saúde Sexual, Reprodutiva e Genética Populacional da Faculdade de Medicina do ABC. Presidente do Instituto Ideia Fértil.

Carmen Fernández Delgado

Licenciada en Medicina por la Universidad de Oviedo. Especialidad de Ginecología y Obstetricia en Hospital Universitario Marqués de Valdecilla. Título de Experto en Exploración Ginecológica y Patología Mamaria y Vulvar, Universidad de Barcelona, Nivel III de Ecografía, Máster en Reproducción Asistida en IVI Bilbao.

Carmina Vidal

Licenciada en Medicina y Cirugía por la Universidad de Valencia. Especialista en Obstetricia y Ginecología. Fellowship en Infertilidad Humana en IVI Valencia. Doctor en Medicina y Cirugía por la Universidad de Valencia con Calificación Cum laude. Máster de Cirugía Ginecológica Avanzada Valencia. Diploma Universitario Europeo de Endoscopia Operatoria en Ginecología por la Universidad Clermont Ferrand. Certificación como Cirujano Endoscópico Reproductivo Europeo por ESHRE. Investigador de Instituto de Investigación Sanitaria INCLIVA. Ginecólogo IVI Valencia.

Cássia Cançado Avelar

Doutoranda em Psicologia pela Universidad El Salvador – Buenos Aires, Argentina. Título de Capacitação em Reprodução Humana Assistida para Psicólogos (SBRA – Sociedade Brasileira de Reprodução Assistida). Psicóloga Clínica da Pró-Criar Medicina Reprodutiva.

Cecília de Souza Monteiro

Residência Médica em Ginecologia e Obstetrícia no Hospital das Clínicas da UFMG. Mestranda em Saúde da Mulher com foco em Técnicas de Reprodução Assistida pela UFMG.

Cláudia Navarro Carvalho Duarte Lemos

Mestre e Doutora em Medicina. Membro da Câmara Técnica de Reprodução Assistida do Conselho Federal de Medicina. Coordenadora da Câmara Técnica de Reprodução Assistida do Conselho Regional de Medicina. Membro do Corpo Clínico do Laboratório de Reprodução Humana Aroldo Camargos do Hospital das Clínicas da UFMG. Diretora Clínica da Life Search – Serviço de Reprodução Humana.

Cristiano Eduardo Busso

Especialista em Reprodução Humana pela FEBRASGO. Doutorado pela Universidade de Valência, Espanha. Médico Associado do Projeto ALFA – Fertilização Assistida.

Eduardo Leme Alves da Motta

Médico do Corpo Clínico – Huntington Medicina Reprodutiva. Professor Adjunto do Departamento de Ginecologia da UNIFESP.

Érica Becker de Sousa Xavier

Médica Ginecologista da Pró-Criar Medicina Reprodutiva – BH/MG. Médica Ginecologista do Hospital das Clínicas – UFMG. Mestre em Ginecologia pela Faculdade de Medicina da UFMG.

Esther Santamaría López

Embrióloga. Coordinadora de investigación. Instituto Valenciano de Infertilidad (IVI) – Sevilla.

Fábio Cruz

Médico Ginecologista do Departamento de Medicina Reprodutiva do Instituto Valenciano de Infertilidad (IVI – Valencia). Especialista em Reprodução Assistida. Especialista em Cirurgia Endoscópica Ginecológica.

Fábio Roberto Cabar

Mestre e Doutor em Obstetrícia e Ginecologia e Obstetrícia pela Universidade de São Paulo. Médico Especialista em Reprodução Assistida. Médico Associado do Projeto ALFA – Fertilização Assistida.

Fernando Marcos dos Reis

Professor Associado IV da Faculdade de Medicina da UFMG. Doutorado em Medicina pela UFRGS e Pós-Doutorado na Universidade de Udine, Itália. Coordenador do Laboratório de Reprodução Humana Prof. Aroldo Camargos no Hospital das Clínicas da UFMG. Bolsista de Produtividade em Pesquisa do CNPq – Nível 1A.

Francisco de Assis Nunes Pereira

Doutorado e Mestrado em Saúde da Mulher pela UFMG. Residência Médica em Reprodução Humana pelo Hospital das Clínicas da UFMG. Subcoordenador do Laboratório de Reprodução Humana do Hospital das Clínicas da UFMG. Coordenador Médico do Life Search – Serviço de Reprodução Humana – BH/MG.

Frederico Ferri de Resende

Especialista em Direito Público pela PUC-MG. Mestre em Direito Privado pela PUC-MG. Advogado. Procurador do Conselho Regional de Medicina do Estado de Minas Gerais. Professor na Fundação Pedro Leopoldo. Membro da Comissão de Direito Médico da OAB/MG.

George Queiroz Vaz

Professor Assistente de Ginecologia da Universidade do Estado do Rio de Janeiro. Doutor (PhD) em Medicina pela Universidade do Estado do Rio de Janeiro. Mestre (MSc) em Reprodução Humana pela Universidade de Valência – Espanha. Professor da Pós-Graduação em Reprodução Humana Assistida da UNIGRANRIO – Vida Centro de Fertilidade.

Geraldo Magela de Queiroz Tavares

Assistente da Clínica de Urologia do Hospital Vila da Serra – BH/MG.

Giselle Barandier Teixeira Esmeraldo

Graduada em Medicina pela Faculdade de Medicina da Universidade Federal de Juiz de Fora. Pós-Graduada em Ginecologia e Obstetrícia pelo Programa de Residência Médica do Hospital e Maternidade Therezinha de Jesus – Juiz de Fora/MG. Fellow do Serviço de Reprodução Humana – Laboratório de Reprodução Humana Aroldo Camargos – do Hospital das Clínicas da UFMG.

Ines Katerina Damasceno Cavallo Cruzeiro

Doutora em Saúde da Mulher pela Faculdade de Medicina da UFMG. Diretora da SOGIMIG. Diretora Técnica da Clínica Lifesearch – Serviço de Reprodução Humana e do Laboratório de Reprodução Humana Professor Aroldo Camargos do Hospital das Clínicas da UFMG.

Ivete de Ávila

Título de Histeroscopia e Videolaparoscopia pela Sociedade Brasileira de Cirurgia Laparoscópica (SOBRACIL). Mestre em Ciências da Saúde pelo Instituto de Previdência dos Servidores do Estado de Minas Gerais (IPSEMG) – BH/MG. Histeroscopista e Laparoscopista do D&I Endoscopia Ginecológica – BH/MG. Equipe Multidisciplinar de Endometriose – Mater Dei.

Izabela Vieira Botelho

Ginecologista e Obstetra. Especialização em Reprodução Assistida pela Faculdade de Ciências Médicas de Minas Gerais. Máster en Reproducción Humana pela Universidad Rey Juan Carlos em colaboração com o Instituto Valenciano de Infertilidad (IVI). Professora do Departamento de Medicina e Enfermagem da Universidade Federal de Viçosa.

Jaime Ferro

Cirurgião Ginecológico. Especialista em Medicina Reprodutiva, IVI RMA, Valência, Espanha.

James J. Stachecki

Owner and President of Innovative Cryo Enterprises LLC.

Javier Domingo

Ginecólogo. Medicina Reproductiva. Director IVI Las Palmas.

Jhenifer Kliemchen Rodrigues

Pesquisadora do Laboratório de Reprodução Humana da UFMG (nível de Pós-Doutorado). Diretora da In Vitro Consultoria – BH/MG. Doutorado em Ciências – Biologia da Reprodução – pela Faculdade de Medicina de Ribeirão Preto -USP com estágio na Oregon Health and Science University (OHSU) – Oregon/EUA.

João Pedro Junqueira Caetano

Fundador da Clínica Pró-Criar. Presidente da Sociedade Brasileira de Reprodução Humana – SBRH (2017-2018). Professor Convidado da Pós-Graduação da Faculdade de Ciências Médicas de Minas Gerais. Mestrado e Doutorado pela UFMG. Ex-Presidente da SOGIMIG.

João Sabino Lahorgue da Cunha Filho

Médico Especialista em Reprodução Humana. Professor Associado do Departamento de Ginecologia e Obstetrícia da Famed/UFRGS. Mestre em Reprodução Humana pela UFRGS. Doutor em Medicina: Endocrinologia pela UFRGS. Pós-Doutor em Reprodução Humana pela Universidade de Paris. Livre-Docente pela USP.

José Bellver

Licenciado y Doctor en Medicina y Cirugía, Estancia en John Radcliffe Maternity Hospital, Oxford, Inglaterra. Nivel III de Ecografía en Obstetricia-Ginecología. Certificado Europeo de Cirugía Ginecológica Endoscópica. Máster en Cirugía Endoscópica Ginecológica Avanzada. Ginecólogo IVI Valencia.

José Eduardo Fernandes Távora

Coordenador da Urologia do Hospital Vila da Serra. Diretor do Instituto de Robótica da Faculdade de Ciências Médicas de Minas Gerais.

Juan Giles Jiménez

Licenciado en Medicina por la Universidad Complutense de Madrid. Especialista Obstetricia y Ginecología. Doctor en Medicina Cum laude por la Universidad Complutense de Madrid. Máster en Cirugía Ginecológica Avanzada, Universidad Valencia. Diploma Universidad Europea en Endoscopia Operatoria en Ginecología por la Universidad Clermont Ferrand. Nivel III de Ecografía SESEGO. Certificación como Cirujano Endoscópico Reproductivo Europeo por ESHRE. Ginecólogo Medicina Reproductiva IVI Valencia.

Julia Alves Dias

Residência Médica em Reprodução Humana pelo Hospital das Clínicas da UFMG. Mestre em Medicina Molecular pela Faculdade de Medicina da UFMG. Médica do Corpo Clínico da Clínica Lifesearch – Serviço de Reprodução Humana e do Hospital das Clínicas da UFMG.

Juliana F. Cuzzi

Doutora em Genética pela FMRP-USP. Assessora Científica na Igenomix Brasil. Aconselhamento Genético voltado para Genética da Reprodução Humana.

Karina Leite Tafner

Especialista em Ginecologia e Obstetrícia pela FEBRASGO. Pós-Graduação em Infertilidade e Reprodução Humana pela Santa Casa de São Paulo. Médica do Projeto Beta – Medicina Reprodutiva.

Klaus Wiemer

Lab Director of Poma Fertility Center Kirkland, WA. USA, Scientific Advisor on Media Products. Master's Degree in Reproductive Physiology with an Emphasis in Male Physiology from New Mexico State University, PHD in Reproductive Physiology (Embryology), Louisiana State University. Founder of KEW Technology.

Leonardo Matheus Ribeiro Pereira

Médico Associado da Clínica Pró-Criar. Professor Convidado do Curso de Endocrinologia Ginecológica da FCMMG. Mestrado pela UFMG.

Leticia Carvalho Neuenschwander

Médica Oncologista com Título de Especialista pela Sociedade Brasileira de Cancerologia. Mestre pela UFMG. Oncologista do Hospital Felício Rocho e Oncomed-BH.

Luiza Liboreiro Motta Ferrari

Médica Especialista em Ginecologia e Obstetrícia – TEGO 0250/2017.

Manuel Fernández Sánchez

Director de Clínica. Médico Ginecólogo. Instituto Valenciano de Infertilidad (IVI) – Sevilla. Profesor Asociado. Universidad Pablo de Olavide. Sevilla.

Marcelo Horta Furtado

Urologista da Clínica MF Fertilidade Masculina.

Marcelo Lopes Cançado

Médico do Corpo Clínico da Clínica Pró-Criar. Mestrado pela UFMG. Membro do Corpo Clínico do Dopsom. Ex-Presidente da SOGIMIG.

Márcia Mendonça Carneiro

Mestre em Ginecologia e Obstetrícia – Faculdade de Medicina de Ribeirão Preto – USP. Doutora em Ginecologia e Obstetrícia – Faculdade de Medicina da UFMG. Professora Associada – Departamento de Ginecologia e Obstetrícia – Faculdade de Medicina da UFMG. Coordenadora da Equipe Multidisciplinar de Endometriose do Hospital das Clínicas da UFMG. Equipe Multidisciplinar de Endometriose – Biocor e Mater Dei.

Marco Antônio Barreto de Melo

Diretor da Clínica Vilara. Mestre e Doutor em Ginecologia e Obstetrícia pela UFMG. Pós-Doutor em Medicina Reprodutiva pelo IVI-Universidade de Valência, Espanha.

Marcos Ferrando Serrano

Licenciado en Medicina y Cirugía por la Universidad de Valencia. Máster en Dirección Médica y Gestión Clínica. Máster en Reproducción Humana, Universidad Complutense de Madrid. Máster en Cirugía Endoscópica Avanzada, Universidad de Valencia. Médico Ginecólogo especialista en Reproducción, Director Médico IVI Bilbao.

María José Martínez-Cañavate

Licenciada en Medicina y Cirugía por la UAM. Especialista en Ginecología y Obstetricia con formación en el Hospital Universitario Marqués de Valdecilla en Santander. Máster en Reproducción Humana IVI-Universidad Rey Juan Carlos de Madrid.

Mariangela Badalotti

Professora Doutora de Ginecologia da Escola de Medicina da PUCRS. Coordenadora da Unidade de Reprodução Humana do Serviço de Ginecologia do Hospital São Lucas – PUCRS. Diretora do Fertilitat – Centro de Medicina Reprodutiva.

Mário Cavagna

Diretor do Centro de Reprodução Humana do Hospital Pérola Byington – São Paulo. Professor Livre-Docente de Ginecologia e Fisiopatologia da Reprodução pela UNESP – São Paulo.

Marta Ribeiro Hentshcke

Médica Ginecologista e Obstetra. Doutora em Medicina pela PUCRS. Pós-Doutoranda em Reprodução Humana na PUCRS.

Melissa Cavagnoli

Médica do Corpo Clínico – Huntington Medicina Reprodutiva.

Moísa Lúcia Pedrosa Corrêa da Silva

Coordenadora e Responsável Técnica pelo Laboratório de Reprodução Humana da Rede Mater Dei de Saúde. Especialista em Técnicas de Reprodução Assistida pela Cleveland Clinic Ohio – EUA. Pós-Graduação pelo Instituto Sapientie São Paulo e Biomédica Graduada pela UNIPAC/JF.

Newton Eduardo Busso

Professor Assistente da Faculdade de Ciências Médicas da Santa Casa de São Paulo. Doutor pela Faculdade de Ciências Médicas da Santa Casa de São Paulo. Presidente da Associação Latino-Americana de Medicina Reprodutiva.

Paula Andrea Salles Navarro

Setor de Reprodução Humana. Departamento de Ginecologia e Obstetrícia da Faculdade de Medicina de Ribeirão Preto da Universidade de São Paulo.

Paula Celada

Licenciada en Medicina y Cirugía por la Universidad de Valencia. Médico Especialista en Obstetricia y Ginecología en el Hospital Dr. Peset de Valencia,. Máster en Reproducción Humana de la Universitat de València. Médico Ginecólogo especialista en Reproducción Asistida en IVI Valencia.

Paulo Gallo de Sá

Professor Assistente de Ginecologia da UERJ. Professor da Pós-Graduação em Reprodução Humana Assistida da UNIGRANRIO – Vida Centro de Fertilidade. Primeiro Vice-Presidente da SBRH (Sociedade Brasileira de Reprodução Humana). Especialista em Reprodução Humana pela FEBRASGO/AMB e Membro da Comissão Nacional de Reprodução Humana da FEBRASGO.

Pedro Garcia Escribano

Licenciado en Medicina y Cirugía por la Universidad de Lleida. Especialista en Ginecología y Obstetricia. Máster en Reproducción Humana de la Universidad de Valencia. Médico Ginecólogo en Unidad de Reproducción IVI RMA Las Palmas.

Priscila Carneiro Moreira Lima

Médica Formada pela Universidade Estadual de Campinas (UNICAMP). Residência Médica em Ginecologia e Obstetrícia pelo Hospital da Mulher Prof. Dr. José Aristodemo Pinotti/Centro de Atenção Integral à Saúde da Mulher (CAISM/UNICAMP). Residência Médica em Reprodução Humana pelo Hospital Pérola Byington.

Rafael Castilho da Silveira Jacob

Coordenador de Urologia do Hospital dos Servidores do Estado de Minas Gerais – IPSEMG. Chefe da Equipe de Infertilidade do Hospital Vila da Serra – BH/MG.

Raphael Escorsim Szawka

Professor Adjunto do Departamento de Fisiologia e Biofísica – ICB-UFMG. Doutorado em Ciências pela Faculdade de Medicina de Ribeirão Preto-USP. Pós-Doutorados na Florida State University, EUA, e no Centre for Neuroendocrinology, University of Otago, Nova Zelândia. Bolsista de Produtividade em Pesquisa do CNPq – Nível 2.

Reginaldo Martello

Membro Titular da Sociedade Brasileira de Urologia. Chefe do Departamento de Reprodução Humana da Sociedade Brasileira de Urologia. Andrologista do Serviço de Urologia e do Setor de Reprodução Humana do Hospital das Clínicas da UFMG.

Renata da Cunha Ribeiro

TSA/SBA. Anestesiologista do Hospital Vila da Serra (IMIMG) – BH/MG. Anestesiolologista do Hospital Metropolitano Odilon Bherens. Mestre e Doutoranda em Fisiologia e Farmacologia – ICB/UFMG.

Renata Vargas Sinatora

Professora do Departamento de Ginecologia e Obstetrícia da Universidade de Marília. Pós-Graduação em Infertilidade Conjugal e Reprodução Humana pelo Projeto Alfa.

Renato de Oliveira

Coordenador da Disciplina de Saúde Sexual, Reprodutiva e Genética Populacional da Faculdade de Medicina do ABC.

Ricardo Mello Marinho

Médico do Corpo Clínico da Clínica Pró-Criar. Professor Assistente de Ginecologia da Faculdade de Ciências Médicas de Minas Gerais – FCMMG. Doutorado pela UNIFESP e Mestrado pela UFMG. Ex-Presidente da SOGIMIG.

Rita de Cássia Borges Chapon

Médica Especialista em Reprodução Humana. Mestrado em Reprodução Humana pela UFRGS. Aluna de Doutorado com linha de pesquisa em Reprodução Humana na Pós-Graduação da UFRGS.

Rívia Mara Lamaita

Ginecologista e Obstetra. Especialista em Reprodução Humana. Mestrado em Saúde da Mulher pela UFMG. Doutorado em Ginecologia, Obstetrícia e Mastologia pela UNESP – Botucatu. Professora Adjunta do Departamento de Ginecologia e Obstetrícia da Faculdade de Medicina da UFMG. Coordenadora do Serviço de Residência Médica em Ginecologia e Obstetrícia e de Reprodução Humana da Rede Mater Dei de Saúde.

Rodrigo Bernardes de Oliveira

Anestesiologista do Hospital Vila da Serra (IMIMG) – BH/MG. Anestesiologista do Hospital das Clínicas da UFMG – BH/MG. Coordenador do Programa de Residência Médica de Anestesiologia do Hospital Vila da Serra (IMIMG) – BH/MG.

Rosana Maria dos Reis

Mestrado em Tocoginecologia pela Universidade de São Paulo – Ribeirão Preto. Doutorado em Tocoginecologia pela Universidade de São Paulo – Ribeirão Preto. Pós-Doutorado na University of South Florida-USA. Professora Associada (Livre-Docente) da Faculdade de Medicina de Ribeirão Preto da Universidade de São Paulo. Chefe do Departamento de Ginecologia e Obstetrícia da Faculdade de Medicina de Ribeirão Preto da Universidade de São Paulo.

Rui Alberto Ferriani

Mestrado em Tocoginecologia pela FMRP-USP. Doutorado em Ginecologia e Obstetrícia pela FMRP-USP. Livre-Docência pela FMRP-USP. Pós-Doutorado na University of Cambridge, Inglaterra. Professor Titular da Universidade de São Paulo. Chefe do Setor de Reprodução Humana do Hospital das Clínicas de Ribeirão Preto. Pesquisador 1A do CNPq.

Sandro Magnavita Sabino

Diretor da Clínica Vilara. Mestre em Ginecologia e Obstetrícia pela UFMG. Especialização em Embriologia pelo Saint Barnabas Medical Center, USA.

Sara Matias Barbosa Nogueira

Médica Formada pelo Centro Universitário UNINOVAFAPI. Residência Médica em Ginecologia e Obstetrícia pelo Hospital Pérola Byington. Residência Médica em Reprodução Humana pelo Hospital Pérola Byington.

Sergimar Padovezi Miranda

Doutor em Ginecologia – UNESP-SP. Diretor da Clínica Vilara – Reprodução Assistida. Coordenador do Serviço de Videoendoscopia do Hospital Vila da Serra – BH/MG.

Sérgio Reis Soares

Doutor em Biologia Celular e Fisiologia pela Universitat Autònoma de Barcelona. Diretor do Centro de Reprodução Assistida IVI Lisboa.

Sofia Gouveia Nunes

Doutorada em Bioquímica-Física pela FCT-UNL. Licenciada em Bioquímica pela FC-UL. Embrióloga Diretora do Laboratório de Fecundação in vitro do IVI RMA Lisboa, Portugal.

Thaís Sanches Domingues Cury

Médica do Corpo Clínico – Huntington Medicina Reprodutiva. Doutora em Ciências pelo Departamento de Ginecologia da UNIFESP.

Vanessa Krebs Genro

Médica Especialista em Reprodução Humana pelo Hospital Antoine Bèclere, Paris, França. Doutora em Reprodução Humana pela UFRGS e pela Universidade de Paris, França.

Waldemar de Almeida Pereira de Carvalho

Diretor do Centro de Reprodução Assistida em Situações Especiais do Instituto Ideia Fértil.

Apresentação

SOGIMIG
NÓS POR ELAS

A busca constante pelo aperfeiçoamento científico e pela qualificação de excelência dos médicos ginecologistas e obstetras de Minas Gerais permeia todas as ações promovidas pela Associação de Ginecologistas e Obstetras de Minas Gerais (Sogimig) em seu dia a dia. Na verdade, esses pilares motivaram a fundação da entidade – que tem como missão principal o cuidado com a saúde da mulher – há quase 75 anos.

Nesses anos, muitas transformações ocorreram tanto na prática como na formação médica. Transitamos de um período em que o conhecimento científico estava restrito a poucos médicos e sua obtenção era demorada, difícil e dispendiosa, exigindo, muitas vezes, visitas e contatos com os melhores Centros de Ciência do mundo, e chegamos a uma época em que as informações estão ao alcance de nossas mãos nas telas dos modernos dispositivos eletrônicos. Vale ressaltar, no entanto, que a dificuldade para escolher os melhores livros, revistas e artigos científicos tem sido um problema.

Oferecer conteúdos técnicos de excelência: este é um dos objetivos do pilar científico da Sogimig. Nossa intenção é auxiliar os ginecologistas, obstetras e demais médicos interessados na especialidade a prestarem assistência de qualidade às mulheres. Nesta "filosofia existencial", a Associação publicou diversos livros, que vão desde as seis edições do *Manual Sogimig de Ginecologia e Obstetrícia* até os *Manuais de Emergências em Ginecologia e Emergências em Obstetrícia*.

Nosso intuito agora é oferecer conteúdos ainda mais aprofundados em cada área de atuação e em cada subespecialidade. Para isso recebemos contribuições de especialistas dos mais variados serviços de Ginecologia e Obstetrícia do Brasil e do exterior. Entendemos que existe um grande valor no atendimento que prestamos às nossas pacientes por sermos dignos de suas confidências, seus medos e receios, mas também porque compartilhamos de suas alegrias e conquistas. Temos, entretanto, de oferecer em contrapartida um atendimento de qualidade, e a qualidade tem estreita relação com o conhecimento técnico que cada um de nós conquistamos ao longo dos anos. Somos Nós trabalhando por Elas!

Nossa certeza é que com essa série de Manuais Sogimig estaremos, sem dúvida, oferecendo uma boa opção de leitura, estudo e qualificação científica. Ajudar as mulheres que nos procuram nos consultórios e hospitais Brasil afora também é a nossa missão.

Agradecemos a cada um dos autores que, com brilhantismo e altruísmo, contribuem para assegurar a qualidade desses manuais com sua maneira singular de apresentar os temas aqui expostos. Recebam todo o nosso reconhecimento. A contribuição de vocês é inestimável!

E muito obrigado, mais uma vez, pela confiança na Sogimig. Boa leitura!

Carlos Henrique Mascarenhas Silva
Presidente – SOGIMIG

Prefácio

Agora em 2018 completam-se os 40 anos de nascimento do primeiro bebê de proveta, Louise Brown, na cidade de Manchester, Inglaterra, em 25 de julho de 1978. O feito foi realizado pelo ginecologista Patrick Steptoe e pelo fisiologista Robert Edwards. Poucas áreas da medicina tiveram tamanho impacto na Sociedade Moderna como a reprodução assistida, a ponto de o Dr. Robert Edwards ter sido laureado com o Prêmio Nobel de Medicina em 2010. Esse impacto ocorreu não só com a possibilidade de ampliação dos tratamentos aos casais com dificuldades para engravidar, mas também com a mudança de vários conceitos, tanto técnicos como sociológicos. O termo *esterilidade* desapareceu, dando lugar ao termo *infertilidade* – enquanto o primeiro designa a completa incapacidade de se reproduzir, o segundo indica a dificuldade. Naquela época, inúmeros casais não tinham opção alguma para enfrentar seus problemas de fertilidade. Surgiram depois inúmeras técnicas e procedimentos oriundos da técnica "mãe" – a fertilização *in vitro*. Imagine engravidar com óvulos de outra pessoa (doação de óvulos), usar o útero de outra pessoa para gestar (útero de substituição) ou congelar embriões ou óvulos para uso posterior (congelamento de gametas e embriões). Mais recentemente, no início dos anos 2000, a técnica de congelamento de óvulos deu um salto, o que tornou possível incluí-la no conjunto de técnicas viáveis, alindo a possibilidade de preservação de óvulos em caso de doenças oncológicas ou mesmo simplesmente o congelamento de óvulos para postergar a maternidade. Podemos citar ainda a produção independente e a gravidez de casais homoafetivos, entre outras. Podemos afirmar que o conjunto das técnicas de fertilização *in vitro* ditas reprodução assistida permitiram ou potencializarem a evolução sociológica de nossa sociedade, alterando por completo o conceito de família.

Minas Gerais teve e tem um importante papel na implantação e no desenvolvimento da reprodução assistida no Brasil, e seus profissionais foram responsáveis por feitos maravilhosos, tornando-se referência internacional na área. A SOGIMIG se insere de maneira pioneira na educação continuada de seus associados ao editar desde 1996 o *Manual SOGIMIG de Ginecologia e Obstetrícia*, referência nacional na área. Agora com a série *Manuais SOGIMIG de Especialidades*, novamente a SOGIMIG sai na frente e edita 12 volumes de especialidades da Ginecologia e Obstetrícia. Parabéns à atual gestão da SOGIMIG na pessoa de seu Presidente, Carlos Henrique Mascarenhas Silva, por mais essa iniciativa. Tenho certeza de que este volume, bem como os demais da coleção, propiciará ótimas ferramentas para a educação médica continuada tanto de nossos associados como dos ginecologistas e obstetras de todo o Brasil.

Boa leitura a todos,

João Pedro Junqueira Caetano
Associado SOGIMIG

Sumário

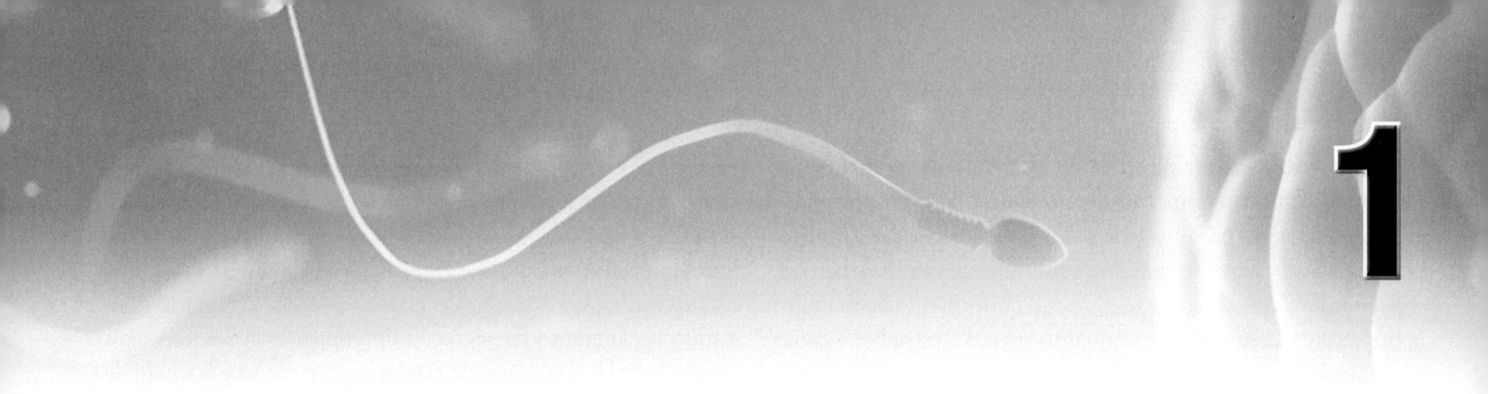

1

Princípios da Endocrinologia Feminina

Raphael Escorsim Szawka
Jhenifer Kliemchen Rodrigues
Fernando Marcos dos Reis

EIXO HIPOTÁLAMO-HIPÓFISE-GONADAL (HHG)

Em mamíferos, o ciclo reprodutivo é controlado por um eixo composto por três estruturas: o hipotálamo, a hipófise anterior e as gônadas. O hipotálamo constitui a estrutura central regulatória desse eixo. Terminais neuronais projetam-se para a eminência mediana, onde secretam hormônios nos vasos sanguíneos do sistema porta-hipofisário, os quais transportam esses hormônios até a hipófise anterior.

Os neurônios responsáveis pela regulação central do eixo HHG são os neurônios produtores do decapeptídeo hormônio liberador de gonadotrofina (GnRH). A população de neurônios GnRH encontra-se espalhada no prosencéfalo de mamíferos, e sua localização preferencial varia de acordo com a espécie. Em roedores, por exemplo, a maioria dos corpos celulares se concentra na área pré-óptica (APO), ao passo que em primatas os neurônios GnRH se localizam principalmente no hipotálamo mediobasal. O GnRH é secretado de maneira pulsátil no sangue porta-hipofisário. O modo pulsátil de secreção é fundamental para a estimulação dos gonadotrofos hipofisários que, a partir do estímulo do GnRH, são responsáveis pela secreção das gonadotrofinas, hormônio luteinizante (LH) e hormônio folículo-estimulante (FSH).

Assim, curiosamente, a secreção contínua não pulsátil de GnRH resulta em breve estimulação, seguida de inibição tônica da secreção de gonadotrofinas, o que acarreta hipogonadismo e infertilidade. Esse efeito aparentemente decorre da dessensibilização dos receptores para GnRH nos gonadotrofos quando expostos à presença não pulsátil de GnRH.

LH e FSH são hormônios glicoproteicos que agem nos ovários estimulando a produção de gametas e esteroides sexuais, os quais, em última instância, determinam a fertilidade e a capacidade reprodutiva do organismo. Os esteroides sexuais, por sua vez, exercem controle de *feedback* negativo, inibindo a secreção de gonadotrofinas, e, desse modo, autorregulam a atividade secretora do eixo HHG. O estradiol, principal hormônio da classe dos estrogênios, exerce ação bimodal sobre o eixo gonadal, oscilando entre os efeitos de *feedback* negativo e positivo sobre a secreção de gonadotrofinas. O efeito de *feedback* negativo é exercido por níveis fisiológicos baixos de estradiol.

Note-se que este é o principal mecanismo de controle da secreção de gonadotrofinas, prevalecendo durante a maior parte do ciclo ovariano. Entretanto, quando os níveis circulantes de estradiol atingem valores suficientemente altos, o que ocorre ao final da fase folicular em situações fisiológicas, quando o folículo pré-ovulatório é capaz de secretar grande quantidade desse hormônio, o estradiol passa a exercer um efeito de *feedback* positivo, a partir do qual estimula a secreção de gonadotrofinas, que, por sua vez, estimulam maior produção de estradiol. Assim, esse mecanismo se constitui em uma situação hormonal rara de ausência de equilíbrio homeostático, o que resulta em picos de secreção de estradiol e gonadotrofinas.

Esse aumento marcante na secreção de LH, chamado de pico pré-ovulatório, é responsável pela rotura do folículo ovariano e pela indução da ovulação, processo responsável pela exposição do gameta feminino a uma potencial fecundação e, portanto, fundamental para a fertilidade feminina. A progesterona é o esteroide sexual secretado em grande quantidade pelo corpo lúteo, durante a fase lútea do ciclo ovariano, e exerce majoritariamente efeito de *feedback* negativo sobre o eixo gonadal. Há evidências, tanto em modelos animais como em mulheres, de que a progesterona pode potencializar o efeito de *feedback* positivo do estradiol no período pré-ovulatório. Entretanto, esse é um efeito que a progesterona não é capaz de produzir por si só, na ausência de estradiol. Desse modo, testosterona, estradiol e progesterona exercem ação inibitória sobre o eixo gonadal, controlando de maneira homeostática sua função, enquanto apenas o estradiol é capaz de produzir o efeito de *feedback* positivo sobre a secreção de gonadotrofinas e, assim, desencadear a ovulação.

Ambas as ações inibitórias e estimulatórias envolvem efeitos tanto nos gonadotrofos hipofisários como em redes de neurônios hipotalâmicos, que controlam a secreção de GnRH, o qual estimula a secreção hipofisária de LH e FSH. Como será abordado a seguir, grandes avanços no entendimento do controle neuroendócrino do eixo HHG foram obtidos nas últimas duas décadas com a descoberta do neuropeptídeo denominado kisspeptina, o qual se revelou o principal regulador da função dos neurônios GnRH. Entretanto, os mecanismos fisiológicos responsáveis pelas ações de *feedback* dos esteroides sexuais não são claramente entendidos, ainda sendo alvos de investigação científica em humanos e modelos animais.

VARIAÇÕES HORMONAIS DURANTE O CICLO OVARIANO

O ciclo ovariano de mulheres e primatas superiores é denominado ciclo menstrual em virtude da presença característica da menstruação, o que não ocorre nos demais mamíferos. O ciclo menstrual de mulheres tem duração média de 28 dias e pode ser dividido nas fases folicular e lútea. A menstruação marca o dia zero do ciclo e o início da fase folicular, caracterizada pelo desenvolvimento do folículo até atingir a ovulação. Nessa etapa, o crescimento folicular é dependente de FSH e LH. Com o crescimento folicular, a secreção de estradiol aumenta gradualmente durante a fase folicular, enquanto a secreção de progesterona permanece pouco alterada. Na maior parte do tempo, o estradiol circulante inibe a secreção de FSH e LH (*feedback* negativo), mantendo baixos os níveis de gonadotrofinas no sangue. Entretanto, ao final da fase folicular, os níveis crescentes de estradiol produzidos pelo folículo pré-ovulatório atingem o limiar para ativação do efeito de *feedback* positivo, o qual induz os picos pré-ovulatórios de LH e FSH e, consequentemente, a ovulação.

Inicia-se a fase lútea com a transformação do folículo pós-ovulatório em corpo lúteo. Esse processo leva a uma redução da produção de estradiol e ao aumento gradual da secreção de progesterona, o que interrompe o efeito de *feedback* positivo e restabelece o controle homeostático do eixo HHG por *feedback* negativo exercida pela progesterona e o estradiol. Assim, os níveis de LH e FSH permanecem basais durante a fase lútea, enquanto as concentrações de progesterona e, em menor grau, de estradiol aumentam gradualmente em função da atividade secretora do corpo lúteo. Após aproximadamente 12 dias, o corpo lúteo inicia um processo de regressão por apoptose. Como consequência, os níveis circulantes de progesterona e estradiol decrescem rapidamente. Há pelo menos duas consequências imediatas dessa queda dos esteroides sexuais: a descamação do endométrio uterino, proliferado e vascularizado por ação dos esteroides sexuais, que resulta na menstruação, e a redução do efeito de *feedback* negativo, levando ao aumento da secreção de gonadotrofinas, especialmente o FSH, que coincide com a menstruação e o início de um novo ciclo.

Assim, o FSH é responsável pelo recrutamento de um novo grupo de folículos que irá acelerar seu desenvolvimento durante a fase folicular de modo a propiciar a formação de pelo menos um folículo pré-ovulatório dominante ao final dessa fase. Sabe-se que o LH e o FSH respondem de maneira diferenciada a padrões temporais de secreção pulsátil de GnRH, de modo que pulsos de maior frequência favorecem a secreção de LH, enquanto a pulsatilidade mais lenta tem efeito estimulatório sobre a secreção de FSH. Assim, o aumento seletivo do FSH na transição entre as fases lútea e folicular pode ser explicado pelo padrão pulsátil de baixa frequência do GnRH, prevalente nesse momento em resposta à ação de *feedback* negativo da progesterona lútea.

Os ciclos ovarianos de ratas e camundongas têm sido muito estudados com o objetivo de aprofundar o conhecimento acerca do funcionamento do eixo HHG em mamíferos. À semelhança do ciclo menstrual, as ratas também apresentam ovulações espontâneas e regulares ao longo do ano, não havendo influência importante da cópula ou sazonalidade, como ocorre em outros mamíferos. O ciclo ovariano da rata é denominado ciclo estral, pois não apresenta menstruação, sendo o estro a fase marcante em razão da ocorrência do cio. A palavra estro deriva do grego *oistrus*, que significa agitação, sendo assim utilizada para definir o momento em que a fêmea é receptiva ao macho.

O ciclo estral da rata apresenta duração média de 4 a 5 dias, sendo dividido em quatro fases: proestro, estro, metaestro e diestro. A fase de proestro é caracterizada pelos eventos hormonais que promovem a ovulação, semelhante ao final da fase folicular nas mulheres. O estro é o período no qual ocorrem a ovulação e a cópula. Se não há concepção, o estro é seguido das fases de metaestro e diestro, caracterizadas pela presença de um corpo lúteo fugaz e pelo desenvolvimento de folículos a ovular no próximo proestro. As concentrações plasmáticas de estradiol começam a aumentar lentamente na tarde de metaestro e atingem os níveis máximos por volta do início da tarde do proestro.

A secreção de progesterona apresenta dois aumentos marcantes durante o ciclo estral, um de origem folicular, ao final da tarde de proestro, e o outro de origem lútea, que ocorre na madrugada do diestro. As concentrações plasmáticas de LH são basais desde a manhã do estro até a tarde do proestro, quando ocorre o pico pré-ovulatório desse hormônio. Coincidindo com esse pico de LH, também ocorre um pico de secreção de FSH, ambos induzidos pelo efeito de *feedback* positivo do estradiol, à semelhança do que ocorre no ciclo menstrual.

De fato, tanto em ratas como em mulheres, o tratamento com altas doses de estradiol após a ovariectomia é capaz de reproduzir os picos pré-ovulatórios de gonadotrofinas.

A prolactina, hormônio proteico adeno-hipofisário reconhecido por seu papel fundamental em estimular a produção de leite durante a lactação, também apresenta marcante variação de secreção durante o ciclo estral da rata. Assim como o LH e o FSH, a prolactina apresenta um pico pré-ovulatório na tarde do proestro, além de apresentar um segundo pico de secreção na tarde do estro. Ambos parecem ser estimulados pelo aumento do estradiol no proestro e, até o momento, a importância funcional desses aumentos na secreção de prolactina ainda não está estabelecida. Vale destacar que essa variação hormonal se apresenta como uma diferença entre o ciclo estral da rata e o ciclo menstrual, uma vez que não foram encontradas alterações na secreção de prolactina durante o ciclo menstrual em mulheres.

Uma outra diferença importante é que em roedores a gênese do pico pré-ovulatório de LH é sincronizada ao ritmo circadiano de atividade do organismo, o que também parece não acontecer em mulheres, nas quais o pico pré-ovulatório de LH por si só dura mais de 24 horas. Desse modo, em roedores, além do aumento dos níveis de estradiol, é necessário que haja também um sinal circadiano, emitido pelo núcleo supraquiasmático do hipotálamo, que determinará o horário de ocorrência dos picos de GnRH, no sangue porta hipofisário, e LH, na circulação sistêmica. Em última instância, essa adaptação em roedores sincroniza a ocorrência dos picos hormonais e, consequentemente, a ovulação, com o comportamento sexual, que ocorre naturalmente na noite entre o proestro e o estro, maximizando assim as chances de fecundação. Portanto, em roedores, mesmo que o estradiol esteja presente em concentrações elevadas durante todo o dia, o pico de LH ocorre apenas no final da tarde do proestro. Apesar de diferenças como essas, grande parte do conhecimento acumulado sobre a função do eixo HHG deriva de estudos em modelos animais que, em associação a estudos clínicos, têm revelado os mecanismos neuroendócrinos de controle da reprodução.

PAPEL DOS RECEPTORES DE ESTROGÊNIO NOS EFEITOS DE *FEEDBACK*

Os receptores para estrogênio (ER) apresentam-se como os subtipos alfa (ERα) e beta (ERβ) e pertencem à superfamília de receptores nucleares de fatores de transcrição ativados por ligantes, cujos principais membros incluem os receptores para hormônios esteroides, hormônios tireoidianos e vitamina D. Evidências científicas demonstraram que o ERα, em oposição ao ERβ, é o principal receptor responsável pelos efeitos de *feedback* do estradiol sobre o eixo gonadal. Camundongos transgênicos com deleção de ERα (αERKO) são inférteis, pois são incapazes de promover a gênese do pico pré-ovulatório de LH, ao passo que camundongos com deleção de ERβ (βERKO) são capazes de manter a fertilidade, embora esta se apresente reduzida em relação a animais normais.

Desse modo, o ERβ não é essencial para a reprodução, embora exerça um efeito modulatório sobre a via de sinalização estradiol-ERα, a qual parece ser a mais importante no que diz respeito aos efeitos do estradiol no eixo HHG. Assim, o tratamento com estradiol é capaz de induzir picos de LH em camundongos βERKO, mas não em animais αERKO. Esses achados em camundongos transgênicos são consistentes com o fato de o tratamento com agonista seletivo para ERα ser suficiente para produzir um pico de LH em roedores, enquanto o agonista seletivo para ERβ não exerce esse efeito. Vale notar ainda que o efeito de *feedback* negativo do estradiol também depende de ERα, uma vez que o efeito inibitório do estradiol sobre a secreção de LH é perdido em camundongos αERKO, ao passo que se mantém intacto nos animais βERKO.

Como reguladores centrais da secreção de gonadotrofinas, os neurônios GnRH estão sujeitos à ação bimodal do estradiol, sendo inibidos pelo efeito de *feedback* negativo e estimulados durante o *feedback* positivo para a ocorrência do pico pré-ovulatório de LH. Entretanto, é intrigante notar que, em diferentes espécies estudadas, não se encontrou a expressão ERα nos neurônios GnRH, mas tão somente a expressão ERβ, receptor secundário na modulação desse eixo. Isso indica que as ações do estradiol sobre os neurônios GnRH devem ocorrer indiretamente, via neurônios intermediários que expressem ERα. Entre os diversos interneurônios sensíveis ao estradiol que se projetam para os neurônios GnRH, os neurônios produtores de kisspeptina adquiriram um papel de destaque nas últimas duas décadas, sendo considerados hoje reguladores-chave dos neurônios GnRH e absolutamente essenciais para o funcionamento do eixo reprodutivo.

KISSPEPTINA NO CONTROLE DO EIXO GONADAL

A kisspeptina é um peptídeo da família de peptídeos RF-amida, assim denominada pelo fato de os peptídeos compartilharem entre si uma sequência conservada de arginina-fenilalanina-NH_2 na porção C-terminal. A kisspeptina é codificada pelo gene *Kiss1*, descoberto na década de 1990 como um gene supressor de metástase em células tumorais. Por ter sido descoberto na cidade de Hershey, o gene recebeu o nome *Kiss1* em homenagem ao famoso chocolate *Kisses*. A kisspeptina liga-se ao receptor acoplado à proteína G GPR54, também denominado Kiss1r, o qual está presente em diferentes tecidos do organismo, incluindo os neurônios GnRH. Todavia, a grande descoberta do envolvimento crucial da kisspeptina no controle do eixo gonadal veio posteriormente com a descrição de que mutações com perda de função do Kiss1r causam hipogonadismo hipogonadotrófico em humanos e camundongos, condição caraterizada por deficiência na secreção de LH e FSH e infertilidade. Desse modo, a via de sinalização kisspeptina-Kiss1r é essencial para o aumento da secreção de gonadotrofinas durante a puberdade e o estabelecimento da função reprodutiva em mamíferos.

Após o estabelecimento da puberdade, a kisspeptina exerce potente efeito estimulatório sobre a atividade dos neurônios GnRH e, consequentemente, sobre a liberação de GnRH e a secreção de gonadotrofinas. Os neurônios kisspeptinérgicos expressam receptores para esteroides sexuais, incluindo ERα e ERβ, e se projetam para os neurônios GnRH. Portanto, essa população neuronal fornece um elo entre os esteroides sexuais e os neurônios produtores de GnRH, o que lhe possibilita mediar os efeitos de *feedback* negativo e positivo do estradiol.

A localização dos neurônios kisspeptinérgicos parece variar de acordo com a espécie. Em roedores, com os quais é maior a riqueza de informações, há duas populações principais de neurônios kisspeptinérgicos: uma localizada no núcleo anteroventral periventricular (AVPV), localizado na APO, e outra no núcleo arqueado (ARC) do hipotálamo. Curiosamente, o estradiol também exerce ação bimodal sobre essas duas populações de neurônios kisspeptinérgicos: aumenta a expressão de *Kiss1* no AVPV, enquanto diminui sua expressão no ARC. Esse efeito diferenciado do estradiol sobre os neurônios kisspeptinérgicos embasa a teoria de que essas duas regiões cerebrais estão envolvidas no controle dual do estradiol sobre a secreção de LH. Em consonância com essa hipótese, evidências científicas indicam que a população de neurônios do AVPV medeia o efeito de *feedback* positivo, enquanto a população do ARC está envolvida no controle homeostático da secreção de LH, participando do efeito de *feedback* negativo do estradiol.

Como parte de seu controle homeostático, uma característica marcante da secreção de GnRH é seu padrão pulsátil de liberação. A origem da pulsatilidade do GnRH permanece como uma questão intrigante a ser desvendada. Sabe-se que o marca-passo que determina a frequência dos pulsos é gerado por disparos sincronizados de uma rede de neurônios localizados no hipotálamo, os quais receberam a denominação conceitual de mecanismo gerador de pulsos de GnRH. Curiosamente, achados recentes indicam que os neurônios kisspeptinérgicos do ARC são provavelmente o principal componente celular do gerador de pulsos de GnRH. Estruturalmente, a função de marca-passo desses neurônios parece estar associada à presença de sinapses colaterais recorrentes e à coprodução de kisspeptina, neurocinina-B e dinorfina, peptídeos que atuam em sinapses excitatórias e inibitórias. Essas características, em conjunto, parecem tornar esses neurônios aptos a gerar um padrão oscilatório de atividade via ativação de autossinapses ora estimulatórias, ora inibitórias. Um esquema atualizado dos componentes e regulação do eixo HHG é apresentado na Figura 1.1.

PROLACTINA NO CONTROLE DA REPRODUÇÃO

A prolactina também é um hormônio proteico produzido pela adeno-hipófise em células especializadas, denominadas lactotrofos. A principal função da prolactina, conforme o nome indica, é promover a lactação. Entretanto, sabe-se

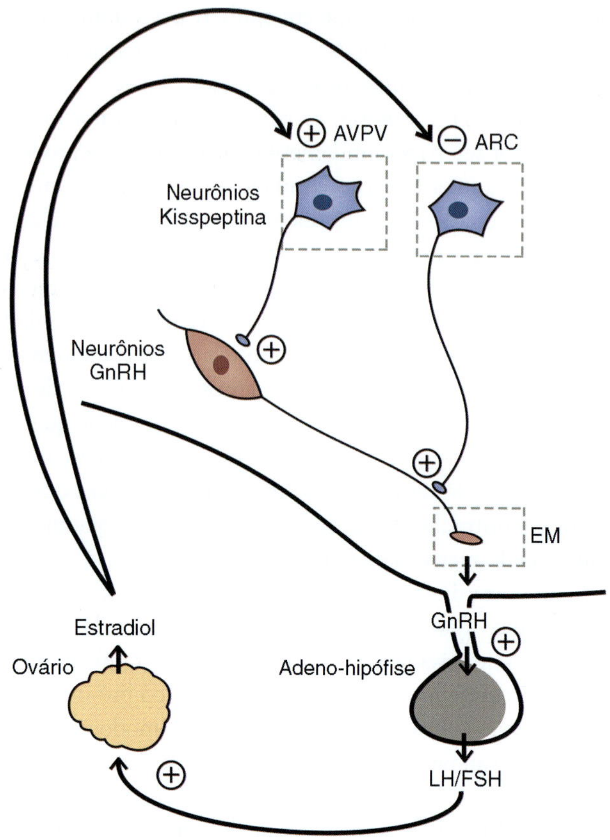

Figura 1.1 Esquema ilustrativo do controle neuroendócrino do eixo hipotálamo-hipófise-gonadal (HHG). Neurônios produtores de hormônio liberador de gonadotrofinas (GnRH) secretam GnRH na eminência mediana (EM) do hipotálamo. O GnRH atua na adeno-hipófise estimulando a secreção de hormônio luteinizante (LH) e hormônio folículo-estimulante (FSH). LH e FSH estimulam a secreção ovariana de estradiol, que exerce efeitos tanto de *feedback* negativo como positivo sobre os neurônios GnRH, controlando a atividade do eixo HHG. Esses efeitos do estradiol acontecem via ação bimodal sobre os neurônios produtores de kisspeptina, a qual exerce potente efeito estimulatório sobre a secreção de GnRH. Em roedores, os neurônios kisspeptinérgicos do núcleo arqueado (ARC) são inibidos pelo estradiol, como parte do mecanismo de *feedback* negativo, enquanto os neurônios kisspeptinérgicos do núcleo anteroventral periventricular (AVPV) são estimulados por esse hormônio no mecanismo de *feedback* positivo.

que a prolactina exerce diversas outras funções relacionadas, sobretudo, com o desenvolvimento de adaptações do organismo materno para atender as inúmeras demandas fisiológicas e comportamentais associadas à gestação e à lactação. A prolactina atravessa a barreira hematoencefálica por meio de um mecanismo mediado por transportadores, e seu receptor é amplamente expresso no organismo, incluindo o hipotálamo e outras áreas cerebrais. Diferentemente dos demais hormônios adeno-hipofisários que têm sua secreção estimulada por hormônios hipotalâmicos, a prolactina tem sua secreção continuamente inibida pelo hipotálamo. Assim, nota-se que lesões da haste hipofisária, bem como implantes de adeno-hipófise em regiões do organismo isoladas do hipotálamo, resultam em aumento da secreção de prolactina.

O principal fator hipotalâmico responsável por esse efeito inibitório é a dopamina, hormônio que pertence à classe das catecolaminas. A dopamina atinge a adeno-hipófise através da circulação porta-hipofisária e atua em receptores dopaminérgicos do tipo D2 nos lactotrofos, por meio dos quais inibe a síntese e a liberação de prolactina. Os principais neurônios neuroendócrinos que secretam dopamina são conhecidos como neurônios tuberoinfundibulares dopaminérgicos (TIDA), cujos corpos celulares estão localizados no hipotálamo médio basal, principalmente no ARC, no caso de roedores, e enviam projeções axonais para a eminência mediana. Assim, a diminuição da atividade dos neurônios TIDA resulta em aumento imediato da secreção de prolactina. Diversos estímulos são reconhecidamente capazes de desencadear essa resposta, entre os quais se destacam a sucção do mamilo durante a lactação, o aumento dos níveis circulantes de estradiol, marcante durante a gestação, e diferentes tipos de estresse. Essa grande gama de estímulos para sua secreção é, de fato, consistente com o caráter multifuncional desse hormônio. Ainda, a prolactina é capaz de controlar sua própria secreção por meio de um mecanismo de *feedback* negativo de alça curta, o qual reside no efeito que a prolactina tem de estimular a atividade dos neurônios TIDA e, desse modo, aumentar a liberação de dopamina que irá inibir sua secreção.

A prolactina pode interagir funcionalmente com os diferentes níveis do eixo HHG, apresentando efeitos resultantes pró ou antifertilidade que variam conforme a espécie. Em ratas, por exemplo, a prolactina é o principal hormônio luteotrófico, sendo responsável pela manutenção do corpo lúteo durante a primeira metade da gestação. Por outro lado, tanto em roedores como em humanos, o quadro de hiperprolactinemia, caracterizado pelo aumento crônico da secreção de prolactina, inibe a ciclicidade ovariana e a ovulação, levando à infertilidade. Os mecanismos envolvidos nesse efeito da prolactina permanecem pouco conhecidos. Estudos recentes indicam que a prolactina em altos níveis é capaz de inibir a atividade dos neurônios produtores de GnRH e, desse modo, reduzir a secreção de gonadotrofinas e a função gonadal. Cabe salientar que esse efeito parece ser indireto, ocorrendo por intermédio dos neurônios kisspeptinérgicos através da supressão da produção hipotalâmica de kisspeptina. Um esquema sintetizando a regulação neuroendócrina da secreção de prolactina e sua inter-relação com o eixo gonadal é apresentado na Figura 1.2.

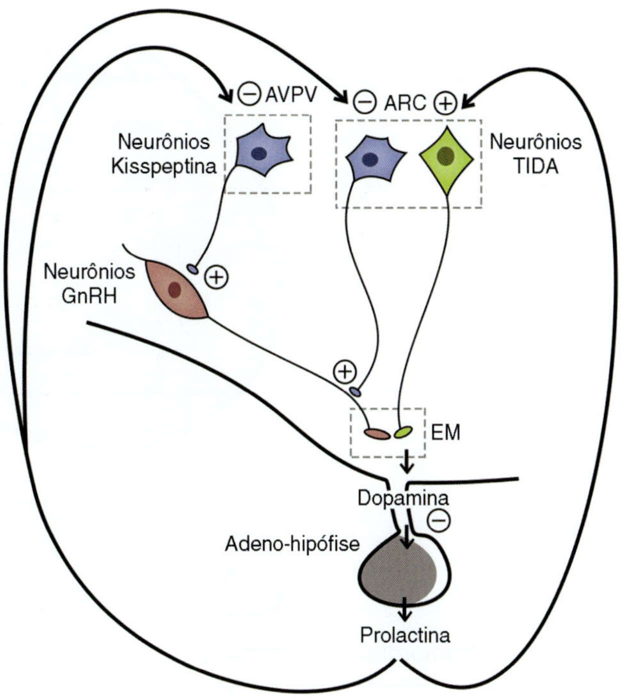

Figura 1.2 Esquema ilustrativo do controle neuroendócrino da secreção de prolactina e sua inter-relação com o eixo gonadal. Os neurônios tuberoinfundibulares dopaminérgicos (TIDA), localizados no núcleo arqueado (ARC), secretam dopamina na eminência mediana (EM) do hipotálamo. A dopamina atua nos lactotrofos adeno-hipofisários, inibindo tonicamente a secreção de prolactina. Através de um mecanismo de *feedback* negativo de alça curta, a prolactina estimula a atividade dos neurônios TIDA e, desse modo, controla sua própria secreção. A prolactina em altos níveis é capaz de inibir a produção de kisspeptina pelos neurônios do núcleo anteroventral periventricular (AVPV) e do ARC e, assim, suprimir a secreção de GnRH. Esse efeito leva a uma supressão da atividade do eixo gonadal e está associado ao quadro de infertilidade causado por hiperprolactinemia.

ASPECTOS ENDÓCRINOS E PARÁCRINOS DA FOLICULOGÊNESE

O ovário é uma estrutura compartimentalizada com inúmeras propriedades fisiológicas. Em resposta à secreção cíclica de gonadotrofinas, os diversos compartimentos ovarianos funcionam de maneira perfeitamente integrada para produzir hormônios esteroides e oócitos maduros. Tanto a produção hormonal como a maturação oocitária ocorrem na unidade funcional do ovário, o folículo. Essa unidade é constituída por um oócito rodeado por células da granulosa e da teca, que dão suporte e controlam o desenvolvimento do gameta e ao mesmo tempo liberam esteroides sexuais, os quais preparam o endométrio para a implantação embrionária. Os folículos também são responsáveis pela produção de inibinas, hormônios proteicos que exercem *feedback* negativo sobre a liberação hipofisária de FSH e assim complementam os efeitos dos esteroides no equilíbrio do eixo HHG.

A foliculogênese pode ser dividida nas fases pré-antral e antral. Na fase pré-antral ocorrem a ativação dos folículos primordiais e seu posterior crescimento para os estágios de folículo primário e secundário. Já a fase antral tem início com o aparecimento do antro nos folículos terciários e termina com a formação do folículo pré-ovulatório (Figura 1.3). Apesar de o desenvolvimento de folículos antrais ter sido amplamente descrito em humanos e mamíferos de grande porte, informações concernentes à foliculogênese na fase pré-antral ainda são escassas. A compreensão dos mecanismos que regulam esse processo é fundamental para o completo entendimento da fisiologia e fisiopatologia ovarianas, assim como para o desenvolvimento e aprimoramento de biotécnicas reprodutivas.

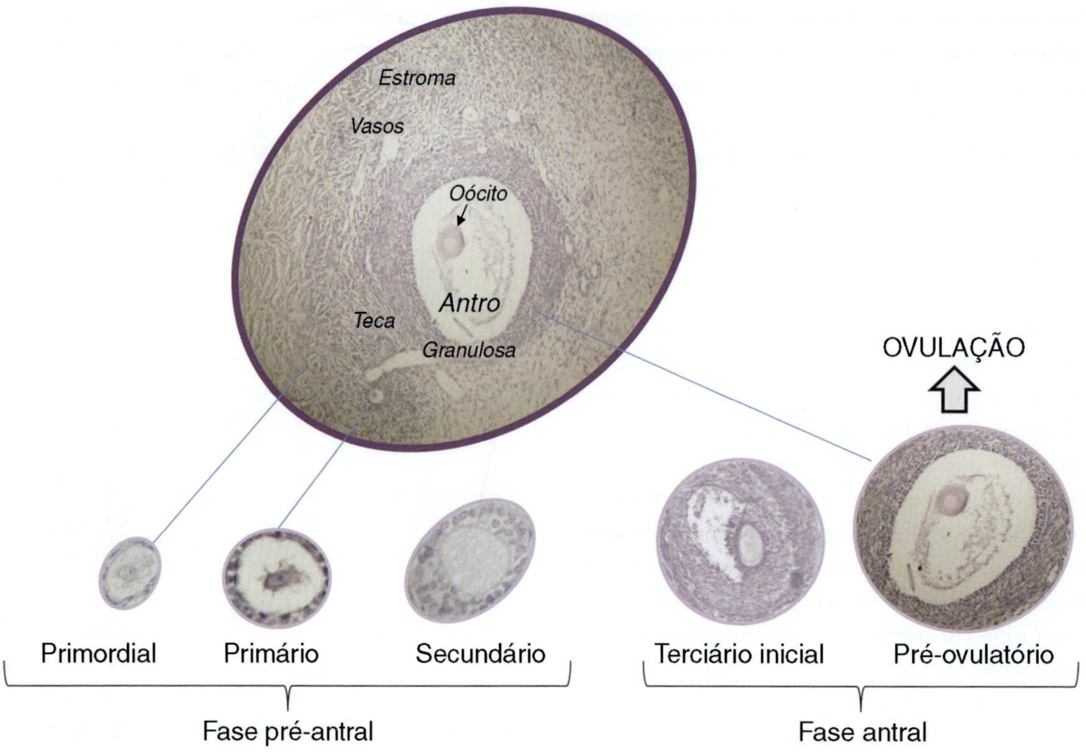

Figura 1.3 Esquema ilustrativo das fases de desenvolvimento folicular. Folículos em diferentes fases de desenvolvimento são vistos em um mesmo corte histológico de ovário humano.

OOGÊNESE, FOLICULOGÊNESE E FATORES ENVOLVIDOS

A oogênese consiste na formação e diferenciação das células germinativas primordiais até o estágio de oócito haploide fertilizado. Durante a vida intrauterina, a diferenciação das gônadas em ovários é acompanhada pela maturação dessas células germinativas primordiais até células germinativas com características sexuais diferenciadas. Uma vez que as células germinativas se estabeleceram no ovário em desenvolvimento, elas passam a se chamar oogônias. Essas células sofrem divisões mitóticas e passam por uma última etapa de replicação do DNA antes de sua entrada em meiose, quando passam a ser denominadas oócitos.

No ovário humano, a meiose tem início no final do primeiro trimestre de gestação, mas algumas oogônias permanecem presentes no ovário até próximo ao nascimento. Controvérsias existem, mas o conceito mais conservador afirma que as fêmeas dos mamíferos nascem com os ovários contendo o contingente total de gametas, os quais são mantidos no bloqueio meiótico até a puberdade, quando uma pequena população é acionada a iniciar seu crescimento. Em contrapartida, evidências recentes em murinos sugerem que os oócitos que são constantemente perdidos podem vir a ser substituídos a partir de uma pequena população de células-tronco germinativas presente nos ovários adultos, durante a vida reprodutiva.

A meiose consiste em duas divisões celulares: a primeira envolve a redução pela metade do número de cromossomos (a célula diploide passa a ser uma célula haploide) e permite a troca de material genético entre os pares de cromossomos homólogos, onde um membro de cada par foi derivado da mãe e o outro do pai. As células resultantes são oócitos primários, os quais permanecem nesse estágio até que, sob estímulo hormonal, os folículos no qual estão contidos são selecionados e estimulados a crescer e ovular.

A transformação de oogônia em oócito é marcada pela replicação final do DNA durante o estágio de pré-leptóteno, preparando a célula para divisão meiótica. Em seguida, os oócitos passam pelos estágios da prófase I (leptóteno, zigóteno, paquíteno e diplóteno) da primeira divisão meiótica. No estágio de diplóteno ou vesícula germinativa da prófase I ocorrem a primeira interrupção da divisão meiótica e a formação dos oócitos primários, que permanecem nesse estágio pelo menos até a puberdade. Imediatamente antes da ovulação, com os picos de LH e FSH, os oócitos que terminaram seu crescimento retomam a meiose. Em seguida, ocorrem o rompimento da vesícula germinativa, a progressão para metáfase I, anáfase I e telófase I, a expulsão do primeiro corpúsculo polar e a formação do oócito secundário.

A segunda divisão meiótica é semelhante a uma mitose, embora apenas um cromossomo haploide esteja envolvido na divisão. Uma característica diferencial das duas divisões meióticas do gameta feminino é o fato de ambas as divisões nucleares serem seguidas por divisões citoplasmáticas desiguais, de maneira que dois fragmentos citoplasmáticos pequenos são formados, um a cada divisão, os chamados corpúsculos polares. O oócito secundário permanece com um corpúsculo polar até ser fecundado, quando então completa a meiose II e expulsa o segundo corpúsculo polar, formando o oócito haploide fertilizado ou pré-embrião.

Embora esteja bem estabelecido que a exposição de folículos antrais ao LH leva à maturação do oócito, nem o oócito nem as células do *cumulus oophorus* contêm receptores para LH, os quais se encontram nas células da teca. Portanto, fatores parácrinos produzidos por essas células murais em resposta ao LH ativam as células do *cumulus oophorus* e assim promovem a maturação final do oócito.

Concomitantemente ao início da meiose, os gametas da região medular do ovário perdem suas junções intercelulares e passam a ser envolvidos por uma única camada de células pavimentosas apoiadas em uma membrana basal. Essa estrutura é denominada folículo primordial (veja a Figura 1.3). Nesse momento do desenvolvimento folicular, as células da granulosa ainda não apresentam receptores para gonadotrofinas. Folículos em fase de crescimento apresentam células da granulosa ligadas metabolicamente umas às outras e ao oócito através de junções citoplasmáticas que possibilitam a troca direta de moléculas sinalizadoras. Após a formação dos folículos primordiais, as células da pré-granulosa param de se multiplicar e entram em um período de quiescência. A proliferação celular é retomada somente quando um folículo primordial quiescente começa a crescer e se desenvolver em primário e secundário e a chegar até os estágios de folículo antral e pré-ovulatório.

REGULAÇÃO DO CRESCIMENTO FOLICULAR

Os mecanismos envolvidos na regulação do crescimento folicular, entre eles a ativação de folículos primordiais, podem ocorrer muito tempo após a formação desses folículos. Tanto fatores autócrinos como parácrinos estão envolvidos no controle do amadurecimento e crescimento desses folículos, mais ainda do que fatores endócrinos, uma vez que a vascularização é pouco desenvolvida em folículos pré-antrais e folículos antrais de pequeno diâmetro.

Um fator parácrino específico, a proteína do proto-oncogene c-kit, tem sido relacionado com a ativação de folículos primordiais. Essa proteína é produzida pelas células da granulosa, e os oócitos expressam receptores para ela. Estudos também apontam para o papel de outros fatores que estimulam a ativação e o crescimento de folículos primordiais, entre eles o fator de crescimento de diferenciação 9 (GDF-9) e o fator de crescimento fibroblástico básico (bFGF). Após a ativação, os folículos primordiais gradualmente adquirem uma camada de células da granulosa de formato cúbico e se tornam folículos de transição e, em seguida, folículos primários (veja a Figura 1.3).

A partir do estágio de folículo primário e em todas as fases subsequentes, o FSH estimula a proliferação e a diferenciação de células da granulosa, enquanto o LH atua sobre as células da teca. Além das gonadotrofinas, existem evidências de que peptídeos intraovarianos, como fatores de crescimento e componentes da matriz extracelular, exercem importante função durante o crescimento dos folículos ovarianos. A ativina A é um peptídeo produzido pelas células da granulosa que modula o crescimento folicular de maneira autócrina ou parácrina. Um dos mecanismos de ação da ativina A consiste em estimular a formação de receptores de FSH nos folículos pré-antrais. A presença de ativina A e seus receptores já foi demonstrada em oócitos e células da granulosa de folículos pré-antrais. Estudos também evidenciam que o efeito do FSH sobre o crescimento de folículos pré-antrais é sinergicamente aumentado pela presença de ativina A.

Outros fatores intraovarianos, como o fator de crescimento epidérmico (EGF), estão envolvidos na proliferação de células da granulosa de folículos pré-antrais de mamíferos. O EGF pode exercer controle sobre o crescimento de células da granulosa de folículos primários e secundários. O fator de crescimento semelhante à insulina (IGF) estimula o desenvolvimento de células da granulosa. Os fatores de crescimento transformante (TGF) e do epitélio vascular (VEGF), bem como o peptídeo intestinal vasoativo (VIP), também podem influenciar o crescimento de folículos primários e secundários. Destacam-se ainda os papéis do peptídeo natriurético tipo C, que promove o crescimento de folículos secundários e antrais, e do hormônio antimülleriano (AMH), que inibe o recrutamento folicular inicial e reduz a sensibilidade dos folículos ao FSH, contribuindo para o equilíbrio no ritmo de recrutamento dos folículos primordiais. O AMH é liberado na circulação e guarda proporção com o número de folículos em desenvolvimento, sendo por isso quantificado clinicamente para a estimativa do potencial de crescimento folicular da mulher, seja em ciclos naturais, seja em ciclos estimulados com gonadotrofinas exógenas.

Com o crescimento dos folículos secundários e a organização das células da granulosa em várias camadas, ocorre a formação do antro, uma cavidade preenchida por líquido (veja a Figura 1.3). Os folículos terciários ou antrais passam por um processo de crescimento inicial, pouco dependente de gonadotrofinas e, em seguida, passam pelas fases de recrutamento, seleção e dominância que ocorrem em intervalos regulares e de maneira cíclica. A responsividade das células da granulosa de folículos antrais ao FSH é bastante aumentada quando comparada à de folículos pré-antrais, tanto *in vivo* como *in vitro*.

O crescimento terminal de folículos antrais é um processo altamente dependente de gonadotrofinas que corresponde ao início das ondas foliculares, à seleção de folículos dominantes e à maturação dos folículos pré-ovulatórios. A atividade esteroidogênica e a produção de inibina pelos folículos aumentam drasticamente durante essa fase, resultando em importante modulação da secreção de gonadotrofinas, ao passo que as células da granulosa adquirem receptores de LH.

Folículos de mesmo tamanho podem diferir em sua taxa de crescimento e/ou no estágio de diferenciação das células da granulosa, levando a uma hierarquia funcional entre os folículos recrutados no mesmo ciclo. Os mecanismos que levam à seleção do folículo dominante são complexos e ainda não totalmente esclarecidos. A produção de monofosfato de adenosina cíclico (cAMP) pelas células da granulosa em resposta ao estímulo do FSH aumenta consideravelmente durante o crescimento folicular terminal. Em consequência, grandes folículos com células da granulosa em estágio mais avançado de diferenciação podem continuar seu desenvolvimento na presença de concentrações menores de FSH, enquanto folículos menores deixam de ser estimulados.

A vascularização desenvolvida durante as fases finais do crescimento folicular provavelmente propicia maior suprimento de gonadotrofinas para o folículo maior. O estímulo gonadotrófico privilegiado também resulta em maior ativação de fatores parácrinos e autócrinos, que contribuem para amplificar a disparidade de crescimento. Finalmente, a aquisição de responsividade ao LH pelas células da granulosa de folículos maiores permite que estes se tornem gradualmente menos dependentes das flutuações de FSH. Assim, as pequenas diferenças funcionais preexistentes entre os folículos de um mesmo ciclo podem, provavelmente, ser acentuadas pelo ambiente hormonal, resultando na seleção do folículo dominante e na atresia dos demais.

A atresia folicular é um processo fisiológico responsável pela perda da quase totalidade (99,9%) dos folículos de um ovário, fazendo com que o desenvolvimento de um folículo pré-ovulatório a partir de um folículo primordial seja um evento biológico raro. A atresia pode ocorrer pelas vias degenerativa e/ou apoptótica quando o ambiente parácrino ou endócrino não é apropriado para suportar o crescimento folicular e/ou a diferenciação das células da granulosa. Na análise histológica, as alterações indicativas de atresia em folículos pré-antrais ocorrem primariamente no oócito, sendo a picnose nuclear o primeiro sinal de atresia, o que caracteriza a atresia por via degenerativa. Os oócitos inclusos em folículos pré-antrais ovinos e caprinos apresentam numerosos vacúolos citoplasmáticos que precedem o aparecimento de alterações nas células da granulosa.

Já em folículos antrais, a picnose nuclear e a vacuolização citoplasmática ocorrem primariamente nas células da granulosa. Em seguida, ocorre o aparecimento de alterações degenerativas nas células tecais e, finalmente, no oócito. A morte folicular por apoptose foi estudada principalmente em folículos antrais, sendo inicialmente observadas alterações nas células da granulosa. Observações *in vitro* sugerem que a atresia de folículos antrais não é um processo súbito, envolvendo a morte em conjunto de todas as células da granulosa. A viabilidade de algumas células da granulosa de folículos atrésicos e a ausência de sinais de degeneração dos oócitos em início de atresia sugerem que os folículos antrais podem recuperar-se da atresia e prosseguir até a ovulação.

O desenvolvimento folicular é influenciado por vários fatores estimulatórios e inibitórios que regulam a sobrevivência, a proliferação e a diferenciação das células da granulosa. Para entender por que um folículo se torna atrésico é importante salientar que em cada fase de seu crescimento um folículo demanda determinadas quantidades de hormônios e fatores de crescimento. Quando as concentrações desses fatores estão abaixo do necessário, a atresia é iniciada. Independentemente da fase na qual ocorre, e apesar de ser um fenômeno natural, a atresia reduz de maneira significativa o número de oócitos viáveis durante a vida reprodutiva da mulher.

SÍNTESE E MECANISMO DE AÇÃO DOS HORMÔNIOS SEXUAIS FEMININOS

Todos os esteroides são sintetizados a partir do colesterol, que entra na célula pelo receptor de membrana para lipoproteína de baixa densidade (LDL). A biossíntese dos esteroides femininos ocorre primariamente nos ovários, nas adrenais e na placenta e secundariamente em tecidos periféricos, como a pele, a gordura subcutânea e o endométrio. Os produtos secretados por cada órgão dependem das enzimas do grupo citocromo p450 que o órgão contém.

Os ovários produzem as três classes de esteroides sexuais: estrogênios, progestogênios e androgênios (Figura 1.4). Androgênios produzidos pelas células da teca sob estímulo do LH difundem-se para a camada da granulosa, cujas células expressam aromatase e convertem os androgênios em estrogênios. Esse processo é estimulado pelo FSH. Após a ovulação, as células da granulosa luteinizadas, sob o estímulo do LH, aumentam consideravelmente a atividade das enzimas p450cc e 3β-HSD, favorecendo a síntese e a liberação de progesterona. Além do LH, contribuem para a produção de progesterona a intensa vascularização do corpo lúteo, que favorece o aporte de colesterol para servir de substrato, e diversos fatores parácrinos. As células da granulosa do corpo lúteo, todavia, mantêm a capacidade de aromatização dos androgênios produzidos na teca e no estroma e continuam a secretar estradiol durante toda a fase lútea.

Os hormônios esteroides são secretados na corrente sanguínea onde, em sua maior parte (cerca de 70%), são carregados por uma proteína sintetizada no fígado, a proteína ligadora de hormônios sexuais (SHBG). Outros 30% se ligam à albumina e apenas 1% circula livremente pelo sangue. A atividade biológica dos esteroides é exercida por sua fração que circula na forma livre.

Os hormônios esteroides transmitem sua mensagem às células-alvo tipicamente através de receptores intracelulares. O hormônio se difunde pela membrana celular e se liga ao receptor, formando o complexo hormônio-receptor. Esse complexo interage com o DNA em pontos específicos (elementos responsivos) e induz ou inibe a expressão de determinados genes, controlando sua transcrição em RNA mensageiro e a síntese da proteína correspondente. O efeito final do esteroide sobre a célula-alvo, portanto, depende das proteínas cuja síntese ele é capaz de induzir ou reprimir.

Há dois receptores de estrogênio identificados, o receptor alfa (ERα) e o receptor beta (ERβ). O domínio de ligação ao hormônio é similar nos dois receptores, e o estradiol apresenta

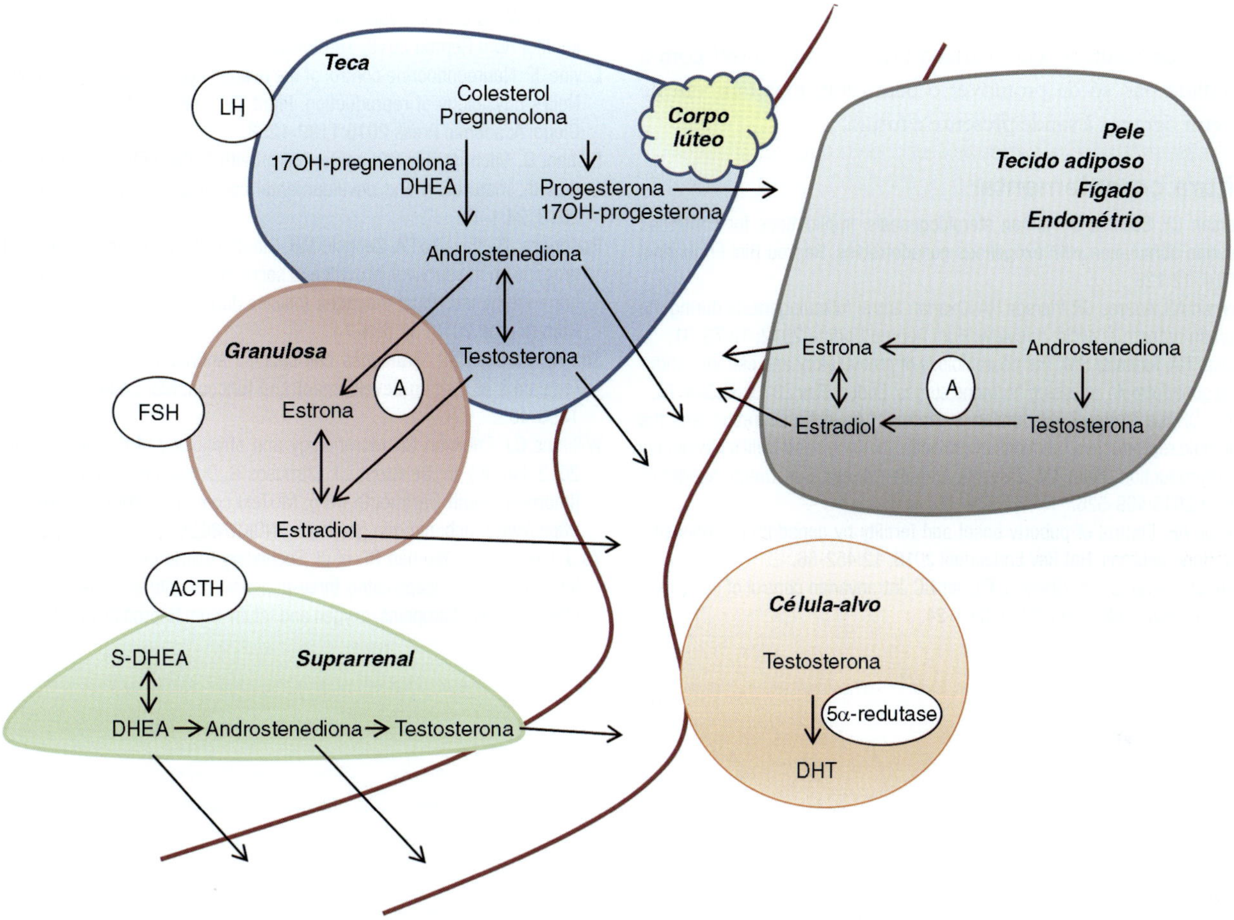

Figura 1.4 Principais fontes de esteroides sexuais na mulher: no ovário, as células da granulosa sintetizam estradiol e estrona a partir dos precursores androgênicos, androstenediona e testosterona oriundos das células da teca, por ação da enzima aromatase (A). Deidroepiandrosterona (DHEA) e seu sulfato (S-DHEA) provêm quase exclusivamente da suprarrenal, que também produz androstenediona e testosterona. A síntese de diidrotestosterona (DHT) ocorre nas células-alvo, a partir da testosterona livre circulante, sob o comando da enzima 5α-redutase. Tecidos periféricos também aromatizam androgênios em estrogênios, e o fígado também converte androstenediona em testosterona.

a mesma afinidade tanto pelo ERα como pelo ERβ, enquanto estrogênios sintéticos e moduladores seletivos podem apresentar afinidade diferente por um ou outro receptor. Vários tecidos apresentam diferentes expressões de ERα e ERβ, resultando em respostas diferentes e seletivas a estrogênios específicos. As células da granulosa dos folículos ovarianos, por exemplo, contêm apenas ERβ; o tecido mamário expressa tanto ERα como ERβ.

O receptor de progesterona apresenta duas isoformas principais, A e B. Ambas derivam do mesmo gene, e o receptor do tipo A nada mais é que uma forma curta da proteína, na qual faltam os primeiros 164 aminoácidos. Na maioria das células, o receptor B é o regulador positivo, e o receptor A inibe a atividade do B. Os receptores e os tecidos-alvo respondem à progesterona de maneira diversa de acordo com a expressão de cada receptor, sua concentração e o contexto celular. A progesterona também se liga a receptores de membrana e promove sinalização celular rápida via fosforilação de proteínas por intermédio da quinase MAPK. Em virtude da semelhança estrutural entre os diversos receptores de hormônios esteroides, alguns progestogênios podem ter efeito leve sobre receptores de androgênios, mineralocorticoides e glicocorticoides.

Os androgênios atuam sobre um receptor nuclear específico, o receptor de androgênios, que tem afinidade diferente pelos diversos hormônios endógenos e fármacos. O androgênio mais potente é a diidrotestosterona (DHT), produzida nas células-alvo a partir da testosterona livre circulante por ação da enzima 5α-redutase (veja a Figura 1.4).

Os hormônios sexuais femininos são fundamentais para o desenvolvimento puberal, a ovulação, a fertilização e a implantação embrionária, assim como para induzir as adaptações fisiológicas na gravidez e lactação. Evidências clínicas também demonstram que esses hormônios exercem funções fisiológicas extrarreprodutivas, como a preservação do tecido ósseo, a proteção neuronal e a manutenção da elasticidade vascular. Assim, o climatério pode ter efeitos sobre a saúde que vão muito além da interrupção da fecundidade. Uma questão que permanece desafiadora é se o adiamento artificial do climatério por meio da terapia hormonal pode prolongar os benefícios fisiológicos dos esteroides naturais e alongar a expectativa de vida da mulher. Quanto às mulheres na idade da menacme, os indícios são fortes o bastante para se recomendar a reposição hormonal em caso de insuficiência ovariana primária ou central com a finalidade não só de promover o bem-estar, mas também de prevenir agravos à saúde presente e futura.

Leitura complementar

Andersen CY, Ezcurra D. Human steroidogenesis: implications for controlled ovarian stimulation with exogenous gonadotropins. Reprod Biol Endocrinol 2014; 12:128.

Baerwald AR, Adams GP, Pierson RA. Ovarian antral folliculogenesis during the human menstrual cycle: a review. Hum Reprod Update 2012; 18:73-91.

Christian CA, Moenter SM. The neurobiology of preovulatory and estradiol-induced gonadotropin-releasing hormone surges. Endocr Rev 2010; 31:544-77.

Grattan DR, Le Tissier P. Hypothalamic control of prolactin secretion, and the multiple reproductive functions of prolactin. In: Knobil and Neill's physiology of reproduction. Plant TM, Zeleznik AJ (eds.) 4. ed., San Diego: Academic Press 2015:469-526.

Herbison AE. Control of puberty onset and fertility by gonadotropin-releasing hormone neurons. Nat Rev Endocrinol 2016; 12:452-66.

Hsueh AJ, Kawamura K, Cheng Y, Fauser BC. Intraovarian control of early folliculogenesis. Endocr Rev 2015; 36:1-24.

Lebbe M, Woodruff TK. Involvement of androgens in ovarian health and disease. Mol Hum Reprod 2013; 19:828-37.

Levine JE. Neuroendocrine control of the ovarian cycle of the rat. In: Knobil and Neill's physiology of reproduction. Plant TM, Zeleznik AJ (eds.) 4. ed., San Diego: Academic Press 2015:1199-1258.

Richani D, Gilchrist RB. The epidermal growth factor network: role in oocyte growth, maturation and developmental competence. Hum Reprod Update 2018; 24:1-14.

Rodrigues JK, Navarro PA, Zelinski MB, Stouffer RL, Xu J. Direct actions of androgens on the survival, growth and secretion of steroids and anti-Müllerian hormone by individual macaque follicles during three-dimensional culture. Hum Reprod 2015; 30:664-74.

Sen A, Hammes SR. Granulosa cell-specific androgen receptors are critical regulators of ovarian development and function. Mol Endocrinol 2010; 24: 1393-403.

Williams CJ, Erickson GF. Morphology and physiology of the ovary. [Updated 2012 Jan 30]. In: De Groot LJ, Chrousos G, Dungan K et al (eds.) Endotext [Internet]. South Dartmouth (MA): MDText.com, Inc.; 2000. Disponível em: https://www.ncbi.nlm.nih.gov/books/NBK278951/.

Xu J, Lawson MS, Yeoman RR et al. Secondary follicle growth and oocyte maturation during encapsulated three-dimensional culture in rhesus monkeys: effects of gonadotrophins, oxygen and fetuin. Hum Reprod 2011; 26:1061-72.

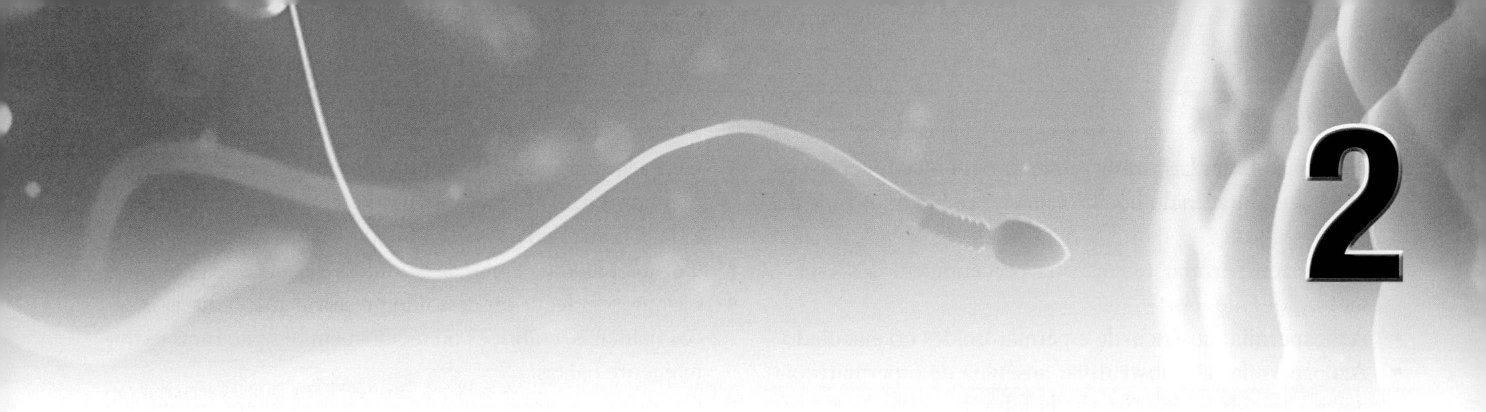

2

Terminologia na Reprodução Assistida

Ana Márcia de Miranda Cota
Moísa Lúcia Pedrosa Corrêa da Silva
Bruna Oliveira Martins

INTRODUÇÃO

A terminologia tem por objetivo padronizar e aperfeiçoar o uso de termos, conceitos e siglas em uma área da saúde, favorecendo o acesso, a divulgação e a disseminação das informações. O uso adequado de uma terminologia é de extrema importância para uma comunicação eficaz entre clínicos, biólogos e pacientes, além de estabelecer um consenso internacional que possibilite a transferência de tecnologia e conhecimento de maneira mais fácil, segura e universal. Assim, a padronização de conceitos e definições torna possível uma análise mais precisa dos estudos, além de uma comparação mais eficiente dos resultados das pesquisas. Desse modo, é imprescindível que todas as pessoas envolvidas em um tratamento de reprodução assistida se expressem por meio da mesma linguagem e com os mesmos conceitos.

TERMINOLOGIA ADOTADA EM REPRODUÇÃO ASSISTIDA

- **Abortamento de repetição ou recorrente:** perda espontânea de duas ou mais gestações clínicas antes de 20 semanas completas.
- **Abortamento espontâneo:** perda espontânea de gestação clínica antes de 20 semanas completas de idade gestacional. Nos casos em que a idade gestacional é incerta, considera-se o peso do feto < 500g.
- **Aborto retido:** considera-se aborto clínico quando o(s) embrião(ões) ou feto(s) não viável(eis) não é(são) expelido(s) espontaneamente do útero.
- **Acrossoma:** organela localizada na cabeça do espermatozoide que contém enzimas necessárias para a penetração da zona pelúcida.
- **Aglutinação:** consiste no agrupamento de espermatozoides no ejaculado.
- **Agonistas do hormônio liberador de gonadotrofina (GnRH):** substâncias sintéticas obtidas com modificações nas posições dos aminoácidos do GnRH, utilizados em ciclos de técnicas de reprodução assistida (TRA) para prevenir a luteinização precoce. Ligam-se aos receptores de GnRH na hipófise, ocasionando inicialmente a liberação das gonadotrofinas por curto período (efeito *flare up*). Posteriormente, o agonista gera um bloqueio mais duradouro nos receptores de GnRH, ocasionando a supressão na liberação das gonadotrofinas (*down regulation*).
- **Aneuploidia:** alteração no número de cromossomos.
- **Aneuploidias complexas:** duas ou mais aneuploidias envolvendo diferentes cromossomos em um mesmo embrião.
- **Anomalia congênita maior:** anomalia congênita que é evidente visualmente, ou que exige cirurgia, que comprometa estrutural ou funcionalmente a vida ou que cause a morte.
- **Anomalias congênitas:** alterações estruturais ou funcionais que ocorrem durante o desenvolvimento intrauterino, podendo ser identificadas ainda intraútero, ao nascimento ou até mesmo ao longo da vida.
- **Antagonista do GnRH:** substâncias sintéticas obtidas com modificações nas posições dos aminoácidos do GnRH, utilizadas em ciclos de TRA para prevenir a luteinização precoce. Ocupam diretamente os receptores do GnRH na hipófise, bloqueando-os de maneira competitiva e causando supressão imediata, reversível e rápida na liberação das gonadotrofinas sem que ocorra o efeito *flare up*.
- **Aspermia:** ausência de ejaculado.

- **Aspiração folicular/aspiração oocitária:** procedimento em que há a aspiração do líquido folicular com a finalidade de obter oócitos.
- **Astenozoospermia:** redução na porcentagem dos espermatozoides móveis.
- **Azoospermia:** ausência de espermatozoides no ejaculado.
- **Azoospermia não obstrutiva:** ausência de espermatozoides no ejaculado em virtude da falta de produção de espermatozoides.
- **Azoospermia obstrutiva:** ausência de espermatozoides no ejaculado em virtude de uma obstrução nos ductos seminais.
- **Binucleação:** presença de dois núcleos em um blastômero.
- **Blastocele:** cavidade cheia de líquido do blastocisto.
- **Blastocisto:** embrião do dia 5 ou 6 após a fertilização, formado por uma massa celular interna, uma camada externa, o trofoectoderma e a blastocele.
- **Blastômero:** a célula de um embrião no estágio de clivagem.
- **Capacitação:** mudanças estruturais e bioquímicas que os espermatozoides sofrem ao longo do trato genital feminino, tornando-os aptos a induzir a reação acrossômica para fertilizar o oócito.
- **Células de Leydig:** células testiculares produtoras de testosterona.
- **Células de Sertoli:** células não germinativas, somáticas do túbulo seminífero, que fornecem apoio nutricional para o desenvolvimento das células germinativas do testículo.
- **Ciclo cancelado:** ciclo de TRA no qual a estimulação ovariana foi iniciada com a intenção de tratamento, mas, por algum motivo, não foi realizada a aspiração folicular ou um ciclo de descongelamento em que não houve a transferência embrionária.
- **Ciclo de descongelamento (ciclo de transferência de embriões congelados/descongelados):** ciclo de TRA no qual há preparo endometrial ou monitorização do ciclo com a intenção de transferir um ou mais embriões congelados/descongelados.
- **Ciclo de *freeze-all* (congelamento de todos os embriões):** ciclo de TRA no qual todos os embriões são criopreservados e não são transferidos para a mulher nesse mesmo ciclo.
- **Ciclo iniciado:** ciclo de TRA no qual a mulher é submetida à estimulação ovariana com a intenção de tratar independentemente de a aspiração ser realizada ou não.
- **Clivagem:** etapa na qual o zigoto inicia a divisão celular mitótica com a formação dos blastômeros.
- **Coito programado:** procedimento em que há a monitorização ultrassonográfica da ovulação com a orientação sobre o período adequado da relação sexual.
- **Compactação:** processo no qual os blastômeros justapostos se unem, formando uma massa sólida de células.
- **Congelamento lento:** técnica de congelamento em que há diminuição gradual e lenta da temperatura, com velocidade controlada, até níveis extremamente baixos.
- **Corona radiata:** células da granulosa que circunda o oócito.
- **Criopreservação:** processo de preservar materiais biológicos (gametas, embriões ou tecidos) em temperaturas extremamente baixas.
- **Criptozoospermia:** situação em que só se encontram espermatozoides após a centrifugação do sêmen.
- ***Cumulus oophorus*:** camada de células da granulosa que conectam a *corona radiata* às células granulosas mais externas, garantindo que o oócito permaneça aderido à parede interna do folículo.
- **Diploide/euploide:** célula com 23 pares de cromossomos, 22 dos quais são autossômicos e um par é de cromossomos sexuais.
- **Eclosão (*hatching*):** processo no qual o embrião em estágio de blastocisto sai da zona pelúcida.
- **Eclosão assistida (*assisted hatching*):** procedimento *in vitro* no qual a zona pelúcida de um embrião é afinada ou perfurada por método químico, mecânico ou por *laser* para facilitar a extrusão do blastocisto.
- **Ejaculação retrógrada:** passagem parcial ou total do sêmen para a bexiga em decorrência da falta de fechamento do colo vesical na ejaculação.
- **Ejaculado:** fluido da ejaculação que contém os espermatozoides e os líquidos das glândulas acessórias.
- **Embrião:** produto do desenvolvimento de um zigoto até 8 semanas completas depois da fertilização (final do estágio embrionário), o que equivale a 10 semanas de idade gestacional.
- **Embriões no estágio de clivagem:** embriões com duas células ou mais, não incluindo o estágio de mórula.
- **Espaço perivitelino:** região preenchida por líquido entre a membrana plasmática do oócito e a zona pelúcida. Espaço em que se localiza o primeiro corpúsculo polar.
- **Espermatozoide:** gameta masculino.
- **Espermograma/análise seminal:** exame em que há a descrição das características do sêmen. São avaliados volume, pH, concentração, vitalidade, motilidade e morfologia dos espermatozoides, além da presença de outras células.
- **Estimulação ovariana controlada:** tratamento farmacológico utilizado em mulheres para induzir o desenvolvimento e o crescimento de folículos ovarianos.
- **Euploidia:** célula com o número correto de cromossomos, sendo este o dobro de uma célula haploide. Portanto, um embrião euploide é um embrião diploide.
- **Fecundabilidade:** a probabilidade de se alcançar uma gravidez em um único ciclo menstrual, resultando em um nascido vivo.
- **Fecundidade:** capacidade de ter um nascido vivo.
- **Fertilidade:** capacidade de ter uma gravidez clínica.
- **Fertilização:** sequência de eventos biológicos que resultam da penetração do espermatozoide em um oócito

maduro com a combinação de seus materiais genéticos, formando os pró-núcleos.

- **Fertilização *in vitro*:** procedimentos que envolvem a fertilização dos gametas fora do organismo. Pode ser convencional ou por injeção intracitoplasmática de espermatozoide.
- **Fertilização *in vitro* convencional:** procedimento em que há uma coincubação de oócitos com os espermatozoides em uma gota de meio de cultura para que ocorra a fertilização.
- **Feto:** produto da fertilização em um estágio de desenvolvimento a partir de 8 semanas completas da fertilização (10 semanas de idade gestacional) até o final da gravidez (aborto ou nascimento).
- **Folículo antral:** folículo com menos de 10mm de diâmetro ao ultrassom. Histologicamente, trata-se do folículo em desenvolvimento em que há acúmulo de líquido folicular entre as células da granulosa, formando uma cavidade, o antro.
- **Gestação múltipla:** gravidez com mais de um embrião ou feto.
- **Globozoospermia:** espermatozoides com redução ou ausência de acrossoma.
- **GnRH:** hormônio formado por 10 aminoácidos liberado de maneira pulsátil pelo hipotálamo, estimulando a adeno-hipófise a secretar as gonadotrofinas.
- **Gonadotrofina:** hormônios liberados pela adeno-hipófise em resposta ao estímulo pulsátil do GnRH. As gonadotrofinas são tanto o hormônio folículo-estimulante (FSH) como o hormônio luteinizante (LH). Esses hormônios estimularão o desenvolvimento folicular e a produção hormonal dos ovários.
- **Gonadotrofina recombinante:** gonadotrofina produzida por meio de engenharia genética. Existem FSH recombinante, LH recombinante e hCG (gonadotrofina corriônica humana) recombinante.
- **Gonadotrofina urinária:** gonadotrofina extraída de urina de mulheres menopausadas.
- **Gravidez bioquímica:** gravidez diagnosticada somente pela detecção do hCG sérico ou na urina e que não se desenvolve para uma gravidez clínica.
- **Gravidez clínica:** gravidez diagnosticada pelo ultrassom ou por sinais clínicos definitivos de gravidez. Gravidez ectópica é considerada uma gravidez clínica.
- **Gravidez ectópica:** gestação em que a implantação ocorreu fora da cavidade uterina.
- **Gravidez evolutiva:** gravidez de 12 ou mais semanas de idade gestacional.
- **Gravidez heterotópica:** gravidez na qual pelo menos um embrião está implantado na cavidade uterina e pelo menos outro embrião está implantado fora dela.
- **Gravidez múltipla:** gestação com mais de um feto.
- **Haploide:** célula com 23 cromossomos. Os gametas maduros são células haploides.
- **hCG:** glicoproteína produzida pelas células trofoblásticas. Hormônio que pode ser utilizado em ciclos de fertilização *in vitro*, inseminação intrauterina e coito programado para a indução da maturação dos oócitos. Existe nas formas urinária e recombinante.
- **Hidrossalpinge:** trompa uterina obstruída, dilatada e preenchida por líquido.
- **Hipoespermia:** diminuição do volume ejaculado. Anteriormente denominada oligospermia.
- **Hipogonadismo hipergonadotrófico:** diminuição da função gonadal associada a redução da gametogênese, produção diminuída dos esteroides sexuais e aumento dos níveis de gonadotrofinas.
- **Hipogonadismo hipogonadotrófico:** diminuição da função gonadal associada a diminuição da gametogênese e da produção dos esteroides sexuais em virtude da redução da ação ou dos níveis de gonadotrofinas.
- **Hormônio antimülleriano (AMH):** glicoproteína que age no crescimento e diferenciação tecidual. Na fase embrionária, exerce papel importante na diferenciação sexual, induzindo a regressão dos ductos müllerianos. Em mulheres, esse hormônio é produzido pelas células da granulosa de folículos pré-antrais e antrais, sendo sua principal função no ovário inibir o desenvolvimento dos folículos em estágios iniciais.
- **Idade gestacional:** idade de um embrião ou feto calculada pela data da última menstruação ou por um ultrassom precoce. Em casos de TRA é calculada adicionando 2 semanas ao número de semanas completas desde a fertilização. Para um ciclo de transferência de embrião descongelado a data estimada da fertilização é calculada subtraindo-se o número de dias do estágio no qual o embrião foi criopreservado do dia da data da transferência.
- **Implantação:** adesão e penetração de um blastocisto no endométrio ou em outro tecido, no caso de gravidez ectópica. Normalmente ocorre entre o quinto e o sétimo dia após a fertilização.
- **Indução da ovulação:** tratamento farmacológico utilizado em mulheres com anovulação com a finalidade de induzir um ciclo ovulatório.
- **Infertilidade:** incapacidade de alcançar uma gravidez clínica após 12 meses de relações sexuais desprotegidas e regulares.
- **Injeção intracitoplasmática de espermatozoides (ICSI):** procedimento no qual um único espermatozoide é injetado no citoplasma do oócito.
- **Inseminação cervical:** procedimento em que ocorre a colocação do sêmen preparado em laboratório dentro da cérvice (colo uterino) com a finalidade de alcançar uma gravidez.
- **Inseminação intrauterina:** procedimento em que ocorre a colocação do sêmen preparado em laboratório dentro da cavidade uterina com a finalidade de alcançar uma gravidez.

- **Inseminação intrauterina heteróloga:** procedimento em que ocorre a colocação do sêmen de doador, preparado em laboratório, dentro da cavidade uterina com a finalidade de alcançar uma gravidez.
- **Inseminação intrauterina homóloga:** procedimento em que ocorre a colocação do sêmen do parceiro, preparado em laboratório, dentro da cavidade uterina com a finalidade de alcançar uma gravidez.
- **Leucospermia:** aumento do número de leucócitos no sêmen.
- **Má respondedora:** para definição de má respondedora são necessários pelo menos dois dos três critérios seguintes: idade materna avançada (> 40 anos) ou algum outro fator de risco para má resposta; história pregressa de ciclo de estimulação com má resposta (3 ou menos oócitos); teste de avaliação de reserva ovariana alterado (contagem de folículos antrais < 5 a 7 folículos ou AMH < 0,5 a 1,1ng/mL). História pregressa de dois ciclos de estimulação ovariana com má resposta é suficiente para caracterizar a mulher como má respondedora.
- **Má resposta à estimulação ovariana:** ciclo de TRA no qual foram obtidos menos de quatro folículos ou oócitos após uma estimulação ovariana.
- **Mãe substituta ou receptora da gravidez:** mulher que carrega a gestação em casos de útero de substituição.
- **Massa celular interna:** grupo de células no trofoectoderma formado por células-tronco embrionárias e que dará origem às células e aos tecidos do futuro organismo, com exceção da placenta e das membranas amnióticas.
- **Maturação citoplasmática:** processos que ocorrem dentro do citoplasma do oócito e que são responsáveis pela ativação e preparação do oócito para uma fertilização adequada.
- **Maturação *in vitro*:** procedimentos laboratoriais realizados fora do organismo que possibilitam a maturação de um oócito imaturo em um oócito maduro capaz de ser fertilizado.
- **Maturação nuclear:** processo pelo qual o oócito retoma sua meiose, passando do estágio de prófase I para metáfase II. Etapa da oogênese que precede a ovulação.
- **Metáfase I (MI):** oócito diploide que se encontra em metáfase da primeira divisão meiótica.
- **Metáfase II (MII):** oócito haploide que se encontra em metáfase da segunda divisão meiótica.
- **Microdissecção testicular (microTESE):** procedimento cirúrgico no qual se utiliza um microscópio para a identificação dos túbulos seminíferos que contêm os espermatozoides com a finalidade de retirá-los para a realização de ICSI.
- ***Microsurgical epididymal sperm aspiration* (MESA):** procedimento cirúrgico no qual os espermatozoides são obtidos do epidídimo através de aspiração com microcirurgia auxiliada por microscópio. Realizada em casos de azoospermia obstrutiva.
- **Mórula:** embrião após a compactação. Habitualmente, um embrião no quarto dia da fertilização.
- **Mosaicismo:** situação em que existem populações celulares com cariótipos diferentes em um mesmo embrião.
- **Motilidade progressiva:** porcentagem de espermatozoides que se movem ativamente, de maneira linear, independentemente de sua velocidade.
- **Multinucleação:** presença de mais de um núcleo em uma célula.
- **Nascido vivo:** completa expulsão ou extração da mãe de um produto da fertilização, após 20 semanas completas de gestação ou feto com 500g ou mais, o qual, após essa separação, respire ou apresente qualquer sinal de vida, como batimento cardíaco, pulsação do cordão umbilical ou movimento muscular voluntário de músculo.
- **Nascimento:** completa expulsão ou extração da mãe de um feto após 20 semanas completas de gestação ou feto com 500g ou mais independentemente se nascido vivo ou natimorto.
- **Natimorto:** morte do feto antes de completar a expulsão ou extração completa da mãe após 20 semanas completas de gestação.
- **Necrospermia:** ausência de espermatozoides vivos no ejaculado.
- **Oligozoospermia:** baixa concentração de espermatozoides no ejaculado.
- **Oócito:** gameta feminino.
- **Oócito imaturo:** oócito no estágio de prófase da metáfase I.
- **Oócito maduro:** oócito no estágio de metáfase da meiose II com a presença do primeiro corpúsculo polar, estando apto para a fertilização.
- **Ovulação:** processo natural de liberação de um oócito maduro de um folículo ovariano.
- ***Percutaneous epididymal sperm aspiration* (PESA):** procedimento cirúrgico no qual é realizada uma aspiração percutânea do epidídimo com a finalidade de obtenção de espermatozoides.
- **Plasma seminal:** fluido do ejaculado.
- **Polispermia:** processo no qual há a entrada de mais de um espermatozoide em um oócito.
- **Preparo seminal:** processo laboratorial que tem como objetivo remover proteínas e outros elementos celulares e plasma seminal, selecionando os espermatozoides.
- **Preservação da fertilidade:** procedimentos que incluem a criopreservação de gametas, embriões, tecido ovariano ou testicular com a finalidade de preservar a capacidade reprodutiva.
- **Primeiro corpúsculo polar:** estrutura oval que é liberada após a telófase da primeira divisão meiótica, indicando que o oócito está maduro para a fertilização.
- **Pró-núcleo:** estrutura envolta por uma membrana contendo a cromatina. Normalmente, após a fertilização são observados dois pró-núcleos, um contendo o material genético do espermatozoide e o outro do oócito.

- **Reação acrossômica:** liberação do conteúdo enzimático do acrossoma, o que provoca a hidrólise das proteínas da zona pelúcida, possibilitando a passagem do espermatozoide por essa camada.
- **Reserva ovariana:** corresponde à avaliação da quantidade de oócitos no ovário da mulher. Pode ser avaliada a partir da idade da mulher, de dosagens de FSH basal, estradiol, AMH, contagem dos folículos antrais pelo ultrassom, inibina ou testes de estímulos.
- **Saco gestacional:** primeira estrutura gestacional que pode ser vista ao ultrassom. Pode estar localizada intraútero ou em outro local, nos casos de gravidez ectópica.
- ***Screening* pré-gestacional (PGS)/diagnóstico pré-gestacional (PGD)/teste pré-gestacional:** análises do DNA de oócito (análise do corpúsculo polar) ou embriões (análise de blastômero de embriões em estágio de clivagem ou do trofoectoderma de blastocisto) para detecção de aneuploidias, alterações estruturais dos cromossomos ou doenças monogênicas.
- **Síndrome de hiperestímulo ovariano:** resposta sistêmica exagerada à estimulação ovariana caracterizada por manifestações clínicas e laboratoriais que podem variar de leves a graves, de acordo com tamanho dos ovários, distensão abdominal, presença de ascite e complicações respiratórias, hemodinâmicas ou hidroeletrolíticas.
- **Suporte de fase lútea:** suplementação hormonal realizada na fase lútea.
- **Taxa cumulativa de nascido vivo:** taxa de nascido vivo por mulher durante um período específico de tempo ou o número de ciclos de tratamento necessários para se alcançar um nascido vivo.
- **Taxa de anomalias congênitas ao nascimento:** número de anomalias congênitas presentes ao nascimento por 10.000 nascimentos.
- **Taxa de fertilização:** razão entre o número de oócitos fertilizados e o número de oócitos injetados.
- **Taxa de gravidez clínica:** número de gravidezes clínicas expressadas por 100 ciclos iniciados, ciclos aspirados ou ciclos de transferência embrionária. O denominador deverá ser sempre especificado, se por ciclo iniciado, puncionado ou de transferência embrionária.
- **Taxa de implantação:** o número de sacos gestacionais dividido pelo número de embriões transferidos.
- **Taxa de nascido vivo:** número de partos que resultaram em pelo menos um nascido vivo, expressos por 100 ciclos iniciados, ciclos aspirados, ciclos de transferência embrionária ou ciclos de inseminação. O denominador (ciclos iniciados, ciclos aspirados, ciclos de transferência embrionária ou ciclo de inseminação) deve ser sempre especificado.
- **Taxa de nascimento:** número de nascimento expresso por 100 ciclos iniciados, ciclos aspirados ou ciclos de transferência embrionária. O denominador deverá ser sempre especificado, se foi por ciclo iniciado, aspirado ou de transferência embrionária. A taxa de nascimento inclui o nascimento de um ou mais recém-nascidos ou natimortos.
- **Taxa de natimorto:** número total de natimortos por 1.000 nascimentos (natimorto mais nascido vivo).
- **Técnica de reprodução assistida (TRA):** todos os tratamentos que incluem a manipulação *in vitro* tanto dos oócitos como dos espermatozoides ou embriões com a finalidade de alcançar uma gravidez. TRA não inclui inseminação intrauterina.
- **Teratozoospermia:** diminuição da porcentagem de espermatozoides morfologicamente normais no ejaculado.
- **Teste pós-coito:** análise microscópica do muco cervical realizada após uma relação sexual com a finalidade de avaliar a compatibilidade do espermatozoide com o muco. Atualmente em desuso.
- ***Testicular sperm aspiration* (TESA):** procedimento cirúrgico no qual é realizada aspiração testicular com a finalidade de obtenção de espermatozoides.
- ***Testicular sperm extraction* (TESE):** procedimento cirúrgico no qual é realizada biópsia testicular com a finalidade de obtenção de espermatozoides.
- ***Time-lapse*:** avaliação morfocinética contínua do embrião durante seu cultivo.
- **Transferência de embriões/transferência embrionária:** procedimento no qual um ou mais embriões em qualquer estágio do desenvolvimento (do dia 1 ao dia 7 após uma FIV ou ICSI) são colocados dentro da cavidade uterina. Embriões em estágios iniciais (do dia 1 ao dia 3) também podem ser transferidos para a trompa uterina.
- **Transferência de gametas intratubária (GIFT):** procedimento de TRA no qual os gametas (oócito e espermatozoides) são transferidos para as trompas uterinas.
- **Transferência de zigoto intratubária (ZIFT):** procedimento de TRA no qual um ou mais zigotos são transferidos para as trompas uterinas.
- **Transferência eletiva de embriões:** transferência de um ou mais embriões selecionados a partir de uma coorte maior de embriões viáveis e disponíveis.
- **Transferência eletiva de um único embrião:** transferência de um único embrião selecionado a partir de uma coorte maior de embriões viáveis e disponíveis.
- **Trofoectoderma:** camada celular que circunda o blastocisto que originará a placenta e as membranas amnióticas.
- **Varicocele:** varizes do plexo pampiniforme do testículo.
- **Vesícula germinativa (VG):** núcleo de um oócito em prófase I da meiose; portanto, ainda diploide.
- **Vitrificação:** técnica de congelamento ultrarrápida com a solidificação dos líquidos em um estado vítreo, prevenindo, assim, a formação de cristais de gelo intracelular.
- **Zigoto:** célula diploide resultante da fertilização de um oócito maduro por um espermatozoide que irá se dividir para formar um embrião.
- **Zona pelúcida:** camada de glicoproteína que envolve o oócito.

Leitura complementar

Azambuja R, Mancebo AC, Petersen C et al. Reprodução assistida, técnicas de laboratório. Pronúcleo, Associação Brasileira de Embriologistas em Medicina Reprodutiva.

Dizk A, Pereira DHM, Cavagna M, Amaral WN. Tratado de reprodução assistida. Sociedade Brasileira de Reprodução Humana. 3. ed. São Paulo: Segmento Farma, 2014.

Ferraretti AP, La Marca A, Fauser BCJM, Tarlatzis B, Nargund G, Gianaroli L on behalf of the ESHRE working group on Poor Ovarian Response Definition. ESHRE consensus on the definition of 'poor response' to ovarian stimulation for in vitro fertilization: the Bologna criteria. Human Reproduction 2011; 26(7):1616-24.

Harbin Consensus Conference Workshop Group. Improving the Reproting of Clinical Trials of Infertility Treatments (IMPRINT): modifying the CONSORT statement. Fertil Steril 2014; 102:952-9.

La Marca A, Sighinolgi G, Radi D et al. Anti-Mullerian hormone (AMH) as a predictive marker in assisted reproductive technology (ART). Hum Reprod Update 2010; 16(2):113-30.

Zegers-Hochshild F, Adamson GD, de Mouzon J et al. for ICMART and WHO. International Committee for Monitoring Assisted Reproductive Technology (ICMART) and the World Health Organization (WHO) revised glossary of ART terminology, 2009. Fertil Steril 2009; 92(5):1520-254.

Zegers-Hochshild F, Adamson GD, Dyer S et al. The International Glossary on Infertility and Fertility Care, 2017. Hum Reprod 2017; 32(9):1788-801.

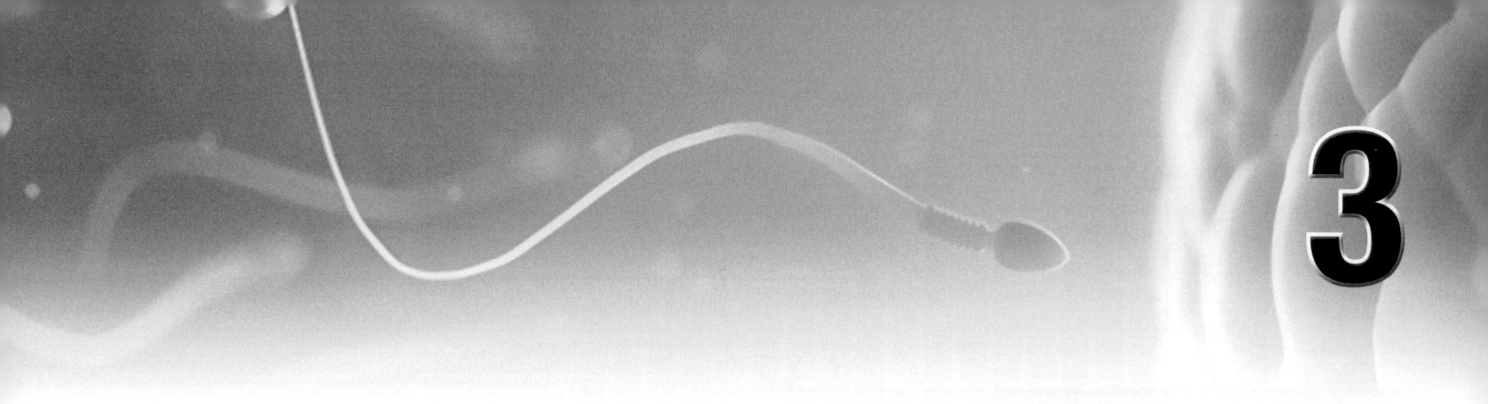

3

Otimizando a Fertilidade Natural

João Sabino Lahorgue da Cunha Filho
Rita de Cássia Borges Chapon
Vanessa Krebs Genro

INTRODUÇÃO

A solicitação de avaliação sobre fertilidade por casais que ainda não iniciaram suas tentativas ou mesmo por pacientes sozinhas preocupadas em postergar a maternidade por motivos profissionais ou sociais é crescente no consultório. Nessa etapa, quando ainda não há indicação de investigação de infertilidade, esses grupos de pacientes se beneficiam com orientações sobre o impacto de alguns hábitos relacionados com o estilo de vida e a fertilidade.

As evidências disponíveis a respeito de fatores ambientais e fertilidade são, em sua maior parte, provenientes de estudos epidemiológicos que demonstram o efeito cumulativo de várias pequenas mudanças nos hábitos de vida que, em conjunto, parecem otimizar a fertilidade. No entanto, o efeito isolado de cada medida ainda representa um desafio, tendo em vista a dificuldade de realização de ensaios clínicos randomizados adequados para essa avaliação.

O objetivo deste capítulo é filtrar a imensa gama de fatores que podem ser incluídos na definição de estilo de vida e assim compilar o máximo de informações com a melhor evidência possível para otimização da fertilidade natural.

FERTILIDADE

O período considerado normal para um casal conceber, considerando mulheres com ciclos regulares e relações no período fértil, é de 12 meses, embora a fecundidade pareça ser maior nos primeiros meses de tentativa. Nesse período, 80% a 90% dos casais conseguirão engravidar de maneira natural. Com base nisso, estipulou-se a marca de 1 ano para o início da investigação médica. Em mulheres com mais de 35 anos, a investigação pode ser iniciada após 6 meses de tentativas com o objetivo de não perder tempo tão precioso nessa fase da vida da mulher.

A fertilidade decai com a idade tanto em mulheres como em homens, mas o efeito é muito mais pronunciado na mulher. Sabe-se que a idade da mulher é o fator isolado mais importante para a fertilidade do casal, seja espontânea ou através de tratamento. O gráfico apresentado na Figura 3.1 mostra o declínio da chance de concepção por mês conforme o aumento da idade. Essa informação deve ser transmitida de maneira muito clara ao casal que deseja planejar sua gravidez. As mulheres com plano de constituir família, mas que não tenham perspectiva para a realização desse projeto por não terem encontrado o parceiro ou o momento ideal de vida, devem ser alertadas quanto ao decréscimo da fertilidade com a idade e informadas sobre a possibilidade de congelamento de óvulos. A idade não parece interferir na fertilidade masculina antes dos 50 anos.

PERÍODO FÉRTIL

O conhecimento sobre o ciclo menstrual e o período fértil deve ser uma das primeiras orientações oferecidas ao casal que deseja engravidar. Orientar o controle do ciclo pelo calendário ou com o uso de novas tecnologias (aplicativos de celulares) é uma maneira simples e eficaz de conhecer o período mais indicado para manter relação, embora deva ser visto com cuidado para que não interfira agressivamente na vida sexual do casal.

O período fértil tem início 5 dias antes da ovulação, sendo o dia anterior à ovulação considerado o dia mais fértil do ciclo, com o fim no dia posterior ao da ovulação (Figura 3.2). Quanto mais ciclos o casal conseguir documentar, maior será seu conhe-

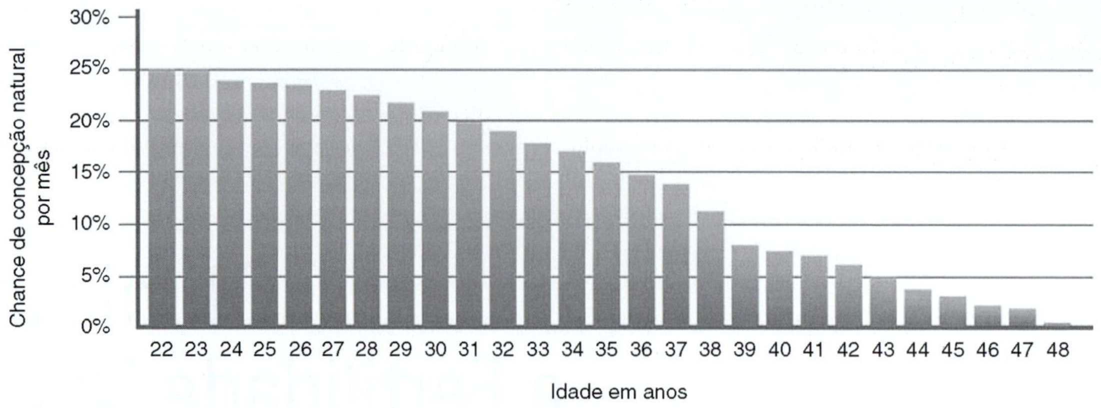

Figura 3.1 Declínio da fertilidade. (Sensos australianos. Disponível em: http://www.abs.gov.au/.)

cimento sobre a data provável da ovulação no ciclo seguinte. Esse recurso se aplica às mulheres com ciclos regulares (ciclos com duração média de 25 a 35 dias). Mulheres com ciclos irregulares têm indicação de avaliação médica para investigação da causa de irregularidade do ciclo e início do tratamento.

Algumas mulheres observam alterações na característica da secreção vaginal ao longo do ciclo, como muco mais translúcido e filante no período fértil, com aspecto parecido com o da clara de ovo, mas trata-se de uma avaliação subjetiva e não confiável para a grande maioria delas. Também foram propostos alguns *kits* de dosagem urinária de hormônio luteinizante (LH) para monitoramento do período de ovulação; no entanto, não há evidências que corroborem o uso rotineiro dessas medidas para otimizar as chances de gravidez, uma vez que essas alterações podem acabar sendo detectadas apenas após a ovulação, quando o período mais fértil já passou.

FREQUÊNCIA DE COITO

Foi demonstrado aumento na chance de engravidar entre os casais que conseguem estabelecer uma frequência de relação a cada 2 dias após a cessação do período menstrual. Provavelmente, esse dado está relacionado com a qualidade do sêmen. Enquanto períodos de abstinência maiores que 5 dias estão associados a parâmetros seminais anormais, a ejaculação frequente (a cada 2 dias ou mesmo diária) está associada à melhora da contagem e motilidade seminais.

A relação sexual diária ou a cada 2 dias parece apresentar benefício. A chance de conceber cai em torno de 15% quando a frequência de intercurso é de apenas uma vez por semana. Apesar de o coito mais frequente parecer ser benéfico, assim como o uso de aplicativos e o controle estrito do ciclo, esse tipo de orientação pode causar estresse desnecessário no casal.

Há controvérsia na literatura em relação à interferência do uso de lubrificantes na motilidade dos espermatozoides. Algumas marcas parecem prejudicar a qualidade do sêmen, sendo preferível não usar essas substâncias ou, quando imprescindível, convém optar por formulações naturais, como óleo mineral. Outros aspectos da relação sexual, como posição durante ou após a relação e a ocorrência ou não de orgasmo, frequentemente questionados, não parecem interferir na chance de gravidez.

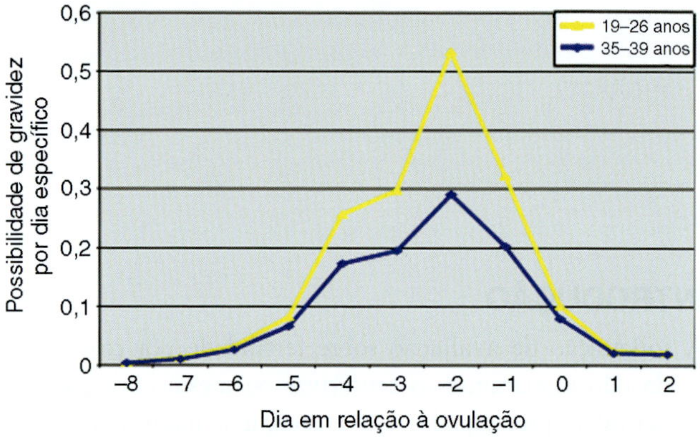

Figura 3.2 Probabilidade de gravidez por dia do ciclo, envolvendo coitos frequentes, por idade. (Stanford, Dunson, 2007.)

ÍNDICE DE MASSA CORPORAL (IMC)

A relação entre massa corporal e estatura, representada pelo IMC (peso em kg/altura²), também influencia a fertilidade do casal quando apresenta índices abaixo ou acima do normal (IMC < 18 ou > 25), sendo a última situação mais frequente em virtude da epidemia de obesidade.

Tanto o aumento brusco como o excesso de peso podem causar a irregularidade menstrual, assim como o emagrecimento excessivo. É necessário um percentual mínimo de gordura corporal para a síntese de esteroides e o funcionamento regular do eixo hipotálamo-hipófise-ovário. O IMC abaixo do normal, causado por excesso de atividade física ou anorexia, por exemplo, pode levar à amenorreia hipotalâmica em virtude da supressão da secreção pulsátil do hormônio liberador de gonadotrofina (GnRH) pelo hipotálamo. O aumento de peso até os índices normais de IMC restabelece a normalidade dos ciclos ovulatórios.

O IMC acima do normal, mais comum na sociedade brasileira, também está relacionado com disfunção ovulatória e longos períodos de amenorreia. Esse fenômeno está associado ao aumento da resistência à insulina observado em mulheres obesas, o que leva a um estado de hiperinsulinemia que acarreta redução da globulina ligadora de hormônios sexuais (SHBG) e consequente aumento de testosterona livre, resultando em ovário androgênico e anovulatório, fenômeno observado em pacientes com a síndrome dos ovários policísticos (SOP).

No entanto, mesmo entre as mulheres obesas com ovulação regular há redução na fertilidade e um tempo maior para atingir a gestação. Foi observada uma redução em torno de 4% na chance de gestação para cada kg/m^2 acima do IMC 29. Além disso, a obesidade está relacionada com taxas maiores de aborto e desfechos adversos na gestação, como trabalho de parto prematuro ou parto disfuncional, diabetes e doença hipertensiva da gestação.

Descartadas patologias que interfiram no peso corporal, a redução do peso até atingir o IMC ideal aumenta a chance de concepção espontânea, reduzindo a necessidade de se recorrer a técnicas de reprodução assistida.

Obesidade no homem e alteração no espermograma

A epidemia da obesidade atinge também a população e a fertilidade masculinas. Homens obesos estão três vezes mais propensos a apresentar redução da qualidade seminal, quando comparados com os de peso normal, em razão das reduções tanto na concentração como na motilidade espermáticas, além de aumento de fragmentação de DNA espermático.

DIETAS E VITAMINAS

Não há evidência de que qualquer suplementação vitamínica na mulher melhore a fertilidade natural ou a chance de concepção por meio de tratamento. No entanto, como em qualquer paciente, está indicado o uso de ácido fólico para prevenção de defeitos do tubo neural.

Chavarro e cols. postularam que uma dieta rica em gorduras monoinsaturadas e em proteínas vegetais em vez de animais, além de índice glicêmico mais baixo, reduziria a infertilidade relacionada com patologias ovulatórias.

ÁLCOOL E CAFEÍNA

Existe uma associação importante entre o consumo excessivo de álcool e a infertilidade. No homem, o consumo foi associado a efeitos como atrofia testicular, redução de libido e alteração da contagem espermática. Uma metanálise identificou a associação entre o consumo excessivo de álcool e a redução do volume seminal. Em mulheres, o consumo alcoólico também está associado ao aumento da infertilidade.

Presente em diversos alimentos e bebidas, não é difícil a ingestão inadvertida de quantidade significativa de cafeína. O consumo excessivo de cafeína, quando > 500mg/dia, está associado ao aumento do tempo para atingir a gestação.

TABAGISMO

O consumo de cigarro vem sendo relacionado com a diminuição da fertilidade, principalmente a feminina, e, quanto maior o número de cigarros consumidos ao dia, maior parece ser o prejuízo. Embora seja difícil isolar seu efeito, pois entre os tabagistas estão presentes outros fatores que também interferem na fertilidade, como maior consumo de álcool e cafeína e o início precoce das relações sexuais ou do sexo sem proteção, a cessação do hábito de fumar parece produzir efeito benéfico na fertilidade após o período de 1 ano.

Possíveis explicações para o efeito do tabagismo na fertilidade incluem espessamento do muco cervical, lesão tubária e danos aos gametas, além da associação à depleção prematura do *pool* de folículos ovarianos e a consequente antecipação da menopausa em até 1 a 4 anos.

Para o homem, a interferência do cigarro na fertilidade é menor, mas também está presente. Observa-se entre os tabagistas alteração na qualidade do espermograma com redução tanto na concentração como na motilidade do sêmen, mas sem impacto significativo na fertilidade. O impacto é maior naqueles com sêmen de qualidade reduzida antes do consumo do cigarro. Quando são avaliados homens submetidos a tratamento de reprodução assistida, o desfecho é pior entre os fumantes.

Além da interferência na fertilidade, o tabagismo também está relacionado com eventos adversos na gestação, como risco maior de aborto, parto prematuro, restrição de crescimento intrauterino e descolamento de placenta, entre outros.

EXERCÍCIO FÍSICO

O exercício é um poderoso estimulante do sistema corporal e pode promover efeitos paradoxais na fisiologia humana. Os atletas de alta *performance* vêm passando por níveis cada vez mais elevados de treinamento, e os sistemas reprodutivo e endócrino são particularmente sensíveis a essa quantidade de estresse.

Níveis intensos de exercício físico podem provocar a supressão do eixo hipotalâmico, promovendo disfunção ovulatória independentemente da composição corporal.

O hipogonadismo masculino, as modificações na função sexual, a varicocele e as alterações nos parâmetros relacionados com o sêmen são possíveis implicações da prática esportiva de alto desempenho. Modificações na qualidade seminal foram descritas com níveis de exercício mais elevados, especialmente alterações na motilidade.

CONSIDERAÇÕES FINAIS

Cabe ressaltar que a infertilidade é um problema de saúde pública para o casal, ou seja, a interferência de fatores externos irá determinar a fertilidade ou a infertilidade tanto para os homens como para as mulheres.

Hábitos de vida saudáveis, como dieta e exercícios, e a manutenção do peso dentro de limites razoáveis certamente ajudarão o casal a engravidar. A ciência comprova que o uso excessivo de qualquer substância pode ser nocivo ao sistema reprodutor e que o consumo de qualquer droga afetará tanto a fertilidade masculina como a feminina. Entretanto, é fundamental atentar para o fato de que o fator prognóstico mais impactante é a idade da mulher: o estilo de vida poderá ser prejudicial, mas a idade da mulher sempre será o fator mais importante na determinação das chances de ser mãe.

Leitura complementar

Anderson K, Norman RJ, Middleton P. Preconception lifestyle advice for people with subfertility. Cochrane Database Syst Rev 2010(4):CD008189.

Brosens I et al. Investigation of the infertile couple: when is the appropriate time to explore female infertility? Hum Reprod 2004; 19(8):1689-92.

Dunson DB, Baird DD, Colombo B. Increased infertility with age in men and women. Obstet Gynecol 2004; 103(1):51-6.

Dunson DB et al. Day-specific probabilities of clinical pregnancy based on two studies with imperfect measures of ovulation. Hum Reprod 1999; 14(7):1835-9.

Manders M et al. Timed intercourse for couples trying to conceive. Cochrane Database Syst Rev 2015(3):CD011345.

Stanford JB, Dunson DB. Effects of sexual intercourse patterns in time to pregnancy studies. Am J Epidemiol 2007; 165(9):1088-95.

Elzanaty S, Malm J, Giwercman A. Duration of sexual abstinence: epididymal and accessory sex gland secretions and their relationship to sperm motility. Hum Reprod 2005; 20(1):221-5.

Wilcox AJ, Weinberg CR, Baird DD. Timing of sexual intercourse in relation to ovulation. Effects on the probability of conception, survival of the pregnancy, and sex of the baby. N Engl J Med 1995; 333(23):1517-21.

Sandhu RS et al. In vitro effects of coital lubricants and synthetic and natural oils on sperm motility. Fertil Steril 2014; 101(4):941-4.

Optimizing natural fertility: a committee opinion. Fertil Steril 2017; 107(1):52-8.

Wise LA et al. A prospective cohort study of physical activity and time to pregnancy. Fertil Steril 2012; 97(5):1136-42 e1-4.

McKinnon CJ et al. Body mass index, physical activity and fecundability in a North American preconception cohort study. Fertil Steril 2016; 106(2):451-9.

Gaskins AJ et al. Association of Fecundity With Changes in Adult Female Weight. Obstet Gynecol 2015; 126(4):850-8.

Jensen TK et al. Body mass index in relation to semen quality and reproductive hormones among 1,558 Danish men. Fertil Steril 2004; 82(4):863-70.

Chavarro JE et al. Body mass index in relation to semen quality, sperm DNA integrity, and serum reproductive hormone levels among men attending an infertility clinic. Fertil Steril 2010; 93(7):2222-31.

Chavarro JE et al. Diet and lifestyle in the prevention of ovulatory disorder infertility. Obstet Gynecol 2007; 110(5):1050-8.

Muthusami KR, Chinnaswamy P. Effect of chronic alcoholism on male fertility hormones and semen quality. Fertil Steril 2005; 84(4):919-24.

Eggert J, Theobald H, Engfeldt P. Effects of alcohol consumption on female fertility during an 18-year period. Fertil Steril 2004; 81(2):379-83.

Bolumar F et al. Caffeine intake and delayed conception: a European multicenter study on infertility and subfecundity. European Study Group on Infertility Subfecundity. Am J Epidemiol 1997; 145(4):324-34.

Smoking and infertility: a committee opinion. Fertil Steril 2012; 98(6):1400-6.

Paszkowski T, Clarke RN, Hornstein MD. Smoking induces oxidative stress inside the Graafian follicle. Hum Reprod 2002; 17(4):921-5.

Zitzmann M et al. Male smokers have a decreased success rate for in vitro fertilization and intracytoplasmic sperm injection. Fertil Steril 2003; 79 Suppl 3:1550-4.

Jozkow P et al. Associations between physical activity and semen quality in young healthy men. Fertil Steril 2017; 107(2):373-378 e2.

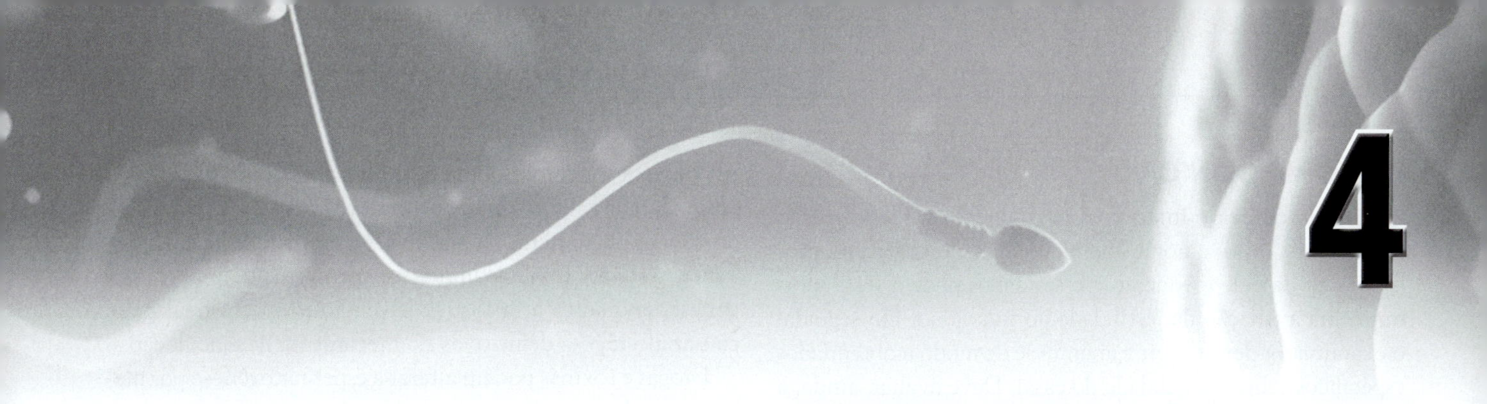

4

Avaliação Objetiva da Fertilidade Masculina

Reginaldo Martello
Augusto Barbosa Reis
Cecília de Souza Monteiro

INTRODUÇÃO

Aproximadamente 15% dos casais apresentam dificuldade para ter seu primeiro filho. O fator masculino é a causa principal da infertilidade conjugal em cerca de um terço dos casos e, associado ao fator feminino, contribui em mais 20% deles, como mostrado na Figura 4.1. Portanto, o fator masculino representa, no mínimo, metade das causas de infertilidade. Cerca de 7% dos homens apresentam queixa de infertilidade, segundo dados da Sociedade Americana de Medicina Reprodutiva, e nas últimas décadas tem sido observado aumento na incidência e na prevalência desse problema.

Um casal é considerado infértil quando não consegue engravidar após 1 ano de relações sexuais sem contracepção, embora a maioria consiga.

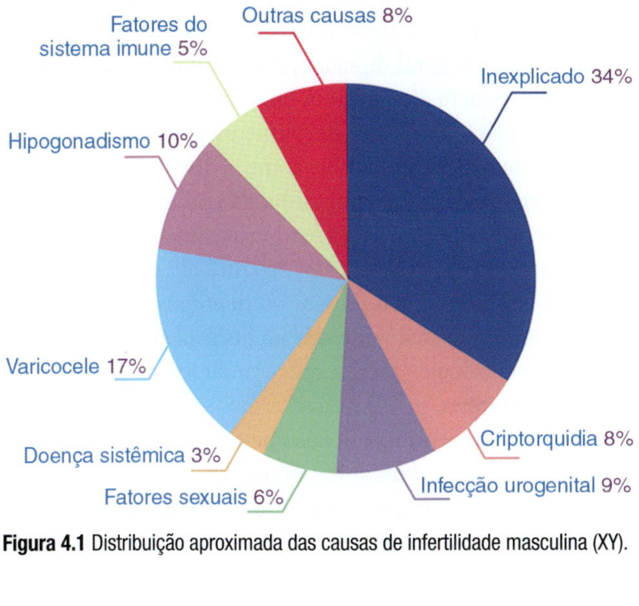

Figura 4.1 Distribuição aproximada das causas de infertilidade masculina (XY).

O tempo é um fator importante na avaliação do casal infértil. A chance de engravidar é diretamente proporcional ao período de tentativas: após 6 meses de tentativas com coito desprotegido, no período fértil da parceira, a chance de engravidar é de cerca de 60%, podendo chegar a 70% após 1 ano e a 80% após 2 anos. Após 1 ano de relato de infertilidade em casais sem causas aparentes que a justifiquem, há 50% de chance de engravidar no segundo ano de tentativa, diminuindo para 20% após o terceiro ano de tentativas sem gravidez. Teoricamente, deve-se esperar a passagem desse tempo para o início de qualquer propedêutica para infertilidade.

A probabilidade de gravidez entre os casais inférteis após 3 anos de tentativas é de cerca de 5% ao ano. Entretanto, muitos ficam apreensivos e ansiosos nos primeiros meses de tentativas frustradas, o que os leva a buscar auxílio médico. Esse deve ser o momento para dar início à avaliação do casal, a qual deve ser sempre simultânea, pois tanto o homem como a mulher podem ser responsáveis pelo quadro de infertilidade. Muitas vezes, a boa fertilidade de um compensa a subfertilidade do outro, ou alterações em ambos podem agravar o quadro.

Um marco importantíssimo na avaliação do fator masculino na infertilidade conjugal é a idade da parceira. Essa informação será crucial na escolha do tratamento para o casal infértil. A mulher apresenta diminuição progressiva de sua taxa de fecundidade. Até os 35 anos, essa taxa é de 20%, entre os 35 e os 37 anos é de aproximadamente 15%, caindo para apenas 5% aos 40 anos de idade.

A propedêutica do homem infértil baseia-se fundamentalmente na história clínica, no exame físico e em exames complementares, principalmente os laboratoriais.

HISTÓRIA CLÍNICA

A história clínica é iniciada com os dados de identificação do paciente, ou seja, nome completo, idade, estado civil, profissão, cor da pele e endereço. Esses dados podem ser importantes na avaliação da fertilidade do indivíduo. Em seguida, o examinador deve dirigir a anamnese de modo a obter dados específicos sobre a fertilidade do casal. Deve avaliar, ainda, a existência de vida conjugal anterior, tanto do marido como da esposa, pois o relato de filhos ou gestações em outros relacionamentos é um dado muito importante na avaliação da fertilidade de cada cônjuge.

Verifica-se também o registro de tratamentos anteriores tanto no marido como na esposa. Muitas vezes, o homem já fez uso de medicamentos específicos para o tratamento da infertilidade, como hormônios e antibióticos, entre outros. Pode, ainda, ter sido submetido a cirurgias com esse mesmo fim, como a correção cirúrgica de varicocele ou operações nos ductos do sistema reprodutor masculino (epidídimos, deferentes, glândulas anexas etc.).

A história sexual do casal é bastante relevante, devendo ser investigadas possíveis anormalidades nas ereções, ejaculação, orgasmo e libido. Alterações nessas funções podem prejudicar a fertilidade do casal. A frequência do coito é muito importante, uma vez que a descontinuidade dos contatos sexuais, por quaisquer motivos, pode explicar a infertilidade. O espermatozoide sobrevive no muco cervical por aproximadamente 2 dias, o que faz com que relações sexuais em dias alternados assegurem a presença de espermatozoides viáveis no período em que o óvulo esteja na trompa e apto a ser fertilizado. Muitas vezes, o casal não entende que a ovulação se dá no meio do ciclo menstrual e que as relações sexuais devem ocorrer nesse período.

O conhecimento dos antecedentes mórbidos do indivíduo pode esclarecer a causa ou as causas de sua infertilidade. Entre as doenças geniturinárias, destacam-se as infecções bacterianas, principalmente as de transmissão sexual, como as uretrites gonocócicas ou por clamídias. Esses germes, quando não combatidos precocemente, podem levar a um quadro de orquiepididimite, o qual, por sua vez, levaria a um processo obstrutivo do sistema ductal. A orquite pelo vírus da caxumba, na pós-puberdade, também pode ocasionar uma grave destruição do epitélio germinativo e, se bilateral, provocar infertilidade. A criptorquidia unilateral ou bilateral, independentemente da época da orquipexia, também é uma causa frequente de perda da fertilidade. Traumas testiculares ou torção do cordão espermático também integram os fatores etiológicos da infertilidade masculina. Doenças metabólicas, como diabetes e outras endocrinopatias, podem afetar significativamente a fertilidade. O diabetes é causa frequente de ejaculação retrógrada, pois causa uma disfunção neurológica do colo vesical. Quadros febris por diversos tipos de infecções podem ocasionar alterações, geralmente temporárias, da espermatogênese.

Antecedentes cirúrgicos podem explicar alguns casos de infertilidade. Às vezes, ocorrem lesões dos canais deferentes em pacientes submetidos a herniorrafias. Plásticas do colo vesical podem levar à ejaculação retrógrada. No tratamento do câncer de testículo, a quimioterapia e a radioterapia podem ter efeitos tóxicos diretos nos processos de espermatogênese, enquanto a linfoadenectomia retroperitoneal pode causar alterações definitivas no mecanismo de ejaculação.

Drogas e toxinas podem alterar a espermatogênese por mecanismos diversos. Pesticidas, sulfassalazina, nitrofurantoína, cimetidina, tabaco, álcool e maconha parecem ter efeitos gonadotóxicos. Esses efeitos geralmente cessam após o término da exposição, apesar de irreversíveis em alguns casos. A ingestão de androgênios ou anabolizantes pode suprimir a secreção de gonadotrofinas hipofisárias e afetar a espermatogênese. A exposição frequente a radiações ou a temperaturas elevadas também pode alterar a função testicular.

Doenças familiares podem estar relacionadas com a infertilidade masculina. A *fibrose cística* pode ser concomitante à agenesia de deferentes, epidídimos e vesículas seminais. Na *síndrome do cílio imóvel* (*síndrome de Kartagener*), o defeito que atinge os cílios da árvore respiratória também imobiliza a cauda dos espermatozoides. Na *síndrome de Young*, a azoospermia ocorre por obstrução do epidídimo causada pela presença de secreções espessas, apesar de a espermatogênese ser normal. Essas três doenças são caracterizadas por alterações crônicas do trato respiratório e infertilidade. Anosmia pode ser encontrada em pacientes com hipogonadismo hipogonadotrófico (*síndrome de Kallman*), e alterações do campo visual e galactorreia podem ser sinais de um tumor hipofisário.

Como os ciclos completos de espermatogênese têm duração de aproximadamente 3 meses, eventos que tenham ocorrido recentemente (febres, infecções etc.) e que poderiam afetar a produção normal de espermatozoides devem ser avaliados respeitando esse tempo.

Os dados mais relevantes que podem ser obtidos na história clínica do homem infértil estão listados no Quadro 4.1.

EXAME FÍSICO

O exame físico do homem infértil, como em qualquer outra especialidade médica, deve iniciar pelo exame geral, observando seu estado geral de saúde, pois muitas doenças agudas ou crônicas podem afetar direta ou indiretamente a fertilidade do indivíduo. Passa-se posteriormente para a avaliação dos caracteres sexuais secundários, como a distribuição de pelos (facial, axilar, peitoral e pubiano) e da gordura corporal, que tem características típicas no sexo masculino. A presença de ginecomastia pode significar importantes alterações endocrinológicas. Cicatrizes abdominais ou inguinais podem revelar cirurgias anteriores não relatadas na história clínica. Um breve exame neurológico pode fornecer indícios de desordens na glândula pituitária.

O exame dos genitais inicia-se pelo pênis, observando tamanho e formato e buscando anomalias como hipospadias, curvaturas ou placas endurecidas, as quais podem conduzir a uma deposição imprópria do sêmen no trato genital femi-

Quadro 4.1 História do homem infértil

História da infertilidade
Duração Gestações anteriores Com a parceira atual Com outras parceiras Avaliações e tratamentos prévios Avaliação da parceira
História sexual
Ereções e ejaculação Frequência de relações sexuais Uso de lubrificantes
História médica
Início da puberdade Criptorquidia Torção ou trauma testicular Caxumba (orquite) Infecções urinárias (uretrite, prostatite, epididimite) Doenças sistêmicas (diabetes, hepatopatias etc.) Câncer de testículo Viroses ou febres recentes
Cirurgias prévias
Orquiopexia ou orquiectomia Cirurgias retroperitoneais ou pélvicas Cirurgias inguinais ou escrotais Cirurgias do colo vesical (plástica Y-V, prostatectomias) Vasectomia Traumas abdominais ou pélvicos
Gonadotoxinas
Produtos químicos (pesticidas) Medicamentos (antineoplásicos, cimetidina, sulfassalazina, nitrofurantoína) Drogas (álcool, maconha, anabolizantes) Exposição a calor ou radiação
História familiar
Doenças respiratórias crônicas (fibrose cística, síndrome de imotilidade ciliar) Deficiência de receptores de androgênios
Outros aparelhos
Anosmia (síndrome de Kallman) Galactorreia e alterações do campo visual (tumor hipofisário)

nino. O encontro de secreção uretral também pode levar ao diagnóstico de infecção do trato urogenital (uretrites, prostatites). Em seguida, examinam-se o escroto e seu conteúdo. Atrofia unilateral ou bilateral da bolsa é frequentemente encontrada em casos de criptorquidia.

Os testículos devem ser avaliados quanto a tamanho, formato, consistência e localização. Embora o tamanho normal dos testículos não implique obrigatoriamente boa função desses órgãos, atrofias ou hipotrofias podem ser achados significativos. A massa testicular é decorrente do conjunto de túbulos seminíferos e sua diminuição significa redução do número de túbulos com consequente alteração da espermatogênese. O testículo de um homem adulto é considerado normal quando tem mais de 4cm de comprimento ou mais de 20cm^3 em volume. Sua consistência deve ser moderadamente firme. Testículos pequenos e muito amolecidos sugerem danos nos túbulos seminíferos. Por outro lado, quando pequenos e muito endurecidos, podem indicar processos de fibrose ou hialinização dos túbulos seminíferos, como ocorre na *síndrome de Klinefelter* (Figura 4.2). Endurecimentos irregulares (nódulos) poderiam levantar a suspeita de neoplasias testiculares. Testículos não palpáveis ou encontrados fora do escroto podem representar casos de agenesia, ectopia ou criptorquidia.

Os anexos testiculares, ou seja, epidídimos, cordões espermáticos e vasos deferentes, devem ser cuidadosamente examinados. Os epidídimos são avaliados quanto a tamanho e consistência, observando principalmente se existem espessamentos ou endurecimentos, que são sugestivos de inflamações ou infecções prévias, as quais podem levar a processos obstrutivos no sistema canalicular desses órgãos. Neles também podem ser encontradas estruturas císticas, como as espermatoceles. Similarmente, os cordões espermáticos e os vasos deferentes devem ser palpados à procura de espessamentos, nodulações ou estruturas císticas. Quando não é possível a palpação, pode significar agenesia dos ductos deferentes que, na maioria das vezes, está associada à agenesia das vesículas seminais.

A varicocele apresenta-se como dilatação anormal das veias do plexo pampiniforme. Sua incidência é de aproximadamente 15% na população masculina e de cerca de 30%

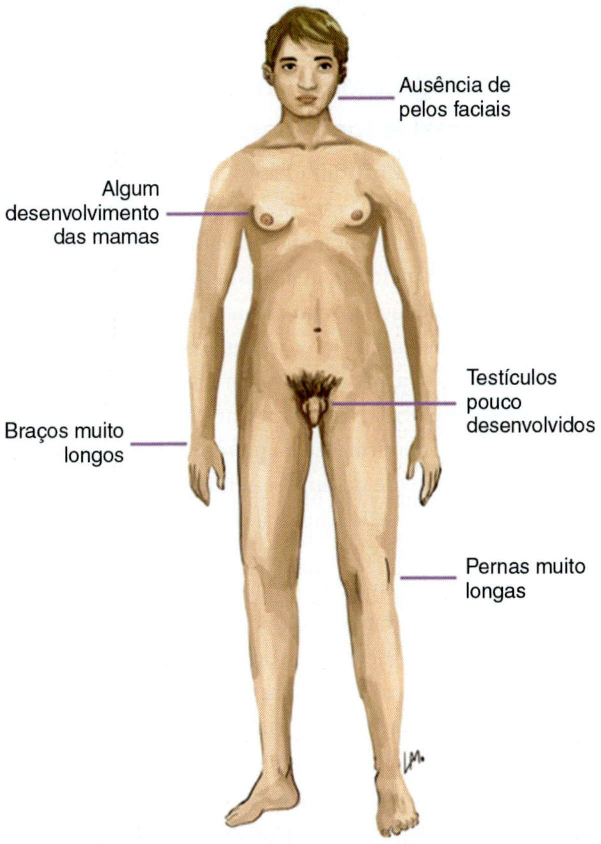

Figura 4.2 Homem com síndrome de Klinefelter (XXY).

na população de homens inférteis. Em razão dos poucos sintomas existentes, o diagnóstico de varicocele baseia-se no exame físico minucioso, realizado com o paciente em pé, em ambiente tranquilo e não refrigerado, o que favorece o relaxamento da musculatura local. A manobra de Valsalva facilita a visualização das veias dilatadas, descritas como um "saco de vermes". Examina-se, posteriormente, o paciente deitado para avaliação de outras alterações intraescrotais e do volume dos testículos, observando eventual assimetria entre os dois lados. A relação entre varicocele e infertilidade masculina permanece controversa, mas sua presença pode ocasionar anormalidades do sêmen e estar associada, portanto, ao processo de perda da fertilidade. De acordo com o grau de desenvolvimento, as varicoceles são classificadas em:

- **Grau I (pequenas):** palpáveis apenas durante a realização da manobra de Valsalva.
- **Grau II (moderadas):** palpáveis facilmente, mesmo sem essa manobra.
- **Grau III (grandes):** detectadas visualmente e palpadas com facilidade.

O exame retal deve ser realizado para avaliação da próstata e vesículas seminais, especialmente nos casos com suspeita de infecções ou inflamações dessas glândulas anexas. A presença de dor, desconforto ou saída de secreção pelo meato uretral é sugestiva de congestão ou inflamação prostática. As vesículas seminais, em condições normais, não são palpáveis pelo toque retal.

EXAMES COMPLEMENTARES

Análise seminal (espermograma)

O estudo do sêmen constitui a base fundamental da avaliação do homem infértil. O espermograma não é um teste de fertilidade, a qual é um fenômeno relacionado com o casal e comprovado apenas pelo início da gestação. Nesse exame são buscados valores adequados para uma fertilidade potencial. Estudos clínicos mostraram que valores abaixo dos considerados normais tornam a gestação estatisticamente mais difícil, mas não impossível. São necessárias, no mínimo, duas análises seminais para a confirmação da presença de alterações. Os padrões de normalidade da análise seminal são encontrados no manual da Organização Mundial da Saúde (OMS), publicado em 2010 (Quadro 4.2).

O clínico deve tentar obter o máximo de informações do conjunto de espermogramas para programar adequadamente as explorações diagnósticas de modo a determinar a etiologia da infertilidade e as possíveis opções terapêuticas.

A concentração, a motilidade, a morfologia e a vitalidade espermática são os parâmetros fundamentais analisados em um espermograma convencional. Outros dados importantes, do ponto de vista clínico, são o volume e a viscosidade do ejaculado, a possível presença de aglutinações espermáticas e os marcadores vesiculares e prostáticos. Os parâmetros seminais podem variar amplamente entre diferentes amostras de um mesmo indivíduo, tornando necessária a determinação dos valores médios.

Quadro 4.2 Padrões de normalidade da análise seminal segundo o manual da Organização Mundial da Saúde (OMS)

Parâmetro seminal	OMS 1999	OMS 2010
Volume (mL)	≥ 2,0	1,5
Concentração ($x10^6$/mL)	≥ 20	15
Concentração total/ejaculado	≥ 40	39
Motilidade (%)	≥ 50 (a+b)	32 (a+b)
Vitalidade (%)	≥ 75	58
Morfologia (%)	(14)	4
Leucócitos ($x10^6$/mL)	< 1,0	< 1,0

Diante de um volume seminal baixo, deve-se avaliar se houve coleta adequada do material sem nenhuma perda. Volume < 1cm^3 é indicativo de agenesia das vias seminais ou obstrução dos ductos ejaculadores, quando acompanhado de azoospermia. Quando existem espermatozoides, deve-se suspeitar de hipoplasia ou obstrução das vesículas seminais, além de quadros parciais de ejaculação retrógrada. A ausência total de ejaculado (aspermia) tem duas causas principais: a ejaculação retrógrada e a falta completa de ejaculação (anejaculação). A primeira é mais frequente nos diabéticos e nos indivíduos submetidos a cirurgias do colo vesical, enquanto a segunda ocorre, principalmente, após cirurgias retroperitoneais com lesão da cadeia simpática. Diversas doenças neurológicas também podem causar esses distúrbios ejaculatórios.

Tanto a ausência de espermatozoides (azoospermia) como a diminuição de seu número (oligozoospermia) no ejaculado podem ser consequência de uma alteração secretora testicular, de alterações nas vias seminais ou da associação de ambas por causas muito diversas. Alterações da motilidade espermática (astenozoospermia) são decorrentes de anomalias estruturais dos próprios espermatozoides ou de alterações no trajeto epididimário e no contato com as secreções que constituem o ejaculado. As alterações citogenéticas ou imunológicas, a varicocele e as infecções da via seminal podem também ser causas de astenozoospermia. Esses mesmos fatores etiológicos podem ser responsáveis por alterações da vitalidade e da morfologia dos espermatozoides.

Aglutinação espermática acentuada geralmente traduz a presença de anticorpos antiespermatozoides ou uma infecção da via seminal. Esta última condição também provoca um número elevado de piócitos no sêmen (pioespermia). Por outro lado, um número elevado de hemácias no líquido seminal pode ser decorrente de processos traumáticos na mucosa uretral durante a coleta do material ou inflamações nas vias seminais.

As principais alterações seminais estão resumidas na Quadro 4.3.

Quadro 4.3 Principais alterações seminais

Diagnóstico seminal	Significado laboratotrial
Hipospermia	Volume seminal < 1,5mL
pH ácido	< 7,2
Oligozoospermia	Presença de < 15 milhões de espermatozoides/mL
Astenozoospermia	Espermatozoides progressivos (a+b) < 32%
Necrozoospermia	< 58% vivos
Teratozoospermia	Morfologia estrita de Kruger < 4%
Células redondas aumentadas	> 5 milhões/mL células jovens do epitélio germinativo
Leucocitospermia	> 1 milhão/mL de leocócitos
Azoospermia	Ausência de espermatozoides no ejaculado após centrifugação

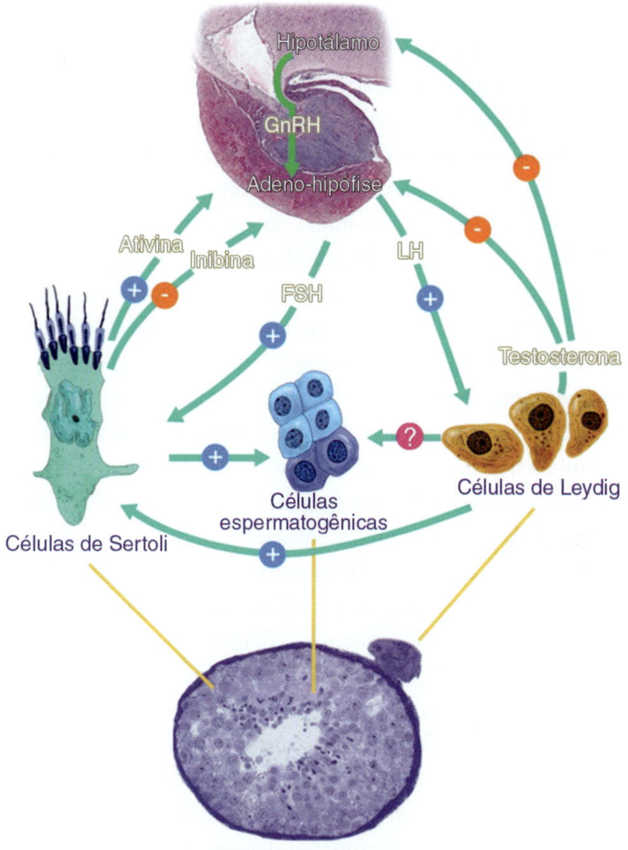

Figura 4.3 Figura esquemática do eixo hipotálamo-hipófise-testículo.

Dosagens hormonais

Os pacientes que apresentam análises seminais normais não necessitam, em princípio, de dosagens hormonais. O parâmetro seminal mais importante, que pode estar ligado a alterações hormonais, é a concentração espermática. Os hormônios devem ser dosados nos casos de oligozoospermia ou azoospermia.

A espermatogênese depende da ação do hormônio folículo-estimulante (FSH) e da testosterona sobre a célula de Sertoli, estimulando as sínteses proteicas dessa célula necessárias à produção dos espermatozoides. Por outro lado, o hormônio luteinizante (LH) estimula a síntese de testosterona pela célula de Leydig. Desse modo, as dosagens séricas de FSH, LH e testosterona devem integrar a avaliação do homem infértil. A dosagem de prolactina é importante nos casos de perda de libido, disfunção erétil ou ginecomastia, pois esses sinais clínicos podem fazer parte de um quadro de hiperprolactinemia (Figura 4.3).

As oligozoospermias leves ou moderadas, independentemente do fator causal, costumam apresentar dosagens hormonais normais. Nos casos mais graves e com diminuição do volume testicular é possível encontrar elevação das gonadotrofinas, principalmente do FSH, estando a testosterona quase sempre em níveis normais. Essa elevação das gonadotrofinas também ocorre nos casos de azoospermia de origem secretora (não obstrutiva) em resposta a uma disfunção testicular. O testículo regula a concentração plasmática de FSH, principalmente pela ação da *inibina*, cuja produção depende da interação entre as células de Sertoli e as células da linhagem germinativa (mecanismo de *feedback*). Se existirem poucas células do epitélio germinativo, a produção de inibina é reduzida com consequente aumento do FSH. Portanto, FSH elevado indica insuficiência dos túbulos seminíferos. Casos de maior gravidade que, além de grande elevação das gonadotrofinas, apresentam níveis baixos de testosterona plasmática são denominados *hipogonadismo primário ou hipergonadotrófico*, como ocorre, por exemplo, na síndrome de Klinefelter ou em outros processos que apresentam grande dano testicular.

No entanto, podem ser encontrados quadros de azoospermia com níveis de FSH normais. É o que acontece nos casos obstrutivos, onde a espermatogênese ocorre de maneira normal. Mesmo alguns quadros de azoospermia não obstrutiva podem cursar com dosagens hormonais totalmente dentro da normalidade. Muito raramente, são encontrados indivíduos com oligozoospermia ou azoospermia com níveis séricos baixos de FSH, LH e testosterona. Esse quadro resulta de deficiência hipotalâmica ou hipofisária, em que os testículos não são estimulados adequadamente, tendo como consequências o não processamento da espermatogênese e o prejuízo da androgenização do indivíduo. Esse quadro é conhecido como *hipogonadismo secundário, hipofisário ou hipogonadotrófico*.

Outros exames laboratoriais

Exames de urina rotina e uroculturas podem ser necessários para a avaliação de casos suspeitos de infecções do trato urogenital que possam estar causando prejuízos à fertilidade do indivíduo.

A avaliação da glicemia é útil para o diagnóstico de diabetes, que pode ser causa de infertilidade principalmente em virtude da ejaculação retrógrada secundária à disfunção neurogênica do colo vesical. Nesse caso, também deve ser solicitada a pesquisa de espermatozoides na urina pós-masturbação.

Em casos suspeitos de doenças genéticas, como a síndrome de Klinefelter (47XXY) ou outras, podem ser solicitados exames específicos, como cariótipo, pesquisa de microdeleções no braço longo do cromossomo Y ou estudos das mutações do gene da fibrose cística, que podem estar presentes na agenesia de ductos deferentes e vesículas seminais.

Estudos recentes mostraram que a fragmentação de DNA espermático tem sido relacionada com o reduzido potencial de gravidez natural e com um tempo prolongado para a conquista da gravidez. O tratamento com inseminação intrauterina (IIU) também tem suas taxas de sucesso prejudicadas pela fragmentação, embora não se possa afirmar o impacto negativo da fragmentação de DNA nos tratamentos de FIV/ICSI. Por fim, a fragmentação de DNA tem sido também relacionada com prejuízo no desenvolvimento embrionário e aumento nas taxas de abortamento de repetição.

A *dosagem de espécies reativas de oxigênio* no líquido seminal é um teste indicado para homens inférteis na presença de varicocele, leucospermia, tabagismo, consumo excessivo de bebidas alcoólicas e exposição profissional a fontes de radiação ou a químicos tóxicos. Essas condições podem desencadear o aumento dos níveis de radicais livres de oxigênio no líquido seminal, já existindo na literatura evidências de correlação entre o excesso de radicais livres de oxigênio no sêmen e a diminuição das taxas de fertilização *in vivo e in vitro*.

Biópsia testicular

A biópsia de testículo está indicada somente para pacientes azoospérmicos, para diferenciação entre processos obstrutivos e quadros de falência germinativa, podendo ser realizada sob anestesia local, locorregional ou geral. As amostras coletadas devem ser fixadas em líquido de Bouin.

Os achados histopatológicos mais frequentes podem ser divididos em cinco grupos:

1. **Espermatogênese normal:** presença de toda a linhagem germinativa qualitativa e quantitativamente normal.
2. **Hipoespermatogênese:** redução quantitativa da linhagem germinativa no testículo, que resulta em oligozoospermia grave ou azoospermia.
3. **Parada de maturação das células germinativas:** quando existem apenas alguns estágios da espermatogênese, não se completando até a formação de espermatozoides.
4. **Aplasia germinativa (*Sertoli cell only*):** quando não há epitélio germinativo e o túbulo é formado apenas por células de Sertoli.
5. **Hialinização tubular:** substituição do túbulo seminífero, parcial ou total, por substância hialina.

Nos casos de azoospermia não obstrutiva, a biópsia tem valor preditivo na obtenção de espermatozoides para realização de FIV com micromanipulação de gametas, pois alguns indivíduos podem apresentar espermatogênese focal.

Exames de imagem

- **Ultrassonografia:** o ultrassom transretal é indicado na suspeita diagnóstica de obstrução dos ductos ejaculatórios e hipoplasia ou agenesia das vesículas seminais. O ultrassom escrotal pode auxiliar a avaliação do volume dos testículos e o diagnóstico da varicocele.
- **Vasografia (deferentografia):** exame muito pouco utilizado na atualidade, pode ser indicado apenas em alguns poucos casos selecionados como para auxiliar a desobstrução do ducto ejaculatório por via transuretral ou em pacientes azoospérmicos com todos os parâmetros laboratoriais normais e antecedentes de cirurgia inguinal bilateral. Quando indicado, deve ser realizado no mesmo tempo do procedimento cirúrgico corretivo do processo obstrutivo.

Os exames que podem ser utilizados na propedêutica da infertilidade masculina estão listados em ordem de importância no Quadro 4.4.

Efeito da idade na fisiologia reprodutiva masculina

Em geral, o volume testicular é mantido durante a vida adulta, embora possa haver mudanças estruturais, como diminuição das células de Leydig e de Sertoli, espessamento da membrana basal dos túbulos seminíferos e alteração do padrão da espermatogênese com aumento no achado de parada de maturação das células germinativas. As células germinativas proporcionalmente são as principais responsáveis pela massa testicular, e sua diminuição resulta na redução do volume testicular em alguns homens. Essas alterações podem ser responsáveis pela variabilidade de alterações encontradas na avaliação seminal durante a senilidade. Apesar desses dados, alguns homens preservam a espermatogênese normal mesmo na nona década de vida.

Quadro 4.4 Propedêutica recomendada para a infertilidade masculina

1. Anamnese
2. Exame físico
3. Exames complementares
a. Obrigatórios
Espermogramas – pelo menos duas amostras
b. Opcionais
Dosagens hormonais: FSH, LH, testosterona e prolactina
Testes de processamento seminal diagnóstico (*swim-up* ou gradiente coloidal)
Urina: rotina, cultura, pesquisa de espermatozoides pós-ejaculação
Sangue: glicemia e outros
Ultrassonografia: escrotal, transretal e de rins e vias urinárias
Biópsia testicular diagnóstica
Estudos genéticos (cariótipo, pesquisa de microdeleções do cromossomo Y e pesquisa de mutações do gene da fibrose cística)
Técnicas de mensuração da fragmentação do DNA espermático
c. Excepcionais
Vasografia (deferentovesiculografia)
TC ou RNM da sela túrcica (hiperprolactinemia)
Testes de interação muco-sêmen

TC: tomografia computadorizada; RNM: ressonância nuclear magnética.

A idade paterna avançada está associada ao aumento na incidência de malformações congênitas cardíacas, fístulas traqueoesofágicas, atresia de esôfago, síndrome de Down e outras anomalias cromossômicas.

CONSIDERAÇÕES FINAIS

A investigação do fator masculino deve ser objetiva e direcionada, visando à otimização do tempo e dos recursos. Por meio da anamnese, exame físico direcionado e análise seminal é possível uma avaliação inicial para posteriormente, se necessário, serem indicados exames mais específicos, como pesquisa genética, hormonal, de imagem e biópsia testicular.

Leitura complementar

ASRM. Pratice Committee Reports. Fertil Steril 2008; 90(3):1-28.

Bortoluzzo C, Vieira M. Propedêutica básica do homem infértil. In: II Consenso Brasileiro de Infetilidade Masculina. Rio de Janeiro: SBU – Sociedade Brasileira de Urologia, 2003: 15-25.

Dolhe GR, Jungwirth A, Colpi G, Giwercman A, Diemer T, Hargreave TB. Guidelines on male infertility. European Association of Urology, 2008.

Jungwirth A, Diemer T, Dohle GR, Kopa Z, Krausz C, Tournaye H. Diretrizes da EAU em infertilidade masculina. In: Pocket Guidelines – European Association of Urology – Versão para a lingual portuguesa (Brasil) – Da Ros CT (Tradução), Martello R (Revisão). Rio de Janeiro: SBU – Sociedade Brasileira de Urologia, 2016: 237-53.

Martello R, Lamaita RM, Vieira MAF, Camargos AF. Propedêutica básica da infertilidade conjugal. In: Camargos AF, Melo VH (eds.) Ginecologia Ambulatorial. Belo Horizonte: Coopmed Editora Médica, 2001:505-17.

Martello R, Lorenzini F, Reis AB, Chiarini-Garcia H, Fonseca CEC. Manual ilustrado de infertilidade masculina. Rio de Janeiro: SBU – Sociedade Brasileira de Urologia, 2015.

Pompeo ACL, Martello R, Errico G. Varicocele. In: II Consenso Brasileiro de Infertilidade Masculina. Rio de Janeiro: SBU – Sociedade Brasileira de Urologia, 2003:45-53.

Reis AB. Infertilidade masculina. In: Lima DX, Câmara FP, Fonseca CEC (eds.) Urologia – Bases do diagnóstico e tratamento. São Paulo: Editora Atheneu, 2014:105-13.

World Health Organization. WHO Laboratory Manual for the Examination and Processing of Human Semen. 5. ed. WHO, 2010.

5

Avaliação Objetiva da Fertilidade Feminina

Alvaro Petracco
Marta Ribeiro Hentshcke
Mariangela Badalotti

INTRODUÇÃO

A reprodução tem sido um dos focos da humanidade ao longo dos anos. Por um lado, os sociólogos preocupam-se com a explosão demográfica; por outro, a ciência médica objetiva resolver as dificuldades de conceber. No contexto atual, parece haver um aumento da preocupação com a fertilidade feminina.

A possibilidade de preservação ou recuperação da fertilidade oferecida pela ciência aos casais com dificuldade de obter sua prole tem aumentado o número de pacientes em busca de tratamento. Nas últimas décadas, desde a introdução da fertilização *in vitro* (FIV) e de outras técnicas de reprodução assistida (TRA), as pacientes se tornaram mais conscientes dos tratamentos existentes, o que aumentou a procura por médicos especialistas em reprodução humana.

Outro aspecto diz respeito ao aumento do número de mulheres com mais de 35 anos que procuram tratamento para infertilidade. O controle da fertilidade e o novo papel socioprofissional obrigaram as mulheres a lidar com o surgimento de uma infertilidade não desejada em razão do adiamento da gravidez.

Uma questão adicional reside no fato de que no momento em que o casal decide pela gravidez é grande a exigência de um resultado em curto espaço de tempo, o que acarreta a demanda crescente por investigação e tratamento.

QUANDO INICIAR A INVESTIGAÇÃO?

A Sociedade Americana de Medicina Reprodutiva (ASRM) e a Sociedade Europeia de Reprodução Humana e Embriologia (ESHRE), assim como a Organização Mundial da Saúde (OMS), conceituam a infertilidade como uma doença definida como pelo menos 1 ano de coito regular desprotegido sem concepção. A partir dessa definição, a investigação das causas do insucesso gestacional deve ser iniciada após pelo menos 1 ano de tentativas sem sucesso.

Fisiologicamente, durante a vida intrauterina a multiplicação das células germinativas fetais em torno de 16 a 20 semanas de gestação produz cerca de 6 a 7 milhões de oogônias. A partir desse momento, o conteúdo das células germinativas tenderá a diminuir progressivamente. Próximo à puberdade, a massa de células germinativas gira em torno de 300.000 unidades, e a perda se acelera quando o número total de folículos atinge 25.000 próximo aos 35 anos. Entre 35 e 40 anos de vida reprodutiva, essas unidades são depletadas até o momento em que existam apenas algumas centenas (na menopausa), o que acarreta a diminuição da produção de inibina pelos folículos menos competentes, levando ao aumento do hormônio folículo-estimulante (FSH) com níveis normais de estradiol. Níveis de FSH > 20UI/L no terceiro dia do ciclo ou idade de 44 anos ou mais estão associados a mau desempenho na FIV e são independentemente associados a uma chance de gestação próxima de zero.

Consequentemente, essas alterações interferem na chance de gravidez ao longo do tempo, levando à redução da taxa de fecundabilidade, ou seja, a probabilidade de gestação em um ciclo menstrual (cerca de 20% em casais normais). Estudos mostram que cerca de um terço das mulheres que adiam a gestação até os 35 anos de idade, e cerca de metade delas com mais de 40 anos, apresentará algum problema de infertilidade. Muitas pacientes se enganam ao pensar que são férteis por estarem menstruando e terem uma vida saudável mesmo após os 40 anos. Sabe-se que, mesmo ciclando, a fecundabilidade está prejudicada em razão, principalmente, do envelhecimento dos oócitos.

Desse modo, a avaliação e tratamento precoces da infertilidade podem ser justificados para as pacientes com mais de 35 anos, quando se inicia a investigação após 6 meses de tentativas. Entretanto, com base em uma boa história e exame físico completo da paciente, quando se identificam fatores de risco pontuais que justifiquem uma investigação breve, como endometriose, história de doença inflamatória pélvica (DIP) ou malformações do trato reprodutivo, inicia-se a investigação imediatamente, mesmo em pacientes com menos de 35 anos de idade. Convém salientar que o tempo de infertilidade também pode ser um fator importante, uma vez que após 5 ou mais anos de tentativa de gestação o sucesso do tratamento pode ser menor.

Antes do início de qualquer investigação, o casal deve ser informado de que há um tempo normal requerido para se obter uma gestação. É importante saber que em ciclos ovulatórios com relações sexuais regulares a possibilidade mensal de gravidez é de 20%, a chance cumulativa de gravidez aumenta significativamente nos primeiros 6 meses de tentativa e a eficiência reprodutiva aumenta com a frequência das relações sexuais na janela de concepção (Tabela 5.1).

INVESTIGAÇÃO DA INFERTILIDADE FEMININA

Ao deparar com a necessidade de investigação das causas de infertilidade de um casal, os objetivos são: avaliar risco e o benefício da semiologia a ser empregada e o prognóstico reprodutivo, oferecer suporte emocional ao casal e, acima de tudo, saber o momento certo de interromper a propedêutica e o tratamento, quando não existirem mais benefícios.

Para dar início à investigação, convém lembrar que as causas da infertilidade podem ser femininas, masculinas ou mesmo mistas e que a infertilidade é uma desordem complexa com aspectos médicos, psicossociais e econômicos significativos. Neste capítulo será discutida objetivamente a fertilidade feminina.

O primeiro passo da investigação consiste na realização de boa anamnese e de exames físico e ginecológico completos, que podem sugerir a(s) causa(s) de infertilidade e ajudar na avaliação diagnóstica e no tratamento.

Anamnese e exame físico

A anamnese e o exame físico e ginecológico bem aplicados são de fundamental importância para o início das investigações quanto às possíveis causas que comprometem a fertilidade, iniciando pelos dados de identificação do casal, como idade, raça, estado civil, profissão, escolaridade e procedência, e seguindo pela coleta detalhada de dados da história da doença atual, revisão dos sistemas e história ginecobstétrica e médica pregressa, familiar e psicossocial (Quadro 5.1).

Tabela 5.1 Tempo necessário para concepção em casais que engravidaram

Meses de exposição	Gravidez (%)
3 meses	57%
6 meses	72%
1 ano	85%
2 anos	93%

Fonte: Guttmacher, 1956.

Quadro 5.1 Investigação de infertilidade – Anamnese detalhada

Anamnese	
Dados de identificação	Idade Raça Estado civil Profissão Escolaridade Procedência
História da doença atual	Tempo de infertilidade Filhos de outros relacionamentos Tratamentos prévios realizados Medicações usadas em tratamentos prévios Resultados obtidos de tratamentos prévios
Revisão de sistemas	Galactorreia Hirsutismo Dor pélvica ou abdominal Sintomas pulmonares, cardíacos, renais, cerebrais, distúrbios endócrinos, alterações na pele, olhos, ouvidos, boca etc. Alteração de peso nos últimos anos
História ginecobstétrica	Menarca Ciclos menstruais (fluxo sanguíneo, dor ovulatória, dismenorreia) História sexual (início da vida sexual, número de parceiros, frequência das relações sexuais desprotegidas, prática de sexo anal, dispareunia, uso de lubrificantes) Data da última menstruação Uso prévio de anticoncepcionais Gestações prévias (definir intrauterinas ou não; mesmo parceiro ou não) História de abortamentos (espontâneos ou provocados; curetagem uterina) História de pré-eclâmpsia, trombofilias, alterações da glândula tireoide ou diabetes em gestações prévias Alterações anatômicas uterinas
História médica pregressa	Hábitos (tabagismo, alcoolismo, uso de drogas) Cirurgias prévias Alergias História de transfusão de sangue Doenças da infância Uso de produtos tóxicos Problemas genéticos Prática de atividade física, dieta saudável
História familiar	Idade de menopausa materna História de infertilidade História de alterações na gestação materna (pré-eclâmpsia, abortamentos de repetição, crescimento intrauterino restrito) Doenças genéticas na família História de neoplasias
História psicossocial	Com quem mora e onde Filhos de outros relacionamentos, se moram juntos História de violência sexual na infância Morte precoce de entes próximos Investigação de nível de estresse físico e mental

Fonte: adaptado de Fritz MA, Speroff L, 2010.

Quadro 5.2 Investigação de infertilidade – Exame físico detalhado

Exame físico	
Dados antropométricos	Peso Altura Índice de massa corporal*
Inspeção geral	Distribuição de gordura corporal* Características sexuais secundárias femininas Hiperandrogenismo (acne, hirsutismo, virilização, calvície) Estigmas da síndrome de Turner (baixa estatura, pescoço alado, tórax largo em barril, mamilos afastados, dedos curtos, mãos e pés pequenos etc.)
Genitália	Inspeção da genitália externa: lesões, distribuição de pelos Exame especular: vagina (septos vaginais, lesões em mucosa, corrimentos não fisiológicos); colo uterino (ectopia, lesões, leucorreia) Toque vaginal e bimanual: massas anexiais e vaginais, aumento do volume uterino, nodulações (fundo de saco de Douglas, ligamento uterossacro, septo retovaginal), dor ou dificuldade à mobilização do útero
Mamas	Inspeção estática e dinâmica: assimetrias, retrações Palpação: galactorreia, nodulações, adensamentos

Fonte: adaptado de Fritz MA, Speroff L, 2010.
*A obesidade em geral está associada à infertilidade, e a obesidade abdominal, à resistência insulínica.

O exame físico da paciente também é de fundamental importância por tornar possível a identificação de fatores que nem mesmo a própria paciente considerava como possíveis causas de infertilidade. O Quadro 5.2 apresenta os detalhes de um exame físico completo para ser aplicado na primeira consulta de infertilidade.

Fatores femininos de infertilidade

Para o estudo dos fatores femininos, as causas podem ser divididas em cinco grandes grupos que podem ser coincidentes ou não (múltiplos fatores), quais sejam:

1. Fator ovulatório/reserva ovariana.
2. Fator uterino.
3. Fator tubário/tuboperitoneal.
4. Fator cervical.
5. Outros fatores.

Fator ovulatório/reserva ovariana

A avaliação do crescimento/qualidade folicular e da ovulação deve ser a primeira etapa na investigação de fatores femininos. A história menstrual é fundamental para essa avaliação, pois uma paciente que menstrue regularmente deve ovular em 95% dos ciclos, embora isso não garanta a qualidade dos óvulos. Em geral, ciclos com menos de 23 dias ou maiores que 36 dias são anovulatórios. Ciclos curtos (21 dias) como padrão menstrual devem alertar para insuficiência ovariana prematura (IOP).

A OMS classificou a anovulação em três grupos principais, e essa classificação parece ser adequada para definir e tratar distúrbios anovulatórios de acordo com a disfunção endócrina subjacente:

Quadro 5.3 Exames complementares para avaliação da ovulação

Exames	Descrição e considerações dos achados
Níveis séricos de progesterona	Dosagem no 21º dia do ciclo (em mulheres com ciclos de 28 a 30 dias); em mulheres com ciclos irregulares, a dosagem deve ser mais tardia e repetida semanalmente Valores > 3ng/mL: provável ovulação; > 10ng/mL: fase lútea adequada
Monitorização ultrassonográfica do crescimento folicular	Método de melhor acurácia para documentar a ovulação Início da monitorização em torno do oitavo dia do ciclo menstrual Avaliação do crescimento progressivo do folículo dominante até seu colapso Possibilita a avaliação da evolução endometrial em resposta aos níveis crescentes de estradiol
Hormônio luteinizante (LH), urinário	Detecta o início do pico de LH que, quando começa a subir, pressupõe que a paciente irá ovular em aproximadamente 40 horas
Investigação endócrina*	Dosar níveis séricos de FSH, LH e prolactina sérica Avaliação de perfil androgênico: testosterona, androstenediona e sulfato de deidroepiandrosterona (S-DHEA) Avaliação da função tireoidiana: dosagens séricas de TSH e T4 livre Ultrassonografia pélvica transvaginal: avaliação da morfologia ovariana (rastreio de síndrome dos ovários policísticos [SOP])
Biópsia de endométrio**	Realizada na fase lútea, em torno do 21º dia do ciclo Resultado: endométrio secretor pressupõe ocorrência de ovulação Limitações do método: caro e invasivo, não sendo adequado para um teste de rotina

Fonte: Practice Committee of the American Society for Reproductive Medicine, 2013 e 2015; Fritz MA, Speroff L, 2010.
*Quando há oligomenorreia/amenorreia, impõe-se a investigação endócrina.
** A Sociedade Americana de Medicina Reprodutiva salienta que não existe benefício em realizar a biópsia endometrial na avaliação da infertilidade feminina a não ser que uma patologia endometrial seja extremamente suspeita.

- **Classe I:** anovulação hipoestrogênica hipogonadotrófica.
- **Classe II:** anovulação normoestrogênica normogonadotrófica.
- **Classe III:** anovulação hipoestrogênica hipergonadotrófica.

A classe I responde por 5% a 10% dos casos de anovulação/amenorreia e acomete mulheres com disfunção hipotalâmica e com etiologias funcionais, como exercício físico excessivo ou baixo peso corporal. A classe II é a mais comum, ocorrendo em 70% a 85% dos casos e incluindo as mulheres com SOP. Por fim, a classe III, que ocorre em 10% a 30% dos casos, está presente em mulheres com IOP (previamente chamada de falência ovariana precoce), e a disgenesia gonadal corresponde à maioria desses casos. A anovulação hiperprolactinêmica pertence, segundo a OMS, a uma categoria separada, sendo as concentrações de gonadotrofinas usualmente normais ou diminuídas nessas condições. Acredita-se que, se a ovulação for o único fator associado à infertilidade, a maior parte dos casais obterá uma gestação dentro de 3 a 6 meses de correção da anovulação.

Os exames complementares para avaliação da ovulação podem ser vistos no Quadro 5.3.

Avaliação da reserva ovariana

Em função do envelhecimento dos oócitos com a idade, com perda tanto da qualidade como do potencial reprodutivo, ocorre a diminuição da fecundabilidade. Quando associada a outros fatores de risco, como tabagismo, radiação, quimioterapia e doença autoimune, a perda folicular se acelera ainda mais. Pacientes com marcada diminuição da reserva ovariana raramente conseguem conceber sem recorrer à ovodoação.

A avaliação da reserva ovariana deve ser realizada em mulheres com mais de 35 anos que tentam gestar por mais de 6 meses, naquelas que, independentemente da idade, têm risco de menor reserva ovariana e naquelas com história de má resposta à estimulação ovariana em tratamentos anteriores.

São considerados fatores de risco para baixa reserva ovariana:

- História familiar de menopausa precoce.
- Alterações genéticas.
- Síndrome de Turner e mosaicismos.
- Mutações genéticas – *FMR1*, *BRCA*.
- Condições que causam dano ovariano.
- Endometriose.
- Infecção pélvica.
- Cirurgia ovariana prévia.
- Endometrioma.
- Ooforoplastia ou cistectomia.
- Ooforectomia.
- Quimioterapia ou radioterapia pélvica.
- Tabagismo.

Até o presente momento não existe um teste de reserva ovariana (TRO) ideal e por isso se utiliza de uma série de testes, sendo a associação desses testes a que oferece melhores resultados (Quadro 5.4).

O hormônio antimülleriano (AMH) é um membro da família do fator beta de transformação do crescimento (TGF-β), expresso por folículos < 8mm, primordiais e pré-antrais. O nível de AMH reflete o tamanho do *pool* de folículos primordiais e pode ser o melhor marcador bioquímico da função ovariana. Em mulheres adultas, os níveis de AMH diminuem gradualmente à medida que o *pool* de folículos primordiais reduz com a idade, tornando-se indetectáveis na menopausa. O nível de AMH parece ser um indicador direto precoce e confiável da diminuição da função ovariana e pode desempenhar um papel importante na identificação da diminuição de folículos ovarianos em certos tipos de pacientes, como mulheres com câncer e naquelas que sofreram lesões ovarianas significativas por radiação ou cirurgia. Em pacientes que planejam FIV, o nível de AMH correlaciona-se com o número de oócitos recuperados após a estimulação ovariana e é o melhor biomarcador para prever a resposta dos ovários. No entanto, sua precisão diagnóstica para prever o índice de nascidos vivos é fraca e por isso níveis baixos não devem ser usados para excluir casais com indicação de TRA.

Quadro 5.4 Testes de reserva ovariana

Exames	Descrição e considerações dos achados
Teste de FSH no terceiro dia do ciclo	FSH < 10UI/L: reserva ovariana adequada
Estradiol no terceiro dia do ciclo	Valores: < 80pg/mL: reserva ovariana adequada > 80pg/mL: baixa taxa de gestação na FIV > 100pg/mL: aproximadamente 0% de taxas de gestação
CFA	CFA: folículos que medem entre 2 e 10mm CFC < 4 a 10 folículos antrais entre o segundo e o quarto dia de um ciclo menstrual regular: baixa reserva ovariana Medida do folículo: média de dois diâmetros perpendiculares, sendo um deles a maior dimensão de cada folículo
AMH	Valores: (aferidos em qualquer momento do ciclo) AMH < 0,5ng/mL: prevê redução da reserva ovariana com menos de três folículos em um ciclo de FIV AMH < 1,0ng/mL prediz a reserva basal do ovário com probabilidade de ovos limitados na recuperação AMH > 1,0ng/mL, mas < 3,5ng/mL sugere boa resposta à estimulação AMH > 3,5ng/mL prediz boa resposta à estimulação ovariana e deve-se ter cuidado para evitar a síndrome de hiperestimulação ovariana (Obs.: a interpretação dos níveis de AMH é dependente do ensaio laboratorial e não existe um padrão internacional)
Teste com CC	FSH < 10UI/L no terceiro e no décimo dia do ciclo: reserva ovariana adequada FSH *borderline* (entre 10 e 15UI/L) e FSH elevados no terceiro e no décimo dia do ciclo: diminuição da reserva ovariana O teste de clomifeno tem sido abandonado por não acrescentar informações aos demais métodos de avaliação

Fonte: Practice Committee of the American Society for Reproductive Medicine, 2013 e 2015; Fritz MA, Speroff L, 2010.

FSH: hormônio folículo-estimulante; CFA: contagem de folículos antrais; AMH: hormônio antimülleriano; FIV: fertilização *in vitro*; CC: citrato de clomifeno.

Cabe lembrar que os TRO foram estudados como fatores preditivos do sucesso em pacientes submetidas a tratamento de FIV, e os resultados não podem ser extrapolados para predizer gestação espontânea. São limitações dos TRO:

- Predizem a quantidade de folículos/óvulos, mas não sua qualidade.
- Relacionam-se com FIV, mas não com ciclo espontâneo.
- Evidenciam a baixa reserva ovariana, mas não significam incapacidade de conceber.

Fator uterino

As alterações observadas na cavidade uterina estão mais associadas às dificuldades de implantação do embrião e abortamentos de repetição do que à infertilidade em si. Os achados podem ser anatômicos ou ainda associados à receptividade endometrial. Entre as causas anatômicas e estruturais, encontram-se a miomatose uterina (miomas submucosos ou intramurais que abaulam a cavidade endometrial), a adenomiose, a polipose uterina, as malformações müllerianas (p. ex., útero bicorno, septado, didelfo) e as sinéquias uterinas decorrentes de curetagens prévias, sendo o útero septado associado ao pior desfecho reprodutivo. No Quadro 5.5 estão descritos os principais métodos para avaliação do fator uterino.

Quadro 5.5 Avaliação da cavidade e das tubas uterinas

Exames	Descrição e considerações dos achados
Ultrassonografia transvaginal (USTV)	Avaliação inicial da cavidade uterina Avalia a presença de miomas, pólipos, adenomiose e malformações müllerianas Avalia espessura e aspecto do endométrio
HSG	Momento de realizar o exame: entre o sétimo e o 11º dia do ciclo menstrual (2 a 5 dias após a cessação do fluxo menstrual) e na ausência de sinais de infecção pélvica Primeira linha para avaliação da cavidade uterina e das tubas uterinas Auxilia a avaliação de malformações müllerianas Avalia a permeabilidade e motilidade das tubas uterinas Se as trompas estiverem dilatadas, podem ser usados 200mg de doxiciclina após o procedimento, seguidos de 100mg 2×/dia por 5 dias Realiza-se a prova de Cotté para avaliação da permeabilidade tubária Não é confiável para avaliar aderências peritubárias HSG normal: 3,4% de falso-negativo. Valor preditivo positivo de 70% e negativo de 97% Obs.: se a HSG não está disponível, solicitar anticorpos para clamídia e realizar histerossonografia
Histerossonografia	Método seguro, bem tolerado, rápido e fácil para obter informações sobre o estado das tubas, a cavidade uterina, os ovários e o miométrio. Evidencia a presença de pólipos, miomas ou sinéquias uterinas Apresenta valor semelhante ao da histeroscopia na detecção de patologias intrauterinas Variante da histerossonografia: histerossonografia com contraste (sigla em inglês, *HyCoSy*), método efetivo para avaliar permeabilidade tubária, cavidade uterina e endométrio – opção para as mulheres que são incapazes de se submeter à HSG em virtude da reação de contraste ou outras contraindicações O espasmo tubário e a fístula tubária, bem como o erro do operador, podem explicar erros de diagnóstico
Histeroscopia*	Avaliação endoscópica da cavidade endometrial Método de escolha para avaliação das anormalidades da cavidade endometrial associado à possibilidade de tratamento no momento do diagnóstico Diferencia pólipo de mioma; presença de sinéquias; malformações uterinas; possibilita a realização de biópsia de endométrio e ainda a avaliação das falhas de implantação nos tratamentos com reprodução assistida Histeroscopia deve ser reservada para estudar anomalias identificadas à HSG Em paciente que necessita somente da avaliação da cavidade uterina sem nenhuma informação sobre as tubas uterinas (p. ex., com indicação de FIV devido ao fator masculino) pode-se realizar a histerossonografia ou a histeroscopia diagnóstica ambulatorial para acessar a cavidade uterina Quando a histeroscopia é realizada juntamente com a VLP, a cavidade endometrial e as estruturas pélvicas podem ser avaliadas simultaneamente e, portanto, eliminam a necessidade do estudo das trompas uterinas em separado
VLP	Visibilização direta da cavidade peritoneal e realização de cromotubagem para determinar permeabilidade tubária e confirmar diagnósticos com possível tratamento concomitante Indicação: endometriose; aderências pélvicas Em pacientes que já têm indicação de realizar VLP, como nos casos sugestivos de endometriose ou suspeita de aderências pélvicas, não há necessidade de realizar a HSG previamente, e o teste de Cotté é substituído pela cromotubagem
RNM da pelve	Sem indicação de rotina, embora possa ser útil na avaliação da adenomiose e das características dos miomas uterinos Na suspeita de um septo uterino em HSG, a ultrassonografia tridimensional ou a RNM pode distinguir entre um septo uterino e um útero bicorno
Anticorpo IgG para *Chlamydia trachomatis*	Teste simples, barato e não invasivo com alguma evidência que apoia seu uso como método para prever a presença de doença tubária Custo-benefício: rastreio das mulheres com baixo risco de doença tubária com anticorpos para clamídia. Já aquelas com alto risco de doença tubária devem realizar a HSG Teste negativo está associado a < 15% de probabilidade de patologia tubária e, portanto, não exige uma avaliação adicional Falso-positivos: reatividade cruzada com *Chlamydia pneumoniae* não diferencia entre infecção remota e persistente e não indica se a infecção resultou em danos nas trompas

Fonte: Practice Committee of the American Society for Reproductive Medicine, 2013 e 2015; Fritz MA, Speroff L, 2010; Soares, 2000; Seshadri, 2015; den Hartog, 2006; Smit, 2016.
HSG: histerossalpingografia; RNM: ressonância nuclear magnética; VLP: videolaparoscopia; FIV: fertilização *in vitro*.
*Considerada o padrão-ouro para avaliação da cavidade uterina. Estudo publicado na revista *Lancet* em 2016 avaliou pacientes submetidas à FIV e não observou diferença nas taxas de nascidos vivos entre as mulheres que realizaram histeroscopia de rotina antes da FIV e aquelas que foram submetidas ao procedimento de FIV sem histeroscopia.

Fator tubário/tuboperitoneal

Para avaliação do fator tubário é de fundamental importância a história médica pregressa da paciente. Pacientes com histórico de DIP, endometriose, abortamentos, cirurgias abdominais, passado de apendicite, doença inflamatória intestinal, tuberculose pélvica ou gravidez ectópica levam a pensar em um fator de infertilidade associado ao comprometimento tubário e à relação anatômica entre a trompa e o ovário, como as aderências pélvicas.

Vale ressaltar que metade das pacientes com alterações tubárias não apresenta passado de patologias conhecidas que poderiam comprometer o lúmen tubário ou a motilidade das fímbrias, assim como a presença de tampões de muco, restos amorfos ou espasmos dos óstios tubários não reflete uma oclusão anatômica verdadeira, devendo ser considerada no diagnóstico diferencial.

A presença de hidrossalpinge pode levar à diminuição das taxas de FIV não somente pela obstrução, mas também pelo fluxo retrógrado do conteúdo das tubas para a cavidade uterina, promovendo um ambiente desfavorável para a implantação do embrião.

Cabe ressaltar que cirurgia pélvica é o fator de risco mais importante para a infertilidade tubária; logo, a própria indicação cirúrgica para abordagem terapêutica das tubas uterinas deve ser muito bem considerada em razão do risco de aumento do comprometimento pélvico pós-operatório. Uma das principais indicações cirúrgicas é a suspeita clínica de endometriose em virtude de sua associação à infertilidade por fator tuboperitoneal (distorção anatômica decorrente de adesões pélvicas e danos ao tecido ovariano com formação do endometrioma), além da produção de substâncias como citocinas e fatores de crescimento, que prejudicam os processos normais de ovulação, fertilização e implantação.

A endometriose pode estar presente em até 50% das mulheres que apresentam queixa de infertilidade e, quando identificada, é possível a lise das aderências ou a ablação dos focos no momento do diagnóstico.

No Quadro 5.5 estão descritos os principais métodos para avaliação do fator tubário.

Estudos compararam a histerossalpingografia (HSG) com a videolaparoscopia (VLP) para avaliação diagnóstica de permeabilidade tubária. Um deles, uma metanálise que envolveu 4.179 pacientes, comparou HSG *versus* VLP com cromotubagem (padrão-ouro). A sensibilidade e a especificidade para o diagnóstico de permeabilidade tubária por HSG foram de 65% e 83%, respectivamente. No entanto, quando foram analisados os subgrupos de mulheres submetidas à HSG, esta pareceu ter especificidade e sensibilidade muito altas para o diagnóstico de oclusão tubária ou adesões distais, mas com especificidade muito menor para o diagnóstico de oclusão tubária proximal. Quando a obstrução é mais proximal, pensa-se em mau posicionamento do cateter, o que pode levar à perfusão tubária unilateral e prejudicar o laudo de exame.

Fator cervical

A cérvice uterina é de extrema importância para a fertilidade, sendo o muco cervical fundamental para facilitar a ascensão dos espermatozoides. Entretanto, a avaliação da interação muco-espermatozoides, através do teste pós-coito, não é recomendada por não se relacionar com a chance de concepção.

Na presença de malformações congênitas, como septos, ou mesmo quando há um colo cicatricial em decorrência de algum procedimento prévio, como conização, pode haver comprometimento anatômico da fertilidade.

Outros fatores

Além das causas citadas, estão presentes outros fatores, alguns ainda sem papel totalmente entendido na esfera da fertilidade feminina: são os fatores imunológicos, genéticos e aqueles de causas inexplicadas.

Em relação aos fatores imunes, que incluem a síndrome antifosfolípides (SAF), parecem estar associados à rejeição imunológica no início da gravidez ou a danos placentários (incluindo pré-eclâmpsia e crescimento intrauterino restrito). Embora tenha sido estabelecida uma associação entre anticorpos antifosfolípides e perda recorrente de gravidez e haver indicação de investigação nesses casos, o mesmo não se aplica à infertilidade, pois não há evidência de que a SAF dificulte a gravidez.

Em relação às trombofilias hereditárias, não parecem estar relacionadas com infertilidade inexplicada e, consequentemente, não devem ser investigadas nesse âmbito.

Quanto à doença celíaca, quando não tratada, parece ocasionar aumento da frequência da infertilidade, assim como aborto espontâneo e crescimento intrauterino restrito.

Em relação às possíveis causas genéticas, os casais inférteis apresentaram maior prevalência de anormalidades do cariótipo (trissomias, mosaicos, translocações etc.) do que a população em geral, o que pode variar conforme a causa da infertilidade e a história médica da paciente. No entanto, a cariotipagem não está indicada como parte da avaliação inicial em função da baixa incidência de anormalidades em mulheres com infertilidade inexplicável, endometriose ou infertilidade por fator tubário. A síndrome de Turner (45,X) é a aneuploidia mais comumente associada à infertilidade. Menos comumente podem ser identificados genes que parecem afetar a fecundidade, como o *KAL1*, da síndrome de Kallmann, o receptor de GnRH, o receptor de FSH, o *FMR1*, da síndrome do X frágil – disponível para dosagem – e mutações no *TUBB8*. Este último impossibilita a divisão de oócitos e, por consequência, sua maturação, impedindo a fertilização.

O estilo de vida também pode comprometer a fertilidade de um casal não apenas em decorrência do peso corporal em graus extremos (magreza excessiva ou obesidade), mas também no que se refere a dieta, atividade física, tabagismo, uso de drogas, excesso de cafeína etc. No entanto, os dados relativos aos efeitos da dieta na fertilidade em mulheres ovulatórias são escassos.

A infertilidade sem causa aparente (ISCA) ou infertilidade inexplicada pode ser definida quando, após investigação inicial completa para infertilidade, não se encontra nenhuma causa. Acredita-se que 10% a 15% dos casais inférteis poderão ter esse diagnóstico. Estima-se que a taxa de gestação mensal em casais com ISCA seja de 1,5% a 3% e que após 3 anos de infertilidade a chance de gestação diminua a 24% ao ano. Muitos casos de infertilidade inexplicada podem receber pequenas contribuições de múltiplos fatores, sendo a idade da paciente e a duração da infertilidade as variáveis consideradas mais importantes.

CONSIDERAÇÕES FINAIS

A infertilidade, ainda que não seja uma doença letal, tem consequências devastadoras do ponto de vista emocional e social e é um problema crescente entre os casais.

A idade da mulher e o tempo de infertilidade são fatores fundamentais na chance de sucesso da concepção, mesmo quando se recorre à reprodução assistida. Daí a necessidade imperiosa de uma avaliação inicial em tempo adequado (12 meses de tentativa em mulheres com menos de 35 anos e 6 meses em mulheres com mais de 35 anos ou com risco de IOP e imediatamente diante de dados alterados na anamnese ou no exame físico) que seja ao mesmo tempo ágil e criteriosa. A anamnese e o exame físico fornecem informações cruciais para a definição do fluxograma da investigação.

A investigação mínima consiste na avaliação dos fatores ovulatório, uterino e tubário, devendo ser realizadas avaliações complementares quando indicado.

Mesmo não sendo o objetivo deste capítulo, é mister lembrar que a avaliação feminina está condicionada à avaliação masculina.

Leitura complementar

Aittomaki K et al. Mutation in the follicle-stimulating hormone receptor gene causes hereditary hypergonadotropic ovarian failure. Cell 1995; 82:959-68.

American College of O., Gynecologists Committee on Gynecologic, P. e Practice, C. Female age-related fertility decline. Committee Opinion No. 589. Fertil Steril 2014; 101:633-4.

Broer SL et al. AMH and AFC as predictors of excessive response in controlled ovarian hyperstimulation: a meta-analysis. Hum Reprod Update 2011;17:46-54.

Casadei L et al. Inherited thrombophilia in infertile women: implication in unexplained infertility. Fertil Steril 2010; 94:755-7.

Clementini E et al. Prevalence of chromosomal abnormalities in 2078 infertile couples referred for assisted reproductive techniques. Hum Reprod 2005; 20:437-42.

Collins JA et al. Treatment-independent pregnancy among infertile couples. N Engl J Med 1983; 309:1201-6.

Coulam CB, Jeyendran RS. Thrombophilic gene polymorphisms are risk factors for unexplained infertility. Fertil Steril 2009; 91:1516-7.

De Roux N et al. A family with hypogonadotropic hypogonadism and mutations in the gonadotropin-releasing hormone receptor. N Engl J Med 1997; 337:1597-602.

De Vet A et al. Antimullerian hormone serum levels: a putative marker for ovarian aging. Fertil Steril 2002; 77:357-62.

Den Hartog JE, Morre SA, Land JA. Chlamydia trachomatis-associated tubal factor subfertility: Immunogenetic aspects and serological screening. Hum Reprod Update 2006; 12:719-30.

Dewailly D et al. The physiology and clinical utility of anti-Mullerian hormone in women. Hum Reprod Update 2014; 20:370-85.

Febrasgo. Manual de Orientação. Reprodução Humana, 2011.

Feng R et al. Mutations in TUBB8 and human oocyte meiotic arrest. N Engl J Med 2016; 374:223-32.

Fritz MA, Speroff L. Clinical gynecologic endocrinology and infertility. 8. ed. Wolters Kluwer Health. 2010:1137-90.

Gianaroli L et al. Best practices of ASRM and ESHRE: a journey through reproductive medicine. Fertil Steril 2012; 98:1380-94.

Guzel Y et al.. Menstrual cycle characteristics of young females with occult primary ovarian insufficiency at initial diagnosis and one-year follow-up with serum amh level and antral follicle count. PLoS One 2017; 12(11):e0188334. doi: 10.1371/journal.pone.0188334.

Who Group. Agents stimulating gonadal function in the human. Report number 514, 1976.

Guttmacher AF. Factors affecting normal expectancy of conception. J Am Med Assoc 1956; 161:855-60.

Homer HA, Li TC, Cooke ID. The septate uterus: a review of management and reproductive outcome. Fertil Steril 2000; 73:1-14.

Hornstein MD et al. Antiphospholipid antibodies and in vitro fertilization success: a meta-analysis. Fertil Steril 2000; 73:330-3.

Hsu A et al. Antral follicle count in clinical practice: analyzing clinical relevance. Fertil Steril 2011; 95:474-9.

Iliodromiti S et al. The predictive accuracy of anti-Mullerian hormone for live birth after assisted conception: a systematic review and meta-analysis of the literature. Hum Reprod Update 2014; 20:560-70.

Lass A. The fertility potential of women with a single ovary. Hum Reprod Update 1999; 5:546-50.

Legendre G et al. Relationship between ovarian cysts and infertility: what surgery and when? Fertil Steril 2014; 101:608-14.

Lutchman Singh K et al.Predictors of ovarian reserve in young women with breast cancer. Br J Cancer 2007; 96:1808-16.

O'Flynn N. Assessment and treatment for people with fertility problems: NICE guideline. Br J Gen Pract 2014; 64:50-1.

Papanikolaou EG et al. Is chromosome analysis mandatory in the initial investigation of normovulatory women seeking infertility treatment? Hum Reprod 2005; 20:2899-903.

Practice Committee of American Society for Reproductive Medicine. Anti-phospholipid antibodies do not affect IVF success. Fertil Steril 2008; 90:S172-3.

Practice Committee of American Society for Reproductive Medicine. Definitions of infertility and recurrent pregnancy loss: a committee opinion. Fertil Steril 2013; 99:63.

Practice Committee of the American Society for Reproductive Medicine. Current clinical irrelevance of luteal phase deficiency: a committee opinion. Fertil Steril 2015a; 103:e27-32.

Practice Committee of The American Society for Reproductive Medicine. Testing and interpreting measures of ovarian reserve: a committee opinion. Fertil Steril 2015b; 103:e9-e17.

Schwartz CE et al. Obstetrical and gynecological complications in fragile X carriers: a multicenter study. Am J Med Genet 1994; 51:400-2.

Seifer DB, Baker VL, Leader B. Age-specific serum anti-Mullerian hormone values for 17,120 women presenting to fertility centers within the United States. Fertil Steril 2011; 95:747-50.

Seshadri S et al. Diagnostic accuracy of saline infusion sonography in the evaluation of uterine cavity abnormalities prior to assisted reproductive techniques: a systematic review and meta-analyses. Hum Reprod Update 2015; 21:262-74.

Smit JG et al. Hysteroscopy before in-vitro fertilisation (inSIGHT): a multicentre, randomised controlled trial. Lancet 2016; 387:2622-9.

Smith S, Pfeifer SM, Collins JA. Diagnosis and management of female infertility. JAMA 2003; 290:1767-70.

Steinvil A et al. Association of common thrombophilias and antiphospholipid antibodies with success rate of in vitro fertilisation. Thromb Haemost 2012; 108:1192-7.

Tersigni C et al. Celiac disease and reproductive disorders: meta-analysis of epidemiologic associations and potential pathogenic mechanisms. Hum Reprod Update 2014; 20:582-93.

WHO 2017. Sexual and reproductive health. Assisting couples and individuals – Fertility and infertility. Disponível em: http://www.who.int/reproductivehealth/topics/infertility/en/. Acesso em 15 de setembro de 2017.

Zegers-Hochschild F et al. International Committee for Monitoring Assisted Reproductive Technology (ICMART) and the World Health Organization (WHO) revised glossary of ART terminology, 2009. Fertil Steril 2009; 92:1520-4.

6

Avaliação da Reserva Ovariana

Ricardo Mello Marinho
Érica Becker de Sousa Xavier
João Pedro Junqueira Caetano

INTRODUÇÃO

O ovário é um órgão dinâmico que cursa com atresia folicular até a perda do último oócito. Após ter sido alcançado o número máximo de oócitos, em torno do quinto mês gestacional, há diminuição progressiva da reserva ovariana. A mulher nasce com 1 a 2 milhões de folículos primordiais, tendo em torno de 400.000 folículos na menarca e esgotando sua reserva na menopausa. A queda progressiva no número de oócitos é atribuída à morte folicular por apoptose. Não há como recuperar os folículos ovarianos que sofreram atresia. O processo natural de redução da reserva ovariana, ao longo dos anos, é irreversível.

Embora a idade seja o marcador mais importante da fertilidade, o processo de atresia folicular é individual, com velocidade de perda diferente entre as mulheres, influenciado pela genética e por fatores ambientais. Apesar de o número de oócitos e sua qualidade declinarem com a idade, a probabilidade de gravidez pode variar entre as mulheres de mesma idade.

A avaliação do potencial reprodutivo em determinado momento da vida tem sido uma demanda cada vez maior das pacientes, fazendo parte do aconselhamento reprodutivo em uma sociedade em que as mulheres estudam e trabalham, desejando, por isso, postergar a gravidez.

A "reserva ovariana verdadeira" corresponde ao patrimônio estimado de folículos remanescentes em um dado momento da vida reprodutiva da mulher. Apesar dos avanços nos métodos propedêuticos, sua avaliação continua sendo um desafio para a medicina reprodutiva.

Não existe um exame ideal para determinação do real potencial ovariano, pois não é possível avaliar a quantidade de folículos primordiais nem sua velocidade de atresia. São utilizados vários testes indiretos, bioquímicos e de imagem que, em conjunto, auxiliam a avaliação da capacidade reprodutiva de determinada paciente. Apesar da utilização ampla dos exames de reserva ovariana, ainda não está claro seu poder em predizer a quantidade e a qualidade dos oócitos existentes e muito menos a fertilidade de uma paciente que ainda não tentou engravidar. Nenhum teste tem a capacidade de predizer a idade da menopausa. Por isso, a solicitação e a interpretação dos resultados devem ser feitas com cautela, evitando diagnósticos equivocados.

A idade da mulher não se correlaciona diretamente com a reserva ovariana (quantidade de folículos), mas está intimamente ligada às aneuploidias (qualidade), sendo o marcador isolado mais importante da capacidade reprodutiva de determinada paciente. À medida que a idade avança, há a perda do *pool* folicular com redução da fecundidade e aumento da ocorrência de aneuploidia embrionária, impactando diretamente nas taxas de gestação e de aborto. Estima-se que aos 30 anos de idade restam apenas 12% da população folicular em 95% das mulheres e aos 40 anos, somente 3%.

Muitos testes foram desenvolvidos na tentativa de avaliar o potencial individual de resposta ovariana à estimulação com gonadotrofinas para orientar os protocolos e estimar os riscos de hiperestimulação ovariana grave, individualizando os tratamentos em medicina reprodutiva.

Clinicamente, é possível afirmar que uma determinada mulher tem reserva ovariana diminuída quando apresenta resposta reduzida à estimulação ovariana em ciclos de reprodução assitida, comparada com mulheres da mesma idade.

A idade é o fator isolado mais importante para determinação do potencial de uma paciente com ciclos menstruais regulares obter uma gestação

DOSAGEM DO HORMÔNIO FOLÍCULO-ESTIMULANTE (FSH) EM FASE FOLICULAR

O FSH é um hormônio glicoproteico produzido pela hipófise anterior que atua nos ovários, estimulando a proliferação das células da granulosa, a maturação oocitária e a produção de estrogênios.

A dosagem basal do FSH é o teste de reserva ovariana mais amplamente usado, representando uma avaliação indireta com grande variação interciclos e intraciclo. Introduzida na propedêutica em 1988, é realizada no sangue periférico entre os dias 2 e 4 do ciclo menstrual. À medida que o *pool* folicular diminui, há redução na produção endógena de estradiol e inibina B, o que leva à diminuição do *feedback* negativo na hipófise, elevando os níveis de FSH. Como se baseia no *feedback* existente entre o ovário e a hipófise, é importante sua combinação à dosagem basal do estradiol plasmático no mesmo dia. Não deve ser solicitada em pacientes em uso de medicações hormonais, como contraceptivos ou terapias de reposição hormonal.

Valores elevados de FSH em fase folicular inicial estão relacionados com reserva ovariana reduzida. Como há uma variação interciclo, é importante realizar mais de uma dosagem. Uma única dosagem de FSH elevada em pacientes com menos de 40 anos de idade não é suficiente para predizer a capacidade de se obter uma gestação. Valores baixos de FSH não se correlacionam com o risco de hiperestimulação ovariana.

Na prática clínica, são considerados satisfatórios valores de FSH < 8 ou 10mUI/mL. As pacientes com valores > 15mUI/mL devem ser reavaliadas e eventualmente orientadas sobre a baixa chance de sucesso em tratamento de reprodução assistida com óvulos próprios.

DOSAGEM DO ESTRADIOL SÉRICO EM FASE FOLICULAR

O estradiol elevado no início do ciclo pode mascarar o resultado de um FSH alterado, devendo ser dosado entre o segundo e o terceiro dia do ciclo menstrual, junto com o FSH. Uma dosagem de estradiol elevada (> 80pg/mL) pode ser um marcador de reserva ovariana reduzida e baixa resposta à estimulação ovariana, mas não deve ser usada isoladamente, devendo ser sempre associada à dosagem do FSH.

HORMÔNIO ANTIMÜLLERIANO (AMH)

O AMH é uma glicoproteína da família dos fatores de crescimento tumoral beta, produzido nas mulheres pelas células da granulosa dos folículos pré-antrais e antrais pequenos, a partir da 36ª semana de gestação até a menopausa. Os níveis plasmáticos se elevam e atingem um pico em torno dos 25 anos de idade. A partir daí, diminuem progressivamente, tornando-se indetectáveis em torno dos 51 anos de idade. Como é produzido pelos folículos pré-antrais e não pelos folículos primordiais, o AMH também é um marcador indireto da reserva ovariana.

Trata-se de um exame com grande potencial para avaliação da reserva ovariana. Nas últimas duas décadas tem sido objeto de vários estudos que relatam resultados controversos em sua capacidade de predizer a qualidade e a quantidade do *pool* folicular.

Apresenta a vantagem de poder ser realizado em qualquer fase do ciclo menstrual, pois demonstra pequena variação intraciclo. Embora não haja restrições à sua dosagem em fase lútea, os níveis de AMH são maiores na fase folicular, sendo este o melhor momento para sua coleta.

Trata-se de um bom marcador de resposta ovariana à indução e do risco de hiperestimulação ovariana, mas não tem boa correlação com o prognóstico de gravidez, especialmente para gestações espontâneas. Valores < 0,5ng/mL estão relacionados com baixa resposta ovariana nas induções para técnicas de alta complexidade, como a fertilização *in vitro* (FIV). Valores > 3,5ng/mL são preditores de risco de síndrome de hiperestimulação ovariana. Estudos recentes mostraram uma relação positiva com a ocorrência de nascidos vivos em ciclos de FIV, mas com acurácia preditiva baixa.

O AMH pode ser usado para avaliar o potencial de resposta à indução em pacientes oncológicas candidatas ao congelamento de oócitos pré-quimioterapia ou radioterapia pélvica. A dosagem pode ser repetida para controle clínico e avaliação dos danos causados à reserva ovariana após o tratamento.

Recentemente foi proposta uma dosagem padronizada internacionalmente. Os diferentes testes para a dosagem do AMH e questões técnicas relacionadas com o preparo e a estocagem das amostras dificultam a interpretação dos diversos estudos, pois são fonte de heterogeneidade nos resultados.

Existem situações clínicas que alteram a dosagem do AMH, provocando sua elevação (síndrome dos ovários policísticos) ou sua redução (uso de contraceptivos orais, tabagismo, níveis reduzidos de vitamina D e uso de análogos do hormônio liberador de gonadotrofina [GnRH]). O ideal é descontinuar o uso de contraceptivos orais para realizar a dosagem do AMH, pois estima-se uma redução de até 30% em dosagens durante seu uso.

CONTAGEM DE FOLÍCULOS ANTRAIS (CFA)

A CFA corresponde à avaliação do número de folículos antrais (com medida entre 2 e 10mm) presentes na avaliação ultrassonográfica dos ovários na fase folicular inicial (em torno do segundo ao quinto dia do ciclo menstrual). Tem pequena variação interciclos e é um exame não invasivo, de fácil execução, mas é operador-dependente, devendo ser realizado por profissional treinado.

A CFA é considerada um bom marcador para predizer a resposta ovariana à estimulação com gonadotrofinas em tratamentos de reprodução assistida e o risco para hiperestímulo.

Quanto maior o número de folículos antrais, melhor a reserva ovariana da paciente. Espera-se encontrar entre 10 e 20 folículos antrais para uma mulher ovulatória normal em fase reprodutiva.

OUTROS TESTES

Outros métodos de avaliação da reserva ovariana foram desenvolvidos e abandonados por não fornecerem informações relevantes sobre a reserva ovariana. São eles: dosagem de FSH antes e após o uso do citrato de clomifeno (teste de Navot), da inibina B, teste com agonista do GnRH e medida do volume ovariano.

CONSIDERAÇÕES FINAIS

O teste ideal de reserva ovariana deve ser fácil de executar, não ser invasivo e ser capaz de detectar precocemente a redução da reserva ovariana, possibilitando a tomada de decisões que envolvam o futuro reprodutivo da mulher.

Como ainda não há um teste que possa ser usado isoladamente, usa-se uma combinação deles, não esquecendo que a história clínica e familiar serve para nortear as ações dos profissionais na prática clínica diária.

Para o sucesso da reprodução assistida também é necessário modificar hábitos de vida e características individuais, não bastando a avaliação dos biomarcadores. Como exemplo pode ser citada a obesidade, que não afeta diretamente a reserva ovariana, mas interfere na farmacodinâmica das medicações subcutâneas usadas na indução da ovulação, resultando em número menor de oócitos captados nos tratamentos de FIV.

Um teste de reserva ovariana alterado não deve ser considerado definitivo de modo a negar à paciente o acesso aos tratamentos de reprodução assistida, principalmente se ela tiver menos de 35 anos de idade. Os testes apenas auxiliam as decisões.

Cabe lembrar, portanto, que testes de reserva ovariana foram bem estudados em sua relação com a resposta à estimulação ovariana. Exames alterados em pacientes jovens que não ainda tentaram engravidar devem ser interpretados com muito cuidado, pois não há comprovação de sua relação com a chance de gravidez espontânea.

Leitura complementar

Anderson RA, Nelson SM, Wallace WH. Measuring anti-Müllerian hormone for the assessment of ovarian reserve: when and for whom is it indicated? Maturitas 2012; 71(1):28-33.

Arce JC, La Marca A, Mirner Klein B, Nyboe Andersen A, Fleming R. Antimüllerian hormone in gonadotropin releasing-hormone antagonist cycles: prediction of ovarian response and cumulative treatment outcome in good-prognosis patients. Fertil Steril 2013 May; 99(6):1644-53.

Bas-Lando M, Rabinowitz R, Farkash R et al. Prediction value of anti-Mullerian hormone (AMH) serum levels and antral follicle count (AFC) in hormonal contraceptive (HC) users and non-HC users undergoing IVF-PGD treatment. Gynecol Endocrinol 2017 Oct; 33(10):797-800.

Bas-Lando M, Rabinowitz R, Farkash R et al.Prediction value of anti-Mullerian hormone (AMH) serum levels and antral follicle count (AFC) in hormonal contraceptive (HC) users and non-HC users undergoing IVF-PGD treatment. Gynecol Endocrinol 2017 Apr 28:1-4.

Brodin T, Hadziosmanovic N, Berglund L, Olovsson M, Holte J. Comparing four ovarian reserve markers--associations with ovarian response and live births after assisted reproduction. Acta Obstet Gynecol Scand 2015 Oct; 94(10):1056-63.

Depmann M, Broer SL, Eijkemans MJC et al. Anti-Müllerian hormone does not predict time to pregnancy: results of a prospective cohort study. Gynecol Endocrinol 2017 Apr 10:1-5.

Ferriani RA, Carvalho BR, Rosa e Silva ACJS. Avaliação da reserva ovariana. In: Marinho RM, Rosa e Silva ACJS, Caetano JPJ, Rodrigues JK (eds.) Preservação da fertilidade – Uma nova fronteira em medicina reprodutiva e oncologia. Rio de Janeiro: Medbook, 2015:55-62.

Gorkem U, Kucukler FK, Togrul C, Gungor T. Anti-Müllerian hormone exhibits a great variation in infertile women with different ovarian reserve patterns. Aust N Z J Obstet Gynaecol 2017 Aug; 57(4):464-8.

Iliodromiti S, Kelsey TW, Anderson OWRA, Nelson SM. The predictive accuracy of anti-Müllerian hormone for live birth after assisted conception: a systematic review and meta-analysis of the literature. Human Reproduction Update 1 July 2014; 20(4):560-70.

Iliodromiti S, Nelson SM. Biomarkers of ovarian reserve. Biomarkers in Medicine 2013 Feb; 7(1):147.

Iliodromiti S, Nelson SM. Biomarkers of ovarian reserve. Biomark Med 2013 Feb; 7(1):147-58.

Jirge PR. Ovarian reserve tests. J Hum Reprod Sci 2011 Sep-Dec; 4(3):108-13.

Jirge PR. Poor ovarian reserve. J Hum Reprod Sci 2016 Apr-Jun; 9(2):63-9.

K. Birch Petersen H.W. Hvidman J.L. Forman A. Pinborg E.C. Larsen K.T. Macklon R. Sylvest A. Nyboe Andersen. Ovarian reserve assessment in users of oral contraception seeking fertility advice on their reproductive lifespan. Human Reproduction October 2015; 30(10): 2364-75.

La Marca A, Grisendi V, Griesinger G. How much does AMH really vary in normal women? International Journal of Endocrinology 2013; 2013:959487.

Maseelall PB, McGovern PG. Ovarian reserve screening: what the general gynecologist should know. Womens Health (Lond) 2008 May; 4(3):291-300.

Practice Committee of the American Society for Reproductive Medicine. Testing and interpreting measures of ovarian reserve: a committee opinion. Fertility and Sterility March 2015; 103(3):e9-e17.

Romão GS, Navarro PAAS. Clinical use for anti-mullerian hormone in gynecology. Rev Bras Ginecol Obstet 2013; 35(3):136-40.

Seifer DB1, Lambert-Messerlian G, Hogan JW, Gardiner AC, Blazar AS, Berk CA. Day 3 serum inhibin-B is predictive of assisted reproductive technologies outcome. Fertil Steril 1997 Jan; 67(1):110-4.

Tal R, Seifer DB. Ovarian reserve testing: a user's guide. Am J Obstet Gynecol 2017 Aug; 217(2):129-40.

Wallace WHB, Kelsey TW. Human ovarian reserve from conception to the menopause. Plos One, 2010 Jan; 5(1):1-9.

Li Y, Nie M, Liu Y, Zhang W, Yang X. The dynamic changes of anti-Mullerian hormone and inhibin B during controlled ovarian hyperstimulation in decreased ovarian reserve women and the effect on clinical outcome. Gynecological Endocrinology 2015; 31(6):450-3.

Zebitay AG, Cetin O, Verit FF et al. The role of ovarian reserve markers in prediction of clinical pregnancy. J Obstet Gynaecol 2017 May; 37(4):492-7.

Zuvela E, Walls M, Matson P. Within-laboratory and between-laboratory variability in the measurement of anti-müllerian hormone determined within an external quality assurance scheme. Reprod Biol 2013 Sep; 13(3):255-7.

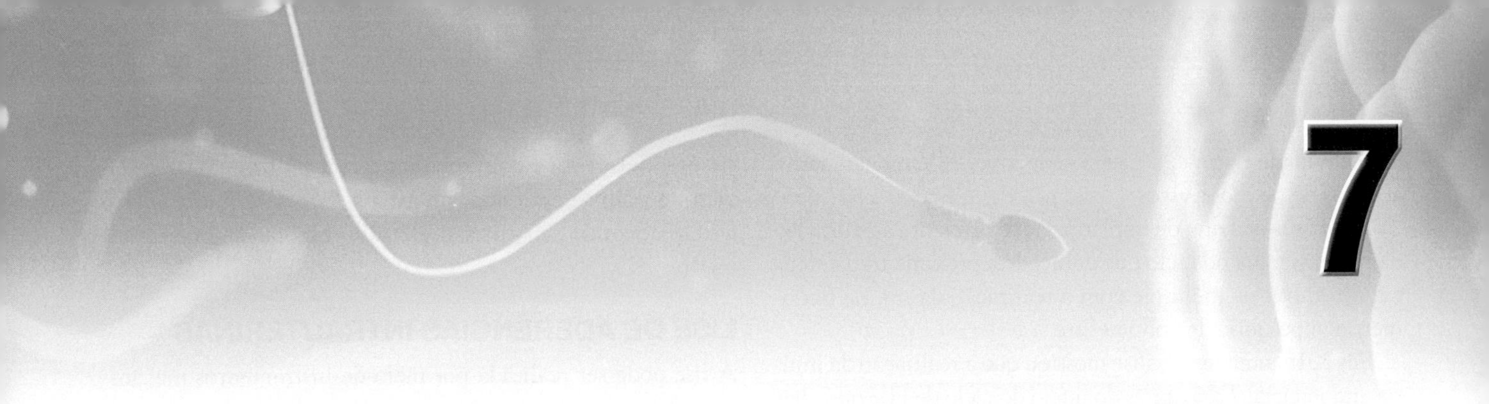

7

Histeroscopia no Tratamento da Infertilidade

Sergimar Padovezi Miranda
Antonio Eugênio Motta Ferrari
Luiza Liboreiro Motta Ferrari

INTRODUÇÃO

O histeroscópio foi desenvolvido há mais de um século com o objetivo de avaliar as causas dos sangramentos uterinos. Ao longo dos anos ocorreu um grande avanço nos elementos necessários para realização de uma boa avaliação da cavidade endometrial e do canal cervical, bem como de procedimentos cirúrgicos menos invasivos.

O desenvolvimento da histeroscopia é decorrente, fundamentalmente, do aperfeiçoamento dos sistemas ópticos, da utilização de fibra óptica e de novas fontes de iluminação e do domínio dos sistemas de distensão uterina.

Em 1976, Lidemann introduziu o histeroinsuflador de pressão de CO_2 controlada. Em 1980, Hamou desenhou o micro-histeroinsuflador, que melhorou a distensão da cavidade, possibilitando a insuflação de CO_2 controlada eletronicamente, bem como redesenhou o histeroscópio de contato, reduzindo seu diâmetro de 7 para 4mm, tornando possível a realização da histeroscopia em nível ambulatorial e tornando a necessidade da anestesia uma exceção.

Após as publicações de Bettocchi e cols. sobre uma nova proposta de camisa cirúrgica, vários procedimentos, antes realizados exclusivamente em ambiente hospitalar, passaram a ser executados ambulatorialmente. No período de 1996 a 2014 foram realizados 31.052 procedimentos utilizando histeroscópios rígidos de 4 ou 5mm. Em 93,9% dos casos o procedimento foi realizado conforme o planejado, enquanto 4,3% se deram de maneira incompleta (ultrapassando o orifício interno [OI] do colo, mas sem a conclusão do procedimento) e em 1,9% dos casos não foi possível ultrapassar o OI. Esta última situação foi mais frequente em mulheres menopausadas do que nas inférteis (70,1% a 29,9%). Em 44,3% dos casos a estenose era combinada (orifício externo e interno). Os autores concluíram que estenose e dor são as principais causas de suspensão da histeroscopia quando se usa a camisa de Bettocchi.

Com base em evidências, o Colégio Francês de Ginecologistas e Obstetras publicou em 2014 as seguintes orientações: na histeroscopia diagnóstica, a camisa deverá ter ≤ 3,5mm; a solução salina é o meio de distensão; não há a necessidade de anestesia, preparo do colo, desinfecção vaginal ou uso de antibióticos. O uso de misoprostol, estrogênio vaginal ou agonista do GnRH não está indicado rotineiramente antes da histeroscopia cirúrgica. Nesse momento é importante a retirada do ar do sistema em virtude do risco de embolia pulmonar. A distensão da cavidade deverá ser mantida < 120mmHg. O balanço negativo máximo de líquido será de 2.000mL quando estiver sendo usada solução fisiológica e de 1.000mL quando se utilizarem soluções hipotônicas. Se durante a realização da histeroscopia com corrente monopolar ou bipolar ocorrer a perfuração do útero, a histeroscopia deverá ser interrompida e realizada laparoscopia para afastar a possibilidade de lesão da alça intestinal. As histeroscopias diagnóstica ou cirúrgica são recomendadas em casos suspeitos de câncer de endométrio.

A presença de pólipo, miomas, sinéquias e outras patologias pode ser detectada pela histeroscopia, e sua resolução aumenta as taxas de gravidez.

Neste capítulo serão detalhados os procedimentos histeroscópicos realizados em mulheres inférteis.

ANTES DA FERTILIZAÇÃO *IN VITRO* (FIV)

A realização rotineira da histeroscopia em mulheres candidatas à FIV não é consenso na literatura. Se o ultrassom revelou uma cavidade normal, a histeroscopia pré-FIV não aumenta as taxas de nascidos vivos.

Nos casos de falha de implantação, é prudente a realização da histeroscopia no ciclo que antecede a próxima transferência de embriões, inclusive com a realização da injúria endometrial e pesquisa de endometrite.

Em 2015, uma metanálise mostrou que a realização da injúria endometrial 7 dias antes do início do ciclo de FIV ou 7 dias antes da transferência dos embriões poderia aumentar a taxa de nascidos vivos. Ao longo dos anos o tema tem sido objeto de amplo debate na literatura em virtude da carência de evidências que fundamentem a realização da injúria rotineiramente. Em casos de falha de implantação, a execução da injúria está indicada. Entretanto, cabe ressaltar que grandes estudos serão necessários para esclarecer essa questão, o que ficou claro em outra metanálise, publicada em 2016, que mostrou que a injúria não melhorou as taxas de gravidez/nascido vivo em casos de inseminação intrauterina ou relação sexual programada. Dois estudos em andamento procurarão esclarecer essas dúvidas.

MIOMECTOMIA

A influência dos miomas no sucesso da reprodução assistida dependerá de sua localização: (a) quando no submucoso, a paciente terá diminuída a chance de sucesso; (b) quando no subseroso, não há interferência; (c) quando no intramural, apesar da controvérsia existente, entende-se que sua remoção não aumenta a taxa de gravidez.

A miomectomia histeroscópica costuma ser indicada em casos de miomas submucosos < 4cm de diâmetro. Em se tratando de miomas maiores, às vezes será necessário realizar o procedimento em duas etapas com intervalo de 2 meses entre elas. O tratamento pré-operatório com danazol ou análogos do hormônio liberador de gonadotrofina (GnRH) é utilizado para estabilizar a anemia, reduzir o tamanho do mioma e da espessura endometrial, bem como a vascularização uterina, tornando o procedimento mais seguro.

Miomas submucosos são ressecados por meio de alça de ressecção ou *laser*, através de fatiamento do mioma, até que seja encontrado o tecido uterino normal.

A ultrassonografia 3D possibilita uma programação cirúrgica mais segura por definir com maior precisão a localização do mioma, sua composição (submucoso e intramural) e, principalmente, a espessura da capa miometrial até a serosa.

A miomectomia histeroscópica, especialmente nos casos com componente intramural, apresenta risco maior de absorção de líquido com consequente intoxicação hídrica. Nesses casos, o cautério bipolar é uma boa opção.

Para maior segurança, é aconselhável a utilização dos critérios que visam à classificação dos miomas, podendo ser utilizada a classificação da Sociedade Europeia de Endoscopia ou a de Lasmar e cols.

POLIPECTOMIA

A abordagem cirúrgica é semelhante à miomectomia, mas o procedimento é mais fácil e com índice menor de complicações. Bettocchi e cols. relatam bons resultados na abordagem de pólipos endometriais (0,5 a 4,5cm) e miomas (0,6 a 2cm) quando se utiliza o eletrodo bipolar ambulatorialmente.

LISE DE ADERÊNCIAS INTRAUTERINAS

A lise pode ser realizada por meio de instrumentos mecânicos, eletrocirúrgicos ou *laser*, sob visão direta. Essa técnica se revela superior à dilatação e à curetagem por aumentar a precisão da lise e reduzir o trauma em áreas endometriais normais. Atualmente, não se realiza a inserção do dispositivo intrauterino (DIU) após a lise de aderências.

RESSECÇÃO DE SEPTO UTERINO

A metroplastia histeroscópica é o tratamento de escolha na presença do septo uterino. A reparação é possível com o uso de instrumentos mecânicos, eletrocirurgia ou *laser* (os resultados são semelhantes). A transecção é realizada até o nível da linha intertubária.

A inserção de DIU ao término da metroplastia atualmente não encontra respaldo na literatura.

A realização prévia de ultrassonografia 3D torna possível diferenciar com precisão o útero bicorno do septado, descartando a necessidade de realização simultânea da laparoscopia durante a metroplastia histeroscópica.

Vários estudos indicam que a metroplastia está associada ao aumento de nascidos vivos em mulheres com história de perdas gestacionais prévias e de infertilidade. Nas pacientes sem o histórico mencionado, para a realização da metroplastia deverão ser considerados os riscos e benefícios.

RESTOS OVULARES

Atualmente, a conduta expectante e o uso do misoprostol têm reduzido a incidência de sinéquias na abordagem do aborto retido. A persistência de restos ovulares é mais bem resolvida via histeroscopia do que por curetagem uterina. Nessa situação, a incidência de complicações é reduzida, assim como são obtidos melhores resultados reprodutivos nas próximas gestações.

A utilização de gel intrauterino não reduz a taxa de sinéquias.

A incidência de restos placentários é maior em cesarianas.

HISTEROEMBRIOSCOPIA

A histeroembrioscopia possibilita a análise genética do aborto retido, evitando a contaminação da amostra com o sangue materno e assegurando maior confiabilidade ao cariótipo.

Leitura complementar

Bettocchi S, Bramante S, Bifulco G et al. Challenging the cervix: strategies to overcome the anatomic impediments to hysteroscopy: analysis of 31,052 office hysteroscopies. Fertil Steril 2016; 105:e16-7.

Bulun SE. Uterine fibroids. N Engl J Med 2013; 369(14):1344-55.

Campos-Galindo I, García-Herrero S, Martínez-Conejero JA et al. Molecular analysis of products of conception obtained by hysteroembryoscopy from infertile couples. J Assist Reprod Genet 2015; 32(5):839-48.

Deffieux X, Gauthier T, Menager N et al. Hysteroscopy: guidelines for clinical practice from the French College of Gynaecologists and Obstetricians. Eur J Obstet Gynecol Reprod Biol 2014; 178:114-22.

El-Toukhy T, Campo R, Khalaf Y et al. Hysteroscopy in recurrent in-vitro fertilisation failure (TROPHY): a multicentre, randomised controlled trial. Lancet 2016; 387:2614-21.

Hooker AB, Lemmers M, Thurkow AL et al. Systematic review and meta-analysis of intrauterine adhesions after miscarriage: prevalence, risk factors and long-term reproductive outcome. Hum Reprod Update 2014; 20(2):262-78.

Lensen S, Martins W, Nastri C et al. Pipelle for Pregnancy (PIP): study protocols for three randomised controlled trials. Trials (2016); 17:216.

Lensen SF, Manders M, Nastri CO et al. Endometrial injury for pregnancy following sexual intercourse or intrauterine insemination. Cochrane Database Syst Rev, 2016.

Nastri CO, Lensen SF, Gibreel A et al. Endometrial injury in women undergoing assisted reproductive techniques. Cochrane Database Syst Rev, 2015.

Van Hoogenhuijze NE, Torrance HL, Mol F et al. Endometrial scratching in women with implantation failure after a first IVF/ICSI cycle; does it lead to a higher live birth rate? The SCRaTCH study: a randomized controlled trial (NTR 5342). BMC Womens Health 2017; 17:47.

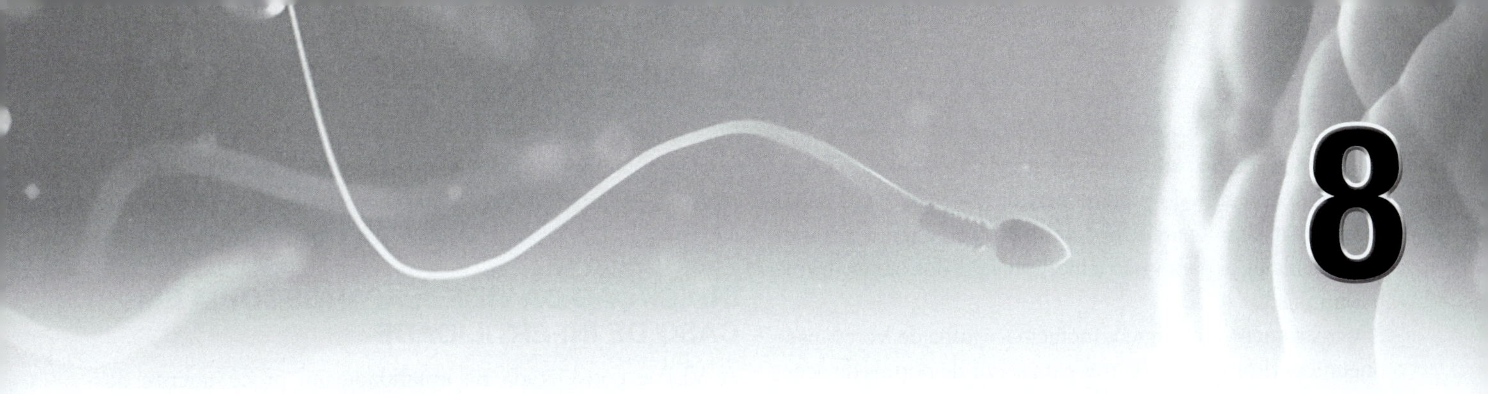

8

Abordagem Videolaparoscópica da Infertilidade

Ivete de Ávila
Márcia Mendonça Carneiro

INTRODUÇÃO

A videolaparoscopia (VLP) é uma técnica operatória minimamente invasiva. Por meio de pequenas incisões abdominais é possível obter uma visão amplificada dos órgãos internos por monitores de vídeo para assim diagnosticar e tratar doenças pélvicas, intraperitoneais e retroperitoneais. A técnica laparoscópica surgiu em meados do século XX pelas mãos dos primeiros ginecologistas interessados na investigação da infertilidade feminina: Raul Palmer (Paris, 1944) e Kurtz Semm (Alemanha, 1960). Após a década de 1980 foi agregada a câmara de vídeo com tecnologias de processamento da imagem (videolaparoscopia), facilitando e fomentando a realização de procedimentos operatórios mais complexos e indo ao encontro do aprimoramento do tratamento cirúrgico de doenças dos órgãos internos femininos envolvidos na reprodução, como massas pélvicas, gravidez tubária, miomas uterinos, aderências e endometriose. Atualmente, o termo *laparoscopia* é amplamente utilizado como sinonímia e em substituição à videolaparoscopia.

Muitas condições que causam infertilidade feminina podem ser tratadas por meio de cirurgia. Na abordagem cirúrgica dessas mulheres há sempre o objetivo de tomar decisões para otimizar a fertilidade. Uma preocupação constante deve ser prevenir ou minimizar lesões secundárias aos atos operatórios que possam impactar negativamente na reprodução, causando mutilações, aderências ou redução da reserva de gametas.

ASPECTOS TÉCNICOS DA VIDEOLAPAROSCOPIA

Para a execução da videolaparoscopia são necessários, além do sistema básico para gerar e documentar a imagem, um insuflador para o pneumoperitônio e um instrumental especializado.

A unidade geradora de imagem está centralizada no laparoscópio propriamente dito, que é uma óptica rígida. A iluminação é gerada por uma fonte de luz xenon ou halógena e conduzida à óptica através do cabo de fibra óptica ou cristal líquido. A minicâmara de vídeo acoplada ao laparoscópio contém circuitos integrados (*chips*) responsáveis pela transformação da imagem capturada pela óptica em um sinal eletrônico e processa detalhes e cores que serão enviados para os monitores de vídeo e os computadores (Figura 8.1).

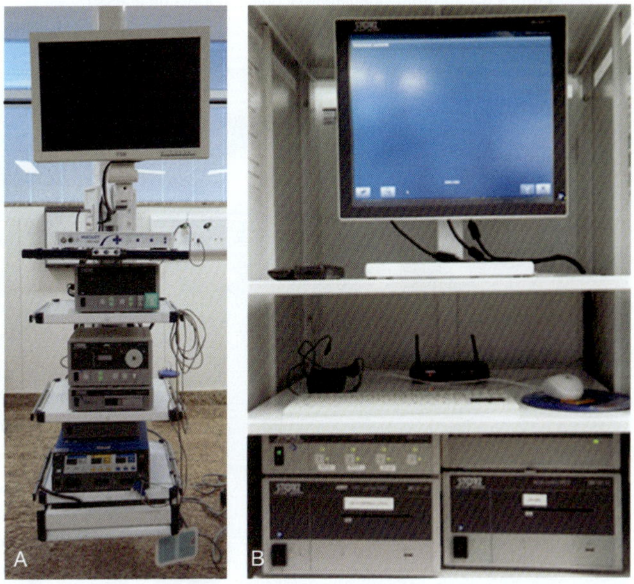

Figura 8.1 Equipamentos para videolaparoscopia. **A** Equipamentos para gerar imagem, pneumoperitônio e hemostasia. **B** Documentação da imagem.

O insuflador é o aparelho responsável pela instalação, manutenção e controle do pneumoperitônio de CO_2, condição básica para afastar a parede abdominal e criar espaço intraperitoneal suficiente para visão e manipulação dos órgãos intra-abdominais.

Os instrumentos cirúrgicos incluem a agulha de Veress para o pneumoperitônio, os trocartes para servir de portais de acesso à óptica e aos instrumentais e uma diversidade de pinças de manipulação, tesouras, cautérios, cânulas de irrigação-aspiração e manipuladores uterinos, todos com particularidades adaptáveis ao objetivo funcional (Figura 8.2).

A videolaparoscopia é um procedimento realizado sob anestesia geral com a paciente em posição de Trendelemburg. Inicia-se com uma incisão próximo à cicatriz umbilical, onde a agulha de Veress é inserida para injetar o CO_2 e criar o pneumoperitônio (Figura 8.3). Após estabelecido o pneumoperitônio, procede-se à introdução do primeiro trocarte para acomodação da óptica que gera toda a visão operatória. Em seguida são introduzidos os outros trocartes sob visão, que servem como portais para o instrumental operatório, em número e sítios variáveis, conforme a proposta e a complexidade da cirurgia.

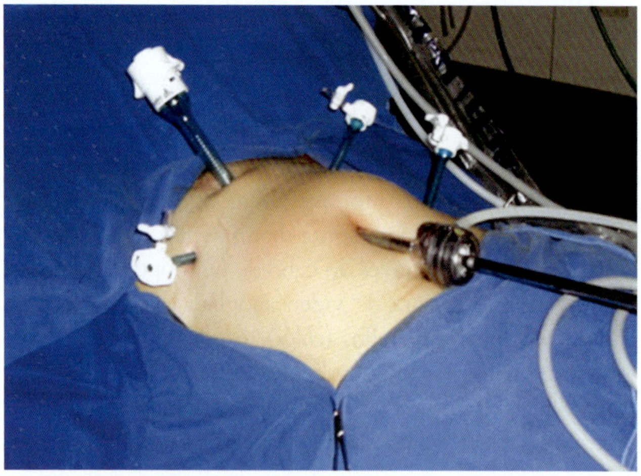

Figura 8.2 Cirurgia videolaparoscópica: portais de acesso.

INDICAÇÃO DA VIDEOLAPAROSCOPIA EM CASO DE INFERTILIDADE

A VLP é considerada na atualidade um procedimento de diagnóstico e tratamento cirúrgico simultaneamente. Portanto, a indicação da VLP na mulher com infertilidade implica propor um tratamento operatório do fator da infertilidade, considerando riscos e benefícios.

A indicação da laparoscopia apenas diagnóstica na paciente com infertilidade é tema polêmico. Segundo Bosteels e cols., é necessário responder algumas questões para se chegar a essa decisão: primeiro, se há exames alternativos para avaliação do fator tuboperitoneal; segundo, se a realização de uma laparoscopia antes do início do tratamento de indução da ovulação, inseminação intrauterina (IIU), fertilização *in vitro* (FIV) para detectar alterações tuboperitoneais e o consequente tratamento dessas anormalidades tem impacto nas taxas cumulativas de gravidez; terceiro, se é necessário indicar a laparoscopia após falhas de tratamento consecutivas em ciclos de indução da ovulação, na IIU ou na FIV para melhorar os índices de sucesso. Não há, até o momento, ensaios clínicos randomizados que definam a posição e o momento ideal da laparoscopia diagnóstica e cirúrgica para o tratamento da infertilidade.

Segundo recomendações dos consensos de especialistas e sociedades de medicina reprodutiva, incluindo a Sociedade Americana de Medicina Reprodutiva (ASRM), a laparoscopia está indicada quando há evidência ou suspeita forte de endometriose, aderências anexiais e pélvicas ou doença tubária. A ASRM reafirma que a laparoscopia é o único método capaz de reconhecer fatores peritoneais que podem acarretar efeitos adversos na fertilidade (endometriose pélvica e ade-

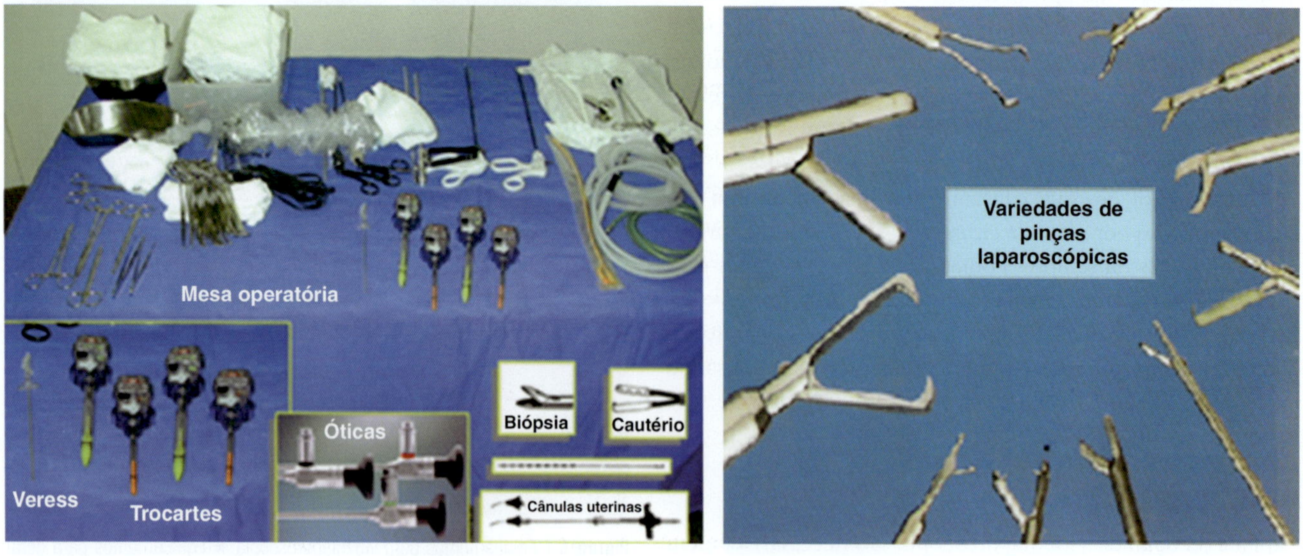

Figura 8.3 Cirurgia videolaparoscópica: material cirúrgico.

rências anexiais), por possibilitar a visão direta da anatomia dos órgãos reprodutivos internos. A laparoscopia está geralmente recomendada para as mulheres com infertilidade inexplicável ou com sinais e sintomas de endometriose e aquelas em que a história, o exame físico ou a histerossalpingografia demonstram ou sugerem patologias tubárias que devem ser reparadas.

Segundo Burney e Nezhat, as técnicas de reprodução assistida e a laparoscopia não são mutuamente excludentes, mas coexistem e potencializam tratamentos complementares. A escolha da abordagem é individualizada e deve ser decidida de acordo com a complexidade médica, social e financeira, variáveis específicas de cada casal.

Complicações

O índice geral de complicações de laparoscopias cirúrgicas e diagnósticas é de 5,7 a cada 1.000 procedimentos, segundo um estudo na Holanda com 25.764 casos, e de 4,64 a cada 1.000 procedimentos, segundo um estudo multicêntrico na França com 29.966 procedimentos. Esse índice cai consideravelmente nos procedimentos exclusivamente diagnósticos: 1,67 a cada 1.000 na França, 2,7 a cada 1.000 na Holanda, e 0,6 a cada 1.000 no estudo finlandês. Uma metanálise recente revelou taxas de complicações maiores de 1,4% e complicações menores de 7,5%.

As complicações mais frequentes inerentes à VLP são sangramento na parede abdominal (vasos epigástricos) e lesão de vasos pélvicos (peritoneais e retroperitoneais) e de vísceras abdominais (alças intestinais e vias urinárias). O reconhecimento e a intervenção corretiva imediata minimizam os prejuízos secundários dessas lesões.

ABORDAGEM DO FATOR TUBÁRIO

O fator tubário é frequente (30%) e na maioria das vezes secundário a processos inflamatórios, infecciosos ou sequelas cirúrgicas que podem ser abordados pela VLP com propósito diagnóstico e terapêutico.

No estudo da patência tubária, a histerossalpingografia (HSG) é o teste de primeira linha, mas a VLP é mais acurada, devendo ser cogitada nos casos duvidosos à HSG, especialmente para confirmação de obstrução proximal e suspeita de processos aderenciais distais. A avaliação da permeabilidade das trompas na VLP é feita pela cromotubagem. As trompas são observadas à laparoscopia, enquanto o corante azul de metileno é injetado através da cavidade uterina por uma cânula via vaginal. A visão do corante saindo pelos óstios distais fimbriais confirma sua permeabilidade. As obstruções são reconhecidas em caso de ausência ou dificuldade da passagem do corante e na presença de dilatações ao longo da trompa de variáveis intensidades e localizações.

Principais cirurgias tubárias

A cirurgia laparoscópica conta com recursos técnicos que melhoram os resultados das tuboplastias, como magnificação da imagem, manuseio delicado da trompa, hemostasia meticulosa e prevenção de ressecamento da superfície tubária, tudo isso contribuindo para a prevenção de aderências.

Fimbrioplastia

A fimbrioplastia é utilizada no tratamento de obstrução tubária distal, quando as fímbrias estão aglutinadas por aderências e fimose. A tuba é distendida por corante via cromotubagem. As aderências sobre as fímbrias são incisadas com tesoura. Uma pinça tipo fórceps é então inserida fechada em seu interior e a seguir deve ser retirada em posição aberta com o propósito de romper as aderências internas e distais simultaneamente (Figura 8.4). A observação do corante extravasando pelo óstio tubário distal confirma sua desobstrução.

Neossalpingostomia

A neossalpingostomia é realizada para recuperação de obstrução total distal quando a trompa está completamente fechada sem definição de óstio ("em punho") ou com hidrossalpinge. A trompa deve ser distendida pelo corante e gentilmente imobilizada. Em sua extremidade distal é feita uma abertura com incisão em cruz, criando novo óstio. O extravasamento do corante confirma sua abertura completa. Após hemostasia delicada, as bordas distais podem ser fixadas com pontos para manter essa extremidade pérvia (Figura 8.4). Casos com dilatação tubária leve (< 3cm) e paredes finas e pregas da mucosa preservada têm melhor prognóstico. Os índices de gravidez uterina e ectópica após neossalpingostomia de hidrossalpinge moderada atingem 58% a 77% e 2% a 8%, respectivamente. Em casos graves, os valores são de 0% a 22% e 0% a 17%, respectivamente.

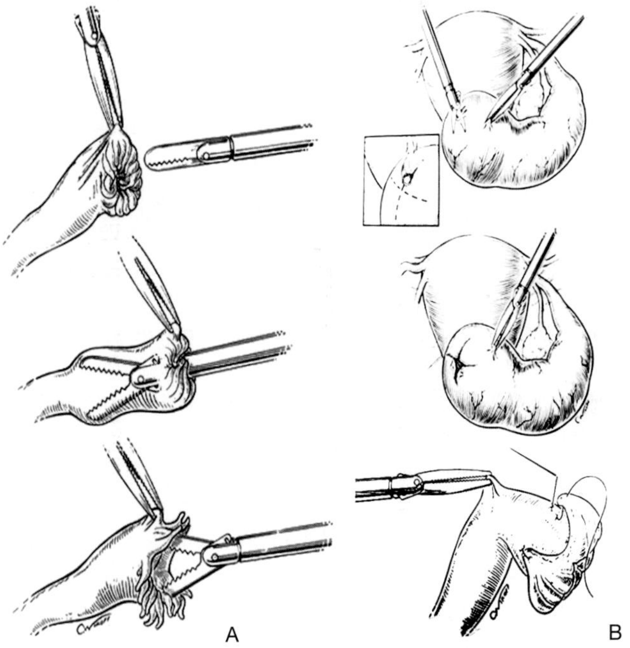

Figura 8.4 Cirurgias tubárias. **A** Fimbrioplastia. **B** Neossalpingostomia. (Nezhat et al., 1995.)

Salpingectomia

A salpingectomia objetiva a remoção completa da trompa uterina. A técnica operatória consiste em hemostasia bipolar e corte junto ao corpo tubário em busca da preservação da irrigação ovariana, poupando vasos arqueados da mesossalpinge.

A hidrossalpinge compromete os índices de sucesso da FIV, diminuindo a receptividade endometrial, possivelmente pelo refluxo do líquido para o útero com o efeito de mobilização ou intoxicação do embrião. A salpingectomia de hidrossalpinge melhora os resultados da FIV sem o prejuízo da reserva ovariana.

Anastomose tubária

A recanalização tubária está indicada para recuperação de sua patência após esterilização cirúrgica com preservação da trompa. Inicia-se pela excisão da área de fibrose, incluindo o granuloma cicatricial. Em seguida é feita a abertura do coto proximal, a qual é confirmada pelo extravasamento do corante e do coto distal, mediante a introdução de uma sonda-guia. Após hemostasia meticulosa, aproximam-se os cotos com sutura simples nos quatro pontos cardeais. A anastomose tubária não está indicada quando o comprimento final da trompa é < 4cm, se há muitas aderências tubovarianas, nos estádios III e IV da endometriose e na presença de fator masculino. Os resultados dependem da idade da paciente. Os índices cumulativos de gravidez uterina em 2 anos de seguimento atingem 70% a 90% nas mulheres com menos de 40 anos e 41,7% a 70,6% naquelas de 40 a 45 anos de idade. Há evidências de que os índices cumulativos de gravidez após anastomose tubária são significativamente superiores aos da FIV em mulheres com menos de 37 anos de idade. Estima-se que o custo dessa cirurgia representa metade dos gastos com a FIV.

Nos últimos anos, a maioria das cirurgias tubárias para tratamento da infertilidade foi substituída pela FIV. A decisão sobre o melhor tratamento envolve vários fatores, como a idade da paciente, sua reserva ovariana, a qualidade do esperma, a priorização da fertilidade, o número de filhos desejados, o local e a extensão da doença tubária, a presença de outro fator de infertilidade, a experiência do cirurgião, os índices de sucesso do programa de FIV, a preferência da paciente, a religião e as crenças e o reembolso dos planos de saúde.

Como vantagens, a FIV apresenta um bom índice de sucesso por ciclo e é menos invasiva. Entre as desvantagens estão o alto custo, especialmente quando é necessário mais de um ciclo, e o risco de gravidez múltipla e de síndrome do hiperestímulo ovariano. A cirurgia tubária tem a vantagem de ser um procedimento em tempo único, e a paciente pode tentar conceber nos meses seguintes sem a necessidade de novas intervenções. Há o risco de complicações cirúrgicas, como sangramentos, infecções e lesões de órgãos, especialmente nas mãos de cirurgiões menos experientes. Para algumas pacientes o resultado da cirurgia pode ser muito inferior ao da FIV. Segundo o comitê da ASRM, a candidata ideal para VLP é aquela paciente jovem, sem outro fator de infertilidade associado e cuja anatomia da trompa possa ser recuperada.

A anastomose tubária para reversão da esterilização promove altos índices cumulativos de gravidez, significativamente maiores do que os da FIV, a um custo menor, mesmo em mulheres com mais de 40 anos de idade. Já o tratamento cirúrgico da obstrução tubária proximal, que consiste em sua implantação no útero, apresenta índices baixos de sucesso e foi definitivamente substituído pela FIV. Os casos de hidrossalpinge devem ser tratados por meio de salpingectomia laparoscópica com o propósito de otimizar os resultados da FIV.

ABORDAGEM DA ENDOMETRIOSE

Endometriose superficial

Entende-se por endometriose superficial aquela que acomete o peritônio sem infiltrar camadas profundas. A indicação de tratamento cirúrgico em caso de endometriose superficial é ponto controverso; no entanto, está bem recomendado para mulheres sintomáticas com dor pélvica que não responderam à medicação ou que desejam engravidar. Os especialistas tendem a individualizar os casos de infertilidade, levando em consideração a idade, o tempo de infertilidade e a impossibilidade ou recusa da paciente em participar dos tratamentos de fertilização assistida.

Há duas modalidades de tratamento cirúrgico da endometriose peritoneal por laparoscopia: a *excisão* ou retirada das lesões e a destruição ou *ablação* por coagulação dos implantes. Ambas as técnicas apresentam vantagens e desvantagens. Os cirurgiões ginecologistas tendem a realizar a ablação por ser considerada mais fácil, e os equipamentos de eletrocauterização são mais acessíveis e de baixo custo. Especula-se que a eletrocoagulação seria responsável por necrose residual, o que aumentaria a resposta inflamatória. Além disso, há o risco de lesão por condução térmica para estruturas anatômicas ou órgãos vizinhos.

A excisão cirúrgica assegura a extração completa do implante, especialmente quando atinge maior profundidade. A cicatrização peritoneal ocorre rapidamente a partir do tecido conjuntivo subjacente. Além disso, essa técnica produz material para confirmação histológica e estudos moleculares. Em revisão sistemática e metanálise recente desse tema, os autores (Pundir e cols., 2017) concluíram que a excisão laparoscópica da endometriose demonstrou maior alívio dos sintomas de dor pélvica quando comparada com a ablação das lesões.

As aderências pélvicas associadas à endometriose superficial, presentes nos anexos, entre ovários, trompas e ligamentos largos ou no fundo de saco, também devem ser excisadas com hemostasia apropriada para recomposição da anatomia pélvica e para facilitar a remoção completa da doença.

Embora o tratamento cirúrgico da endometriose superficial seja realizado há vários anos, poucos estudos investigaram sua eficácia. Alguns trabalhos demonstraram sua efetivi-

Quadro 8.1 Comparação dos tipos de tratamento laparoscópico da endometriose peritoneal superficial

Excisão da lesão	Ablação da lesão
Vantagens Extração completa da lesão Produz material para histologia	**Vantagens** Mais fácil e mais rápida Menos sangramento e menos chance de aderência pós-operatória
Desvantagens Possibilidade de sangramento e chance de aderência pós-operatória	**Desvantagens** Mais chance de doença residual Sem material para histologia Risco de lesão térmica de estruturas próximas

dade no alívio da dor pélvica e na infertilidade. No entanto, poucos são randomizados e compararam as diferentes formas de tratamento cirúrgico, ou seja, a excisão *versus* a ablação da lesão peritoneal (Quadro 8.1).

As principais evidências sobre a laparoscopia cirúrgica em caso de endometriose mínima e leve para o tratamento da infertilidade provêm de dois estudos desenvolvidos por grupos multicêntricos, um no Canadá e o outro na Itália, ainda não superados.

O estudo canadense (Marcoux e cols., 1977) é um ensaio controlado, multicêntrico e randomizado que envolveu 25 hospitais e incluiu 341 pacientes com o objetivo de avaliar se a ressecção ou ablação laparoscópica da endometriose mínima e leve aumentava a probabilidade cumulativa de gravidez quando comparada à laparoscopia simplesmente diagnóstica. O seguimento foi até 36 semanas de pós-operatório e 20 semanas de idade gestacional. Os casos foram distribuídos da seguinte maneira: 172 mulheres no grupo da cirurgia laparoscópica e 169 no grupo da laparoscopia diagnóstica. No primeiro grupo, os implantes foram destruídos por cauterização (78%), *laser* (19%) ou ambos (3%), com lise de aderências perianexiais em 14% dos casos. Os autores registraram um índice cumulativo de gravidez nas 36 semanas seguintes à laparoscopia de 30,7% no primeiro grupo e de 17,7% no segundo e concluíram que a ablação e a ressecção da endometriose resultaram no aumento de 73% no índice cumulativo de gravidez, justificando essa intervenção para o tratamento da endometriose peritoneal em casos de infertilidade.

O estudo italiano (Gruppo Italiano per lo Studio dell'Endometriosi, 1999), considerando o mesmo objetivo de comparar a laparoscopia cirúrgica com a diagnóstica, avaliou pacientes de sete centros médicos que foram randomizadas para o grupo de ressecção ou ablação laparoscópica (51 casos) ou para o grupo de laparoscopia diagnóstica (45 casos). Os autores desse estudo fizeram o seguimento durante o primeiro ano de pós-operatório e acompanharam a gestação até a viabilidade. O resultado em termos de gravidez foi de 24% no grupo cirúrgico e de 29% no grupo sem tratamento, cuja diferença não mostrou significância estatística. Os autores concluíram que a ablação da endometriose mínima e leve não melhora os índices de fertilidade, contrariando o estudo canadense.

Os estudos diferiram principalmente quanto ao tamanho da amostra e ao tempo de infertilidade: o grupo italiano selecionou pacientes com 2 anos de infertilidade, enquanto os canadense adotaram 1 ano como critério. No estudo canadense, cerca de 30% das mulheres estavam alocadas no estádio II, comparadas a cerca de 60% nesse estádio no grupo italiano.

Apesar desses desajustes, em revisão da Cochrane (Jacobson e cols., 2010), a combinação dos dois resultados resultou em uma diferença de 8,6% a favor do tratamento laparoscópico (OR: 1,65; IC 95%: 1,06 a 2,58), indicando diferença estatística marginal a favor do tratamento cirúrgico. Na prática, isso quer dizer que para cada 12 laparoscopias em mulheres com endometriose I e II (mínima e leve) seria obtida uma gravidez adicional se fosse realizada ablação ou ressecção dos implantes endometrióticos.

Cirurgia do endometrioma ovariano

A simples presença do endometrioma pode afetar a fertilidade. Além do processo inflamatório causado pelo cisto endometriótico, foi demonstrada redução do número de folículos no córtex ovariano em torno do endometrioma.

Quando operar o endometrioma

O endometrioma diagnosticado por imagem (ultrassonografia ou ressonância nuclear magnética) em paciente com infertilidade deve ser operado durante a cirurgia para o tratamento da dor pélvica, quando atinge grande volume e caso haja dúvidas quanto ao diagnóstico etiológico.

De acordo com as recomendações da Sociedade Europeia para Reprodução Humana e Endocrinologia (ESHRE), a cistectomia dos endometriomas ovarianos com 4cm ou mais de diâmetros melhora a fertilidade, quando comparada com a simples drenagem e coagulação desses cistos. Esse conceito é reforçado pela ESHRE, que ressalta, entretanto, que todos esses tratamentos põem em risco a reserva ovariana.

Há polêmicas sobre a realização ou não do procedimento cirúrgico em caso de endometrioma antes de FIV-ICSI. Em caso afirmativo devem ser levados em consideração a bilateralidade dos endometriomas, a dimensão dos cistos, a história de cirurgias prévias e o tempo de seguimento pós-operatório. Alguns estudos demonstram não haver benefício em operar o endometrioma antes de FIV-ICSI em mulheres assintomáticas. Quando se consideram os riscos *versus* os benefícios, a laparoscopia apresenta complicações em cerca de 1,4% a 7,5% dos casos, mais do que nas reintervenções. Por outro lado, os riscos do tratamento expectante são raros e incluem a possibilidade de abscesso pélvico, a perda do diagnóstico de malignidade inicial, dificuldades na captura dos oócitos, contaminação do líquido folicular com material do endometrioma e progressão da endometriose.

Os dados da literatura ainda são insuficientes para definir se há benefícios ou não em operar o endometrioma antes da FIV-ICSI em mulheres assintomáticas. Em uma revisão sistemática e metanálise mais recente (Handan e cols., 2015), comparando mulheres com e sem endometriomas submetidas à FIV-ICSI, a taxa de nascidos vivos foi similar nos dois grupos, porém nas mulheres com endometrioma foram encontrados um número menor de oócitos capturados, um nível de FSH mais elevado e um número maior de ciclos cancelados. Entretanto, nas mulheres com endometriomas operados antes da FIV-ICSI não foram observadas diferenças nas taxas de nascidos vivos, número de oócitos recuperados e ciclos cancelados. Os autores concluíram que as mulheres com endometrioma apresentam resultados similares aos daquelas sem a doença e que a cirurgia do endometrioma não alterou os resultados da FIV-ICSI.

Recomenda-se a individualização dos casos mediante a adoção de medidas mais conservadoras antes da FIV-ICSI em mulheres com endometrioma, quando assintomáticas, mais velhas e com reserva ovariana já comprometida. A cirurgia está justificada nos casos de mulheres sintomáticas e com endometriomas grandes que possam interferir na captura dos oócitos.

Como operar o endometrioma

Basicamente, o endometrioma pode ser operado de duas maneiras:

1. **Ablação:** drenagem e cauterização dos focos de endometriose identificados no interior de sua cápsula ou parede, utilizando energia elétrica ou *laser*, sendo a mais empregada a cauterização bipolar.
2. **Cistectomia:** retirada da parede ou pseudocápsula do cisto endometriótico e hemostasia ovariana com coagulação bipolar ou sutura (Figura 8.5).

A grande questão é optar pela abordagem cirúrgica que preserve melhor a função desse ovário já comprometida pela presença da doença. A redução da reserva folicular pode ser secundária à destruição de folículos pela cauterização e à remoção de tecido ovariano saudável junto da parede do endometrioma. A cauterização bipolar é um método tradicional e simples de hemostasia ovariana e não exige habilidade cirúrgica especial; no entanto, o aquecimento do tecido ovariano adjacente provocado pela cauterização danifica seu estroma e sua vascularização. A cistectomia laparoscópica tem sido o método de preferência para muitos cirurgiões em virtude do relato de menores índices de recorrência e boa resposta ao estímulo ovariano secundários a esse tratamento. A cistectomia pode ser lesiva ao ovário, retirando tecido saudável inadvertidamente junto à parede do endometrioma e pelo efeito térmico no ovário residual por ocasião da hemostasia.

Segundo a norma atual, o aprimoramento da técnica operatória de cistectomia protege melhor o ovário. Isso significa remover a pseudocápsula do endometrioma com dissecção cortante e delicada de modo a identificar e preservar o tecido ovariano normal adjacente enquanto o tecido endometriótico é extraído. Além disso, deve-se ainda evitar a cauterização como forma de hemostasia ao final da cistectomia, preferindo fazê-la com a endossutura ovariana.

Em ensaio clínico randomizado, Asgari e cols. demonstraram, utilizando dosagens de FSH e AMH antes e após a cistectomia do endometrioma, que a hemostasia com sutura intracorpórea (fio absorvível poliglicano 2-0) ocasionou menos dano à reserva ovariana quando comparada com a cauterização bipolar.

Cabe ressaltar que a função ovariana demanda certo tempo para ser recuperada, tendendo a retornar após o terceiro mês de pós-operatório.

Endometriose profunda (EP)

Os efeitos da cirurgia em mulheres com EP (Figura 8.6) parecem benéficos no que diz respeito à restauração da anatomia e à remoção de implantes endometrióticos e endometriomas, resultando em diminuição da inflamação. No entanto, não há evidência científica suficiente para recomendar a cirurgia nessas pacientes para melhorar as taxas de fecundidade.

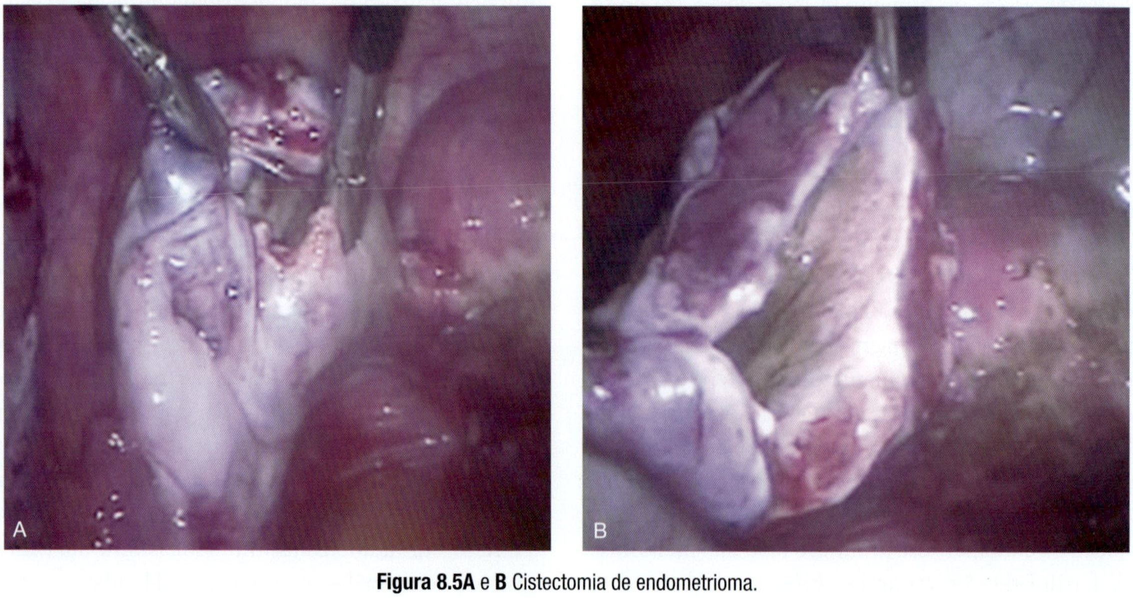

Figura 8.5A e **B** Cistectomia de endometrioma.

A abordagem cirúrgica deve ser adotada nas seguintes situações:

- Falha da terapêutica hormonal para aliviar a dor.
- Situações de intolerância e contraindicações ao uso desses fármacos.
- Casos graves, muito sintomáticos, sem desejo de gravidez futura, que desejam uma alternativa ao uso prolongado de medicação.
- Estenose intestinal associada a sintomas de semiobstrução do trânsito intestinal.
- Presença de massa pélvica de natureza incerta.
- Lesão de íleo terminal e de apêndice cecal.
- Evidência de obstrução das vias urinárias.

A indicação da cirurgia para o tratamento da infertilidade sem dor pélvica é tema polêmico, e as decisões devem ser individualizadas. Embora estudos observacionais apontem bons resultados na fertilidade após a ressecção da EP, a tendência atual é a de considerar a cirurgia como segunda opção, após a falha da FIV, exceto nos casos de dor intensa ou quando a FIV não seja exequível.

Cirurgia

Uma vez decidida a abordagem cirúrgica da EP, o princípio que norteia essa conduta é a ressecção completa da doença. É reconhecido o comportamento multifocal da EP (Figura 8.6). Na maioria dos casos ocorre simultaneamente a infiltração em vários sítios pélvicos, retrocervical, septo retovaginal, vagina, retossigmoide, cólon direito e vias urinárias. Recomenda-se um planejamento operatório capaz de proceder à ressecção de todos esses sítios em uma mesma abordagem, evitando reintervenções ou doença residual pós-operatória, em centros de excelência com especialistas e equipes multidisciplinares para o sucesso terapêutico e a redução das complicações.

O cirurgião deve remover dos órgãos toda a porção acometida. Para tanto deve ter o conhecimento prévio dos sítios operatórios que serão abordados e uma previsão da extensão cirúrgica para o bom planejamento tecnológico. Em caso de doença do compartimento posterior, a mais frequente, devem ser ressecadas as porções comprometidas do septo retovaginal, dos ligamentos uterossacros, paramétrios e cúpula vaginal, considerando a preservação dos plexos nervosos regionais. Em caso de doença de compartimento anterior da pelve, mais rara, também se procede à liberação completa do espaço vesicouterino e à ressecção das porções comprometidas dos ligamentos redondos e da bexiga urinária (cistectomia parcial) com cistoscopia prévia e cateterismo dos ureteres. Além disso, as doenças peritoneais e ovarianas também devem ser completamente abordadas.

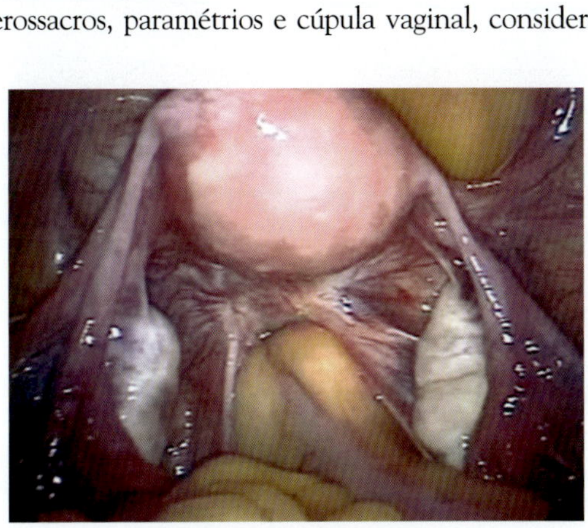

Figura 8.6 Endometriose profunda.

As técnicas operatórias mais utilizadas para o tratamento da EP intestinal incluem:

1. *Shave*, que consiste na exérese da doença na superfície da serosa intestinal, preservando a alça.
2. Colectomia segmentar, que consiste em extrair o segmento intestinal que sofre infiltração muscular e inclui as cirurgias de abaixamento, retossigmoidectomias e colectomia direita.
3. Ressecção em disco (único ou duplo) ou nodular, que consiste na remoção de pequena porção da parede anterior do retossigmoide.
4. Apendicectomia.

A colectomia em disco está recomendada nos casos de lesão com menos de 3cm com a vantagem de provocar menos impacto na função intestinal no pós-operatório. Já as colectomias segmentares, mais extensas, são realizadas em caso de lesões maiores, multifocais, e nas que atingem a mucosa intestinal (Figura 8.7).

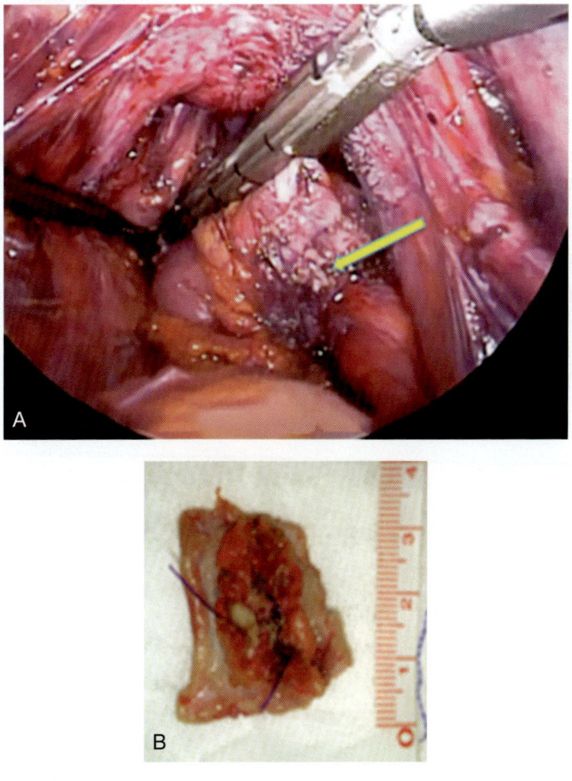

Figura 8.7 Cirurgia da endometriose profunda – retossigmoide. **A** Grampeamento linear para ressecção segmentar. **B** Disco. (Ressecção segmentar: múltiplos focos, nódulo no sigmoide, lesão > 3cm e lesões que envolvem a mucosa e a submucosa. Ressecção em disco: lesão em retossigmoide < 3cm. *Shave*: doença superficial.)

Bianchi e cols. demonstraram aumento significativo das taxas de gravidez nas pacientes operadas antes de FIV (41%) *versus* aquelas com EP não operadas (24%); contudo, deve ser mencionada a falha na randomização dos casos. Recentemente, Centini e cols. também relataram aumento das taxas de gravidez após ressecção da EP tanto por concepção espontânea (21,4%) como após técnicas de reprodução assistida (21,4%); no entanto, não apresentaram um grupo de controle.

CONSIDERAÇÕES FINAIS

- A via laparoscópica consiste na melhor abordagem para o tratamento cirúrgico de doenças pélvicas, peritoneais e anexiais envolvidas na infertilidade feminina.
- A cirurgia deve promover a fertilidade e não comprometê-la ou agravá-la. Desse modo, deve-se ter cuidado especial com os ovários, evitando cirurgias repetidas que possam comprometer a reserva folicular, além de prevenir ou minimizar aderências.
- As condutas operatórias devem ser individualizadas, avaliando-se a idade da mulher, outros fatores de infertilidade associados e a experiência cirúrgica da quipe, adequando-as aos recursos disponíveis.
- O tratamento cirúrgico da endometriose peritoneal melhora a fertilidade, e sua excisão tem mais eficácia do que a ablação no alívio da dor pélvica.
- A extração do endometrioma ovariano pode melhorar a fertilidade, respeitando-se os cuidados referentes à técnica operatória de modo a minimizar a redução da reserva folicular.

Leitura complementar

Asgari Z, Rouholamin S, Hosseini R, Sepidarkish M, Hafizi L, Javaheri A. Comparing ovarian reserve after laparoscopic excision of endometriotic cysts and hemostasis achieved either by bipolar coagulation or suturing: a randomized clinical trial. Arch Gynecol Obstet 2016 May; 293(5):1015-22.

Bianchi PH, Pereira RM, Zanatta A et al. The position of diagnostic laparoscopy in current fertility practice. Human Reproduction Update 2007; 13(5):477-85.

Burney RO. Nezhat CR. Infertility treatment: the viability of the laparoscopic view. Fertil Steril 2008; 89(2):461-4.

Centini G, Afors K, Murtada R et al. The impact of laparoscopic surgical management of deep endometriosis on fertility outcome. J Minim Invasive Gynecol 2015 Nov-Dec; 22(6S):S57.

Chapron C, Fauconnier A, Goffinet F, Breart G, Dubuisson J.Laparoscopic surgery is not inherently dangerous for patients presenting with benign gynaecologic pathology. Results of a meta-analysis. Hum Reprod 2002; 17:1334-42.

Coric M, Barisic D, Pavicic D, Karadza M, Banovic M. Electrocoagulation versus suture after laparoscopic stripping of ovarian endometriomas assessed by antral follicle count: preliminary results of randomized clinical trial. Arch Gynecol Obstet 2011; 283(2):373-8.

Extensive excision of deep infiltrative endometriosis before in vitro fertilization significantly improves pregnancy rates. J Minim Invasive Gynecol 2009 Mar-Apr; 16(2):174-80.

Gruppo Italiano per lo Studio dell'Endometriosi. Ablation of lesions or no treatment in minimal-mild endometriosis in infertile women: a randomized Trial. Hum Reprod 1999; 14:1332-4.

Hamdan M, Dunselman G, Li TC, Cheong Y. The impact of endometrioma on IVF/ICSI outcomes: a systematic review and meta-analysis. Hum Reprod Update 2015 Nov-Dec; 21(6):809-25.

Hulka JF, Reich H. Textbook of laparoscopy. 3. ed. Philadelphia (EUA): W.B. Saunders, 1998.

Jacobson TZ, Duffy JM, Barlow D et al. Laparoscopic surgery for subfertility associated with endometriosis. Cochrane Database Syst Rev 2010 Jan 20;(1): CD001398. doi: 10.1002/14651858.CD 001398.pub2.

Maneschi F, Marasa L, Incandela S, Mazzarese M, Zupi E. Ovarian cortex surrounding benign neoplasms: a histologic study. Am J Obstet Gynecol 1993; 169:388-93.

Marcoux S, Maheux R, Bérubé S. Laparoscopic surgery in infertile women with minimal or mild endometriosis. N Engl J Med 1997; 337:217-22.

Moscarini M, Milazzo GN, Assorgi C, Pacchiarotti A, Caserta D. Ovarian stripping versus cystectomy: recurrence of endometriosis and pregnancy rate. Arch Gynecol Obstet 2014; 290(1):163-7.

Pundir J, Omanwa K, Kovoor E, Pundir V, Lancaster G, Barton-Smith P. Laparoscopic excision versus ablation for endometriosis-associated pain: an updated systematic review and meta-analysis. J Minim Invasive Gynecol 2017; 24(5): 747-56.

Reich H, Abrao MS. Post-surgical ovarian failure after laparoscopic excision of bilateral endometriomas: is this rare problem preventable? Am J Obstet Gynecol 2006; 195(2):339-40.

Somigliana E, Garcia-Velasco JA. Treatment of infertility associated with deep endometriosis: definition of therapeutic balances. Fertil Steril 2015 Oct; 104(4):764-70.

The Practice Committee of the American Society for Reproductive Medicine. Role of tubal surgery in the era of assisted reproductive technology.

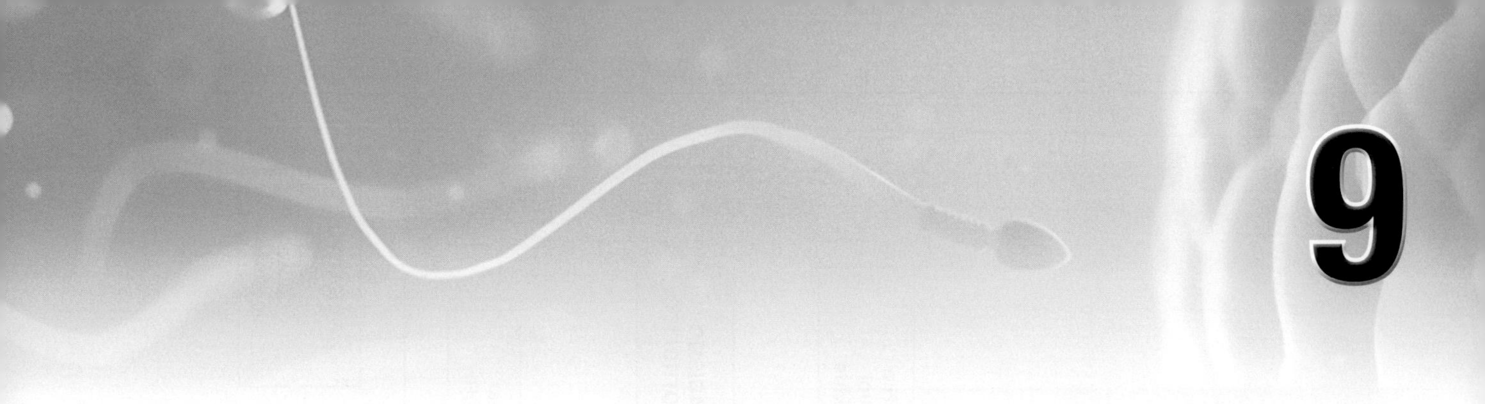

9

Conduta na Infertilidade por Disfunções Ovulatórias

Melissa Cavagnoli
Thaís Sanches Domingues Cury
Eduardo Leme Alves da Motta

INTRODUÇÃO

A anovulação é um dos sintomas mais comuns entre mulheres em idade reprodutiva, manifestando-se clinicamente por oligo/amenorreia e frequentemente associada a sinais de hiperandrogenismo, como hirsutismo, acne e, raramente, virilização. Uma das consequências mais prevalentes da anovulação crônica em mulheres em idade fértil é a infertilidade, o que pode causar estresse emocional considerável. Em 2013, nos EUA, cerca de 7% dos diagnósticos de infertilidade foram associados a disfunções ovulatórias.

Para que ocorram os ciclos ovulatórios é necessária a adequada integração endócrina exercida pelo eixo hipotálamo-hipófise-ovário. Assim, qualquer disfunção nesse processo pode acarretar irregularidade do ciclo menstrual e, consequentemente, anovulação e infertilidade.

O sucesso no manejo das pacientes com distúrbios ovulatórios, objetivando também melhores respostas locais dentro do próprio ovário policístico, depende de investigação e diagnóstico adequados; a anamnese, caracterizando os distúrbios menstruais, e o exame físico, em busca de sinais do hiperandrogenismo, devem constituir a primeira etapa dessa pesquisa. Inicialmente, recomendam-se na investigação laboratorial as dosagens de hormônio folículo-estimulante (FSH), hormônio luteinizante (LH), estradiol e prolactina, preferencialmente na fase folicular precoce ou a qualquer tempo, nas amenorreicas (Figura 9.1). A ultrassonografia transvaginal complementa a propedêutica inicial ao avaliar a espessura endometrial e a exagerada presença de folículos nos ovários. Pode-se ainda, a depender dos achados clínicos, avaliar o perfil androgênico e pesquisar a resistência insulínica e a atividade tireoidiana, entre outros aspectos. Neste capítulo serão analisadas as possíveis causas de anovulação e discutidas as condutas relacionadas com o manejo da infertilidade.

HIPERPROLACTINEMIA

O aumento da prolactina (PRL) é a causa mais comum de anovulação hipogonadotrófica, sendo encontrado em 13% a 20% das mulheres com ciclos anovulatórios, correspondendo, assim, a uma das principais causas de infertilidade em mulheres jovens. Níveis suprafisiológicos da PRL acarretam secreção compensatória e exagerada de dopamina, inibindo a secreção pulsátil do hormônio liberador da gonatrofina (GnRH) e, assim, produzindo disfunção gonadal e consequente amenorreia.

Após a exclusão de causas fisiológicas, como a gravidez, e de desordens sistêmicas, como hipotireoidismo e uso de drogas com ação antagonista dopaminérgica, como a metoclopramida, a causa mais comum de hiperprolactinemia é o prolactinoma. Representando uma das maiores causas, o adenoma hipofisário secretor de PRL corresponde a cerca de 40% dos tumores hipofisários, sendo usualmente classificado como microprolactinoma (< 1cm) ou macroprolactinoma (> 1cm), que também pode ser confinado ou invasivo. Como regra geral, níveis séricos de prolactina > 200ng/dL costumam ser vistos nos macroprolactinomas, enquanto nos microprolactinomas os valores estão < 100ng/dL. Para o diagnóstico, em caso de níveis hormonais persistentemente altos, deve ser solicitada ressonância nuclear magnética de sela túrcica, visando à identificação do tumor.

Vale salientar que diversas medicações, como as usadas no tratamento de doenças crônicas, muito frequentemente podem ocasionar modificações na concentração hipotalâmica

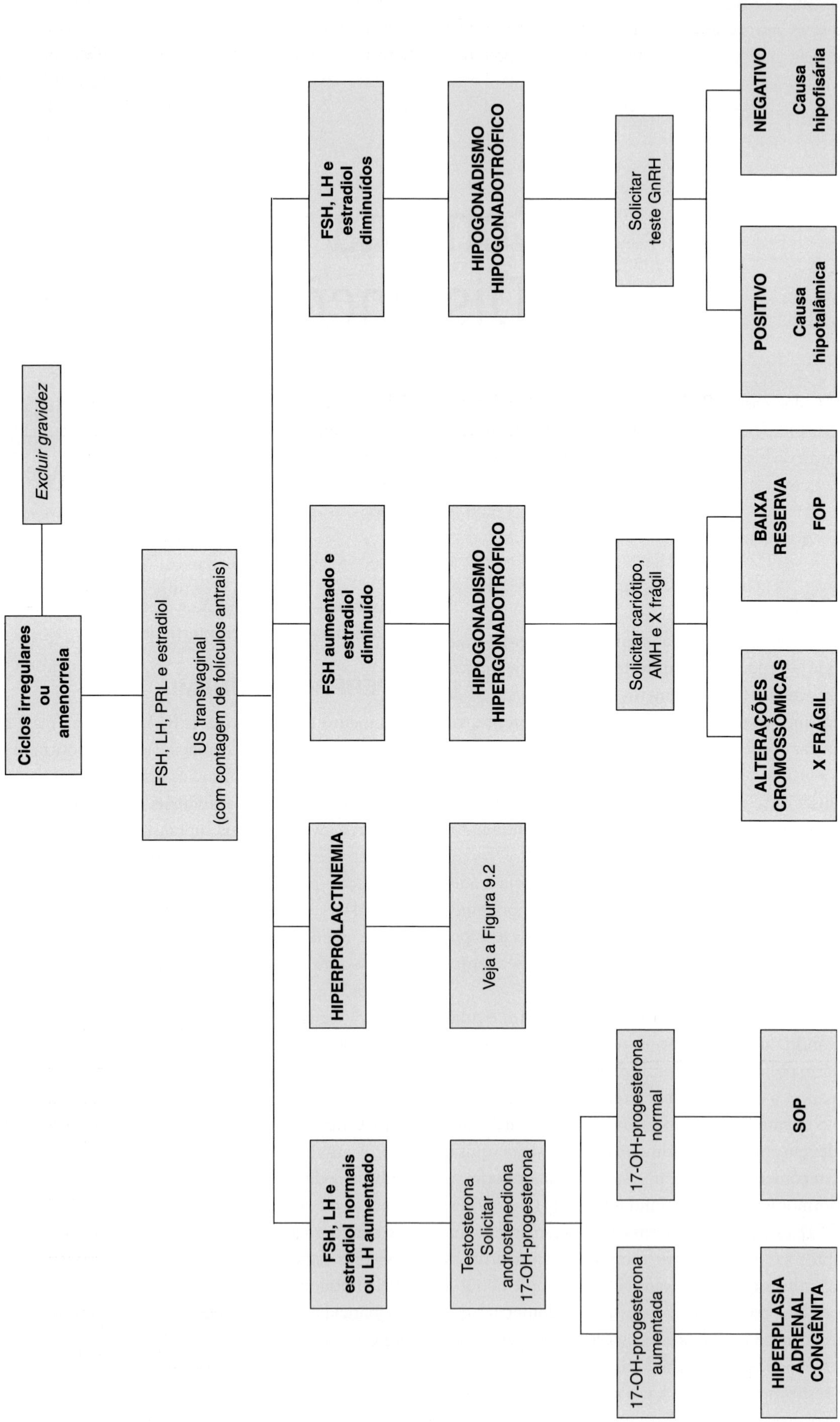

Ciclos irregulares ou amenorreia
Excluir gravidez
FSH, LH, PRL e estradiol
US transvaginal (com contagem de folículos antrais)
FSH, LH e estradiol diminuídos
HIPOGONADISMO HIPOGONADOTRÓFICO
Solicitar teste GnRH
POSITIVO
Causa hipotalâmica
NEGATIVO
Causa hipofisária
FSH aumentado e estradiol diminuído
HIPOGONADISMO HIPERGONADOTRÓFICO
Solicitar cariótipo, AMH e X frágil
ALTERAÇÕES CROMOSSÔMICAS
X FRÁGIL
BAIXA RESERVA
FOP
HIPERPROLACTINEMIA
Veja a Figura 9.2
FSH, LH e estradiol normais ou LH aumentado
Solicitar Testosterona androstenediona 17-OH-progesterona
17-OH-progesterona aumentada
HIPERPLASIA ADRENAL CONGÊNITA
17-OH-progesterona normal
SOP

Figura 9.1

de dopamina com consequente aumento da PRL. São conhecidas as prováveis interferências de medicamentos usados para esquizofrenia (risperidona), depressão (antidepressivos tricíclicos, como a paroxetina) e hipertensão (metildopa), responsáveis por ciclos menstruais irregulares. Outras drogas que agem como inibidores dopaminérgicos, como sulpirida ou opioides, poderiam causar alterações na secreção da PRL. Uma anamnese detalhada pode identificar o uso de medicações que agem como agonistas ou antagonistas dopaminérgicos e que respondem por uma das causas mais frequentes de hiperprolactinemia.

O aumento da PRL pode ser assintomático. Entretanto, geralmente as mulheres com essa alteração hormonal se apresentam com ciclos anovulatórios (oligo ou amenorreia) e consequente infertilidade, além de galactorreia, presente em menos de 30% dos casos. Podem ser também afetadas por dispareunia, hirsutismo e tendência a ansiedade e depressão. Para confirmação de hiperprolactinemia de níveis leves a moderados, até cinco vezes o valor de referência, recomenda-se que seja confirmado em um segundo exame. O ideal é que a coleta de sangue seja feita pela manhã após 20 a 30 minutos de repouso.

O tratamento das pacientes com hiperprolactinemia que desejam engravidar é possível a partir do correto diagnóstico e do manejo individualizado (Figura 9.2). Nos casos em que a alteração da PRL é consequente ao uso de medicações, o ideal é que estas sejam suspensas e seja acompanhado o retorno dos ciclos menstruais cíclicos. Na presença de prolactinomas, o tratamento medicamentoso é mandatório e o cirúrgico é de exceção; além disso, o seguimento deve ser feito em conjunto com o endocrinologista. A bromocriptina e a cabergolina são os medicamentos mais utilizados. A dose usual de bromocriptina é de 5 a 15mg/dia. Pode-se iniciar com 2,5mg/dia ao deitar, com alimento, e aumentar progressivamente até a dose efetiva. A cabergolina tem meia-vida mais longa e pode ser utilizada uma ou duas vezes por semana. A dose inicial é de 0,25mg duas vezes por semana, podendo ser aumentada progressivamente até a dose efetiva. Como efeitos colaterais, como náuseas e tonturas, são menos frequentes com o uso da cabergolina, esta tem sido mais utilizada do que a bromocriptina.

HIPOGONADISMO HIPOGONADOTRÓFICO

O hipogonadismo hipogonadotrófico é caracterizado pela hipossecreção de FSH e LH. Em ciclos normais, o FSH/LH é secretado em pulsos a cada hora em resposta à liberação rápida, também pulsátil, de GnRH. Se os pulsos de LH ocorrerem em intervalos > 2 horas, não ocorrem o desenvolvimento folicular normal nem a ovulação. Em consequência, os níveis de estradiol também estão baixos. Nesse contexto, muitas mulheres se assemelham do ponto de vista endocrinológico às pré-puberais.

Essa patologia pode ter origem na própria hipófise, como consequência de tumores ou na necrose pós-parto (síndrome de Sheehan), ou pode ser de origem hipotalâmica, como nos craniofaringiomas, na sarcoidose ou na agenesia neuro-

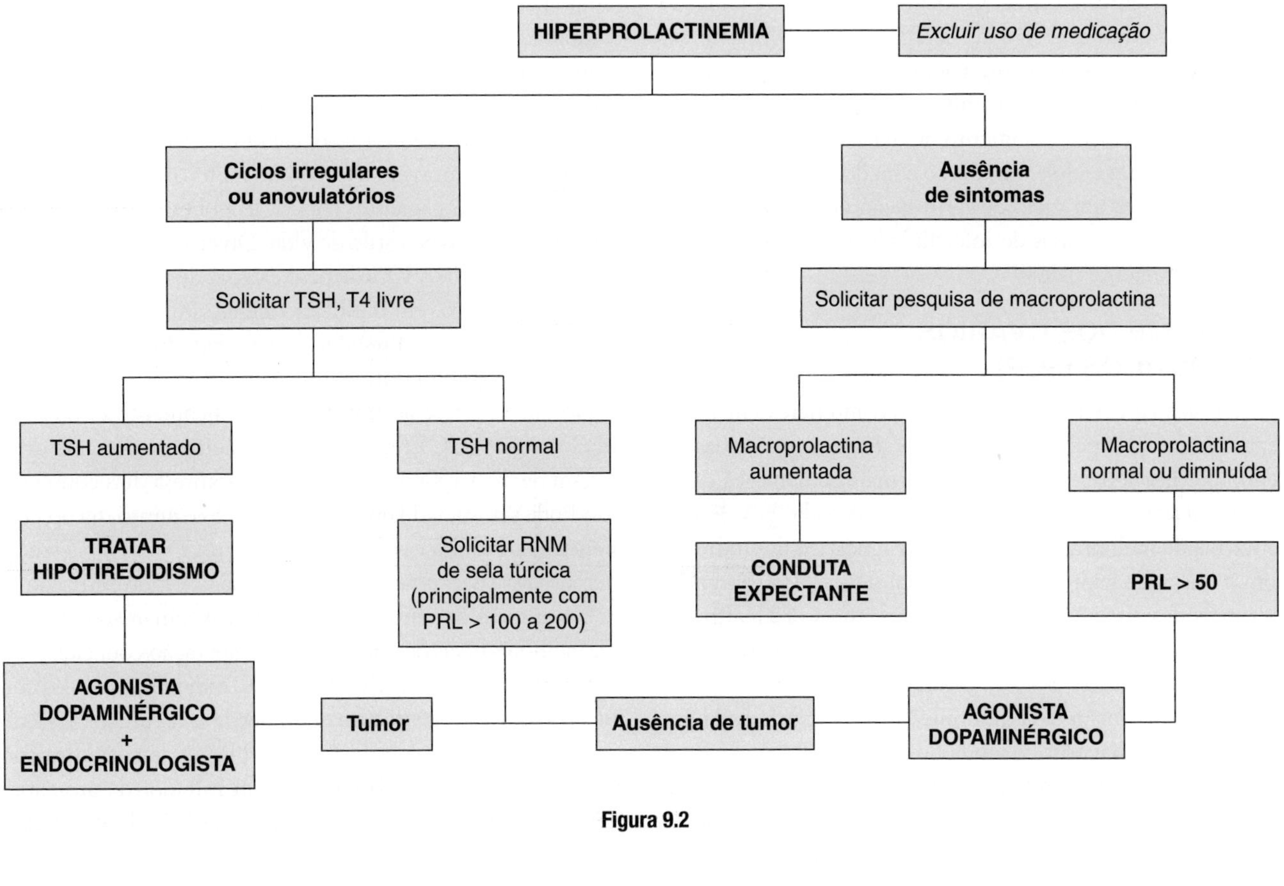

Figura 9.2

nal (síndrome de Kallmann). Outras causas de supressão da atividade hipotalâmica estão associadas à perda excessiva de peso e à ingesta energética aquém da necessária, como ocorre nos casos de anorexia nervosa e em atletas de alta *performance*. Nos casos de anorexia nervosa, o tratamento é bastante complexo e deve ser conduzido de maneira multidisciplinar com ginecologista, psicólogo, psiquiatra e nutricionista. O ganho de peso pode restaurar os ciclos ovulatórios, embora a exposição prévia a níveis baixos de estrogênio possa ter consequências a longo prazo, como osteoporose e aumento do risco de doenças cardiovasculares.

Atividade ovariana cíclica, ovulação e fertilidade podem ser restauradas em mulheres com hipogonadismo hipogonadotrófico mediante a administração de GnRH. O tratamento exige a injeção de pulsos de GnRH a cada 1 ou 2 horas por meio de um dispositivo portátil e programável que estimula sua secreção endógena. Esse tratamento é tão efetivo, que 90% das mulheres engravidam em até seis ciclos de uso e as taxas de gravidez múltipla são muito baixas. Entretanto, vem sendo pouco utilizado, principalmente em países como o Brasil, porque, além de bastante inconveniente, é pouco disponível.

Uma opção mais usada atualmente consiste na estimulação da ovulação com gonadotrofinas exógenas. As pacientes devem ser monitorizadas cuidadosamente por meio de ultrassonografias transvaginais seriadas. O tratamento objetiva o desenvolvimento de um folículo único, apesar de difícil, pois o uso de gonadotrofinas exógenas não é sensível ao retrocontrole negativo dos ciclos normais. O limiar de resposta desse grupo de pacientes é tênue. O ideal é iniciar a estimulação da ovulação com doses baixas de FSH, as quais podem ser aumentadas progressivamente com o objetivo de oferecer ao casal o coito programado ou a inseminação intrauterina. Nos casos em que ocorre crescimento de mais de três folículos, o ideal é cancelar o ciclo e reiniciá-lo com doses mais baixas ou convertê-lo para um ciclo de fertilização *in vitro* (FIV). Em casais com outras causas de infertilidade associadas, pode-se iniciar diretamente pela FIV.

SÍNDROME DOS OVÁRIOS POLICÍSTICOS (SOP)

A SOP atinge cerca de 4% a 21% das mulheres em idade reprodutiva, a depender do critério diagnóstico utilizado, sendo por isso a desordem endócrina mais comum nos casos de anovulação crônica. Nas últimas duas décadas houve uma tentativa de melhorar a acurácia do diagnóstico da síndrome com a busca de padronização mundial de um dos três critérios mais descritos: os do National Institutes of Health, de 1993, seguidos pelos de Roterdã, em 2003, e finalmente pelos da Androgen Excess Society (AES). Apesar dessas tentativas de uniformização e da diminuição das falhas de cada um dos critérios, o diagnóstico ainda hoje é realizado segundo os critérios de Roterdã, sendo necessários dois dos seguintes critérios para firmar o diagnóstico: (1) oligo e/ou anovulação; (2) evidências clínicas ou laboratoriais de hiperandrogenismo; (3) presença de ovários policísticos à ultrassonografia. Em razão da diminuição natural da reserva ovariana com o passar dos anos, o aumento da idade é acompanhado por um decréscimo na prevalência dos sintomas clínicos e bioquímicos nessas mulheres.

Cerca de 30% das pacientes com anovulação secundária têm concentrações de gonadotrofinas dentro da faixa normal. Uma avaliação cuidadosa da secreção de LH pode revelar anormalidades sutis, como pulsos frequentes de alta amplitude, mostrando níveis sustentados de LH altos. Distúrbios metabólicos são frequentes na SOP e incluem aumento da gordura abdominal, resistência à insulina, intolerância à glicose, dislipidemia e síndrome metabólica. Muitas mulheres se apresentam com irregularidade menstrual em vez de amenorreia secundária. O desenvolvimento folicular e a produção de estrogênio continuam acontecendo, mas ficam parados em um estágio de maturação folicular incompleta. Logo os ciclos anovulatórios mostram níveis normais de estradiol. Como resultado da exposição contínua ao estrogênio, sem oposição da progesterona, o endométrio pode tornar-se hiperplásico. As anormalidades nos padrões de secreção do LH e do FSH podem ser restauradas na maioria das mulheres mediante a administração de progesterona ou indução da ovulação.

Um estudo epidemiológico de coorte realizado na Finlândia e publicado em 2008 acompanhou até os 31 anos mais de 4.000 mulheres nascidas em 1966 e mostrou que cerca de 24% dessa população apresentava sintomas de SOP. Nesse grupo de mulheres, a fecundidade era reduzida, ou seja, o tempo para alcançar uma primeira gravidez era maior quando comparado ao de pacientes sem os sintomas de SOP. Entretanto, sua fertilidade ao longo da vida e o tamanho familiar, caracterizado pelo número de filhos, não eram reduzidos. Apenas quando havia a associação de SOP à obesidade as mulheres apresentavam decréscimo da fertilidade.

O manejo das pacientes com SOP e obesidade deve começar por mudanças no estilo de vida. Diversos estudos mostram que a perda de 5% a 10% de peso é capaz de restaurar os ciclos ovulatórios. Logo, em mulheres obesas, a dieta com redução de calorias e a prática regular de atividade física devem ser a primeira escolha no tratamento.

No que se refere ao tratamento medicamentoso, o citrato de clomifeno (CC) representa a primeira escolha. As doses variam de 50 a 150mg por via oral, durante 5 dias consecutivos. Pode ser iniciado entre o segundo e o quinto dia do ciclo menstrual. Induz a ovulação em cerca de 75% das pacientes, metade das quais conseguirá engravidar. A monitorização do ciclo por meio de ultrassonografias transvaginais seriadas produz melhores taxas de gravidez em comparação com ciclos não monitorizados. Efeitos adversos do CC estão relacionados com sua ação antiestrogênica no endométrio e no muco cervical.

Uma alternativa à indução da ovulação de pacientes com SOP consiste no uso do letrozol, um inibidor da aromatase (IA) que suprime a biossíntese de estrogênio, bloqueando a conversão de androgênios em estrogênios, ação realizada por esta enzima. Com isso inexiste o *feedback* negativo exercido pelo aumento do estradiol, comum nos ciclos ovulatórios durante o início do ciclo, acarretando aumento dos níveis de FSH secretados pela hipófise e favorecendo o crescimento folicular. A administração é semelhante à do CC: um ou dois comprimidos (2,5 a 5mg) por 5 dias, iniciando logo após o ciclo menstrual, entre os dias 2 e 5. Uma metanálise publicada em 2008 que incluiu quatro estudos clínicos randomizados, comparando o uso de clomifeno e letrozol em tratamentos de indução da ovulação em pacientes com SOP, mostrou superioridade do letrozol sobre o clomifeno no que diz respeito à gravidez e às taxas de nascidos vivos.

Existiriam vantagens no modo de ação dos IA, quando comparados ao CC: a meia-vida do medicamento é menor, não ocupa os receptores periféricos de estrogênio e com isso não exerce efeitos deletérios no endométrio e no muco cervical, além de não bloquear os receptores estrogênicos centrais, permitindo a correta regulação na liberação de FSH e, em teoria, reduzindo a ocorrência do crescimento de múltiplos folículos, minimizando também a gestação múltipla. De modo contrário, o CC tem ação antiestrogênica mais ativa, podendo acarretar níveis maiores de secreção do FSH endógeno e maior atividade nos ovários.

A hiperinsulinemia é alteração comum nas mulheres com SOP, especialmente nas obesas, nas quais o excesso do aporte calórico acarreta resistência periférica à insulina com necessidade consequentemente maior de sua produção pelo pâncreas, visando ao equilíbrio na homeostase da glicose. A insulina, quando em excesso, pode ligar-se aos receptores do fator de crescimento semelhante à insulina tipo 1 (IGF-1) nas células da teca do ovário, com os quais apresenta íntima afinidade estrutural. Essa hiperatividade tecal acarreta produção exagerada de androgênios e consequente disovulia.

A metformina é um hipoglicemiante oral que aumenta a sensibilidade da insulina e por consequência mitiga sua produção exagerada, sendo capaz de restaurar a ovulação, mas com taxas piores de gravidez e abortamento se comparada ao uso de clomifeno. Assim, essa medicação não deve ser usada como primeira escolha na SOP, mas apenas nas pacientes que apresentam marcada resistência insulínica. Quando combinada ao CC, especialmente nos casos mais resistentes, observa-se efetividade no restabelecimento do padrão ovulatório. Um guia recente publicado pela Sociedade Americana de Medicina Reprodutiva (ASRM) sugere que os antiestrogênicos, como o clomifeno ou o letrozol sozinhos, são muito mais efetivos na indução da ovulação e nas taxas de gravidez e nascidos vivos do que a metformina. Além disso, esses dados mostram não existirem evidências suficientes de que a metformina, isolada ou em combinação com outros indutores, aumente a taxa de nascidos vivos.

As mulheres que não conseguem engravidar com o uso de CC ou IA necessitam de uma segunda linha de medicamentos. As gonadotrofinas exógenas podem ser usadas a partir do terceiro dia do ciclo menstrual, em doses iniciais que variam de 37,5 a 75UI de FSH e aumentadas gradativamente. É importante o acompanhamento ultrassonográfico dessas pacientes, pois elas exibem um limiar sutil de resposta às medicações. As taxas de ovulação acumuladas chegam a 90%, com taxas de gravidez em torno de 50% a 70%, de gestação múltipla em torno de 15% e de síndrome do hiperestímulo ovariano (SHO) de cerca de 2%. O uso de doses baixas de gonadotrofinas associadas à inseminação intrauterina também é uma boa alternativa.

A FIV deve ser indicada para pacientes que não conseguem engravidar após no máximo seis tratamentos ou na presença de outros fatores de infertilidade. Uma metanálise publicada em 2006, que envolveu oito estudos (458 pacientes com SOP *versus* 694 controles), mostrou taxas de cancelamento de ciclo maiores em pacientes com SOP, mais oócitos coletados e taxas de gravidez similares. Atualmente, as taxas de SHO tendem a ser muito baixas quando se adota como estratégia o congelamento de todos os embriões (*freeze-all*) em conjunto com protocolos com antagonista do GnRH e agonista do GnRH para o amadurecimento oocitário final. A transferência embrionária pode ser feita em um ciclo subsequente com preparo de endométrio com doses mais fisiológicas de estrogênios. A estimulação ovariana pode ser iniciada com doses baixas de FSH, com aumento gradativo, quando necessário (*step-up*), e controle ultrassonográfico adequado.

As taxas de abortamento não estão aumentadas em pacientes que têm SOP, exceto quando associadas a IMC elevado. O pré-natal das pacientes com SOP também deve ser bastante criterioso. Uma metanálise que comparou mulheres com SOP a controles demonstrou que o primeiro grupo apresentava risco significativamente aumentado de desenvolver diabetes gestacional, hipertensão induzida pela gravidez, pré-eclâmpsia e prematuridade. Os filhos das mulheres com SOP apresentaram risco significativamente aumentado de admissão em UTI neonatal e taxas de mortalidade maiores, não relacionadas com gravidez múltipla. A obesidade em si está associada a diversos desfechos negativos, incluindo abortamento espontâneo, pré-eclâmpsia, diabetes gestacional, malformações congênitas (p. ex., malformações cardíacas e espinha bífida) e macrossomia fetal.

FALÊNCIA OVARIANA PRECOCE (FOP)

A FOP talvez seja um dos diagnósticos mais acessíveis entre as pacientes com distúrbios ovulatórios e caracteriza-se por amenorreia e níveis elevados de FSH e LH, geralmente > 30UI/L, associados a níveis de estradiol baixos, em geral < 60pg/mL, caracterizando o chamado hipogonadismo hipergonadotrófico. Pode acontecer a qualquer momento da vida reprodutiva e é decorrente da depleção prematura dos folículos primordiais. A formação dos oócitos se completa até o quinto mês de vida intrauterina (cerca de 20 semanas de idade gestacional). Normalmente, existe uma depleção contínua dos folículos primordiais ao longo da vida até que o estoque se esgota, culminando com a menopausa, entre os 40 e os 55 anos de idade. Em algumas mulheres, esse estoque se esgota precocemente, antes dos 40 anos. Essa condição pode ser primária ou secundária a fatores adquiridos.

O sintoma principal da FOP é a ausência de ciclos menstruais regulares. Essa desordem causa a infertilidade e tem um amplo efeito na saúde reprodutiva, especialmente quando acontece em mulheres jovens. Além de ser diagnosticada a partir da história clínica de irregularidade ou ausência de ciclos menstruais e níveis de FSH e LH elevados, associados a níveis baixos de estrogênios, a medida do hormônio anti-mülleriano (AMH) também pode ser de grande ajuda. Esse hormônio é produzido pelos folículos pré-antrais e antrais primários e sua concentração não é afetada por variações do ciclo menstrual, podendo oferecer uma ideia da reserva ovariana geral da mulher. Níveis < 1,2ng/mL são considerados baixos e podem indicar má resposta em um ciclo de estimulação ovariana. Entretanto, as pacientes com FOP podem alcançar níveis mais próximos de zero. Como ponto negativo, a habilidade do AMH em predizer taxa de gravidez em pacientes que ainda têm ciclos menstruais, mesmo que irregulares, é baixa.

Em geral, a FOP primária é causada por fatores desconhecidos e pode estar associada a número reduzido de folículos primordiais antes mesmo do nascimento ou por uma depleção folicular acelerada, como ocorre na síndrome de Turner, por exemplo. Em alguns casos, pode estar associada a doenças autoimunes, como síndrome de Addison, alterações cromossômicas menores e galactosemia. A pré-mutação do gene *FMR1* é a causa congênita mais comum de FOP, conhecida como síndrome do X frágil. Seu diagnóstico pode ser estabelecido a partir de um exame de sangue, solicitando-se *pesquisa molecular do FMR1* ou *pesquisa do X frágil*.

As perspectivas para as mulheres com FOP que permanecem com ciclos intermitentes e querem engravidar com seus próprios óvulos são desconhecidas. Evidências sugerem que a gravidez possa ocorrer nessas mulheres quando os níveis elevados de FSH estiverem suprimidos pelo uso de etinilestradiol ou análogos do GnRH, seguido por indução da ovulação com doses baixas de gonadotrofinas. Entretanto, não existem estudos prospectivos com evidências fortemente suficientes para apoiar a hipótese de que a diminuição da concentração de FSH tem mais chances de possibilitar o desenvolvimento folicular do que apenas tentar regularizar o ciclo.

A perda total de oócitos é irreversível, e a fertilidade não pode ser restaurada. Contudo, essas mulheres podem recorrer à ovodoação. Por meio de reposição hormonal e do preparo adequado do endométrio, os embriões podem ser transferidos para a cavidade uterina no momento apropriado, e as chances de alcançar a gravidez são muito boas.

A FOP secundária ou adquirida pode ocorrer por condições que resultam na perda ou destruição do tecido ovariano, como endometriose, cirurgia ovariana e químio ou radioterapia. Nesses casos, a depleção da reserva ovariana pode ser total ou parcial. Nos casos de câncer em que a paciente será submetida a procedimento de rádio ou quimioterapia ou até mesmo a procedimento cirúrgico e existe algum tempo hábil antes do início do tratamento, o médico deve oferecer o congelamento prévio de óvulos como um modo de preservar a fertilidade da paciente. Uma supressão hormonal imediata pode ser feita com o uso de antagonistas do GnRH por 3 a 4 dias, seguido de dosagens sanguíneas de FSH, estradiol e progesterona para confirmar o bloqueio hormonal e iniciar imediatamente a estimulação da ovulação. Para a escolha da dose de gonadotrofina devem ser levadas em consideração a idade e a reserva ovariana da paciente. Em casos relacionados com tumores que possam interferir nos níveis suprafisiológicos de estrogênio durante a estimulação, um comprimido de letrozole, 2,5mg ao dia, pode ser usado durante todo o ciclo e após a coleta dos óvulos, até que os níveis de estradiol retornem ao normal. Além disso, existem evidências de que pode ser válido o uso de análogos agonistas do GnRH antes da quimioterapia.

A oncofertilidade tem dado mais atenção a pacientes com câncer em idade reprodutiva. Além da opção do congelamento de óvulos, têm sido desenvolvidas pesquisas relacionadas com o congelamento de tecido ovariano e posterior autotransplante.

Leitura complementar

Alviggi C, Andersen CY, Buehler K et al. A new more detailed stratification of low responders to ovarian stimulation: from a poor ovarian response to a low prognosis concept. Fertil Steril 2016; 105(6):1452-3.

Biard DT. Amenorrhea. Lancet 1997; 350:275-9.

Boomsma CM, Eijkemans MJ, Hughes EG, Visser GH, Fauser BC, Macklon NS. A meta-analysis of pregnancy outcomes in women with polycystic ovary syndrome. Hum Reprod Update 2006; 12(6):673-83.

Capozzi A, Scambia G, Pontecorvi A, Lello S. Hyperprolactinemia: pathophysiology and therapeutic approach. Gynecol Endocrinol 2015; 31(7):506-10.

Chandeyng P, Pantasri T. Prevalence of conditions causing chronic anovulation and the proposed algorithm for anovulation evaluation. J Obstet Gynaecol Res 2015; 41(7):1074-9.

Check JH. Mild ovarian stimulation. J Assist Reprod Genet 2007; 24:621-7.

Da Motta EL, Bonavita M, Alegretti JR, Chehin M, Serafini P. Live birth after 6 years of oocyte vitrification in a survivor with breast cancer. J Assist Reprod Genet 2014; 31(10):1397-400.

De Leo V, Musacchio MC, Cappelli V, Massaro MG, Morgante G, Petraglia F. Genetic, hormonal and metabolic aspects of PCOS: an update. Reprod Biol Endocrinol 2016; 14(1):38

De Vos M, Devroey P, Fauser BC. Primary ovarian insufficiency. Lancet 2010; 376(9744):911-21.

Domingues TS, Aquino AP, Barros B et al. Egg donation of vitrified oocytes bank produces similar pregnancy rates by blastocyst transfer when compared to fresh cycle. J Assist Reprod Genet 2017; 16.

Domingues TS, Rocha AM, Serafini PC. Tests for ovarian reserve: reliability and utility. Curr Opin Obstet Gynecol 2010; 22(4):271-6.

Dwyer AA, Raivio T, Pitteloud N. Management of endocrine disease: reversible hypogonadotropic hupogonadism. Eur J Endocrinol 2016; 174(6):R267-74.

Escobar-Morreale HF, San Milan JL. Abdominal adiposity and the polycystic ovary syndrome. Trends Endocrinol Metab 2007; 18:266-72.

ESHRE Capri Workshop Group et al. Health and fertility in World Organization group 2 anovulatory women. Hum Reprod Update 2012; 18(5):586-99.

Freitas F, Menke CH, Rivoire WA, Passos EP. Rotinas em ginecologia. 6. ed. Porto Alegre (RS): Artmed, 2011.

Henijen EM, Ejkemans MJ, Hughes EG, Laven JS, Macklon NS, Fauser BC. A meta-analysis of outcomes of conventional IVF in women with polycystic ovary syndrome. Human Reprod Update 2006; 12:13-21.

Homburg R, Pap H, Brandes M, Huime J, Hompes PG, Lambalk CB. Endometrial biopsy during induction of ovulation with clomiphene citrate in policystic ovary syndrome. Gynecol Endocrinol 2006; 22:506-10.

Koivunen R, Pouta A, Franks S et al. Fecundability and spontaneous abortions in women with self-reported oligo-amenorrhea and/or hirsutism. Northern Finland Birth Cohort 1966 Study. Hum Reprod 2008; 23:2134-9.

Lashen H, Fear K, Sturdee DW. Obesity is associated with increased risk of first trimester and recurrent miscarriage: matched case-control study. Human Reprod 2004; 19:1644-6.

Legro RS, Barnhart HX, Schlaff Wd et al. Clomiphene, metformin, or both for infertility in the polycystic ovary syndrome. N Engl J Med 2007; 356:551-66.

Li R, Gong F, Zhu Y et al. Anti-Müllerian hormone for prediction of ovarian response in Chinese infertile women undergoing IVF/ICSI cycles: a prospective, multi-centre, observational study. Reprod Biomed Online 2016; 33(4):506-12.

Liang SJ, Hsu CS, Tzeng CR, Chen CH, Hsu MI. Clinical and biochemical presentation of polycystic ovary syndrome in women between the ages of 20 and 40. Human Reprod 2011; 26:3443-9.

Lizneva D, Suturina L, Walker W, Brakta S, Gavrilova-Jordan L, Azziz R. Criteria, prevalence, and phenotypes of polycystic ovary syndrome. Fertil Steril 2016; 106(1):6-15.

Melgar V, Espinosa E, Sosa E et al. Current Diagnosis and treatment of hyperprolactinemia. Rev Med Inst Mex Seguro Soc 2016; 54(1):111-21.

Motta EL, Domingues TS, Soares Júnior JM. Use of insulin sensitizers in the treatment of infertility in patients with polycystic ovary syndrome (POS)]. Rev Bras Ginecol Obstet 2012; 34(3):99-101.

Polysos NP, Tsappi M, Mauri D, Atay V, Cortinovis I, Casazza G. Aromatase inhibitors for infertility in polycystic ovary syndrome. The beginning or the end of a new era? Fertil Steril 2008; 89(2):278-80.

Practice Committee of the American Society for Reproductive Medicine. Role of metformin for ovulation induction in infertile patients with polycystic ovary syndrome (PCOS): a guideline. Fertil Steril 2017. pii:S0015-0282(17) 30485-5.

Rezk M, Shaheen AE, Saif El-Nasr I. Clomiphene citrate combined with metformin versus letrozole for induction of ovulation in clomiphene-resistant polycystic ovary syndrome: a randomized clinical trial. Gynecol Endocrinol 2017;27:1-3.

Rotterdam ESHRE/ASRM-Sponsored PCOS Consensus Workshop Group. Revised 2003 consensus on diagnostic criteria and long-term health risks related to polycystic ovary syndrome. Fertil Steril 2004; 81(1):19-25.

Senra JC, Roque M, Talim MCT, Reis FM, Tavares RLC. Gonadotropin-releasing hormone agonists for ovarian protection during cancer chemotherapy: systematic review and meta-analysis. Ultrasound Obstet Gynecol 2017; 21.

Speroff L, Fritz MA. Clinical gynecologic endocrinology and infertility. 7. ed. Philadelphia (PA): Lippincott Williams & Wilkins, 2005.

Teede HJ, Misso ML, Deeks AA et al. Assessment and management of polycystic ovary syndrome: summary of an evidence-based guideline. Med J Aust 2011; 195:565-112.

Thessaloniki ESHRE/ASRM-Sponsored PCOS Consensus Workshop Group. Consensus on infertility treatment related to polycystic ovary syndrome. Fertil Steril 2008; 89(3):505-22.

Tirosh A, Shimon I. Current approach to treatments for prolactinomas. Minerva Endocrinol 2016; 41(3):316-23.

Wax JR. Risks and management of obesity in pregnancy: current controversies. Curr Opin Obstet Gynecol 2009; 21(2):117-23.

10

Conduta na Infertilidade sem Causa Aparente

Fábio Cruz

INTRODUÇÃO

A infertilidade é uma condição que vem ganhando importância progressivamente nas últimas décadas. Acompanhando essa tendência, foram desenvolvidas e aprimoradas técnicas de diagnóstico e tratamento que permitem que os especialistas identifiquem de maneira mais precisa seus fatores causais e realizem tratamentos mais específicos e resolutivos.

No entanto, grande parte dos diagnósticos em infertilidade continua sendo atribuída à denominada *infertilidade sem causa aparente*. Ao longo deste capítulo serão revisados os conceitos, a classificação e, principalmente, a conduta diante de casais com infertilidade sem causa aparente.

CONCEITO

Um casal é considerado infértil quando não consegue engravidar após 12 meses mantendo relações sexuais frequentes e sem usar nenhum método anticoncepcional. Esse conceito pode variar de acordo com a idade dos pacientes, sendo considerado menos tempo (6 meses) para os casais em idade avançada. Realmente, essa variação tem por objetivo não prolongar em demasia a fase de diagnóstico e poder atuar antes que a idade dos pacientes seja ainda mais avançada.

Quando se entende que o tempo de exposição à gravidez supera o tempo suficiente para que, em situação normal, se consiga engravidar naturalmente, está indicada uma investigação diagnóstica sobre os diversos aspectos da fertilidade desse casal.

No estudo básico da fertilidade estão incluídos exames diagnósticos que visam avaliar a funcionalidade dos fatores masculinos e femininos. Entre os fatores femininos são investigadas a permeabilidade das trompas, a anatomia uterina e a anatomia e fisiologia dos ovários. A investigação dos fatores masculinos é mais simples e objetiva, sendo necessário apenas avaliar a qualidade do sêmen.

Atualmente, não existe consenso sobre a definição da infertilidade sem causa aparente, e algumas definições variam de acordo com a idade materna e da duração da infertilidade. No entanto, é bem aceita a ideia de que, quando um casal com o diagnóstico de infertilidade se submete à investigação diagnóstica básica e os resultados dos exames são normais, esse casal tem infertilidade sem causa aparente.

EPIDEMIOLOGIA

Na literatura, o diagnóstico da infertilidade sem causa aparente pode variar de acordo com os critérios utilizados (principalmente tempo de esterilidade) e os exames diagnósticos empregados para o estudo da infertilidade. Por esse motivo, sua prevalência pode variar bastante entre as diversas publicações científicas.

Estima-se que em aproximadamente 15% a 30% dos casais não será encontrada a causa da infertilidade e eles receberão o diagnóstico de infertilidade sem causa aparente. Quanto mais tempo de infertilidade tiver o casal, menor será a prevalência, tendo em vista que os casais de melhor prognóstico (subfertilidade ou apenas a "falta de sorte") terão mais oportunidades de gestar. Por outro lado, casais com exposição mais prolongada à gestação ou com idade materna mais elevada costumam ter causas mais palpáveis e mais fáceis de identificar para o diagnóstico de infertilidade, reduzindo assim o percentual de casos classificados como sem causa aparente.

Teorias sobre as origens da infertilidade sem causa aparente

Ausência de causa de infertilidade

A primeira teoria sobre a ausência de gravidez em um casal cujos exames realizados para avaliar a fertilidade são normais é a de que realmente não exista uma causa para a infertilidade. Seria possível estar diante da situação em que, por fatores estatísticos ou simplesmente por "falta de sorte", aquele casal ainda não tenha gestado e não haja nenhum problema com sua fertilidade. Corrobora essa teoria o fato de aproximadamente metade dos casais com 12 meses de infertilidade sem causa aparente engravidar espontaneamente nos 12 meses seguintes.

Dificuldade de interação entre gametas

Também se postula que em um casal com infertilidade sem causa aparente um dos principais fatores a considerar seria uma dificuldade oculta ou a impossibilidade de que seus gametas se unam de maneira espontânea. Respaldam essa teoria diversos estudos que demonstram que casais com o diagnóstico de infertilidade sem causa aparente obtiveram taxas mais altas de gestação quando seus gametas foram tratados em laboratório com microinjeção espermática intracitoplasmática (ICSI), quando comparados aos que se submeteram à técnica clássica de fertilização *in vitro* (FIV). Seria correto pensar que, se um procedimento que auxilia de modo mais intenso a fertilização (ICSI) apresenta melhores resultados do que a fertilização clássica (FIV), que é mais parecida com a natural, deveria haver uma dificuldade especial para que ocorra a fertilização de maneira espontânea nesse grupo de pacientes.

Além disso, seria possível adicionar o fato de que, quando comparadas ambas as técnicas, observou-se maior índice de óvulos não fertilizados no grupo tratado com FIV convencional.

Qualidade dos óvulos

Analisando de maneira crítica o estudo básico da fertilidade, é possível afirmar que o fator masculino pode ser estudado profundamente, já que um espermograma dá acesso ao "produto final" da fertilidade masculina, seus gametas. Apenas um exame possibilita identificar a quantidade, a concentração, a mobilidade e a morfologia dos espermatozoides. Esse resultado torna possível a identificação de praticamente todos os problemas que costumam provocar infertilidade no homem. Restaria uma pequena parte relacionada com problemas genéticos e moleculares que, somados, não alcançam 5% das possíveis causas de infertilidade masculina.

No entanto, quando se avalia o estudo diagnóstico realizado nas mulheres, não é possível afirmar o mesmo. Embora sejam realizados muito mais exames para avaliação da fertilidade feminina, durante o estudo básico da fertilidade não se tem acesso aos gametas femininos e não é conhecida a qualidade dos óvulos. É possível apenas visualizar macroscopicamente a anatomia ovariana e avaliar o funcionamento hormonal dos ovários por meio do estudo hormonal basal e até estimar a reserva ovariana com a ajuda de marcadores como o hormônio antimülleriano e a contagem de folículos antrais. Entretanto, devemos estar cientes de que nem sequer nos aproximamos da determinação da qualidade dos óvulos. É verdade que alguns fatores, como a idade materna e a presença de patologias nocivas ao ovário, como endometriose, alertam para um provável comprometimento da qualidade dos óvulos, mas sua real qualidade não pode ser quantificada.

Outro motivo para a dificuldade na identificação da qualidade dos óvulos é a diferença de complexidade entre os gametas masculinos e os femininos. Uma vez que a função do espermatozoide é alcançar o óvulo e fecundá-lo, é possível calcular se estará apto para cumprir essa tarefa conhecendo a concentração espermática, sua mobilidade e sua qualidade (representada pela morfologia).

A função do óvulo é distinta e mais sofisticada. O óvulo deve incorporar o DNA espermático e realizar a fusão de duas sequências de cromossomos haploides, formando corretamente uma nova estrutura diploide. Após esse primeiro passo, também é função do óvulo realizar as primeiras divisões celulares que proporcionam a evolução do zigoto inicial com apenas dois pronúcleos, passando pela fase embrionária inicial de blastômeros e compactação em mórula, até chegar ao estágio de blastocisto, quando o embrião estará pronto para ser implantado no endométrio. A "qualidade do embrião" e sua consequente probabilidade de gerar uma adequada implantação dependem, portanto, da qualidade do óvulo.

Esses aspectos da qualidade dos gametas femininos não são avaliados durante os exames diagnósticos rotineiros solicitados durante o estudo básico da fertilidade. A qualidade dos óvulos será conhecida apenas durante o transcurso de uma FIV e apenas se esta for conduzida completamente com cultura dos embriões até o quinto ou sexto dia de desenvolvimento e também se for realizado um exame cromossômico dos embriões, o estudo genético pré-implantacional (PGS). Apenas assim será possível saber se o óvulo cumpriu sua função de clivagem e desenvolvimento e também de formação cromossômica com sucesso.

Esse talvez seja um raciocínio mais moderno, próprio de uma época em que podem ser conhecidos muito mais detalhes do desenvolvimento embrionário. Toda essa informação adicional que ajuda a identificar os reais fatores responsáveis pelo insucesso em tratamentos de FIV revela que a causa da infertilidade daqueles casais nos quais originalmente não se encontrava um motivo é, na maioria das vezes, um problema na qualidade dos óvulos.

CONDUTA

O tratamento da infertilidade sem causa aparente é empírico, e muitos regimes diferentes foram propostos, desde a conduta expectante, passando pela indução da ovulação para coito programado e pela opção de inseminação artificial, até chegar à FIV.

Normalmente, o protocolo padrão consiste em começar por procedimentos de baixa complexidade e, se não houver resultado, ir passando progressivamente para tratamentos mais sofisticados.

Um estudo multicêntrico randomizado com casais inférteis sem causa aparente comparou as distintas intervenções para tratar esses casais e os resultados foram proporcionais à tecnologia aplicada em cada tratamento. As taxas de gravidez por ciclo foram de 15,2% com indução da ovulação apenas e de 27,4% com indução seguida de inseminação artificial.

Não existe um algoritmo bem definido que explique quais passos deveriam ser dados em um caso de infertilidade sem causa aparente. No entanto, acredita-se que os casais devam ser tratados de maneira individualizada e utilizados alguns fatores importantes de sua história de infertilidade para auxiliar a escolha do melhor tratamento para começar.

O tempo de infertilidade é um fator muito relevante para a decisão acerca do tratamento a ser realizado. Casais com tempo mínimo de infertilidade (12 meses) sem causa aparente podem beneficiar-se da conduta expectante ou de tratamentos mais simples, como a indução da ovulação, associada ou não à inseminação intrauterina, e alcançar taxas razoáveis de sucesso sem a necessidade de um tratamento mais agressivo, consumindo mais medicação, recursos tecnológicos e gastos. Ao contrário, casais com tempo de infertilidade > 2 anos, mesmo na ausência de uma causa concreta, costumam falhar quando são aplicadas técnicas mais básicas, podendo ser recomendado, nesses casos, já começar com tratamentos que aumentam as chances de gravidez, como a inseminação artificial ou a FIV. No outro extremo estão os casais com tempo de infertilidade muito longo. Realizemos uma extrapolação da exposição à gravidez em um casal com infertilidade sem causa aparente de 4 anos de duração. Essa mulher provavelmente teve ciclos ovulatórios durante todo esse período (ausência ou problemas da ovulação seriam uma causa de infertilidade e estamos tratando de um caso sem causa aparente). Assim, poderíamos calcular que aproximadamente 50 ovulações ocorreram sem conseguir gravidez em um útero normal com trompas permeáveis e com sêmen de qualidade normal. É muito improvável que esse casal possa gestar com uma simples indução da ovulação (depois de 50 ovulações) ou mesmo com uma inseminação artificial, sendo possível, portanto, iniciar o tratamento de casos como esse diretamente com técnicas mais resolutivas, como a FIV.

A idade materna é outro fator que deve ser sempre considerado antes da escolha do tratamento. Mulheres com idade ≥ 40 anos, mesmo na ausência de causas de infertilidade no casal, devem ser tratadas como um caso de pior prognóstico. O motivo é a qualidade dos óvulos, que decresce com o avançar da idade materna. Independentemente da causa de infertilidade, essas pacientes geralmente apresentarão taxas de gravidez extremamente baixas com técnicas simples, sendo aconselhado tratamento com FIV. Nesse grupo de pacientes, a FIV serviria não apenas para aumentar as chances de gravidez, mas também para evitar problemas relacionados com a idade materna avançada, como aneuploidias embrionárias, mediante estudo genético pré-implantacional. Quando são considerados os extremos de idade, encontram-se na literatura estudos que revelam que a probabilidade de uma mulher de 45 anos dar à luz um bebê saudável depois de uma FIV é inferior a 3%. Esses dados poderiam levar a desaconselhar qualquer tratamento de reprodução assistida que utilize os próprios gametas em pacientes com mais de 44 anos de idade, mesmo que o estudo inicial da infertilidade não encontre uma causa aparente.

CONSIDERAÇÕES FINAIS

A infertilidade sem causa aparente é uma entidade muito diversa, e nem todos os casais com esse diagnóstico seguirão o mesmo padrão. São rotulados com essa mesma etiqueta casais sem problemas de infertilidade em absoluto e outros com subfertilidade, além de casos com reduzida qualidade ovocitária e até mesmo casais com dificuldades extremas para conseguir a concepção mesmo com a ajuda de técnicas avançadas de reprodução assistida.

A chave para oferecer o melhor tratamento para esses casais é a individualização.

Diante da ausência de uma causa clara de infertilidade, devem ser identificados pontos importantes na história clínica, como o tempo de infertilidade e a idade materna. Com essa informação será possível planejar a melhor abordagem para tratar esses casais e conseguir, ao final, a tão desejada gravidez, mesmo sem conhecer especificamente o motivo original da infertilidade.

Leitura complementar

Farquhar CM, Liu E, Armstrong S, Arroll N, Lensen S, Brown J. Intrauterine insemination with ovarian stimulation versus expectant management for unexplained infertility (TUI): a pragmatic, open-label, randomised, controlled, two-centre trial. Lancet 2017; S0140-6736(17)32406-6.

Gelbaya TA, Potdar N, Jeve YB, Nardo LG. Definition and epidemiology of unexplained infertility. Obstet Gynecol Survey 2014; 69(2):109-15.

Gunn DD, Bates GW. Evidence-based approach to unexplained infertility: a systematic review. Fertil Steril 2016; 105(6):1566-1574.

Gunnala V, Irani M, Melnick A, Rosenwaks Z, Spandorfer S. One thousand seventy-eight autologous IVF cycles in women 45 years and older: the largest single-center cohort to date. Journal of Assisted Reproduction and Genetics 2017.

Johnson LN, Sasson IE, Sammel MD, Dokras A. Does intracytoplasmic sperm injection improve the fertilization rate and decrease the total fertilization failure rate in couples with well-defined unexplained infertility? A systematic review and meta-analysis. Fertil Steril 2013; 100(3):704-11.

Lim AS, Tsakok MF. Age-related decline in fertility: a link to degenerative oocytes? Fertil Steril 1997; 68(2):265-71.

Milán M, Cobo AC, et al. Redefining advanced maternal age as an indication for preimplantation genetic screening. Reproductive Biomedicine Online 2010; 21(5):649-57.

Quaas A, Dokras A. Diagnosis and treatment of unexplained infertility. Obstetrics and Gynecology 2008; 1(2):69-76.

Ray A, Shah A, Gudi A, Homburg R. Unexplained infertility: an update and review of practice. Reproductive Biomedicine Online 2012; 24(6):591-602.

Rubio C, Bellver J et al. In vitro fertilization with preimplantation genetic diagnosis for aneuploidies in advanced maternal age: a randomized, controlled study. Fertil Steril 2017; 107(5):1122-9.

11

Abordagem da Endometriose no Tratamento da Infertilidade

Sérgio Reis Soares

INTRODUÇÃO

Quando no contexto do seguimento do casal infértil é estabelecido o diagnóstico de endometriose, dispara de imediato uma série de alarmes:

1. Acentua-se a sempre presente preocupação em relação ao envelhecimento ovariano.
2. Surge a suspeita da possibilidade de um fator tubovariano.
3. Define-se o pior prognóstico dos tratamentos de baixa complexidade (coito programado e inseminação intrauterina).
4. Impõe-se o questionamento sobre a existência de lesões em outros órgãos pélvicos para além dos reprodutivos e as implicações em termos de sua integridade anatômico-funcional presente e futura.
5. Aumenta o risco de câncer ginecológico.

Essa lista deixa patente a transcendência clínica da endometriose: o acerto e a diligência em seu diagnóstico, assim como seu manejo adequado, são críticos para a saúde reprodutiva e mesmo para a saúde da paciente em um sentido mais amplo. A finalidade deste capítulo é ajudar o profissional especializado em medicina reprodutiva a ser, portanto, preciso na caracterização do quadro e competente em sua gestão.

DEFINIÇÃO, PATOGÊNESE E EPIDEMIOLOGIA

A endometriose se caracteriza pela presença, em localização diversa da uterina, de implantes de células de tipo epitelial glandular e estromal do endométrio. Ainda que esses implantes tenham sido encontrados em praticamente todas as localizações possíveis, inclusive a pulmonar e a cerebral, a grande maioria dos casos está limitada à pelve: peritônio, trompas, ovários e superfície do útero, das alças intestinais e da bexiga. Define-se como endometriose profunda a condição na qual os referidos implantes, de localização peritoneal ou na serosa das alças intestinais, não se limitam à superfície dos tecidos, alcançando profundidade > 5mm de espessura e podendo atingir a musculatura pélvica, a vagina ou o lúmen intestinal ou vesical.

Não há consenso em relação aos mecanismos por meio dos quais a endometriose se instala e, de fato, há indícios de que a doença pode, em diferentes casos, ocorrer como resultado de diversos processos. No entanto, a teoria mais aceita em relação à sua gênese é a da menstruação retrógrada: durante a menstruação, células endometriais refluem através das trompas em vez de seguirem o fluxo menstrual normal. Essas células, ao chegarem à cavidade abdominal e sob o imprescindível estímulo estrogênico, em vez de morrerem, nidam em alguma superfície tissular e desencadeiam processos moleculares de indução de neoformações vasculares que lhes proporcionam nutrição para que proliferem. Evidentemente, para além da ação estrogênica, condições atípicas e específicas devem estar presentes para que tudo isso ocorra em termos da expressão molecular tanto das células endometriais como dos fatores pélvicos.

Os dados sobre a prevalência da doença são variados, mas estima-se que aproximadamente 10% das mulheres em idade reprodutiva tenham endometriose. Quando são consideradas as mulheres inférteis, a faixa de prevalência se situa entre 30% e 50%.

FISIOPATOLOGIA E SINTOMATOLOGIA

O processo de "colonização" provocado pelas células endometrióticas absolutamente não é pacífico. De fato, a endometriose deve ser encarada como uma doença inflamatória crônica. Os implantes ativos estão associados à presença, na pelve, de alta concentração de moléculas e células mediadoras da resposta inflamatória, e essa presença se associa a um também crônico processo de fibrose. As lesões dos órgãos pélvicos resultantes da invasão endometriótica e da contínua dinâmica inflamação/fibrose, a rica inervação sensorial induzida pela inflamação e as distorções da anatomia pélvica induzidas pelos processos aderenciais são os determinantes das manifestações clínicas da doença.

Essas manifestações são tipicamente aquelas relacionadas com a dor pélvica. O padrão álgico pode ser variado, com predomínio, em diferentes casos, de dismenorreia, dispareunia ou dor pélvica crônica sem relação específica com alguma fase do ciclo menstrual. Ao ouvir a queixa de algum desses sintomas, especialmente se progressivos, é mandatório pensar na endometriose e buscar seu diagnóstico. Menos frequentes são os relatos de disquesia ou disúria, podendo também ocorrer, ainda mais raramente, hematoquezia ou hematúria.

No entanto, é importante ter em mente a possibilidade de uma dissociação entre a extensão das lesões pélvicas e a sintomatologia e estar atento à possibilidade de que a infertilidade seja a única expressão clínica da doença.

ABORDAGEM DA ENDOMETRIOSE NA PACIENTE INFÉRTIL

Diagnóstico

Como sempre, a informação recolhida na anamnese, no exame objetivo e nos exames complementares é a base do diagnóstico da doença. Em que pese a mencionada obrigatoriedade de pensar na endometriose diante do relato de dismenorreia, dispareunia e dor pélvica crônica, infelizmente é frequente que muitos anos transcorram entre o início dos sintomas e a feitura do diagnóstico. O grau de suspeição deve ser ainda maior no caso da mulher infértil, mesmo que o quadro de dor não seja chamativo.

Exame objetivo

No âmbito do consultório de infertilidade, o exame objetivo precisa contar com a realização da ecografia pélvica com sonda vaginal. Defendemos mesmo que, nesse contexto, a ecografia seja encarada como o exame objetivo em si. Nela, diversos são os achados que levantam ou reforçam a suspeita da presença da endometriose:

1. Cistos ovarianos de ecogenicidade parenquimatosa e que não regridem ao longo de um período de meses provavelmente são endometriomas. Há ocasiões nas quais um endometrioma pode ter aspecto menos típico com maior heterogeneidade ou calcificações.
2. Lesões miometriais típicas de adenomiose estão frequentemente associadas à presença concomitante de endometriose, especialmente em sua forma profunda.
3. Os processos inflamatórios e aderenciais da endometriose podem culminar em:
   a. Ovários fixos à superfície externa do útero, aderidos um ao outro no fundo de saco de Douglas ou, menos frequentemente, altos na pelve, aderidos às alças intestinais ou à parede pélvica.
   b. Obstrução tubárica com formação de hidrossalpinge. Nesses casos, a trompa, tortuosa e cheia de líquido, é vista à ecografia. Pode ter localização alta na pelve, o que exige sua busca ativa com compressão abdominal das regiões anexiais simultaneamente à realização do exame ecográfico.
   c. Corpo uterino com a superfície de sua parede posterior fixada ao fundo de saco de Douglas, o que dá ao órgão, quando originalmente antevertido, um típico aspecto de S em seu corte longitudinal.
4. Lesões de endometriose profunda no septo retovaginal (de identificação ecográfica menos fácil).

No que diz respeito ao exame físico ginecológico em si, o toque retal, associado ao toque vaginal, pode promover o reconhecimento de nódulos endometrióticos e espessamento do septo retovaginal nos casos de endometriose profunda.

Exames complementares

Os exames complementares de possível utilidade no diagnóstico da endometriose podem ser divididos em marcadores bioquímicos e ressonância nuclear magnética (RNM) pélvica:

- **Marcadores bioquímicos:** são de mais utilidade quando o processo fisiopatológico não levou às alterações típicas identificáveis mediante a ecografia pélvica com sonda vaginal (ou seja, nos casos entre leves e moderados). Tendo em vista a natureza de processo inflamatório crônico da endometriose, espera-se que a concentração sérica e no fluido peritoneal de citoquinas, como interleucinas 6 e 8, fator de necrose tumoral alfa, CA-125 e CA-19.9 e proteína C reativa ultrassensível, esteja aumentada, bem como a de outras substâncias que participam da fisiopatologia da doença, como o fator de crescimento endotelial vascular (VEGF), a glicodelina e a anexina V. No entanto, não são substâncias cuja concentração sanguínea se altere de modo específico devido à endometriose, podendo também estar elevadas em outros quadros pélvicos e inflamatórios. Tampouco têm seus níveis aumentados em todos os casos da doença. Portanto, mesmo a combinação da medição de diversas dessas substâncias em painéis de marcadores bioquímicos não alcança um poder de predição ótimo (cabe enfatizar que os estudos nesse campo continuam a ser realizados). Ao longo dos últimos anos, também têm sido investigados marcadores autoimunes e genéticos (padrão de metilação e concentração de determinados tipos de RNA não codificante nas células do endométrio eutópico e de células encontradas no muco cervical), que, em alguns casos, parecem ter especificidade inclusive para os diferentes tipos e estágios da doença.

- **RNM pélvica:** o papel da RNM pélvica no diagnóstico e no manejo da endometriose está associado à sua capacidade de:
  - **Aumentar a segurança em relação aos achados ecográficos:** em função da maior capacidade de caracterização tissular da RNM, esta possibilita corroborar a impressão diagnóstica ecográfica de um endometrioma ou tumor ovariano, hidro-hematossalpinge, adenomiose ou endometriose do septo retovaginal.
  - **Identificar lesões não vistas à ecografia:** implantes peritoneais (se hemorrágicos), aderências ou massas mais altas na pelve e endometriose profunda. Neste último caso, a capacidade de precisar a extensão da doença é importante na decisão não somente sobre a indicação cirúrgica, mas também sobre o plano cirúrgico: por exemplo, o grau de invasão do reto torna possível antever a necessidade ou não de uma cirurgia mais agressiva ou mutiladora. É também importante o papel da RNM na identificação de lesões profundas em áreas da pelve ocultas por aderências e, portanto, de difícil reconhecimento mesmo durante o tempo operatório.

Desse modo, a RNM pélvica promove um estadiamento mais completo da doença que a ecografia. No entanto, em alguns casos de endometriose profunda, para que essa finalidade seja alcançada de modo pleno é necessário realizar ainda uma colonoscopia e/ou uma cistoscopia. Em alguns casos, a histerossalpingografia pode ser útil para a confirmação de que determinada coleção líquida anexial é mesmo uma hidrossalpinge.

Laparoscopia como recurso diagnóstico na endometriose

Classicamente, o diagnóstico de certeza da endometriose somente pode ser alcançado mediante o estudo histológico de fragmentos de tecido obtido durante o ato operatório e, portanto, a cirurgia é imperativa diante da suspeita da doença. Efetivamente, o padrão-ouro para o diagnóstico consiste mesmo na identificação das células de tipo epitelial glandular e estromal endometriais ao estudo microscópico da peça operatória. No entanto, ao longo dos últimos anos as vantagens e desvantagens da cirurgia com objetivo meramente diagnóstico têm sido ponderadas e uma importante corrente de especialistas na área já não a defende em todos os casos suspeitos. Os dados clínicos relevantes na decisão sobre a pertinência de sua realização estão relacionados com os achados ecográficos e da RNM pélvica e com a sintomatologia da paciente. Por exemplo, admite-se como conceito geral a não realização da cirurgia para confirmação diagnóstica no caso da identificação ecográfica de um cisto ovariano estável com características fortemente sugestivas de endometrioma, com RNM a reforçar a impressão diagnóstica e sem outros achados pélvicos, em paciente oligo ou assintomática. Da mesma maneira, nem todos os casos de diagnóstico clínico-imaginológico de endometriose profunda têm a cirurgia como passo obrigatório imediato para sua confirmação.

Estratégia terapêutica na paciente infértil

O tratamento da infertilidade no casal com endometriose implica um evidente conflito de interesses. A fisiopatologia da doença, caracterizada fundamentalmente pelo crônico processo de inflamação/fibrose, primariamente dependente do estímulo estrogênico, somente entra em remissão definitiva com a chegada da menopausa, ou seja, é a ausência da função ovariana e da produção estrogênica que desativa toda a cascata de eventos relacionados com a endometriose. Portanto, antes da chegada da menopausa, as estratégias de contenção da doença e atenuação dos sintomas a longo prazo são essencialmente fundamentadas na utilização de fármacos que inibem a ação estrogênica sobre os implantes: contraceptivos orais combinados monofásicos de baixa dose, progestogênios e agonistas do hormônio liberador de gonadotrofina (GnRH) *depot*, principalmente. Pode-se dizer que é válido o princípio segundo o qual "a paciente com endometriose sem desejo reprodutivo deve estar em bloqueio ovariano farmacológico crônico". As vantagens que advêm desse princípio não se limitam ao controle ou à atenuação dos sintomas (que por si só já seriam razão suficiente para lhe dar suporte), mas vinculam-se também à acentuada diminuição do risco de recorrência dos endometriomas e de ocorrência do carcinoma epitelial do ovário (de cerca de 80% em ambos os casos) quando se promove a anovulação crônica.

No entanto, a obtenção de gravidez não é compatível com a ausência de exposição a períodos de ação estrogênica sem contraposição progestogênica. Portanto, a busca da gravidez na paciente com endometriose supõe, por definição, a renúncia provisória à circunstância clínica mais adequada para o controle da progressão da doença, o alívio dos sintomas e a prevenção de complicações, o que faz com que esses sejam casos nos quais a pressão do fator tempo se faça notar de modo ainda mais marcado que nos casais inférteis em geral. Tem efeito somatório a eventual presença da endometriose ovariana, dado que os endometriomas e a fibrose gonadal aumentam a probabilidade de uma redução precoce da reserva folicular.

A definição da estratégia para concretização do projeto reprodutivo na paciente infértil com endometriose deve basear-se sempre na conciliação de três vertentes do quadro clínico:

- A caracterização da função reprodutiva em si.
- O manejo dos sintomas resultantes da doença.
- Os cuidados referentes ao acometimento de outros órgãos pélvicos e ao risco de malignização.

Caracterização da função reprodutiva

De modo geral, considera-se adequada uma avaliação inicial básica que inclua a tipificação da função ovariana mediante a medição dos níveis sanguíneos do hormônio antimülleriano e/ou a ecografia pélvica com sonda vaginal para contagem dos folículos antrais, a avaliação do útero durante a mesma ecografia, o estudo tubárico através da histerossalpingografia (HSG) e a avaliação da produção espermática mediante a realização de um espermograma (sem prejuízo da necessidade do estudo de outros "setores" relacionados, como o endócrino, através do estudo dos níveis do hormônio tireoestimulante [TSH], T4 livre e prolactina). Em princípio, considera-se que esses dados, associados ao tempo de infertilidade e à idade feminina, são suficientes para diferenciar casais com indicação de tratamentos de baixa complexidade (coito programado ou inseminação intrauterina) dos casais com indicação para fertilização *in vitro* (FIV).

Tratamentos de baixa complexidade

Em geral, casais sem longo tempo de infertilidade (menos de 3 a 5 anos, segundo diferentes autores), com a mulher sem idade reprodutiva avançada, com boa reserva ovariana, sem alterações à HSG e com parceiro com um número minimamente suficiente de espermatozoides com mobilidade progressiva, teriam indicação de realizar, como primeira abordagem, os tratamentos de baixa complexidade.

Como conceito geral, aplicam-se os mesmos critérios para os casais inférteis com diagnóstico de endometriose. No entanto, quando se considera que as causas de infertilidade relacionadas com a endometriose são o fator tubovariano decorrente do processo aderencial, a diminuição da reserva ovariana, a dor pélvica (a dificuldade na concretização do ato sexual é um poderoso contraceptivo) ou o processo crônico de inflamação pélvica, há no último fator um determinante de um rendimento mais baixo dos tratamentos de baixa complexidade, mesmo diante de um espermograma normal, de uma boa reserva ovariana e de uma HSG normal (uma taxa de sucesso média de aproximadamente 70% daquela que se obtém nos casos com outras causas de infertilidade). O aumento da concentração, no fluido peritoneal, de células e moléculas mediadoras do processo inflamatório e de radicais livres pode criar um ambiente pélvico deletério para a dinâmica da FIV e ser a explicação para os piores resultados desses tratamentos no referido cenário clínico. É importante ter em mente que "trompa desobstruída" não é sinônimo de trompa funcional ou de ambiente pélvico ótimo.

Portanto, diante de um contexto especialmente sensível ao fator tempo (pelas razões anteriormente expostas) e no qual os tratamentos de baixa complexidade, que em condições ótimas alcançam entre 15% e 20% de eficácia por tentativa, têm resultados ainda mais modestos, o recurso ao coito programado e à inseminação intrauterina deve ser explorado com parcimônia e de modo diligente. É fundamental informar o casal sobre os aspectos menos positivos desse tipo de estratégia em sua circunstância para que seja tomada uma decisão médica compartilhada. Nos casos em que a decisão seja explorar os referidos tratamentos, é nossa prática recomendar ao casal não exceder as três tentativas ou um período de 6 meses (o limite que for alcançado primeiro).

Fertilização *in vitro*

O tratamento de FIV é a abordagem indicada aos casais com diagnóstico de endometriose, nos quais:

- Há evidência de comprometimento da função ovariana e/ou tubária cujo grau contraindica as estratégias de baixa complexidade.
- O tempo de infertilidade ou a idade reprodutiva feminina exigem dirigir-se de modo mais diligente a recursos mais eficazes.

Seja pelas causas descritas, seja por não ter sido alcançado sucesso com as estratégias de baixa complexidade, quando se toma a decisão de realizar o tratamento de FIV os pontos a definir relacionados de modo específico com a endometriose dizem respeito à indicação ou não de cirurgia prévia, à escolha de um protocolo de estimulação ovariana adequada para o caso e à definição do prognóstico da FIV. O primeiro desses pontos (indicação de cirurgia prévia) será discutido na próxima seção deste capítulo.

Em relação ao protocolo de estimulação a ser utilizado nessas pacientes, durante muito tempo o protocolo longo com agonistas foi considerado uma necessidade nos casos de endometriose. Tal princípio deveu-se ao receio do impacto negativo do ambiente pélvico endometriótico no resultado do tratamento por FIV, possivelmente mediante um efeito na qualidade ovocitária. Como já mencionado, o referido ambiente é rico em células e moléculas inflamatórias e radicais livres e, efetivamente, o uso continuado do agonista do GnRH consegue inibir alguns dos processos bioquímicos determinantes desse cenário. No entanto, estudos mais recentes com força estatística demonstram que os resultados dos tratamentos de FIV quando se utiliza o protocolo com antagonistas nas pacientes com endometriose são iguais aos obtidos com o protocolo longo com agonista. Pode fazer sentido priorizar este último protocolo, mais incômodo para a paciente, somente nos casos com evidência de um quadro de endometriose mais ativa.

O prognóstico da FIV nos casais com diagnóstico de endometriose tem sido matéria de extensa literatura médica, inclusive com múltiplos artigos de revisão publicados. É interessante observar que nem mesmo as metanálises sobre o tema chegam a constatações plenamente coincidentes. É possível descrever como predominante a observação de uma menor resposta quantitativa e uma maior taxa de cancelamento das estimulações das pacientes endometrióticas, mas resultados clínicos similares quando se consideram os tratamentos que chegam ao estágio da extração dos oócitos. A semelhança nos resultados clínicos sugere que, apesar da existência de dados laboratoriais indicativos de menor qualidade ovocitária média nesses casos, de modo predominante tal limitação qualitativa não está presente em grau suficiente para ter impacto acentuado no desenlace do tratamento.

Evidentemente, há ocasiões em que a funcionalidade ovariana está comprometida a ponto de inviabilizar o sucesso do tratamento de FIV. Nesses casos, é importante saber que o prognóstico do tratamento de FIV com oócitos doados nas pacientes com endometriose é tão bom quanto nas pacientes em geral. Podem constituir exceção os casos de adenomiose acentuada concomitante. Nestes, há redução da frequência de implantação embrionária e aumento da taxa de aborto.

Manejo dos sintomas, extensão do acometimento pélvico e risco de malignização

Como mencionado anteriormente, o tratamento farmacológico crônico que visa à inibição da ação estrogênica nos implantes de endometriose tem, em associação à cirurgia pélvica precisamente indicada, papel destacado no manejo dos sintomas da doença, na contenção da progressão das lesões pélvicas de localização variada e na prevenção do carcinoma ovariano (em especial o carcinoma de células claras e o adenocarcinoma endometrioide) na paciente sem desejo reprodutivo. No entanto, a inibição estrogênica farmacológica é incompatível com a gravidez. Portanto, a cirurgia é o recurso adjuvante a ponderar no curso do seguimento do casal infértil.

É cada vez mais evidente a importância da adequada indicação da laparoscopia. Não somente sua obrigatoriedade para o diagnóstico da doença tem sido relativizada, mas também a redução do número total de intervenções às quais a mulher é submetida ao longo da vida é vista como um objetivo maior. Convém priorizar a minimização da carga do tratamento se dele não advém um claro benefício.

As situações clínicas nas quais a paciente infértil se beneficia da intervenção laparoscópica antes do tratamento da infertilidade são:

- **Presença de sintomas que comprometem a qualidade de vida:** a dor pélvica crônica, a dismenorreia, a dispareunia, a disquesia ou a disúria, se presentes em intensidade significativa para a paciente, podem constituir por si só indicação cirúrgica.
- **Lesões nos órgãos pélvicos não reprodutivos:** os principais exemplos são as lesões compressivas do ureter com progressiva hidronefrose e sofrimento do parênquima renal ou o nódulo do septo retovaginal. Neste último caso, deve-se sempre ter em mente que é melhor operar um nódulo ativo na parede do reto em um estágio em que ainda é possível o uso de técnica conservadora do que adiar a intervenção até um estágio da lesão que exija a cirurgia mutiladora.
- **Presença de endometrioma(s) com localização e/ou dimensão que impossibilitam a punção ovariana para coleta de oócitos (nesse caso, a aspiração do cisto guiada por ecografia vaginal, seguida da injeção intracística de substância esclerosante ou de fármacos que inibem a sua recorrência, é alternativa à sua remoção cirúrgica):** também a presença de lesão ovariana em rápido crescimento, com características ecográficas atípicas ou associada à elevação dos níveis sanguíneos dos marcadores tumorais, constitui indicação cirúrgica. Por outro lado, o endometrioma que não se encaixa em nenhuma das descrições anteriores não deve ser retirado antes do tratamento de FIV, em especial nas pacientes com diagnóstico de diminuição da reserva folicular, porque sua remoção está associada à redução da resposta ovariana à estimulação.
- **Presença de fator tubovariano em paciente jovem com boa reserva folicular e parceiro com bom espermograma:** em casos selecionados, a abordagem cirúrgica do fator tubovariano pode aumentar a probabilidade de sucesso dos tratamentos de baixa complexidade, ainda que não aos níveis de sucesso desses tratamentos nas pacientes sem endometriose ou sem o referido fator e com risco aumentado de gravidez tubária.
- **Presença de hidrossalpinge comunicante com a cavidade uterina, que reduz de modo significativo a taxa de implantação embrionária no tratamento de FIV.**

A laparoscopia da paciente com endometriose é intervenção com alto grau de complexidade e deve ser realizada por profissional especializado. O especialista em medicina reprodutiva deve trabalhar em conjunto com o cirurgião na decisão sobre a indicação da cirurgia e do plano operatório.

CONSIDERAÇÕES FINAIS

A endometriose faz parte de uma gama de entidades nosológicas ginecológicas relacionadas com a ação do estrogênio, grupo no qual estão incluídos o carcinoma mamário, o adenocarcinoma do endométrio de tipo I, o carcinoma do ovário, a miomatose uterina e a adenomiose. Ao longo das últimas décadas foi descrito aumento na incidência (e, segundo alguns autores, na precocidade do aparecimento e na agressividade) de algumas dessas doenças. Uma das hipóteses para as referidas mudanças epidemiológicas é a ação dos disruptores endócrinos (DR) ambientais aos quais se está maciçamente exposto. Agentes químicos, como os ftalatos, o DDT e os bisfenóis, com estrutura molecular que possibilita, entre outros mecanismos, a interação com os receptores estrogênicos, são potenciais determinantes das doenças descritas. É papel do médico buscar o aprofundamento do conhecimento e a veiculação de informação sobre esse tema e estar alerta para o diagnóstico das referidas entidades no consultório.

Em relação à endometriose, um alto grau de suspeição clínica é crítico em virtude da relevância do diagnóstico precoce no adequado manejo da doença. Uma vez feito o diagnóstico, é fundamental ter em mente que, no caso de não haver desejo reprodutivo, deve-se promover o bloqueio crônico da função ovariana. Nos casos com acometimento ovariano, deve ser considerada a preservação do potencial reprodutivo mediante a vitrificação ovocitária. Por outro lado, o diagnóstico da endometriose no parceiro feminino do casal infértil pede diligência terapêutica com criteriosa ponderação da pertinência de explorar inicialmente os tratamentos de baixa complexidade e da utilidade da realização de laparoscopia previamente ao tratamento de reprodução assistida.

A endometriose é doença crônica com sintomas álgicos importantes que, não raro, determinam limitações significativas na vida sexual e na qualidade de vida em geral. A associação dessa circunstância clínica a toda a carga psicológica da infertilidade é contexto propício para a desestabilização psicológica. É fundamental que o médico que dá apoio ao casal infértil com parceiro feminino com endometriose esteja atento a esse risco e ofereça apoio especializado em tempo hábil.

Leitura complementar

Andrew Crain D, Janssen SJ, Edwards TM et al. Female reproductive disorders: the roles of endocrine disrupting compounds and developmental timings. Fertil Steril 2008; 90(4):911-40.

Barbosa MAP, Teixeira DM, Navarro PAAS, Ferriani RA, Nastri CO, Martins WP. Impact of endometriosis and its staging on assisted reproduction outcome: systematic review and meta-analysis. Ultrasound Obstet Gynecol 2014; 44:261-78.

Barnhart K, Dunsmoor-Su R, Coutifaris C. Effect of endometriosis on in vitro fertilization. Fertil Steril 2002; 77:1148-55.

Benagiano G, Petraglia F, Gordts S, Brosens I. A new approach to the management of ovarian endometrioma to prevent tissue damage and recurrence. Reprod Biomed Online 2016; 32:556-62.

Bourdon M, Santulli P, Marcellin L, Lamau MC, Maignien C, Chapron C. Bowel endometriosis and infertility: do we need to operate? Gynecol Obstet Fertil Senol 2017; 45(9):486-90.

Cohen A, Almog B, Tulandi T. Sclerotherapy in the management of ovarian endometrioma: systematic review and meta-analysis. Fertil Steril 2017; 108:117-24.

Darwish B, Chanavaz-Lacheray I, Roman H. Swimming against the stream: is surgery worthwhile in women with deep infiltrating endometriosis and pregnancy intention? J Minim Invasive Gynecol 2017; Epub ahead of print Aug 24.

Davis AC, Goldberg JM. Extrapelvic endometriosis. Semin Reprod Med 2017; 35(1):98-101.

de Venecia C, Ascher SM. Pelvic endometriosis: spectrum of magnetic resonance imaging findings. Semin Ultrasound CT MRI 2015; 36:385-93.

Dueholm M. Uterine adenomyosis and infertility, review of reproductive outcome after in vitro fertilization and surgery. Acta Obstet Gynecol Scand 2017; 96:715-26.

Giudice LC, Kao LC. Endometriosis. Lancet 2004; 364:1789-99.

Gordts S, Koninckx P, Brosens I. Pathogenesis of deep endometriosis. Fertil Steril 2017 Epub ahead of print Oct 31.

Gore AC, Chappell VA, Fenton SE et al. Executive summary to EDC-2: the Endocrine Society's second scientific statement on endocrine-disrupting chemicals. Endocr Rev 2015; 36(6):593-602.

Grandi G, Toss A, Cortesi L, Botticelli L, Volpe A, Gagnacci A. The association between endometriomas and ovarian cancer: preventive effect of inhibiting ovulation and menstruation during reproductive life. Biomed Res Int 2015; 751571.

Groszmann IS, Benacerraf BR. Complete evaluation of anatomy and morphology of the infertile patient in a single visit: the modeRM infertility pelvic ultrasound examination. Fertil Steril 2016; 105:1381-93.

Hamdan M, Dunselman G, Li TC, Cheong Y. The impact of endometrioma in IVF/ICSI outcomes: a systematic review and meta-analysis. Hum Reprod Update 2015; 21(6):809-25.

Harb H, Gallos I, Chu J, Harb M, Coomarasamy A. The effect of endometriosis on in vitro fertilisation outcome: a systematic review and meta-analysis. BJOG 2013; 120:1308-20.

Hyun Ahn S, Singh V, Tayade C. Biomarkers in endometriosis: challenges and opportunities. Fertil Steril 2017; 107:523-32.

Iversen MJ, Seyer-Hansen M, Forman A. Does surgery for deep infiltrating bowel endometriosis improve fertility? A systematic review. Acta Obstet Gynecol Scand 2017; 96:688-93.

Kim YA, Kim MR, Lee JH et al. Gonadotropin-releasing hormone agonist reduces aromatase cytochrome P450 and cyclooxygenase-2 in ovarian endometrioma and eutopic endometrium of patients with endometriosis. Gynecol Obstet Invest 2009; 68(2):73-81.

Kobayashi H, Yamada Y, Morioka S, Niiro E, Shigemitsu A, Ito F. Mechanisms of pain generation for endometriosis-associated pelvic pain. Arch Gynecol Obstet 2014; 289:13-21.

Koch J, Rowan K, Rombauts L, Yazdani A, Chapman M, Johnson N. Endometriosis and infertility – a consensus statement from ACCEPT (Australasian CREI Consensus Expert Panel on Trial Evidence). ANZJOG 2012; 52:513-22.

Mendonça Carneiro M, Pyramo Costa LM, de Ávila I. To operate or not to operate on women with deep infiltrating endometriosis (DIE) before in vitro fertilization (IVF). JBRA Assist Reprod 2017; 21(2):120-5.

Montoliu-FoRMas G, Martí-Bonmatí L. Magnetic resonance imaging structured reporting in infertility. Fertil Steril 2016; 105:1421-31.

Pearce CL, Templeman C, Rossing MA et al. Association between endometriosis and risk of histological subtypes of ovarian cancer: a pooled analysis of case-control studies. Lancet Oncol 2012; 13(4):385-94.

Rodriguez-Purata J, Coroleu B, Tur R, Carrasco B, Rodriguez I, Barri PN. Endometriosis and IVF: are agonists really better? Analysis of 1180 cycles with the propensity score matching. Gynecol Endocrinol 2013; 29(9):859-62.

Sanchez AM, Vanni VS, Bartiromo L et al. Is the oocyte quality affected by endometriosis? A review of the literature. J Ovarian Res 2017; 10(1):43.

Santulli P, Somigliana E, Bourdon M et al. Conservative management of endometrioma in women undergoing in vitro fertilization. J Gynecol Obstet Hum Reprod 2017; 46(3):203-9.

Schneider C, Oehmke F, Tinnemberg H-R, Krombach GA. MRI technique for the preoperative evaluation of deep infiltrating endometriosis: current status and protocol recommendation. Clinical Radiology 2016; 71:179-94.

Scutiero G, Iannone P, BeRMardi G et al. Oxidative stress and endometriosis: a systematic review of the literature. Oxid Med Cell Longev 2017. Epub ahead of print Sep 19.

Soares SR, Martínez-Varea A, Hidalgo-Mora JJ, Pellicer A. Pharmacologic therapies in endometriosis: a systematic review. Fertil Steril 2012; 98(3):529-55.

Soares SR, Velasco JA, Fernandez M et al. Clinical factors affecting endometrial receptiveness in oocyte donation cycles. Fertil Steril 2008; 89(3):491-501.

Steinberg EP, Holtz PM, Sullivan EM, Villar CP. Profiling assisted reproductive technology: outcomes and quality of infertility management. Fertil Steril 1998; 69(4):617-623.

Surrey ES, Silverberg KM, Surrey MW, Schoolgraft WB. Effect of prolonged GnRH agonist therapy on the outcome of IVF-ET in patients with endometriosis. Fertil Steril 2002; 78:699-704.

Vodolazkaia A, El-Aalamat Y, Popovic D et al. Evaluation of a panel of 28 biomarkers for the non-invasive diagnosis of endometriosis. Hum Reprod 2012; 27(9):2698-711.

Yao M, Hu T, Wang Y, Du Y, Hu C, Wu R. Polychlorinated biphenyls and its potential role in endometriosis. Environ Pollut 2017; 229:837-45.

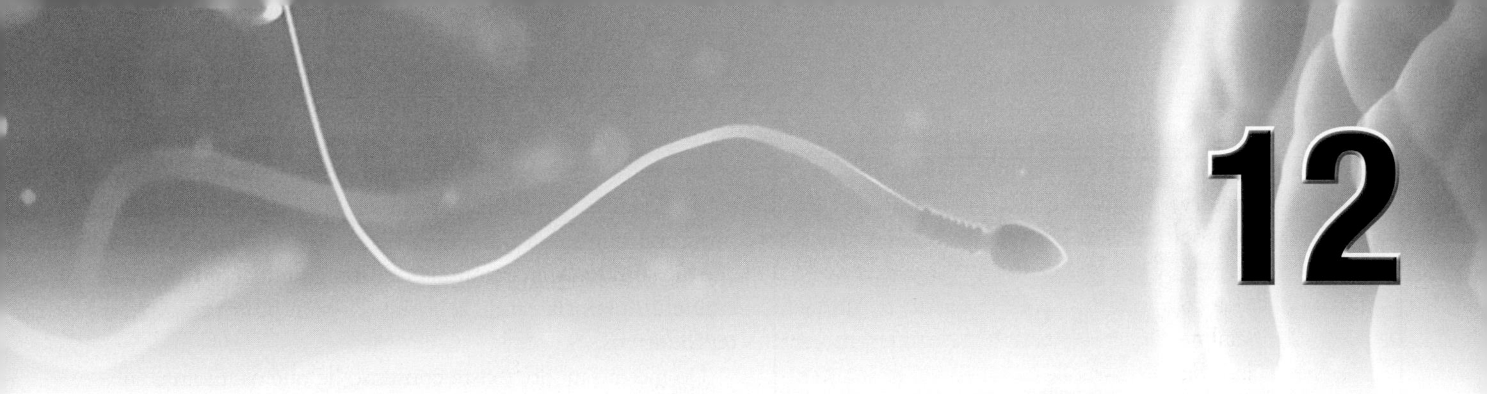

12

Miomas e Infertilidade

Esther Santamaría López
Manuel Fernández Sánchez

INTRODUÇÃO

Os fibromas ou leiomiomas, comumente conhecidos como miomas uterinos, são tumores benignos de ocorrência frequente em mulheres em idade reprodutiva. Os sintomas causados por miomas costumam aparecer com frequência entre os 30 e os 40 anos de idade. Não têm sido descritos miomas em meninas antes da puberdade, mas eles ocasionalmente são diagnosticados em adolescentes. Por outro lado, na maioria das mulheres parece haver redução dos miomas após a menopausa.

A incidência acumulada é de 20% a 50% em mulheres em idade fértil, chegando a acometer 70% das mulheres americanas brancas e 80% das negras na época da menopausa. A maior frequência em mulheres de origem africana parece sustentar a participação dos fatores genéticos na formação e desenvolvimento dos miomas.

Além de fatores genéticos, existem outros fatores de risco para a formação de miomas relacionados com uma alta e prolongada exposição ao estrogênio e/ou à progesterona: idade da menarca precoce, síndrome dos ovários policísticos, obesidade e gravidez tardia.

Exposições a outras substâncias, como o tabaco, também poderiam estar relacionadas; no entanto, ainda não há evidências suficientes que confirmem esse possibilidade.

Também é bem conhecido o papel dos esteroides sexuais no crescimento dos miomas, embora esses hormônios não sejam exclusivamente responsáveis pela gênese do tumor. Os miomas são considerados uma doença clonal, originados de uma única célula muscular lisa e que afetam a função, a proliferação e a diferenciação de um subgrupo específico das células do miométrio humano. Essas células apresentam características de células-tronco somáticas e estão sob a influência de diferentes estímulos genéticos e hormonais.

CLASSIFICAÇÃO E SINTOMAS

A depender da localização (submucosos, intramurais ou subserosos), número e tamanho, os sintomas produzidos pelos miomas variam em frequência e gravidade, podendo comprometer significativamente a qualidade de vida da mulher. Esses parâmetros tornam possível a classificação dos miomas, existindo diversas variações, entre as quais se destacam a classificação de miomas submucosos desenvolvida por Wamsteker e cols. e adotada pela Sociedade Europeia de Endoscopia Ginecológica (ESGE) e a classificação da Federação Internacional de Ginecologia e Obstetrícia (FIGO), mostrada na Figura 12.1.

Os sintomas atribuídos aos miomas uterinos são: sangramento uterino anormal, dor pélvica, alteração da fertilidade e desfecho obstétrico adverso, sendo o primeiro e mais frequente sob a forma de hipermenorreias e menorragias, que causam anemia, fraqueza e perda de produtividade no trabalho.

A presença e o grau de sangramento são determinados, principalmente, pela localização dos miomas. Os miomas com maior grau de comprometimento endometrial (submucosos tipos 0 e I) são aqueles que estão mais frequentemente relacionados com hipermenorreias e menorragias mais severas. No entanto, mulheres com miomas intramurais também podem apresentar, com frequência, sangramento uterino excessivo ou prolongado.

Os mecanismos desse sangramento menstrual excessivo são desconhecidos, ocorrendo uma combinação de alterações tanto microscópicas como macroscópicas dos vasos uterinos, hemostasia uterina alterada ou desregulação molecular dos fatores angiogênicos. Maior superfície endometrial, maior vascularização uterina, interferência na contratilidade normal do miométrio e compressão dos plexos

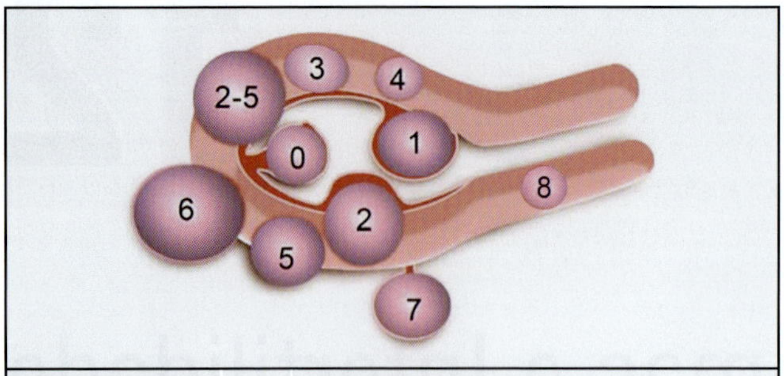

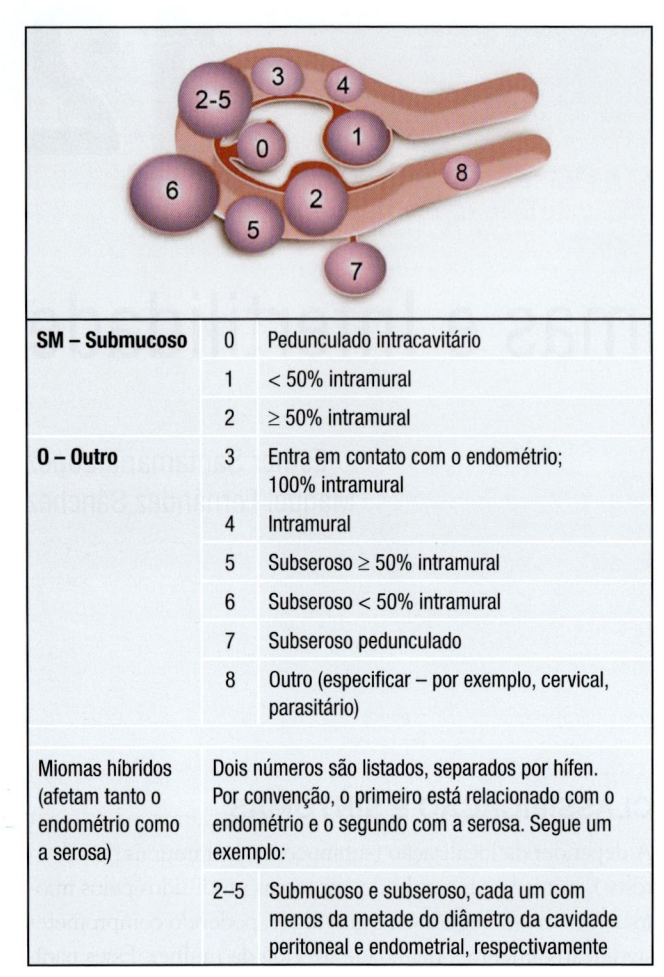

SM – Submucoso	0	Pedunculado intracavitário
	1	< 50% intramural
	2	≥ 50% intramural
0 – Outro	3	Entra em contato com o endométrio; 100% intramural
	4	Intramural
	5	Subseroso ≥ 50% intramural
	6	Subseroso < 50% intramural
	7	Subseroso pedunculado
	8	Outro (especificar – por exemplo, cervical, parasitário)
Miomas híbridos (afetam tanto o endométrio como a serosa)	Dois números são listados, separados por hífen. Por convenção, o primeiro está relacionado com o endométrio e o segundo com a serosa. Segue um exemplo:	
	2–5	Submucoso e subseroso, cada um com menos da metade do diâmetro da cavidade peritoneal e endometrial, respectivamente

Figura 12.1 Classificação dos miomas segundo a Federação Internacional de Ginecologia e Obstetrícia (FIGO).

venosos miometriais são outros mecanismos que poderiam explicar o sangramento uterino anormal em pacientes com miomas intramurais.

A dor pélvica é um sintoma menos frequente, já que está associada a miomas grandes. Outros sintomas incomuns, também relacionados com o tamanho dos miomas, são causados pela compressão de órgãos adjacentes, como a vagina, a bexiga ou o reto, causando dispareunia, disúria, polaciúria e constipação.

Em mulheres grávidas, a presença de miomas está relacionada com abortos, parto prematuro, anomalias relativas à placenta e à posição fetal, rotura prematura de membranas, crescimento intrauterino restrito e taxa maior de cesarianas.

IMPACTO DOS MIOMAS NA FERTILIDADE

Aproximadamente 5% a 10% das mulheres inférteis têm miomas, e sua presença é o único fato anormal encontrado em 1% a 2,4% dessas pacientes. Embora a relação dos miomas com a fertilidade seja controversa, existe evidência científica de que os fibromas interferem na migração do esperma, no transporte de oócitos e na implantação do embrião em virtude da inflamação endometrial ou das alterações vasculares.

Em geral, aceita-se que os miomas submucosos reduzem a fertilidade e que os miomas de localização subserosa têm pouca ou nenhuma influência nisso. No entanto, em relação aos miomas intramurais, existe grande controvérsia, embora a maioria esteja relacionada com piores resultados reprodutivos.

Do mesmo modo, existe consenso de que os miomas submucosos influenciariam negativamente os tratamentos de fertilização *in vitro* (FIV), ao passo que os subserosos não. Já o impacto dos miomas intramurais que não distorcem a cavidade endometrial gera maior controvérsia. Uma metanálise recente sugere que a presença de miomas intramurais que não distorcem a cavidade, em mulheres submetidas a tratamentos de FIV, está associada a uma taxa de recém-nascidos vivos 21% menor do que nas mulheres sem miomas. Para a escolha da estratégia terapêutica mais adequada é importante levar em conta a taxa de recém-nascidos vivos e não apenas a gravidez pós-FIV porque, como já visto, os miomas podem estar relacionados com um desfecho obstétrico adverso.

A relação entre o tamanho dos miomas intramurais e os resultados dos tratamentos de reprodução assistida (TRA) também é muito polêmica. Vários autores observaram um efeito significativamente negativo na taxa de recém-nascidos vivos naquelas pacientes com miomas > 2,5cm e com ≥ 4cm, enquanto outros concluíram que pacientes assintomáticas com miomas intramurais < 5cm que não distorcem a cavidade não sofrem nenhum impacto negativo quanto ao sucesso da FIV. A alteração da perfusão vascular uterina e da receptividade endometrial é uma hipótese que tenta explicar o impacto negativo nas TRA dos miomas intramurais; entretanto, são necessários estudos bem elaborados que comprovem essa hipótese.

DIAGNÓSTICO

Um exame de imagem é necessário para determinar a localização, o número e o tamanho dos miomas. A ultrassonografia transvaginal, 2D ou 3D, é o exame básico para o diagnóstico de fibromas uterinos, sendo especialmente útil no caso de miomas únicos. Por outro lado, a ressonância nuclear magnética (RNM) tem grande utilidade no caso de vários miomas uterinos, desde que ofereça uma melhor avaliação do número, tamanho e localização dos miomas, bem como a determinação de sua relação com os órgãos vizinhos.

Além disso, é fundamental que o exame ou os exames escolhidos ajudem a determinar a distância dos miomas até a cavidade endometrial e a serosa, o comprometimento ou não da cavidade endometrial e a relação dos miomas com os órgãos vizinhos, além de estabelecer o diagnóstico diferencial entre miomas e adenomiose, pois o tratamento de ambas as entidades é muito diferente.

Em casos de cirurgia endoscópica, onde se perde o *feedback* tátil da cirurgia aberta, o exame de imagem antes da cirurgia assume especial importância por tornar possível saber a localização exata dos miomas e evitar deixar algum no útero. Não existe um exame de imagem ideal, e a escolha entre os diferentes tipos depende da experiência e da habilidade de quem o realiza. Em mãos experientes, tanto a ultrassonografia como a RNM provaram ser os exames mais utilizados e eficientes. Em pacientes com miomatose está indicada a solicitação de uma RNM antes da cirurgia.

A histeroscopia diagnóstica é um exame realmente útil para avaliação do comprometimento endometrial por miomas intramurais, possibilitando, além da confirmação do diagnóstico ultrassonográfico, um planejamento adequado da cirurgia.

Em caso de cirurgia, recomenda-se um planejamento pré-operatório adequado para torná-la mais segura e eficaz. Para isso é necessário que o diagnóstico seja o mais preciso possível quanto ao número, ao tamanho e à localização dos miomas e que a paciente chegue para a cirurgia nas melhores condições clínicas possíveis, especialmente no que diz respeito ao nível de hemoglobina.

TRATAMENTO

A depender da idade, dos sintomas e dos desejos da paciente, são múltiplas as estratégias existentes para o tratamento adequado dos miomas; no entanto, se a prioridade da paciente é ser mãe, o objetivo comum de qualquer estratégia terapêutica é preservar sua fertilidade, evitando histerectomias radicais desnecessárias.

Tratamento cirúrgico

A indicação clássica da cirurgia consiste na operação dos miomas sintomáticos que comprometem a qualidade de vida, mas, como salientado previamente, um número significativo de pacientes irá se beneficiar de outros tratamentos médicos a longo prazo, evitando, assim, a miomectomia e seus riscos.

Em mulheres com infertilidade e presença de miomas, a cirurgia está indicada para miomas submucosos e intramurais que afetam a cavidade, mas não para miomas de localização subserosa. A indicação de miomectomia para miomas intramurais que não afetam a cavidade continua gerando muita controvérsia. Na prática habitual, considera-se a indicação de miomectomia nos casos de miomas intramurais ≥ 4cm que não afetam a cavidade.

Muitas pacientes com miomas e sangramento apresentam anemia, que deve ser tratada antes para evitar riscos e complicações durante e após a cirurgia. Já que se trata de uma anemia por deficiência de ferro, este é uma das melhores opções e, possivelmente, a mais econômica para a paciente. O tratamento pré-operatório com acetato de ulipristal (AUP) tem provado ser altamente eficaz; além de controlar e evitar as consequências do sangramento excessivo, reduz significativamente o tamanho dos miomas.

Os miomas localizados na submucosa são tratados por meio de histeroscopia, enquanto os intramurais e subserosos podem ser tratados por laparoscopia, robótica, via abdominal ou vaginal. Sempre que possível, a via de escolha é a laparoscópica, uma vez que existe uma base científica sólida que demonstra que na miomectomia laparoscópica é menor a perda de sangue durante a cirurgia, com taxa de aderências menor, menor morbidade pós-operatória e menos internações, se comparada tanto com a miomectomia por laparotomia laparoscópica como com a minilaparotomia. A miomectomia robótica não demonstrou superioridade em relação à miomectomia laparoscópica clássica e seu papel no tratamento cirúrgico da infertilidade ainda não está claro em virtude da ausência de estudos randomizados comparando as duas técnicas nesse tipo de pacientes.

Miomectomia histeroscópica

Com base no material disponível, existem diferentes alternativas para a realização de uma miomectomia histeroscópica. Nenhuma das técnicas é particularmente melhor que a outra, e a experiência e a habilidade da equipe cirúrgica com cada uma delas determinarão o resultado da cirurgia.

O procedimento começa com uma cuidadosa dilatação cervical e prossegue com a introdução do ressectoscópio e a realização da cirurgia, terminando com uma rigorosa avaliação do volume do líquido utilizado como meio distensor. Os resultados da miomectomia histeroscópica são excelentes em mãos experientes, especialmente nos casos de miomas únicos intracavitários, alcançando, na maioria dos casos, uma cavidade endometrial praticamente normal.

Na prática clínica, pode ser recomendado um tratamento com estrogênio associado à progesterona durante dois ciclos após a cirurgia para favorecer a adequada epitelização endometrial. Em geral, está indicada a realização de histeroscopia de controle, uma vez finalizado o tratamento, para comprovar o resultado da cirurgia e o tratamento posterior. Se o resultado for apropriado, a partir desse momento a paciente estará preparada para a realização de um ciclo de FIV, caso seja indicado.

Miomectomia laparoscópica

Não existem contraindicações absolutas à miomectomia por laparoscopia no que se refere à localização, ao número e ao tamanho dos miomas, uma vez que, como descrito anteriormente, trata-se de um procedimento totalmente dependente da habilidade e da experiência da equipe cirúrgica (Quadro 12.1). No entanto, as contraindicações à miomectomia lapa-

Quadro 12.1 Descrição da técnica cirúrgica habitualmente usada

1. Exploração abdominovaginal anterior com a paciente dormindo e colocação do manipulador uterino
2. Colocação de trocartes
3. Inspeção da cavidade abdominal
4. Adesiólise (ressecção das aderências que podem interferir na realização correta da cirurgia)
5. Controle do sangramento
6. Incisão sobre a serosa do mioma
7. Exérese do mioma
8. Sutura do defeito miometrial
9. Extração do mioma
10. Hemostasia cuidadosa, lavagem da cavidade e aplicação de gel antiaderente de ácido hialurônico

roscópica habitualmente mais aceitas são: miomas > 12cm não pediculados e mais de três miomas em diferentes localizações uterinas que exijam diferentes incisões.

Estudos científicos que compararam o resultado reprodutivo após a miomectomia laparoscópica *versus* abdominal não mostraram diferenças significativas entre ambas as técnicas.

Não existem estudos randomizados que determinem o tempo ideal de cicatrização após uma miomectomia laparoscópica e que possibilite o desenvolvimento de uma gravidez com garantia, minimizando o risco de rotura uterina. De modo geral, o tempo mínimo recomendado de cicatrização antes de uma gestação, seja ela espontânea ou por TRA, é de 6 meses. Naqueles casos de miomas subserosos com pouco componente intramural ou de pequenos miomas intramurais únicos, nos quais não se entra na cavidade durante a cirurgia, pode-se proceder a um TRA 3 a 4 meses após a cirurgia.

Durante a miomectomia laparoscópica, é importante evitar o uso do morcelador sem bolsa em razão do risco de disseminação de um potencial câncer, como, por exemplo, o sarcoma uterino. O uso do morcelador com bolsa poderia prevenir essas complicações, embora seus potenciais benefícios e riscos devam ser avaliados em ensaios clínicos antes que essa nova técnica possa ser recomendada na prática clínica de rotina, já que não há evidências de que não aumente a taxa de complicações pós-operatórias.

Tratamentos alternativos à cirurgia

Além da cirurgia, devem ser consideradas terapias alternativas menos invasivas para o tratamento dos miomas. Essas técnicas pretendem destruir ou reduzir o mioma através de sua miólise. As mais desenvolvidas são os ultrassons de alta frequência focalizados guiados por ecografia ou por imagens de RNM e a embolização das artérias uterinas.

Ultrassons de alta frequência

A cirurgia com ultrassom focalizado guiada por ressonância magnética de alta frequência (MRgFUS) consiste em ablação térmica empregando RNM para visualização do mioma. A energia ultrassônica é direcionada a um ponto concreto do fibroma e induzida a necrose do tecido de coagulação no mioma. O dano ao tecido circundante é mínimo, mas ainda assim as estruturas vizinhas também recebem o impacto. As principais limitações ao uso de MRgFUS são: (a) apenas uma fração das pacientes com fibromas cumpre os critérios de inclusão; (b) a fertilidade pode ser comprometida; (c) o custo econômico é alto. A literatura sobre esse tema é escassa e estudos adicionais são necessários para avaliar os perfis de segurança.

Embolização

Inicialmente, a embolização da artéria uterina era empregada em mulheres que desejavam conservar o útero e, embora tenha sido uma técnica rapidamente aceita, sua aprovação variou amplamente em todo o mundo. Consiste na ablação percutânea do útero fibroso para induzir a necrose isquêmica dos fibromas, enquanto o miométrio é revascularizado. Em ensaios aleatórios, pacientes submetidas à embolização apresentaram qualidade de vida similar à obtida após a cirurgia, mas com internação hospitalar mais curta e retomada mais rápida das atividades normais.

Apesar de a embolização ser altamente eficaz para o tratamento dos sintomas (redução do tamanho dos miomas e das hemorragias), o risco de outra operação é uma realidade: 15% a 20% após a embolização bem-sucedida e até 50% no caso de embolização incompleta. O desejo de engravidar é uma contraindicação relativa, pois a falta de dados na literatura impossibilita a garantia de um bom resultado.

Oclusão vaginal de artérias uterinas

A oclusão das artérias uterinas com um dispositivo semelhante a um grampo durante 6 horas permite que a isquemia do mioma interfira com o suprimento sanguíneo para o útero, diminuindo o volume dos miomas e os sintomas de sangramento intenso. No entanto, essa técnica não é recomendada para mulheres que querem engravidar.

Tratamento farmacológico

Atualmente, existem opções médicas cada vez mais promissoras que possibilitam o controle do sangramento menstrual abundante, bem como a redução do volume do mioma, melhorando a qualidade de vida dessas mulheres e facilitando as técnicas cirúrgicas, inclusive, em algumas ocasiões, eliminando a necessidade de cirurgia. Convém destacar que todas as abordagens medicamentosas para os miomas induzem a anovulação ou estão contraindicadas em mulheres grávidas e, consequentemente, também naquelas que estão tentando engravidar.

A maioria dos tratamentos farmacológicos atuais se baseia na estreita relação existente entre os esteroides sexuais ovarianos e os miomas, os quais têm alta concentração de receptores de estrogênio e de progesterona em comparação com o miométrio normal.

Contraceptivos hormonais

Os contraceptivos hormonais se apresentam combinados ou somente com progestogênios, em implantes, comprimidos ou injetáveis, e têm sido utilizados amplamente para regular o sangramento uterino, mas apresentam baixa eficiência no tratamento de miomas.

Por outro lado, apesar da inexistência de estudos randomizados que avaliem a utilidade do dispositivo intrauterino com levonorgestrel (DIU-LNG) para o tratamento da menorragia associada a miomas, em estudos observacionais e revisões sistemáticas foi demonstrada redução no volume uterino e no sangramento, bem como aumento no hematócrito nessas pacientes.

Agonistas do hormônio liberador de gonadotrofina (GnRH)

Até pouco tempo atrás o uso de agonistas do GnRH era considerado um tratamento médico de escolha para os miomas sintomáticos; no entanto, os efeitos secundários limitaram muito seu uso como opção preferencial para o tratamento dos fibromas uterinos. Os análogos diminuem o sangramento, melhoram a anemia e produzem redução significativa (35% a 60%) do tamanho uterino nos primeiros 3 meses de tratamento, melhorando os sintomas. No entanto, a regressão do mioma é reversível, voltando ao tamanho original, inclusive com maior taxa de crescimento, depois do tratamento, o que, aliado aos efeitos colaterais derivados do hipoestrogenismo grave que acompanha essas terapias (ondas de calor, insônia, ressecamento vaginal, mialgias, artralgias e osteoporose depois de tratamentos prolongados), desaconselha o uso dos análogos.

Moduladores seletivos do receptor de estrogênio (SERM)

O uso de SERM para o tratamento de miomas ainda não está claro. Os estudos pré-clínicos em animais e os tratamentos em mulheres na pós-menopausa têm sido positivos; no entanto, os estudos em mulheres na idade reprodutiva são menos convincentes. Assim como os análogos, os SERM têm efeitos colaterais significativos, incluindo ondas de calor, aumento do apetite, ganho de peso, epigastralgia, pele seca e aumento do risco de tromboembolismo venoso, que é o efeito adverso mais grave.

Moduladores seletivos do receptor de progesterona (SPRM)

Como a progesterona é um fator comprovadamente importante no desenvolvimento e crescimento dos miomas, o uso de antiprogestogênicos, como os SPRM, reduz os sintomas provocados pelos miomas. No entanto, de todos os SPRM, apenas o AUP recebeu autorização para uso no tratamento dos miomas.

O AUP é um composto sintético de esteroides cuja principal propriedade farmacológica é bloquear de maneira reversível o receptor da progesterona no tecido-alvo e atuar como potente modulador seletivo. Nos miomas, ricos nesses receptores de progesterona, o AUP exerce essa ação causando a rápida cessação do sangramento e posterior amenorreia, bem como a diminuição do tamanho tumoral. Atua diretamente sobre o endométrio, mantendo a proliferação glandular e o estroma em níveis muito baixos e produzindo amenorreia na maioria das pacientes. Também inibe a ovulação, mas com escasso impacto sobre os níveis séricos de estrogênios, evitando assim os efeitos secundários do hipoestrogenismo característico dos análogos do GnRH. Tudo isso demonstra que o AUP tem grande potencial para uso clínico, já que sua utilização promove uma modificação nos protocolos atuais de cirurgia para tratamento dos miomas como terapia pré-cirúrgica, bem como tratamento médico a longo prazo que evite a cirurgia.

Em pacientes inférteis com desejo de engravidar, a utilização do AUP pode ser mais limitada do que em pacientes com miomas sintomáticos e grávidas, já que essa medicação reduz os níveis de estrogênio, promovendo alterações no nível dos receptores de estrogênio e progesterona e alterações endometriais que poderiam interferir na implantação e no desenvolvimento embrionário. Mesmo que as mudanças endometriais retorne em 6 meses após o término do tratamento, são necessários novos estudos que demonstrem a segurança e a eficácia do AUP em pacientes inférteis com desejo de engravidar espontaneamente ou por TRA.

CONSIDERAÇÕES FINAIS

Os miomas uterinos sintomáticos necessitam tratamento cirúrgico e/ou farmacológico segundo a gravidade dos sintomas, a idade da paciente, o desejo de preservar a fertilidade e o tipo de mioma. Nos últimos anos, as miomectomias e o emprego de SIU-LNG reduziram consideravelmente o número de histerectomias por miomas. O tipo de miomectomia depende do tamanho, número e localização dos fibromas, bem como da experiência pessoal do ginecologista e da equipe.

Também existem intervenções não cirúrgicas, como a embolização e o MRgFUS, mas o desejo de uma gravidez é uma contraindicação relativa. Ainda assim, é essencial o desenvolvimento de novos tratamentos médicos alternativos à intervenção cirúrgica, especialmente quando se pretende preservar a fertilidade da paciente.

No que diz respeito aos tratamentos farmacológicos, o AUP (membro da família de compostos SPRM) é uma alternativa ao tratamento cirúrgico ou pelo menos um complemento à cirurgia em algumas circunstâncias. Após 3 meses de uso, o AUP maximiza seus potenciais benefícios em termos de controle do sangramento e redução do volume dos miomas.

Para finalizar, os fibromas assintomáticos não exigem tratamento, sendo o diagnóstico confirmado por meio de ultrassonografia ou RNM. No entanto, no momento de tratar os miomas sintomáticos as mulheres devem estar cientes de todas as opções disponíveis (médicas, radiológicas e cirúrgicas) e de todos os riscos e benefícios envolvidos.

Leitura complementar

Al-Inany HG, Youssef MA, Aboulghar M et al. Gonadotrophin-releasing hormone antagonists for assisted reproductive technology. Cochrane Database Syst Rev 2011 May 11(5):CD001750.

Baird DD, Dunson DB, Hill MC, Cousins D, Schectman JM. High cumulative incidence of uterine leiomyoma in black and white women: ultrasound evidence. Am J Obstet Gynecol 2003 Jan; 188(1):100-7.

Carbonnel M, Goetgheluck J, Frati A, Even M, Ayoubi JM. Robot-assisted laparoscopy for infertility treatment: current views. Fertil Steril 2014 Mar; 101(3):621-6.

Carranza-Mamane B, Havelock J, Hemmings R. The management of uterine fibroids in women with otherwise unexplained infertility. J Obstet Gynaecol Can 2015 Mar; 37(3):277-85.

Chiaffarino F, Ricci E, Cipriani S, Chiantera V, Parazzini F. Cigarette smoking and risk of uterine myoma: systematic review and meta-analysis. Eur J Obstet Gynecol Reprod Biol 2016 Feb; 197:63-71.

Donnez J, Dolmans MM. Uterine fibroid management: from the present to the future. Hum Reprod Update 2016 Nov; 22(6):665-86.

Donnez J, Donnez O, Dolmans MM. With the advent of selective progesterone receptor modulators, what is the place of myoma surgery in current practice? Fertil Steril 2014 Sep; 102(3):640-8.

Donnez J, Jadoul P. What are the implications of myomas on fertility? A need for a debate? Hum Reprod 2002 Jun; 17(6):1424-30.

Donnez J, Tomaszewski J, Vazquez F et al. Ulipristal acetate versus leuprolide acetate for uterine fibroids. N Engl J Med 2012 Feb 02; 366(5):421-32.

Farquhar C, Brown PM, Furness S. Cost effectiveness of pre-operative gonadotrophin releasing analogues for women with uterine fibroids undergoing hysterectomy or myomectomy. BJOG 2002 Nov; 109(11):1273-80.

Fraser IS, Critchley HO, Munro MG, Broder M. A process designed to lead to international agreement on terminologies and definitions used to describe abnormalities of menstrual bleeding. Fertil Steril 2007 Mar; 87(3):466-76.

Galliano D, Bellver J, Diaz-Garcia C, Simon C, Pellicer A. ART and uterine pathology: how relevant is the maternal side for implantation? Hum Reprod Update 2015 Jan-Feb; 21(1):13-38.

Gupta JK, Sinha A, Lumsden MA, Hickey M. Uterine artery embolization for symptomatic uterine fibroids. Cochrane Database Syst Rev 2014 Dec 26(12):CD005073.

Gupta R, Dastane AM, Forozan F et al. Evaluation of EGFR abnormalities in patients with pulmonary adenocarcinoma: the need to test neoplasms with more than one method. Mod Pathol 2009 Jan; 22(1):128-33.

Klatsky PC, Tran ND, Caughey AB, Fujimoto VY. Fibroids and reproductive outcomes: a systematic literature review from conception to delivery. Am J Obstet Gynecol 2008 Apr; 198(4):357-66.

Magalhaes J, Aldrighi JM, de Lima GR. Uterine volume and menstrual patterns in users of the levonorgestrel-releasing intrauterine system with idiopathic menorrhagia or menorrhagia due to leiomyomas. Contraception 2007 Mar; 75(3):193-8.

Malzoni M, Tinelli R, Cosentino F, Iuzzolino D, Surico D, Reich H. Laparoscopy versus minilaparotomy in women with symptomatic uterine myomas: short-term and fertility results. Fertil Steril 2010 May 01; 93(7):2368-73.

Marino JL, Eskenazi B, Warner M et al. Uterine leiomyoma and menstrual cycle characteristics in a population-based cohort study. Hum Reprod 2004 Oct; 19(10):2350-5.

Mas A, Cervello I, Gil-Sanchis C, Simon C. Current understanding of somatic stem cells in leiomyoma formation. Fertil Steril 2014 Sep; 102(3):613-20.

Munro MG, Critchley HO, Fraser IS. The FIGO classification of causes of abnormal uterine bleeding in the reproductive years. Fertil Steril 2011 Jun; 95(7):2204-8, 8 e1-3.

Nezhat C, Lavie O, Hsu S, Watson J, Barnett O, Lemyre M. Robotic-assisted laparoscopic myomectomy compared with standard laparoscopic myomectomy – a retrospective matched control study. Fertil Steril 2009 Feb; 91(2):556-9.

Oliveira FG, Abdelmassih VG, Diamond MP, Dozortsev D, Melo NR, Abdelmassih R. Impact of subserosal and intramural uterine fibroids that do not distort the endometrial cavity on the outcome of in vitro fertilization-intracytoplasmic sperm injection. Fertil Steril 2004 Mar; 81(3):582-7.

Palomba S, Sammartino A, Di Carlo C, Affinito P, Zullo F, Nappi C. Effects of raloxifene treatment on uterine leiomyomas in postmenopausal women. Fertil Steril 2001 Jul; 76(1):38-43.

Palomba S, Zupi E, Falbo A et al. A multicenter randomized, controlled study comparing laparoscopic versus minilaparotomic myomectomy: reproductive outcomes. Fertil Steril 2007 Oct; 88(4):933-41.

Parker WH, Feskanich D, Broder MS et al. Long-term mortality associated with oophorectomy compared with ovarian conservation in the nurses' health study. Obstet Gynecol 2013 Apr; 121(4):709-16.

Pritts EA, Parker WH, Olive DL. Fibroids and infertility: an updated systematic review of the evidence. Fertil Steril 2009 Apr; 91(4):1215-23.

Richards PA, Richards PD, Tiltman AJ. The ultrastructure of fibromyomatous myometrium and its relationship to infertility. Hum Reprod Update 1998 Sep-Oct; 4(5):520-5.

Sankaran S, Manyonda IT. Medical management of fibroids. Best Pract Res Clin Obstet Gynaecol 2008 Aug; 22(4):655-76.

Somigliana E, De Benedictis S, Vercellini P et al. Fibroids not encroaching the endometrial cavity and IVF success rate: a prospective study. Hum Reprod 2011 Apr; 26(4):834-9.

Somigliana E, Vercellini P, Daguati R, Pasin R, De Giorgi O, Crosignani PG. Fibroids and female reproduction: a critical analysis of the evidence. Hum Reprod Update 2007 Sep-Oct; 13(5):465-76.

Sunkara SK, Khairy M, El-Toukhy T, Khalaf Y, Coomarasamy A. The effect of intramural fibroids without uterine cavity involvement on the outcome of IVF treatment: a systematic review and meta-analysis. Hum Reprod 2010 Feb; 25(2):418-29.

Thomas RL, Winkler N, Carr BR, Doody KM, Doody KJ. Abdominal myomectomy – a safe procedure in an ambulatory setting. Fertil Steril 2010 Nov; 94(6):2277-80.

Wamsteker K, Emanuel MH, de Kruif JH. Transcervical hysteroscopic resection of submucous fibroids for abnormal uterine bleeding: results regarding the degree of intramural extension. Obstet Gynecol 1993 Nov; 82(5):736-40.

Wen KC, Chen YJ, Sung PL, Wang PH. Comparing uterine fibroids treated by myomectomy through traditional laparotomy and 2 modified approaches: ultraminilaparotomy and laparoscopically assisted ultraminilaparotomy. Am J Obstet Gynecol 2010 Feb; 202(2):144 e1-8.

Yan L, Ding L, Li C, Wang Y, Tang R, Chen ZJ. Effect of fibroids not distorting the endometrial cavity on the outcome of in vitro fertilization treatment: a retrospective cohort study. Fertil Steril 2014 Mar; 101(3):716-21.

Zapata LB, Whiteman MK, Tepper NK, Jamieson DJ, Marchbanks PA, Curtis KM. Intrauterine device use among women with uterine fibroids: a systematic review. Contraception 2010 Jul; 82(1):41-55.

Zupi E, Centini G, Sabbioni L, Lazzeri L, Argay IM, Petraglia F. Nonsurgical alternatives for uterine fibroids. Best Pract Res Clin Obstet Gynaecol 2016 Jul; 34:122-31.

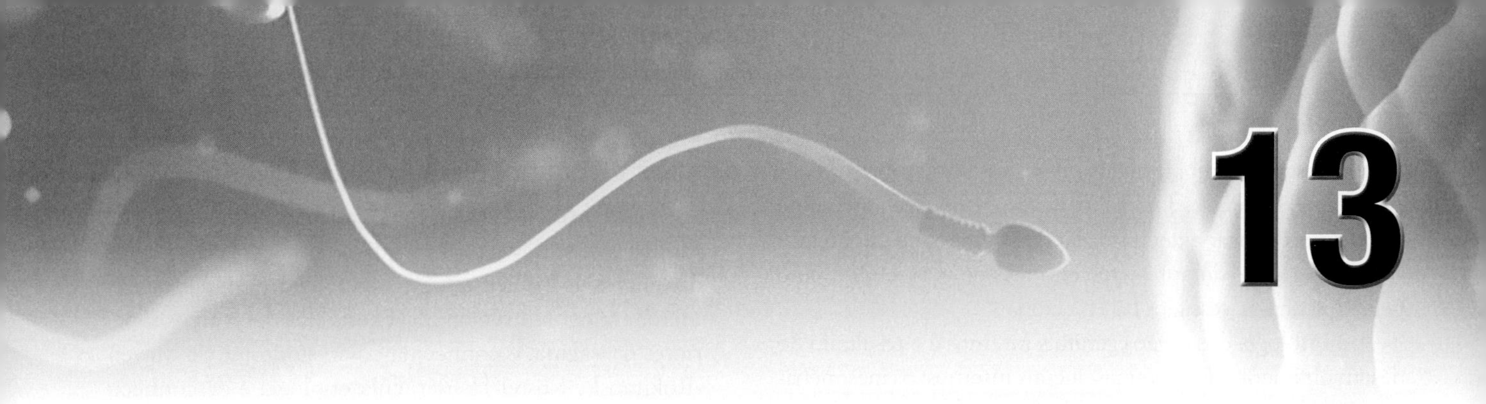

13

Malformações Uterinas e Infertilidade

Jaime Ferro

INTRODUÇÃO

As alterações do aparelho genital feminino ou malformações müllerianas (MM) constituem um grupo de doenças congênitas que podem ocorrer nas trompas, no útero e na vagina em virtude de um defeito característico na formação, no desenvolvimento, na fusão ou na reabsorção dos tecidos.

Essas alterações correspondem a defeitos durante o processo de formação dos ductos paramesonéfricos ou de Müller, durante o período embrionário e fetal precoce, e podem ocasionar diferentes malformações, dependendo do momento em que ocorrem. Os defeitos em seu desenvolvimento produzirão malformações congênitas uterinas que vão desde transtornos no aparecimento e desenvolvimento de um ou dos dois ductos, originando diferentes agenesias de trompas, útero e vagina, até alterações na fusão e na reabsorção, gerando úteros do tipo didelfo, bicorno ou septado.

A presença dessas alterações foi a base para o aparecimento de diferentes classificações desenvolvidas para descrever as malformações uterinas congênitas.

O útero é formado entre a oitava e a 16ª semana de vida fetal mediante o desenvolvimento dos ductos paramesonéfricos, chamados ductos de Müller em homenagem a Johannes Müller, fisiologista alemão que em 1830 descreveu as características embriológicas dos genitais femininos. O processo compreende três fases: a organogênese ou desenvolvimento dos dois ductos de Müller, seguida da fusão lateral, na qual a porção inferior dos ductos de Müller se funde e forma a parte superior da vagina, da cérvice e do útero, e a porção mais cranial dos ductos de Müller não se funde e forma as trompas de Falópio; por último, tem início o processo de reabsorção do septo que se formou da fusão e que ocorre no sentido caudal e cranial, a partir de um local intermediário, possivelmente a região do istmo, na nona semana, deixando uma cavidade uterina única central, o canal único da cérvice e os dois terços superiores da vagina.

EMBRIOLOGIA E DESENVOLVIMENTO DA GENITÁLIA INTERNA

A diferenciação sexual de uma pessoa é o resultado final do sexo genético, do sexo gonadal, da genitália interna e externa e das características sexuais secundárias que surgem na puberdade.

Durante o período pré-natal, a diferenciação sexual acompanha uma sequência específica de eventos; em primeiro lugar, é definido o sexo genético e sob esse controle se desenvolve a diferenciação gonadal, que determina o ambiente hormonal do embrião. O cromossomo Y contém o gene que é essencial para o desenvolvimento testicular. Na ausência do cromossomo Y, o desenvolvimento gonadal dará origem aos ovários.

Nos humanos, as gônadas começam o desenvolvimento durante a quinta semana de gestação, situadas nos ductos mesonéfricos. Na sexta semana, são órgãos indiferenciados capazes de se diferenciar em testículos ou ovários. Para que seja possível a diferenciação sexual subsequente é necessária a participação de vários genes. Em um indivíduo XY, entre a sexta e a sétima semana de gestação, a diferenciação testicular começa com a presença de um determinante genético no cromossomo Y (fator de determinação testicular [FDT]). Em um indivíduo XX, sem a influência ativa de um cromossomo Y, a gônada se transforma em um ovário 2 semanas depois do desenvolvimento testicular. Os testículos produzem hormônios como a testosterona e o antimülleriano (AMH), também conhecido como substância inibidora dos ductos de Müller. Na presença ou ausência desses fatores, persiste um tipo de sistema de ductos que dá lugar a ductos e glândulas específicos, enquanto outro desaparece durante o terceiro mês de vida fetal, exceto pela presença de vestígios não funcionais.

A morfologia dos órgãos genitais internos é o resultado do desenvolvimento dos sistemas ductais internos: os mesonéfricos (Wolff) e os ductos paramesonéfricos (Müller). Os ductos de Wolff ou mesonéfricos no homem dão lugar à formação dos ductos deferentes, às vesículas seminais e ao epidídimo, desaparecendo os ductos de Müller (paramesonéfricos). Já na mulher, os ductos de Müller se desenvolvem progressivamente, dando lugar à formação de trompas, e se fusionam na linha média para formar o útero e o terço superior da vagina, enquanto os ductos de Wolff desaparecem.

ETIOLOGIA

A maioria das anomalias congênitas estruturais consideradas MM resulta de interrupções no desenvolvimento e na fusão dos ductos de Müller em diferentes estágios de sua evolução. Fatores conhecidos como intrauterinos e extrauterinos genéticos e teratogênicos, como dietilestilbestrol (DES) e talidomida, têm sido associados a essas alterações.

As causas genéticas das MM são complexas. Costumam ocorrer esporadicamente, e a maioria dos casos é multifatorial. Outros fatores de herança incluem a autossômica dominante, a recessiva e também aquela ligada ao cromossomo X. Também podem fazer parte de uma síndrome com malformações múltiplas.

Dependendo da etapa do desenvolvimento na qual se produz a alteração, ocorrerá uma determinada malformação. Classicamente, as MM estão agrupadas segundo o momento em que ocorra a alteração na evolução do desenvolvimento, podendo ser encontradas agenesias, hipoplasias, anomalias da fusão lateral e vertical e aquelas relacionadas com o DES. Esses critérios foram usados para classificar as anomalias uterinas e vaginais e indicar o tipo de tratamento a ser seguido.

As malformações do desenvolvimento do trato genital mais comuns são as anomalias uterinas e, em menor escala, as vaginais. As alterações dos genitais externos são menos frequentes e não estão incluídas no *ranking* das MM; geralmente estão relacionadas com alterações na estimulação e na capacidade de resposta hormonal.

A classificação das anomalias uterinas e vaginais proposta por Roch e Keenan em 1992 possibilita o estudo das anomalias uterovaginais em quatro classes com base em distúrbios da fusão vertical ou da fusão lateral dos ductos paramesonéfricos.

Os distúrbios da fusão vertical, por sua vez, são subdivididos em obstrutivos e não obstrutivos, e os da fusão lateral, em assimétricos, com obstrução do útero ou da vagina, ou de ambos, e simétricos sem obstrução, onde se encontra a maioria das alterações, como unicorno, didelfo, bicorno, septado, arqueado e cavidade em formato de T.

Agenesia ou hipoplasia

- **Agenesia uterina:** a ausência congênita dos ductos de Müller é rara. A agenesia ou disgenesia da porção baixa dos ductos de Müller não é tão incomum. A disgenesia de útero, em conjunto com a agenesia dos dois terços superiores da vagina, é conhecida como síndrome de Mayer-Rokitansky-Küster-Hauser, cuja etiologia é desconhecida e ocorre com incidência de 1 a cada 5.000 mulheres, sendo a causa mais frequente de amenorreia primária. A aparência externa dos genitais é normal. Em geral, é acompanhada por 40% de alterações renais e ureterais.
- **Agenesia cervical:** é muito rara. Em geral, ocorre associada a agenesia vaginal total ou parcial e outras anomalias, como útero didelfo. Os defeitos cervicais isolados são pouco frequentes. A hipoplasia cervical também é uma condição rara e pode manifestar-se como obstrução total ou parcial do fluxo menstrual.
- **Agenesia vaginal:** é causada pela falta de desenvolvimento dos bulbos sinovaginais. Sem eles, a placa vaginal não se desenvolve. O útero geralmente está ausente nessa condição, já que a placa uterovaginal induz a diferenciação dos bulbos do seio vaginal.
- **Agenesia bilateral das trompas de Falópio:** as anomalias isoladas das trompas também são raras, como duplicação, ausência da camada muscular, localização ectópica e atresia do lúmen.

Anomalias da fusão lateral (horizontal ou longitudinal)

As anomalias da fusão lateral constituem a variedade mais frequente de anormalidades estruturais, como útero septado, útero bicorno, útero didelfo e septo vaginal longitudinal. Também estão incluídos o útero arqueado e os unicornos, os quais se dividem em simétricos e assimétricos e são subdivididos nas categorias obstrutivas ou não obstrutivas.

Esses defeitos são decorrentes de interrupções em diversas etapas do desenvolvimento dos ductos de Müller. As etapas de interrupção incluem a fusão incompleta dos ductos müllerianos distais, a malformação do septo e o desenvolvimento defeituoso parcial ou completo de um ducto. As anomalias assimétricas e obstrutivas da fusão do sistema de Müller associam-se à agenesia mesonéfrica unilateral e ipsilateral com agenesia renal, agenesia do ureter ou ambas.

Os septos vaginais horizontais estão incluídos nessa classificação porque alguns especialistas acreditam que são resultantes de uma fusão lateral defeituosa. No entanto, outros presumem que os septos horizontais são ocasionados por hiperproliferação ou persistência do epitélio mesodérmico durante o processo de canalização.

Anomalias da fusão vertical

As anomalias de fusão vertical (transversal) são resultantes da canalização anormal da placa vaginal e, em alguns casos, da falta de fusão da placa uterovaginal com os bulbos sinovaginais. Esses defeitos podem dar origem a um septo vaginal transversal, um hímen imperfurado e, em casos extremos, à atresia vaginal.

Anomalias relacionadas com o dietilestilbestrol (DES)

A exposição intrauterina ao DES, fármaco utilizado entre os anos 1940 e 1970 para prevenir aborto espontâneo, prematuridade, morte fetal intrauterina e toxemia, pode influenciar o desenvolvimento do sistema reprodutivo dos fetos femininos nas mulheres tratadas com ele. Entre 50% e 75% das mulheres expostas ao DES desenvolvem uma anomalia da cavidade uterina, que pode ser um útero com cavidade pequena, útero com cavidade em formato de T, útero com cavidade pequena em formato de T, útero com cavidade com anel constritivo ou com múltiplos anéis e outras anormalidades, incluindo cervicais e até mesmo tubárias. O DES também se associa a defeitos de desenvolvimento do sistema genital mais distal. Anomalias similares, que parecem estar relacionadas com o DES em mulheres sem exposição ao fármaco, foram observadas e é possível que algumas outras substâncias estejam implicadas em virtude da prevalência atual em pacientes inférteis com falha de implantação.

INCIDÊNCIA

Na população geral, a incidência dessas anomalias varia de acordo com a população estudada e o método diagnóstico utilizado. Em uma revisão que incluiu cerca de 3.000 mulheres, foi encontrada uma incidência de 4,3% na população geral e/ou população fértil.

A incidência de cada uma das anomalias uterinas também varia de acordo com diferentes autores, mas estima-se que o útero septado represente aproximadamente 35% dos casos, seguido pelo útero didelfo (25%) e pelo arqueado (20%), sendo os outros tipos menos comuns. Em um estudo realizado no Hospital da Universidade de Copenhague, a prevalência de malformações müllerianas na população geral foi de 9,8%. A maioria tinha útero arqueado (6,8%), útero subseptado (2,7%), septo completo (1,6%) e útero unicorno (1,6%). Foram diagnosticados com frequência significativamente maior em nulíparas (20%), comparadas com multíparas. As alterações müllerianas também foram mais frequentes em mulheres com oligomenorreia em comparação com as mulheres com regras normais.

Na população com transtornos de reprodução, a incidência de MM na população estéril foi de 3,5% em comparação com 4,3% na população geral e/ou fértil. Em um estudo realizado em mulheres estéreis, a incidência de malformações uterinas foi de 2,4%, próxima à da população geral. Alguns estudos adicionais mostraram que a causa principal da esterilidade não era a MM, já que em 80% dos casos a esterilidade era causada por outro fator. Como é pouco provável que a causa fundamental da esterilidade seja uma MM diagnosticada acidentalmente, recomenda-se que o estudo do casal infértil seja realizado em sua totalidade mesmo depois de encontrada uma anomalia uterina. Somente naqueles casais com infertilidade de origem desconhecida e com uma MM seria possível pensar que esta seria um fator causador da infertilidade.

As mulheres com aborto de repetição constituem outro grupo importante a ser considerado dentro dos transtornos de reprodução associados a MM, já que nesse grupo de pacientes (5% a 10%) é mais frequente o diagnóstico de malformações uterinas. No estudo de Raga e cols. foram encontradas MM em 6,3% das mulheres com abortos de repetição, quase o dobro de incidência observada na população de mulheres férteis. Por outro lado, em mulheres com septos uterinos, 25% dos abortos são precoces (≤ 13 semanas), o que torna possível deduzir que não apenas os abortos tardios e os partos pré-termo estão associados a malformações uterinas. As mulheres com MM têm em seu histórico obstétrico maior frequência de abortos do que as mulheres saudáveis. Isso reforça ainda mais a ideia de que a presença de anomalias uterinas não diagnosticadas e não tratadas influi no resultado final da gravidez.

Do ponto de vista prognóstico, todas as pacientes com malformações uterinas apresentam resultados obstétricos inferiores aos observados na população geral; o melhor é oferecido pelo útero arqueado, com índices de gravidez a termo de 63%, seguido dos úteros didelfo e unicorno, de 45%, e do septo, de 40%.

DIAGNÓSTICO

Em virtude de sua alta prevalência e do possível impacto sobre a saúde reprodutiva da mulher, as malformações da cavidade uterina constituem um desafio para o processo e a tomada de decisões terapêuticas. Um bom planejamento do tratamento é fundamentado no diagnóstico eficaz.

Isso pode ser feito com:

1. **Exploração ginecológica:** em alguns casos, a anamnese oferece a suspeita de possível alteração genital e o exame ginecológico pode confirmá-la, principalmente nos casos de malformações da genitália externa e algumas vezes das internas, a não ser que a alteração seja muito grave. As malformações na vagina (aplasia, septo) e algumas malformações cervicais podem ser diagnosticadas objetivamente com a exploração.
2. **Histerossalpingografia (HSG):** esse exame foi e continua sendo, frequentemente, a ferramenta minimamente invasiva primária para o diagnóstico das malformações da cavidade uterina. No entanto, não pode fornecer informações sobre a parede uterina ou o contorno externo do útero, como também não pode diferenciar um útero septado de um útero bicorno, com precisão apenas de 55%; por esse motivo, a ultrassonografia proporciona, nesse aspecto, informações mais completas do que a HSG.
3. **Ultrassonografia 2D e 3D:** a ultrassonografia 2D fornece uma informação objetiva e mensurável da cérvice, da cavidade uterina, da parede uterina e do contorno externo

do útero. É popular e acessível, mas depende da experiência do examinador. Trata-se de um dos principais instrumentos utilizados diante da suspeita clínica de MM; no entanto, não existem critérios ultrassonográficos universalmente aceitos para seu diagnóstico. Algumas propostas nesse sentido foram levantadas, como, por exemplo, a de vários autores que consideram que se trata de um útero septado em vez de bicorno quando existe um limite distal fúndico de 5mm ou menos sobre a linha que une os dois óstios, enquanto para outros o limite deve ser < 10mm. Um ângulo < 60 graus entre as duas margens mediais do fundo pode indicar um septo ou útero bicorno. Por outro lado, a ultrassonografia 3D proporciona uma representação ideal e mensurável dos órgãos que serão examinados. Fornece informações sobre a cérvice, a cavidade uterina, a parede uterina, o contorno da cavidade uterina e outras estruturas, à exceção das trompas uterinas. Com as imagens da ultrassonografia 3D são aplicáveis facilmente as medidas de referência para diagnóstico fornecidas pela classificação das malformações da ESHRE/ESGE.

4. **Histerossonografia com infusão salina:** consiste na instilação de solução salina na cavidade uterina quando se faz a ecografia 2D e oferece melhor imagem para criar um contraste maior entre a cavidade uterina e o corpo uterino.
5. **Histeroscopia (HSC):** esse procedimento é considerado o padrão-ouro para o exame do canal cervical e da cavidade uterina. No entanto, como não oferece informações sobre a forma real do corpo uterino, mas apenas de sua cavidade, não pode ser utilizado para diagnóstico diferencial entre os diferentes grupos. A Sociedade Europeia de Reprodução Humana e Embriologia (ESHRE) recomenda que a histeroscopia seja utilizada apenas para confirmação e tratamento de patologias uterinas suspeitas à ecografia, à histerossalpingografia ou após a falha de implantação. Mesmo assim, a OMS recomenda a HSC de rotina apenas para mulheres inférteis, por não apenas avaliar a cavidade uterina, mas também por fornecer informações a respeito da permeabilidade das trompas uterinas, mantendo para a histeroscopia as mesmas indicações que a ESHRE. Apesar das recomendações da OMS e da ESHRE, alguns especialistas sugerem que a realização sistemática desse procedimento melhora a eficácia do estudo do casal infértil e acreditam que o atraso na realização da HSC para o estudo da paciente infértil pode gerar um atraso no diagnóstico e no tratamento adequado das pacientes em busca de fertilidade. Atualmente, em virtude da alta prevalência observada nos últimos anos de resultados anormais na cavidade uterina nessas pacientes, vários autores propõem a inclusão da HSC como método de rotina na avaliação da cavidade uterina da paciente infértil. No estudo de Doldi, em 2005, a frequência de patologia intrauterina insuspeita diagnosticada por HSC em 300 pacientes com FIV programada alcançou até 40%. No entanto, entende-se que, existindo outros exames menos invasivos com sensibilidade, especificidade e valores preditivos positivos e negativos iguais ou melhores, a HSC não é a melhor ferramenta para o diagnóstico das alterações da cavidade uterina, mas sim para seu tratamento.
6. **Ressonância nuclear magnética (RNM):** esse exame não invasivo é uma importante ferramenta por não expor a paciente à radiação e porque a produção das imagens em diferentes cortes e planos não depende do explorador. Trata-se de uma excelente ferramenta para o diagnóstico de anomalias complexas em que outros exames de diagnóstico podem não ser precisos ou caso não exista nenhuma dúvida a ser definida.
7. **Laparoscopia:** a laparoscopia possibilita a visualização do contorno externo uterino de maneira precisa e direta. No entanto, pode ser omitida diante de outros exames com igual valor preditivo e menos invasivos. Atualmente, deixou de ser usada como guia concomitantemente à histeroscopia para tratar de alterações da cavidade e evitar iatrogenias no fundo uterino, já que essa função pode ser assumida pela ultrassonografia transabdominal ou transretal. No momento, utiliza-se a laparoscopia cirúrgica para corrigir malformações, como acontece na ressecção de trompas funcionais não comunicantes em relação com úteros unicornos e também em algumas técnicas de correção de agenesia vaginal e para realizar a cirurgia de Strassman por essa via.

MANIFESTAÇÕES CLÍNICAS

As anomalias do trato genital feminino consistem em desvios da anatomia normal e sua presença pode estar associada a uma variedade de apresentações clínicas, desde complicações com alta taxa de morbidade e problemas de saúde na adolescência, até problemas reprodutivos, embora na maioria dos casos sejam assintomáticos.

Essas malformações uterinas congênitas têm sido clinicamente associadas a vários problemas reprodutivos, como oligomenorreia, aborto precoce, aborto tardio, parto prematuro e distocias de apresentação e de trabalho de parto, dependendo do tipo e da gravidade da malformação.

Na população geral, a incidência real não é conhecida com precisão em razão da existência de poucos estudos populacionais. Os poucos estudos mostram grande variação na incidência dessa patologia. Os motivos dessa enorme variabilidade se devem a vários fatores:

1. **Métodos de diagnóstico:** alguns estudos mostram apenas resultados segundo o diagnóstico por HSG, nos quais é alta a incidência de útero bicorno, enquanto estudos mais recentes com laparoscopia mais histeroscopia encontram incidência menor de úteros bicornos e maior de úteros septados. É possível que muitos úteros bicornos por HSG sejam, na realidade, úteros septados mal diagnosticados.
2. **A população incluída varia de um estudo para outro:** alguns incluem principalmente mulheres com história de aborto habitual ou infertilidade, o que não reflete necessariamente a real incidência de anomalias müllerianas na

população saudável. Além disso, as agenesias que cursam com amenorreia primária quase sempre são diagnosticadas na adolescência e não são imediatamente incluídas em estudos populacionais. Muitas das anomalias uterinas são assintomáticas e, portanto, seu diagnóstico é acidental, como quando é feita uma laparoscopia para esterilização tubária.

3. **A falta de um sistema de classificação padrão:** embora a classificação da Sociedade Americana de Fertilidade (AFS) tenha sido difundida de maneira generalizada, cada autor aplica os critérios diagnósticos com maior ou menor rigidez, dando lugar a confusões.

Em uma revisão de cinco estudos que incluíram aproximadamente 3.000 mulheres foi encontrada incidência de 4,3%. A incidência de cada uma das anomalias uterinas também varia segundo os diferentes autores. De acordo com uma revisão de Acien, foi estimada uma média de 15% de úteros arqueados, 22% de úteros duplos (9% de septos completos e 13% de parciais), 46% de úteros bicornos (9% de bicornos completos e 37% de parciais), 11% de úteros didelfos, 4,5% de úteros unicornos e 4% de agenesias.

Entre as mulheres com distúrbios reprodutivos, as que apresentam agenesia são geralmente diagnosticadas durante a adolescência, não tendo nenhum potencial reprodutivo; assim, não costumam ser incluídas em estudos de MM e distúrbios reprodutivos. Acredita-se que a incidência de alterações müllerianas na população estéril seja semelhante à da população fértil.

No grupo de pacientes com aborto de repetição é mais frequente o diagnóstico de malformações uterinas com incidência que oscila entre 1,8% e 37,6%. Quando são incluídas mulheres com abortos tardios e partos pré-termo, a incidência pode ser ainda maior.

Nos casos de abortos precoces, devem ser sempre descartados outros fatores, como insuficiência do corpo lúteo, alterações cromossômicas e fatores imunológicos, entre outros. Foram encontradas alterações endometriais nos septos uterinos que poderiam levar a uma decidualização inadequada. As pacientes com útero bicorno, unicorno ou didelfo estão relacionadas com evolução problemática da gravidez e têm aproximadamente 35% de possibilidades de abortar, 23% de partos pré-termo e só 55% de recém-nascidos vivos. O útero septado também está associado a índices altos de abortamento (até 60%) e de recém-nascidos vivos, oscilando entre 6% e 28%. O útero arqueado é considerado uma variante mínima do útero septado; no entanto, mostra melhor evolução da gravidez. Apresenta índice de parto a termo de 80% com 82,7% de recém-nascidos vivos, embora nem todos estejam de acordo.

CLASSIFICAÇÕES

A primeira tentativa de classificação das alterações congênitas remonta ao início do século XIX. Strassmann descreveu os úteros septados e bicornos e outros subgrupos de alterações com sua respectiva correção cirúrgica em 1952. Buttram e Gibbons introduziram a primeira classificação das anomalias müllerianas, mas com referência unicamente às uterinas. Esse sistema serviu de base para a classificação das malformações da AFS, atual ASRM (Figura 13.1) e que foi publicada em 1988;

Classificação da Sociedade Americana de Medicina Reprodutiva (AFS/ASRM)	
Grupo I	Agenesias ou hipoplasias Ausência de vagina com útero normal Ausência de colo com útero e vagina normais Cornos uterinos rudimentares com trompa e vagina normais Ausência exclusiva de trompas Combinações das anteriores
Grupo II	Útero unicorno Com corno uterino rudimentar canalizado e comunicante com o hemiútero (comunicante, não comunicante, sem cavidade, sem trompa) Com corno uterino rudimentar canalizado, mas sem comunicação com o hemiútero Com corno uterino rudimentar sem cavidade endometrial Sem corno uterino rudimentar
Grupo III	Útero didelfo
Grupo IV	Útero bicorno Completo Parcial
Grupo V	Útero septado Completo (até a cérvice) Parcial ou subseptado
Grupo VI	Útero arqueado
Grupo VII	Malformações relacionadas por exposição ao DES

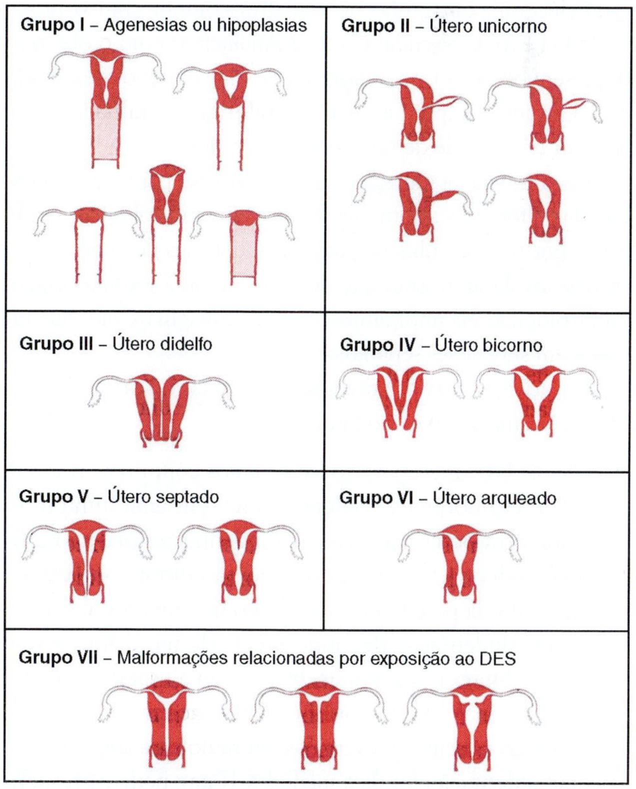

Figura 13.1 Classificação das malformações müllerianas segundo a AFS/ASRM.

atualmente, é a mais amplamente conhecida e utilizada em todo o mundo. Posteriormente, Rock e Keenan apresentaram uma classificação das possíveis anomalias uterovaginais em quatro estágios, dependendo do momento em que ocorresse a alteração no surgimento, desenvolvimento e fusão dos ductos müllerianos, sendo uma das mais completas em seu aspecto descritivo e à qual nos referimos no início deste capítulo.

Em 2004, Acien criou um novo sistema fundamentado na origem embriológica dos diferentes elementos do aparelho geniturinário. Em 2005, Oppelt apresentou o sistema vagina, colo uterino, útero, anexos e malformações associadas (VCUAM) com base na anatomia do sistema genital feminino, especialmente na anatomia de cada órgão separadamente.

O sistema de classificação da AFS (Figura 13.1), atual Sociedade Americana de Medicina Reprodutiva (ASRM), é simples, fácil de usar e bastante claro. Nas últimas duas décadas a maioria dos médicos o tem adotado como sistema de classificação primária. O fato de quase todas as malformações congênitas femininas serem uterinas e constituírem a primeira característica para o agrupamento dessas pacientes explica sua aceitação.

No entanto, com o passar do tempo têm sido observados problemas associados à utilização desse sistema. Muitos clínicos encontram anomalias congênitas não incluídas nas principais categorias ou subcategorias desse sistema.

A Sociedade Europeia de Reprodução Humana e Embriologia (ESHRE) e a Sociedade Europeia de Endoscopia Ginecológica (ESGE) (Figura 13.2), reconhecendo o significado clínico das anomalias clínicas do trato genital feminino, estabeleceram um grupo de trabalho comum com o nome CONUTA (*CONgenital UTerine Anomalies*) com o objetivo de desenvolver um novo sistema de classificação, designado como projeto Delphi, ao qual nos referimos detalhadamente a seguir em virtude de seu caráter inovador.

Nessa nova classificação, a principal base para a classificação das diferentes anomalias é a origem embriológica, sendo estas, por sua vez, classificadas em subclasses de acordo com os desvios da anatomia que derivam de uma mesma origem embriológica. As anomalias cervicais e vaginais são classificadas em subclasses separadas.

As variantes menos graves são colocadas no princípio e as alterações mais graves no final:

- **Classe U0:** incorpora todos os casos com útero normal. Um útero normal é qualquer útero com uma linha interóstio reta ou curva, mas com indentação interna na linha média do fundo uterino que não ultrapassa 50% da espessura da parede uterina. O uso de números absolutos (p. ex., indentação de 5mm) é evitado nas definições, já que as dimensões uterinas, bem como a espessura da parede uterina, podem variar de uma paciente para outra. Algumas classificações usadas em radiologia sugerem que uma indentação fúndica medial < 10mm pode corresponder a um útero com cavidade arqueada. Essa classificação da ESHRE-ESGE deixa o útero arqueado como possível variante da normalidade, ao contrário da classificação da AFS, atual ASRM, que o considera uma categoria independente e que, segundo o estudo de Raga, o útero arqueado mostra uma incidência estatisticamente significativa em abortos e partos distócicos.
- **Classe U1 ou útero dismórfico:** inclui todos os casos com contorno uterino normal, mas com formato anormal da cavidade uterina, excluindo os septos. A classe I se subdivide em três categorias:
  - **U1a ou útero em formato de T:** caracterizada por uma estreita cavidade uterina em virtude do espessamento das paredes laterais, com a correlação de dois terços do corpo uterino e um terço de colo uterino.
  - **U1b ou útero infantil:** caracterizada por uma cavidade uterina estreita sem espessamento das paredes laterais e uma relação inversa, de um terço de corpo uterino e dois terços de colo uterino.
  - **U1c:** caracterizada por deformidades menores da cavidade uterina, incluindo aquelas com indentação na linha média do fundo uterino < 50% da espessura da parede uterina. Essa subclasse facilita o estudo de pacientes com deformidades menores e por isso diferencia as pacientes com útero septado. Em geral, os úteros dismórficos são menores. Nessa seção poderiam ser classificados os úteros com cavidade arqueada.
- **Classe U2 ou útero septado:** inclui todos os casos com fusão normal e alterações na reabsorção do septo na linha média. O útero septado é definido como o útero com contorno externo normal e um corte interno na linha média do fundo uterino ≥ 50% da espessura da parede uterina. O septo pode dividir parcial ou completamente a cavidade uterina, incluindo, em alguns casos, o colo do útero e/ou a vagina. A classe U2 se divide em duas subclasses de acordo com o grau da deformidade do corpo uterino:
  - **U2a ou útero septado parcial:** caracterizada pela existência de um septo que divide parcialmente a cavidade uterina acima do nível do orifício cervical interno.
  - **U2b ou útero septado completo:** caracterizada pela presença de um septo que divide completamente a cavidade uterina até o nível do orifício cervical interno. As pacientes com útero septado completo podem ter ou não defeitos cervicais e/ou defeitos vaginais, e essa alteração que as acompanha está classificada na seção (C) da cérvice (V) da vagina.
- **Classe U3 ou útero bicorpóreo:** inclui todos os casos com defeitos de fusão. Define-se como um útero que se caracteriza pela presença de um corte externo na linha média do fundo uterino > 50% da espessura da parede uterina. Essa separação poderia dividir parcial ou completamente o corpo uterino, incluindo, em alguns casos, o colo uterino e/ou a vagina, de modo que nessa seção ficaria incluído o que se conhece como útero didelfo, em que a alteração cervical ficaria classificada na seção da cérvice e na seção da vagina,

Classificação das anomalias do trato genital feminino segundo a ESHRE/ESGE

Anomalia uterina			
	Classe principal	**Subclasse**	
U0	Útero normal		
U1	Útero dismórfico	*a.* Em T *b.* Infantil *c.* Outros	
U2	Útero septado	*a.* Parcial *b.* Completo	
U3	Útero bicorpóreo	*a.* Parcial *b.* Completo *c.* Septado bicorpóreo	
U4	Hemiútero	*a.* Com cavidade rudimentar (com corno comunicante ou não) *b.* Sem cavidade rudimentar (corno sem cavidade/sem corno)	
U5	Aplásico	*a.* Com cavidade rudimentar (corno bilateral ou unilateral) *b.* Sem cavidade rudimentar (remanescentes uterinos unilaterais ou bilaterais/aplasia)	
U6	Malformações sem classificação		
U			

Anomalia cervical / vaginal	
Classe coexistente	
C0	Cérvice normal
C1	Cérvice septada
C2	Cérvice dupla 'normal'
C3	Aplasia cervical unilateral
C4	Aplasia cervical
V0	Vagina normal
V1	Septo vaginal longitudinal não obstrutivo
V2	Septo vaginal longitudinal obstrutivo
V3	Septo vaginal transverso e/ou hímen imperfurado
V4	Aplasia vaginal
C	***V***

Anomalias associadas de origem não mülleriana:

Desenho da anomalia

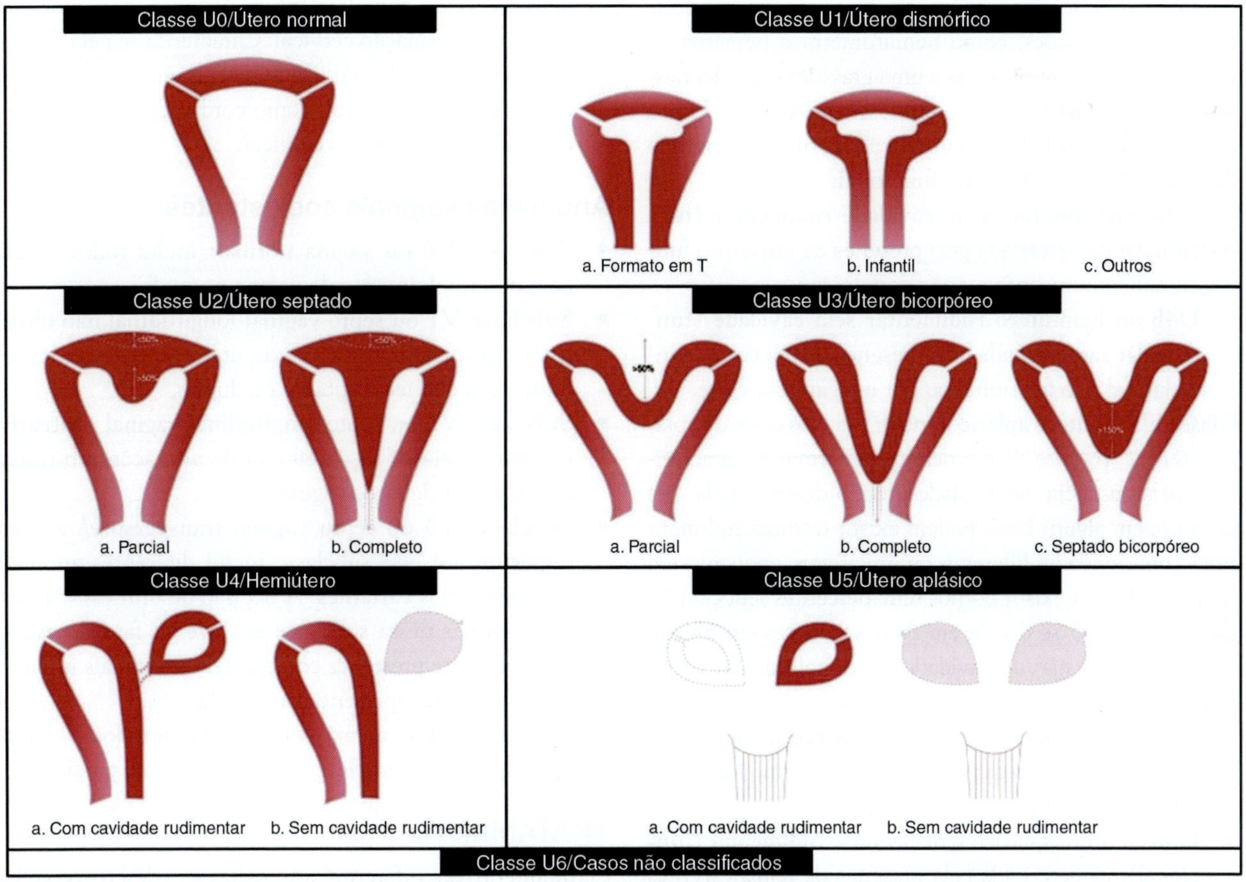

Figura 13.2 Classificação das anomalias do trato genital feminino de acordo com a ESHRE/ESGE.

se estiver acompanhada do septo vaginal. Existe a possibilidade de que um útero bicorpóreo parcial esteja associado a um septo interior na linha média que divide a cavidade, como acontece no caso do útero septado parcial. A classe U3 é dividida em três subclasses de acordo com o grau da deformidade do corpo uterino:

- **U3a ou útero bicorno parcial:** caracterizada por dividir parcialmente o corpo uterino acima da cérvice.
- **U3b ou útero bicorno completo:** caracterizada por dividir completamente o corpo uterino até o nível da cérvice.
- **U3C ou útero septado bicorno:** caracterizada pela presença de um defeito de absorção, além do defeito na fusão. A largura da indentação na linha do meio do fundo uterino excede em 150% a espessura da parede uterina.

- **Classe U4 ou hemiútero:** inclui todos aqueles casos com desenvolvimento uterino unilateral; a parte contralateral poderia estar parcialmente formada ou ausente. Trata-se de um defeito de mau desenvolvimento e de fusão de um dos ductos, sendo por isso classificado em uma classe diferente do útero aplásico. Apresenta-se como um hemiútero com cavidade funcional uterina totalmente desenvolvida, acompanhado ou não de um hemiútero hipoplásico ou rudimentar sem cavidade ou com uma cavidade funcional que pode fazer comunicação ou não com a hemicavidade principal. A presença de uma cavidade funcional é o único fator clinicamente importante, uma vez que pode causar complicações, como hematometra e hematossalpinge nas não comunicantes e uma gravidez ectópica nesse corno rudimentar nas comunicantes. A classe U4 se divide em duas subclasses em função da presença ou não de uma cavidade rudimentar funcional;
  - **U4a ou hemiútero com cavidade rudimentar (funcional):** caracterizada pela presença de um corno funcional comunicante ou não comunicante.
  - **U4b ou hemiútero rudimentar sem cavidade (funcional):** caracterizada pela presença de um corno contralateral não funcional ou por uma aplasia deste.
- **Classe U5 ou útero aplásico:** inclui todos os casos de aplasia uterina. Trata-se de um defeito de formação caracterizado pela ausência de cavidade uterina desenvolvida. No entanto, em alguns casos podem existir trompas rudimentares com cavidades bilaterais ou unilaterais, enquanto em outros poderiam existir cornos remanescentes sem cavidade. A classe U5 se divide em duas subclasses em função da presença ou não de cavidade funcional em um corno rudimentar existente:
  - **U5a ou útero aplásico com cavidade rudimentar (funcional):** caracterizada pela presença de corno funcional bilateral ou unilateral.
  - **U5b ou útero aplásico sem cavidade rudimentar (funcional):** caracterizada pela presença de remanescentes uterinos ou por aplasia uterina completa.
- **Classe U6:** é mantida para os casos ainda não classificados. As técnicas de imagem (ultrassonografia e/ou RNM) poderiam fornecer estimativas objetivas da anatomia do útero para o diagnóstico diferencial entre os seis grupos. No entanto, nas anomalias raras, mudanças sutis ou patologias combinadas não poderiam ser atribuídas corretamente a qualquer um dos grupos. Essa sexta classe foi criada para esses casos a fim de manter os outros compreensíveis.

Anomalias cervicais coexistentes

- **Subclasse C0 ou cérvice normal:** inclui todos os casos de desenvolvimento cervical normal.
- **Subclasse C1 ou cérvice septada:** inclui todos os casos com defeito na absorção cervical. Caracteriza-se pela presença de cérvice externamente normal e a presença de um septo.
- **Subclasse C2 ou duplo colo uterino:** inclui todos os casos com defeitos na fusão cervical. Caracteriza-se pela presença de dois colos externamente diferenciados, que podem estar totalmente divididos ou parcialmente unidos. Pode combinar-se com um útero bicorno completo, como na classe U3b/C2.
- **Subclasse C3 ou aplasia cervical unilateral:** inclui todos os casos de formação cervical unilateral. Caracteriza-se pelo desenvolvimento unilateral, exclusivo da cérvice, e a parte contralateral poderia estar parcialmente formada ou ausente.
- **Subclasse C4 ou aplasia cervical:** inclui todos os casos de aplasia cervical completa, mas também os casos com graves defeitos na formação cervical. Caracteriza-se pela ausência completa de tecido cervical ou pela presença de graves defeitos de tecido cervical, como cordão cervical, obstrução cervical e fragmentação cervical.

Anomalias vaginais coexistentes

- **Subclasse V0 ou vagina normal:** inclui todos os casos com desenvolvimento de vagina normal.
- **Subclasse V1 ou septo vaginal longitudinal não obstrutivo:** classifica as variações de útero septado ou bicorno junto com cérvices septadas ou duplas.
- **Subclasse V2 ou septo longitudinal vaginal obstrutivo:** útil para a classificação efetiva de alterações obstrutivas causadas por defeitos vaginais.
- **Subclasse V3 ou septo vaginal transverso e/ou hímen imperfurado:** essa subclasse inclui diferentes anomalias vaginais e suas variantes. A decisão de unir essas anomalias vaginais nessa subclasse se deve ao fato de estarem normalmente presentes como defeitos vaginais isolados e terem a mesma apresentação clínica.
- **Subclasse V4 ou aplasia vaginal:** inclui todos os casos de aplasia vaginal completa ou aplasia vaginal parcial.

TRATAMENTO

O tratamento das diferentes anomalias será descrito com base no diagnóstico da alteração de acordo com a nova classificação europeia da ESHRE/ESGE de modo a contar com uma ordem na apresentação das indicações terapêuticas, especialmente as cirúrgicas, e relacionando-as nominalmente com as da classificação da AFS, que é a mais conhecida e utilizada na atualidade.

Útero dismórfico (classe U1 da ESHRE/ESGE e grupo VII da AFS)

O útero dismórfico corresponde principalmente ao útero com cavidade em formato de T e suas diferentes variantes. A metroplastia histeroscópica está indicada para as mulheres com problemas de infertilidade e útero com cavidade em formato de T. Alguns autores não concordam com a correção cirúrgica dessa anomalia.

A cirurgia pode ser realizada imediatamente após o sangramento menstrual durante a fase folicular precoce, quando o endométrio é mínimo e, portanto, não haverá necessidade de preparação farmacológica do endométrio, além de ser aproveitado o início da fase proliferativa para que ocorra um ciclo menstrual de acordo com a cicatrização.

A HSC é utilizada nas pacientes na sala de cirurgia sob anestesia geral, usando um histeroscópio de 4,8mm de diâmetro externo com fluxo contínuo e um canal de trabalho de 5 French (Fr.) e ângulo de 30 graus, que será introduzido na cavidade uterina sem a necessidade de espéculo, pinça ou dilatação cervical. A cavidade uterina é dilatada com infusão de solução salina normal. O canal endocervical é inspecionado no início da histeroscopia e, uma vez dentro da cavidade uterina, promove-se uma inspeção sistemática com avaliação panorâmica da cavidade uterina desde a região do istmo, seguida de uma avaliação das paredes laterais e do fundo uterino, das paredes anterior e posterior, das trompas e dos orifícios tubários e novamente do fundo uterino, de trompa a trompa, para definir a forma da cavidade e a presença de anomalias estruturais. Finaliza-se a inspeção com a avaliação do endométrio.

O procedimento consiste em incisões microcirúrgicas nas paredes laterais proeminentes nas posições de 9 horas e 3 horas, em relação ao centro do campo cirúrgico, da região do istmo até alcançar as trompas e em direção aos orifícios tubários com microtesouras histeroscópicas de 5 Fr. e de ponta fina com a finalidade de alargar e restaurar a cavidade uterina, deixando-a com um aspecto normal. As paredes laterais da cavidade são ampliadas até que sejam observados os orifícios tubários na região do istmo, deixando assim restabelecidos a normalidade e o aspecto triangular. Posteriormente, com a ponta de coagulação HF bipolar, os vasos sangrantes são coagulados seletivamente. O uso mínimo de eletrocirurgia assegura menor dano térmico residual. Quando a alteração está acompanhada de septo parcial ou fundo arqueado, realiza-se o procedimento com a mesma microtesoura de corte nesse nível a fim de alargar o fundo uterino, deixando-o plano ou com aspecto de cúpula. É pouco provável que as paredes uterinas sejam lesionadas se houver sido estabelecido um diagnóstico prévio adequado por imagens e tiver sido desenvolvida uma técnica adequada.

A alta é dada no mesmo dia, 4 horas após o procedimento.

Após a cirurgia histeroscópica, todas as pacientes recebem antibiótico de amplo espectro de maneira profilática, analgesia e terapia hormonal durante 21 dias para dois ciclos. É recomendável uma HSC de controle após o segundo sangramento de privação.

Assim como outros autores, observamos em nossas pacientes com falha de implantação e constatação de cavidade dismórfica que essa metroplastia melhora pelo menos em 75% os resultados do tratamento de reprodução assistida.

Útero septado (classe U2 da ESHRE/ESGE e grupo V-VI da AFS)

Incluímos nesse grupo terapêutico o útero com cavidade arqueada, uma vez que, quando acompanhado de sintomatologia reprodutiva, é necessário intervir para melhorar os resultados reprodutivos. Podemos supor que as cavidades com fundo arqueado correspondem ao grau mínimo de alteração na reabsorção da fusão dos ductos de Müller apresentada na classificação da AFS/ASRM um grupo próprio, o VI. Essa alteração, considerada por alguns uma variante da normalidade, tem espaço na nova classificação europeia no grupo de útero dismórfico, na seção "c" da classe U1, que corresponde a outras deformidades menores da cavidade uterina, ficando como classe U1c.

A decisão pela correção cirúrgica do septo deve ser fundamentada mais na história reprodutiva do que na presença do septo. O útero com septo parcial ou completo que não está associado a infertilidade, aborto recorrente ou parto prematuro não necessita de correção cirúrgica. O procedimento cirúrgico de escolha é a ressecção histeroscópica do septo uterino. A septoplastia histeroscópica promove várias melhorias quando comparada com a abdominal, sendo a mais importante evitar a laparotomia.

O procedimento não apresenta nenhuma variação maior em relação ao descrito para a metroplastia, sendo bastante semelhante até na parte cirúrgica. A variação está apenas na prática de um corte medial no septo, total ou parcial, com as tesouras histeroscópicas, até chegar ao fundo e deixá-lo plano, sendo possível ir do orifício tubário de uma trompa a outra sem interrupções. O procedimento é complementado com a coagulação seletiva dos vasos sangrantes com eletrodo histeroscópico de ponta fina HF bipolar.

Nos casos de septo uterino completo com prolongamento para o canal cervical, se este for fino, não há problema em seu corte completo, mas se for um pouco grosso é possível evitar a ressecção da parte cervical e ressecar apenas a parte intracavitária. Uma das maneiras de definir qual não ressecar em virtude da espessura consiste na avaliação com RNM; outra maneira consiste em medir a distância entre os orifícios cervicais externos e, se estiverem a mais de 1cm, é preferível deixar essa parte cervical do septo. Para cortar a parte intracavitária do septo passa-se uma sonda de Foley 8 ou 10 por um dos ductos e, uma vez na cavidade, infla-se o balão com azul de metileno, enquanto pela outra cavidade, com as microtesouras histeroscópicas, são feitos cortes na região do istmo do septo até chegar à cavidade que contém o balão (a marcação com azul de metileno, ao rompê-lo, pode facilitar a manobra). Uma vez comunicadas as duas cavidades no nível do istmo, faz-se o corte do septo como se fosse apenas um septo parcial. Atualmente não é imprescindível o uso combinado da HSC com a laparoscopia, pois a realização concomitante de ultrassonografia abdominal ou retal durante o procedimento pode ser um bom controle do nível de corte em caso de dúvida.

As estatísticas falam a favor dos bons resultados reprodutivos nas pacientes em que é necessário fazer a septoplastia.

Útero bicorpóreo (classe U3 da ESHRE/ESGE) e útero bicorno (grupo IV da AFS)

Útero bicorpóreo é a denominação utilizada na classificação europeia para o conhecido útero bicorno. É importante o diagnóstico diferencial entre o útero bicorno e o útero septado, já que as estratégias terapêuticas são diferentes. O útero bicorno não necessita de cirurgia em termos gerais e geralmente está associado a problemas reprodutivos mínimos. Quando o útero bicorno parcial apresenta uma porção septal, ele pode ser corrigido facilmente com uma septoplastia histeroscópica similar ao tratamento de um septo parcial, mas considerando que o limite fúndico não permite o alinhamento perfeito dos orifícios tubários e das trompas e que este fundo deve ser deixado semelhante a uma cavidade arqueada. O controle do nível de corte no nível fúndico pode ser monitorizado por meio de ultrassonografia abdominal ou retal no mesmo tempo da HSC. Nos casos de útero bicorno parcial sem septo ou bicorno completo associado a problemas reprodutivos, pode-se tentar o tratamento médico de pseudogravidez similar ao indicado para os úteros hipoplásicos, a fim de aumentar o tamanho, evitando assim a metroplastia cirúrgica.

Embora existam vários procedimentos de metroplastia, a técnica de Strassmann é a preferida para unificar o útero bicorno ou o didelfo. O procedimento de Strassmann possibilita a unificação de dois hemiúteros, deixando uma cavidade única. Um número considerável de mulheres com útero bicorno operado por metroplastia pode gestar com bom resultado final.

A metroplastia transabdominal pode melhorar substancialmente o prognóstico reprodutivo de pacientes com útero bicorno e abortos espontâneos recorrentes ou partos prematuros. Em 1966, Strassmann relatou que, de 263 gravidezes em mulheres que haviam realizado metroplastia, 86% tiveram nascidos vivos, a maior parte por parto vaginal, sem rompimento uterino durante a gravidez ou o parto. Apesar desses resultados, alguns especialistas recomendam uma cesárea eletiva. Atualmente, a técnica de Strassmann é completamente reprodutível por laparoscopia, e já foram relatados em alguns trabalhos os sucessos reprodutivos obtidos com o uso desse tipo de abordagem.

O útero didelfo, que na classificação da AFS, atual ASRM, corresponde ao grupo III, tem lugar na classificação europeia da ESHRE/ESGE como útero bicorpóreo completo com cérvice dupla e vagina normal, combinando com a nomenclatura U3bC2V0 e, em caso de também apresentar septo vaginal, ficaria como U3bC2V1. Em relação ao tratamento do útero didelfo, cumprem-se todas as premissas adotadas para o útero bicorno ou bicorpóreo completo, embora este seja geralmente assintomático; nos casos relacionados com aborto recorrente, prematuridade ou falha de implantação, pode estar indicada a manipulação cirúrgica com a metroplastia de Strassmann, que pode ser realizada por laparoscopia.

No entanto, antes da metroplastia pode ser tentado o aumento do volume e da capacidade dos hemiúteros com a terapia da pseudogravidez. A unificação das cérvices uterinas é tecnicamente difícil e pode dar lugar à incompatibilidade ou estenose cervical e funcionalmente não é necessária. Também pode não ser necessária a ressecção do septo vaginal, a não ser que ocorra um transtorno de disfunção sexual. Em casos sintomáticos ou com obstrução de um dos hemiúteros, pode estar indicada uma hemi-histerectomia laparoscópica.

Hemiútero (classe U4 da ESRHE/ESGE) e útero unicorno (grupo II da AFS)

O útero unicorno está frequentemente associado a problemas reprodutivos com alta taxa de morbidade. Como tal, o útero unicorno não tem nenhum tratamento cirúrgico, especialmente quando não estiver acompanhado por um corno rudimentar ou, caso exista, não for funcional. Nesse caso, se estiver associado a problemas reprodutivos, pode-se recorrer ao tratamento de pseudogravidez a fim de aumentar o volume e a capacidade do hemiútero presente.

A indicação cirúrgica consiste na presença de uma cavidade endometrial no corno rudimentar. A avaliação pré-operatória com RNM é útil para avaliação das características do corno rudimentar que acompanha o hemiútero mais desenvolvido. É muito importante estabelecer se o corno rudimentar é funcional ou não e se tem comunicação ou não com a hemicavidade do corno mais desenvolvido; disso dependerão a indicação e o planejamento da intervenção, sem esquecer que é imprescindível a avaliação urológica por meio de pielografia excretora com meio de contraste.

Em geral, não se recomenda a ressecção do corno rudimentar se não for funcional (sem cavidade endometrial). Nesses casos, não foi relatado nenhum efeito adverso no prognóstico reprodutivo. No entanto, foi sugerida salpingectomia no lado do corno rudimentar a fim de evitar gravidez ectópica em mulheres com útero unicorno. Quando se detecta gravidez em uma trompa não comunicante, recomenda-se a ressecção laparoscópica da trompa afetada.

A ressecção laparoscópica do corno com a gestação é semelhante àquela realizada para os cornos não gestantes, mas deve-se prestar atenção à intensa vascularização presente.

Há poucos casos publicados descrevendo a ressecção laparoscópica do corno rudimentar. Cutner e cols. relataram sua experiência com duas gestações em cornos não comunicantes. Inicialmente, as gravidezes foram tratadas clinicamente com metotrexato antes de ressecção do corno. Os autores concluíram que isso possibilitou uma ressecção menos invasiva e mais segura.

Aplasia (classe U5 da ESHRE/ESGE) e agenesias e hipoplasias (grupo I da AFS)

As opções de tratamento em pacientes com cornos rudimentares e cavidade ainda não estão claras. As pacientes com útero aplásico podem apresentar defeitos associados, como síndrome de Rokitansky-Mayer-Küster-Hauser. A utilização de útero de substituição ou a adoção são as alternativas na ausência do útero.

Em caso de ausência completa da vagina, deve-se proceder a uma cirurgia para a criação de uma neovagina. Nos casos de septo vaginal, sua eliminação está indicada caso esteja associado a disfunção sexual, e a cirurgia restabelecerá a integridade anatômica e a função vaginal. Na agenesia cervical tenta-se criar fístulas entre a vagina e a cavidade endometrial (cervicoplastia uterina). A hipoplasia cervical também é uma condição rara que pode dar lugar a uma obstrução parcial ou total da menstruação normal.

Em casos de tratamento de FIV, a transferência de embriões pode ser feita por GIFT/ZIFT e, nos casos de ausência de trompas, pode-se optar pela transferência miometrial guiada por ultrassonografia.

A agenesia unilateral ou bilateral das trompas é tratada como fator tubário com FIV/ICSI de acordo com o caso. Nos casos unilaterais, a inseminação artificial poderá ser realizada quando os parâmetros seminais permitirem esse procedimento.

Em pacientes com hipoplasia uterina, ou seja, crescimento inadequado do útero durante o período intrauterino, mas sem alterações müllerianas, com histerometria < 5cm, pode ser indicado o tratamento de pseudogravidez, que oferece bons resultados, os quais serão tanto melhores quanto mais jovem for a mulher.

Hoje é pouco conhecida essa opção de tratamento de pseudogravidez para aumentar o tamanho do útero. A pseudogravidez pode ser obtida por meio de vários procedimentos terapêuticos, utilizando associações estrogênio-gestogênios ou apenas com gestogênios durante 8 semanas. Com ambos os métodos são usadas doses relativamente elevadas de maneira ascendente. Quando associados, como os estrogênios em altas doses são habitualmente maltolerados por via oral, aconselha-se a administração via adesivos de modo a facilitar sua absorção pela pele. Os controles da resposta uterina são feitos com as medições dos diâmetros uterinos por meio de ultrassonografia transvaginal a cada 3 semanas.

CONSIDERAÇÕES FINAIS

As MM constituem um grupo heterogêneo de anomalias congênitas que surgem como resultado de uma alteração na formação, no desenvolvimento, na fusão e na reabsorção dos ductos paramesonéfricos ou müllerianos durante os períodos embrionário e fetal.

Sua prevalência é baixa. Tanto na população geral como nas mulheres férteis, estima-se uma incidência de aproximadamente 4,3%. Nas mulheres infertéis, a prevalência é de 3,4%, muito semelhante à da população geral.

Parece evidente a relação entre a presença de úteros malformados e os resultados obstétricos ruins. A prevalência de alterações müllerianas em casos de abortos de repetição sobe até alcançar aproximadamente 12,5%, podendo ser maior no caso de abortos tardios ou partos prematuros. No total, apresenta altos índices de abortos e parto prematuro, e apenas 50% alcançam o final da gravidez.

Apesar de a maioria dos autores aceitar a classificação proposta pela AFS (atual ASRM), ainda existem problemas com a classificação exata de cada caso, principalmente em razão dos diferentes métodos de diagnóstico e critérios seguidos. O mesmo pode acontecer com a nova classificação proposta pela ESHRE/ESGE.

Do ponto de vista do prognóstico, todas as pacientes com malformações uterinas apresentam resultado obstétrico desfavorável, apresentando melhores resultados aquelas com útero arqueado, com índices de gravidez a termo de 63%, seguido por útero didelfo e unicorno, com 45%, e septado, com 40%. A decisão sobre a correção da malformação vai depender dos antecedentes obstétricos da paciente e do prognóstico geral da malformação.

A cirurgia histeroscópica oferece a possibilidade de correção do útero septado, arqueado, da cavidade em formato de T e de alguns bicornos parciais septados facilmente e com excelentes resultados, reservando-se a via abdominal exclusivamente para casos de úteros didelfos ou bicornos totais, não sem antes tentar o tratamento de pseudogravidez. Segundo os trabalhos retrospectivos publicados, que incluem fundamentalmente pacientes sintomáticas, a ressecção do septo uterino melhora os resultados obstétricos dessas pacientes, alcançando índices de gravidez a termo similares aos da população geral. Aparentemente, a ressecção do septo uterino pode ser realizada com fins terapêuticos nas pacientes sintomáticas e de maneira profilática nos casos assintomáticos, objetivando melhorar as opções de gravidez a termo.

Leitura complementar

Acien P, Acien M, Sanchez-Ferrer M. Complex malformations of the female genital tract. New types and revision of classification. Hum Reprod 2004; 19:2377-84.

Acién P. Incidence of Müllerian defects in fertile and infertile women. Hum Reprod 1997; 12:1372-6.

Acien P. Reproductive performance of women with uterine malformations. Hum Reprod 1993; 8:122-6.

Alatas, C, Aksoy E, Akarsu C et al. Evaluation of intrauterine abnormalities in infertile patients by sonohysterography. Hum Reprod 1997; 12:487-90.

Alborzi S, Asadi N, Zolhadri J, Alborzi S, Alborzi M. Laparoscopic metroplasty in bicornuate and didelphic uteri. Fertil Steril 2009; 92:352-5.

American Fertility Society. The AFS classification of adnexal adhesions, distal tubal oclusión, tubal oclusión secondary to tubal ligation, tubal pregnancies, Müllerian anomalies and intrauterine adhesions. Fertil Steril 1988; 49:944-55.

Bosteels J, Weyers S. The effectiveness of hysteroscopy in improving pregnancy rates in subfertile women without other gynaecological symptoms: a systematic review. Human Reproduction Update 2010; 16:1-11.

Calatroni-Ruiz J. Hipoplásia genital. Tratamiento. In: Ginecología edición. Editorial Médica Panamericana, 1977:172-3.

Console D, Tamburrini S, Barresi D et al.: The value of the MR imaging in the evluation of Mullerian duct anomalies. Radiol Med (Torino) 2001; 102:226-32.

Cutner A, Saridogan E, Hart R, Pandya P, Creighton S. Laparoscopic management of pregnancies occurring in non-communicating accessory uterine horns. Eur J Obstet Gynecol Reprod Biol 2004; 113:106-9.

Doldi N, Persico P. Pathologic findings in hysteroscopy before in vitro fertilization-embryo transfer (IVF-ET). Gynecol Endocrinol 2005; 21(4):235-7.

Dreisler E, Stampe S. Müllerian duct anomalies diagnosed by saline contrast sonohysterography: prevalence in a general population. Fertil Steril 2014; 102:525-9.

Fedele, L, Bianchi S, Marchini M et al. Ultrastructural aspects of endometrium in infertile women with septate uterus. Fertil Steril 1996; 65:750-2.

Fernandez H, Garbin O. Surgical approach to and reproductive outcome after surgical correction of a T-shaped uterus. Human Reproduction 2011; 26:1730-4.

Ferro J, Budak E. Malformaciones müllerianas. Cuadernos de Medicina Reproductiva 2009; 15:9-22.

Golan A, Langre R, Bukovsky I, Caspi E. Congenital anomaliesof the müllerian system. Fertil Steril 1989; 51:747.

Goldberg JM, Friedman CI. Noncanalization of the fallopian tube. A case report. J Reprod Med 1995; 40(4):317-8.

Grimbizis G, Campo R. Clinical approach for the classification of congenital uterine malformations. Gynecol Surg 2012; 9:119-29.

Grimbizis G, Gordts S. The ESHRE/ESGE consensus on the classification of female genital tract congenital anomalies. Human Reproduction 2013; 0, 1-13.

Grimbizis, G, Camus M, Clasen K et al.: Hysteroscopic septum resection in patients with recurrent abortions or infertility. Hum Reprod 1998; 13:1188-93.

Jáuregui R, Alanis J. Estado actual de la clasificación, diagnóstico y tratamento de las malformaciones müllerianas. Ginecol Obstet Mex 2013; 81:34-46.

Grimbizis G, Camus M. Clinical implications of uterine malformations and hysteroscopic treatment results. Hum Reprod Update 2001; 7:161-74.

Jones HW JR, Merut S. Familial occurrence of congenital abscence of the vagina. Am J Obstet Gynecol 1972; 114:1100-1.

Kaiser R, Schulz KD. Tratamiento sucesivo de hormonas sexuales y de gonadotrofinas en la hipoplasia uterina. In: Kaiser R, Schumacher GFB (eds.)

Kaufman RH, Adam E, Binder GL, Gerthoffer E. Upper genital tract changes and pregnancy outcome in offspring exposed in utero to diethylstilbestrol. Am J Obstet Gynecol 1980; 137(3):299-308.

Lee CL, Wang CJ, Swei LD, Yen CF, Soong YK. Laparoscopic hemihysterectomy in treatment of a didelphic uterus with a hypoplastic cervix and obstructed hemivagina. Hum Reprod 1999; 14:1741-3.

Lichke JH, Curtis CH, Lamb F. Discordance of vaginal agenesis in monozygotic twins. Obstet Gynecol 1973; 41:920-4.

Minto CL, Hollings N, Hall-Craggs M et al. Magnetic resonance imaging in the assessment of complex Mullerian anomalies. Bjog 2001; 108:791-7.

Moore KL, Persaud TVN. The urogenital system: the development of the genital system. In: The developing human: clinically oriented embryology. 7. ed. Philadelphia, Pa: WB Saunders, 2003:287.

Nouri K, Ott J. Reproductive outcome after hysteroscopic septoplasty in patients with septate uterus – a retrospective cohort study and systematic review of the literature. Reproductive Biology and Endocrinology 2010; 8:52.

Oppelt PG, Lermann J. Malformations in a cohort of 284 women with Mayer-Rokitansky-Kuster-Hauser syndrome (MRKH). Reprod Biol Endocr 2012; 10:57–64.

Oppelt P, Renner SP. The VCUAM (Vagina Cervix Uterus Adnex Associated Malformation) Classification: a new classification for genital malformations. Fertil Steril 2005; 84:1493-7.

Patton PE, Novy MJ, Lee DM, Hickok LR. The diagnosis and reproductive outcome after surgical treatment of the complete septate uterus, duplicated cervix and vaginal septum. Am J Obstet Gynecol 2004; 190(6):1669-78.

Pellerito JS, McCarthy SM, Doyle MB et al. Diagnosis of uterine anomalies: relative accuracy of MR imaging, endovaginal sonography, and hysterosalpingography. Radiology 1992; 183:795-800.

Pellicer A. Shall we operate on Mullerian defects? An introduction to the debate. Hum Reprod 1997; 12:1371-2.

Pundir J, El Toukhy T. Uterine cavity assessment prior to IVF. Women's Health 2010; 6(6): 841-8.

Raga F, Bauset C, Remohí J, Binilla-Musoles F, Simon C, Pellicer A. Reproductive impact of congenital Müllerian anomalies. Hum Reprod 1997; 12:2277-81.

Raga, F, Bonilla-Musoles F, Blanes J et al. Congenital Mullerian anomalies: diagnostic accuracy of three- dimensional ultrasound. Fertil Steril 1996; 65:523-8.

Rall K, Barresi G, Uterine rudiments in patients with Mayer-Rokitansky-Kuster-Hauser syndrome consist of typical uterine tissue types with predominantly basalis-like endometrium. Fertil Steril 2013; 99:1392-8.

Reproduccion humana. Fertilidad, esterilidad y contracepción. Salvat editores, S.A., 1986:171.

Reuter KL, Daly DC, Cohen SM. Septate versus bicornuate uteri: errors in imaging diagnosis. Radiology 1989; 172:749-52.

Rock JA. Surgery for anomalies of the mullerian ducts. In: Tompson JD, Rock JA (eds.) TeLind's Operative Gynecology. 9. ed. Philadelphia, Pa: JB Lippincott Williams & Wilkins, 2003:705.

Rock JA, Markham SM. Developmental anomalies of the reproductive tract. In: Keye WR, Chang R J, Rebar RW, Soules MR (eds.) Infertility evaluation and treatment.WB Saunders Company, 1995:387-411.

Saravelos SH, Cocksedge KA. Prevalence and diagnosis of congenital uterine anomalies in women with reproductive failure: a critical appraisal. Human Reproduction Update 2008; 14: 415-29.

Saravelos SH, Cocksedge KA. The pattern of pregnancy loss in women with congenital uterine anomalies and recurrent miscarriage. Reproductive BioMedicine Online 2010; 20:416-22.

Schorge JO, Schaffer JI, Halvorson LM, Hoffman BL, Bradshaw KD, Cunningham FG. Anatomic disorders. In: Williams Gynecology, McGraw Hill 2008:402-25.

Shulman LP, Elias S. Developmental abnormalities of the female reproductive tract: pathogenesis and nosology. Acta Obstet Gynecol Scand 1988; 67:441.

Simon, C, Martinez L, Pardo F et al. Mullerian defects in women with normal reproductive outcome. Fertil Steril 1991; 56:1192-3.

Sinha R, Mahajan C, Hegde A, Shukla A. Laparoscopic metroplasty for bicornuate uterus. J Minim Invasive Gynecol 2006; 13:70-3.

Smit J, Kasius J. InSIGHT study: costs and effects of routinehysteroscopy prior to a first IVF treatment cycle. A randomised controlled trial BMC Women's Health 2012; 12:22.

Speroff L, Fritz M. Desarrollo sexual normal y anormal. In: Endocrinologia Ginecologica Clinica y Esterilidad. 2. ed. Lippincott Williams & Wilkins, 2006: 319-59.

Speroff L, Fritz M. El utero. In: Endocrinologia ginecologica clinica y esterilidad. 2. ed. Lippincott Williams & Wilkins, 2006:113-44.

Strassman EO. Plastic unification of double uterus: a study of 123 collectted and five personal cases. Am J Obstet Gynecol 1952; 64:25-37.

Strassmann EO. Fertility and unification of double uterus. Fertil Steril 1966; 17:165-76.

Troiano RN, MacCarthy SM. Müllerian duct anomalies: imaging and clinical issues. Radiology 2004; 233:19-34.

Valle RF, Ekpo GE. Hysteroscopic metroplasty for the septate uterus: review and meta-analysis. Journal of Minimally Invasive Gynecology 2013; 20:22-42.

Verp MS, Simpsom JL, Elias S et al. Heritable aspects of uterine anomalies: In three familial aggregates with müllerian fusion anomalies. Fertil Steril 1983; 40:80-5.

Wagner BJ, Woodward PJ. Magnetic resonance evaluation of congenital uterine anomalies. Semin Ultrasound CT MR 1994; 15:4-17.

Winkel CA. Lesions affecting the uterine cavity. In: Keye WR, Chang R J, Rebar RW, Soules MR (eds.) Infertility evaluation and treatment. WB Saunders Company, 1995:425-43.

14

Insuficiência Ovariana Precoce: Abordagem no Tratamento da Infertilidade

Mário Cavagna
Sara Matias Barbosa Nogueira
Priscila Carneiro Moreira Lima

INTRODUÇÃO

Define-se insuficiência ovariana precoce (IOP) como a ocorrência de amenorreia hipergonadotrófica e hipoestrogênica antes dos 40 anos de idade. Trata-se de um grupo heterogêneo de alterações que levam à parada da função ovariana precocemente. O distúrbio acomete 1 a cada 1.000 mulheres até os 30 anos e 1 a cada 100 mulheres até os 40 anos e responde por 10% do fator ovulatório de infertilidade feminina.

A IOP pode ser decorrente da depleção da população de folículos primordiais, da diminuição congênita ou atresia folicular acelerada, ou da disfunção no recrutamento e maturação folicular.

MANIFESTAÇÕES CLÍNICAS DA IOP

A paciente acometida por IOP apresenta comumente quadro de amenorreia com sintomas de hipoestrogenismo, como ondas de calor e atrofia da mucosa vaginal. Mulheres não tratadas podem sofrer consequências da depleção estrogênica a longo prazo, como osteoporose e problemas cardiovasculares e neurológicos cognitivos. A infertilidade é uma consequência natural da IOP, embora deva ser salientado que o distúrbio não é sinônimo de menopausa precoce, pois uma função ovariana ocasional pode ocorrer em 50% das pacientes e a ovulação pode estar presente em 20% dessas mulheres; estima-se que 5% a 10% delas possam engravidar de maneira espontânea.

DIAGNÓSTICO

A anamnese é a primeira ferramenta para o diagnóstico. A paciente queixa-se de alterações menstruais ou amenorreia e pode referir sintomas de hipoestrogenismo. Obviamente, causas secundárias de amenorreia devem ser excluídas, como amenorreia hipotalâmica ou hipofisária, doenças sistêmicas não controladas, estilo de vida e hiperprolactinemia. São solicitadas as dosagens séricas dos hormônios folículo-estimulante (FSH), luteinizante (LH), estradiol, prolactina e antimülleriano (AMH). Classicamente, dosagens de FSH sérico > 40UI/L e níveis de estradiol < 20pg/mL caracterizam a IOP. Atualmente, também é avaliada a concentração do AMH, que apresenta níveis indetectáveis ou muito baixos (< 0,1ng/mL). O exame ultrassonográfico costuma revelar ovários de dimensões reduzidas e, principalmente, ausência de folículos antrais.

A investigação genética é feita a partir do cariótipo e por pesquisa da pré-mutação do X frágil. São feitas as avaliações das funções tireoidiana e suprarrenal, levando em conta que a pesquisa de anticorpos antiadrenais tem valor limitado. A pesquisa de anticorpos antiovário, igualmente, tem pouca utilidade. Esses anticorpos são encontrados em 67% das pacientes com IOP isolada. Nos casos em que estão associadas doenças autoimunes, essa proporção sobe para 75%. A presença desses anticorpos também pode ser decorrente de um epifenômeno secundário à liberação de antígenos após dano celular.

ETIOLOGIA

Do ponto de vista etiológico, a IOP pode ser decorrente de anomalias genéticas, associação a doenças autoimunes, doenças metabólicas e deficiências enzimáticas, causas infecciosas e causas iatrogênicas, como quimioterapia, radioterapia e cirurgia ovariana. Anormalidades cromossômicas respondem por 12% dos casos e história familiar positiva está presente em 12,7% dos relatos. Por outro lado, mais de 50% dos casos têm causa desconhecida.

Causas genéticas

Mutações no cromossomo X

Os cromossomos X ativos e sem anomalias são necessários para impedir a atresia folicular acelerada durante a vida pré-natal tardia (após a 20ª semana de gestação). Alterações nos cromossomos X, como a síndrome de Turner e moisacismos, deixam os oócitos suscetíveis à atresia acelerada, contribuindo para a insuficiência ovariana. As deleções, translocações e monossomias do cromossomo X respondem por 5% dos casos de IOP.

Outra causa para a diminuição da reserva ovariana, podendo culminar em IOP, é a pré-mutação do X frágil. A síndrome do X frágil é uma desordem de herança dominante ligada ao cromossomo X responsável por grande número de casos de deficiência mental e distúrbios do comportamento. O grau de deficiência cognitiva é tipicamente mais grave no sexo masculino, mas ambos os sexos podem ser afetados.

O gene do retardo mental X frágil 1 (FMR1) é mapeado no braço longo do cromossomo X. Em variantes normais, as repetições dos trinucleotídeos variam de seis a 55. Quando se expandem para 56 a 200, os indivíduos são considerados portadores de pré-mutação, e aqueles com mais de 200 repetições são considerados afetados.

A mutação completa está associada à síndrome do atraso mental X frágil, a forma mais comum de retardo mental hereditário. As mulheres que carregam a pré-mutação têm taxa de 23% de IOP e diagnóstico de menopausa 5 anos mais cedo. A disfunção ovariana depende do número de repetições dos trinucleotídeos, embora essa relação não seja linear.

Do ponto de vista prático, as pré-mutações certamente merecem ser rastreadas naquelas mulheres com histórico familiar IOP de modo a possibilitar o aconselhamento genético e limitar a transmissão da síndrome do X frágil para as gerações futuras.

Alterações autossômicas

A importância da função adequada do FSH e dos receptores de FSH (FSHr) é evidente na função ovariana. Mutações inativadoras e polimorfismos no gene FSHr são considerados a principal causa relevante de IOP não sindrômica. Aittomaki e cols. descreveram uma mutação inativadora do gene no receptor de FSH em mulheres de família finlandesa com amenorreia primária e uma mutação na posição 566 do gene 7.

Outras novas mutações envolvendo FSHr foram relatadas posteriormente em pacientes com IOP. A síndrome de resistência ovariana (ou de Savage) é decorrente de alteração no nível do receptor ou pós-receptor das gonadotrofinas.

Doenças autoimunes

Os mecanismos autoimunes estão envolvidos na patogênese de até 30% dos casos de IOP. Seu diagnóstico é relativamente difícil e fundamentado na exclusão de outras causas conhecidas de IOP, além da presença de um ou mais critérios para doenças autoimunes.

As doenças associadas incluem tireoidite, hipoparatireoidismo, *diabetes mellitus*, hipofisite, candidíase crônica, púrpura trombocitopênica idiopática, vitiligo, alopecia, anemia hemolítica autoimune, anemia perniciosa, lúpus eritematoso sistêmico (LES), artrite reumatoide, doença de Crohn, síndrome de Sjögren, cirrose biliar primária e hepatite crônica ativa.

Cerca de 2% a 10% dos casos de IOP são conhecidos por sua associação à autoimunidade suprarrenal, podendo ser clínicos ou subclínicos e preceder a doença de Addison em 8 a 14 anos. A IOP pode fazer parte das síndromes poliglandulares autoimunes quando acompanhada por outras endocrinopatias autoimunes (hipotireoidismo, insuficiência da suprarrenal, hipoparatireoidismo e diabetes tipo 1). A tireoidite é a alteração autoimune mais prevalente (14% a 27%) associada à IOP, seguida pela presença de anticorpos anticélulas parietais (4%), *diabetes mellitus* tipo 1 (2%) e miastenia grave.

Doenças metabólicas e deficiências enzimáticas

Esse grupo de anormalidades costuma ser acompanhado de insuficiência ovariana, sendo citadas a galactosemia (deficiência de GALT) e as deficiências de 17α-hidroxilase, 17,20-liase e aromatase. Cabe salientar que essas alterações são raras, comumente levando a retardo puberal e outras alterações que diminuem a relevância da insuficiência ovariana.

Entre as causas iatrogênicas destacam-se os tratamentos oncológicos, como quimioterapia e radioterapia, e as intervenções cirúrgicas sobre os ovários, podendo ser citadas, ainda, a terapia antiviral para o vírus da imunodeficiência adquirida (HIV), infecções como caxumba, malária, varicela e citomegalovírus, e mesmo a insuficiência ovariana após vacinação para papilomavírus humano (HPV).

ABORDAGEM GERAL

As mulheres com IOP devem receber reposição hormonal, pois as consequências do hipoestrogenismo terão grande impacto em sua qualidade de vida, mormente a médio e longo prazo, minimizando os riscos de osteoporose e problemas cardiovasculares. Os esquemas de reposição hormonal, estroprogestínica, devem ser individualizados. Recomenda-se uma abordagem multidisciplinar com apoio psicológico e orientação quanto aos aspectos de nutrição, atividade física e estilo de vida.

ABORDAGEM PARA A FERTILIDADE

Vale lembrar que 5% a 10% das pacientes com IOP podem engravidar espontaneamente. Por isso, em pacientes que desejem engravidar e têm de se submeter à reposição hormonal, é conveniente utilizar um esquema que não seja anovulatório.

A estimulação ovariana com níveis altos de FSH é obviamente ineficaz. O bloqueio hipofisário com análogos do hormônio liberador de gonadotrofina (GnRH), com corticoterapia, seguido por estimulação com gonadotrofinas pode ter resultado em poucos casos, mas não deve ser uma indicação formal. A terapia empírica com corticoides é controversa, mas não há evidências que apoiem sua indicação.

Recentemente foi relatada a ativação *in vitro* de folículos como recurso a ser utilizado em pacientes com IOP. Os ovários são retirados por meio de cirurgia e tratados *in vitro* com ativadores como a fosfatidilinositol-quinase e a proteína-quinase B e depois autotransplantados. Há o registro de dois nascimentos com essa técnica, que é claramente experimental e ainda está longe de ser considerada um tratamento que possa ser proposto nos casos de falência ovariana.

O tratamento mais eficaz para a infertilidade decorrente da IOP consiste na doação de oócitos, e as mulheres acometidas devem ser orientadas quanto a esse aspecto do futuro reprodutivo. Em nosso serviço, verificamos que as pacientes com IOP, passado o impacto emocional inevitável e devastador no momento do diagnóstico, são muito receptivas à ideia da ovodoação, pois sabem que a real possibilidade de gravidez reside nessa indicação. O fato de serem mulheres jovens torna a gravidez de bom prognóstico. O endométrio é preparado com estrogênios, por via oral ou transdérmica, seguido pela associação de estrogênios à progesterona; utilizamos a progesterona natural micronizada em cápsulas de uso intravaginal e mantemos a terapia hormonal até a oitava semana de gestação, quando a placenta em formação já é capaz de assumir a esteroidogênese.

Novamente, cabe reiterar a importância de suporte psicológico às pacientes acometidas por IOP, principalmente na indicação de ovodoação, para que aceitem a condição e, mesmo sem desejo de engravidar, se submetam aos tratamentos necessários e tão importantes na manutenção da saúde e qualidade de vida dessas jovens mulheres.

Leitura complementar

Coulam CB, Adamson SC, Annegers JF. Incidence of premature ovarian failure. Obstet Gynecol 1986; 67(4):604-6.

Persani L, Rossetti R, Cacciatore CJ. Genes involved in human premature ovarian failure. Mol Endocrinol 2010; 45(5):257-79.

McKinlay SM, Brambilla DJ, Posner JG. The normal menopause transition. Maturitas 1992; 14(2):103-15.

Nelson LM. Primary ovarian insufficiency. N Engl J Med 2009; 360(6):606-14.

Rebar RW. Premature ovarian failure. Obstet Gynecol 2009; 113(6):1355-63.

Goswami D, Conway GS. Premature ovarian failure. Hum Reprod Update 2005; 11(4):391-410.

Assumpção CR. Falência ovariana precoce. Arq Bras Endocrinl Metab 2014; 58(2):132-43.

Novosad JA, Kalantaridou SN, Tong ZB, Nelson LM. BMC Women's Health 2003; 3(1):2.

Jiao X, Qin C, Li J et al. Cytogenetic analysis of 531 Chinese women with premature ovarian failure. Hum Reprod 2012; 27(7):2201-7.

van Kasteren YM, Hundscheid RD, Smits AP, Cremers FP, van Zonneveld P, Braat DD. Familial idiopathic premature ovarian failure: an overrated and underestimated genetic disease? Hum Reprod 1999; 14(10):2455-9.

Rossetti R, Ferrari I, Bonomi M, Persani L. Genetics of primary ovarian insufficiency. Clin Genet 2017; 91(2):183-98.

Cox L, Liu JH. Primary ovarian insufficiency: an update. International Journal of Women's Health 2014; 6:235-43.

Aittomaki K, Lucena JL, Pakarinen P et al. Mutation in the follicle-stimulating hormone receptor gene causes hereditary hypergonadotropic ovarian failure. Cell 1995; 82:959-68.

Bramble MS, Goldstein EH, Lipson A et al. A novel follicle-stimulating hormone receptor mutation causing primary ovarian failure: a fertility application of whole exome sequencing. Hum Reprod 2016; 31(4):905-14.

Conway GS. Clinical manifestations of genetic defects affecting gonadotrophins and their receptors. Clin Endocrinol 1996; 45,657-63.

Bakalov VK, Vanderhoof VH, Bondy CA, Nelson LM. Adrenal antibodies detect asymptomatic auto-immune adrenal insufficiency in young women with spontaneous premature ovarian failure. Hum Reprod 2002; 17:2096-100.

Shelling AN. Premature ovarian failure. Reproduction 2010; 140(5):663-41.

Yanase T. 17 alpha-Hydroxylase/17,20-lyase defects. J Steroid Biochem Mol Biol 1995; 53(1-6):153-7.

Ohl J, Partisani M, Demangeat C, Binder-Foucard F, Nisand I, Lang JM. Alterations of ovarian reserve tests in human immunodeficiency virus (HIV)-infected women. Gynecol Obstet Fertil 2010; 38(5):313-7.

Colafrancesco S, Perricone C, Tomljenovic L, Shoenfeld Y. Human papilloma virus vaccine and primary ovarian failure: another facet of the autoimmune/ inflammatory syndrome induced by adjuvants. Am J Reprod Immunol 2013; 70(4):309-16.

Pellegrino P, Carnovale C, Pozzi M et al. On the relationship between human papiloma vírus vaccine and autoimune diseases. Autoimmun Ver 2014; 13(7):736-41).

Bidet M, Bachelot A, Bissauge E et al. Resumption of ovarian function and pregnancies in 358 patients with premature ovarian failure. J Clin Endocrinol Metab 2011; 96(12):3864-72.

Badawy A, Goda H, Ragab A. Induction of ovulation in idiopathic premature ovarian failure: a randomized double-blind trial. Reprod Biomed Online 2007; 15(2):215-9.

van Kasteren YM, Braat DD, Hemrika DJ et al. Corticosteroids do not influence ovarian responsiveness to gonadotropins in patients with premature ovarian failure: a randomized, placebo-controlled trial. Fertil Steril 1999; 71(1):90-5.

Kalantaridou SN, Braddock DT, Patronas NJ, Nelson LM. Treatment of autoimmune premature ovarian failure. Hum Reprod 1999; 14(7):1777-82.

Zhai J, Yao G, Dong F et al. In vitro activation of follicles and fresh tissue autotransplantation in primary ovarian insufficiency patients. J Clin Endocrinol Metab 2016; 101(11):4405-12.

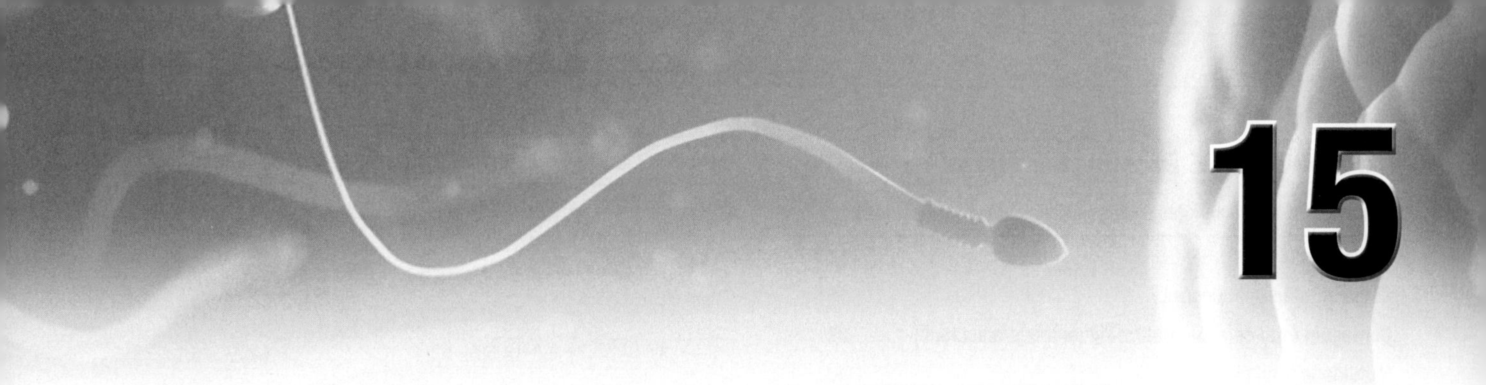

15

Varicocele e Infertilidade

José Eduardo Fernandes Távora
Rafael Castilho da Silveira Jacob
Geraldo Magela de Queiroz Tavares

INTRODUÇÃO

Cerca de 8% a 15% dos casais apresentam alguma dificuldade na concepção de um bebê após 1 ano de tentativas de engravidar sem métodos contraceptivos. O fator masculino é o responsável em 20% dos casos de infertilidade conjugal.

A avaliação seminal é fundamental na análise do fator masculino, podendo a interpretação dos parâmetros levar à suspeita diagnóstica dessa causa. A varicocele, uma dessas patologias, pode acometer 15% da população masculina.

CONCEITO

A varicocele consiste em uma dilatação anormal e tortuosa dos vasos das veias do cordão espermático. Por fatores anatômicos, é maior a ocorrência de varicocele à esquerda do que à direita:

- A veia gonadal esquerda drena na veia renal esquerda, ocasionando maior pressão venosa.
- A veia gonadal direita drena na veia cava inferior, com menor pressão venosa.

CLASSIFICAÇÃO

A classificação de varicocele é mostrada no Quadro 15.1.

Quadro 15.1 Classificação de varicocele

Grau de varicocele	Posição ortostática
Varicocele grau 0 subclínica	Não visível nem palpável O diagnóstico é estabelecido pela ultrassonografia
Varicocele grau I	Não visível nem palpável, mas pode ser palpada após manobra de Valsalva
Varicocele grau II	Veias tortuosas visíveis e palpáveis com manobra de Valsalva
Varicocele grau III	Visível e palpável sem manobra de Valsalva

Fonte: Thonneau et al., 1991.

EPIDEMIOLOGIA

A incidência de varicocele varia com a idade, sendo de 7,2% nos indivíduos dos 2 aos 19 anos de idade. Após os 20 anos, a incidência passa a ser de 10% a 25%. Nos homens considerados inférteis, a incidência é em torno de 40%.

A varicocele é frequente em parentes de primeiro grau portadores da doença. A prevalência é de cerca de 15% na população geral.

MECANISMOS FISIOPATOLÓGICOS

1. Ausência ou incompetências das válvulas das veias espermáticas.
2. Dificuldade de drenagem venosa por obstrução ou compressão dos vasos espermáticos.
3. Aumento da temperatura testicular com alterações da espermatogênese.
4. Hipoxia testicular.
5. Estresse oxidativo.
6. Diminuição do fluxo intratesticular.
7. Refluxo de metabólitos renais e suprarrenais.

VARICOCELE E PERFIL SEMINAL

Tabela 15.1 Limites inferiores da normalidade para análise seminal

Volume (mL)	1,5
Concentração (milhões/mL)	15
Contagem total de espermatozoide (milhões/ejaculado)	39
Motilidade total (%)	40
Morfologia (% normal)	4

Nota: as referências dos limites inferiores utilizados pela Organização Mundial da Saúde (OMS) são derivadas do quinto percentil de homens normais férteis.
Fonte: adaptada de Lomboy et al., 2016.

Tabela 15.2 Volume testicular médio segundo os estágios de Tanner

Estágio de Tanner	Volume do testículo esquerdo (mL)	Volume do testículo direito (mL)
1	4,76 ± 2,76	5,20 ± 3,86
2	6,40 ± 3,16	7,08 ± 3,89
3	14,58 ± 6,54	14,77 ± 6,1
4	19,80 ± 6,17	20,45 ± 6,79
5	28,31 ± 8,52	30,25 ± 9,64

Fonte: adaptada de Lomboy et al., 2016.

A presença de varicocele com repercussão clínica é fundamentada em três pilares:

1. **Oligospermia:** redução do número de espermatozoides no ejaculado (< 15 milhões/mL).
2. **Teratozoospermia:** aumento do número de espermatozoides com alterações morfológicas (< 4% de formas normais).
3. **Astenospermia:** redução do número de espermatozoides com mortalidade progressiva direcional (< 40% de espermatozoides com mortalidade progressiva).

A associação das três causas é comum, e o grau de varicocele tem relação direta com o perfil seminal. Há consenso na literatura de que os critérios de indicação para definição do tratamento não devem ser considerados isoladamente.

A OMS, em estudo observacional que envolveu 9.034 homens, verificou que 25,6% dos pacientes com alterações seminais são portadores de varicocele e que esses homens têm redução significativa do volume testicular em comparação com o testículo contralateral, o que não acontece nos homens sem infertilidade e varicocele. Portanto, a medição do volume testicular associado à varicocele é fundamental na avaliação do perfil seminal, uma vez que os pacientes com testículos normais não se beneficiam tanto do tratamento quanto o primeiro grupo.

AVALIAÇÃO DIAGNÓSTICA

Exames clínicos

Uma vez determinado o fator masculino, o estudo dos fatores clínicos é importante na avaliação do casal infértil, incluindo anamnese e história pregressa, assim como duração da infertilidade, infertilidade primária ou secundária, perfil seminal (Tabela 15.1) e idade e *status* da fertilidade da parceira.

Exame físico

A avaliação física deve ser realizada em ambiente com temperatura que não interfira no reflexo cremastérico. O exame físico em posição ortostática tem sensibilidade e especificidade de 70%. A classificação do grau da varicocele e o tamanho testicular são fundamentais para a decisão do plano terapêutico (Tabela 15.2).

Exames complementares

O padrão-ouro é a venografia da veia espermática. A ultrassonografia com Doppler tem especificidade e sensibilidade de 90%. A termografia escrotal e a cintilografia têm resultados variáveis na literaturas e são pouco utilizadas. A ultrassonografia da bolsa escrotal com Doppler detecta varicocele em 30% dos pacientes com perfil seminal subclínico.

A análise do volume testicular é feita por meio do ultrassom. A dopplermetria avalia o calibre dos vasos e a duração do refluxo nas veias. O teste é considerado positivo quando o calibre é maior do que 2 a 2,5mm. O fluxo é avaliado com a manobra de Valsalva, e o exame de Doppler é considerado positivo quando o pulsado é maior do que 2 segundos.

EXISTE TRATAMENTO MEDICAMENTOSO PARA VARICOCELE?

O uso de carnitina associado a anti-inflamatórios não hormonais mostrou-se ineficaz. O uso de citrato de clomifeno em casos de varicocele subclínicos não foi eficaz nem na melhora seminal nem na taxa de gravidez. A associação de menotropina e varicocelectomia por 3 meses mostra-se superior à cirurgia isoladamente.

QUANDO INDICAR O TRATAMENTO DA VARICOCELE?

O Sociedade Americana de Medicina Reprodutiva (ASRM) recomenda a varicocelectomia nas seguintes situações:

- Varicocele palpável ao exame físico.
- Discrepância testicular de 20%.
- Perfil seminal alterado (Tanner 5).
- Dores testiculares.
- Achados ultrassonográficos com calibre venoso > 2,5mm e fluxo retrógrado > 30cm/s.

Há na literatura uma grande discussão quanto ao custo-benefício do tratamento da varicocele quando as parceiras têm mais de 35 anos de idade.

O tratamento da varicocele em pacientes com azoospermia não obstrutiva (NOA) é controverso. Uma metanálise conduzida em 2010 mostrou que, dentre 233 pacientes com NOA tratados, 39% apresentaram espermas móveis e 6% conseguiram engravidar suas parceiras.

Os limites da oligoastenozoospermia que demandam tratamento da varicocele podem ser consultados na Tabela 15.1.

Os pacientes jovens que têm varicocele com hipotrofia testicular devem ser tratados em virtude da probabilidade de piora do perfil seminal.

DEVE SER TRATADA A VARICOCELE QUE PROVOCA DOR?

A causa da dor pode ser multifatorial. A exclusão de epididimites crônicas, massas testiculares e anexiais e hérnias inguinais é fundamental para a decisão quanto à cirurgia, uma vez que a correção da varicocele pode não cessar a dor.

As varicoceles de baixo grau (0, 1 ou 2) apresentam resultados mais reservados no controle da dor após a varicocelectomia. Na literatura, as dores crônicas associadas à varicocele de grau 3 têm sido solucionadas pela cirurgia em 83% a 92% desses pacientes.

QUANDO INDICAR E COMO ESCOLHER A MELHOR TÉCNICA CIRÚRGICA?

Atualmente, dois métodos são utilizados: ligadura cirúrgica e embolização. O tratamento cirúrgico pode ser realizado por via inguinal, subinguinal, retroperitoneal ou laparoscópica e os resultados se equivalem, mas as complicações das técnicas são distintas.

Nas varicoceles subclínicas de graus 0 e I, pode ser aplicado o tratamento unilateral. Nas de alto grau, o tratamento deve ser bilateral.

A varicocelectomia bilateral subinguinal com magnificação óptica aumenta a preservação de vasos arteriais e linfáticos, reduzindo significativamente o risco de recorrência e complicações pós-operatórias em relação à laparoscopia e às cirurgias sem magnificação.

A embolização apresenta maiores recidiva e morbidade (Figura 15.1).

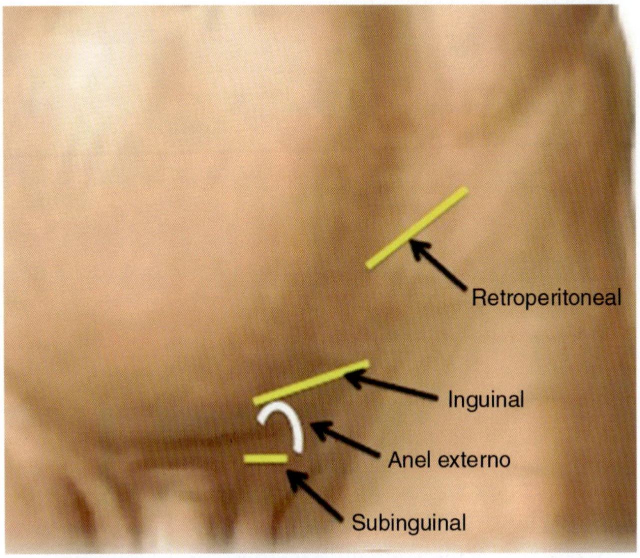

Figura 15.1 Vias de acesso cirúrgico para correção de varicocele.

OCORRE MELHORA DOS PARÂMETROS SEMINAIS COM A CIRURGIA? EXISTEM PARÂMETROS PREDITIVOS QUE INDIQUEM MELHOR RESPOSTA AO TRATAMENTO?

Poucos estudos com nível de evidência elevado foram publicados na literatura. Um deles apresenta melhora nos parâmetros seminais em 50% dos casos.

Um estudo publicado por Marmar em 2007 concluiu que, após a cirurgia, a taxa de gravidez natural aumentou 2,8 vezes, quando comparada à encontrada em pacientes sem tratamento ou submetidos a tratamento clínico.

O grau da varicocele, o tamanho testicular e os parâmetros seminais e hormonais são considerados fatores prognósticos para varicocele, porém é difícil concluir qual deles teria valor de predição quanto ao resultado do tratamento.

EXISTE BENEFÍCIO DA CIRURGIA EM CASAIS COM INDICAÇÃO DE REPRODUÇÃO ASSISTIDA?

A correção cirúrgica melhora a contagem e a morfologia espermática e reduz os níveis de oxigênio, melhorando a função dos gametas.

A cirurgia pode evitar a reprodução assistida e/ou mesmo melhorar a complexidade dos procedimentos.

CONSIDERAÇÕES FINAIS

A varicocele é causa importante de infertilidade e deve ser abordada por equipe multiprofissional. As decisões devem ser compartilhadas de modo a possilitar resultados mais precisos, menos onerosos para o paciente e com a menor morbidade possível. O entendimento da causa é fundamental no planejamento estratégico.

Leitura complementar

Abd Ellatif ME, Asker W, Abbas A et al. Varicocelectomy to treat pain, and predictors of success: a prospective study. Curr Urol 2012 May; 6(1):33-6. doi: 10.1159/000338867. Epub 2012 Mar 18.

Agarwal A, Prabakaran S, Allamaneni SS. Relationship between oxidative stress, varicocele and infertility: a meta-analysis. Reprod Biomed Online 2006 May; 12(5):630-3.

Callam MJ. Epidemiology of varicose veins. Br J Surg. 1994 Feb; 81(2):167-73. Review.

Canales BK1, Zapzalka DM, Ercole CJ et al. Prevalence and effect of varicoceles in an elderly population. Urology 2005 Sep; 66(3):627-31.

Cayan S, Kadioglu TC, Tefekli A, Kadioglu A, Tellaloglu S. Comparison of results and complications of high ligation surgery and microsurgical high inguinal varicocelectomy in the treatment of varicocele. Urology 2000 May; 55(5):750-4.

Chandra A, Copen CE, Stephen EH. Infertility and impaired fecundity in the United States, 1982-2010: data from the National Survey of Family Growth. Natl Health Stat Report 2013 Aug 14; (67):1-18.

De Rose AF1, Gallo F, Giglio M, Parisini B, Carmignani G. Early use of menotropin in the treatment of varicocele. Arch Ital Urol Androl 2003 Mar; 75(1):53-7.

Dubin L, Amelar RD. Varicocelectomy: twenty-five years of experience. Int J Fertil 1988 Jul-Aug; 33(4):226-8, 231-5. Review.

Lomboy JR, Coward RM. The varicocele: clinical presentation, evaluation, and surgical management. Semin Intervent Radiol 2016 Sep; 33(3):163-9. doi: 10.1055/s-0036-1586143. Review.

Marmar JL, Agarwal A, Prabakaran S et al. Reassessing the value of varicocelectomy as a treatment for male subfertility with a new meta-analysis. Fertil Steril 2007 Sep; 88(3):639-48. Epub 2007 Apr 16.

Masson P, Brannigan RE. The varicocele. Urol Clin North Am 2014 Feb; 41(1):129-44. doi: 10.1016/j.ucl.2013.08.001. Review.

Nistal M, González-Peramato P, Serrano A, Regadera J. Physiopathology of the infertile testicle. Etiopathogenesis of varicocele. Arch Esp Urol 2004 Nov; 57(9):883-904. Review. Spanish.

Rifkin MD, Foy PM, Kurtz AB, Pasto ME, Goldberg BB. The role of diagnostic ultrasonography in varicocele evaluation. J Ultrasound Med 1983 Jun; 2(6):271-5.

Thonneau P, Marchand S, Tallec A et al. Incidence and main causes of infertility in a resident population (1,850,000) of three French regions (1988-1989). Hum Reprod 1991 Jul; 6(6):811-6.

Unal D, Yeni E, Verit A, Karatas OF. Clomiphene citrate versus varicocelectomy in treatment of subclinical varicocele: a prospective randomized study. Int J Urol 2001 May; 8(5):227-30.

Wang J, Xia SJ, Liu ZH et al. Inguinal and subinguinal micro-varicocelectomy, the optimal surgical management of varicocele: a meta-analysis. Asian J Androl 2015 Jan-Feb; 17(1):74-80. doi: 10.4103/1008-682X.136443.

Weedin JW, Khera M, Lipshultz LI. Varicocele repair in patients with nonobstructive azoospermia: a meta-analysis. J Urol 2010 Jun; 183(6):2309-15. doi: 10.1016/j.juro.2010.02.012. Epub 2010 Apr 18.

World Health Organization. The influence of varicocele on parameters of fertility in a large group of men presenting to infertility clinics. Fertil Steril 1992 Jun; 57(6):1289-93.

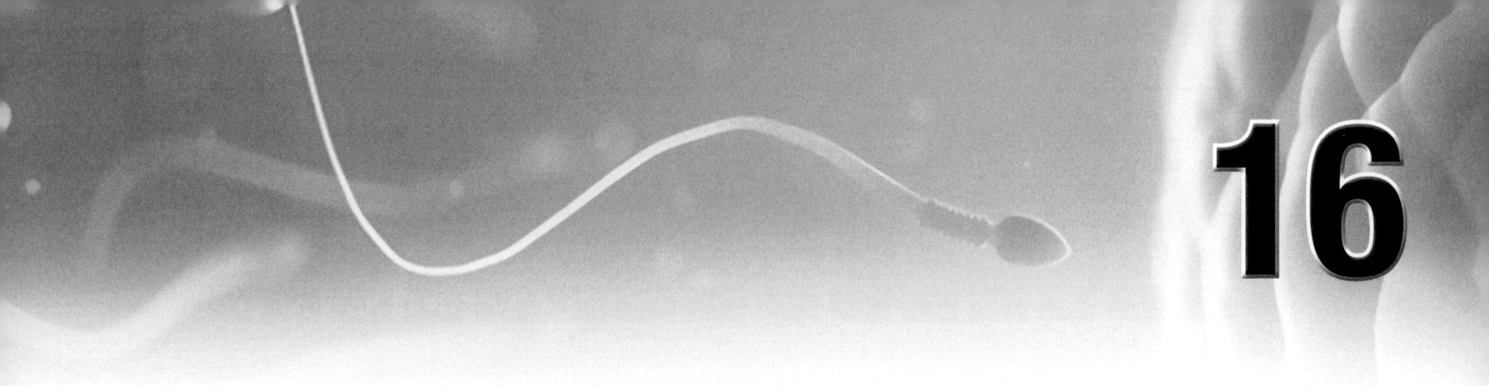

16

Protocolos de Indução para Baixa Complexidade

Ines Katerina Damasceno Cavallo Cruzeiro
Julia Alves Dias

INTRODUÇÃO

A infertilidade pode ser definida como a ausência de gravidez de um casal após 12 meses de relação sexual frequente sem contracepção. Após esse período, são justificáveis a avaliação e o tratamento desse casal. Em mulheres com mais de 35 anos de idade, pode ser prudente reduzir o tempo de espera para 6 meses.

O tratamento da infertilidade deve ser individualizado. Encontram-se disponíveis diversas técnicas de reprodução assistida, as quais podem ser divididas didaticamente em de alta complexidade, como a fertilização *in vitro* (FIV) e suas variações, e baixa complexidade, englobando o coito programado ou orientação de coito (OC) e a inseminação intrauterina (IIU).

Para a indicação dos procedimentos de baixa complexidade é necessária a avaliação inicial do casal. A possibilidade de tratamento envolve a comprovação da permeabilidade tubária e o espermograma com pelo menos cinco milhões de espermatozoides móveis após processamento seminal. Outros fatores, como tempo de infertilidade, idade da mulher e disponibilidade financeira, também devem ser considerados antes da definição da melhor conduta.

A OC consiste na programação da relação sexual para o período periovulatório. Na IIU, o sêmen beneficiado é injetado dentro da cavidade uterina após ovulação. Os dois procedimentos podem ser realizados com ou sem uso de medicações indutoras de ovulação, porém a estimulação ovariana está associada a taxas maiores de gravidez.

Vários protocolos de indução ovariana podem ser prescritos para o tratamento de baixa complexidade, não havendo consenso quanto à superioridade de um sobre o outro. Os fármacos mais utilizados são citrato de clomifeno, letrozol ou gonadotrofinas.

PROTOCOLOS DE ESTIMULAÇÃO OVARIANA DE BAIXA COMPLEXIDADE

Citrato de clomifeno

O citrato de clomifeno (CC) é um dos fármacos mais antigos utilizados para indução da ovulação. Trata-se de um inibidor dos receptores de estrogênio que, nos receptores hipotalâmicos e hipofisários, bloqueia o *feedback* negativo do estrogênio, induzindo a liberação do hormônio liberador de gonadotrofinas (GnRH) e consequentemente do hormônio folículo-estimulante (FSH) e do hormônio luteinizante (LH) pela hipófise, o que estimula o crescimento folicular e a ovulação.

Em virtude de seu baixo custo e alta efetividade, associados à facilidade de administração por via oral, mantém-se como agente de primeira escolha para as pacientes anovulatórias. Entretanto, para os casais portadores de infertilidade sem causa aparente (ISCA), o National Institute for Clinical Excellence (NICE) não recomenda a utilização de indutores orais e orienta que o uso isolado do CC não aumenta a taxa de nascidos vivos, embora estudos recentes tenham questionado essa afirmação.

A dose recomendada é de 50 a 100mg/dia, com dose máxima de 250mg/dia, devendo ser utilizada durante 5 dias a partir do terceiro ao quinto dia do ciclo. Recomenda-se o rastreamento da ovulação com ultrassonografia seriada como parte do tratamento, conforme descrito mais adiante neste capítulo (Figura 16.1).

Resistência ao CC pode ocorrer em 15% a 40% das mulheres portadoras da síndrome de ovários policísticos (SOP), caracterizada pelo não recrutamento folicular e endometrial com consequente anovulação. Essa resistência pode estar relacionada com o aumento do índice de massa corporal, o que

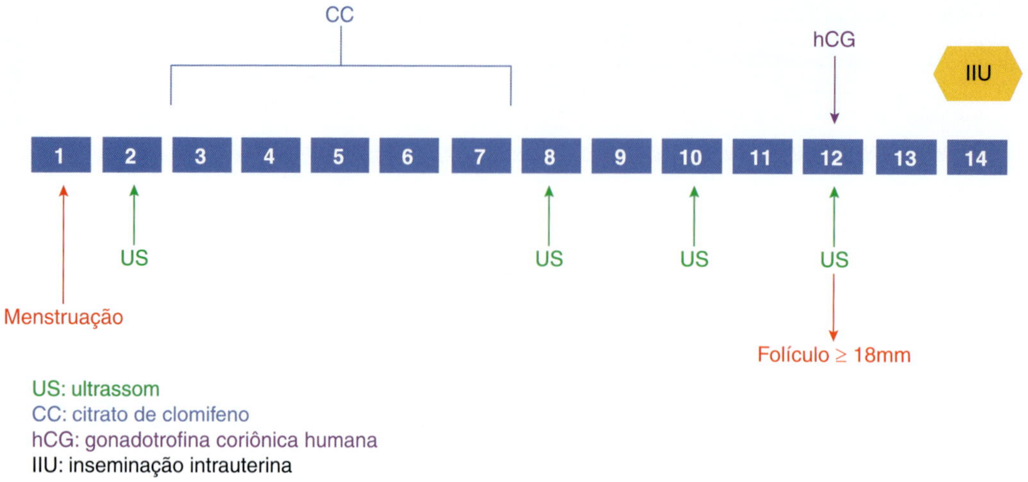

Figura 16.1 Protocolo utilizando CC do terceiro ao sétimo dia do ciclo.

pode ser revertido mediante a perda de peso. Além disso, nesse grupo de pacientes, a associação de metformina pode também otimizar a ação do CC. Em outras situações, o fármaco pode estar associado a efeitos negativos sobre o muco cervical e a espessura endometrial, em razão de sua ação antiestrogênica, o que pode estar relacionado com a discrepância existente entre as taxas de ovulação e as de gestação. Nos casos de ação antiestrogênica no endométrio, o aumento da dose não é eficaz para correção do problema; portanto, recomenda-se a troca por outra medicação, pois se trata de um efeito idiossincrático do medicamento.

Como efeitos colaterais, as pacientes podem queixar-se de fogachos, distensão e dor abdominal, náuseas e vômitos, aumento da sensibilidade mamária e cefaleia, cuja intensidade não está relacionada com a dose da medicação. Caso ocorram sintomas visuais, como visão borrada ou escotomas, é recomendada a descontinuação do uso em virtude da potencial compressão do quiasma óptico causada pelo aumento da hipófise.

O recrutamento de vários folículos com o uso do CC pode aumentar as taxas de gestação múltipla (aproximadamente 7% de risco de gravidez gemelar e 0,5% de tripla). A taxa de abortamento é de aproximadamente 13% a 25%. Além disso, também pode aumentar o risco de gravidez ectópica, embora a literatura não tenha mostrado aumento significativo dessa intercorrência.

Letrozol

O letrozol é um inibidor da aromatase que se mostrou indutor de ovulação eficaz, sendo bastante utilizado na última década. Seu mecanismo de ação se dá mediante redução da conversão periférica de androgênios em estrogênios, realizada no organismo através da enzima aromatase, reduzindo o *feedback* negativo sobre o eixo hipotálamo-hipofisário e aumentando a secreção de FSH e o desenvolvimento folicular. Por sua atuação seletiva, sem efeitos indesejáveis para o muco e o endométrio, representa uma excelente opção principalmente para pacientes portadoras de SOP que apresentaram resistência ao CC. Além disso, outras vantagens do letrozol incluem a maior taxa de ciclos monofoliculares e a manutenção do *feedback* negativo do FSH cerebral. Desse modo, as usuárias de letrozol apresentam taxas de gestação similares às que usam gonadotrofinas, porém a um custo menor e com menos efeitos adversos. As principais queixas quanto ao uso da medicação são cefaleia e cólica. Recente metanálise mostrou que, comparado ao uso isolado do CC, o letrozol foi a única opção que obteve taxa significativamente maior de nascidos vivos em pacientes portadoras de anovulação crônica normogonadotrófica.

A dose usualmente utilizada é de 2,5 a 5mg/dia por 5 dias, iniciando no terceiro dia do ciclo. Doses > 5mg/dia por mais de 5 dias estão associadas a níveis mais baixos de estrogênio em razão da manutenção da inibição da aromatase com efeito deletério para o endométrio próximo à ovulação. O rastreamento ultrassonográfico também é recomendado nos primeiros ciclos de utilização da medicação (Figura 16.2).

A segurança do letrozol foi questionada na reunião anual da Sociedade Americana de Medicina Reprodutiva em 2005, quando um estudo mostrou risco aumentado de anormalidades cardíacas e do aparelho locomotor com o uso do medicamento. Entretanto, esse estudo foi bastante criticado por apresentar limitações metodológicas importantes e nunca foi publicado. Evidências atuais mostram que o letrozol usado para o tratamento de infertilidade em pacientes anovulatórias ou ISCA não está relacionado com malformações fetais. Tem sido amplamente utilizado em vários países e em 2016 foi considerado indutor da ovulação de primeira linha, assim como o CC, pela Organização Mundial da Saúde. A despeito disso, seu uso como indutor de ovulação continua sendo considerado *off-label* e é proibido em alguns países.

Metformina

A metformina é uma biguanida utilizada como hipoglicemiante oral no tratamento do *diabetes mellitus* tipo 2. Seu efeito na redução dos androgênios séricos, com consequente melhora no padrão ovulatório, a transportou para o tratamento de inferti-

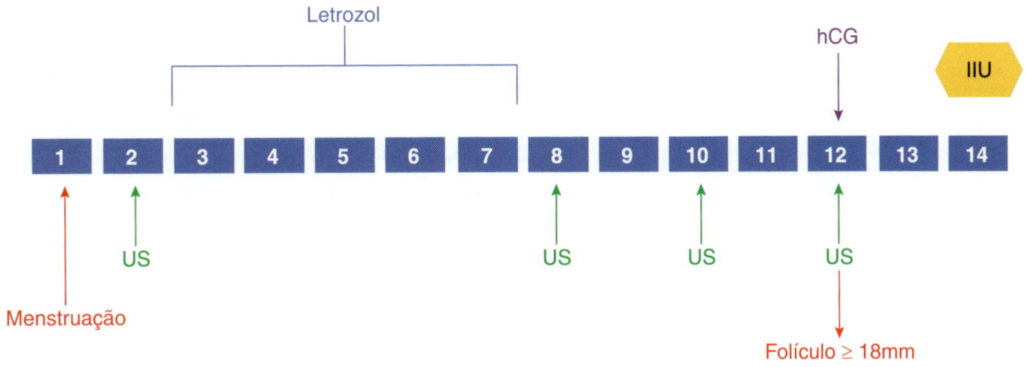

Figura 16.2 Protocolo utilizando letrozol do terceiro ao sétimo dia do ciclo.

lidade nas pacientes portadoras de SOP. Seu uso isolado, comparado ao placebo, melhora significativamente as taxas de ovulação e gravidez. Entretanto, apesar do alvoroço inicial com sua utilização como indutor da ovulação, estudos subsequentes mostraram que, comparada ao CC, a metformina isoladamente apresentava menores taxas de gravidez e nascidos vivos, parecendo ter desempenho melhor quando usada como coadjuvante na indução da ovulação. A associação ao CC, principalmente em pacientes obesas ou que apresentavam resistência ao CC, aumentou as taxas de ovulação e gravidez em comparação com o uso do CC isoladamente. Revisão da Cochrane concluiu que a metformina também aumentou o número de nascidos vivos quando associada à indução da ovulação com gonadotrofinas em pacientes portadoras de SOP.

A dose ideal ainda não está bem estabelecida. A maioria dos estudos considera o uso de 1.500 a 2.500mg/dia, divididos em duas ou três doses diárias. Os efeitos colaterais mais frequentes estão associados a sintomas gastrointestinais, como desconforto abdominal, diarreia, náusea e vômitos. Uma complicação rara, mas que pode ocorrer principalmente em pacientes com problemas renais, é a acidose lática.

Gonadotrofinas injetáveis

As gonadotrofinas são medicações utilizadas há anos para induzir a ovulação e estão indicadas em mulheres anovulatórias e inférteis, quando falharam métodos mais simples para indução da ovulação. Por ser um tratamento caro e com diversos efeitos colaterais, deve ser usado apenas por médicos habituados ao manejo dessa medicação.

Encontra-se disponível uma grande variedade de gonadotrofinas, as quais podem ser derivadas da urina de mulheres menopausadas (hMG) ou de tecnologia recombinante. As formulações podem conter FSH isolado ou a associação de FSH e LH, todas com as mesmas eficácia e segurança. O uso pulsátil do GnRH é raramente adotado na prática clínica, pois seu custo-benefício é semelhante ao do tratamento com hMG.

O uso de FSH exógeno estimula o crescimento das células da granulosa e o crescimento folicular. Já o LH estimula a produção de androgênio pelas células da teca, posteriormente convertido através da aromatase em estrogênio pelas células da granulosa. O objetivo do tratamento é obter um único folículo maduro com endométrio adequado para gestação.

Genericamente, não há diferença nos resultados quanto aos tipos de gonadotrofinas. Entretanto, nos casos de hipogonadismo hipogonadotrófico é mandatório o uso de FSH associado ao LH em virtude da ausência da produção desses hormônios e da inexistência de efeito com os indutores orais nessas pacientes. Já na SOP, como os níveis de LH estão mais elevados que os de FSH, poderia ser adequada a utilização isolada do FSH; entretanto, estudos não mostraram diferenças entre as formulações. Cabe lembrar que o risco de hiperestímulo ovariano nessas pacientes é mais elevado do que com indutores orais, devendo haver cautela em sua utilização.

A dose inicial deve ser baixa, começando preferencialmente no segundo ou terceiro dia do ciclo, com 37,5 a 75UI/dia, durante 5 a 14 dias, dependendo da resposta ovariana. Entretanto, em alguns casos pode ser necessário um tratamento mais prolongado. O acompanhamento ultrassonográfico é fundamental para o ajuste da dose e o acompanhamento do número de folículos recrutados. Quando um folículo maduro alcança 16 a 18mm de diâmetro médio, hCG exógeno pode ser administrado para promover a liberação do óvulo. Se nenhum folículo > 10mm for alcançado após 7 dias de uso de gonadotrofina, é possível aumentar a dose lentamente em pequenos intervalos, até que um folículo seja recrutado. A dose máxima raramente ultrapassa 225UI/dia em casos de baixa complexidade (Figura 16.3).

Apesar de as gonadotrofinas injetáveis apresentarem taxas maiores de gravidez em comparação com o CC, são consideradas medicações de segunda linha no tratamento de baixa complexidade para infertilidade em razão de seu alto custo, do uso injetável e do risco maior de gestação múltipla ou hiperestímulo ovariano. Entretanto, poucos estudos analisaram o resultado de gravidez múltipla após leve estimulação ovariana com gonadotrofina para IIU. Estudo observacional não mostrou diferença significativa no número de gravidez múl-

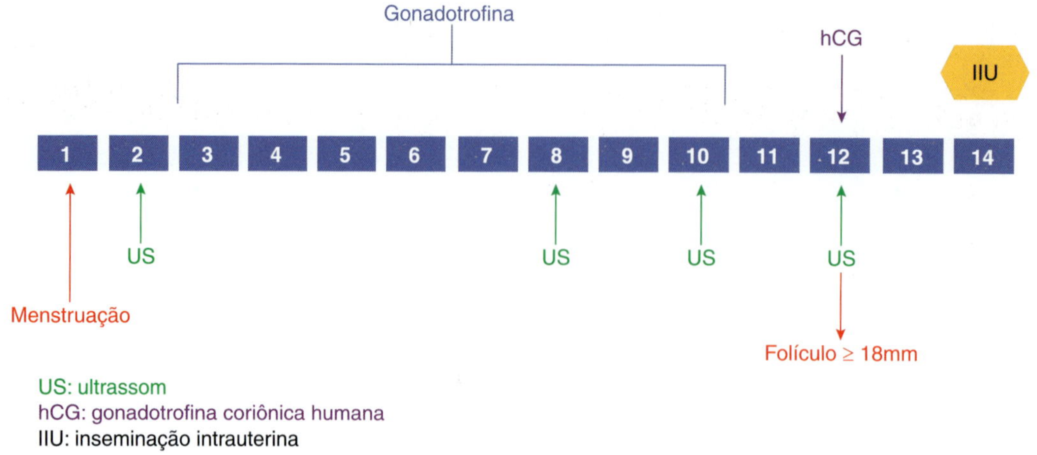

Figura 16.3 Protocolo utilizando gonadotrofinas do terceiro ao décimo dia do ciclo.

tipla quando foram comparados ciclos naturais e induzidos com baixas doses de gonadotrofina para IIU. Em virtude da fraca evidência desse estudo, ainda é considerado adequado o cancelamento do ciclo de indução em caso de três ou mais folículos maduros recrutados, grande número de folículos de tamanho intermediário ou nível sérico de estradiol > 1.000 a 1.500pg/mL.

Outra complicação possível com o uso das gonadotrofinas injetáveis é a síndrome de hiperestímulo ovariano (SHO). Para minimizar seu risco, pode ser utilizada dose menor de hCG (5.000UI) ou um agonista do GnRH para promover a ovulação, quando os níveis de estrogênio aumentam rapidamente ou estão muito elevados (> 2.500pg/mL) e/ou é observado um número muito grande de folículos de tamanho intermediário (10 a 14mm).

O receio de aumento da incidência de câncer de mama e ovário com o uso de gonadotrofinas exógenas não foi comprovado na literatura. Apesar de o risco de câncer de ovário ser maior em mulheres inférteis do que nas férteis, não há evidência de aumento desse risco com a indução da ovulação.

Protocolos mistos

Associações de indutores orais às gonadotrofinas injetáveis podem ser utilizadas em diferentes combinações. Um método possível consiste na utilização do CC por 5 dias, prosseguindo com duas ampolas de gonadotrofina por dia ou alternando as duas medicações, como proposto na Figura 16.4.

Essa estratégia minimiza os custos quando comparada ao tratamento com gonadotrofinas isoladamente e está indicada em pacientes que não apresentaram recrutamento folicular adequado com os indutores orais, mas que ainda não têm indicação de uso de gonadotrofinas injetáveis em doses maiores. Entretanto, são mantidos os riscos de gestação múltipla e SHO. Esse esquema não deve ser utilizado em pacientes que apresentaram ação antiestrogênica do CC no endométrio. Nesses casos, recomenda-se o uso apenas de gonadotrofinas isoladas em dose baixa.

Outras medicações

O uso de dexametasona, um hormônio esteroidal, associado ao CC pode ser considerado em pacientes hirsutas ou com

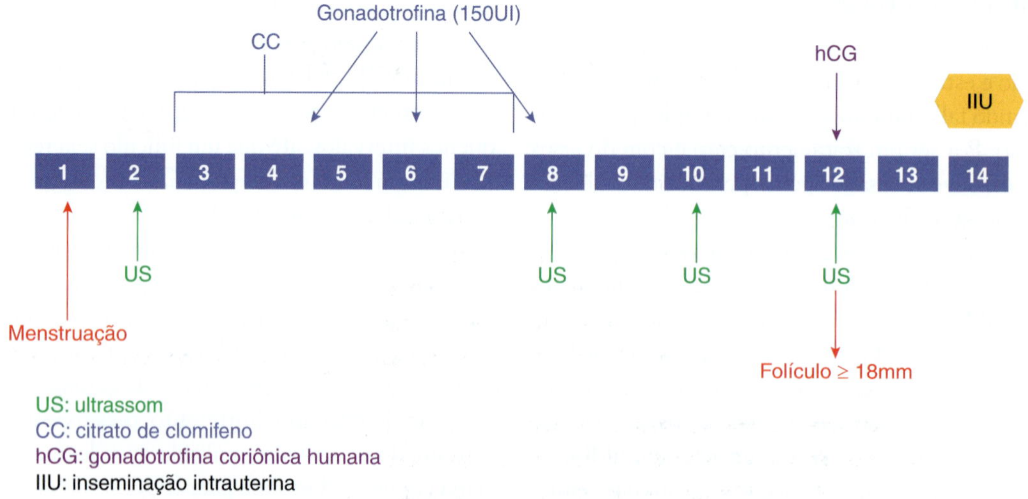

Figura 16.4 Protocolo utilizando CC associado a gonadotrofinas em dias alternados.

alta circulação de androgênios que apresentaram resistência ao CC anteriormente. A dose diária recomendada é de 0,5mg ao deitar com intuito de bloquear o pico de ACTH noturno e, consequentemente, suprimir a produção de androgênios pela suprarrenal. Mais estudos são necessários para apoiar a recomendação dessa prática rotineiramente.

A bromocriptina, um agonista dopaminérgico, está indicada no caso de anovulação associada a galactorreia ou hiperprolactinemia, uma vez que os altos níveis de prolactina suprimem a secreção do GnRh, reduzindo os níveis séricos elevados de LH em pacientes com SOP. Seu uso é controverso em caso de disfunção ovulatória por outras causas.

Diferentes medicações, como cetoconazol e tamoxifeno, entre outras, isoladas ou em associação ao CC, precisam ser estudadas.

MONITORIZAÇÃO ULTRASSONOGRÁFICA

Durante a indução medicamentosa da ovulação, o rastreamento da ovulação com ultrassonografia seriada é recomendado como parte do tratamento. Nas pacientes em uso de gonadotrofinas, essa monitorização é mandatória. O rastreamento da ovulação deve ser iniciado preferencialmente no segundo dia do ciclo para descartar a presença de cistos remanescentes de ciclos anteriores, reiniciado em torno do oitavo ao décimo dia do ciclo e repetido de acordo com o crescimento folicular (veja as Figuras 16.1 a 16.4).

A ultrassonografia promove uma medida estrutural do desenvolvimento folicular, além de possibilitar a avaliação indireta da maturação endometrial através da medida da espessura e das características do endométrio. A presença de muco cervical é outro parâmetro importante que reflete um bom desenvolvimento folicular. A determinação do aumento dos níveis séricos de estradiol também ajuda na avaliação do ciclo, sendo em geral de 150 a 300 pg/mL por folículo dominante.

Quando pelo menos um folículo atinge o tamanho ≥ 18mm, é possível aguardar o pico natural do LH ou utilizar hCG, gonadotrofina urinária (5.000UI) ou recombinante (250µg), que se liga aos receptores do LH, agindo de modo semelhante a esse hormônio e promovendo a maturação oocitária e a ovulação. A utilização do hCG tem como vantagem a possibilidade de programação do coito ou da inseminação, que deve ser realizada de 24 a 48 horas após sua aplicação. Em pacientes portadoras de hipogonadismo hipogonadotrófico, o hCG é indispensável, uma vez que nesses casos não ocorre o pico espontâneo do LH.

SUPORTE DE FASE LÚTEA

A necessidade de suporte de fase lútea nos tratamentos de infertilidade de baixa complexidade ainda é assunto controverso. Em ciclos de FIV com hiperestimulação ovariana, o número exacerbado de corpo lúteo proveniente dos múltiplos folículos estimulados geraria um nível suprafisiológico de progesterona, causando efeito de *feedback* negativo no eixo hipotálamo-hipofisário e diminuindo a secreção de LH, indispensável para a manutenção da produção de progesterona. Entretanto, nos ciclos de IIU ou OC, torna-se obscura a probabilidade de interferência nesse processo, já que são recrutados no máximo três folículos.

Metanálise publicada em 2017 mostrou aumento significativo do número de nascidos vivos nos casos de pacientes que usaram gonadotrofinas para IIU com suporte de fase lútea, comparadas com o grupo sem suporte lúteo. Por outro lado, não houve benefício dessa suplementação no grupo que utilizou CC ou CC associado a gonadotrofinas.

Quando realizado, o suporte de fase lútea pode ser feito com progesterona administrada por via oral, vaginal ou intramuscular (não disponível no Brasil). A dose habitual é de 200mg de progesterona micronizada via vaginal. Além disso, também pode ser utilizado o hCG. Apesar de eficácia semelhante à da progesterona, o hCG apresenta custo maior, dificuldade de administração e risco de hiperestímulo ovariano.

Leitura complementar

Abu Hashim H, Shokeir T, Badawy A. Letrozole versus combined metformin and clomiphene citrate for ovulation induction in clomiphene-resistant women with polycystic ovary syndrome: a randomized controlled trial. Fertil Steril Sep 2010; 94(4):1405-9. Disponível em: < https://www.ncbi.nlm.nih.gov/pubmed/19732888 >.

Badawy A, Elnashar A, Totongy M. Clomiphene citrate or aromatase inhibitors for superovulation in women with unexplained infertility undergoing intrauterine insemination: a prospective randomized trial. Fertil Steril Oct 2009; 92(4):1355-9. Disponível em: < https://www.ncbi.nlm.nih.gov/pubmed/18692823 >.

Balen AH et al. The management of anovulatory infertility in women with polycystic ovary syndrome: an analysis of the evidence to support the development of global WHO guidance. Hum Reprod Update Nov 2016; 22(6):687-708. Disponível em: < https://www.ncbi.nlm.nih.gov/pubmed/27511809 >.

Bordewijk EM et al. Metformin during ovulation induction with gonadotrophins followed by timed intercourse or intrauterine insemination for subfertility associated with polycystic ovary syndrome. Cochrane Database Syst Rev 2017; 1:CD009090. Disponível em: < https://www.ncbi.nlm.nih.gov/pubmed/28118681 >.

Brown J, Farquhar C. Clomiphene and other antioestrogens for ovulation induction in polycystic ovarian syndrome. Cochrane Database Syst Rev 2016; 12:CD002249. Disponível em: < https://www.ncbi.nlm.nih.gov/pubmed/27976369 >.

Busso N, Pellicer A. Indução da Ovulação. 2 ed. 2011.

Cambiaghi A, Leão R. Manual prático de reprodução assistida para o ginecologista. Pesquisa, tratamento e preservação da fertilidade. 1. 2013.

Cantineau AE, Cohlen BJ, Heineman MJ. Ovarian stimulation protocols (anti-oestrogens, gonadotrophins with and without GnRH agonists/antagonists) for intrauterine insemination (IUI) in women with subfertility. Cochrane Database Syst Rev Apr 2007; 2:CD005356. Disponível em: < https://www.ncbi.nlm.nih.gov/pubmed/17443584 >.

Farquhar CM et al. Intrauterine insemination with ovarian stimulation versus expectant management for unexplained infertility (TUI): a pragmatic, open-label, randomised, controlled, two-centre trial. Lancet Nov 2017. Disponível em: < https://www.ncbi.nlm.nih.gov/pubmed/29174128 >.

Ghomian N, Khosravi A, Mousavifar N. A Randomized Clinical Trial on Comparing The Cycle Characteristics of Two Different Initiation Days of Letrozole Treatment in Clomiphene Citrate Resistant PCOS Patients in IUI Cycles. Int J Fertil Steril Apr-Jun 2015; 9(1):17-26. Disponível em: < https://www.ncbi.nlm.nih.gov/pubmed/25918588 >.

Green KA et al. Progesterone luteal support after ovulation induction and intrauterine insemination: an updated systematic review and meta-analysis.

Fertil Steril Apr 2017; 107(4):924-933.e5. Disponível em: < https://www.ncbi.nlm.nih.gov/pubmed/28238492 >.

Groeneveld E et al. Effectiveness of highly purified human menopausal gonadotropin in intra-uterine insemination. Eur J Obstet Gynecol Reprod Biol Feb 2011; 154(2):182-6. Disponível em: < https://www.ncbi.nlm.nih.gov/pubmed/21093975 >.

Infertility P. C. O. A. S. F. R. M. I. C. W. S. F. R. E. A. Progesterone supplementation during the luteal phase and in early pregnancy in the treatment of infertility: an educational bulletin. Fertil Steril Nov 2008; 90(5 Suppl):S150-3. Disponível em: < https://www.ncbi.nlm.nih.gov/pubmed/19007614 >.

Kamath MS et al. Aromatase inhibitors in women with clomiphene citrate resistance: a randomized, double-blind, placebo-controlled trial. Fertil Steril Dec 2010; 94(7):2857-9. Disponível em: < https://www.ncbi.nlm.nih.gov/pubmed/20638059 >.

Legro RS. Ovulation induction in polycystic ovary syndrome: Current options. Best Pract Res Clin Obstet Gynaecol Nov 2016; 37:152-9. Disponível em: < https://www.ncbi.nlm.nih.gov/pubmed/27866938 >.

Medicine, P. C. O. A. S. F. R. Definitions of infertility and recurrent pregnancy loss: a committee opinion. Fertil Steril Jan 2013; 99(1):63. Disponível em: < https://www.ncbi.nlm.nih.gov/pubmed/23095139 >.

Medicine, P. C. O. A. S. F. R. Use of exogenous gonadotropins in anovulatory women: a technical bulletin. Fertil Steril Nov 2008; 90(5 Suppl):S7-12. Disponível em: < https://www.ncbi.nlm.nih.gov/pubmed/19007651 >.

Morley LC et al. Insulin-sensitising drugs (metformin, rosiglitazone, pioglitazone, D-chiro-inositol) for women with polycystic ovary syndrome, oligo amenorrhoea and subfertility. Cochrane Database Syst Rev 2017; 11:CD003053. Disponível em: < https://www.ncbi.nlm.nih.gov/pubmed/29183107 >.

Nice. Fertility: assessment and treatment for people with fertility problems(update). RCOG Press at the Royal College of Obstetricians and Gynaecologists 2013.

P. C. O. T. A. S. F. R. M. E. A.; Medicine, P. C. O. T. A. S. F. R. Role of metformin for ovulation induction in infertile patients with polycystic ovary syndrome (PCOS): a guideline. Fertil Steril Aug 2017. Disponível em: < https://www.ncbi.nlm.nih.gov/pubmed/28867510 >.

Practice bulletin no. 114: management of endometriosis. Obstet Gynecol Jul 2010; 116(1):223-36. Disponível em: < http://www.ncbi.nlm.nih.gov/pubmed/20567196 >.

Speroff L, Glass R, Kase N. Clinical Gynecologic Endocrinology and Infertility. 8. ed. 2014.

Veltman-Verhulst SM et al. Intra-uterine insemination for unexplained subfertility. Cochrane Database Syst Rev Feb 2016; 2:CD001838. Disponível em: < https://www.ncbi.nlm.nih.gov/pubmed/26892070 >.

Wang R et al. Treatment strategies for women with WHO group II anovulation: systematic review and network meta-analysis. BMJ Jan 2017; 356: j138. Disponível em: < https://www.ncbi.nlm.nih.gov/pubmed/28143834 >.

Wolf LJ. Ovulation induction. Clin Obstet Gynecol Dec 2000; 43(4):902-15. Disponível em: < https://www.ncbi.nlm.nih.gov/pubmed/11100305 >.

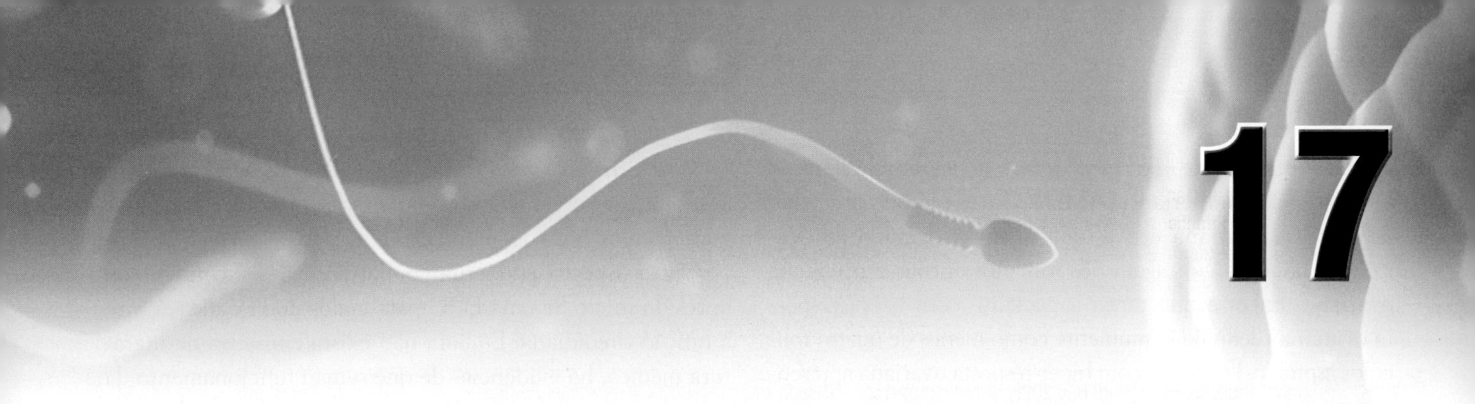

17

Protocolos de Indução para Alta Complexidade

Marco Antônio Barreto de Melo
Sandro Magnavita Sabino

INTRODUÇÃO

A estimulação ovariana controlada (EOC) é em grande parte responsável pelo aumento das taxas de sucesso observado desde a criação da fertilização *in vitro* (FIV), uma vez que seu emprego visa à obtenção de maiores quantidade e qualidade de óvulos e embriões. As estratégias utilizadas devem contribuir para a produção de embriões competentes e de um endométrio mais receptivo, fatores essenciais para melhorar as taxas de gravidez. Além disso, devem reduzir ao máximo a incidência de complicações relacionadas com o tratamento.

Neste capítulo serão apresentados os protocolos básicos de EOC, ainda que existam protocolos especiais desenhados para a estimulação de baixas respondedoras, bem como de hiper-respondedoras. É evidente que a mulher jovem, candidata a uma resposta ovariana adequada, não representa um desafio clínico, diferentemente daquela com alto risco de má ou de alta resposta. Portanto, é de vital importância a individualização dos protocolos de EOC em função de fatores como idade da paciente, peso, reserva ovariana e estado endócrino. Assim, consideramos de suma importância a identificação clara dessas pacientes com maior potencial de complicações com o objetivo de otimizar o tratamento e reduzir as chances de complicações.

IDENTIFICAÇÃO DO PERFIL DAS PACIENTES

Idade

A idade é considerada o fator que mais se associa ao prognóstico de sucesso de qualquer tratamento de reprodução assistida, determinando maior impacto sobre a capacidade reprodutiva da mulher. Em estudos epidemiológicos observa-se claramente diminuição da fertilidade após os 35 anos de idade, a qual é mais pronunciada a partir dos 40 anos. A redução se deve não somente à menor reserva ovariana, mas também à piora da qualidade ovocitária. Estudos em oócitos não fertilizados após FIV e a análise dos embriões por diagnóstico genético pré-implantação (PGD) mostraram que a taxa de anormalidades cromossômicas aumenta significativamente com a idade, o que é corroborado *in vivo* pelo fato de anormalidades cromossômicas em fetos nascidos e embriões abortados serem mais frequentes na faixa etária mais avançada. Além disso, inúmeros dados na literatura confirmam que a eficácia dos tratamentos de fertilidade também diminui com a idade. Vários estudos recentes mostraram como a taxa de gravidez em casais submetidos à inseminação intrauterina (IIU) diminui após os 35 anos de idade, sendo a redução mais significativa a partir dos 40 anos.

A idade materna avançada se associa à diminuição da resposta ovariana à EOC, o que é evidenciado por níveis séricos de estradiol menores durante o ciclo induzido, menor número de oócitos aspirados e, consequentemente, número menor de embriões formados. As taxas de implantação também se mostraram menores, sendo demonstrado que as taxas de implantação permaneciam constantes até os 35 anos, apresentando uma queda linear de 2,77% por ano.

Reserva ovariana

A reserva ovariana é determinada pela quantidade de folículos primordiais existentes nos ovários. A idade é o primeiro parâmetro a ser levado em conta para sua determinação. Sem detalhar o assunto, o qual é tema de outro capítulo deste manual, a avaliação hormonal também tem grande valor nessa investigação, ressaltando-se a dosagem do hormônio folículo-estimulante (FSH) associado ao estradiol, além do hormônio antimülleriano (AMH). Outro método preditivo de resposta ovariana é o estudo ultrassonográfico do ovário, que inclui a contagem dos folículos antrais e o volume ovariano. Sabe-se que tanto a paciente com baixa resposta ovariana (definida comumente como menos de quatro folículos aspirados) como as com hiper-resposta ovariana apresentam taxas menores de gestação, e as últimas ainda se associam à mais temível das complicações de uma EOC: a síndrome da hiperestimulação ovariana (SHO). Diante disso, a identificação desses dois perfis de pacientes se torna fundamental, devendo ser repensados os protocolos básicos referidos mais adiante, dando lugar a esquemas terapêuticos especiais.

Peso e perfil endócrino

Estima-se uma incidência três vezes maior de problemas ginecológicos entre as mulheres obesas, sendo a obesidade central a de pior prognóstico. Essa associação se deve a alterações endócrinas e metabólicas, como produção excessiva de estrogênios, distúrbio do metabolismo dos esteroides, alterações da secreção pulsátil do hormônio liberador da gonadotrofina (GnRH) e alterações na liberação e ação da insulina, leptina, adiponectina, resistina e grelina. O conjunto dessas alterações estabelece os três importantes pilares da fisiopatologia que explica a relação entre obesidade e infertilidade: hiperinsulinemia, hiperandrogenismo funcional e anovulação.

Em ciclos de FIV, doses maiores de gonadotrofinas, maior duração da estimulação ovariana e taxas maiores de cancelamento por baixa resposta são mais frequentes entre as pacientes obesas, sendo esses os piores parâmetros decorrentes do aumento da resistência gonadotrofínica encontrado nesse grupo de mulheres. Esse fenômeno se deve a alterações da farmacocinética da medicação utilizada nos ciclos de estimulação ovariana por um problema de absorção ou de distribuição. A qualidade ovocitária também parece estar afetada pela obesidade, que provoca taxas menores de fecundação e número menor de embriões por ciclo. Para explicar esses achados, alguns autores têm sugerido que esses parâmetros piores se devem às altas doses de gonadotrofinas necessárias para a estimulação ovariana dessas pacientes.

Finalmente, as mulheres obesas apresentam taxas maiores de complicações obstétricas. A obesidade está associada a 18% das causas de morte materna e a 80% das complicações fatais anestésicas. Entre as complicações, as mais importantes são hipertensão, diabetes gestacional, pré-eclâmpsia, tromboembolismo, macrossomia fetal, infecção urinária, prematuridade, morte intrauterina inexplicada, distocia de parto e complicações anestésicas e cirúrgicas.

Embora o principal mecanismo de infertilidade em mulheres obesas seja a anovulação crônica, um problema solucionado com a utilização de indutores da ovulação, o melhor manejo desse grupo de pacientes consiste no desenvolvimento de estratégias que estimulem o controle do peso antes de iniciar um ciclo de tratamento de reprodução assistida. Para isso, o incentivo à dieta e à atividade física deve ser oferecido à paciente, reservando os tratamentos farmacológicos e cirúrgicos para os casos de obesidade mórbida.

Outro aspecto endócrino importante a ser considerado antes do início de uma EOC para ciclos de FIV diz respeito à função tireoidiana. Embora não exista consenso na literatura médica, há evidências de que o mau funcionamento da tireoide possa estar associado ao risco maior de complicações obstétricas. Desse modo, atualmente, recomenda-se a normalização da função tireoidiana, mesmo nos casos de hipotireoidismo subclínico (TSH > 2,5mUI/L associado ao T4 normal) antes do começo da EOC.

PRINCÍPIOS BÁSICOS DA EOC

Ainda que a primeira gestação por meio da FIV, descrita por Steptoe e Edwards em 1978, tenha sido alcançada após a obtenção de um óvulo aspirado em um ciclo natural, a literatura médica é unânime em afirmar que esse método apresenta uma série de inconvenientes: recuperação de apenas um óvulo, necessidade de intenso controle da paciente para evitar a ovulação e o cancelamento do ciclo, necessidade de várias coletas de sangue e de urina ao longo do tratamento, além da pouca praticidade e da dificuldade de coordenar médicos e embriólogos para a coleta do óvulo, que pode ocorrer a qualquer momento. Além de todos esses inconvenientes, as taxas de gravidez eram muito baixas, não superando os 12%.

Agonistas do GnRH

O uso dos agonistas do GnRH (GnRHa) em protocolos de EOC representou uma grande evolução nos tratamentos de reprodução assistida, uma vez que reduziu o risco de ovulação espontânea e melhorou as taxas de gestação. O GnRH natural é um decapeptídeo com meia-vida de 3 a 6 minutos. Os análogos sintéticos têm meia-vida prolongada com maior afinidade de união e potência biológica até 200 vezes maior que a da forma natural. Após sua administração, os GnRHa exercem efeito inicial estimulante sobre a hipófise (efeito *flare up*), seguido, decorridos cerca de 8 dias, de um efeito supressivo ou inibidor da função hipofisária (efeito *down-regulation*). As principais formulações presentes no mercado são apresentadas no Quadro 17.1.

Vantagens do GnRHa

1. Praticamente anula o pico espontâneo de LH.
2. Redução da taxa de cancelamento do ciclo por ovulação.
3. Possibilita o cálculo da data da punção ovariana (facilitando a programação do laboratório de FIV).

Desvantagens do GnRHa

1. Alguns estudos o associam à insuficiência de corpo lúteo, tornando obrigatória a suplementação de fase lútea com progesterona.
2. Maior incidência de SHO.

Quadro 17.1 Análogos do GnRH empregados em reprodução assistida

Buserrelina	Suprefact®, Aventis	Frasco de 5,5mL, embalagem com 2 frascos, SC
Gosserrelina	Zoladex®, AstraZeneca	Seringa com 3,6mg e 10,8mg, SC
Leuprolida (diária)	Lupron®, Abbott	Frasco de 2,8mL, 1mg/0,2mL, SC
Leuprolida (depósito)	Lupron®, Abbott Lorelin®, Bergamo Lectrum®, Sandoz-Novartis	Frasco de 3,75mg, 7,5mg e 11,25mg, SC
Nafarrelina	Synarel®, Pharmacia	*Spray* com 8mL, 200µg/pulverização, IN
Triptorrelina (diária)	Gonapeptyl Daily®, Ferring	7 ampolas de 1mL, 0,1mg/mL, SC
Triptorrelina (depósito)	Gonapeptyl®, Ferring Neodecapeptyl, Aché	Frasco de 3,75mg, IM ou SC

SC: subcutânea; IN: intranasal; IM: intramuscular.

3. Necessidade de maior quantidade de injeções e de dose maior de gonadotrofinas.

Antagonistas do GnRH

A utilização dos antagonistas do GnRH (GnRH-ANT) em protocolos de EOC para tratamentos de reprodução assistida é mais recente. Diferentemente dos GnRHa, que provocam um efeito inicial de estimulação da hipófise, obtendo sua supressão somente após cerca de 8 dias após o início da medicação, os GnRH-ANT atuam de maneira competitiva, unindo-se ao receptor, bloqueando-o e causando, assim, supressão hipofisária imediata. Desse modo, são iniciados durante o uso das gonadotrofinas e não antes do início da EOC, como os GnRHa. As principais formulações presentes no mercado são apresentadas no Quadro 17.2.

Vantagens dos GnRH-ANT

1. Efeito de supressão da hipófise praticamente imediato, cerca de 3 horas depois de sua aplicação.
2. Necessidade de menor quantidade de injeções e de dose menor de gonadotrofina.
3. Mais seguros em pacientes com alto risco de desenvolver a SHO, possibilitando o amadurecimento ovocitário final com GnRHa.
4. Protocolo mais flexível, possibilitando o uso de outros fármacos para a EOC, como o citrato de clomifeno e o letrozol.

Quadro 17.2 Antagonistas do GnRH empregados em reprodução assistida

Cetrorelix	Cetrotide®, Serono	Frasco-ampola de 1mL, 0,25mg, SC
Ganirelix	Orgalutran®, MSD	Seringa de 0,5mL, 0,25mg, SC

SC: subcutânea.

Desvantagens dos GnRH-ANT

1. Quando comparados ao protocolo longo, podem tornar-se mais caros em razão de seu custo maior.
2. Maior assincronia folicular, obtendo-se, assim, número menor de óvulos.

Gonadotrofinas

Utilizadas desde a década de 1930, as gonadotrofinas se tornaram essenciais nos ciclos de FIV e atualmente se encontram disponíveis várias preparações no mercado (Quadro 17.3).

Várias preparações contendo FSH podem ser utilizadas na EOC em ciclos de FIV. Quanto às origens, podem ser derivadas da purificação de urina de mulheres menopausadas ou recombinantes. As duas formas mais comumente utilizadas são a menotropina altamente purificada (HP-hMG), que contém FSH e atividade LH, e o FSH recombinante, composto apenas por FSH. Uma grande quantidade de estudos comparou os resultados obtidos em ciclos de FIV por essas duas gonadotrofinas. Na mais recente metanálise não foi encontrada diferença significativa entre esses dois protocolos.

Há poucos anos foi lançada no mercado a alfacorifolitropina, uma glicoproteína recombinante criada a partir da fusão da subunidade β do FSH com uma parte da subunidade β da gonadotrofina coriônica humana (hCG), chamada peptídeo carbóxi-terminal. Essa alteração possibilitou que apenas uma aplicação seja capaz de manter o crescimento de múltiplos folículos por até 7 dias. As doses utilizadas nos protocolos de EOC para ciclos de FIV vão variar de acordo com a idade da paciente, o peso, o número de folículos antrais e, caso disponível, a resposta ovariana em uma estimulação ovariana anterior.

Desencadeamento da ovulação

Os fármacos mais utilizados em tratamentos de reprodução assistida para promoção do amadurecimento ovocitário são o hCG e o GnRHa, que devem ser utilizados quando pelo menos três folículos alcançarem 17 a 20mm de diâmetro médio.

Quadro 17.3 Diferentes gonadotrofinas existentes no mercado

Alfacorifolitropina	Elonva®, MSD	Seringa com 100µg e 150µg
Alfafolitropina	Gonal®, Serono	Canetas com 900UI, 450UI e 300UI
Alfafolitropina + Alfalutropina	Pergoveris®, Serono	Frasco com 150UI de alfafolitropina + 75UI de alfalutropina
Betafolitropina	Puregon®, MSD	Caneta com 300UI e 600UI
Menotropina	Menopur®, Ferring	Frasco de 75UI, 600UI e 1200UI
Urofolitropina	Fostimon®, Biopharma	Frasco de 75UI e 150UI
Deltafolitropina	Rekovelle®, Ferring	Caneta de 12µg/0,36mL, 36µg/1,08mL e 72µg/2,16mL

UI: unidades internacionais.

O hCG pode ser usado por ser uma glicoproteína da mesma família das gonadotrofinas pituitárias (FSH e LH), apresentando estrutura química similar à do LH, com cerca de 80% de homologia nos primeiros 114 aminoácidos. Desse modo, ambos os hormônios se ligam ao mesmo receptor. Atualmente, encontra-se disponível no mercado o hCG em duas formas: urinária (uhCG) e recombinante (rhCG), ambas com a mesma eficácia (Quadro 17.4).

Desencadear a maturação oocitária com um único *bolus* de GnRHa como uma alternativa ao hCG tornou-se viável com a introdução dos protocolos com os antagonistas do GnRH utilizados para prevenir o surgimento prematuro do LH. Aproveita-se o efeito estimulante sobre a hipófise inicial (efeito *flare up*), descrito anteriormente neste capítulo, para que o LH endógeno promova a maturação ovocitária. Em virtude de seu impacto negativo sobre as taxas de gestação, deve ser restrito a casos de alto risco de SHO, nos quais não haverá transferência embrionária.

Suporte de fase lútea

A suplementação da fase lútea em ciclos de FIV, tanto em protocolos com o GnRHa como com os GnRH-ANT, é fundamental para um preparo endometrial adequado e para melhorar as taxas de sucesso. Em razão de sua simplicidade e maior aceitação pelas pacientes, a suplementação com progesterona por via vaginal tem sido a preferida. Não há consenso na literatura sobre a dose a ser administrada nem com relação à duração dessa suplementação. De modo geral, a maioria dos centros de reprodução humana usa a dose de 600mg de progesterona micronizada/dia, dividida em três vezes, iniciada no dia seguinte à punção ovariana e mantida até a décima ou 12ª semana de gestação. As apresentações encontradas no mercado estão listadas no Quadro 17.5.

PROTOCOLOS BÁSICOS DE EOC PARA FIV

Quadro 17.4 Diferentes preparações de hCG disponíveis no mercado

hCG urinário	Choriomon®, Meizler	Frascos com 5.000UI
hCG recombinante	Ovidrel®, Serono	Seringa com 250mg

UI: unidades internacionais.

Quadro 17.5 Progesteronas existentes no mercado

Progesterona micronizada	Evocanil®, Zodiac	Cápsulas com 100mg e 200mg
Progesterona micronizada	Utrogestan®, Besins	Cápsulas com 100mg e 200mg
Progesterona	Crinone®, Serono	Gel vaginal 8% em aplicadores individuais

Protocolo longo (GnRHa)

O GnRHa é utilizado em dois protocolos: doses múltiplas e dose única. O primeiro consiste na administração diária do GnRHa, iniciando na fase lútea média (entre o 21º e o 23º dia do ciclo menstrual) anterior ao ciclo do estímulo ovariano. Uma vez ocorra o bloqueio hipofisário, cerca de 8 a 10 dias após o início das aplicações, inicia-se a menstruação, quando se deve realizar uma ultrassonografia endovaginal para comprovar o repouso ovariano e a ausência de cistos. Caso tudo esteja comprovadamente dentro da normalidade, tem início o estímulo com gonadotrofinas, quando se reduz a dose do GnRHa pela metade. O primeiro controle deverá ser feito no quinto ou sexto dia da EOC e a partir de então de acordo com a evolução do ciclo. O GnRHa deverá ser suspenso no dia do desencadeamento da maturação ovocitária. No segundo esquema, de dose única, o GnRHa deverá ser utilizado também na fase lútea média do ciclo anterior, em dose plena ou meia-dose, sendo recomendado esperar cerca de 10 a 14 dias para o início das gonadotrofinas. A Figura 17.1 ilustra ambos os protocolos.

Protocolo com antagonista do GnRH

São encontrados dois protocolos com o uso do GnRH-ANT em ciclos de reprodução assistida de alta complexidade: o fixo e o variável. O protocolo fixo consiste na administração diária de GnRH-ANT a partir do sexto dia da EOC (que foi iniciada, geralmente, no terceiro dia do ciclo menstrual), sendo mantida até o dia do desencadeamento da maturação ovocitária final. Já no protocolo variável, o uso diário do GnRH-ANT somente se inicia após a visualização de pelo menos um folículo com diâmetro médio de 14mm. Esse esquema apresenta como vantagem a menor utilização de GnRH-ANT, o que diminui os custos do tratamento (Figura 17.2).

CONSIDERAÇÕES FINAIS

Por se tratar de um manual, este capítulo não pretendeu esgotar o tema *Protocolos de estimulação ovariana*. O objetivo foi apresentar de maneira concisa os dois protocolos mais comumente utilizados em tratamentos de alta complexidade. Como há à disposição um grande arsenal para a realização da EOC, caberá ao médico escolher o protocolo mais adequado ao perfil de sua paciente, sempre levando em consideração suas características principais, já destacadas anteriormente: idade, peso, reserva ovariana e história anterior do padrão de resposta ovariana em ciclo anterior. Somente assim será possível desenhar o melhor protocolo, o que possibilitará a individualização do tratamento e, por conseguinte, melhores taxas de sucesso e minimização dos riscos de complicações inerentes ao processo de estimulação dos ovários.

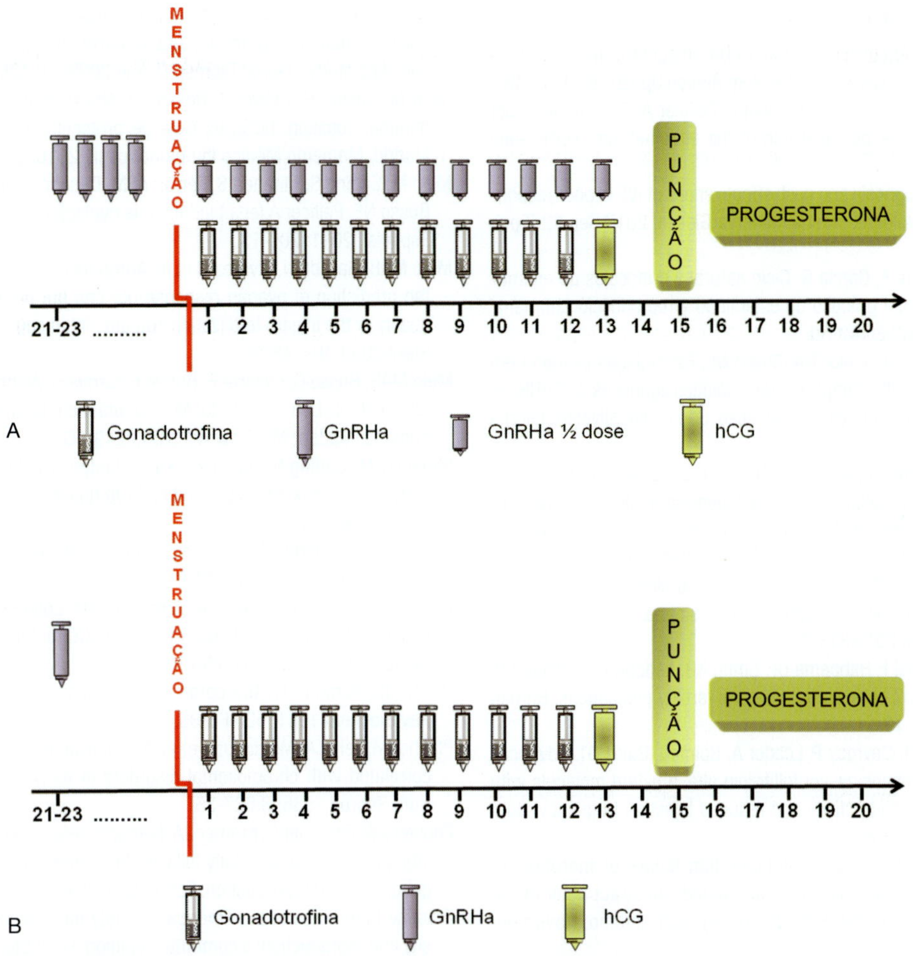

Figura 17.1 Desenho esquemático do protocolo longo de EOC. **A** Múltiplas doses. **B** Dose única.

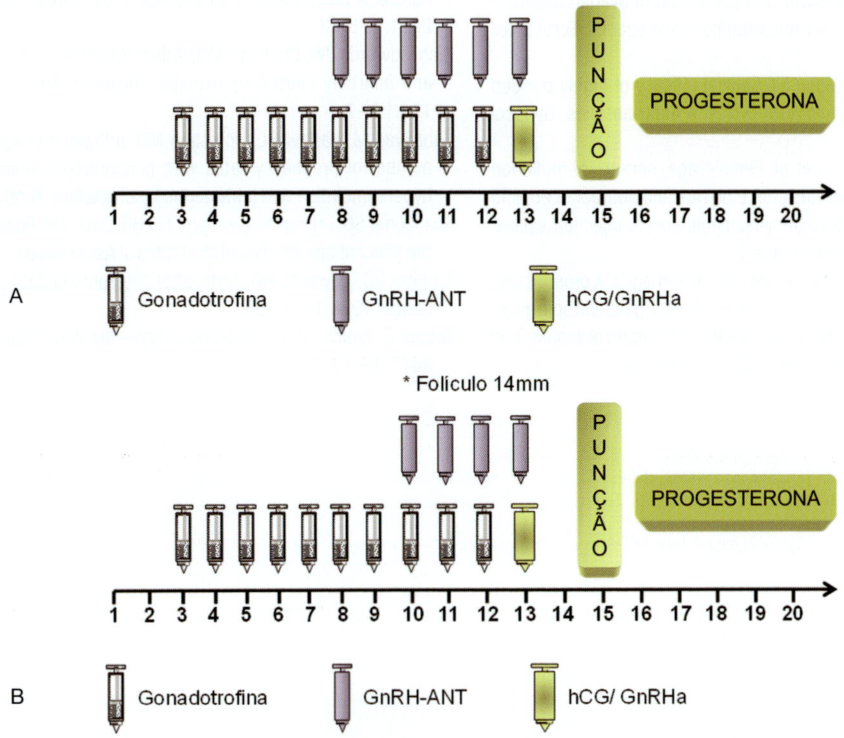

Figura 17.2 Desenho esquemático do protocolo com GnRH-ANT de EOC. **A** Protocolo fixo (início no sexto dia de EOC). **B** Protocolo variável (início com folículo ≥ 14mm).

Leitura complementar

Al-Inany HG, Youssef MA, Aboulghar M et al. GnRH antagonists are safer than agonists: an update of a Cochrane review. Hum Reprod Update 2011; 17:435.

Bellver J, Melo MA, Bosch E, Serra V, Remohí J, Pellicer A. Obesity and poor reproductive outcome: the potential role of the endometrium. Fertil Steril 2007; 88:446-51.

Busnelli, Somigliana E. Prognosis and cost-effectiveness of IVF in poor responders according to the Bologna criteria. Minerva Ginecol 2017 Sep 12 [Epub ahead of print].

Busso C, Melo MAB, Budak E, Garcia G. Ciclo natural y protocolos de estimulación mínima. In: Manual práctico de esterilidad y reproducción humana. Madrid: Mc Graw Hill, 2008:443-50.

Busso CE, Tso LO, Filho OBD, Júnior NA, Busso NE. Estimulação ovariana em reprodução assistida de alta complexidade: análogos agonistas do GnRH. In: Busso NE, Pellicer A (eds.) Indução da ovulação. São Paulo: Silvestre Escrita Especial, 2011: 170-4.

Coccia ME, Rizzello F. Ovarian reserve. Ann N Y Acad Sci 2008; 1127:27-30.

Colicchia M, Campagnolo L, Baldini E, Ulisse S, Valensise H, Moretti C. Molecular basis of thyrotropin and thyroid hormone action during implantation and early development. Hum Reprod Update 2014; 20:884-904.

Domingo J, Melo M, Pellicer A, Remohi J. Tratamiento clínico de la baja respuesta. In: Guía de protocolos en reproducción humana. Madrid: Momento Médico Iberoamericana, 2010:313-8.

Eijkemans MJC, van Poppel F, Habbema DF, Smith KR, Leridon H, te Velde ER. Too old to have children? Lessons from natural fertility populations. Human Reprod 2014; 29:1304-12.

Fauser BC, Mannaerts BM, Devroey P, Leader A, Boime I, Baird DT. Advances in recombinant DNA technology: corifollitropin alfa, a hybrid molecule with sustained folliclestimulating activity and reduced injection frequency. Hum Reprod Update 2009; 15:309-21.

Grifo J, Rosenwaks Z Cohen J et al. Implantation failure of morphologically normal embryos is due largely to aneuploidy. Abstract book of the 50th Annual Meeting American Fertility Society, San Antonio, November 1994: S2.

Hall F, Neubert A. Obesity and pregnancy. Obstet Gynaecol Surv 2005; 4: 253-60.

Itskovitz J, Boldes R, Levron J, Erlik Y, Kahana L, Brandes JM. Induction of preovulatory luteinizing hormone surge and prevention of ovarian hyperstimulation syndrome by gonadotropin-releasing hormone agonist. Fertil Steril 1991; 56:213-20.

Jee BC, Suh CS, Kim YB, Kim SH, Moon SY. Clinical efficacy of highly purified hMG versus recombinant FSH in IVF/ICSI cycles: a meta-analysis. Gynecol Obstet Invest 2010; 70:132-7.

La Marca A, Minasi MG, Sighinolfi G et al. Female age, serum antimüllerian hormone level, and number of oocytes affect the rate and number of euploid blastocysts in in vitro fertilization/intracytoplasmic sperm injection cycles. Fertil Steril 2017 Oct 4 [Epub ahead of print].

Melo M, Bellver J, Garrido N, Messeguer M, Pellicer A, Remohi J. A prospective, randomized, controlled, trial comparing three different gonadotropin regimens in oocyte donors: ovarian response, in vitro fertilization outcome, and analysis of cost minimization. Fertil Steril 2010; 94:958-64.

Melo M, Busso C, Bellver Jet al. GnRH agonist versus recombinant HCG in an oocyte donation programme: a randomized, prospective, controlled, assessor-blind study. Reprod Biomed Online 2009; 19:485-92.

Melo M, Coelho G, Bellver J, Remohi J. Alta respuesta ovárica (estimulación mínima, coasting, hCG). In: Guía de protocolos en reproducción humana. Madrid: Momento Médico Iberoamericana, 2010: 325-30.

Melo M, Sabino S, Miranda S, Ferrari AEM. Desencadeamento da ovulação. In: Busso NE, Pellicer A (eds.) Indução da ovulação. São Paulo: Silvestre Escrita Especial, 2011: 209-13.

Melo MAB, Garrido N, Alvarez C et al. Antral follicle count (AFC) can be used in the prediction of ovarian response but can not predict the oocyte/embryo quality or the in vitro fertilization outcome in an egg donation program. Fertil Steril 2009; 91:148-56.

Melo MAB, Busso C, Labarta E, Budak E, Garcia G, Alamá P. Actitud ante la alta respuesta II- Uso de hCG. In: Manual práctico de rsterilidad y reproducción humana. Madrid: Mc Graw Hill, 2008:249-56.

Metwally M, Cutting R, Tipton A, Skull J, Ledger WL, Li TC. Effect of increased body mass index on oocyte and embryo quality in IVF patients. Reprod Biomed Online 2007; 15:532-8.

Pasquali R, Gambineri A. Metabolic effects of obesity on reproduction. Reprod Biomed Online 2006; 12:542-51.

Paulson RJ, Sauer MV, Francis MM, Macaso TM, Lobo RA. In vitro fertilization in unstimulated cycles: a clinical trial using hCG for timing of follicle aspiration. Obstet Gynecol 1990; 76:788-91.

Pierce JG, Parsons TF. Glycoprotein hormones: structure and function. Annu Rev Biochem 1981; 50:465-95.

Plachot M, Veiga A, Montagut J et al. Are clinical and biological IVF parameters correlated with chromosomal disorders in early life: a multicentric study. Hum Reprod 1988; 3:627-35.

Pouwer AW, Farquhar C, Kremer JA, Marjoribanks J. Long-acting follicle-stimulating hormone versus daily follicle-stimulating hormone for women undergoing assisted reproduction. Fertil Steril. 2016; 105:1454-6.

Practice Committee of the American Society for Reproductive Medicine. Obesity and reproduction: a committee opinion. Fertil Steril 2015; 104:1116-26.

Pritts EA, Atwood AK. Luteal phase support in infertility treatment: a meta-analisys of the randomized trials. Hum Reprod 2002; 17:2287-99.

Privitera L, Patria G, Bosch E, Busso CE, Busso NE, Remohí J. In: Busso NE, Pellicer A (eds.) Indução da ovulação. São Paulo: Silvestre Escrita Especial, 2011: 175-83.

Rich-Edwards JW, Goldman MB, Willett WC et al. Adolescent body mass index and infertility caused by ovulatory disorder. Am J Obstet Gynaecol 1994; 171:171-7.

Sahakyan M, Harlow BL, Homstein MD. Influence of age, diagnosis and cycle number of pregnancy rates with gonadotropin-induced controlled ovarian hyperstimulation and intrauterine insemination. Fertil Steril 1999; 72:500-4.

Spandorfer SD, Chung PH, Kligman I, Liu HC, Davis OK, Rosenwaks Z. An analysis of the effect of age on implantation rates. J Assist Reprod Genet 2000; 17:303-6.

Steptoe PC, Edwards RG. Birth after the reimplantation of a human embryo. Lancet 1978 12; 2:366.

Tatone C, Amicarelli F. The aging ovary—the poor granulosa cells. Fertil Steril 2013; 99:12-7.

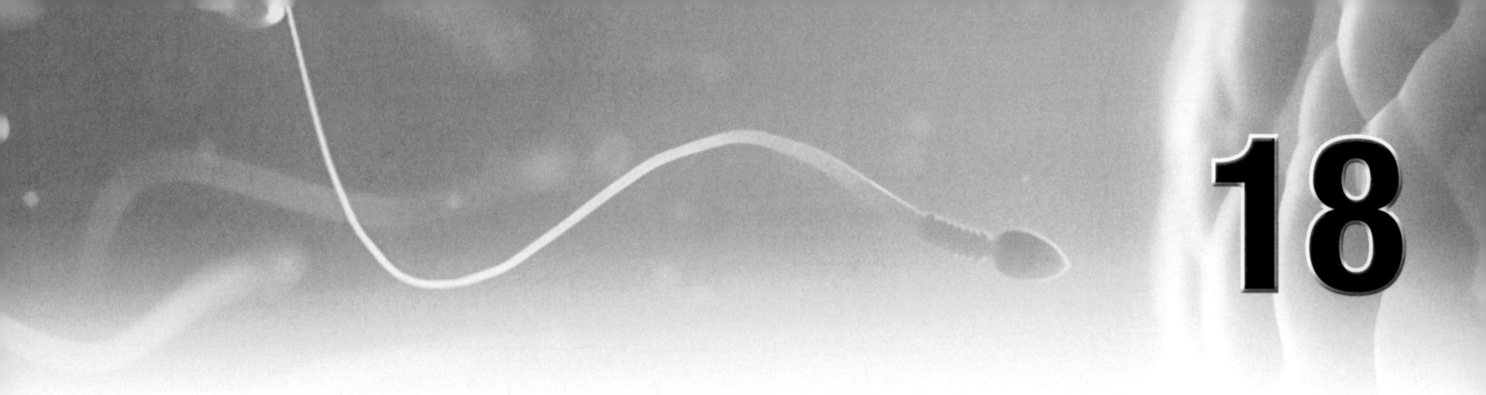

18

Protocolos Emergenciais de Indução da Ovulação

Javier Domingo
Alejandra Santana
Pedro Garcia Escribano

INTRODUÇÃO

Atualmente não se discute a necessidade das técnicas de preservação da fertilidade para pacientes jovens oncológicas que receberão tratamento com químio ou radioterapia, nas quais a função ovariana pode estar secundariamente comprometida. Embora concordemos com essa ideia, a recomendação de aplicação dessas técnicas deveria ser individualizada com base no risco de falência ovariana, determinado principalmente pela idade da paciente, pelo estado de sua reserva ovariana, pelo tipo de câncer, assim como pelo tipo de quimioterapia que irá receber.

O número de pacientes que demandam técnicas de preservação da fertilidade por motivos oncológicos aumenta progressivamente a cada ano. Isso fez com que surgisse um "novo tipo de paciente" nas clínicas de reprodução, com algumas características diferentes, que devem ser conhecidas e adotadas nos protocolos rotineiros de tratamento.

Existem várias possibilidades para a mulher, as quais não são excludentes. Essas opções incluem a proteção médica das gônadas (uso de agonistas do GnRH), a vitrificação de oócitos e/ou embriões, a criopreservação do tecido ovariano ou a maturação *in vitro*. Algumas já comprovaram sua eficácia, enquanto outras ainda precisam melhorar ou demonstrar sua segurança e os resultados pelos quais ainda são consideradas técnicas experimentais.

A vitrificação de oócitos deixou de ser considerada experimental e talvez seja a técnica de preservação da fertilidade mais utilizada atualmente e preferível à criopreservação de embriões. No momento, em virtude da eficácia demonstrada pela vitrificação de oócitos, não faz sentido a criação de embriões que, no caso de evolução desfavorável da doença, nunca seriam utilizados ou que, por se tratar de uma jovem ainda sem companheiro, tivesse de recorrer ao sêmen de um doador nesse momento.

No momento da avaliação da possibilidade de utilização de uma técnica de preservação da fertilidade, devem ser levados em consideração (Figura 18.1):

1. A idade e a função e/ou reserva ovariana da paciente.
2. O risco de esterilidade de cada paciente.
3. O prognóstico da doença.
4. O risco de atrasar o início da quimioterapia e dos tratamentos hormonais.
5. O risco de persistência de células tumorais no tecido ovariano que será congelado.

No entanto, apesar de grande parte dos profissionais estar de acordo com a necessidade de recomendação, muitos médicos se mostram reticentes em relação a essas técnicas e à remissão das pacientes e preocupados com uma série de fatores que encaram como limitações, algumas reais e outras mais teóricas. Esses fatores estão relacionados, principalmente, com a segurança das técnicas, a cronologia dos tratamentos ou sua eficácia.

ASPECTOS GERAIS DA VITRIFICAÇÃO DE OÓCITOS

A vitrificação de oócitos tornará possível o adiamento da gravidez para o momento em que a paciente tenha superado a doença com o mesmo prognóstico que se tinha ao vitrificar os oócitos no momento do diagnóstico da patologia.

A vitrificação de oócitos é uma técnica já estabelecida e com a qual têm sido alcançados excelentes resultados em termos de sobrevivência – até 97% em pacientes jovens, embo-

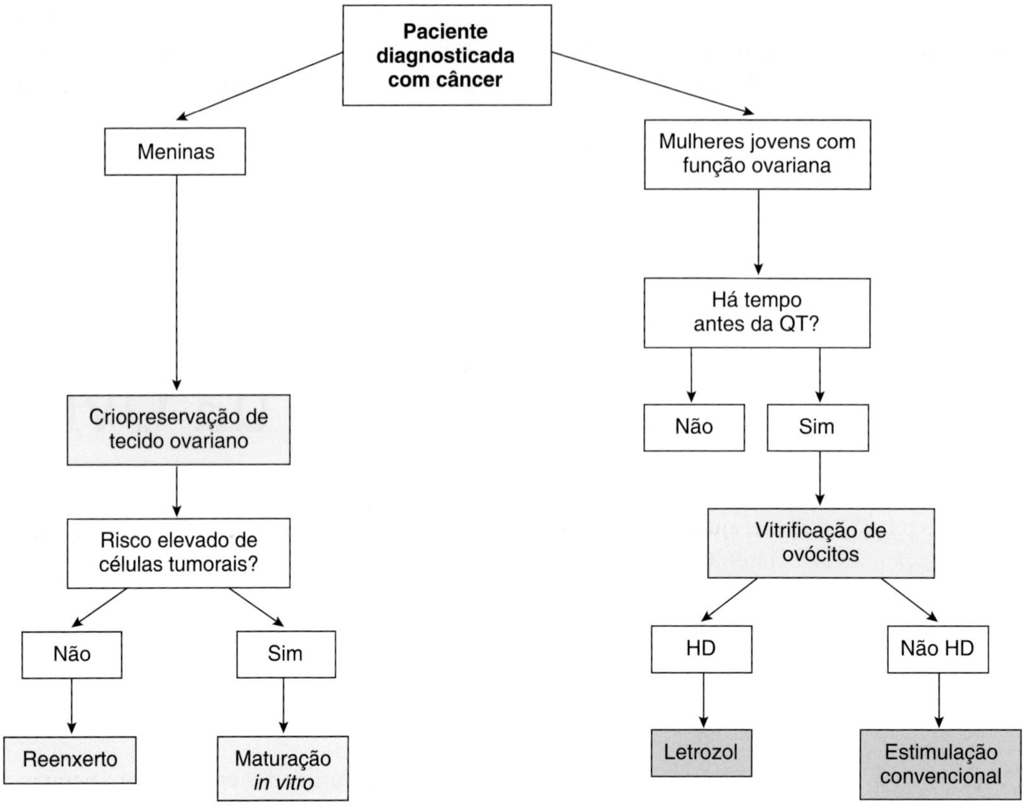

Figura 18.1 Algoritmo de atuação. (QT: quimioterapia; HD: hormônio-dependente).

ra diminua com a idade – e taxas de gestação e implantação semelhantes às alcançadas com oócitos frescos. Consiste na transformação de um líquido em um sólido muito viscoso de consistência vítrea, sem formação de gelo, mediante a imersão direta dos oócitos em nitrogênio líquido, em dispositivos com volume mínimo (0,1μL com o método *cryotop*), o que torna possível alcançar temperaturas de congelamento de até 30.000°C/min e reduzir a toxicidade dos crioprotetores.

A polêmica resulta do fato de causar uma estimulação folicular, razão pela qual é necessário um intervalo de 2 a 3 semanas para poder ser realizada, sendo possível adiar o início da quimioterapia, assim como os altos níveis de estradiol que podem ser alcançados e que não são recomendados em tumores hormônio-dependentes. Outra limitação da técnica é que o prognóstico está muito relacionado com o número de oócitos maduros disponíveis, e habitualmente só se dispõe de tempo para uma estimulação folicular diante da prontidão para o início da quimioterapia.

Como o tempo é crucial, é importante que o manejo dessas pacientes se dê de modo muito coordenado entre ginecologistas, oncologistas, hematologistas e cirurgiões, tendo sempre em mente que a possibilidade de preservação da fertilidade em uma paciente diagnosticada com câncer deve ser aventada no mesmo momento do diagnóstico. Desse modo, não se perde um tempo muito valioso que, em muitas ocasiões, deixaria como opção um segundo ciclo de estimulação, principalmente em casos de baixa resposta para aumentar o número de oócitos vitrificados ou até mesmo a utilização de uma segunda técnica de preservação da fertilidade, como o congelamento de tecido ovariano.

ESTIMULAÇÃO OVARIANA

Os protocolos de estimulação utilizados irão variar segundo se trate de tumores hormônio-dependentes ou não. Nos tumores não hormônio-dependentes serão utilizados os protocolos habituais com antagonistas do hormônio liberador de gonadotrofinas (GnRH). O câncer de mama é o diagnóstico mais frequente entre as pacientes que demandam técnicas de preservação da fertilidade por causa oncológica e é a neoplasia mais frequente na idade reprodutiva, constituindo um terço dos casos de cânceres em mulheres jovens. Mais de 15% dos casos de câncer de mama aparecem em pacientes com menos de 40 anos de idade. Nesses casos, para evitar os altos níveis de estradiol nos tumores hormônio-dependentes serão utilizados os inibidores da aromatase (letrozol) junto com as gonadotrofinas habituais. O letrozol produz inibição reversível e seletiva da aromatase, que catalisa a etapa de transformação da testosterona e da androstenediona em estradiol e estrona, respectivamente. Esse protocolo é considerado seguro e muito útil nessas pacientes por ajudar a diminuir significativamente os níveis circulantes de estradiol em comparação com outros protocolos de estimulação.

A estimulação é feita com 5mg de letrozol desde o segundo dia do ciclo, acrescentando-se 150 a 225UI de hormônio folículo-estimulante (FSH) a partir do terceiro dia de letrozol com protocolo com antagonistas do GnRH. O letrozol é mantido até o dia em que a punção estiver programada e depois é reintroduzido a fim de evitar o surgimento de um pico de estradiol depois da supressão até que a menstruação chegue novamente ou até que sejam alcançados níveis de E2 < 60pg/mL (Figura 18.2).

A ovulação deveria ser desencadeada quando os folículos alcançam 20 a 21mm, preferivelmente com *bolus* de agonistas do GnRH, já que assim o pico de estradiol e os níveis de progesterona alcançados são menores e para evitar possíveis hiperestimulações e patologias derivadas da estimulação ovariana, principalmente em se tratando de pacientes que em breve irão começar um tratamento com quimioterapia que por si só é incômodo. É importante chegar a esse tamanho de folículo de modo a não correr o risco de obter alta porcentagem de oócitos imaturos.

No caso de respostas altas, é viável administrar antagonistas do GnRH depois da punção, os quais ajudarão a resolver o ciclo mais rapidamente por sua ação luteolítica.

O tamoxifeno também é utilizado para as estimulações em pacientes com câncer de mama, mas não consegue melhorar os níveis de estradiol nem o número de oócitos obtidos em comparação com o letrozol.

Em 2008, Azim e cols. não observaram aumento do risco de recidiva depois das estimulações com letrozol para preservar a fertilidade em pacientes com câncer de mama em comparação com aquelas que decidiram não ser estimuladas, independentemente da realização de uma ou duas estimulações com o objetivo de aumentar a disponibilidade de oócitos ou embriões, embora essa segunda estimulação não seja realizada com frequência em virtude da falta de tempo antes do início da quimioterapia. Nos casos em que possa ser realizada, obviamente a disponibilidade final de oócitos é significativamente maior sem que haja atrasos significativos no início da quimioterapia. Também não está associada a aumento no índice de recidiva da doença. A possibilidade de uma segunda estimulação reflete a importância de uma derivação precoce para uma unidade de reprodução a fim de preservar a fertilidade. Assim, é conveniente falar sobre o tema e colocar o processo em andamento tão logo seja estabelecido o diagnóstico de câncer, caso finalmente se decida por isso.

Os mesmos resultados com relação aos índices de recidiva e ao intervalo livre da doença foram observados com o uso do letrozol para as estimulações ovarianas em pacientes com câncer de mama depois de seguimentos mais longos, de até 5 anos,

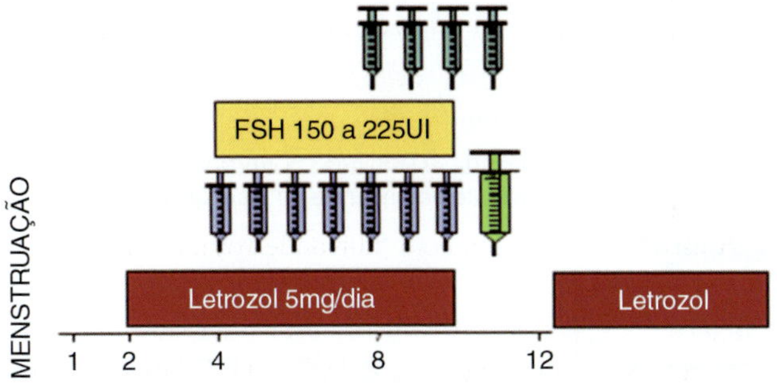

Figura 18.2 Protocolo de estimulação em tumores hormônio-dependentes.

nessas pacientes, independentemente da presença ou não de receptores estrogênicos, de serem portadoras ou não da mutação BRCA ou se forem estimuladas antes ou depois da cirurgia.

Do mesmo modo, a gravidez em mulheres com história de câncer de mama mostrou-se segura, sem piorar a sobrevida total das pacientes, de modo que não deve ser negada às pacientes diagnosticadas com câncer de mama a possibilidade de preservar a fertilidade diante do medo de que seu prognóstico possa ficar comprometido.

No entanto, uma das principais controvérsias relacionadas com a vitrificação dos oócitos diz respeito à cronologia do tratamento. Para a estimulação ovariana é necessário um período de 2 a 3 semanas, levando em conta que é muito comum que a paciente não esteja no início do ciclo quando for consultada. Pode não haver tempo suficiente para realizá-la ou ocasionar um atraso no início da quimioterapia, o que não deixa de gerar ansiedade e preocupação à paciente e à sua família. Para evitar essas situações, é importante insistir na remissão das pacientes o mais rápido possível.

É assim que surgem os protocolos de emergência (*Emergency FP* – ou *random start*) com o objetivo de diminuir o tempo de espera. Trata-se de uma modificação dos protocolos habituais de estimulação, iniciada em qualquer momento do ciclo com base no conceito mais atual de que durante o ciclo existem várias ondas de recrutamento folicular. Os folículos observados na fase folicular tardia ou na fase lútea não precisam ser atrésicos, mas podem ser folículos em seus estágios iniciais de desenvolvimento. A obtenção de um número similar de oócitos maduros e imaturos, as taxas de fertilização semelhantes e um número similar de oócitos e embriões vitrificados após a maturação *in vitro* de folículos obtidos tanto na fase folicular como na lútea reforçam essa ideia.

Nesse sentido, os níveis ascendentes de estradiol secundários à estimulação da fase lútea podem induzir um segundo pico de hormônio luteinizante (LH), alguns dias depois, mesmo depois de ter sido atingido o pico, sem afetar a disponibilidade de oócitos ou sua maturidade. De fato, é necessária a administração do antagonista de GnRH para evitar esse pico e consequentemente a ovulação.

Os protocolos de emergência são muito úteis para pacientes oncológicas em virtude da pressão do tempo habitual, apresentando resultados semelhantes independentemente de a estimulação ser iniciada da maneira convencional na fase folicular inicial ou tardia ou na fase lútea.

As estimulações da fase lútea são ligeiramente mais longas e, portanto, exigem um consumo maior de gonadotrofinas. O número total de oócitos obtidos após a estimulação da fase lútea, bem como o número de oócitos maduros e as taxas de fertilização, gestação clínica, gestação evolutiva e implantação são semelhantes aos verificados no início dos primeiros dias de ciclo. Não foram observadas diferenças nas taxas de embriões cromossomicamente normais atingindo o estágio de bastocisto ou índices de maturação *in vitro*.

Martínez e cols., em estudo prospectivo realizado com doadoras de oócitos, as quais são estimuladas duas vezes em 3 meses, uma de maneira convencional no início do ciclo e a outra na fase lútea inicial, não encontraram diferenças no número de oócitos obtidos nem nos resultados clínicos em termos de índice de fertilização, implantação ou gestação.

ESTRATÉGIAS SEGUNDO O MOMENTO DO CICLO

Em função do ciclo ovariano em que se encontra a paciente, agiremos da seguinte maneira (Figura 18.3):

Fase folicular inicial

- A paciente chega menstruada, está prestes a ficar ou está nos primeiros dias do ciclo sem que haja dominância folicular.
- Nesses casos, inicia-se diretamente a estimulação da maneira habitual.

Fase folicular tardia

- Se houver dominância, com folículos < 14 a 15mm, podem ser administrados antagonistas do GnRH a fim de deter seu crescimento até que o estradiol esteja < 60pg/mL; nesse momento, inicia-se a estimulação diretamente da maneira habitual, como se se tratasse da fase folicular inicial.
- Quando o folículo dominante tem ≥ 14 a 15mm, são várias as opções: (a) em caso de 14 a 15mm, os antagonistas do GnRH podem ser administrados para deter seu crescimento até E2 < 60pg/mL; (b) se > 14 a 15mm, aguarda-se a ovulação espontânea ou administram-se *bolus* de GnRH para ovular e inicia-se a estimulação após a ovulação.
- Se o folículo for periovulatório e houver a suspeita de baixa resposta, é possível aproveitar o ciclo natural para realizar a punção desse folículo e a posterior vitrificação, e até mesmo acelerar seu crescimento, adicionando uma dose baixa de FSH. Após a punção, a estimulação pode ser iniciada diretamente.
- Atualmente, alguns grupos aconselham o início da estimulação diretamente no dia em que a paciente procura atendimento, independentemente do tempo do ciclo em que é encontrado e do tamanho do folículo dominante, obtendo resultados semelhantes. O antagonista começaria como de costume, quando o folículo principal atinge um tamanho de 14 a 15mm, embora a intenção seja esquecer esse folículo e tentar estimular o restante dos folículos antrais.

Fase lútea inicial

- Os antagonistas do GnRH podem ser administrados por seu efeito luteolítico até E2 < 60pg/mL ou até que a menstruação apareça e em seguida se inicie a estimulação ou é possível iniciá-la diretamente. Atualmente, no grupo IVI, iniciamos diretamente a estimulação, uma vez que tenha ocorrido a ovulação, sem a administração prévia de antagonistas. Durante a estimulação, os antagonistas de GnRH também são iniciados quando os folículos alcançam 14 a 15mm.

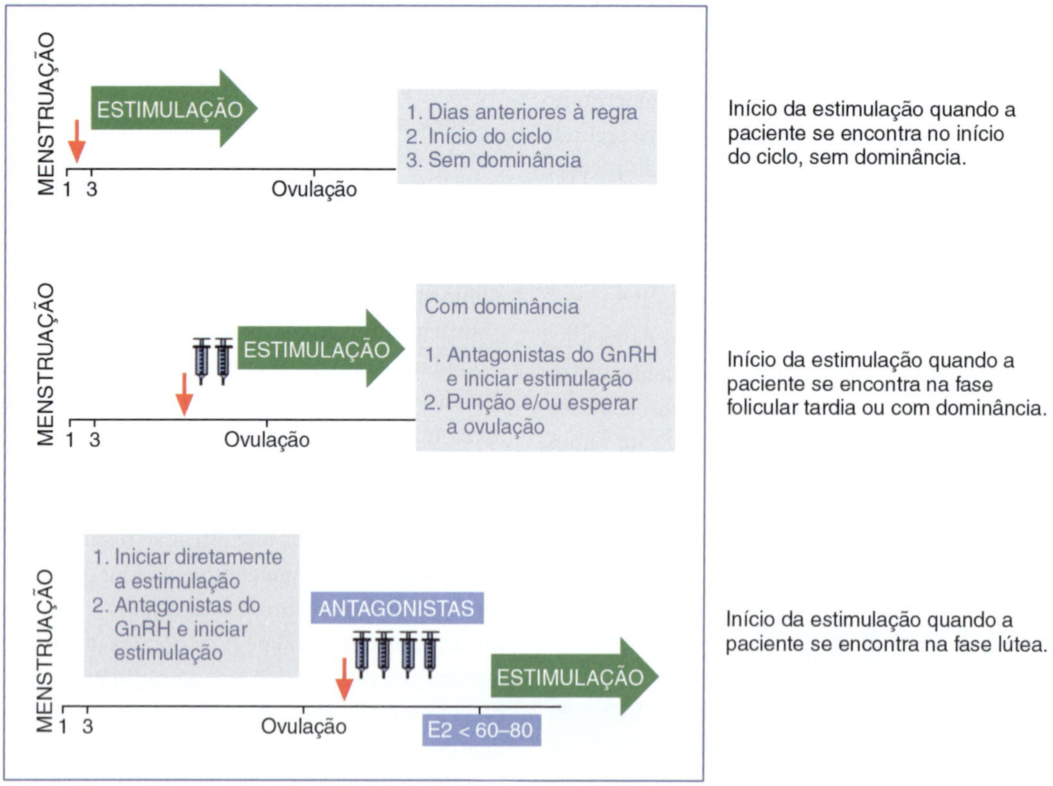

Figura 18.3 Início da estimulação em função do momento do ciclo em que se encontra a paciente.

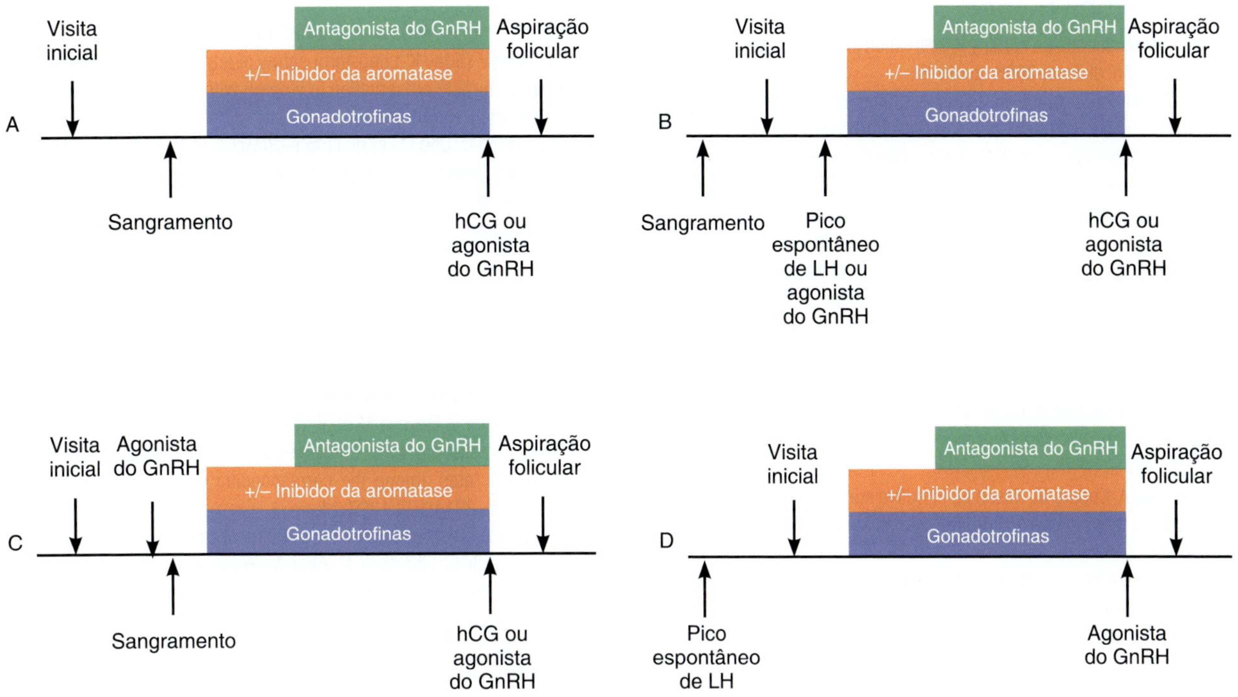

Figura 18.4 Protocolos de emergência para indução da ovulação.

- A menstruação geralmente acontece ao longo da estimulação, muitas vezes coincidindo com a introdução do antagonista, sem que ele tenha maior importância no desenvolvimento de estimulação ou na qualidade dos oócitos.

Fase lútea tardia

- Recomenda-se iniciar diretamente a estimulação.

Nos casos em que não há tempo para a estimulação ovariana, devem ser consideradas técnicas de preservação da fertilidade, como congelamento do tecido ovariano ou a obtenção de folículos imaturos para maturação *in vitro* e posterior vitrificação.

A maturação *in vitro* consiste no amadurecimento em laboratório de oócitos imaturos obtidos através da punção de pequenos folículos antrais não estimulados. Embora existam grandes esperanças quanto ao futuro dessa técnica, os resultados ainda não são consistentes e devem ser melhorados.

A maioria dos folículos se encontra no estágio do folículo primordial no ovário. Eles podem ser isolados tanto do tecido ovariano fresco como do congelado, amadurecidos *in vitro* e posteriormente utilizados ou vitrificados.

A principal vantagem dessa técnica é não precisar de estimulação ovariana com a consequente economia nos custos da medicação.

As taxas de gestação e implantação são menores do que as obtidas com os procedimentos usuais de fertilização *in vitro*; além disso, são observadas taxas de aborto mais elevadas. Por esta razão, e embora tenham nascido muitas crianças com desenvolvimento e evolução aparentemente normais, são necessários mais estudos a longo prazo para analisar possíveis efeitos da maturação *in vitro*.

Embora algumas dessas técnicas ainda tenham o que progredir e melhorar, a tendência dos tratamentos de preservação da fertilidade poderá ser a combinação de várias dessas técnicas, como a criopreservação do tecido ovariano e a obtenção de folículos imaturos a serem posteriormente amadurecidos *in vitro* e vitrificados. Nesse sentido, a maturação *in vitro* pode desempenhar um papel mais importante do que nos dias atuais.

CONSIDERAÇÕES FINAIS

As possibilidades de preservação da fertilidade nas pacientes com diagnóstico de câncer deveriam ser avaliadas desde o momento do diagnóstico. O encaminhamento imediato das pacientes para uma unidade de reprodução é fundamental para minimizar o atraso no início do tratamento oncológico. Em algumas situações pode ser realizada mais de uma indução ovariana, o que aumenta as possibilidades para a paciente. Outra alternativa seria o congelamento do córtex ovariano.

A modificação dos protocolos habituais de estimulação (*Emergency FP – random start*) apresenta-se como uma solução eficiente para encurtar o tempo de espera necessário para o início e a complementação das estimulações foliculares em pacientes oncológicas, evitando assim retardar o início da quimioterapia.

As estimulações na fase lútea apresentam um número de oócitos similar àqueles obtidos depois de estimulações convencionais, sem comprometer os resultados clínicos em termos de taxas de fecundação, implantação, gestação clínica e gestação evolutiva.

Leitura complementar

ASCO Recommendations on Fertility Preservation in Cancer Patients: Guideline Summary. J Oncol Pract 2006; 2:143-6.

Azim AA, Costantini-Ferrando M, Oktay K. Safety of fertility preservation by ovarian stimulation with letrozole and gonadotropins in patients with breast cancer: a prospective controlled study. J Clin Oncol 2008; 26:2630-5.

Azim HA Jr, Santoro L, Pavlidis N et al. Safety of pregnancy following breast cancer diagnosis: a meta-analysis of 14 studies. Eur J Cancer 2011; 47:74-83.

Baerwald AR, Adams GP, Pierson RA. Ovarian antral folliculogenesis during the human menstrual cycle: a review. Hum Reprod Update 2012; 18:73-91.

Buckett WM, Chian RC, Dean NL, Sylvestre C, Holzer HE, Tan SL. Pregnancy loss in pregnancies conceived after in vitro oocyte maturation, conventional in vitro fertilization and intracytoplasmic sperm injection. Fertil Steril 2008; 90:546-50.

Cakmak H, Katz A, Cedars M, Rosen M. Effective method for emergency fertility preservation: random-start controlled ovarian stimulation. Fertil Steril 2013; 100:1673-80.

Cakmak H, Katz A, Cedars M, Rosen M. Effective method for emergency fertility preservation: random-start controlled ovarian stimulation. Fertil Steril 2013; 100:1673-80.

Cobo A, Garrido N, Pellicer A, Remohí J. Six years' experience in ovum donation using vitrified oocytes: report of cumulative outcomes, impact of storage time, and development of a predictive model for oocyte survival rate. Fertil Steril 2015; 104:1426-34.

Cobo A, Kuwayama M, Pérez S, Ruiz A, Pellicer A, Remohí J. Comparison of concomitant outcome achieved with fresh and cryopreserved oocytes vitrifyed by the Cryotop method. Fertil Steril 2008; 89:1657-64.

De Vos M, Smitz J, Woodruff T. Fertility preservation in women with cancer. Lancet 2014; 384:1302-10.

Demirtas E, Elizur SE, Holzer H et al. Immature oocyte retrieval in the luteal phase to preserve fertility in cancer patients. Reprod Biomed Online 2008; 17:520-3.

Domingo J, García-Velasco JA. Oocyte cryopreservation for fertility preservation in women with cancer. Curr Opin Endocrinol Diabetes Obes 2016; 23:465-9.

Domingo J, Giles J, Ferrando M, Remohí J. Strategies to shorten the stimulation in cancer patients. En: Remohí, Hidalgo, Giles, Bellver, Pellicer. Clinical decisión algorithms in assisted reproduction. Salerno, Italia: Ed. Momento Médico, 2014:315.

Domingo J, Guillén V, Ayllón Y. Preservación de la fertilidad en la mujer y el varón. In: Remohí, Bellver, Matorras, Ballesteros, Pellicer. Manual práctico de esterilidad y reproducción humana. Aspectos clínicos. 4. ed. Madrid: Ed. Panamericana, 2014:577-90.

Fertility preservation in patients undergoing gonadotoxic therapy or gonadectomy: a committee opinion. The Practice Committee of the American Society for Reproductive Medicine. Fertil Steril 2013; 100:1214-23.

Grynberg M, Poulain M, le Parco S, Sifer C, Fanchin R, Frydman N. Similar in vitro maturation rates of oocytes retrieved during the follicular or luteal phase offer flexible options for urgent fertility preservation in breast cancer patients. Hum Reprod 2016; 31:623-9.

Huang JY, Tulandi T, Holzer H, Tan SL, Chian RC. Combining ovarian tissue cryobanking with retrieval of immature oocytes followed by in vitro maturation and vitrification: an additional strategy of fertility preservation. Fertil Steril 2008; 89:567-72.

Humaidan P, Kol S, Papanikolaou EG. Copenhagen GnRH agonist Triggering Workshop Group. GnRH agonist for triggering of final oocyte maturation: time for a change of practice? Hum Reprod Update 2011; 17:510-24.

International Society for Fertility Preservation. Recommendations for fertility preservation in patients with lymphoma, leukemia, and breast cancer. J Assist Reprod Genet 2012; 29:465-8.

Jurema MW, Nogueira D. In vitro maturation of human oocytes for assisted reproduction. Fertil Steril 2006; 86:1277-79.

Kim J, Turan V, Oktay K. Long-term safety of letrozole and gonadotropin stimulation for fertility preservation in women with breast cancer. J Clin Endocrinol Metab 2016; 101:1364-71.

Kuang Y, Hong Q, Chen Q et al. Luteal-phase ovarian stimulation is feasible for producing competent oocytes in women undergoing in vitro fertilization/intracytoplasmic sperm injection treatment, with optimal pregnancy outcomes in frozen-thawed embryo transfer cycles. Fertil Steril 2014; 101:105-11.

Lambertini M, Mastro L, Pescio M et al. Cancer and fertility preservation: international recommendations from an expert meeting. BMC Med 2016; 14:1.

Maman E, Meirow D, Brengauz M, Raanani H, Dor J, Hourvitz A. Luteal phase oocyte retrieval and in vitro maturation is an optional procedure for urgent fertility preservation. Fertil Steril 2012; 95:64-7.

Martínez F, Clua E, Devesa M et al. Comparison of starting ovarian stimulation on day 2 versus day 15 of the menstrual cycle in the same oocyte donor and pregnancy rates among the corresponding recipients of vitrified oocytes. Fertil Steril. 2014;102:1307-11.

Mature oocyte cryopreservation: a guideline. Fertil Steril 2013; 99:37-43.

Oktay K, Buyuk E, Libertella N, Akar M, Rosenwaks Z. Fertility preservation in breast cancer patients: a prospective controlled comparison of ovarian stimulation with tamoxifen and letrozole for embryo cryopreservation. J Clin Oncol 2005; 23:4347-53.

Oktay K, Hourvitz A, Sahin G et al. Letrozole reduces estrogen and gonadotrophin exposure in women with breast cancer undergoing ovarian stimulation before chemotherapy. J Clin Endocrinol Metabol 2006; 91:3885-90.

Ozkaya E, San Roman G, Oktay K. Luteal phase GnRHa trigger in random start fertility preservation cycles. J Assist Reprod Genet 2012; 29:503-5.

Qin N, Chen Q, Hong Q et al. Flexibility in starting ovarian stimulation at different phases of the menstrual cycle for treatment of infertile women with the use of in vitro fertilization or intracytoplasmic sperm injection. Fertil Steril 2016; 106:334-41.

Surveillance, Epidemiology and End Results Program, 1975-2003, Division of Cancer Control and Population Sciences, National Cancer Institute, 2006.

Tao T, del Valle A. Human oocyte and ovarian tissue cryiopreservation and its application. J Assist Reprod Genet 2008; 25:287-96.

The Practice Committees of the ASRM and SART. Mature oocyte cryopreservation: a guideline. Fertil Steril 2013; 99:37-43.

Tournaye H, Dohle G, Barratt C. Fertility preservation in men with cancer. Lancet 2014; 384:1295-301.

Turan V, Bedoschi G, Moy F, Oktay K. Safety and feasibility of performing two consecutive ovarian stimulation cycles with the use of letrozole-gonadotropin protocol for fertility preservation in breast cancer patients. Fertil Steril 2013; 100:1681-5.

Ubaldi FM, Capalbo A, Vaiarelli A et al. Follicular versus luteal phase ovarian stimulation during the same menstrual cycle (DuoStim) in a reduced ovarian reserve population results in a similar euploid blastocyst formation rate: new insight in ovarian reserve exploitation. Fertil Steril 2016; 105:1488-95.

Update on fertility preservation from the Barcelona International Society for Fertility Preservation–ESHRE–ASRM 2015 expert meeting: indications, results and future perspectives. Francisca Martinez, on behalf of the International Society for Fertility Preservation–ESHRE–ASRM Expert Working Group. Fertil Steril 2017; 108:407-15.

Varghese A, du Plessis S, Falcone T, Agarwal A. Cryopreservation/transplantation of ovarian tissue and in vitro maturation of follicles and oocytes: Challenges for fertility preservation. Reproductive Biology and Endocrimology 2008; 6:47.

Waks A, Partridge AH. Fertility preservation in patients with breast cancer: necessity, methods, and safety. J Natl Compr Canc Netw 2016; 14:355-363.

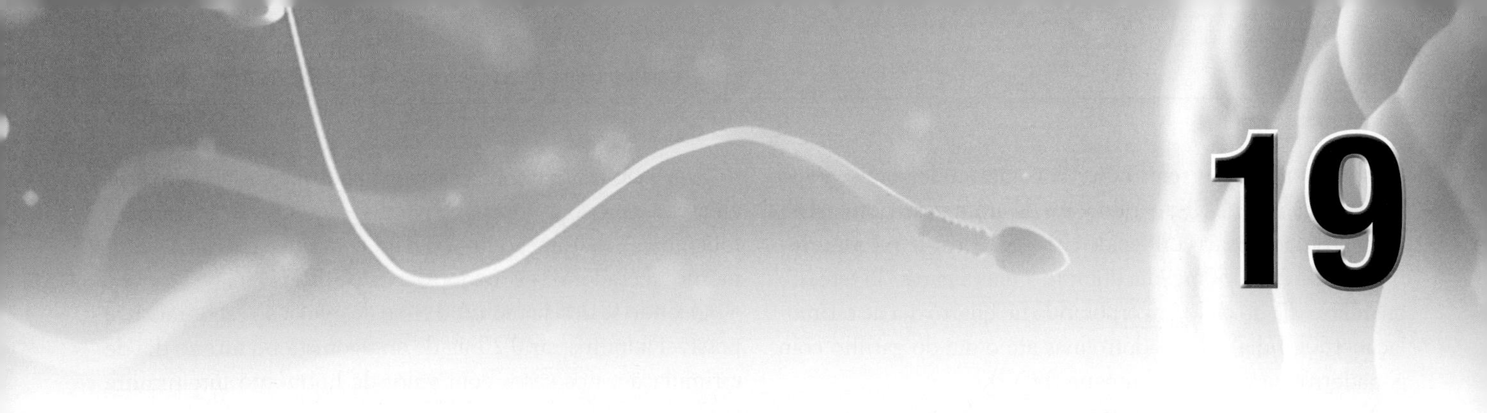

19

Abordagem das Pacientes "Más Respondedoras"

Carmen Fernández Delgado
Maria José Martínez-Cañavate
Marcos Ferrando Serrano

INTRODUÇÃO

Um dos principais desafios enfrentados na prática clínica diária diz respeito à abordagem da paciente com perfil de baixa resposta à estimulação ovariana, uma vez que exige uma estratégia terapêutica individualizada de modo a tentar melhorar seu prognóstico reprodutivo.

Estudos recentes estimam em 9% a 24% a prevalência desse subgrupo de mulheres inférteis más respondedoras.

A principal limitação na busca por intervenções que possam melhorar a resposta dessas pacientes está na falta de conclusões sólidas nos diferentes estudos publicados até o momento em virtude da heterogeneidade na definição do que é considerado baixa resposta e do número limitado de participantes.

A incapacidade de responder adequadamente aos diferentes protocolos de estimulação pode ser considerada uma baixa resposta à estimulação ovariana e, consequentemente, a falta de recrutamento de uma quantidade aceitável de folículos, o que implica menor quantidade de embriões para transferência e diminuição significativa nas taxas de gravidez e de recém-nascidos vivos.

A definição de baixa resposta à estimulação ovariana ou falta de resposta adequada tem sido objeto de debate em vários estudos com até 41 definições a esse respeito.

Em 2011, a Sociedade Europeia de Reprodução Humana e Embriologia (ESHRE) publicou os Critérios de Bolonha, que permitem definir como pouco responsivas (POR) as pacientes que apresentem dois dos seguintes critérios:

- Idade ≥ 40 anos ou qualquer outro fator de risco para baixa resposta.
- Menos de três oócitos coletados em ciclo de estimulação convencional em ciclo anterior de fertilização *in vitro* (FIV).
- Alteração na avaliação de reserva ovariana (hormônio antimülleriano [AMH] < 0,5 a 1ng/mL ou contagem de folículos antrais [CFA] < 5 a 7).

Embora atualmente esta seja considerada uma maneira realista e simples de identificar esse subgrupo de pacientes, os Critérios de Bolonha também receberam muitas críticas, e a polêmica continua em aberto. Fala-se inclusive da necessidade de identificar as pacientes com resposta subótima à estimulação ovariana.

ESTRATÉGIAS TERAPÊUTICAS EM PACIENTES POUCO RESPONSIVAS

Atualmente, diferentes estratégias terapêuticas, tanto de estimulação ovariana como de tratamentos adjuvantes, pretendem melhorar o prognóstico desse grupo de pacientes. Não existem evidências científicas suficientes para recomendar uma estratégia específica, sendo a decisão e a escolha dependentes de cada clínico.

Protocolos de estimulação ovariana

Incremento das doses de gonadotrofinas

Diferentes estudos mostram que o uso de doses altas de gonadotrofinas (doses diárias > 450UI e/ou doses totais > 3.000UI por ciclo) não melhora os índices de gravidez nem o de recém-nascidos vivos por ciclo, podendo até mesmo apresentar impacto negativo sobre eles, quando a transferência é feita a fresco em comparação com as criotransferências posteriores.

Estimulação leve com citrato de clomifeno (CC)/letrozol

A estimulação leve na FIV é definida como doses baixas ou por poucos dias de gonadotrofinas exógenas em um ciclo antagonista com ou sem o uso de comprimidos orais, como antiestrogênios (CC) ou inibidores da aromatase (letrozol).

O protocolo mais conhecido com CC consiste na administração de 100 a 150mg /dia durante 5 dias a partir do terceiro ou quarto dia do ciclo, incorporando no quarto dia de estimulação 150UI/dia de gonadotrofinas até o dia do gatilho com gonadotrofina coriônica humana (hCG).

Vários estudos demonstraram que não há diferenças estatisticamente significativas entre o uso do protocolo convencional com antagonistas e uma estimulação suave com/sem CC/letrozol em termos de gravidez e recém-nascido vivo.

No entanto, um recente estudo multicêntrico e randomizado concluiu que a estimulação leve é mais econômica do que o uso de doses mais altas de gonadotrofinas em um ciclo de FIV de baixa resposta.

Por outro lado, há controvérsias sobre as vantagens e desvantagens do "mais é melhor" do protocolo convencional *versus* o "menos é melhor" ("estimulação suave") da estimulação leve nesse subgrupo de pacientes pouco responsivas, uma vez que o estudo de Sunkara e cols. demonstrou que, quanto maior o número de oócitos, maior a probabilidade final de gravidez.

Portanto, são necessários mais estudos que comparem ambos os protocolos para que sejam obtidas evidências científicas mais sólidas.

Estimulação ovariana mínima (mini-FIV)

Esse protocolo foi desenvolvido pela Kato Ladies Clinic de Tóquio e sua filial em Nova York, a New Hope Infertility Clinic, e adaptado para ser utilizado em pacientes com reserva ovariana baixa com níveis do hormônio folículo-estimulante (FSH) > 15UI/L. Consiste na administração de contraceptivos por 10 dias, durante a fase lútea do ciclo, antes da estimulação ovariana, a fim de evitar o aumento do FSH endógeno. No terceiro dia após o término do contraconceptivo, faz-se a dosagem sérica de FSH e estradiol para confirmação da queda do FSH:

- Se o FSH estiver em níveis excelentes, entre 4 e 8UI/L, inicia-se a estimulação.
- Se o FSH estiver > 8UI/L, é necessária a administração de estrogênio durante 1 semana na dose de 6mg/dia com a repetição da dosagem sérica de FSH e estradiol.
- Se FSH < 4UI/L, repete-se a dosagem sanguínea 2 dias depois.

Uma vez alcançados os níveis ideais, a estimulação ovariana é iniciada com 50mg/dia de CC até o final da estimulação e, a partir do quarto dia, 150UI de gonadotrofina menopáusica humana (hMG) ou FSH recombinante são adicionados a cada 2 dias.

Durante os controles do ciclo também deverá ser realizada a dosagem de FSH de modo que:

- Se o FSH estiver > 15UI/L, suspende-se a administração de gonadotrofinas.
- Se o FSH estiver > 30UI/L, suspende-se também o CC.

Essa ação tenta evitar a saturação dos receptores intrafoliculares de modo a impedir a paralisação do crescimento dos folículos. A maturação final é feita com um agonista do hormônio liberador das gonadotrofinas (GnRH).

Quando se deseja reduzir o risco de ovulação espontânea, é possível administrar 0,25mg de antagonista no último dia de estimulação, nos casos com valor de hormônio luteinizante (LH) > 10UI/L. Nesse caso, a transferência embrionária seria adiada para evitar o possível efeito negativo sobre o endométrio e, portanto, sobre o índice de implantação do CC.

Protocolo Micro-flare

O objetivo desse protocolo, uma evolução do clássico protocolo *flare*, é somar o efeito inicial do agonista e das gonadotrofinas exógenas à menor supressão do eixo de modo a obter uma resposta melhor à estimulação nesse grupo de pacientes. Além disso, a diminuição da secreção de LH, progesterona e androgênios também promove a redução no índice de cancelamento. Entretanto, a taxa de gravidez não mostrou ser significativamente maior em comparação com o uso do protocolo antagonista.

Ciclo natural

A melhora ao longo dos anos dos laboratórios de FIV tornou possível voltar atrás na história e procurar pelas possíveis aplicações clínicas dos estímulos mais moderados e até mesmo resgatar o ciclo natural, o que deu origem à primeira gravidez humana alcançada com a FIV, por Edwards e Steptoe em 1978.

A principal indicação do ciclo natural é nas pacientes nas quais falharam outros protocolos de indução. Para isso, usa-se o ciclo espontâneo e fisiológico da paciente, sem o uso de gonadotrofinas, a fim de obter o único óvulo que será produzido em um ciclo ovulatório.

No entanto, na paciente com reserva ovariana reduzida, isso pode ser um desafio, uma vez que aumenta o risco de ovulação precoce espontânea em razão do aumento do LH endógeno, piorando o prognóstico por causa do aumento dos índices de cancelamento do ciclo.

Esse protocolo pode ser realizado nesse subgrupo de pacientes, uma vez que o índice de gestação alcançado não é menor do que aquele obtido após a realização de estimulação ovariana, e também é uma opção conveniente e com custo menor para a paciente.

Ciclo natural modificado

Esse protocolo consiste na introdução de 150UI/dia de gonadotrofinas no final da fase folicular e, ao mesmo tempo, na adição do antagonista do GnRH, 0,25mg/dia, quando houver um folículo dominante com mais de 15mm de diâmetro, visando prevenir o pico prematuro de LH e, portanto, evitar as ovulações precoces. Essa conduta torna possível a obtenção do oócitos selecionado de maneira natural, mas com risco mínimo de cancelamento por ovulação precoce.

Dupla estimulação

Esse protocolo consiste em uma dupla estimulação ovariana: uma durante a fase folicular e a outra na fase lútea do ciclo ovulatório.

Dentre os diversos protocolos descritos na literatura mundial, o mais conhecido é o de Shanghai, no qual, após confirmar ovários sem folículos e FSH < 15UI, iniciam-se 2,5mg de letrozol por 4 dias e 25mg de CC diariamente até o final da estimulação (ou seja, até o disparo da ovulação). No sexto dia do ciclo, a administração de gonadotrofinas é iniciada com uma dose de 150UI. São realizados controles sonográficos e analíticos de estradiol, progesterona, LH e FSH. Quando são registrados dois folículos médios de 18mm de diâmetro, recomenda-se o desencadeamento da ovulação.

No dia seguinte à punção folicular, se houver pelo menos dois folículos entre 2 e 8mm, inicia-se a estimulação da fase lútea com 225UI de gonadotrofinas e 2,5mg de letrozol a partir de 12mm de diâmetro folicular. Se essa segunda estimulação durar mais de 12 dias, adicionam-se 10mg/dia de acetato de medroxiprogesterona.

O uso desse tipo de estimulação implica que todos os embriões devem ser sempre vitrificados para uma transferência postergada em razão de uma assincronia entre o endométrio e o embrião.

Sua aplicação possibilitará recuperação de um número maior de oócitos em pacientes com perfil de baixa resposta, nos casos em que, não é recebida a resposta esperada com o uso de protocolos convencionais.

Terapias coadjuvantes

Priming *com estradiol na fase lútea*

Esse protocolo consiste na administração de valerato de estradiol (VE) na dose de 4mg/dia (2mg a cada 12 horas) a partir do 19º ou 20º dia do ciclo anterior. Assim que a paciente menstruar, inicia-se a estimulação ovariana controlada após a confirmação ultrassonográfica de repouso ovariano, sem necessidade de interromper a administração de estrogênio por alguns dias antes para lavagem dele do organismo em pacientes com baixa resposta.

Com isso se consegue uma redução efetiva dos níveis de FSH na fase lútea, evitando a supressão profunda do eixo, de modo que os folículos antrais sejam menos reduzidos em tamanho, obtendo posteriormente melhor resposta à estimulação ovariana controlada.

De acordo com uma metanálise publicada em 2013, esse tipo de protocolo poderia ser útil nesse subgrupo de pacientes e aumentar seus índices de gravidez, principalmente em virtude do risco menor de cancelamento do ciclo na FIV. Além disso, em contraste com os contraceptivos orais, o *priming* com VE está associado a menos tempo de pré-tratamento e a uma estimulação ovariana mais curta.

Androgênios

As bases fisiopatológicas do pré-tratamento com androgênios baseiam-se no fato de que os receptores de androgênios estão presentes no folículo, especialmente na fase de crescimento basal, podendo aumentar assim a sensibilidade folicular ao FSH, melhorando a resposta.

Deidroepiandrosterona (DHEA)

Casson e cols. descreveram a administração diária de DHEA em doses de 80mg/dia, começando 2 meses antes da estimulação ovariana, com o objetivo de melhorar significativamente a resposta ovariana à estimulação.

Outros autores também observaram que o uso de regimes similares de DHEA resultou em melhora na taxa de oócitos recuperados, oócitos fertilizados e embriões transferidos por ciclo de estimulação ovariana. Também foi evidenciada melhora na qualidade dos oócitos. Um fato a ser considerado com o uso de DHEA como pré-tratamento é que, após sua utilização, é possível encontrar níveis anormalmente elevados de progesterona durante o ciclo de estimulação ovariana, o que pode levar à necessidade de vitrificação dos embriões ou oócitos para transferência adiada em virtude do risco de alterar a receptividade do endométrio. Essa situação é explicada por uma reação cruzada do metabólito do DHEA sulfatado (S-DHEA), resultando em aumento dose-dependente dos níveis de progesterona por reação cruzada no laboratório sem a presença de progesterona na amostra.

Mais estudos são necessários para que sejam conhecidos o papel do DHEA no pré-tratamento, os resultados na estimulação ovariana controlada, bem como a dose e a duração necessárias.

Testosterona transdérmica

Diferentes estudos têm tentado demonstrar o benefício do uso da testosterona transdérmica. Estudos publicados com doses de 12,5mg/dia durante 21 dias descrevem melhora na resposta aos ciclos de estimulação e nos índices de gravidez. No entanto, estudos subsequentes não foram capazes de corroborar esses resultados, de modo que, assim como no caso da DHEA, mais estudos são necessários para avaliar sua eficácia.

Hormônio do crescimento (GH)

O hormônio do crescimento foi proposto como terapia adjuvante em caso de baixo nível de resposta, uma vez que desempenha papel importante na função ovariana, estimulando o crescimento e a função das células da granulosa mediante o aumento da produção intraovariana do fator de crescimento semelhante à insulina (IGF-1). Vários estudos em animais e humanos demonstram a importância do GH na esteroidogênese e no crescimento folicular.

Diferentes autores mostraram que a adição de GH aos diferentes protocolos de estimulação ovariana em pacientes com perfil de baixa resposta poderia aumentar as taxas de gravidez clínica, recém-nascidos vivos, oócitos recuperados, número de oócitos maduros e estradiol sérico no dia do gatilho. Por sua vez, o número de ciclos cancelados foi significativamente menor no grupo de pacientes que receberam GH. No entanto, não há diferenças significativas nos índices de implantação ou fertilização, tornando necessários mais estudos.

Acúmulo de óvulos

Uma alternativa para o manejo dessas pacientes consiste em conseguir maior número de oócitos disponíveis para o ciclo de FIV. Para isso são feitos ciclos múltiplos de estimulação ovariana e a vitrificação dos oócitos maduros obtidos em cada ciclo é realizada para, posteriormente, inseminá-los todos de uma vez, o que aumentaria as chances de sucesso do tratamento ao imitar uma paciente normorresponsiva, uma vez que diminui o número de transferências canceladas de embriões e aumentam o número de embriões disponíveis e a taxa de recém-nascidos vivos.

TÉCNICAS EXPERIMENTAIS

- **Maturação *in vitro*:** o uso de oócitos imaturos para maturação *in vitro* pode representar um grande avanço no tratamento de pacientes nas quais a reserva ovariana está comprometida por diferentes causas ou terapias.
- **Rejuvenescimento ovariano:** atualmente, as pacientes com insuficiência ovariana precoce têm sido muito estudadas. Com o rejuvenescimento do ovário, procura-se ativar o crescimento dos folículos em estágios iniciais e independente das gonadotrofinas. Duas técnicas são investigadas: fragmentação do ovário por ativação folicular (OFFA) e infusão de células-tronco na artéria ovariana. Ambas fazem com que no ovário sejam reativados folículos adormecidos que de outro modo permaneceriam sem se desenvolver apesar do uso de gonadotrofinas.

  A técnica OFFA exige a obtenção de amostra do córtex ovariano por laparoscopia, sua fragmentação e reimplante.

  A segunda técnica (*Bone Marrow-Derived Stem Cell* – BMDSC) envolve a infusão de células-tronco da medula óssea na artéria ovariana através de cateterismo na mesma. Do mesmo modo, está sendo desenvolvido o uso de fatores de crescimento intraovariano com o objetivo de ativar os folículos primordiais nesse tipo de paciente com comprometimento da reserva ovariana.
- **Ativação *in vitro* (IVA):** uma das técnicas mais inovadoras nessa área, consiste na combinação de duas técnicas que, em conjunto, reativam os folículos adormecidos dos ovários e a produção de um óvulo maduro. A IVA nasceu da descoberta do hormônio Pten, que é ativado precocemente nas mulheres com falência ovariana prematura, e de estudos prévios, que apontam que a fragmentação do ovário provoca a ativação folicular. A combinação de ambas as técnicas, o bloqueio de Pten e a fragmentação do ovário, promoveu melhores resultados.

CONSIDERAÇÕES FINAIS

Um dos maiores desafios na prática clínica diária consiste na abordagem das pacientes com baixa resposta à estimulação ovariana, o que exigirá uma estratégia individualizada para tentar melhorar seu prognóstico reprodutivo.

Mais estudos são necessários para determinar a estratégia de tratamento ideal para esse grupo de pacientes, o que aumenta significativamente as taxas de gravidez e recém-nascidos vivos.

Técnicas ainda experimentais têm sido testadas para melhorar a resposta à estimulação em pacientes com baixa reserva ovariana, mas ainda necessitam de maiores estudos.

Leitura complementar

Alper MM, Fauser BC. Ovarian stimulation protocols for IVF: is more better than less? Reprod Biomed Online 2017 Apr; 34(4):345-53.

Alvaro Mercadal B, Rodríguez I, Arroyo G, Martínez F, Barri PN, Coroleu B. Characterization of a suboptimal IVF population and clinical outcome after two IVF cycles. Gynecol Endocrinol 2017 Sep 3:1-4.

Bachelot A, Monget P, Imbert-Bolloré P et al. Growth hormone is required for ovarian follicular growth. Endocrinology 2002 Oct; 143(10):4104-1.

Ballesteros A, Sagastegui C, Landeras J et al. Utilidad del ciclo natural en la baja respondedora. Comunicación oral en el XIV Congreso de la Sociedad Española de Fertilidad. Palma de Mallorca, 2002.

Bastu E, Buyru F, Ozsurmeli M, Demiral I, Dogan M, Yeh J. A randomized, single-blind, prospective trial comparing three different gonadotropin doses with or without addition of letrozole during ovulation stimulation in patients with poor ovarian response. Eur J Obstet Gynecol Reprod Biol 2016 Aug; 203:30-4.

Bosch E, Labarta E, Crespo J et al. Circulating progesterone levels and ongoing pregnancy rates in con- trolled ovarian stimulation cycles for in vitro fertilization: analysis of over 4000 cycles. Hum Reprod 2008; 23:2346-51.

Bosdou JK, Venetis CA, Dafopoulos K et al. Transdermal testosterone pretreatment in poor responders undergoing ICSI: a randomized clinical trial. Hum Reprod 2016 May; 31(5):977-85.

Cardoso MCA, Evangelista A, Sartório C et al. Can ovarian double-stimulation in the same menstrual cycle improve IVF outcomes? JBRA Assist Reprod 2017 Sep 1; 21(3):217-21.

Casson PR, Lindsay MS, Pisarska MD, Carson SA, Buster JE. Dehydroepiandrosterone supplementation augments ovarian stimulation in poor responders: a case series. Hum Reprod 2000; 15:2129-32.

Ferraretti AP, Gianaroli L. The Bologna criteria for the definition of poor ovarian responders: is there a need for revision? Hum Reprod 2014 Sep; 29(9):1842-5.

Ferraretti AP, La Marca A, Fauser BCJM et al. ESHRE consensus on the definition of 'poor response' to ovarian stimulation for in vitro fertilization: the Bologna criteria. Hum Reprod 2011; 26:1616-24.

Forman EJ, Franasiak JM, Scott K et al. DHEA supplementation results in supraphysiologic dhea-s serum levels that interfere with pro- gesterone (P) immunoassays, resulting in spurious p elevations that may alter clinical management in IVF. Fertil Steril 2014; 102(3):e306.

Friedler S, Meltzer S, Saar-Ryss B, Rabinson J, Lazer T, Liberty G. An upper limit of gonadotropin dose in patients undergoing ART should be advocated. Gynecol Endocrinol 2016 Dec; 32(12):965-9.

Hauzman EE, Zapata A, Bermejo A, Iglesias C, Pellicer A, Garcia-Velasco JA. Cycle scheduling for in vitro fertilization with oral contraceptive pills versus oral estradiol valerate: a randomized, controlled trial. Reprod Biol Endocrinol 2013; 11:96.

Jeve YB, Bhandari HM. Effective treatment protocol for poor ovarian response: a systematic review and meta-analysis. J Hum Reprod Sci 2016 Apr-Jun; 9(2):70-81.

Kawamura K, Cheng Y, Suzuki N et al. Hippo signaling disruption and Akt stimulation of ovarian follicles for infertility treatment. Proc Natl Acad Sci U S A 2013 Oct 22; 110(43):17474-9.

Kawamura K1, Kawamura N, Hsueh AJ. Activation of dormant follicles: a new treatment for premature ovarian failure? Curr Opin Obstet Gynecol 2016 Jun; 28(3):217-22.

Khalili MA, Shahedi A, Ashourzadeh S, Nottola S, Macchiarelli G, Palmerini MG. Vitrification of human immature oocytes before and after in vitro maturation: a review. J Assist Reprod Genet 2017 Aug 18.

Lefebvre J, Antaki R, Kadoch IJ et al. 450 IU versus 600 IU gonadotropin for controlled ovarian stimulation in poor responders: a randomized controlled trial. Fertil Steril 2015 Dec; 104(6):1419-25.

Li XL, Wang L, Lv F, Huang XM, Wang LP, Pan Y, Zhang XM. The influence of different growth hormone addition protocols to poor ovarian responders on clinical outcomes in controlled ovary stimulation cycles: a systematic review and meta-analysis. Medicine (Baltimore) 2017 Mar; 96 (12):e6443.

Luo S, Li S, Li X, Qin L, Jin S. Effect of pretreatment with transdermal testos terone on poor ovarian responders undergoing IVF/ICSI: A meta-analysis. Exp Ther Med 2014; 8:187-94.

Munch EM, Sparks AE, Zimmerman MB, Van Voorhis BJ, Duran EH. High FSH dosing is associated with reduced live birth rate in fresh but not subsequent frozen embryo transfers. Hum Reprod 2017 May 3:1-8.

Nargund G, Fauser BC, Macklon NS, Ombelet W, Nygren K, Frydman R, Rotterdam ISMAAR Consensus Group on Terminology for Ovarian Stimulation for IVF. Hum Reprod 2007 Nov; 22(11):2801-4.

Nargund G, Frydman R. Towards a more physiological approach to IVF. Reproductive Biomedicine Online 2007; 14(5):550-2.

Nassar J, Tadros T, Adda-Herzog E, Ayoubi JM, Fanchin R. Steroid hormone pretreatments in assisted reproductive technology. Fertili Steril 106(7):1608-14.

Pantos K, Nitsos N, Kokkali G et al. Ovarian rejuvenation and folliculogenesis reactivation in peri-menopausal women after autologous platelet-rich plasma treatment. Hospital, Centre for Human Reproduction, Chalandri-Athens, Greece.

Polyzos NP, Devroey P. A systematic review of randomized trials for the treatment of poor ovarian responders: is there any light at the end of the tunnel? Fertil Steril 2011; 96:1058-61.

Polyzos NP, Sunkara SK. Reply: Is it necessary to recognize the sub-optimal responder. Hum Reprod 2015 Dec; 30(12):2959.

Reynolds KA, Omurtag KR, Jimenez PT, Rhee JS, Tuuli MG, Jungheim ES. Cycle cancellation and pregnancy after luteal estradiol priming in women defined as poor responders: a systematic review and meta-analysis. Hum Reprod 2013 Nov; 28(11):2981-9.

Shokichi, Osamu Kato. Minimal ovarian stimulation with clomiphene citrate: a large-scale retrospective study. Reproductive Biomedicine Online 2007; 15(2):134-48.

Song D, Shi Y, Zhong Y, Meng Q, Hou S, Li H. Efficiency of mild ovarian stimulation with clomiphene on poor ovarian responders during IVF/ICSI procedures: a meta-analysis. Eur J Obstet Gynecol Reprod Biol 2016 Sep; 204:36-43.

Steptoe PC, Edwards RG. Birth after the reimplantation of a human embryo. Lancet 1978 Aug 12; 2(8085):366.

Sunkara SK, Rittenberg V, Raine-Fenning N, Bhattacharya S, Zamora J, Coomarasamy A. Association between the number of eggs and live birth in IVF treatment: an analysis of 400 135 treatment cycles. Hum Reprod 2011 Jul; 26(7):1768-74.

Xu B, Li Y. Flexible ovarian stimulation in a poor responder: a case report and literature review. Reprod Biomed Online 2013 Apr; 26(4):378-83.

Youssef MA, van Wely M, Al-Inany H et al. A mild ovarian stimulation strategy in women with poor ovarian reserve undergoing IVF: a multicenter randomized non-inferiority trial. Hum Reprod 2017 Jan; 32(1):112-8.

Zarek SM, Muasher SJ. Mild/minimal stimulation for in vitro fertilization: an old idea that needs to be revisited. Fertil Steril 2011 Jun 30; 95(8):2449-55.

Zhang J. Resurgence of minimal stimulation in vitro fertilization with a protocol consisting of gonadotropin releasing hormone-agonist trigger and vitrified-thawed embryo transfer. Int J Fertil Steril 2016 Jul-Sep; 10(2):148-53.

20

Síndrome de Hiperestimulação Ovariana

Paula Celada
Carmina Vidal
Juan Giles Jiménez

INTRODUÇÃO

A síndrome de hiperestimulação ovariana (SHO) é uma das complicações mais graves da estimulação ovariana controlada (EOC) e consiste em aumento do tamanho do ovário, acompanhado de superprodução de hormônios e outras substâncias vasoativas que produzem um estado de hiperpermeabilidade responsável pelos sinais, sintomas e complicações da SHO.

Embora seja desconhecido o fator etiológico responsável pela patogênese da SHO, parece depender da administração exógena do hormônio gonadotrofina coriônica humana (hCG) e/ou ocorrer de modo endógeno no caso da gravidez. O hCG aumenta a expressão do fator de crescimento do endotélio vascular (VEGF) nas células da granulosa, o que implica um aumento nos níveis plasmáticos. O VEGF desempenha um papel particularmente crítico na fisiopatologia da SHO, e seus níveis plasmáticos estão relacionados com a gravidade da síndrome (Figura 20.1).

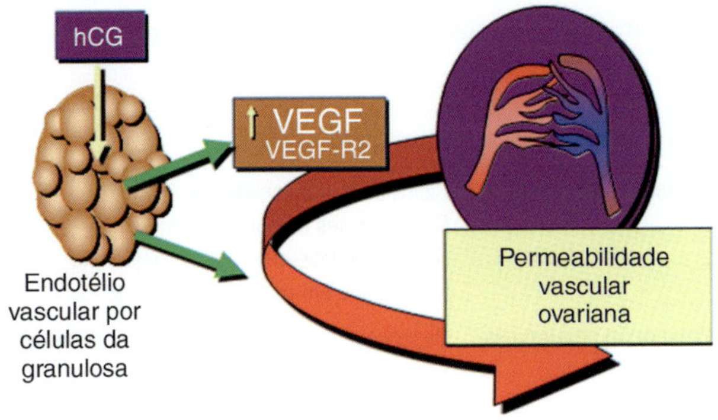

Figura 20.1 Fisiopatologia da SHO. (Gómez et al. Endocrinology 2002; 143: 4339-48; Gómes et al. Biol Reprod 2003; 68:2164-71.)

O aumento da permeabilidade vascular produz um escape maciço de fluidos e proteínas para o espaço extravascular, ocasionando acúmulo de fluido seroso na forma de ascite, derrame pleural ou derrame pericárdico. A depleção do volume intravascular promove hemoconcentração, redução da perfusão renal, aumento do débito cardíaco e risco de tromboembolismo. Outras substâncias vasoativas sistêmicas e locais também estão envolvidas na patogênese da síndrome, como interleucina 6, interleucina 1β, angiotensina II, fator de crescimento de insulina-1, fator de crescimento transformante beta e renina-angiotensina.

Devem ser diferenciados dois tipos de SHO (Figura 20.2):

- **Precoce:** habitualmente começa entre 3 e 9 dias depois da administração de hCG exógeno. Costuma se caracterizar por formas leves ou moderadas e autolimitadas.
- **Tardio:** começa pelo menos 10 dias depois da administração de hCG exógeno. Aparece em ciclos em que se consegue a gestação e está relacionado com hCG endógeno produzido no trofoblasto. Essas formas são mais graves e prolongadas.

A síndrome é autolimitada: em pacientes que não ficaram grávidas, é resolvida com a próxima menstruação; em mulheres grávidas, pode estender-se ao longo do primeiro trimestre.

A frequência da SHO depende dos critérios utilizados para sua classificação. A Organização Mundial da Saúde (OMS) estima entre 0,2% e 1% a incidência de SHO grave por ciclo de estimulação; no entanto, formas mais leves ocorrem em 20% dos ciclos.

Nos últimos anos, a incidência de SHO diminuiu devido aos novos protocolos de tratamento, ao uso mais criterioso de gonadotrofinas, ao maior monitoramento dos ciclos e ao

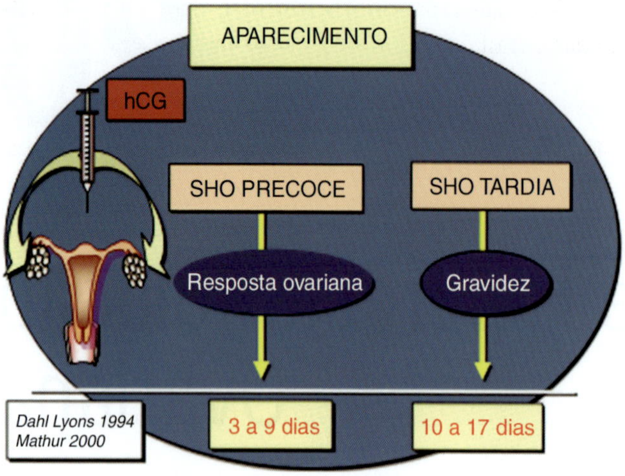

Figura 20.2 Tipos de SHO segundo o momento de aparecimento.

maior conhecimento sobre os fatores de risco, mas, acima de tudo, em razão da substituição do uso de hCG por agonistas do hormônio liberador de gonadotrofina (GnRH) na maturação de oócitos associada ao congelamento de embriões.

PREVENÇÃO DA SÍNDROME DE HIPERESTIMULAÇÃO OVARIANA

Fatores de risco

Para prevenir o risco de SHO é essencial conhecer os fatores de risco, o que tornará possível a adoção das medidas preventivas adequadas. Os fatores de risco podem ser divididos em *primários* (aqueles que devem ser avaliados antes do início do tratamento) e *secundários* (aqueles que ocorrem durante a estimulação ovariana).

Fatores de risco primários

- **Episódio prévio de SHO:** o antecedente de uma SHO moderada ou grave supõe um risco de recidiva em um novo tratamento.
- **Síndrome dos ovários policísticos (SOP):** a SOP é o principal fator predisponente para a SHO, aumentando em até seis vezes o risco de desenvolvê-la. Isso se deve à maior população de folículos antrais com alteração endócrina que modifica o limiar de resposta à estimulação com o hormônio folículo-estimulante (FSH). Além disso, as pacientes com hiperinsulinemia associada apresentam nível maior de estradiol (E2) e incidência maior de hiperestimulação ovariana em resposta ao FSH, em comparação com aquelas com normoinsulinemia.
- **Idade jovem:** as mulheres jovens são mais sensíveis às gonadotrofinas em virtude da maior densidade de receptores e uma maior coorte de folículos.
- **Contagem de folículos antrais (CFA) > 24:** o risco de SHO aumenta de 2,2% nas mulheres com um CFA < 24 para 8,6% naquelas com CFA > 24.
- **Hormônio antimülleriano (AMH):** o AMH está expresso nas células da granulosa dos folículos antrais e pré-antrais; é um marcador de reserva ovariana e, portanto, um preditor de resposta às gonadotrofinas. Níveis > 3,36ng/mL estão associados a risco aumentado de SHO.

Fatores de risco secundários (durante a estimulação)

Diante de determinado grau de estimulação ovariana e em resposta ao hCG, é desencadeado o fenômeno vascular que causa a SHO. O grau de estimulação que desencadeia a SHO é individual, mas, em geral, as seguintes condições são consideradas:

- **Mais de 19 folículos > 11mm no dia da administração do hCG e número elevado de oócitos obtidos na punção ovariana (> 24):** prediz a ocorrência de SHO com 82% de sensibilidade e 90% de especificidade. Segundo os dados da Society for Assisted Reproductive Technology (SART), a recuperação de mais de 15 oócitos na punção aumenta significativamente o risco de SHO sem melhorar as taxas de nascidos vivos.
- **Níveis elevados de estradiol (E2 – > 3.500pg/mL) ou aumento rápido desses níveis.**
- **Presença prolongada do hCG:** seja por administração exógena como suporte da fase lútea, seja por produção endógena durante a gestação.

Estratégias de prevenção

Os médicos especialistas em reprodução devem buscar um equilíbrio entre uma estimulação ovariana suficientemente poderosa a fim de otimizar as chances de conseguir uma gravidez e minimizar o risco de SHO severa. Para alcançar ambos os objetivos, devem ser utilizadas medidas de prevenção apropriadas.

Prevenção primária (Quadro 20.1)

A prevenção primária envolve a identificação de fatores de risco para SHO e a escolha de um protocolo de estimulação ovariana adequado.

Tipo de bloqueio hipofisário

Nos protocolos de fertilização *in vitro* (FIV), os análogos do GnRH geralmente são usados para prevenir o aumento endógeno do hormônio luteinizante (LH) antes da maturação folicular. O uso de agonistas do GnRH em protocolo longo

Quadro 20.1 Estratégias para prevenção da SHO

Prevenção primária	Ciclos com antagonistas do GnRH Doses suaves de gonadotrofinas Suporte de fase lútea con progesterona Metformina em pacientes com SOP
Prevenção secundária	Desencadear ovulação com agonista do GnRH *Coasting* Agonistas da dopamina Criopreservação de oócitos/embriões Cancelamento do ciclo

(a-GnRH) aumenta o risco de SHO em razão da estimulação de uma coorte maior de folículos com níveis mais elevados de estradiol sérico. Os antagonistas do GnRH (ant-GnRH) estão associados a risco menor de SHO, uma vez que o número de folículos < 15mm é menor quando utilizado o ant-GnRH. No maior estudo randomizado realizado até a presente data para comparar a incidência de SHO grave entre ciclos com antagonistas e ciclos com agonistas do GnRH, verificou-se que a incidência de SHO foi significativamente menor no grupo antagonista (5,1% *versus* 8,9%). Esse resultado é corroborado pela revisão mais recente da Cochrane, que mostra como a incidência de SHO é menor quando se usa ant-GnRH (OR: 0,61: IC 95%: 0,51 a 0,72), mantendo taxas similares de recém-nascidos vivos em ambos os protocolos.

Assim, o uso de ant-GnRH é uma estratégia aceita para prevenir a SHO e é o protocolo de eleição diante de pacientes com risco de SHO.

Redução da exposição às gonadotrofinas

O ajuste da dose de gonadotrofinas para cada paciente deve ser uma premissa, especialmente para quem apresenta alto risco de resposta exagerada à estimulação e, portanto, de SHO. O objetivo é diminuir a estimulação do FSH na proliferação de células granulosas de folículos de tamanhos médio e pequeno, que contribuem para o desenvolvimento da SHO.

No entanto, não há uma correlação linear entre a dose de gonadotrofina e a incidência de SHO grave, uma vez que as pacientes que desenvolvem SHO tendem a ser aquelas que apresentam alta resposta às gonadotrofinas, e muitas vezes as doses prescritas são inferiores à média. Pacientes jovens, magras e especialmente aquelas com contagem elevada de folículos antrais e níveis elevados de AMH são mais sensíveis ao FSH e, portanto, a estimulação deve ser iniciada com doses menores de FSH.

Existem protocolos que demonstraram prevenir a SHO:

- Os protocolos de estimulação com base no incremento gradual das doses (*step up*).
- Início tardio da estimulação (folículos de 10 a 12mm) em pacientes em tratamento para indução da ovulação.
- Protocolos com doses menores (estimulação suave, estimulação mínima), nos quais o estímulo acontece com doses baixas de FSH (100 a 150UI/dia).

A dose de gonadotrofinas no início da estimulação é difícil de calcular em pacientes com risco de SHO porque existe uma margem muito estreita entre a dose necessária para conseguir o desenvolvimento folicular e a que desencadeia uma hiper-resposta.

Suporte na fase lútea

A suplementação hormonal na fase lútea é necessária de modo a maximizar as chances de gravidez. Tanto a progesterona como o hCG podem ser utilizados com a mesma eficácia. No entanto, o hCG pode desencadear uma SHO, enquanto com a progesterona não existe esse risco. Portanto, recomenda-se o uso de progesterona para suplementar a fase lútea nos ciclos em que é realizada a transferência do embrião.

Tipo de gonadotrofina utilizada

Não há diferenças quanto ao tipo de gonadotrofina utilizada. Não há aumento na SHO quando se compara a estimulação com FSH e com a gonadotrofina menopáusica humana (hMG) no protocolo longo com a-GnRH, nem há diferenças entre o FSH recombinante e o FSH urinário. Novos fármacos, como a corifolitropina alfa, também não foram associados a risco aumentado de SHO.

Agentes sensibilizantes da insulina (metformina)

A metformina é usada rotineiramente para tratar o diabetes tipo 2 e tem sido amplamente estudada em pacientes com SOP, já que a resistência à insulina é comum nessas pacientes. Vários estudos e metanálises mostraram diminuição da SHO mediante a administração de metformina durante o ciclo de estimulação ovariana em pacientes com SOP sem afetar as taxas de recém-nascidos vivos. Essas descobertas são apoiadas por uma recente revisão da Cochrane de nove ensaios clínicos randomizados, incluindo um total de 816 pacientes com SOP; essa revisão conclui que o uso de metformina diminui o risco de SHO.

Idealmente, a metformina deve ser iniciada 5 a 8 semanas antes da estimulação e mantida até a punção folicular. A dose efetiva é de 500mg três vezes ao dia.

Prevenção secundária (Quadro 20.1)

A prevenção secundária envolve o reconhecimento das pacientes que são excessivamente responsivas às gonadotrofinas e a aplicação de medidas durante a estimulação para reduzir o risco de SHO.

Indução de maturação ovocitária com agonistas do GnRH

Durante décadas, o hCG foi utilizado para ativar a maturação final dos oócitos antes da coleta ovular, a fim de mimetizar o pico endógeno de LH. No entanto, a meia-vida mais longa do hCG resulta na manutenção da atividade do tipo LH após a punção, o que pode levar ao desenvolvimento de SHO.

A introdução de protocolos de estimulação com antagonistas do GnRH tornou possível encontrar uma alternativa ao hCG para induzir a ovulação: *os agonistas do GnRH*. Sua administração supõe a elevação dos níveis de FSH e LH com meia-vida menor do que a do hCG, provocando uma ação menos mantida do LH, razão pela qual ocorre a redução da SHO. Essa meia-vida mais curta pode comprometer a formação do corpo lúteo e encurtar a fase lútea, podendo causar problemas endometriais na fase lútea. No entanto, essa luteólise precoce parece ser o mecanismo que impede a SHO, uma vez que as substâncias vasoativas não são liberadas durante a fase lútea.

Vários estudos compararam a incidência de SHO em mulheres que receberam hCG para maturação final do oócito e naquelas que receberam análogos do GnRH e forneceram fortes evidências de que o uso de análogos do GnRH resulta em redução significativa no desenvolvimento da SHO. Nessa mesma linha foi publicado um trabalho com 2.077 ciclos de estimulação ovariana em doadoras de oócitos sem qualquer caso de SHO quando o a-GnRH foi utilizado para induzir a maturação dos oócitos. O risco relativo com IC 95% para o desenvolvimento de qualquer forma de SHO foi calculado como 3,79 vezes maior quando o hCG é utilizado para indução da maturação final de oócitos em comparação com o uso de a-GnRH e 1,35 vez maior de SHO moderada grave.

Uma revisão da Cochrane publicada em 2014 resumiu os resultados de 17 ensaios clínicos randomizados, confirmando que a maturação final de oócitos com um agonista resultou em menor incidência de SHO. No entanto, os autores também relataram a associação a uma taxa menor de natalidade.

O mecanismo pelo qual as taxas de gravidez são reduzidas nos ciclos em que a ovulação é induzida com agonistas do GnRH é decorrente da queda mais rápida no suporte hormonal de LH em comparação com a indução com hCG. Portanto, embora seja considerada mais fisiológica por simular melhor o ciclo natural, promovendo aumento tanto do LH como do FSH, a indução de maturação de oócitos com a-GnRH exige um resgate adequado da fase lútea quando se pretende fazer a transferência embrionária no mesmo ciclo.

Várias estratégias podem evitar esse problema:

1. Criopreservação de embriões e transferência em um ciclo posterior em vez de uma transferência embrionária fresca.
2. Acrescentar doses baixas de hCG (p. ex., 1.500UI) ao suporte da fase lútea habitual com progesterona. O acréscimo pode ser feito em diferentes momentos do ciclo:
   - No mesmo momento que os a-GnRH (*dual triggering*).
   - A cada 3 dias, começando no dia da recuperação oocitária.
   - Dose única.

   Também se pode suplementar a fase lútea com LH recombinante (LHr), embora, em virtude de sua meia-vida curta, sejam necessárias doses múltiplas, o que, associado a seu custo elevado, faz com que esse protocolo não seja usado.
3. Suplementar a fase lútea com doses altas de estradiol e progesterona (50mg IM diários) até a décima semana de gestação.

Recomenda-se a maturação oocitária final com análogos do GnRH para todas as pacientes com risco de SHO, ciclos de diagnóstico genético, doadoras de óvulos e ciclos de criopreservação de fertilidade.

Coasting

Essa técnica consiste na suspensão das gonadotrofinas no final da estimulação ovariana para reduzir o risco da SHO. Como os folículos têm sensibilidade diferente das gonadotrofinas, quanto maior o tamanho folicular, menor a dependência do FSH. Com o *coasting* são induzidas apoptose e atresia das células da granulosa de folículos médios e pequenos, diminuindo a produção de E2 e de mediadores vasoativos e reduzindo, assim, a incidência de SHO.

A importância dessa estratégia foi colocada em dúvida depois de uma revisão da Cochrane não ter mostrado diferenças na incidência de SHO moderada/grave quando comparada com grupos não submetidos ao *coasting*. Uma revisão sistemática de 493 pacientes em 12 estudos revelou que o *coasting* não elimina a SHO em pacientes de alto risco, mas pode reduzir suas incidência e gravidade.

Atualmente, não há evidências suficientes para recomendar o uso do *coasting* para prevenção da SHO.

Agonistas da dopamina

A fisiopatologia da síndrome ovariana é em grande parte atribuída à maior permeabilidade vascular dos capilares ovarianos e peritoneais causada pela hipersecreção ovariana de VEGF. Esses fármacos agem inibindo a fosforilação do receptor do VEGF e reduzindo a permeabilidade vascular. Foi demonstrado que eles reduzem o risco de SHO precoce, mas não da SHO tardia.

Várias publicações demonstraram a utilidade da carbegolina na redução da gravidade e incidência da SHO em comparação com o placebo, incluindo muitas revisões sistemáticas. Uma revisão recente de sete estudos concluiu que a administração de cabergolina reduziu a incidência de SHO em comparação com a ausência de tratamento (RR: 0,38), sem afetar os índices de gravidez (RR: 1,02).

Uma revisão sistemática da Cochrane mostra que a carbegolina reduz a incidência de SHO moderada e confirma que não afeta o resultado das gravidezes (taxa de gravidez clínica, taxa de aborto espontâneo) e que não há aumento no risco de efeitos adversos. No entanto, uma metanálise concluiu que há redução do risco absoluto em 12% na incidência de SHO com cabergolina, mas sem redução nas formas graves da síndrome.

Atualmente, a dose de carbegolina mais utilizada (ainda não existe um consenso) é de 0,5mg/dia durante 8 dias por via oral, de preferência começando 2 horas antes da injeção de hCG para possibilitar a presença dos agonistas da dopamina antes do aumento da produção de VEGF.

Outros agonistas da dopamina, como bromocriptina ou quinagolida, também reduzem a incidência e a gravidade da SHO precoce em pacientes de alto risco sem comprometer os índices de gravidez.

Criopreservação de oócitos ou embriões

Uma estratégia que visa evitar o início da SHO tardia consiste em não fazer a transferência de embriões no mesmo ciclo em que os oócitos são obtidos a fim de evitar o aumento endógeno de hCG em ciclos de transferência a fresco. Os índices atuais de sobrevivência de oócitos e embriões após o descongelamento garantem baixa perda quantitativa e a preservação da qualidade dos gametas e embriões com resultados comparáveis aos obtidos a fresco.

A associação de congelamento de embriões à indução de maturação de oócitos com agonistas do GnRH é uma medida efetiva na prevenção da SHO. Apesar dessa política de vitrificação e transferência embrionária postergada, alguns autores descrevem casos isolados de SHO grave, sendo possível até mesmo o desenvolvimento de uma SHO espontânea grave em mulheres grávidas após a transferência de embriões congelados em um ciclo natural.

Cancelamento do ciclo

A suspensão das gonadotrofinas e a não administração de hCG são as medidas que impedem completamente o risco de SHO precoce. Essa estratégia de prevenção é especialmente importante nos ciclos agonistas, onde não há a opção de se usar a-GnRH para indução da ovulação em vez do hCG. O casal deve ser advertido de que a concepção natural é possível, uma vez que a ovulação espontânea pode ocorrer até 11 dias após a interrupção da medicação e, portanto, o desenvolvimento de uma SHO tardia. Tendo em vista as implicações emocionais e econômicas da suspensão de um ciclo e a disponibilidade de muitas outras medidas preventivas, deve-se evitá-la na medida do possível.

As estratégias consideradas ineficazes na prevenção da SHO incluem: redução da dose de hCG, uso de albumina endovenosa (EV) imediatamente após a recuperação dos oócitos ou uso de corticoides. Novas estratégias em estudo incluem o uso de ácido acetilsalicílico ou a infusão de cálcio no dia da aplicação do hCG.

TRATAMENTO DA SÍNDROME DE HIPERESTIMULAÇÃO OVARIANA

O manejo da SHO deve visar ao tratamento dos sintomas e à manutenção de uma função circulatória adequada, com atenção especial aos estados hipovolêmicos e hiponatrêmicos. Em geral, o tratamento envolve a infusão de líquidos para manter a perfusão intravascular adequada. Um risco raro, mas potencialmente fatal para pacientes com hipovolemia grave, é o de tromboembolismo arterial ou venoso; assim, a anticoagulação profilática está justificada nos casos de SHO grave desde o momento do diagnóstico até o primeiro trimestre da gravidez (Quadro 20.2).

SHO leve

Alguns sintomas da SHO leve fazem parte dos sintomas específicos da estimulação ovariana e da aspiração folicular. Nenhum tratamento específico é necessário, podendo ser administrado de maneira ambulatorial. O controle sintomático e o tratamento ambulatorial são suficientes.

Podem ser sugeridas as seguintes medidas:

- **Restringir o exercício físico:** medida que tenta evitar a torção ovariana. Não se recomenda repouso absoluto em virtude do aumento do risco tromboembólico.

Quadro 20.2 Tratamento da SHO

SHO leve	Restringir exercício físico Analgesia Antieméticos Hidratação oral
SHO moderada	Medidas da SHO leve Tratamento ambulatorial ou hospitalar Controle 24/48 horas: peso, perímetro abdominal, diurese, exame físico, eco transvaginal, hemograma, bioquímica
SHO grave	Internação hospitalar Hidratação EV e manejo de eletrólitos Paracentese/culdocentese Profilaxia tromboembólica Cuidados intensivos

- **Analgesia:** recomenda-se o uso de paracetamol como primeira linha de tratamento para a dor. É possível acrescentar opioides. Convém evitar os anti-inflamatórios não esteroides (AINE) porque comprometem a função renal.
- **Antieméticos:** em casos de náuseas ou vômitos.
- **Hidratação oral:** recomenda-se ingestão diária de pelo menos 1 litro de líquidos isotônicos.

Não deve ser esquecido que formas suaves podem evoluir para formas mais graves, especialmente em mulheres grávidas. Por essa razão, as pacientes devem ser acompanhadas e observados os sinais de agravamento, como ganho de peso, diminuição da diurese, dispneia e ascite. Se houver piora, devem ser monitorizados o hemograma e as funções renal e hepática.

SHO moderada

A SHO moderada é caracterizada pela evidência ecográfica de ascite sem repercussão clínica. Dependendo das condições gerais da paciente e da evolução dos sintomas, ela será tratada em regime ambulatorial ou hospitalar. O tratamento inclui as medidas adotadas nos casos leves, com atenção especial à evolução clínica e laboratorial. Os sinais de progressão devem ser monitorizados a cada 48 horas ou diariamente, se necessário. Esse monitoramento inclui o controle do peso, da circunferência abdominal e da diurese. Nos controles, devem ser incluídos exame físico, ultrassonografia transvaginal, hematócrito, íons, creatinina, ureia, albumina e enzimas hepáticas. Se os sintomas piorarem durante o acompanhamento, o peso aumentar > 1kg/dia ou a diurese diminuir (< 500mL/dia), deverá ser aumentada a intensidade do tratamento.

SHO severa/grave

A SHO grave é felizmente uma condição rara, mas pode ter um resultado fatal, se não forem tomadas as medidas preventivas adequadas. A hospitalização é necessária em virtude da gravidade dos sintomas e do tratamento, embora se observe uma tendência para o tratamento ambulatorial dessas pacientes com base na culdocentese precoce.

As manifestações clínicas da SHO incluem uma cascata de eventos fisiopatológicos resultantes do aumento geral da permeabilidade vascular, que frequentemente causa ascites abdominais, derrames pleurais e pericárdicos e hemoconcentração. A pré-carga cardíaca diminui em razão da combinação da hipovolemia causada por alterações de fluidos à compressão da veia cava inferior provocada pelo aumento da pressão intraperitoneal. A queda na pré-carga cardíaca reduz o débito cardíaco, o que, por sua vez, promove a diminuição da perfusão renal, reduzindo a excreção urinária de sódio e causando oligúria. A SHO também produz um estado hipercoagulável, possivelmente decorrente da combinação de hemoconcentração e altos níveis de esteroides ovarianos.

Portanto, o objetivo é substituir o volume intravascular perdido, se possível recuperando fluidos do terceiro espaço para os capilares sanguíneos, restaurando o equilíbrio hemodinâmico e controlando as possíveis complicações derivadas da hipovolemia. Nessa fase, a avaliação constante é essencial em virtude do risco de agravamento, do aparecimento de complicações e da avaliação da resposta à terapia ou da resolução da síndrome.

A monitorização deve incluir:

- Sinais vitais medidos de acordo com o estado clínico.
- Peso corporal diário.
- Exame clínico completo diariamente, evitando a palpação bimanual dos ovários em virtude do risco de rotura dos cistos ovarianos.
- Medição diária da circunferência abdominal.
- Balanço hídrico diário.
- Ecografia abdominal e/ou vaginal (avaliar ascite, tamanho do ovário).
- Radiografia de tórax e ecocardiografia (para descartar hidrotórax e derrame pericárdico), repetidas conforme a evolução.
- Hemograma (para avaliar hemoconcentração).
- Eletrólitos plasmáticos e funções renal e hepática.
- β-hCG (indicador da possibilidade de evolução de uma SHO precoce para tardia).

A seguir, serão descritas as medidas terapêuticas que devem ser adotadas.

Hidratação e equilíbrio eletrolítico

A correção da hipovolemia, hipotensão e oligúria é o objetivo prioritário:

- O objetivo é obter uma diurese mínima de 20 a 30mL/h e reverter a hemoconcentração.
- A hidratação será EV, iniciando com a infusão EV de soluções isotônicas à velocidade de 125 a 150mL/h, já que o Ringer lactato pode agravar a hiponatremia.
- Se não houver resposta na produção de urina em algumas horas, deverão ser usados expansores de plasma. A albumina é o coloide de escolha, uma vez que é a principal proteína perdida na SHO e é fisiológica, devendo ser administrada na dose de 50 a 100g à concentração de 25% EV e repetida de 2 a 12 horas até o hematócrito cair < 45% e a produção de urina aumentar.
- Outra substância coloidal com capacidade osmótica é o hidroxietilamido, um expansor plasmático seguro, livre de riscos biológicos e com boa relação custo-benefício. Em geral, esses expansores devem ser administrados lentamente em virtude do risco de edema pulmonar. Não foram encontradas diferenças de eficácia na recuperação da diurese entre a albumina e o hidroxietilamido. Embora alguns estudos sugiram que o hidroxietilamido possa ser superior à albumina como solução coloidal, os resultados não são definitivos em razão do desenho do estudo e do pequeno tamanho da amostra.
- Uma vez normalizada a diurese (> 50mL/h), estabilizada a paciente e na presença de sinais de regressão da síndrome, pode-se aumentar a ingestão oral e diminuir a EV.

Nenhuma dessas medidas previne o novo acúmulo de líquidos no terceiro espaço.

Diuréticos

Os diuréticos são contraindicados em estados de hemoconcentração, hipotensão ou hiponatremia, uma vez que agravam essas condições, além de aumentarem o risco de tromboembolismo. No entanto, quando a oligúria persiste, apesar das evidências de hemodiluição adequada (hematócrito < 38%), a furosemida, na dose de 10 a 20mg EV, é geralmente benéfica para forçar a diurese. Na prática, um protocolo que combina a administração de albumina e furosemida parece produzir os melhores resultados: duas unidades de albumina, 50g cada, seguidas imediatamente por furosemida EV, geralmente provocam a diurese. A hiponatremia e a hiperpotassemia, que geralmente acompanham a síndrome, também devem ser corrigidas.

Em estados de hemoconcentração e hipotensão, a furosemida deve ser rigorosamente evitada. Nessa fase com insuficiência renal iminente, deve ser usado gotejamento de dopamina para resgate da função renal.

Paracentese/culdocentese

Essa é a medida mais eficiente para diminuir a dor, o mal-estar, a dificuldade respiratória e até a diurese. A diurese melhora com o aumento do retorno venoso às cavidades direitas e do débito cardíaco e com a melhora de perfusão renal, além da descompressão dos ureteres. Na verdade, a paciente sente alívio muito rápido dos sintomas, quase imediatamente após a culdocentese, razão pela qual a aspiração da ascite é recomendada precocemente.

Por outro lado, vários estudos mostraram a redução das internações hospitalares. Em um estudo de coorte, a culdocentese transvaginal ambulatorial e a reidratação com cristaloides EV e albumina foram realizadas em mulheres com SHO e ascite até que os sintomas fossem resolvidos ou até que houvesse a necessidade de internação hospitalar. Entre as pacientes, 91,6% foram capazes de completar o tratamento em regime ambulatorial, evitando a hospitalização.

Alguns autores expressaram preocupação com possíveis lesões vasculares ou nos ovários, uma vez que estes estão aumentados de tamanho; no entanto, estudos com aspiração guiada por ultrassom não relataram essas complicações. Além disso, um grande estudo de coorte mostrou que a repetição da aspiração transvaginal é benéfica para pacientes com SHO grave tanto por causa da diminuição do tempo de hospitalização como em razão da melhora do desfecho reprodutivo.

Essa técnica está indicada nas seguintes situações:

- Ascite clínica, sintomática (dor, insônia etc.).
- Alteração da função respiratória (dispneia, hidrotórax, hipoxia etc.)
- Oligúria/anúria que não melhora com a terapia convencional.

A maioria das clínicas de reprodução utiliza a culdocentese guiada por ultrassonografia transvaginal, embora a paracentese também tenha demonstrado efetividade. O procedimento é realizado com anestesia geral, guiado por ultrassom e com o mesmo sistema de aspiração utilizado na captação de oócitos, mas com pressão maior e profilaxia antibiótica. A quantidade de volume extraída ainda não está bem estabelecida e dependerá da quantidade atual e da facilidade técnica para sua aspiração. O esvaziamento deve ser feito no volume máximo tecnicamente possível, mas não se recomenda o esvaziamento de mais de 4 litros.

Como o fenômeno de vasodilatação persiste, novo acúmulo de líquido é esperado em 3 a 5 dias, motivo pelo qual não se pode descartar a necessidade de culdocenteses repetidas. Em estudos retrospectivos recentes, avalia-se a utilidade dos cateteres *pigtail* para drenagem do líquido ascítico, o que evitaria a necessidade de paracenteses múltiplas e permitiria, com segurança, o tratamento ambulatorial de pacientes com SHO grave ou mesmo crítica.

A aspiração da ascite também pode diminuir o hidrotórax associado sem a necessidade de procedimentos invasivos para o manejo do líquido pleural. A toracocentese estará indicada caso persista um derrame pleural sintomático, apesar do equilíbrio hídrico correto e da paracentese.

Uma nova estratégia, ainda em estudo, consiste na aplicação de ant-GnRH juntamente com agonistas da dopamina, uma vez que a SHO esteja estabelecida.

Profilaxia tromboembólica

O tromboembolismo é a complicação mais temida e está presente na maioria dos casos fatais. O risco aumentado de eventos tromboembólicos nessas pacientes está associado à hemoconcentração, à imobilização em virtude da dor e à diminuição do retorno venoso devido à compressão mecânica.

A prevenção de eventos trombóticos é a peça-chave; recomenda-se a profilaxia em todas as pacientes internadas e nas pacientes ambulatoriais que atendam a dois ou três dos seguintes critérios:

- Idade > 35 anos.
- Obesidade.
- Imobilização.
- Antecedente pessoal/familiar de trombose.
- Trombofilias.
- Gestação.

Uma conduta recomendável consiste em proceder à profilaxia em toda paciente que precisar de culdocentese. Como tratamento, recomendam-se:

- Medidas físicas para facilitar o retorno venoso (meias elásticas nos membros inferiores etc.).
- Evitar, de acordo com a condição clínica, o repouso absoluto.
- Anticoagulação: heparina profilática como medida preventiva (5.000UI a cada 12 horas EV ou heparina de baixo peso molecular, como, por exemplo, Clexane® 40mg/dia subcutânea) ou heparina em doses terapêuticas, quando o tromboembolismo for confirmado.
- Caso se desenvolva uma SHO grave, essa profilaxia terá de ser mantida até 12 semanas após a resolução do quadro ou até o final do primeiro trimestre de gestação, se a gravidez for alcançada.

Cuidados intensivos

A admissão em unidade de terapia intensiva está indicada em caso de complicações tromboembólicas e alterações na função renal e/ou respiratórias que não respondam aos tratamentos propostos. A insuficiência renal geralmente responde à dopamina em dose baixa (0,18mg/kg/h), o que torna necessária a monitorização invasiva com cateter de pressão venosa central. Os fenômenos tromboembólicos exigem terapia anticoagulante agressiva, e a insuficiência respiratória, terapia ventilatória assistida. A interrupção da gravidez em caso de SHO tardia deve ser considerada apenas para evitar a morte da paciente ou o aparecimento de sequelas irreversíveis.

Tratamento cirúrgico

O tratamento cirúrgico só é necessário em casos como rotura do ovário com hemoperitônio, cisto hemorrágico complicado, torção ovariana ou gravidez ectópica. A ooforectomia bilateral não deve ser considerada uma solução para o problema.

CONSIDERAÇÕES FINAIS

- A identificação dos fatores de risco é fundamental na prevenção da SHO. Embora os pontos de corte necessitem de validação, os valores de AMH > 3,4ng/mL, CFA > 24, desenvolvimento > 19 folículos à estimulação, valores de estradiol > 3.500pg/mL ou > 15 oócitos recuperados na punção estão associados a risco aumentado de SHO. Nesses casos, os protocolos devem ser ajustados e devem ser adotadas as medidas de prevenção necessárias. Os protocolos de estimulação ovariana que utilizam antagonistas do GnRH são preferíveis em mulheres com alto risco de SHO.

- A incidência de SHO grave diminuiu com o uso mais frequente dos antagonistas do GnRH e novas medidas preventivas.
- O congelamento de oócitos/embriões é a medida mais importante na prevenção da SHO tardia.
- Outras estratégias de prevenção úteis seriam a administração de agonistas da dopamina durante 8 dias a partir do dia de indução com hCG e o uso de metformina em pacientes com SOP.
- O pilar do tratamento inclui a administração de líquidos e anticoagulação profilática.
- O tratamento da SHO leve/moderada pode ser ambulatorial e realizado por equipes com experiência nessa patologia.
- A forma grave da SHO exige tratamento multidisciplinar, e a culdocentese precoce é a medida mais efetiva na redução da evolução e da gravidade da síndrome.

Leitura complementar

Abuzeid M, Joseph S, Corrado MG, Abuzeid YM, Ashraf M, Rizk PB. Outpatient management of severe/critical ovarian hyperstimulation syndrome (OHSS) with placement of pig tail catheter. Fertil Steril 2010; 94:159.

Al-Inany HG1, Youssef MA, Ayeleke RO, Brown J, Lam WS, Broekmans FJ. Gonadotrophin-releasing hormone antagonists for assisted reproductive technology. Cochrane Database Syst Rev 2016 Apr 29; 4.

Bellver J, Escudero E, Pellicer A. Bilateral partial oophorectomy in the management of severe ovarian hyperstimulation syndrome (OHSS): ovarian mutilating surgery is not an option in the management of severe OHSS. Hum Reprod 2003; 18:1363-7.

Brodi, D, Guillén JJ, Galindo A, Mataró D, Pujol A, Coll O. Triggering with human chorionic gonadotropina or a gonadotropina-releasing hormone agonist in gonadotropina-releasing hormone antagonist-treated oocyte donor cycles: findings of a large retrospective cohort study. Fertil Steril 2009; 91(2):365-71.

Castillo JC, Dolz M, Bienvenido E, Abad L, Casan EM, Bonilla-Musoles F. Cycles triggered with GnRH agonist: exploring low-dose hCG for luteal support. Reprod Biomed Online 2010; 20:175-81.

Cobo A, Castello D, Vallejo B, Albert C, de Los Santos JM, Remohi J. Outcome of cryotransfer of embryos developed from vitrified oocytes: double vitrification has no impact on delivery rates. Fertil Steril 2013; 99:1623-30.

Corbett S, Shmorgun D y Claman P The prevention of ovarian hyperstimulation syndrome. SOGC clinical practice guideline. J Obstet Gynaecol Can 2014 Nov; 36(11):1024-33.

D'Angelo A, Amso NN, Hassan R. Coasting (with holding gonadotrophins) for preventing ovarian hyperstimulation syndrome. Cochrane Database Syst Rev 2017 May 23; 5.

Delvigne A, Rozenberg S. A qualitative systematic review of coasting, a procedure to avoid ovarian hyperstimulation syndrome in IVF patients. Hum Reprod Update 2002; 8(3):291-6.

Devroey P, Boostanfar R, Koper NP et al. A double-blind, non-inferiority RCT comparing corifollitropin alfa and recombinant FSH during the first seven days of ovarian stimulation using a GnRH antagonist protocol. Hum Reprod 2009; 24(12):3063-72.

Egmann L, Diluigi A, Smith D, Nulsen J, Maier D, Benadiva C. The use of gonadotropin releasing hormone (GnRH) agonist to induce oocyte maturation after cotreatment with GnRH antagonist in high risk patients undergoing in-vitro fertilization prevents the risk of ovarian hyperstimulation syndrome: a prospective randomized controlled study. Fertil Steril 2008; 89:84-91.

Ferraretti A, Gianaroli L, Diotallevi L, Festi C, Trounson A. Dopamine treatment for severe ovarian hyperstimulation syndrome. ([comments Hum Reprod 1992;7:1181.]) Hum Reprod 1992; 7:180-3.

Fulghesu AM, Villa P, Pavone V et al. The impact of insulin secretion on the ovarian response to exogenous gonadotropins in polycystic ovary syndrome. J Clin Endocrinol Metab 1997; 82:644-8.

García-Velasco J A, Zúñiga A, Pacheco A et al. Coasting acts through downregulation of VEGF gene expression and protein secretion. Hum Reprod 2004; 19:1530-8.

Gonen Y, Balakier H, Powell W, Casper RF. Use of GnRH agonist to trigger folicular maturation for in vitro fertilization. J Clin Endocrinol Metab 1990; 71:918-22.

Griesinger G, Schultz L, Bauer T, Broessner A, Frambach T, Kissler S. Ovarian hyperstimulation syndrome prevention by gonadotropin-releasing hormone agonist triggering of final oocyte maturation in a gonadotropin-releasing hormone antagonist protocol in combination with a "freeze-all" strategy: a prospective multicentric study. Fertil Steril 2011; 95:2029-33.

Griffin DW, Kummer NE, Elassar AA, Nulsen JC, Engmann LL. Dual trigger of oocyte maturation with gonadotropin releasing hormone agonist (GnRHa) and low dose human chorionic gonadotropin (hCG) to optimize conception rates in high responders. Fertil Steril 2011; 96:S20.

Grochowski D, Sola E, Kulikowski M, Kuczynski W, Wolczynski S, Szamatowicz M. Successful outcome of severe ovarian hyperstimulation syndrome (OHSS) with 27 liters of ascitic fluid removed by paracentesis. J Assist Reprod Genet 1995; 12:394-6.

Hamdine O, Eijkemans MJ, Lentjes EW et al. Ovarian response prediction in GnRH antagonist treatment for IVF using anti-Müllerian hormone. Hum Reprod 2015; 30:170-8.

Huang X, Wang P, Tal R, Lv F, Li Y, Zhang X. A systematic review and meta--analysis of metformin among patients with polycystic ovary syndrome undergoing assisted reproductive technology procedures. Int J Gynaecol Obstet 2015; 131:111-6.

Humaidan P, Engmann L, Benadiva C. Luteal phase supplementation after gonadotropin-releasing hormone agonist trigger in fresh embryo transfer: the American versus European approaches. Fertil Steril 2015; 103:879-85.

Humaidan P, Polyzos NP, Alsbjerg B et al. GnRHa trigger and individualized luteal phase hCG support according to ovarian response to stimulation: two prospective randomized controlled multi-centre studies in IVF patients. Hum Reprod 2013; 28:2511-21.

Jayaprakasan K, Chan Y, Islam R et al. Prediction of in vitro fertilization outcome at different antral follicle count thresholds in a prospective cohort of 1,012 women. Fertil Steril 2012; 98:657-63.

Khol S. Luteolysis induced by gonadotropin-releasing hormone agonist is the key to prevention of ovarian hyperstimulation syndrome. Fertil Steril 2004; 81(1):1-5.

Kim MK, Won HJ, Shim SH, Cha DH, Yoon TK. Spontaneous ovarian hyperstimulation syndrome following a thawed embryo transfer cycle. Clin Exp Reprod Med. 2014 Sep; 41(3):140-5.

Lee TH, Liu CH, Huang CC et al. Serum anti-Müllerian hormone and estradiol levels as predictors of ovarian hyperstimulation syndrome in assisted reproduction technology cycles. Hum Reprod 2008; 23:160-7.

Leitao VM, Moroni RM, Seko LM, Nastri CO, Martins WP. Cabergoline for the prevention of ovarian hyperstimulation syndrome: systematic review and meta -analysis of randomized controlled trials. Fertil Steril 2014; 101:664-75.

Levin L, Pharm B, Almog A et al. Effect of paracentesis of ascitic fluids on urinary output and blood indices in patients with severe ovarian hyperstimulation syndrome. Fertil Steril 2002; 77:986-8.

Levine Z, Navot D. Severe ovarian hyperstimulation síndrome. In: Gardner DK, Weissman A, Howles CM, Shoham Z (ed.) Textbook of assisted reproductive technologies laboratory and clinical perspectives. 3. ed. United Kingdom: Informa Healthcare, 2009:759-72.

Lincoln SR, Opsahl MS, Blauer KL, Black SH, Schulman JD. Aggressive outpatient treatment of ovarian hyperstimulation syndrome with ascites using transvaginal culdocentesis and intravenous albumin minimizes hospitalization. J Assist Reprod Genet 2002; 19:159-63.

Medicine Practice Committe os the American Society for Reproductive Prevention and treatment of moderate and severe ovarian hyperstimulation syndrome: a guideline. Fertil Steril. 2016 Dec; 106(7):1634-47.

Meldrum D. Preventing severe OHSS has many different facets. Fertil Steril 2012 97:536-7.

Papanikolaou EG, Pozzobon C, Kolibianakis EM et al. Incidence and prediction of ovarian hyperstimulation syndrome in women undergoing gonadotropina-releasing hormone antagonist in vitro fertilization cycles. Fertil Steril 2006; 85:112-20.

Qublan HS, Al-Taani MI, Megdadi MF, Metri RM, Al-Ahmad N. Multiple transvaginal ascitic fluid aspirations improves the clinical and reproductive outcome in patients undergoing in vitro fertilisation treatment complicated by severe early ovarian hyperstimulation syndrome. J Obstet Gynaecol 2012; 32:379-82.

Reis Soares S, Gomez R, Simon C, Garcia-Velasco J, Pellicer A. Targeting the vascular endotelial growth factor system to prevent ovarian hyperstimulation syndrome. Hum Reprod Update 2008; 14:321-33.

Rollene NL, Amols MH, Hudson SB, Coddingron CC. Treatment of ovarian hyperstimulation syndrome using a dopamine agonist and gonadotropin releasing hormone antagonist: a case series. Fertil Steril 2009; 92:1169.

Rova K, Passmark H, Lindqvist PG. Venous thromboembolism in relation to in vitro fertilization: an approach to determining the incidence and increase in risk in successful cycles. Fertil Steril 2012; 97:95-100.

Shapiro BS, Daneshmand ST, Garner FC, Aguirre M, Thomas S. Gonadotropin -releasing hormone agonist combined with a reduced dose of human chorionic gonadotropin for final oocyte maturation in fresh autologous cycles of in vitro fertilization. Fertil Steril 2008; 90:231-3.

Smith LP, Hacker MR, Alper MM. Patients with severe ovarian hyperstimulation syndrome can be managed safely with aggressive outpatient transvaginal paracentesis. Fertil Steril 2009; 92:1953-9.

Tan BK, Mathur R. Management of ovarian hyperstimulation syndrome. Produced on behalf of the BFS Policy and Practice Committee. Human Fertility 2013; 16:160-1.

Tang H, Mourad S, Zhai SD, Hart RJ. Cabergoline for preventing ovarian hyperstimulation syndrome. Cochrane Database Syst Rev 2016 Nov 30;11.

The Practice Committe of the American Society for Reproductive Medicine. Ovarian hyperstimulation syndrome. Fertil Steril 2008 Nov; 90(5 Suppl):S188-93.

Toftager M, Bogstad J, Bryndorf T et al. Risk of severe ovarian hyperstimulation syndrome in GnRH antagonist versus GnRH agonist protocol: RCT including 1050 first IVF/ICSI cycles. Hum Reprod 2016 [Epub ahead of print].

Tso LO, Costello MF, Albuquerque LE, Andriolo RB, Macedo CR. Metformin treatment before and during IVF or ICSI in women with polycystic ovary syndrome. Cochrane Database Syst Rev 2014; 18:11.

Tummon I, Gavrilova-Jordan L, Allemand MC, Session D. Polycystic ovaries and ovarian hyperstimulation syndrome: a systematic review. Acta Obstet Gynecol Scand 2005; 84(7):611-6.

Van der Linden M, Buckingham K, Farquhar C, Kremer JA, Metwally M. Luteal phase support for assisted reproduction cycles. Cochrane Database Syst Rev 2015 Jul 7; (7).

Youssef MA, van der Veen F, Al-Inany HG et al. Gonadotropin-releasing hormone agonist versus HCG for oocyte triggering in antagonist-assisted reproductive technology. Cochrane Database Syst Rev 2014.

Youssef MA, van Wely M, Hassan MA et al. Can dopamine agonists reduce the incidence and severity of OHSS in IVF/ ICSI treatment cycles? A systematic review and meta-analysis. Hum Reprod Update 2010; 16:459-66.

Zhu YM, Gao HJ, He RH, Huang HF. Research on the protocol of limited ovarian stimulation to prevent ovarian hyperstimulation syndrome. Zhonghua Fu Chan Ke Za Zhi 2006; 41:740-4.

21

Inseminação Intrauterina

Rívia Mara Lamaita
Izabela Vieira Botelho

INTRODUÇÃO

A inseminação intrauterina (IIU) pode ser o passo inicial no tratamento de muitos casais inférteis e frequentemente é empregada antes de tecnologias de reprodução assistida mais complexas, como a fertilização *in vitro* (FIV). Considerada um tratamento eficaz, de baixo custo, não invasivo e de primeira linha para casais que sofrem de distúrbios ligados à fertilidade, na vigência de trompas patentes e uma quantidade apropriada de espermatozoides móveis capazes de fecundar o óvulo *in vivo*, a IIU, ao contrário da FIV, é um método de fácil execução e aprendizado, aparentemente com impacto psicológico menos agressivo para o casal que busca alternativas para alcançar seu desfecho reprodutivo.

O primeiro relato acerca desse procedimento na literatura, intitulado *Intrauterine insemination*, foi publicado em 1962 por Cohen. Diversos locais do sistema reprodutor feminino foram utilizados para a inseminação artificial, porém a cavidade uterina apresenta os resultados mais consistentes. Trata-se de uma técnica que envolve preparação espermática e deposição da amostra seminal diretamente na cavidade uterina, indução ovulatória utilizando medicação hormonal controlada (citrato de clomifeno [CC], letrozol e/ou gonadotrofinas), monitorização pré-ovulatória ultrassonográfica e administração do hormônio gonadotrofina coriônica humana (hCG) para sincronizar a ovulação. Entretanto, a IIU não é classificada propriamente como uma técnica de reprodução assistida, sendo considerada uma alternativa de baixa complexidade.

O objetivo da técnica seria aumentar as taxas de concepção do casal mediante a maximização do número de espermatozoides saudáveis presentes no sítio de fertilização *in vivo*, isto é, nas tubas uterinas. As taxas de gestação por ciclo com o uso da IIU variam de 8% a 22% por meio das diversas técnicas e protocolos de indução da ovulação e preparo do sêmen. Muitas variáveis podem influenciar as taxas de sucesso após esse procedimento, podendo ser destacadas:

- Idade feminina.
- Tempo de infertilidade.
- Tipo de infertilidade.
- Marcadores hormonais de reserva ovariana.
- Protocolo utilizado para estimulação hormonal ovariana controlada e número de folículos pré-ovulatórios.
- Programação (*timing*) para indução da ovulação antes do procedimento.
- Espessura endometrial no momento da ovulação.
- Frequência de inseminação (única ou duplicada).
- Parâmetros seminais: concentração, motilidade progressiva, morfologia e contagem total de espermatozoides móveis (CTEM).
- Métodos de preparo seminal.
- Índice de massa corporal (IMC).
- Tabagismo.

Entretanto, o impacto real de todas essas variáveis no sucesso da IIU permanece controverso. A grande maioria dos estudos realizados e disponíveis na literatura é retrospectiva, o que leva a uma grande variação nos resultados. Observam-se diferenças nos critérios de seleção dos pacientes, na presença de múltiplos fatores de infertilidade, no uso ou não de diferentes protocolos de estimulação ovariana, no número de inseminações por ciclo de tratamento, no número de ciclos realizados, nos sítios de inseminação e nos parâmetros e técnicas de preparação do sêmen. A maioria desses dados se baseia em pequenas populações de pacientes que apresentam taxas de gravidez clínica por ciclo (TGC) geralmente baixas, tornando complicada e muito variável a interpretação dos resultados. Assim, permanece a controvérsia sobre a eficácia da IIU, especialmente com relação às técnicas mais refinadas, como a FIV e a injeção intracitoplasmática de espermatozoides (ICSI).

É importante tentar identificar os casais que não se beneficiariam da tentativa de inseminação intrauterina com hiperestimulação ovariana controlada (IIU-HOC) e que deveriam seguir diretamente para uma FIV. Os principais fatores prognósticos negativos implicados na chance de gravidez com essa técnica são a idade da mulher, a duração da subfertilidade e a CTEM. O risco absoluto de não conceber aumenta com a idade da mulher em virtude da diminuição da reserva e da qualidade dos oócitos. Cabe levar em consideração que a vida reprodutiva da mulher declina em torno de 10 anos antes da menopausa. Em revisão retrospectiva de mais de 4.000 ciclos de tratamento usando CC e IIU, as taxas de gravidez foram de 7% para mulheres de 38 a 40 anos, de 4% para aquelas entre 41 e 42 anos e de 1% para as mulheres com mais de 42 anos de idade.

Outro estudo, avaliando 130 ciclos de hiperestimulação ovariana controlada com gonadotrofinas e IIU, encontrou taxas gestacionais de 6% para mulheres de 38 a 39 anos e de 2% naquelas com mais de 40 anos de idade. Todos os nascidos vivos ocorreram no primeiro ou segundo ciclo de tratamento com IIU. Para pacientes com idade materna avançada, devem ser considerados um a dois ciclos apenas de técnicas de baixa complexidade, se elas não quiserem tentar a FIV como primeira linha. Elas devem ser orientadas a passar para a FIV rapidamente se não obtiverem sucesso nos primeiros ciclos de IIU.

Casais com tempo maior de infertilidade (≥ 3 anos) podem apresentar anormalidades funcionais sutis no oócito e/ou na função dos espermatozoides, interferindo na possibilidade de gravidez por meio dos tratamentos de baixa complexidade. Estudos relatam taxas de gravidez significativamente diferentes quando a duração da infertilidade é inferior ou superior a 6 anos (14,2% e 6,1%). IIU não deve ser recomendada para pacientes com infertilidade de longa duração.

A relação com a obesidade apresenta resultados controversos, mas a maioria dos estudos conclui que, mesmo quando se utilizam doses maiores de gonadotrofinas para alcançar o desenvolvimento bifolicular, os resultados são semelhantes com qualquer IMC. Tabagismo não mostrou interferir nas taxas de gravidez e IIU.

A CTEM consiste no produto do volume de sêmen, da motilidade espermática e de sua concentração. Vários estudos têm demonstrado que a FIV apresenta mais benefício para a ocorrência de gestação na presença de uma CTEM mais baixa, à medida que os espermatozoides móveis concentrados são colocados diretamente em contato com o oócito *in vitro*, favorecendo a fecundação. A literatura estabelece que a melhor correlação com o sucesso da IIU seria quando a CTEM se encontra na faixa de 5 a 10 milhões de espermatozoides.

INDICAÇÕES DE IIU

A IIU com ou sem estimulação hormonal ovariana é uma técnica indicada em várias situações que levam um casal a ter dificuldades em alcançar a gravidez e frequentemente acaba sendo utilizada de modo empírico para tratamentos desconhecidos ou em ciclos de pacientes que aguardam a FIV.

A IIU pode ser homóloga, quando é utilizado o sêmen do próprio parceiro, ou heteróloga, quando a amostra é proveniente de um doador anônimo e obtida em um banco de sêmen. Nesse caso, é necessário que a amostra esteja criopreservada e o doador precisa realizar sorologias para doenças sexualmente transmissíveis no momento da coleta e novamente em 6 meses, antes de disponibilizar o material. As indicações de IIU estão listadas no Quadro 21.1.

A indicação mais conveniente seria a infertilidade masculina, especialmente quando o esperma de doador é necessário. A IIU também está indicada para todas as categorias de infertilidade inexplicável e para casais com endometriose mínima e leve.

Na presença de um fator cervical isolado definido como teste pós-coito negativo em análises repetidas e parâmetros normais do espermograma, a IIU em ciclos naturais ou estimulados aumenta significativamente a probabilidade de concepção. Em um estudo prospectivo randomizado, casais subférteis com esse diagnóstico foram tratados com IIU e comparados com tratamento expectante por 6 meses. Observou-se uma taxa de concepção de 51% no grupo de IIU e de 33% no grupo de controle. No entanto, as sociedades nacionais e internacionais de reprodução assistida não recomendam a realização desse teste como exame de rotina, pois sua inclusão apenas resulta em intervenções adicionais e não esclarece o diagnóstico, não interferindo com o tipo de tratamento.

Os distúrbios sexuais ou ejaculatórios, como hipospadias, vaginismo, ejaculação retrógrada e impotência, podem ser beneficiados pela técnica de IIU. Em caso de possibilidade de o sêmen ser depositado intravaginal ou intracervical, ainda existe uma chance espontânea de conseguir a gestação. Na ejaculação retrógrada e nos casos que exigem melhor recuperação espermática, desde que os parâmetros seminais possibilitem a técnica, a preparação do sêmen seguida por IIU pode ser usada como opção de tratamento de primeira linha.

Em muitos casais, uma causa definida que prejudicaria a ocorrência de gravidez permanece desconhecida com as ferramentas de diagnóstico atualmente disponíveis. São as causas

Quadro 21.1 Indicações para tratamento com IIU

Inseminação intrauterina homóloga	Inseminação intrauterina heteróloga
Fator masculino leve	Azoospermia secretora
Fator cervical	Doenças genéticas ligadas ao parceiro
Infertilidade sem causa aparente	Isoimunização Rh
Endometriose mínima/leve	Doenças infecciosas
Vaginismo	Casais homossexuais

inexplicadas de infertilidade ou infertilidade sem causa aparente (ISCA). Como não foi alcançado nenhum consenso sobre a extensão dos testes que devem ser realizados para essa condição, ela abrange um grupo de pacientes notoriamente heterogêneos. Muitos desses casais irão conceber durante uma conduta expectante. Portanto, o tratamento só deve ser oferecido a casais com poucas chances de concepção natural. As opções de tratamento disponíveis são a IIU-HOC e a FIV. A IIU-HOC é uma opção de tratamento menos invasiva e frequentemente usada antes da indicação de FIV. No entanto, como as taxas de sucesso da FIV podem ser maiores que as da IIU-HOC e mais curto o tempo até a gravidez, o acesso imediato à FIV pode ser recomendado. A Tabela 21.1 mostra que os ensaios clínicos randomizados sobre a eficácia da FIV como terapia de primeira linha em caso de infertilidade inexplicada são escassos e apresentam números limitados de casos.

O *Fast Track and Standard Treatment Trial* (FAST) comparou o tratamento padrão de três ciclos de IIU com citrato de clomifeno, três ciclos de IIU com gonadotrofinas e até seis ciclos de FIV imediata sem o tratamento prévio com três ciclos de IIU estimulado com gonadotrofinas. Os autores do estudo observaram que uma abordagem imediata para a FIV resultou em tempo menor para a gravidez com menos ciclos de tratamento. Isso levantou uma questão controversa em muitas sociedades: se realmente o melhor caminho seria indicar FIV imediatamente no lugar da IIU com estímulo hormonal para casais com ISCA, ignorando os fatores de bom prognóstico para tratamentos de baixa complexidade, menos invasivos e de custo menor.

Em uma metanálise de vários ensaios, o ciclo natural de IIU não apresentou efeito benéfico significativo sobre o manejo expectante no caso de infertilidade inexplicada. Por outro lado, também foi mostrado que a combinação de estimulação ovariana e IIU melhorou significativamente as taxas de nascidos vivos em casais com infertilidade inexplicável, mas resultando em altas taxas de gravidez múltipla. São necessários mais estudos para avaliar se protocolos com mínima estimulação ovariana melhorariam significativamente as taxas de nascidos vivos.

Vários estudos relatam sucesso com IIU com estímulo hormonal no tratamento da infertilidade associada à endometriose. A revisão deste assunto é complicada, pois a maioria dos trabalhos incluiu mulheres cuja endometriose foi "tratada" antes da IIU-HOC ou mulheres com infertilidade inexplicada. Um estudo randomizado com 49 portadoras de endometriose mínima ou leve e infertilidade comparou três ciclos de IIU estimulada com gonadotrofinas e 6 meses de manejo expectante. A taxa de gravidez por ciclo foi de 15% no grupo estimulado e de 4,5% no grupo não tratado.

Tabela 21.1 Resumo da revisão Cochrane sobre a eficácia da FIV *versus* IIU para infertilidade sem causa aparente

Estudo	Número de casos	Taxa de gravidez (%)	
		FIV	Tratamento expectante/IIU/IIU-HOC
FIV *versus* tratamento expectante	86	29%	12%
FIV *versus* IIU	113	41%	26%
FIV *versus* IIU-HOC	118	41%	37%

Fonte: dados modificados de Pandian Z, Bhattacharya S, Vale L et al. In vitro fertilisation for unexplained subfertility. Cochrane Database of Systematic Reviews 2005; (2):CD003357.

As evidências sugerem que a IIU com estímulo hormonal pode ser uma opção de tratamento viável para as mulheres que tiveram diagnóstico cirúrgico e tratamento da endometriose leve a moderada como alternativa à FIV ou a terapia cirúrgica adicional. Não há evidências suficientes para determinar se a IIU-HOC é melhor após o diagnóstico e tratamento da endometriose nesse estágio em comparação com uma endometriose mínima ou leve não diagnosticada ou não tratada.

Nos primórdios da síndrome de imunodeficiência adquirida (AIDS), os casais eram desencorajados a planejar uma gravidez em razão do mau prognóstico relacionado com a doença.

Com a introdução de terapias antirretrovirais, a expectativa de vida de pacientes soropositivos e sua qualidade de vida melhoraram significativamente nos últimos 10 anos e muitos casais com parceiro infectado, os chamados sorodiscordantes, podem conceber com segurança. As técnicas de reprodução assistida (TRA) reduzem o risco de contaminação do parceiro não infectado, possibilitando um planejamento reprodutivo para esse casal. A Sociedade Americana de Medicina Reprodutiva (ASRM, 2010) e a Federação Internacional de Ginecologia e Obstetrícia (FIGO, 2006) modificaram suas diretrizes relativas às TRA para pessoas infectadas pelo HIV de modo a possibilitar o tratamento de casais discordantes. Antes do início de qualquer tratamento que auxilie a concepção, o paciente infectado deve realizar a pesquisa da carga viral, contagem de células CD4+ e rastreamento de doenças sexualmente transmissíveis e ser aconselhado sobre a manutenção da terapia antirretroviral.

Para os casais sorodiscordantes em que o parceiro masculino é infectado, o método de escolha para prevenir a transmissão do HIV consiste em processar o sêmen pela técnica de lavagem (*sperm washing*), seguido de IIU ou FIV. O objetivo seria separar as células não correspondentes a espermatozoides, como linfócitos CD4, macrófagos e partículas livres de HIV-1, de uma fração de espermatozoides móveis. Os dados mostram que essa técnica de preparo do sêmen em homens HIV-positivos não produziu soroconversão em mulheres ou em sua prole. Após o processamento da amostra, o teste para pesquisa de RNA viral é indispensável para a IIU, pois em 5% a 6% do material examinado o resultado permanece positivo para a presença do HIV. Para a mulher infectada, existem poucos estudos que esclareçam qual seria o melhor método. A IIU pode ser utilizada para evitar o contato sexual com o parceiro negativo e há relatos de *self-insemination* no momento da ovulação como prática eficiente para tentar uma gravidez. Quando ambos estão infectados pelo HIV, a IIU está indicada se apresentam cepas diferentes ou na presença de cepas resistentes aos agentes antirretrovirais.

CONTRAINDICAÇÕES

As contraindicações que podem interferir na execução da IIU são:

- Atresia cervical.
- Cervicite.
- Endometrite.
- Obstrução tubária ou disfunção da cavidade pélvica por distorção da anatomia.
- Fator masculino grave.

Certamente, alguns fatores nunca serão resolvidos por ajustes metodológicos, como idade da mulher e duração da infertilidade, entre outros, mas algumas variáveis podem ser melhoradas após o uso de diferentes estratégias.

SELEÇÃO DE PACIENTES

Todos os casais que tentam sem sucesso conceber há 1 ano ou mais, antes do tratamento com IIU, devem ser submetidos a anamnese e exame físico completos em busca de fatores que possam interferir com a eficácia da técnica. É imprescindível a realização prévia de um método para avaliar a patência tubária, seja por histerossalpingografia (HSG), seja por laparoscopia, e pelo menos uma análise seminal completa e bem-feita. Nos casos de suspeita de anormalidade tubária ou uterina está indicada a realização de ultrassonografia ou histeroscopia. Todos os casais devem ser testados para doenças sexualmente transmissíveis antes de receber qualquer tratamento de infertilidade.

A CTEM parece ser o índice de concepção mais preditivo para ciclos de IIU. A contagem de no mínimo um milhão de espermatozoides móveis para uma inseminação foi inicialmente descrita como parâmetro para alcançar o sucesso. Outras revisões da literatura confirmam que a CTEM que mostra a melhor correlação com o sucesso da IIU está na faixa de 5 a 10 milhões. De acordo com estudos, uma concentração > 10 milhões não está relacionada com o aumento das taxas de concepção, enquanto outros pesquisadores observaram melhores taxas de gravidez quando são inseminados mais de 10 milhões de espermatozoides móveis.

PROCEDIMENTO

Indução da ovulação

A estimulação ovariana em ciclos de IIU pode ser realizada usando-se CC ou gonadotrofinas exógenas e iniciada durante a fase inicial folicular (dias 2 a 5 do ciclo), sendo geralmente mantida por 5 a 6 dias consecutivos. O CC é usado em doses que variam entre 100 e 150mg e as gonadotrofinas são utilizadas na dose fixa de 50 a 75UI/dia. Dependendo do número de folículos dominantes que se desenvolvem > 12mm, essa dosagem pode ser ajustada em um ciclo subsequente, sendo possível a associação de CC às gonadotrofinas em dias alternados ou a reavaliação da dose.

O uso de agonista ou antagonista do hormônio liberador de gonadotrofina (GnRH) para evitar aumento prematuro de hormônio luteinizante (LH) e ovulação precoce não é recomendado nos ciclos de IIU. A onda prematura de LH acontece em 25% a 30% dos ciclos de IIU e prejudica a sincronização da ovulação e possivelmente o processo de fecundação *in vivo*, aumentando as chances de cancelamento do ciclo e as falhas relacionadas com a técnica. A administração de antagonista ou agonista do GnRH poderia prevenir a luteinização prematura, porém não melhora as chances de gravidez. Seriam necessários 20 ciclos tratados com antagonista ou agonista de GnRH para se obter uma gravidez a mais que o não tratamento.

A monitorização ultrassonográfica transvaginal em série é realizada para controlar o crescimento folicular. Uma vez que o folículo dominante atinge um diâmetro convencionalmente aceito de no mínimo 17mm, o hCG exógeno é administrado na dose entre 5.000 e 10.000UI, se for urinário, ou 250µg, se for o recombinante, e a ovulação é esperada em 34 a 38 horas.

Além de um possível efeito benéfico sobre a taxa de gravidez em curso, a estimulação hormonal pode levar a gestações múltiplas e à síndrome de hiperestimulação ovariana (SHO), as quais devem ser consideradas complicações do tratamento. O desenvolvimento de mais de dois folículos dominantes demonstrou aumentar a taxa de gravidez múltipla sem ganho nas taxas globais de gravidez clínica. Quando vários oócitos são liberados *in vivo*, o número a ser fertilizado não pode ser controlado, levando ao aumento das gestações múltiplas.

O uso de um ciclo natural envolve a redução nos custos da medicação com menos chances de gravidez múltipla em comparação com os ciclos estimulados. No entanto, os ciclos induzidos com gonadotrofinas têm taxas de gravidez mais elevadas em comparação com os ciclos naturais e os estimulados com clomifeno.

Se o tratamento for indicado, a IIU em ciclos naturais aumentará as taxas de concepção em casais com infertilidade por fator cervical. Nas demais indicações, a IIU com ciclo natural não se revela superior ao tratamento expectante. Convém destacar que o sucesso dessas modalidades de tratamento é ainda mais afetado pela idade da mulher, de modo que a aplicação de IIU com estimulação ovariana pode ser omitida naquelas com 40 anos de idade ou mais.

O uso combinado de IIU e estimulação ovariana com gonadotrofinas exógenas ou CC para infertilidade inexplicada pode superar várias barreiras sutis, como anormalidades mínimas de esperma e interação mucocervical, e aumentar ainda mais a fertilidade mediante a ovulação de vários folículos.

Como as chances de gravidez por ciclo de IIU permanecem baixas, pode-se calcular que é alto o número necessário para tratar as pacientes que se beneficiariam de qualquer intervenção adicional. Por exemplo, quando a combinação de FSH e IIU foi comparada com IIU isoladamente, foi calculada a

Tabela 21.2 Taxa de gravidez por ciclo e número necessário de tratamentos (NNT) por ciclo

Tratamento	Taxa de gravidez por ciclo (%)	NNT	Fonte de resultados
IIU	5	32	Guzick e cols. (1999), Martinez e cols. (1990) e Steures e cols. (2007)
IIU/CC	7	14	Deaton e cols. (1990)
IIU/FSH	12	11	Guzick e cols. (1999)
FIV	31	4	Hughes e cols. (2004)

Fonte: adaptada de ESHRE Capri Workshop Group. Intrauterine insemination. Hum Reprod Update 2009 May-Jun; 15(3):265-77.

necessidade de 31 ciclos de tratamento antes de haver mais um nascimento vivo. Quando os custos relacionados com gestações múltiplas também são levados em consideração, a conclusão parece justificar que o desencorajamento do uso generalizado de estimulação ovariana com gonadotrofinas exógenas e IIU. A questão que permanece é se a sociedade, especialmente as pacientes, os médicos e as companhias de seguros de saúde, considera a taxa alta de gravidez múltipla um preço aceitável a ser pago para o aumento das chances de gravidez por ciclo (Tabela 21.2).

Com CC e IIU, as taxas de gravidez são, em média, de 7% por ciclo. A estimulação com gonadotrofinas e IIU apresenta melhores taxas de gravidez, em torno de 12% por ciclo, mas com taxas de nascimentos múltiplos de cerca de 13%.

Outro aspecto importante debatido por diferentes autores diz respeito ao intervalo de tempo ideal entre a administração de hCG e a realização da IIU. Na maioria dos estudos publicados, a IIU é realizada de 32 a 36 horas após a administração de hCG e é amplamente aceito que a realização da IIU de 32 a 38 horas após a injeção de hCG oferece os melhores resultados. Esse intervalo de tempo se baseia em análises ultrassonográficas e hormonais que comprovaram a ocorrência de rotura folicular no dia +2 após a administração de hCG em 68% dos casos de ciclos naturais e em 81% dos ciclos estimulados. No entanto, diferentes dados sugerem que a fertilização também é possível quando a IIU é realizada 24 horas após a administração de hCG.

Não há diferenças nas taxas de gravidez entre o uso de hCG urinário e recombinante para induzir a ovulação em ciclos estimulados, entre um intervalo curto e um longo do hCG e a IIU (32 a 34 *versus* 38 a 40 horas) ou entre o uso de hCG *versus* agonista do GnRH para induzir a ovulação. Portanto, os médicos podem ser flexíveis ao programar uma IIU de acordo com as rotinas de cada serviço e adequando-as à paciente.

PREPARO SEMINAL

Antes da IIU é necessário remover o plasma seminal contendo prostaglandinas indutoras de contratilidade uterina e cólicas e outros elementos prejudiciais que induzem a formação de radicais livres, como agentes infecciosos, proteínas antigênicas, espermatozoides imóveis, leucócitos e células germinais imaturas. Esse procedimento visa melhorar a qualidade do sêmen e a capacidade de fertilização do espermatozoide *in vitro* e *in vivo*. A inseminação com sêmen não processado também está associada à maior incidência de infecção pélvica.

Um intervalo de abstinência de aproximadamente 3 dias antes da coleta do sêmen é considerado ideal para processá-lo para a inseminação.

O preparo seminal pode ser realizado por meio de procedimentos relativamente simples, como os listados no Quadro 21.2. Os métodos envolvem a lavagem e centrifugação de espermatozoides após sua diluição em meio de cultura, uma seleção através de densidade de gradientes e em seguida a ressuspensão do sobrenadante em meio adequado.

As técnicas mais utilizadas são a do lavado seminal, o *swim up* e o *Percoll*. O método de Percoll consiste na filtração dos espermatozoides através de gradientes com diferentes densidades. Nas camadas de densidade inferior (na parte superior do tubo) são retidos os espermatozoides imóveis e os componentes celulares do plasma seminal e nas camadas de densidade superior (no fundo do tubo) permanecem os espermatozoides móveis. Já o método *swim up* ou técnica de sedimentação-migração consiste em um processo de sedimentação do esperma em meio fisiológico, seguido de subsequentes centrifugações com eliminação do sobrenadante. No final do processo, após um período de 30 a 60 minutos de incubação, os melhores espermatozoides se desprendem e nadam para a superfície. Dessa maneira, o sobrenadante irá conter os espermatozoides capacitados.

Uma revisão sistemática das técnicas disponíveis de preparo concluiu que não há estudos randomizados suficientes para a escolha do melhor método que resultaria em maior taxa de gravidez.

Tipos de inseminação

A amostra do sêmen preparada pode ser depositada no colo do útero, no útero, no peritônio ou na trompa de Falópio. A IIU, o método mais comumente utilizado, é realizada mediante a introdução de 0,2 a 0,5mL do preparo espermático dentro do útero com cateter próprio, sem a necessidade de ser guiado por ultrassonografia.

Quadro 21.2 Métodos utilizados para preparo do sêmen

Swim up
Albumin
Percoll
Minipercoll
Glass wool filtration
Sephadex separation
Migration sedimentation
Glass blood separation

Fonte: adaptado de Aitken RJ, Clarkson JS et al. Reprod Fertil 198; 81:459-69.

Não há dados sugerindo que outros métodos seriam superiores à IIU em termos de resultado.

Técnica de inseminação

O volume inseminado na cavidade uterina não deve ultrapassar 1mL, pois o acesso às tubas é alcançado já com o volume de 0,4mL. A liberação lenta demonstra taxas superiores de gestação quando comparada com a técnica em *bolus*. Poucos estudos têm comparado os cateteres utilizados para IIU, mas a escolha do cateter parece não influenciar os resultados, desde que se utilize uma técnica suave, evitando tocar o fundo do útero.

Desde as primeiras IIU realizadas, alguns clínicos escolhem uma inseminação dupla por ciclo (realizada de 12 a 24 horas após a administração do hCG e novamente de 36 a 48 horas após a medicação) para melhorar as chances de sucesso, enquanto outros preferem realizar um procedimento único (de 34 a 36 horas após o hCG). A literatura contém estudos que defendem ambos os procedimentos de inseminação, IIU dupla e única, e nenhum consenso sobre superioridade foi estabelecido até o momento.

A IIU única é aceitável e mais viável quando a qualidade do sêmen é adequada. A inseminação dupla somente tem custo maior e é responsável por maior estresse emocional durante o procedimento.

Quanto ao repouso após o procedimento, de acordo com dois ensaios prospectivos randomizados, 10 a 15 minutos de imobilização posterior à IIU, com ou sem estimulação ovariana, melhoram significativamente as taxas cumulativas de gravidez e de nascidos vivos.

Suporte de fase lútea

A realização do suporte lúteo com agentes exógenos é rotina após ciclos de TRA por estar associada a taxas maiores de gravidez e nascidos vivos. Por outro lado, não há consenso quanto aos ciclos de IIU com estimulação ovariana. A adição de progesterona, hCG ou outras substâncias é adotada mesmo sem evidências de sua efetividade.

O processo de implantação dos embriões e a manutenção da gravidez exigem um endométrio receptivo e que sofreu diferenciação sob influência direta da progesterona na fase secretora. Uma fase lútea insuficiente pode resultar em alterações inadequadas do endométrio e interferir com todo esse processo.

Comparada com as TRA, a indução da ovulação para IIU é geralmente associada ao desenvolvimento de menos folículos, a níveis mais baixos de estradiol e à ausência de regulação negativa na secreção pulsátil de LH pela hipófise. Portanto, não se sabe ao certo se a função do corpo lúteo e a liberação de progesterona estariam comprometidas somente pela estimulação ovariana. Estudos prévios sobre essa questão são limitados e apresentam pequeno tamanho amostral, o que dificulta a análise das diferenças nas taxas de gravidez clínica ou de nascidos vivos entre as pacientes que receberam e as que não receberam suporte de fase lútea.

Observa-se benefício no suporte lúteo com progesterona em ciclos de IIU realizados com gonadotrofinas, mas não em ciclos que usaram CC isolado ou em associação às gonadotrofinas. Isso poderia ser explicado por diferenças no mecanismo de ação e efeitos fisiológicos desses medicamentos. O CC inicia seu efeito induzindo a ovulação no nível do hipotálamo, produzindo um efeito competitivo nos receptores de estrogênio e evitando, assim, o *feedback* negativo do estradiol. Essa ausência do *feedback* negativo aumenta a frequência de pulso do GnRH, estimulando a liberação de LH e FSH da pituitária anterior. O aumento resultante do LH pode melhorar a função do corpo lúteo e aumentar tanto o estradiol como a progesterona na fase secretora.

Por outro lado, as gonadotrofinas estimulam diretamente os ovários a produzir estradiol, o que resulta em *feedback* negativo no hipotálamo e na hipófise. Isso pode interromper a liberação pulsátil normal de LH e prejudicar a secreção de progesterona pelo corpo lúteo. Um encurtamento da fase lútea foi demonstrado após o uso de gonadotrofinas e tem sido associado à insuficiência nos níveis séricos de progesterona. Portanto, existe uma plausibilidade biológica no benefício do suporte lúteo exógeno em ciclos estimulados com esse tipo de medicamento.

Atualmente, recomenda-se que o suporte da fase lútea com progesterona seja oferecido às pacientes submetidas à indução da ovulação com gonadotrofinas em ciclos de IIU. O número necessário para que haja algum benefício seria de 11 pacientes para um nascido vivo adicional. No entanto, o suporte de progesterona não beneficiou as pacientes submetidas à indução da ovulação com CC ou letrozol.

EFICÁCIA DA IIU

A IIU deve ser limitada a quatro ciclos preferencialmente realizados de maneira consecutiva. Os estudos demonstram que 80% das gestações clínicas aconteceram durante os três primeiros ciclos de IIU e 97% nos quatro primeiros ciclos, o que reforça essa recomendação em mulheres com menos de 35 anos de idade. Acima dessa faixa etária já foi previamente discutida a importância da otimização das chances de gravidez. Nos casos de infertilidade sem causa aparente, observa-se uma taxa cumulativa de gravidez de 39,2% em três ciclos e de 48,5% após seis ciclos, o que não acrescenta muito quando são avaliados os custos e os benefícios relacionados com um número maior de tentativas.

COMPLICAÇÕES

As complicações mais comuns relacionadas com a IIU são representadas pela gravidez múltipla e pela SHO.

A gravidez múltipla, em virtude do potencial de morbimortalidade perinatal que apresenta, deve ser considerada a principal complicação da técnica. As taxas variam de 10% a 40%, e a alta incidência ainda é um grande problema em ciclos estimulados com doses clássicas de gonadotrofinas.

A SHO é uma complicação provocada pela estimulação farmacológica dos ovários. Os sintomas aparecem tipicamente alguns dias após a administração do hCG para a maturação folicular final. Apesar de não ter fisiopatologia totalmente esclarecida, seus principais sintomas são a distensão e o desconforto abdominal decorrentes da ascite causada pelo extravasamento de líquido intravascular para o terceiro espaço, podendo evoluir para hipovolemia, distúrbios de coagulação e insuficiências renal e respiratória. As formas leves da SHO são relativamente frequentes, enquanto a grave acomete cerca de 1% das pacientes submetidas à estimulação ovariana.

Na presença de três ou mais folículos > 16mm no momento da injeção do hCG, recomenda-se a adoção de medidas preventivas tanto para a ocorrência de gravidez múltipla como da SHO. Embora faltem dados fundamentados em evidências sobre a melhor conduta a ser adotada, são estabelecidos o cancelamento do tratamento, a aspiração dos folículos supranumerários ou a transformaçao do ciclo em técnica de alta complexidade. Por isso, torna-se mandatório o monitoramento rigoroso de cada ciclo estimulado com ultrassonografia para a identificação desses riscos.

CONSIDERAÇÕES FINAIS

Os casais inférteis que não concebem após uma conduta expectante e/ou aqueles com infertilidade inexplicada são elegíveis para tratamento empírico com IIU ou FIV. Muitas decisões não apresentam evidências, mas devem levar em conta a necessidade de cada parte envolvida no processo. Quando começar o tratamento, a ordem a ser seguida e mais acertiva ou o momento ideal para mudar de estratégia são questões a serem abordadas e ponderadas com o casal. Devem ser considerados os fatores prognósticos capazes de promover melhor desfecho reprodutivo, associados à idade da mulher, ao tempo e às causas da infertilidade, à presença de gestações prévias e à contagem total de espermatozoides móveis. A técnica de IIU pode ser oferecida como opção para as mulheres até os 35 anos de idade e com infertilidade há menos de 3 anos, quando a FIV é considerada uma escolha prematura ou se a TRA é rejeitada como primeira linha de tratamento.

O fluxograma apresentado na Figura 21.1 pode auxiliar a melhor decisão a ser tomada pelo médico em conjunto com o casal.

As considerações finais são:

- IIU com ciclos não estimulados não apresentam bons resultados.
- IIU com estímulo hormonal realizado com CC apresenta taxas reduzidas de gravidez/ciclo (entre 5% e 7%).
- IIU com estimulação ovariana e uso de gonadotrofinas apresenta melhor taxa de gravidez, porém está associada a risco maior de gravidez múltipla e SHO.
- São necessários mais estudos para definir a eficiência da IIU com CC e as levemente estimuladas e para determinar o número máximo de ciclos a serem realizados.

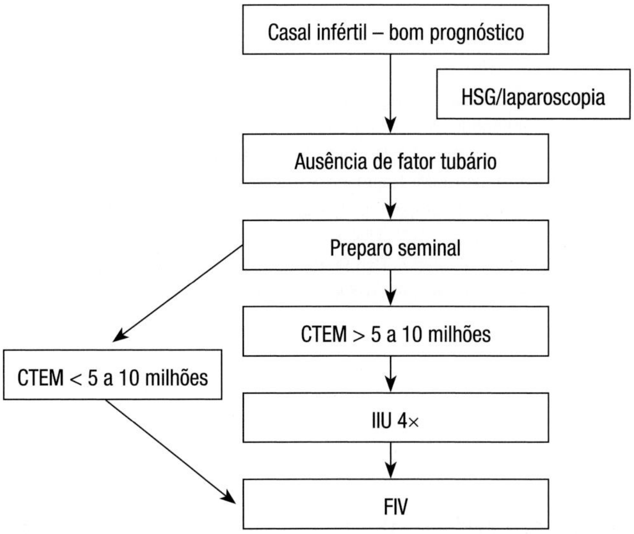

Figura 21.1 Algoritmo para abordagem do casal infértil com indicação de inseminação intrauterina. (Adaptada do algoritmo proposto pelo Genk Institute for Fertility Technology in Ombelet W et al., 2008. ESHRE Monograph 1: 64-72.) (CTEM: contagem total de espermatozoides móveis; HSG: histerossalpingografia; IIU: inseminação intrauterina; FIV: fertilização *in vitro*.)

- A FIV apresenta taxa de gestação sete vezes maior do que os tratamentos de baixa complexidade.
- A IIU não deve ser usada em caso de obstrução tubária bilateral ou de infertilidade masculina grave.
- Diferenças na preparação do sêmen e na metodologia da IIU não têm impacto nas taxas de sucesso.
- A IIU única é aceitável e mais viável quando a qualidade do sêmen é adequada. A inseminação dupla é mais cara e representa maior estresse emocional durante o procedimento.
- Não há indicação de métodos para prevenção da onda prematura de LH.
- O suporte de fase lútea não deve ser realizado em ciclos de IIU, exceto naqueles estimulados com gonadotrofinas.
- Embora a IIU seja mais barata, menos invasiva e mais acessível à paciente, a FIV é considerada o tratamento mais eficaz para a infertilidade.

Leitura complementar

Carranza F, Santamaría E, González-Ravina C, Blasco V, Caligara C, Fernández-Sánchez M. How to perform the best intrauterine insemination? A review. Andrology (Los Angel) 2015 4:2. Disponível em: http://dx.doi.org/10.4172/2167-0250.1000140.

Broekmans FJ, Fauser BCJM. Female infertility: evaluation and management: in: Endocrinology: adult and pediatric. 7. ed. 2016: 2260-74. Philadelphia: Saunders.

ESHRE Capri Workshop Group1. Intrauterine insemination. Hum Reprod Update 2009 May-Jun;15(3):265-77.

Green KA, Zolton JR, Schermerhorn SM et al. Progesterone luteal support after ovulation induction and intrauterine insemination: an updated systematic review and meta-analysis. Fertil Steril 2017 Apr; 107(4):924-33.

Mol Bagis TL, Haydardedeoglu B, Kilicdag EB, Cok T, Simsek E, Parlakgumus AH. Single versus double intrauterine insemination in multi-follicular ovarian hyperstimulation cycles: a randomized trial. Hum Reprod. 2010 Jul; 25(7):1684-90.

Ombelet W. Evidence-based recommendations for IUI in daily practice. Middle East Fertility Society Journal 2013; 18:74-7.

Ombelet W, Dhont N, Thijssen A, Bosmans E, Kruger T, Semen quality and prediction of IUI success in male subfertility: a systematic review. Reprod Biomed Online 2014; 28:300-9.

Papillon-Smith J, Baker SE, Agbo C, Dahan MH. Pregnancy rates with intrauterine insemination: comparing 1999 and 2010 World Health Organization semen analysis norms. Reprod Biomed Online 2015; Apr; 30(4):392-400.

Reindollar RH, Regan MM, Neumann PJ et al. A randomized clinical trial to evaluate optimal treatment for unexplained infertility: the fast track and standard treatment (FASTT) trial. Fertil Steril 2010; 94:888-99.

Savasi V, Mandia L, Laoreti A, Cetin I. Reproductive assistance in HIV serodiscordant couples. Human Reproduction Update 2013; 19(2):136-50.

SOGC Clinical Practice Guideline – No. 346 – Advanced reproductive age and fertility. Liu E, Case A. The Society of Obstetricians and Gynaecologists of Canada/La Société des Obstétriciens et Gynécologues du Canada. J Obstet Gynaecol Can 2017; 39(8):685e695.

Thijssen A, Creemers A, Van der Elst W et al. Predictive value of different covariates influencing pregnancy rate following intrauterine insemination with homologous semen: a prospective cohort study. Reprod Biomed Online 2017 May; 34(5):463-72.

Tjon-Kon-Fat RI, Tajik P, Custers IM et al. Can we identify subfertile couples that benefit from immediate in vitro fertilisation over intrauterine insemination? Eur J Obstet Gynecol Reprod Biol 2016 Jul; 202:36-40.

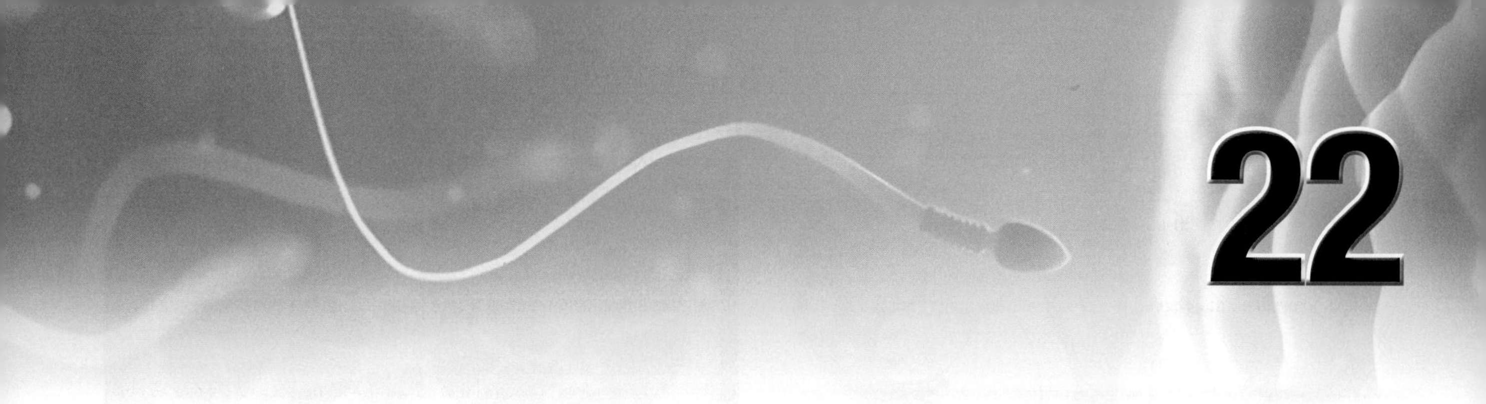

22

Fertilização *in Vitro*

João Pedro Junqueira Caetano
Leonardo Matheus Ribeiro Pereira
Ricardo Mello Marinho
Marcelo Lopes Cançado

INTRODUÇÃO

O dia 25 de julho de 1978 representa um grande marco para a medicina reprodutiva por ter sido o dia do nascimento da primeira pessoa fecundada pelo método de fertilização *in vitro* (FIV), ou bebê de proveta, Louise Brown. A importância do desenvolvimento da FIV para a medicina e para a humanidade foi tão grande que em 2010 o Prêmio Nobel de Medicina foi concedido ao Professor Robert Edwards, o pesquisador ainda vivo da dupla responsável pelo primeiro nascimento de um bebê por FIV (o outro foi o ginecologista Patrick Steptoe). Estima-se que mais de 7 milhões de crianças tenham nascido por meio dessa técnica.

A princípio, a FIV foi criada para solucionar a infertilidade relacionada com o fator tubário, quando este não era corrigido por cirurgia. Com o passar dos anos as indicações para a técnica foram se ampliando, principalmente em razão de sua rápida evolução. Desenvolveram-se novas medicações e novos esquemas para indução e acompanhamento da ovulação. A aspiração dos óvulos, antes feita por laparoscopia, passou a ser realizada por via vaginal guiada por ultrassom. O laboratório se sofisticou, novos meios de cultura e equipamentos foram desenvolvidos, e as equipes elaboraram protocolos e controles de qualidade rigorosos.

Como consequência, os resultados passaram de 0,001%, quando do primeiro nascimento, para 10% a 15% por ciclo, nos anos 1980, e 30% a 40% nos anos 1990, chegando atualmente a 60% em pacientes com menos de 30 anos de idade. A FIV passou a ser indicada também para o tratamento da maioria das causas moderadas e/ou severas de infertilidade em função de sua efetividade. A técnica de FIV revolucionou o tratamento da infertilidade conjugal, oferecendo a muitos casais que até então não conseguiam conceber a possibilidade de ter filhos. Trata-se da técnica "mãe" de todas as outras, as quais são consideradas variantes: congelamento de óvulos e embriões, doação de óvulos e útero de substituição, entre outras.

Além do aspecto médico, o impacto foi tão grande e as transformações na sociedade moderna tão impactantes que ainda hoje muitas pessoas têm dificuldade em entender e aceitar seus desdobramentos. Certamente, além da evolução natural da humanidade, a FIV promoveu uma aceleração inimaginável na cultura moderna nos últimos 40 anos, o que pode ser comprovado por técnicas como útero de substituição, doação de gametas, notadamente de óvulos, e diagnóstico de doenças genéticas, impedindo a transmissão para futuras gerações de doenças incompatíveis com a vida ou que promovem uma qualidade de vida muito ruim. Cabe ainda registrar os avanços alcançados no congelamento de óvulos, possibilitando a preservação da fertilidade em pacientes oncológicos ou mesmo em mulheres que desejam adiar a maternidade.

No campo da sociologia, a FIV é com certeza uma ferramenta importantíssima nas mudanças do conceito de família. A família biparental heterossexual, até então a forma "aceita", deixou de ser a única e novas possibilidades surgiram, como a família monoparental hetero ou homoafetiva (produção independente). Ainda nesse conceito, o útero de substituição tornou possível que parentes ou mesmo pessoas de fora da *família* pudessem albergar a gestação para mulheres impossibilitadas de gestar. Cabe frisar que tanto o Conselho Federal de Medicina como o Supremo Tribunal Federal têm acompanhado e apoiado as modificações científicas e sociais propiciadas pela FIV.

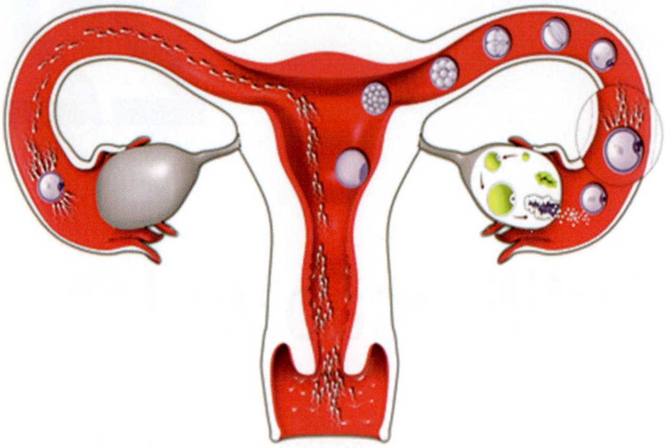

Figura 22.1 Desenho esquemático da fertilização *in vivo*.

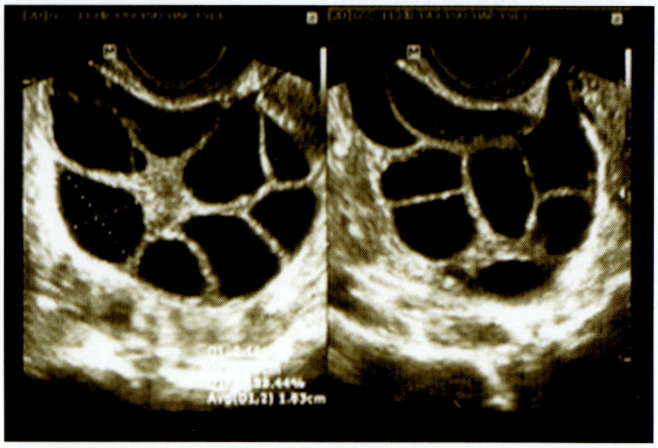

Figura 22.2 Imagem ultrassonográfica dos ovários hiperestimulados.

A FIV é considerada um tratamento de alta complexidade em infertilidade e consiste na fertilização realizada em laboratório, onde os gametas (óvulos e espermatozoides) são manipulados e unidos com o intuito de formar embriões. Na verdade, o que a FIV faz é realizar no laboratório (*in vitro*) apenas uma das etapas da concepção. Após a implantação intrauterina do(s) embrião(ões), a evolução ocorre naturalmente (Figura 22.1).

QUANDO INDICAR A FIV?

- Fator tubário parcial ou total.
- Endometriose moderada/grave ou associada a comprometimento tubário.
- Infertilidade sem causa aparente (ISCA).
- Fator ovulatório severo com falha do tratamento clínico.
- Fator masculino moderado e/ou severo.
- Falha dos tratamentos de baixa complexidade (coito programado e inseminação intrauterina).
- Idade materna avançada.
- Diagnóstico e/ou rastreamento genético pré-implantação (PGD/PGS).

TIPOS DE FERTILIZAÇÃO *IN VITRO*

Encontram-se disponíveis dois tipos de FIV, ou seja, a FIV clássica e a FIV com injeção intracitoplasmática de espermatozoides (*IntraCitoplasmatic Sperm Injection* – ICSI).

Fertilização *in vitro* clássica

Etapas

1. A estimulação é feita com injeções subcutâneas de gonadotrofinas urinárias ou recombinantes (hormônios folículo-estimulante [FSH] e luteinizante [LH]). Agonistas ou antagonistas do hormônio liberador das gonadotrofinas (GnRH) são utilizados para impedir ovulação prematura durante o ciclo de indução. A monitorização é feita por meio da ultrassonografia transvaginal seriada ou, em algumas circunstâncias, com dosagens de estradiol e progesterona (Figura 22.2). Essa etapa dura, em média, 10 a 12 dias. Quando os folículos ovarianos alcançam determinado tamanho (entre 17 e 20mm), o amadurecimento final dos oócitos é desencadeado com uma injeção de gonadotrofina coriônica humana (hCG) que mimetiza o pico natural de LH pré-ovulatório.
2. Acompanhamento com ultrassonografia vaginal para avaliação da resposta às injeções e determinação do dia da coleta dos óvulos.
3. Aspiração dos ovários para obtenção dos óvulos. Esse procedimento é realizado através de uma agulha acoplada a uma sonda de ultrassonografia transvaginal, em sala de cirurgia, com analgesia, e deve ser realizado em torno de 34 horas após o uso de hCG. Caso esse tempo ultrapasse 36 horas, é grande o risco de que ocorra uma ovulação (Figura 22.3).
4. Os óvulos obtidos são levados ao laboratório, onde são colocados em contato com os espermatozoides em uma placa com meio de cultura.
5. Os embriões obtidos são cultivados em 2 a 6 dias, dependendo da indicação do tratamento, do número de embriões

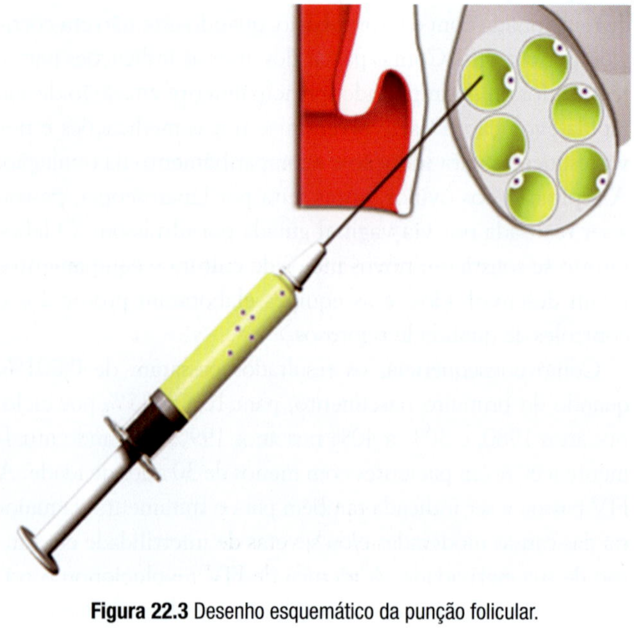

Figura 22.3 Desenho esquemático da punção folicular.

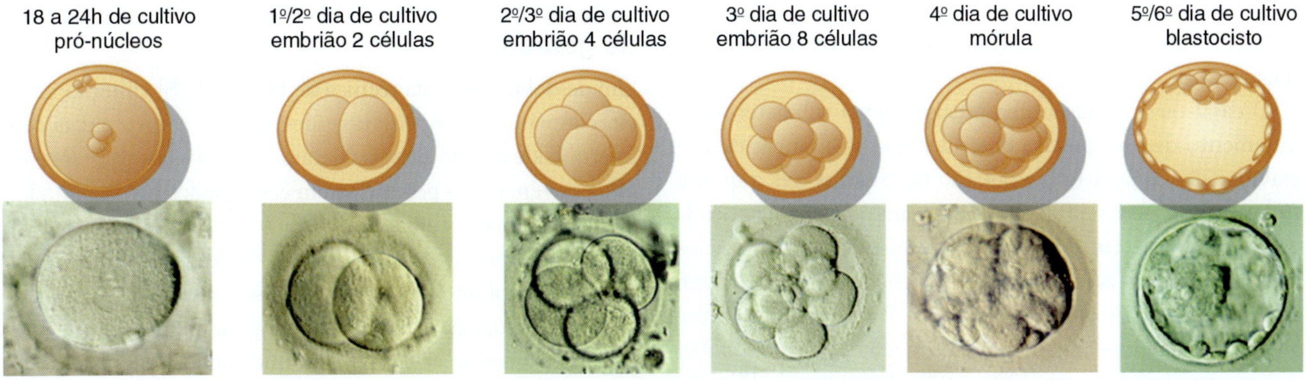

Figura 22.4 Etapas do desenvolvimento embrionário *in vitro*.

e da evolução no laboratório. Serão transferidos depois de 2 a 3 dias de cultivo no estágio de duas a oito células ou depois de 5 a 6 dias, no estágio de blastocisto (Figura 22.4).

6. Os embriões são transferidos para o útero com o auxílio de um cateter de material inerte e atóxico, guiado por ultrassom. A transferência não é mais incômoda do que um exame ginecológico normal. Recomenda-se repouso relativo após a transferência (Figura 22.5).
7. O teste de gravidez é feito cerca de 14 dias após a aspiração dos óvulos.
8. Em caso afirmativo, uma ultrassonografia transvaginal é realizada 14 dias depois do exame de sangue positivo e outra 28 dias após.

Com a evolução técnica e a melhora nos resultados de gravidez, o número de embriões transferidos para o útero foi diminuindo, o que levou a uma queda nas taxas de gravidez múltipla, especialmente de trigêmeos ou mais. Entretanto, essas taxas ainda são consideradas maiores do que na gravidez espontânea, onde as chances de gemelaridade giram em torno de 1%. As normas atuais do Conselho Federal de Medicina orientam a transferência de até dois embriões para pacientes com até 35 anos de idade, até três embriões para pacientes de 36 a 39 anos e, a partir dos 40 anos, até quatro embriões.

Das gestações obtidas com FIV, 72% costumam ser únicas, 25% de gêmeos e 3% de trigêmeos ou mais (Figura 22.6).

As chances de nascimento de uma criança normal após FIV são praticamente iguais às de uma gravidez espontânea, ou seja, o risco de malformação não é maior do que na população saudável em geral. A exceção ocorre nos casos de fator masculino severo associado a microdeleções no cromossomo Y, quando os filhos do sexo masculino vão repetir as alterações encontradas no pai.

Taxas de sucesso

As taxas de sucesso variam de 3% (pacientes com mais de 42 anos de idade) a 60% (Figura 22.7), dependendo principalmente da idade da paciente. Quanto menor a idade da mulher, melhores serão os resultados. De modo geral, as chances começam a diminuir a partir dos 35 anos de idade, caem bastante por volta dos 39 aos 40 anos e baixam vertiginosamente

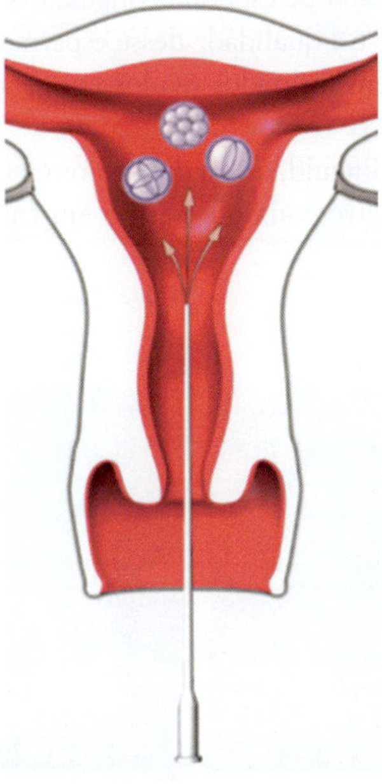

Figura 22.5 Transferência embrionária.

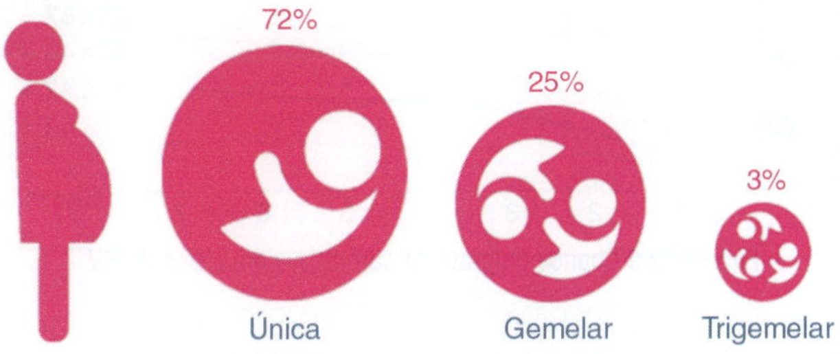

Figura 22.6 Taxas de gravidez múltipla.

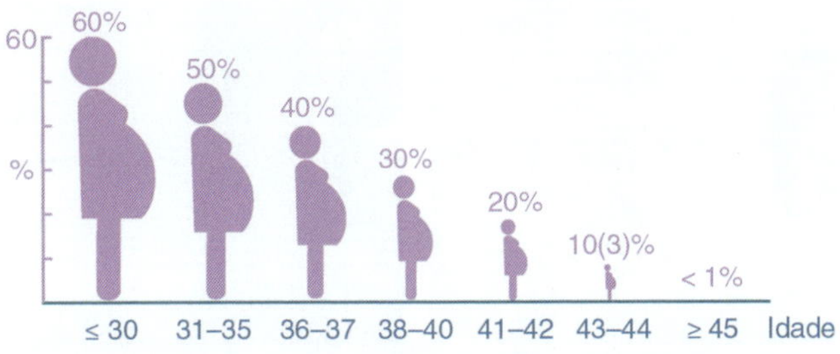

Figura 22.7 Chance de gravidez por tentativa de FIV *versus* idade da mulher.

após os 42 anos. A partir dos 45 anos as chances de engravidar com a FIV utilizando os próprios óvulos se aproximam de zero (Figura 22.8).

O casal ou a paciente que precisa ou vai submeter-se ao tratamento de FIV precisa entender que as chances de engravidar são cumulativas e que são necessários três a quatro ciclos de transferência de embriões para que seja alcançada uma gravidez a termo. Objetivamente, três a quatro ciclos de FIV devolvem ao casal as mesmas chances dos casais sem dificuldades após 1 ano de tentativas. Para mulheres de até 34 anos, as chances anuais são de 80% a 85% (Figura 22.9).

Em aproximadamente 20% a 30% dos ciclos de FIV são obtidos mais embriões do que os que podem ser transferidos por lei. Assim, a disponibilidade de embriões excedentes para congelar é exceção e não a regra como muitos pensam. Nesses casos, os embriões excedentes podem ser criopreservados para outra transferência do mesmo ciclo. As taxas de sucesso com embriões congelados são semelhantes às obtidas com embriões a fresco.

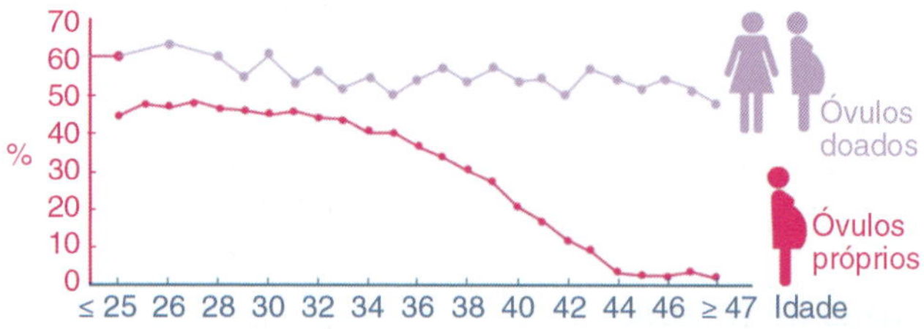

Figura 22.8 Porcentagens de transferência que resultam em nascimentos em ciclos de FIV usando óvulos próprios e óvulos doados.

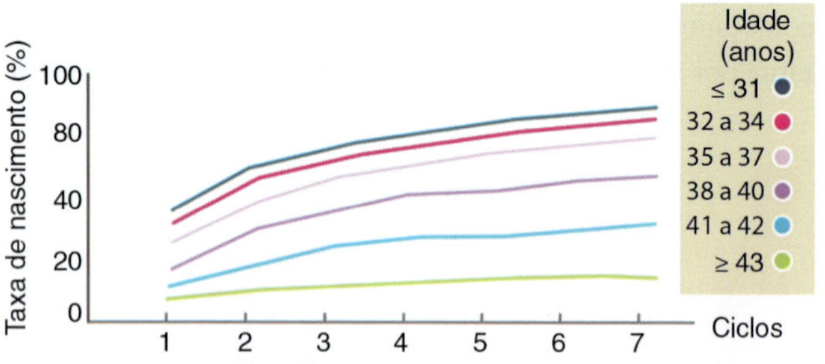

Figura 22.9 Chance de gravidez cumulativa em ciclos de FIV.

Fertilização *in vitro* com micromanipulação de gametas

Um desdobramento da técnica de FIV é a ICSI (injeção intracitoplasmática de espermatozoides). Até 1994, os casais com infertilidade masculina severa eram excluídos dos programas de FIV convencionais por não serem conseguidos bons resultados. Assim, os homens com infertilidade severa ou que haviam feito vasectomia sem a possibilidade ou o sucesso na reversão não podiam contribuir para a gravidez de suas parceiras.

Na ICSI, um espermatozoide é injetado em cada óvulo no laboratório com o auxílio de um microscópio acoplado a um micromanipulador. Esse procedimento possibilitou o tratamento de casais em que o homem tem um número muito baixo de espermatozoides. Muitas vezes não existem espermatozoides no ejaculado, mas eles podem ser obtidos através de uma punção no epidídimo ou no testículo (TESA). Em casos mais severos é necessária uma biópsia testicular (TESE) ou uma microdissecção testicular (micro-TESE). Através da ICSI é possível coletar um único espermatozoide e colocá-lo diretamente dentro do óvulo por meio de uma agulha sete vezes mais fina do que um fio de cabelo (Figura 22.10).

Indicações

- Em caso de alterações importantes na quantidade (oligospermia), movimentação (astenospermia) e morfologia dos espermatozoides (teratospermia).
- Em caso de qualquer alteração que bloqueie o caminho dos espermatozoides do testículo até sua saída na uretra (p. ex., vasectomia, ausência congênita de ducto deferente).
- Em caso de alterações relacionadas com o momento da fertilização, fazendo com que os espermatozoides não sejam capazes de penetrar o óvulo.
- Em caso de falha de fertilização em tentativas anteriores de FIV clássica.
- Quando se tratar de esperma congelado e forem limitadas a quantidade e a qualidade desse esperma.
- Quando forem utilizados óvulos congelados no lugar de óvulos a fresco.
- Em caso de dificuldade ou distúrbios ejaculatórios, como ejaculação retrógrada ou mesmo em casos de eletroejaculação.

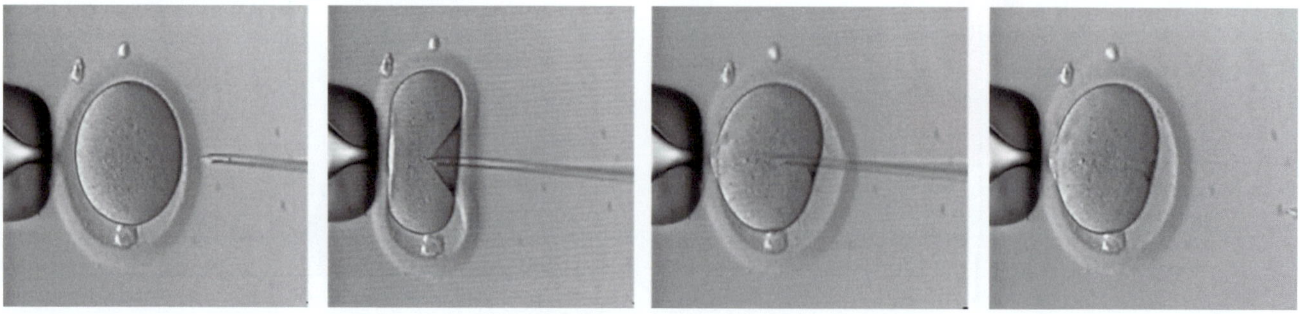

Figura 22.10 Etapas da ICSI.

- Utilização de banco de sêmen (para o próprio casal ou para produção independente ou casais homoafetivos).

A taxa de gravidez inicial com a ICSI é igual à da FIV convencional ou clássica, podendo variar de 3% a 60% nos casos bem selecionados, uma vez que outros fatores, como a idade da parceira e a qualidade dos óvulos obtidos, podem diminuir essas taxas de sucesso. Como na FIV clássica, quanto mais nova for a mulher, melhores serão os resultados.

O acompanhamento das crianças nascidas por meio dessa técnica tem demonstrado que não há aumento nas taxas de malformações ou alterações cromossômicas nessas crianças. Em alguns casos de infertilidade masculina severa (15% a 17%), a causa pode ser genética (microdeleção do cromossomo Y) e, consequentemente, os filhos do sexo masculino gerados podem apresentar, quando adultos, o mesmo problema de infertilidade do pai.

Leitura complementar

Benschop L, Farquhar C, van der Poel N, Heineman MJ. Interventions for women with endometrioma prior to assisted reproductive technology. Cochrane Database Syst Rev 2010; CD008571.

Bhattacharya S, Hamilton MP, Shaaban M et al. Conventional in-vitro fertilisation versus intracytoplasmic sperm injection for the treatment of non-male-factor infertility: a randomised controlled trial. Lancet 2001; 357:2075.

Boulet SL, Mehta A, Kissin DM et al. Trends in use of and reproductive outcomes associated with intracytoplasmic sperm injection. JAMA 2015; 313:255.

Daya S, Gunby J. Luteal phase support in assisted reproduction cycles. Cochrane Database Syst Rev 2004; CD004830.

Fedder J, Loft A, Parner ET et al. Neonatal outcome and congenital malformations in children born after ICSI with testicular or epididymal sperm: a controlled national cohort study. Hum Reprod 2013; 28:230.

Glujovsky D, Farquhar C, Quinteiro Retamar AM et al. Cleavage stage versus blastocyst stage embryo transfer in assisted reproductive technology. Cochrane Database Syst Rev 2016; CD002118.

Johnson N, van Voorst S, Sowter MC et al. Surgical treatment for tubal disease in women due to undergo in vitro fertilisation. Cochrane Database Syst Rev 2010; CD002125.

Kasius A, Smit JG, Torrance HL et al. Endometrial thickness and pregnancy rates after IVF: a systematic review and meta-analysis. Hum Reprod Update 2014; 20:530.

La Marca A, Giulini S, Tirelli A et al. Anti-Müllerian hormone measurement on any day of the menstrual cycle strongly predicts ovarian response in assisted reproductive technology. Hum Reprod 2007; 22:766.

Levi Dunietz G, Holzman C, Zhang Y et al. Assisted reproductive technology and newborn size in singletons resulting from fresh and cryopreserved embryos transfer. PLoS One 2017; 12:e0169869.

Li LL, Zhou J, Qian XJ, Chen YD. Meta-analysis on the possible association between in vitro fertilization and cancer risk. Int J Gynecol Cancer 2013; 23:16.

Marinho RM, Rosa e Silva ACJ,Caetano JPJ, Rodrigues JK.Preservação da fertilidade. Uma nova fronteira em medicina reprodutiva e oncologia.

Palermo G, Joris H, Devroey P, Van Steirteghem AC. Pregnancies after intracytoplasmic injection of single spermatozoon into an oocyte. Lancet 1992; 340:17.

Practice Committees of the American Society for Reproductive Medicine and Society for Assisted Reproductive Technology. Intracytoplasmic sperm injection (ICSI) for non-male factor infertility: a committee opinion. Fertil Steril 2012; 98:1395.

Reardon S. US panel greenlights creation of male 'three-person' embryos. Nature 2016; 530:142.

Steptoe PC, Edwards RG. Birth after the reimplantation of a human embryo. Lancet 1978; 2:366.

van Wely M, Westergaard LG, Bossuyt PM, van der Veen F. Effectiveness of human menopausal gonadotropin versus recombinant follicle-stimulating hormone for controlled ovarian hyperstimulation in assisted reproductive cycles: a meta-analysis. Fertil Steril 2003; 80:1086.

Youssef MA, Abou-Setta AM, Lam WS. Recombinant versus urinary human chorionic gonadotrophin for final oocyte maturation triggering in IVF and ICSI cycles. Cochrane Database Syst Rev 2016; 4:CD003719.

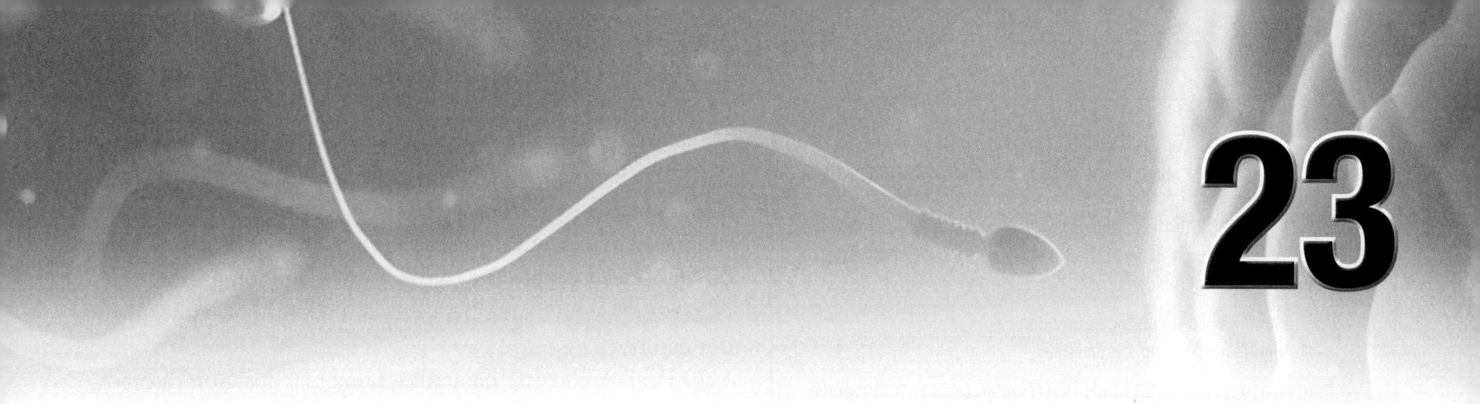

23

Diagnóstico Genético Pré-Implantacional

Sofia Gouveia Nunes
Sandro Magnavita Sabino

INTRODUÇÃO

Os testes genéticos pré-implantação (PGT – *Preimplantation Genetic Testing*)* oferecem aos casais que estão passando pelo tratamento de fertilização *in vitro* (FIV) a possibilidade de uma descendência livre das alterações genéticas e/ou cromossômicas. Durante os PGT é feito o estudo dos oócitos e/ou embriões, e apenas aqueles não afetados pela alteração a ser estudada serão transferidos para o útero materno, promovendo assim o nascimento de um bebê saudável.

As primeiras gestações com o uso das técnicas de PGT surgiram em 1990, 12 anos após o nascimento de Louise Brown, o primeiro bebê concebido por FIV. O exame diagnóstico obtido após biópsia embrionária apareceu como uma alternativa ao diagnóstico genético realizado durante o pré-natal, sendo no início utilizado apenas para descartar doenças ligadas ao cromossomo X.

Atualmente, os PGT deixaram de ser considerados uma técnica experimental na medicina reprodutiva e passaram a ser utilizados com frequência em todo o mundo para o tratamento de FIV, e milhares de crianças saudáveis já nasceram. Por essa razão, os PGT são referidos como um procedimento seguro e eficaz.

Vários tipos de diagnóstico pré-natal podem ser feitos nas muitas etapas da gravidez. Os menos invasivos são os testes sanguíneos, que podem ser realizados a partir da décima semana de gestação e analisam o DNA fetal que circula no sangue materno. Essa análise detecta alterações numéricas nos cromossomos 13, 18 e 21 e nos cromossomos sexuais. Sua confiabilidade é de aproximadamente 97% a 99% e, uma vez que não estuda todo o cariótipo do recém-nascido, muitas vezes outro estudo pré-natal poderá ser necessário em caso de suspeita de alteração cromossômica.

O estudo das vilosidades coriônicas e a amniocentese são, por sua vez, estudos pré-natais invasivos. O primeiro é realizado entre 10 e 16 semanas de gestação e o segundo, a partir da 16ª semana. Ambos têm a confiabilidade de 99% e promovem um estudo completo do cariótipo do bebê. Após a realização de um desses testes, o casal pode ser confrontado com um resultado alterado e tem duas escolhas: continuar com a gravidez e ter um filho com alterações genéticas e/ou cromossômicas ou interromper a gestação (nos países onde o aborto é permitido). Essa é uma decisão difícil para os futuros pais, especialmente porque já se encontram em um estado avançado de gestação. Uma das grandes vantagens dos PGT é o fato de estabelecerem um exame diagnóstico antes da gravidez, evitando essa decisão muitas vezes traumática para o casal.

Nos PGT podem ser estudados vários tipos de alterações genéticas/cromossômicas nos embriões: estudo das aneuploidias (PGT-A – *Preimplantation Genetic Testing for Aneuploidy*), estudo das alterações cromossômicas estruturais (PGT-SR – *Preimplantation Genetic Testing for Structural Rearrangements*) e estudo de alterações monogênicas (PGT-M – *Preimplantation Genetic Testing for Monogenic disorders*). A escolha do estudo genético depende do diagnóstico médico do casal.

*Anteriormente, a denominação mais usada era *Preimplantation Genetic Diagnosis* (PGD), muitas vezes de maneira genérica, quando se fazia referência ao tema. Essa denominação é mais aplicada quando existe histórico familiar ou pessoal de doença genética e/ou cromossômica. A expressão *Preimplantacional Genetic Screening* (PGS) é utilizada quando a técnica da biópsia embrionária é aplicada com o objetivo de aumentar as taxas de sucesso e/ou reduzir os riscos de anomalias cromossômicas na ausência de histórico familiar ou pessoal de doenças genéticas ou anomalias cromossômicas (que podem estar presentes, por exemplo, em situações de abortamento de repetição).

Quadro 23.1 Indicações mais comuns para realização de PGD/PGS (PGT)

PGD	Histórico familiar ou pessoal de doença hereditária
	Consanguinidade com identificação de risco de transmissão de doença monogenética
	Após identificação de mutação de genes em teste de compatibilidade genética do casal
	Diagnóstico de compatibilidade HLA (*Human Leukocyte Antigens*)
PGS	Idade materna
	Histórico de aborto habitual
	Falhas de implantação após tratamentos de fertilização assistida (FIV)
	Testes genéticos de espermatozoides positivos, evidenciando aumento de defeitos de meiose
	Aumento da taxa de sucesso na FIV (indicação questionável – diversos estudos evidenciam que a realização rotineira do PGS não aumenta as taxas de sucesso do tratamento de reprodução assistida)

TIPOS DE DIAGNÓSTICO GENÉTICO PRÉ-IMPLANTACIONAL

Estudo de aneuploidias (PGT-A)

As aneuploidias são as alterações genéticas mais frequentes na espécie humana, e diversos estudos mostraram que mais de 50% dos embriões gerados por FIV são aneuploides. Diversas tentativas foram feitas para estabelecer uma correlação entre a avaliação morfológica do embrião ao longo de seu desenvolvimento em laboratório e a dotação cromossômica. Por exemplo, Magli e cols. chegaram à conclusão de que aqueles embriões que em D3 (terceiro dia de desenvolvimento embrionário) apresentavam desenvolvimento lento (três a quatro células) ou rápido (mais de nove células) tinham risco elevado de aneuploidia. Também foi encontrada uma relação direta entre a maior porcentagem de fragmentação, assimetria das células e multinucleação com a maior probabilidade de embriões aneuploides. No entanto, nenhuma dessas características é suficiente para prever a dotação cromossômica dos embriões.

O PGT-A consiste na análise numérica dos cromossomos presentes nas células biopsiadas com o objetivo de selecionar um embrião euploide. Com essa técnica é possível identificar monossomias e trissomias que afetem cromossomos individuais presentes nos embriões que dariam origem, por exemplo, a alterações cromossômicas nos embriões analisados. É o caso da síndrome de Down (trissomia do 21) e da síndrome de Patau (trissomia do 13). Com o PGT-A é possível também identificar alterações numéricas que afetam a dotação cromossômica completa, como a triploidia e a haploidia.

Um estudo recente (Rubio e cols., 2017) mostra a prevalência das várias alterações cromossômicas encontradas em 330 embriões humanos gerados por FIV em mulheres com idades compreendidas entre 38 e 41 anos (Figura 23.1). Os cromossomos que tiveram as taxas de aneuploidias mais elevadas foram os cromossomos 15 (9,2%), 16 (11,8%), 21 (7,1%) e 22 (13,6%).

Atualmente, existem várias indicações médicas para a recomendação do PGT-A ao casal para o tratamento de FIV: idade materna avançada (> 38 anos), histórico de dois ou mais abortos espontâneos do casal, histórico de dois ou mais tratamentos de infertilidade sem gestação, cromossomopatia prévia em recém-nascidos do casal e fator masculino severo (concentração espermática < 5 milhões de espermatozoides/mL; FISH de espermatozoides alterado).

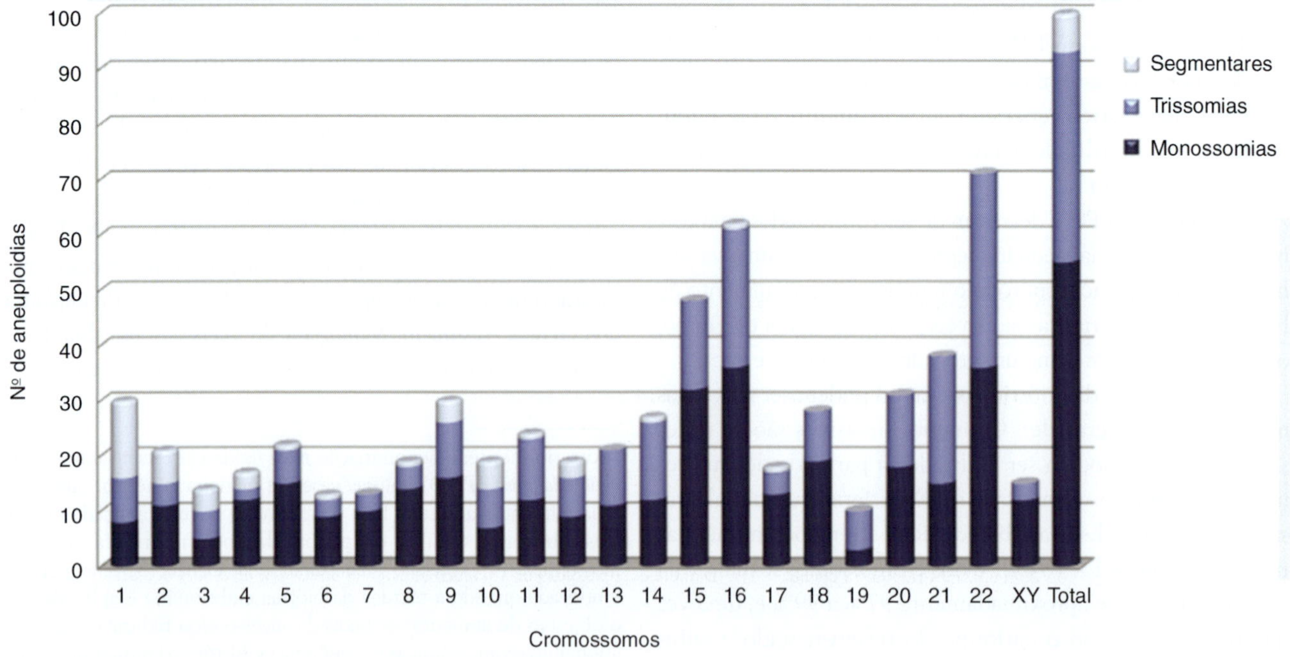

Figura 23.1 Taxas de aneuploidias em relação ao par cromossômico. Distribuição de aneuploidias em embriões não caóticos. (Reproduzida de Rubio. PGD-A in advanced maternal age. Fertil Steril 2017.)

Vários estudos apontam que a realização do diagnóstico de PGT-A nos tratamentos de FIV está associada à melhora dos resultados, principalmente em mulheres com mais de 37 anos de idade. Vários fatores contribuem para a ineficiência dos tratamentos, sendo o principal a idade materna, que está diretamente relacionada com o aumento da taxa de aneuploidias nos embriões. Apesar de existir uma pequena correlação entre a avaliação morfológica dos embriões e a presença de aneuploidias, os dados morfológicos não são suficientes para evitar que embriões aneuploides sejam transferidos para a cavidade uterina. A realização do PGT-A torna possível selecionar apenas embriões euploides para transferência para o útero materno.

Estudo de alterações estruturais (PGT-SR)

Nos casos em que um dos membros do casal apresente alterações estruturais no cariótipo será recomendada a realização do PGT-SR. Esse diagnóstico vai possibilitar identificar a presença de alterações estruturais, como translocações (recíprocas ou robertsonianas), inversões e deleções, e selecionar embriões não portadores. Muitas dessas alterações no cariótipo são também responsáveis por abortos dos casais ou pela ausência de gravidez.

Diagnóstico de doenças monogênicas (PGT-M)

As técnicas de diagnóstico genético evoluíram muito e atualmente é possível identificar diversas mutações genéticas. Nesses casos, os embriões são analisados para o diagnóstico de uma doença específica e no final serão transferidos apenas os embriões que não estiverem afetados.

METODOLOGIA

Biópsia embrionária

A biópsia embrionária pode ser realizada em várias etapas do desenvolvimento: (1) no primeiro corpúsculo polar (CP) do oócitos; (2) no segundo CP do zigoto; (3) nos blastômeros dos embriões na fase de células (no terceiro dia de desenvolvimento embrionário); (4) nas células do trofoectoderma dos embriões na fase de blastocisto.

Biópsia de blastocisto

Quando atinge a fase de blastocisto, o embrião contém entre 200 e 300 células que já se encontram diferenciadas. Um aglomerado de células compõe a massa celular interna (MCi) que mais tarde irá originar o feto. As células restantes fazem parte do trofoectoderma e darão origem aos anexos embrionários, como é o caso da placenta (células que envolvem o blastocisto, localizadas na parte externa). Quando a biópsia embrionária é realizada nessa etapa do desenvolvimento, são recolhidas em média 5 a 10 células do trofoectoderma. É fundamental que a MCi esteja bem definida e localizada para que não sofra dano durante o procedimento.

Uma das principais vantagens na realização de biópsia nessa etapa é a possibilidade de retirada de um número maior de células para estudo genético sem que a vitalidade do embrião seja comprometida. Além disso, a biópsia em estágio de blastocisto torna possível a realização desse procedimento em um número menor de embriões, já que a maioria deles cessa seu desenvolvimeto durante o cultivo em laboratório, antes de atingir essa fase. Isso é uma vantagem técnica com relação à redução do tempo gasto para a realização do procedimento laboratorial. Outra grande vantagem é a redução dos custos, já que haverá um número menor de embriões a serem analisados (Quadro 23.2).

CONTROVÉRSIAS

O principal questionamento e as maiores controvérsias relativas à realização do PGD/PGS estão relacionados com a possibilidade de mosaicismo nos embriões. Diversos estudos demonstram que embriões mosaicos podem corrigir essas alterações ao longo de seu desenvolvimento, levando à formação de fetos cromossomicamente normais. Desse modo,

Quadro 23.2 Comparação das técnicas de biópsia de acordo com o estágio de desenvolvimento embrionário

Denominação	Características	Aplicações
Biópsia de corpúsculo polar (CP)	Essa biópsia pode ser de um ou dois CP. Para o estudo das aneuploidias o ideal é biopsiar os dois CP	Essa técnica avalia apenas aneuploidias de origem materna e por isso tem sua aplicabilidade limitada Também pode ser indicada para mutações genéticas de origem materna
Biópsia de blastômeros	São retirados um ou dois blastômeros em embriões no terceiro dia de desenvolvimento (seis a oito células)	Possibilita o diagnóstico de anomalias estruturais de origens materna e paterna e detecta aneuploidias de ambos os progenitores Detecta aneuploidias pós-zigóticas de origens materna e paterna. Pode ser utilizada para identificar mutações genéticas de ambos os progenitores. O principal problema dessa técnica é a possibilidade de mosaicismo
Biópsia de blastocistos	Biópsia que possibilita a análise de várias células do trofoectoderma sem interferir na massa celular interna de onde provém o feto	Possibilita o diagnóstico de anomalias estruturais de origens materna e paterna e detecta aneuploidias de ambos os progenitores Detecta aneuploidias pós-zigóticas de origens materna e paterna. Pode ser utilizada para identificar mutações genéticas de ambos os progenitores. O principal problema dessa técnica é a possibilidade de mosaicismo, já que são analisadas células apenas do trofoectoderma e não da massa celular interna que dá origem ao feto

Fonte: Remohí J, Cobo A, Romero J, de Los Santos MJ, Pellicer A. Manual práctico de esterilidad y reproducción humana. 3. ed. 2008.

as células analisadas podem conduzir a resultados de PGD/PGS incorretos, originando falso-positivos e levando, assim, à destruição de embriões normais. Gleicher e cols. relatam que três centros em Nova York se propuseram a transferir embriões com monossomias nas situações em que não havia embriões euploides. O estudo envolveu apenas cinco casais, três dos quais engravidaram e tiveram recém-nascidos.

Segundo Santiago Munné, a maioria dos estudos revela a presença de mosaicismo em cerca de 25% a 30% dos embriões. O autor estima uma taxa de falso-positivo em torno de 4,3% e 1,3% de falso-negativo. A presença de mosaicismo em menos de 40% das células analisadas é indicativa de embriões de bom prognóstico. Outro fator que pode influenciar a evolução é o cromossomo afetado, sendo os cromossomos 2, 7, 13, 14, 15, 16, 18, 21, X e Y os de pior prognóstico.

Outra controvérsia diz respeito à realização do PGS rotineiramente com o objetivo de aumentar as taxas de gestação nos tratamentos de FIV. Diversos estudos mostram que essa prática não apresenta vantagens em pacientes de bom prognóstico ou com idade inferior a 37 anos. Alguns estudos sugerem a realização rotineira do PGS em pacientes com mais de 37 anos, apresentando maiores taxas de sucesso e menores de abortamento.

Leitura complementar

Fragouli E, Alfarawati S, Spath K et al. The origin and impact of embryonic aneuploidy. Hum Genet 2013; 132:1001-13.

Franasiak J, Forman E, Hong K et al. The nature of aneuploidy with increasing age of the female partner: a review of 15,169 consecutive trophectoderm biopsies evaluated with comprehensive chromosomal screening. Fertil Steril 2014; 101:656-63.

Giradet A et al. Thirteen years' experience of 893 PGD cycles for monogenic disorders in a publicly funded, nationally regulated regional hospital service. Reprod Biomed Online 2018; 36:154-63.

Gleicher N, Vidali A, Braverman J, Kushnir VA, Albertini DF, Barad DH. Further evidence against use of PGS in poor prognosis patients: report of normal births after transfer of embryos reported as aneuploid. Fertil Steril 2018; 104:59.

Handyside AH, Kontogianni EH, Hardy K, Winston, RM. Pregnancies from biopsied human preimplantation embryos sexed by Y-specific DNA amplification. Nature 1990 Apr 19; 344:768-70.

Hardarson T, Caisander G, Sjögren A, Hanson C, Hamberger L, Lundin K. A morphological and chromosomal study of blastocysts developing from morphologically suboptimal human pre-embryos compared with control blastocysts. Hum Reprod 2003; 18:399-407.

Magli MC, Gianaroli L, Munné S, Ferraretti AP. Incidence of chromosomal abnormalities from a morphologically normal cohort of embryos in poorprognosis patients. J Assist Reprod Genet 1998; 15:299-301.

Masbou AK, Friedentha J et al. A comparative study of preimplantation genetic screening (PGS) vs no PGS in donor egg single embryo transfer cycles reveals limited benefit of biopsy on pregnancy rates. Fertil Steril 2017; 107:e21-e22.

Meyer LR, Kçopstein S et al. A prospective randomized controlled trial of preimplantation genetic screening in the "good prognosis" patient. Fertil Steril 2009; 91:1731-8.

Munné S, Sandalinas M, Escudero T et al. Improved implantation after preimplantation genetic diagnosis of aneuploidy. Reprod Biomed Online 2003, 7:91-7.

Munné S. Chromosome abnormalities and their relationship to morphology and development of human embryos. Reprod Biomed Online 2006; 12:234-53.

Munné S. Mosaicism and error rates in PGD. Reprod Biomed Online 2008; 16(3):5-6.

Preimplantation Genetic Diagnosis International Society (PGDIS). Guidelines for good practice in PGD: programme requirements and laboratory quality assurance. Reprod Biomed Online 2008; 16(1):134-47.

Rabinowitz M, Ryan A, Gemelos G et al. Origins and rates of aneuploidy in human blastomeres. Fertil Steril 2012; 97:395-400.

Remohí J, Cobo A, Romero J, de los Santos MJ, Pellicer A. Manual práctico de esterelidad y reproducción humana. 3. ed. 2008:311-8.

Rubio C, Bellver J, Rodrigo L et al. In vitro fertilization with preimplantation genetic diagnosis for aneuploidies in advanced maternal age: a randomized, controlled study. Fertil Steril 2017 May; 107(5):1122-9.

Scott Jr RT, Upham KM, Forman EJ, Zhao T, Treff NR. Cleavage-stage biopsy significantly impairs human embryonic implantation potential while blastocyst biopsy does not: a randomized and paired clinical trial. Fertil Steril 2013; 100:624-30.

Sermon K, Capalbo A, Cohen J et al. The why, the how and the when of PGS 2.0: current practices and expert opinions of fertility specialists, molecular biologists, and embryologists. Mol Hum Reprod 2016; 22:845-57.

Tanaka A, Tanaka I, Nagayoshi M et al. PGD or natural conception? recommendations for couples with recurrent miscarriages caused by translocation chromosomal aberrations. Fertil Steril 2013, supplement: 203.

24

Preparo Endometrial para Transferência de Embriões Congelados

James J. Stachecki

INTRODUÇÃO

A transferência de embriões congelados (TEC) tornou-se um procedimento de rotina em razão de sua efetividade e eficiência em geral. A vitrificação de gametas e embriões humanos na atualidade é extremamente bem-sucedida, e quase todas as clínicas usam o congelamento rápido em vez do congelamento lento para armazenar os embriões excedentes. As taxas de sucesso publicadas sobre a vitrificação e o sucesso clínico global mudaram esse campo e a maneira pela qual fazemos a fertilização *in vitro* (FIV), permitindo que cada vez mais pacientes tenham uma gravidez bem-sucedida. Contudo, apesar de todos os avanços nesse campo ao longo dos últimos 20 anos, alguns problemas ainda impedem um resultado positivo em muitos casos. Este capítulo vai enfocar o problema do preparo incorreto do útero para transferência de um embrião congelado e como uma leve assincronia pode levar a uma gravidez fracassada.

EVOLUÇÃO DA TRANSFERÊNCIA DE EMBRIÕES CONGELADOS

A melhoria nas condições de cultivo alterou dramaticamente o sucesso da FIV. O cultivo de embriões até e além do quinto dia (D5) melhorou significativamente nos últimos 15 a 20 anos e as transferências de blastocistos são agora a norma, pelo menos nos EUA. Isso possibilitou uma melhor seleção de embriões para transferência. O aperfeiçoamento nos testes genéticos melhorou ainda mais o processo de seleção. Com essa tecnologia tornou-se possível transferir embriões euploides e melhorar os resultados. Além disso, com processos de vitrificação tão bem-sucedidos, hoje é possível decidir se é melhor transferir embriões frescos ou congelados.

Presumiu-se que o ambiente uterino em um ciclo de estimulação ovariana controlada (EOC) pode não ser tão bom quanto em um ciclo natural ou com uma preparação controlada para um ciclo de TEC. Inúmeros estudos identificaram efeitos prejudiciais da EOC no desenvolvimento endometrial, na implantação do embrião, na placentação e no peso do recém-nascido ao nascimento. Sabemos igualmente que os receptores de progesterona são sub-regulados mais cedo nos ciclos de EOC e que a histologia endometrial avançada se correlaciona à elevação prematura de progesterona (P4) e ao fracasso da implantação.

Horcajades e cols. mostraram que após a EOC o endométrio está "histologicamente avançado, bioquimicamente diferente e genomicamente desregulado". Também foi demonstrado que o potencial de implantação difere de blastocistos D5 *vs.* D6, e isso é consistente com o desenvolvimento endometrial avançado nos ciclos de EOC, de modo que embriões mais lentos têm menor probabilidade de implantação por perderem a janela de implantação.

Se tudo isso for verdadeiro (e as evidências publicadas são bastante convincentes), ciclos de congelamento de todos os embriões (conhecidos como *freeze all*) vão evitar a transferência de embriões frescos para um ambiente uterino estimulado que pode ser subótimo para implantação e desenvolvimento. O resultado final é que mais e mais clínicas estão usando tanto a transferência de embrião único (TEU) como os ciclos de *freeze all*, especialmente para suas pacientes de idade mais avançada (> 37 anos).

A TEU demonstrou reduzir a frequência de gestações múltiplas e os riscos e os custos associados a gêmeos e múltiplos fetos, mas ainda mantém uma alta taxa de bebês em casa. Coletivamente, a melhora na cultura do embrião, o aperfeiçoamento dos testes genéticos e da biópsia de blastocistos e o fato de se evitar a transferência em um ciclo a fresco têm perpetuado as TEC.

Ensaios controlados randomizados, comparando a transferência de embrião a fresco *vs.* congelado, demonstraram melhora dos resultados com a técnica de *freeze all*. Em 2014, os Centers for Disease Control (CDC) demonstraram que as taxas de implantação e as porcentagens de transferência que resultaram em crianças nascidas vivas por meio da TEC superaram as de embriões frescos em todos os grupos etários e as melhoras se tornaram mais significativas com a idade. A TEC pode ter taxas de implantação e de gravidez semelhantes às de ciclos a fresco de doadores jovens recentes (65,9% *vs.* 62,1% e 79% *vs.* 75%, respectivamente). Shapiro concluiu que, na ausência de degeneração após o descongelamento, os embriões transferidos em ciclos de TEC conseguem ser implantados tão prontamente como aqueles de ciclos de doadores a fresco. Em estudo publicado em 2012, ele demonstrou que a transferência de um único blastocisto congelado obteve taxas de gravidez, clínica e em andamento, melhores do que as transferências de blastoscistos e frescos.

Existem riscos associados à transferência de embrião congelado. Contudo, os resultados de inúmeros estudos de risco são favoráveis à TEC. Os resultados perinatais apontam um peso médio ao nascimento maior com a TEC, mas apenas 11g maior do que com a concepção natural, um risco reduzido de baixo peso ao nascimento, de recém-nascido pequeno para a idade gestacional e de nascimento pré-termo, bem como risco reduzido de hemorragia pré-parto, placenta prévia, aborto e mortalidade pré-natal. A TEC também foi associada a risco reduzido de hiperestimulação ovariana de início tardio, gravidez ectópica e pré-eclâmpsia.

PREPARO

Infelizmente, muitos embriões bons não produzem um bebê, mesmo com uma boa cultura de embriões e um bom sistema de vitrificação. A última peça no quebra-cabeça da produção de uma gravidez saudável, ou pelo menos uma gravidez bem-sucedida com batimento cardíaco fetal, é o procedimento de transferência de embriões. A transferência pode ser afetada por inúmeros fatores, incluindo problemas específicos de cada paciente, contaminação do cateter, embriões retidos ou expulsos, tipo de cateter, meios de cultura usados, adjuvantes, momento da transferência etc. Esses fatores são importantes e devem ser criticamente examinados, o que, no entanto, está além do escopo deste capítulo. Obviamente, é importante realizar a transferência corretamente, mas a preparação uterina apropriada não é tão óbvia assim e tem sido a causa de muitos ciclos malsucedidos. No restante deste capítulo vamos enfocar esse tópico.

À medida que as clínicas aumentam suas taxas de TEC e/ou passam para ciclos *freeze all*, seria de supor que com base nas evidências na literatura a taxa de gravidez e de bebês levados para casa naturalmente iria aumentar. Contudo, uma preparação uterina incorreta leva ao aumento tanto das falhas na gravidez como do risco de gravidez bioquímica. Por ser de difícil determinação, a preparação subótima normalmente passa despercebida meses a fio. A análise das taxas de gravidez bioquímica, gravidez clínica e partos ao longo do tempo e entre os ciclos mostrará se algo está errado. Um aumento geral nas gestações bioquímicas e a diminuição dos batimentos cardíacos fetais e/ou das taxas de parto ao longo de um período de tempo podem ser um forte indicador de preparação uterina deficiente.

Uma gravidez se inicia somente quando o embrião está pronto para ser implantado e apenas quando o útero está pronto para implantação. Essa janela de implantação, embora tipicamente tenha a duração de 12 a 24 horas, pode variar e diferir entre as pacientes. Assim como em caso de assincronia embrião-endométrio que ocorre na EOC e leva à redução da implantação, um cenário similar pode ocorrer na TEC. A preparação uterina apropriada é a chave para sincronizar as janelas de implantação do útero e do embrião. Casper e Yanushpolsky reviram recentemente (2016) esse tópico e seu trabalho pode servir como uma boa fonte de informação adicional.

A morfologia endometrial é um fator de predição apropriado da receptividade à implantação, e o controle hormonal da receptividade endometrial inclui uma fase de preparação de estrogênio seguida pela secreção de P4, que promove as alterações endometriais necessárias. A P4 prepara o endométrio para implantação dos blastocistos e induz o desenvolvimento endometrial, sendo denominada "o hormônio da gravidez". O estrogênio aumenta a espessura endometrial e é administrado por aproximadamente 2 semanas até a espessura alcançar cerca de 7mm. Nesse momento tem início a administração de P4 pelo número de dias proporcional ao estágio do embrião descongelado. Assim, um blastocisto no D5 precisará de 5 dias de P4. Por isso, são amplamente sugeridos o descongelamento e a transferência (blasto D5) no D6 de administração de P4. No entanto, é de conhecimento geral que aproximadamente 25% das mulheres podem estar fora de fase e precisarão de P4 por mais tempo antes da transferência do embrião.

A dose e o momento ideal são muito importantes. Por exemplo, é amplamente sugerida a realização do descongelamento e da transferência de um blasto D5 no D6 de administração intramuscular de P4. Por outro lado, não queremos avançar o endométrio usando P4 demais e, assim, fechar a janela de implantação prematuramente. Apesar das diferenças individuais entre as pacientes, o que pode levar a falhas nas gestações, a ideia básica é otimizar a preparação uterina de modo que as taxas gerais de gravidez por TEC sejam altas e as de gestações bioquímicas permaneçam no mesmo nível ou abaixo das de embriões transferidos a fresco.

O tipo de progesterona é muito importante e pode fazer diferença nas taxas de gravidez. Todavia, estudos randomizados controlados mostraram que tanto a P4 vaginal como a intramuscular (não disponível no Brasil) são igualmente efetivas, com semelhança global nas taxas de gravidez. Há prós e contras tanto para a P4 vaginal como para a intramuscular, e esses aspectos devem ser considerados antes do uso. A meia-vida curta da P4 natural (usada em suplementos vaginais) torna obrigatória a administração de múltiplas doses diárias para que sejam mantidos os níveis séricos da P4 natural. Em contraste, a P4 intramuscular em óleo apresenta liberação contínua ao longo do tempo e tem, portanto, meia-vida mais longa, tornando necessárias menos doses. No entanto, em razão de sua via de administração, a P4 intramuscular leva mais tempo para começar a agir no útero, o que pode tornar necessário um período maior de administração antes da transferência embrionária.

Conforme referido anteriormente, o tempo de duração da P4 é criticamente importante para a implantação e a manutenção da gravidez. Dependendo do tipo de P4 usada, da dose e de quando é administrada, tudo pode afetar a duração da receptividade endometrial. Como ponto de partida, a variação de 108 a 144 horas após o início da P4 constitui um bom momento para a transferência do embrião (Shapiro, comunicação pessoal). Portanto, pode-se calcular o momento exato entre o início da P4 em uma paciente (seja de manhã, no meio do dia ou à noite) e o agendamento da transferência (manhã, meio do dia ou à tarde). Se esse tempo estiver muito próximo do final ou fora da janela de 108 a 144 horas, poderá ser um bom indicador da administração inadequada de P4. Contudo, como nem todas as pacientes respondem da mesma maneira, é preciso levar em consideração todos os fatores, muitos dos quais são descritos, ainda que brevemente, neste capítulo.

A progesterona também pode afetar a contratilidade uterina e influenciar as taxas de implantação e gravidez. Foi demonstrado que um aumento nas contrações miometriais está associado à diminuição das taxas de gravidez e de gestações ectópicas tubárias. Fanchin mostrou que a taxa se correlacionava aos níveis séricos de P4, com níveis maiores relacionados com menor contratilidade e vice-versa. Portanto, a transferência de embrião durante um momento de baixa contratilidade uterina promove melhores resultados nas gestações. O estrogênio aumenta a contratilidade uterina e a ação da onda subendometrial, ao passo que a P4 antagoniza essa ação. Cicinelli mostrou que as concentrações endometriais são maiores com P4 vaginal *versus* P4 IM, sugerindo que, quanto maiores os níveis séricos de P4 após a administração IM, maior a redução das contrações uterinas. Essa pode ser uma das razões pelas quais muitos médicos ainda usem P4 IM, apesar de algumas vezes o regime de injeção ser doloroso. O intervalo entre a administração da P4 vaginal e o momento real da TEC no dia seguinte pode ser grande o suficiente para resultar em baixa concentração de P4 no útero e contrações. Essa lacuna não ocorre com a P4 IM em razão da liberação contínua e das maiores concentrações séricas. Casper sugeriu, portanto, que a P4 IM pode aquietar mais a atividade endometrial do que a P4 vaginal, pelo menos até a implantação, quando pode ser considerada uma mudança para a administração de P4 vaginal.

CONSIDERAÇÕES FINAIS

O grande esforço para coletar, fertilizar e cultivar um embrião até o estágio de blastocisto pode ser desperdiçado completamente no momento da transferência do embrião. Muitas vezes, um embrião com boa aparência é implantado e não consegue se desenvolver. Descobrimos que um dos principais problemas é a assincronia entre o embrião e o endométrio, decorrente principalmente de um regime inadequado de P4. Em geral, esse é um problema relacionado com o momento ideal, mas o tipo e a dose de P4 também vão afetar o resultado final. O lado bom é que esse problema na maioria dos casos pode ser corrigido facilmente. Esperamos que os breves detalhes fornecidos aqui venham a ser de grande ajuda para alertar e ajudar a corrigir esse problema presente em muitas clínicas de FIV ao redor do mundo.

Leitura complementar

Bergh PA, Navot D. The impact of embryonic development and endometrial maturity on the timing of implantation. Fertil Steril 1992; 58:537-42.

Casper RF, Yanushpolsky EH. Optimal endometrial preparation for frozen embryo transfer cycles: window of implantation and progesterone support. Fertil Steril 2016; 105: 867-72.

Casper RF. Luteal phase support for frozen embryo transfer cycles: intramuscular or vaginal progesterone? Fertil Steril 2014; 101:627-8.

Cicinelli E, de Ziegler D, Bulletti C, Matteo MG, Schonauer LM, Galantino P. Direct transport of progesterone from vagina to uterus. Obstet Gynecol 2000; 95:403-6.

Coutifaris C, Myers ER, Guzick DS et al. Histological dating of timed endometrial biopsy tissue is not related to fertility status. Fertil Steril 2004; 82:1264-72.

Coutifaris C. "Freeze only" An evolving standard in clinical in vitro fertilization. N Engl J Med 2016; 375:577-9.

Dal Prato L, Bianchi L, Cattoli M, Tarozzi N, Flamigni C, Borini A. Vaginal gel versus intramuscular progesterone for luteal phase supplementation: a prospective randomized trial. Reprod Biomed Online 2008; 16:361-7.

de Ziegler D, Fanchin R, de Moustier B, Bulletti C. The hormonal control of endometrial receptivity: estrogen (E2) and progesterone. J Reprod Immunol 1998; 39:149-66.

De Ziegler D, Fanchin R, Massonneau M, Bergeron C, Frydman R, Bouchard P. Hormonal control of endometrial receptivity. The egg donation model and controlled ovarian hyperstimulation. Annals of the New York Academy of Sciences 1994; 734:209-20.

Fanchin R, Harmas A, Benaoudia F, Lundkvist U, Olivennes F, Frydman R. Microbial flora of the cervix assessed at the time of embryo transfer adversely affects in vitro fertilization outcome. Fertil Steril 1998; 70:866-70.

Fanchin R, Righini C, Ayoubi JM, Olivennes F, de Ziegler D, Frydman R. [Uterine contractions at the time of embryo transfer: a hindrance to implantation?]. Contracept Fertil Sex 1998; 26:498-505.

Fanchin R, Righini C, de Ziegler D, Olivennes F, Ledee N, Frydman R. Effects of vaginal progesterone administration on uterine contractility at the time of embryo transfer. Fertil Steril 2001; 75:1136-40.

Fox C, Morin S, Jeong JW, Scott RT Jr., Lessey BA. Local and systemic factors and implantation: what is the evidence? Fertil Steril 2016; 105:873-84.

Franasiak JM, Ruiz-Alonso M, Scott RT, Simon C. Both slowly developing embryos and a variable pace of luteal endometrial progression may conspire to prevent normal birth in spite of a capable embryo. Fertil Steril 2016; 105:861-6.

Gomaa H, Casper RF, Esfandiari N, Bentov Y. Non-synchronized endometrium and its correction in non-ovulatory cryopreserved embryo transfer cycles. Reprod Biomed Online 2015; 30:378-84.

Horcajadas JA, Diaz-Gimeno P, Pellicer A, Simon C. Uterine receptivity and the ramifications of ovarian stimulation on endometrial function. Semin Reprod Med 2007; 25:454-60.

Kahraman S, Karagozoglu SH, Karlikaya G. The efficiency of progesterone vaginal gel versus intramuscular progesterone for luteal phase supplementation in gonadotropin-releasing hormone antagonist cycles: a prospective clinical trial. Fertil Steril 2010; 94:761-3.

Kalra SK, Ratcliffe SJ, Coutifaris C, Molinaro T, Barnhart KT. Ovarian stimulation and low birth weight in newborns conceived through in vitro fertilization. Obstet Gynecol; 118:863-71.

Kaser DJ, Ginsburg ES, Missmer SA, Correia KF, Racowsky C. Intramuscular progesterone versus 8% Crinone vaginal gel for luteal phase support for day 3 cryopreserved embryo transfer. Fertil Steril 2012; 98:1464-9.

Kaser DJ, Melamed A, Bormann CL et al. Cryopreserved embryo transfer is an independent risk factor for placenta accreta. Fertil Steril; 103:1176-84 e1172.

Leonard PH, Hokenstad AN, Khan Z, Jensen JR, Stewart EA, Coddington CC. Progesterone support for frozen embryo transfer: intramuscular versus vaginal suppository demonstrates no difference in a cohort. J Reprod Med 2015; 60:103-8.

Maheshwari A, Pandey S, Shetty A, Hamilton M, Bhattacharya S. Obstetric and perinatal outcomes in singleton pregnancies resulting from the transfer of frozen thawed versus fresh embryos generated through in vitro fertilization treatment: a systematic review and meta-analysis. Fertil Steril 2012; 98:368-77 e361-69.

Meldrum DR, de Ziegler D. Introduction: Examining the many potential reasons why euploid blastocysts do not always result in viable pregnancies (and deliveries): part 2. Fertil Steril 2016; 105:841-3.

Meldrum DR. Introduction: Examining the many potential reasons why euploid blastocysts do not always result in viable pregnancies: part 1. Fertil Steril 2016; 105:545-7.

Murray MJ, Meyer WR, Zaino RJ et al. A critical analysis of the accuracy, reproducibility, and clinical utility of histologic endometrial dating in fertile women. Fertil Steril 2004; 81:1333-43.

Nawroth F, Ludwig M. What is the 'ideal' duration of progesterone supplementation before the transfer of cryopreserved-thawed embryos in estrogen/progesterone replacement protocols? Hum Reprod 2005; 20:1127-34.

Paulson RJ. Hormonal induction of endometrial receptivity. Fertil Steril 2011; 96:530-5.

Roque M, Lattes K, Serra S, Sola I, Geber S, Carreras R, Checa MA. Fresh embryo transfer versus frozen embryo transfer in in vitro fertilization cycles: a systematic review and meta-analysis. Fertil Steril 2013; 99:156-62.

Roque M. Freeze-all policy: is it time for that? J Assist Reprod Genet 2015; 32:171-6.

Schoolcraft WB. Importance of embryo transfer technique in maximizing assisted reproductive outcomes. Fertil Steril 2016; 105:855-60.

Shapiro BS, Daneshmand ST, De Leon L, Garner FC, Aguirre M, Hudson C. Frozen-thawed embryo transfer is associated with a significantly reduced incidence of ectopic pregnancy. Fertil Steril 2012; 98:1490-4.

Shapiro BS, Daneshmand ST, Desai J, Garner FC, Aguirre M, Hudson C. The risk of embryo-endometrium asynchrony increases with maternal age after ovarian stimulation and IVF. Reprod Biomed Online 2016; 33:50-5.

Shapiro BS, Daneshmand ST, Garner FC, Aguirre M, Hudson C, Thomas S. Evidence of impaired endometrial receptivity after ovarian stimulation for in vitro fertilization: a prospective randomized trial comparing fresh and frozen-thawed embryo transfer in normal responders. Fertil Steril 2011; 96:344-8.

Shapiro BS, Daneshmand ST, Garner FC, Aguirre M, Hudson C, Thomas S. Similar ongoing pregnancy rates after blastocyst transfer in fresh donor cycles and autologous cycles using cryopreserved bipronuclear oocytes suggest similar viability of transferred blastocysts. Fertil Steril 2010; 93:319-21.

Shapiro BS, Daneshmand ST, Garner FC, Aguirre M, Hudson C. Clinical rationale for cryopreservation of entire embryo cohorts in lieu of fresh transfer. Fertil Steril 2014; 102:3-9.

Shapiro BS, Daneshmand ST, Garner FC, Aguirre M, Hudson C. Freeze-all can be a superior therapy to another fresh cycle in patients with prior fresh blastocyst implantation failure. Reprod Biomed Online 2014; 29:286-90.

Shapiro BS, Daneshmand ST, Garner FC, Aguirre M, Ross R. Contrasting patterns in in vitro fertilization pregnancy rates among fresh autologous, fresh oocyte donor, and cryopreserved cycles with the use of day 5 or day 6 blastocysts may reflect differences in embryo-endometrium synchrony. Fertil Steril 2008; 89:20-6.

Shapiro BS, Daneshmand ST, Restrepo H, Garner FC, Aguirre M, Hudson C. Efficacy of induced luteinizing hormone surge after "trigger" with gonadotropin-releasing hormone agonist. Fertil Steril 2011; 95:826-8.

Shapiro BS, Daneshmand ST, Restrepo H, Garner FC, Aguirre M, Hudson C. Matched-cohort comparison of single-embryo transfers in fresh and frozen-thawed embryo transfer cycles. Fertil Steril 2013; 99:389-92.

Shapiro DB, Pappadakis JA, Ellsworth NM, Hait HI, Nagy ZP. Progesterone replacement with vaginal gel versus i.m. injection: cycle and pregnancy outcomes in IVF patients receiving vitrified blastocysts. Hum Reprod 2015; 29:1706-11.

van der Linden M, Buckingham K, Farquhar C, Kremer JA, Metwally M. Luteal phase support for assisted reproduction cycles. Cochrane Database Syst Rev 2015: CD009154.

Yanushpolsky E, Hurwitz S, Greenberg L, Racowsky C, Hornstein M. Crinone vaginal gel is equally effective and better tolerated than intramuscular progesterone for luteal phase support in in vitro fertilization-embryo transfer cycles: a prospective randomized study. Fertil Steril 2010; 94:2596-9.

25

Anestesiologia em Reprodução Assistida

Rodrigo Bernardes de Oliveira
Renata da Cunha Ribeiro

INTRODUÇÃO

Desde 1978, a tecnologia de reprodução assistida (TRA) continua evoluindo muito. A primeira fertilização *in vitro* (FIV) foi descrita e realizada por Robert Edwards e Patrick Steptoe. Esse método, usado para atingir uma gravidez artificial, ajudou um jovem casal de Bristol a alcançar um objetivo perseguido ao longo de 9 anos. Desde então, evoluções contínuas nessa área, bem como nos variados protocolos de agentes indutores e técnicas modernas para recuperação dos gametas, resultaram em dados muito satisfatórios com taxas de sucesso entre 25% e 30%.

Inicialmente, as técnicas de FIV foram desenvolvidas para atender pacientes com doenças uterotubárias. Atualmente, entretanto, a TRA abrange um campo de atuação muito mais amplo no espectro da infertilidade humana:

- Número e qualidade inadequada dos oócitos.
- Criopreservação de óvulos ou embriões.
- Infertilidade masculina (azoospermia).
- Aconselhamento genético ou opção do casal infértil.

Cabe ressaltar que por se tratar de uma modalidade terapêutica de alto custo e sem resultados garantidos, os profissionais envolvidos na assistência ao casal infértil devem prezar pela alta qualificação técnica, científica e psicológica. Nesse terreno é prudente que os anestesiologistas sejam parte integrante e ativa nesse processo multidisciplinar e se mantenham atentos a seu papel nesse processo, principalmente em relação aos potenciais efeitos na recuperação dos oócitos e nas taxas de sucesso de fertilização da técnica anestésica escolhida.

A TRA consiste em aplicações de técnicas altamente desenvolvidas para auxiliar o tratamento da infertilidade humana. Referida genericamente com o FIV, abrange atualmente um conceito muito mais amplo e multidisciplinar de assistência ao casal infértil. Divide-se nos seguintes passos:

- Estimulação hormonal ovariana.
- Coleta de óvulos (aspiração folicular transvaginal ou recuperação de oócitos por ultrassonografia).
- Coleta e processamento de esperma.
- FIV e transferência embrionária.

ASSISTÊNCIA ANESTÉSICA À TECNOLOGIA DA REPRODUÇÃO ASSISTIDA

Uma variedade de técnicas foi empregada na assistência anestésica à reprodução assistida, como sedação consciente ou profunda monitorizada, anestesia geral e anestesia regional. Os estudos não demonstram a superioridade de uma técnica em relação à outra. Contudo, o ponto-chave da anestesia para TRA consiste em proporcionar uma exposição anestésica mínima (duração × dose), buscando evitar efeitos prejudiciais na viabilidade dos oócitos e na eficácia na fertilização do embrião.

O papel do anestesista na assistência à TRA mudou bastante nos últimos anos. No início dos anos 1980, a técnica de eleição para coleta ovular era a transferência intrafalopiana dos gametas por videolaparoscopia (GIFT), realizada sob anestesia geral. Atualmente, observa-se uma mudança drástica com a opção generalizada pela sonda de ultrassonografia transvaginal para recuperação ovular, acompanhada de FIV e posterior transferência uterina do embrião com cateter transcervical. Atualmente, a técnica anestésica de eleição para a coleta ovular seria uma sedação consciente ou profunda monitorizada ou, mais raramente, um bloqueio (espinhal ou paracervical).

Embora o emprego da sonda de ultrassonografia transvaginal seja menos invasivo e associado a taxas maiores de gravidez, é um dos componentes mais estressantes e dolorosos de todo o processo.

A dor durante a recuperação dos oócitos é causada pela punção da pele vaginal e da cápsula do ovário pela agulha de aspiração, bem como pela manipulação dentro do ovário durante todo o procedimento. Nesse momento, o anestesista busca aliviar o desconforto do procedimento, bem como propiciar adequada imobilização da paciente, visando mitigar o perigo de perfuração inadvertida de qualquer estrutura alheia ao processo de recuperação dos oócitos (vasos sanguíneos, alças intestinais ou órgãos sólidos) e propiciar qualidade técnica ao ginecologista para o ato. O alívio ideal da dor durante a recuperação dos oócitos deve ser eficaz, seguro, fácil de administrar e monitorizar, de curta duração, facilmente reversível e com poucos efeitos colaterais.

A adequada assistência anestésica à TRA consiste nos seguintes tópicos:

- Avaliação pré-anestésica.
- Anestesia para punção e aspiração de óvulos.
- Anestesia para punção de espermatozoides.
- Transferência embrionária
- Recuperação pós-anestésica.

AVALIAÇÃO PRÉ-ANESTÉSICA

Para a avaliação pré-anestésica das pacientes que serão submetidas ao procedimento de TRA devem ser respeitadas as mesmas regras e cuidados de todo candidato a cirurgia eletiva ambulatorial de qualquer natureza. Muito embora grande parte das pacientes eletivas para esses procedimentos consista em mulheres jovens e saudáveis, a importância e a segurança de uma avaliação pré-anestésica completa não devem ser desprezadas.

Nesse momento, o anestesista procura avaliar de maneira objetiva o estado físico da paciente, bem como a presença de qualquer comorbidade que possa interferir com a adequada segurança da assistência anestésica. Condições prévias, como obesidade mórbida, tumores em tratamento com quimioterapia ou radioterapia, cardiopatias, pneumopatias (tuberculose), tireoideopatias e depressão, são condições clínicas sabidamente relacionadas com taxas baixas de fertilidade e, portanto, prevalentes no universo da avaliação clínica pré-anestésica.

A propedêutica, como exames laboratoriais ou de auxílio diagnóstico, deve ser direcionada à patologia avaliada, não sendo necessária nas pacientes sem comorbidades associadas. O uso de medicações deve ser esmiuçado, uma vez que algumas pacientes, de acordo com suas comorbidades, são mantidas em regime de antiagregação ou anticoagulação a fim de evitar complicações secundárias às injeções hormonais. Essas medicações deverão ser avaliadas quanto à necessidade de suspensão antes do procedimento.

Outro grande desafio para o anestesista consiste em compreender e aliviar a ansiedade dessas pacientes, uma vez que grande parte das candidatas à TRA encontra-se sob alto grau de estresse social e psicológico. Em sua maioria, essas pacientes estão no final da terceira década de vida, o que se associa a imensa pressão familiar, tornando-as ainda mais suscetíveis a apresentar desequilíbrios psiquiátricos, como depressão ou psicose. Além disso, esse problema ainda é agravado pela manipulação hormonal durante a estimulação da ovulação. Muitas pacientes podem estar em tratamento medicamentoso com psicofármacos antidepressivos (inibidores seletivos da recaptação de serotonina [ISRS], tricíclicos, inibidores da monoaminoxidase [IMAO] etc.) ou antipsicóticos, os quais podem influenciar a escolha da técnica anestésica.

Como em qualquer procedimento anestésico ambulatorial, a observação e a orientação sobre o jejum pré-operatório devem ser rigorosamente respeitadas. Seguindo a recomendação da Sociedade Americana de Anestesiologia, o tempo de jejum pré-operatório deve ser de 2 horas para líquidos claros sem resíduo (água, chás ou hidrotônicos), 6 horas para alimentos leves (sem gordura, torradas, bolachas) e de 8 horas para qualquer outro tipo de alimento.

Assim, a sugestão de uma avaliação pré-anestésica, de preferência em regime ambulatorial, é vital para a segurança da paciente e da equipe médica. Convém ressaltar que o aconselhamento pré-anestésico é muito importante para o alívio da ansiedade nessas pacientes.

ANESTESIA PARA PUNÇÃO E ASPIRAÇÃO DE ÓVULOS

A anestesia na TRA vem emergindo como uma especialidade em si. A etiologia da infertilidade do casal pode ser heterogênea (doença inflamatória pélvica, cirurgia pélvica prévia, endometriose etc.). Portanto, uma boa avaliação e um tratamento direcionado são de suma importância na indicação da estimulação da ovulação para coleta em laboratório.

Existem várias opções para o manejo anestésico na punção aspirativa e na coleta ovular: sedação consciente ou profunda monitorizada, bloqueio espinhal (raquianestesia ou peridural), bloqueio locorregional paracervical, anestesia geral ou eletroacupuntura. Bokhari e Poland relataram as seguintes opções (Reino Unido): sedação (80%), anestesia geral (8%) e anestesia locorregional com sedação (12%).

A anestesia por sedação consciente ou profunda monitorizada é a escolha em nosso serviço por ser relativamente fácil de administrar e porque os agentes são bem tolerados e mais adequados para a rápida e pronta recuperação pós-anestésica. Contudo, não é isenta de riscos e complicações (cardíacas respiratórias e anafiláticas). Nos EUA, 95% dos programas usam sedação consciente monitorizada como técnica primária para punção folicular.

A técnica de assistência anestésica com sedação consciente ou profunda monitorizada varia de acordo com o centro onde é empregada. A associação de baixas doses de opioides de curta duração (remifentanil, fentanil ou sufentanil) a ansiolíticos (midazolam ou diazepam), acompanhados da injeção de propofol (*bolus* ou infusão), revela-se extremamente eficaz, conferindo analgesia e imobilização cirúrgica adequada para a punção folicular. Hadimioglo e cols. observaram que, sob diferentes regimes de sedação para punção folicular (propofol + fentanil, midazolam + fentanil e propofol + remifentanil), não foram observadas diferenças significativas nas taxas de fertilização e viabilidade embrionária. No entanto, alguns autores relataram que o uso de remifentanil resultou em taxa maior de sucesso na fertilização.

Em relação à técnica de anestesia geral, todo e qualquer agente anestésico usado é detectado no fluido folicular, suscitando preocupações quanto a seu efeito nas taxas de fertilização e viabilidade embrionária. No entanto, estudos recentes atestaram a segurança das medicações empregadas em anestesia geral balanceada (N_2O + opioides). Assim, a anestesia geral balanceada (AGB) pode ser uma alternativa anestésica em casos selecionados. Hammadeh e cols. documentaram maior recuperação de oócitos com AGB *versus* sedação (remifentanil + propofol + isoflurano × midazolam + propofol), o que pode ser atribuído aos melhores relaxamento e imobilização da paciente, aumentando o nível de conforto do ginecologista e melhorando o desempenho na captação folicular.

Anestésicos empregados no manejo anestésico da punção folicular

Opioides (remifentanil, fentanil, sufentanil e alfentanil)

- Seguros para a coleta folicular.
- Baixa concentração no líquido folicular (concentração dez vezes menor que a plasmática).
- Associação favorável ao propofol e aos benzodiazepínicos.

Propofol

- Amplamente utilizado, boa imobilização, antiemético.
- A concentração no líquido folicular é dose e tempo-dependente.
- Rápidas indução e recuperação.
- Seguro para captação folicular e viabilidade do embrião.
- Taxa de fertilização adequada.

Benzodiazepínicos (midazolam e diazepam)

- Não foi observado efeito prejudicial ao folículo.
- Segurança em combinação com opioides.

Cetamina

- Alternativa segura à anestesia geral.
- Associada ao benzodiazepínico.

Óxido nitroso

- Papel controverso; os resultados na literatura são conflitantes.
- Interfere na síntese do DNA (timidina).
- Pouco solúvel, apresentando, portanto, baixas quantidades no líquido folicular.
- Diminui a dispersão de outros agentes mais solúveis.

Anestésicos inalatórios (isoflurano, sevoflurano e desflurano)

- Devem ser evitados por influir na síntese do DNA.
- Acúmulo de fluorocarbonetos no líquido folicular.
- Efeito deletério na implantação do embrião.
- Aumento na taxa de abortamento.

As técnicas de anestesia regional para procedimentos de TRA englobam tanto os bloqueios neuroaxiais (raquianestesia ou peridural) como o bloqueio locorregional paracervical. Cabe ressaltar que os estudos destacam a segurança do uso dos diversos anestésicos locais na TRA.

Entre as técnicas de bloqueio do neuroeixo, a raquianestesia constitui um método bastante efetivo de assistência à TRA. Martin e cols. e Tse e cols. revelaram que doses baixas de anestésicos locais intrarraquidianos (bupivacaína 0,5%, 7,5 a 10mg, ou lidocaína 1,5%, 45 a 50mg, combinadas com doses baixas de fentanil, 10mg) são eficazes na coleta ovular, e nenhuma combinação se mostrou superior à outra. A anestesia peridural também é uma opção viável, porém não demonstra qualquer vantagem em relação à sedação endovenosa. Observa-se que a resposta hormonal à punção folicular (cortisol e prolactina) é sensivelmente atenuada pela anestesia regional em comparação com a técnica que se utiliza de sedação.

O bloqueio paracervical com diferentes doses de anestésicos locais é um método alternativo para a recuperação folicular. Em virtude de sua eficácia parcial no controle anestésico, é necessária, concomitantemente, sedação consciente em doses baixas (midazolam + fentanil).

A acupuntura tradicional e a eletroacupuntura constituem alternativas às técnicas clássicas. Essas técnicas da medicina tradicional chinesa são atóxicas e acessíveis, sendo adjuvantes à assistência anestésica na TRA. São descritos os seguintes benefícios: efeito simpatolítico, aumento das endorfinas endógenas, ansiólise, efeitos antidepressivos e atuação neuroendócrina (eixo hipotalâmico-pituitário-ovário). A eletroacupuntura é utilizada em associação ao bloqueio paracervical para analgesia durante a coleta folicular.

Em síntese, os resultados das técnicas de assistência anestésica empregadas para aspiração e coleta ovular em laboratório evoluíram bastante em segurança e efetividade durante os anos. Qual seria a melhor: sedação, anestesia geral ou bloqueio? A escolha costuma ser pessoal, de acordo com a experiência do anestesista, salvo quando indicações clínicas apontam claro benefício de uma técnica em detrimento da outra. A escolha deve ser norteada principalmente pelo adequado nível de conforto para a paciente, bem como para o ginecologista, com o objetivo de maximizar a coleta ovular e as taxas de fertilização.

ANESTESIA PARA PUNÇÃO DE ESPERMATOZOIDES

A infertilidade masculina representa cerca de 35% das causas de infertilidade do casal, principalmente em razão da esterilização cirúrgica (vasectomia); entretanto, podem ser relatadas outras causas de azoospermia. A aspiração percutânea de espermatozoides do epidídimo (PESA) é uma boa alternativa para coleta de gametas nessas circunstâncias.

A técnica anestésica de eleição em nosso serviço consiste em anestesia locorregional associada à sedação consciente (midazolam + fentanil). No entanto, técnicas com sedação profunda com ventilação assistida (midazolam + fentanil + propofol) ou bloqueios de neuroeixo (raquianestesia ou peridural) são alternativas seguras e viáveis a essa técnica.

TRANSFERÊNCIA EMBRIONÁRIA

Atualmente, a maioria das transferências embrionárias após FIV é realizada por meio de um cateter transcervical através do colo uterino. Em geral, esse procedimento é indolor e rápido, assemelhando-se muito à maioria dos exames ginecológicos especulares. Assim, a maioria desses procedimentos é realizada sem assistência anestésica. Em raras ocasiões, como em caso de ansiedade generalizada ou estenose do istmo cervical, uma sedação consciente (midazolam + fentanil) ou profunda (fentanil + propofol) é suficiente para a realização do procedimento.

Apesar de em desuso, em caso de transferência intrafalopiana do embrião por videolaparoscopia (ZIFT), a técnica anestésica de eleição seria a anestesia geral balanceada em centro cirúrgico.

RECUPERAÇÃO PÓS-ANESTÉSICA

Ao final do procedimento anestésico, a paciente deverá ser encaminhada obrigatoriamente a um leito de recuperação anestésica, onde permanecerá monitorizada (eletrocardiograma, saturação de oxigênio e pressão arterial não invasiva e, se necessário, deverá ser ofertada oxigenoterapia complementar com cateter nasal). O tempo de recuperação para pacientes ambulatoriais é de cerca de 60 minutos, sempre acompanhados por profissional treinado. Os dados vitais devem ser anotados em formulário próprio e a alta autorizada e constatada pelo anestesiologista responsável, seguindo os protocolos do serviço.

A ocorrência de complicações cirúrgicas ou anestésicas após esse tipo de procedimento é incomum, sendo as mais prevalentes: dor, náuseas, vômitos e síncope pós-punção, exigindo a utilização de analgésicos e antieméticos, prática estimulada nesse período de recuperação. Convém ressaltar que os anti-inflamatórios não esteroides, a metoclopramida e o droperidol podem influenciar a receptividade uterina ao embrião quando em uso contínuo.

As complicações mais graves são o hemoperitônio após punção ovariana e a síndrome da hiperestimulação ovariana, que acarreta aumento da permeabilidade vascular, podendo cursar com choque, ascite e derrame pleural. Por isso, deve ser prontamente instituída intervenção com medidas intensivas para controle do quadro.

Os critérios para a alta hospitalar devem obedecer aos protocolos de cirurgia ambulatorial da instituição (controle adequado da dor, náusea, ingestão ativa de dieta e líquidos orais, deambulação adequada e micção presente), sendo essencial a presença de um acompanhante no momento da alta.

CONSIDERAÇÕES FINAIS

Grandes estudos prospectivos constataram a segurança e a eficácia das diversas medicações do arsenal terapêutico anestésico na assistência aos procedimentos da tecnologia da reprodução assistida e contribuíram para a superação de vários mitos relacionados com a viabilidade do uso de determinadas técnicas. Entretanto, o ponto-chave para a aplicação racional e o desenvolvimento dessa subespecialidade de manejo anestésico adaptado à TRA consiste em sempre apontar para a exposição farmacológica com a menor duração possível e que apresente penetração mínima no fluido folicular, melhorando as taxas de sucesso da fertilização. Em ultima instância, o objetivo final da assistência anestésica é buscar a excelência na segurança e a satisfação do paciente.

Leitura complementar

Andersson S, Lundeberg T. Acupuncture from empiricism to science: functional background to acupuncture effects in pain and disease. Med Hypotheses 1995; 45:271-81.

Ben-Shlomo I, Moskovich R, Golan J, et al. The effect of propofol anesthesia on oocyte fertilization and early embryo quality. Hum Repord 2000; 15:2197-9.

Ben-Shlomo I, Moskovich R, Katz Y, Shaley E. Midazolam/ketamine sedative combination compared with fentanyl/propofol/isoflurane anesthesia for oocyte retrieval. Hum Reprod 1999; 14:1757-9.

Bokhari A, Poland B. Anesthesia for assisted conception: a survey of UK practice. Eur J Anaesthesiol 1999; 16:225-30.

Botta G, D'Angelo A, Giovanni D et al. Epidural anesthesia in an in vitro fertilization and embryo transfer program. J Assist Reprod Genet 1995; 12:187-90.

Cerne A, Bergh C, Borg K, Ek I et al. Pre-ovarian block versus paracervical block for oocyte retrieval. Human Reprod 2006; 21:2916-21.

Chapineau J, Bazin J-E, Terrisse M-P et al. Assay for midazolam in liquor folliculai during in vitro fertilization under anaesthesia. Clin Pharm 1993; 12:770-3.

Christiaens F, Janssenswillen C, Verborgh C et al. Propofol concentrations in follicular fluid during general anaesthesia for transvaginal oocyte retrieval. Human Reprod 1999; 14:345-8.

Corson L, Batzer FR, Gocial B, Ke11y M, Gutmann JN, English ME. Is paracervical block anaesthesia for oocyte retrieval effective? Fertil Steril 1994; 62:133-6.

Ditkoff E, Plumb J, Selick A, Saucer M. Anesthesia practice in the United States common to in vitro fertilization centers. J Assisted Repord Genet 1997; 14:145-7.

Dupypere HT, Dhont M, De Sutter P et al. Program on the 7th World conference on IVF and Assisted Proceations; Jun 30-July 3 1991. Paris: World conference on IVF and Assisted Proceations, 1991. The influence of propofolon in vitro fertilization in mice; p. 151.

Elkington N, Kehoe J, Acharya U. Recommendations for good practice for sedation in assisted conception. Hum Fertil 2003; 6:77-80.

Endler G, Magyar D, Hayes M, Moghissi K. Use of spinal anesthesia in laparoscopy for in vitro fertilization. Ferti Steril 1985; 43:809-10.

Endler GC, Stout M, Magyar DM et al. Follicular fluid concentration of thiopentone and thiamylal during laproscopy for oocyteretrieval. Fertil Steril 1987; 48:828-33.

Ernest Hung Yu Ng, Oi, Shan Tang, David Kwan Chi Chue, Pak Chung Ho. Comparison of two different doses of lignocaine used in paracervical block during oocyte collection in an IVF programme. Hum Reprod 2000; 15:2148-51.

Forman RG, Fischel SB, Edwards RG, Walters E. The influence of transient hyperprolactemia on in vito fertilization in humans. J Clin Endocrinol Metab 1985; 60:517-22.

Gonen O, Shulman A, Ghetler Y et al. The impact of different types of anesthesia on in vitro fertilization-embryo transfer treatment outcome. J Assist Repord Genet 1995; 12:678-82.

Guash E Ardoy M, Cuadrado C, Gonzales P, Gonzales A, Gilsanz F, Comparison of 4 anesthetic for in vitro fertilization. Rev Esp Anestesiol Reanim 2005; 52:9-18.

Hadimioglu N, Titz T, Dosemeci L, Erman M. Comparision of various sedation regimes for traps vaginal oocyte retrieval. Fertil Steril 2002; 78:648-9.

Hammadeh ME, Wilhelm W, Huppert A, Rosenbaum P, Schmidt W. Effects of general anesthesia vs sedation on fertilization cleavage and pregnancy rates in an IVF program. Arch Gynecol Obstet 1999; 263:56-9.

Han JS. Acupuncture: neuropeptide release produced by electric stimulation of different frequencies. Treends Neurosci 2003; 26:17-22.

Humaiden P, Stener-Victorin E. Pain relief during oocyte retrieval with a short duration electro acupuncture technique an alternative to conventional analgesic methods. Human Reprod 2004; 19:1367-72.

Jennings J, Moreland K, Peterson CM. In vitro fertilization: a review of drug therapy and clinical management. Drugs 1996; 52:313-43.

Katzenschlager SMS, Wolfer MM, Langenecker SAK et al. Auricular electro-acupuncture as an additional perioperative analgesic method during oocyte aspiration in IVF treatment. Human reprod 2006; 21:2114-20.

Martin R, Tsen L, Tzeng G et al. Anesthesia for in vitro fertilization: the addition of fentanyl 1.5% lidocaine. Anesth Analg 1999; 88:523-6.

Matt DW, Steingold KA, Dastvan CM et al. Effects of sera from patients given various anesthetics on pre implantation mouse embryo development in vitro. J In Vitro Fert Embryo Transf 1991; 8:191-7.

Naito T, Tamai S, Fukata J et al. Comparision of endocrinological stress response associated with trans vaginal ultrasound-guided oocyte pick up under halothane anesthesia and neurolept anesthesia. Can J Anesth 1989; 36:633-6.

Ng EH, Chui DK, Tang OS, Ho PC. Para cervical block with and without conscious sedation: a comparison of the pain levels during egg collection and the postoperative side effects. Fertil Steril 2001; 75:711-7.

Ng EHY, Miao B, Ho PC. A randomized double-blind study to compare the effectiveness of three different doses of lignocaine used in paracervical block during oocyte retrieval. J Assist Reprod Genet 2003; 20:8-12.

Ng EHY, Tang OS, Chui DKC, Ho PC. A prospective, randomized, double-blind and placebo-controlled study to assess the efficacy of paracervical block in the pain relief during egg collection in IVF. Human Reprod 1999; 14:2783-87.

Ng EHY, Tang OS, Chui DKC, Ho PC. Comparison of two different doses of lidocaine used in paracervical block during oocyte retrieval. J Assist Reprod Genet 2000; 15:2148-52.

Palot M, Harika G, Visseaux H, et al. Use of nitric oxide in general anaesthesia for oocyte retrieval. Ann Fr Anesth Reanim 1989; 8:R147.

Rosen M, Roizen M, Eger E et al. The effect of nitrous oxide on in vitro fertilization success rate. Anesthesiology 1987; 67:42-4.

Schoeffler PF, Levron JC, Hany L et al. Follicular concentration of fentanyl during laparoscopy for oocyte retrieval-correlation with in vitro fertilization results. Anesthesiology 1988; 69:A663.

Shapira S, Chrubasik S, Hoffman A et al. Use of alfentanil for in vitro fertilization oocyte retrieval. J Clin Anesth 1996; 8:282-5.

Soussis I, Boyd O, Paraschos T et al. Follicular fluid levels of midazolam, fentanyl, and alfentanil during transvaginal oocyte retrieval. Fertil Steril 1995; 64:1003-7.

Stener-Victorin E, Waldenstrom U, Nilsson L, Wikland M, Janson PO. A prospective randomized study of electro –acupuncture versus alfentanyl as anesthesia during oocyte aspiration in-vitro fertilization. Human Reprod 1999; 14:2480-4.

Stener-Victorin E, Waldenstrom U, Wiland M, Nilsson L, Hagglund L, Lundberg T. Electro-acupuncture as peroperative analgesic method and its effects on implantation rate and neuropeptide Y concentrations in follicular fluid. Human Reprod 2003; 18:1454-60.

Stener-Victorin E. The pain-relieving effect of electro-acupuncture and conventional medical analgesic methods during oocyte retrieval: a systemic review of randomized controlled trials. Human Reprod 2005; 20:339-49.

Swanson R, Leavitt M. Fertilization and mouse embryo development in the presence of midazolam. Anesth Analg 1992; 74:549-54.

Tanbo T, Henriksen T, Magnus O, Abyholm T. Oocyte retrieval in an IVF program. A comparison of laparoscopic and vaginal ultrasound guided follicular puncture. Acta Obstet Gynecol Scand 1988; 67:243-6.

Trout SW, Vallenand AH, Kemmann E. Conscious sedation for in vitro fertilization. Fertil Steril 1998; 69:799-808.

Trout SW, Vallerand AH, Kemmann E. Conscious sedation for in vitro fertilization used in paracervical block during oocyte retrieval. J Assist Reprod Genet 2003; 20:8-12.

Tsen L, Schultz R, Martin R et al. Intrathecal low dose bupivacaine versus lidocaine for in vitro fertilization procedures. Reg Anesth Pain Med 2000; 26:52-6.

Tsen LC, Vincent RD Jr. In vitro fertilization and other assisted reproductive technology. In: Chestnut DH, Polley LS, Tsen LC, Wong CA (eds.) Chestnut obstetric anesthesia – Principals and practice 4. ed. Elsevier, 2009: 305-3018.

Tsen LC. Anestesia for assisted reproductive technology. Int Anesthesiol Clin 2007; 45:99-113.

Wikland M, Evers H, Jacobsson AH, Sandqvist U, Sjoblom P. The concentration of lidocaine in follicular fluid when used for paracervical block in a human IVF-ET programme. Human Reprod 1990; 5:920-23.

Wilhelm W, Hammadeh M, White P et al. General anesthesia versus monitored anesthesia care with remifentanil for assisted reproductive technologies: effect on pregnancy rate. J C1in Anesth 2002; 14:1-5.

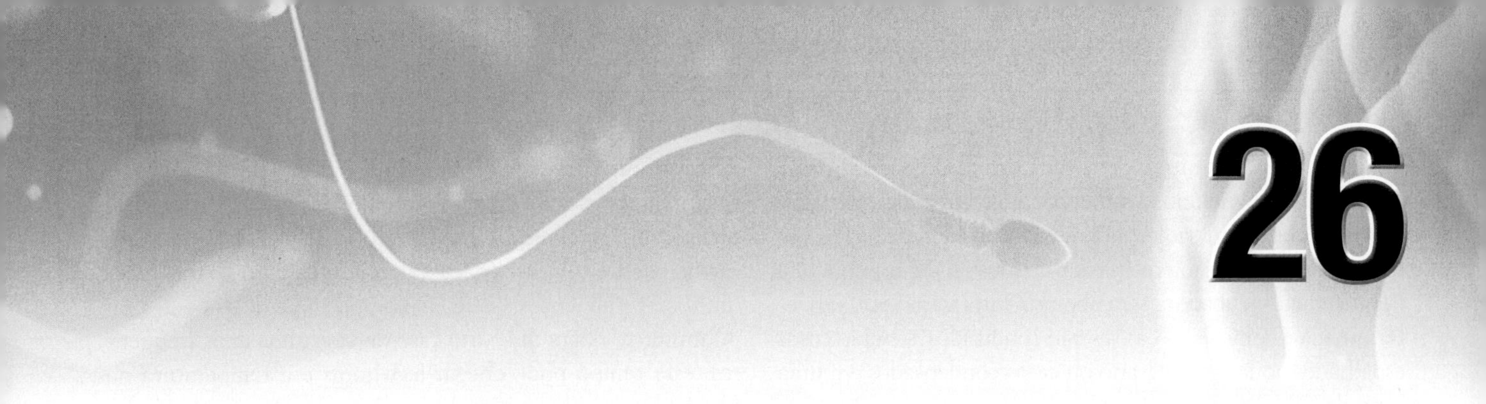

26

Otimizando o Laboratório de Fertilização *in Vitro*

Klaus Wiemer
Bryce Winkelman

INTRODUÇÃO

A capacidade de oferecer um ambiente consistente para que os zigotos se desenvolvam até se tornarem embriões competentes em uma base consistente é o objetivo primário de todo embriologista clínico. Assegurar que todos os valores críticos sejam avaliados e levados em consideração tem importância primordial. A redução do estresse e dos agentes estressores da cultura deve otimizar o desenvolvimento do embrião e melhorar os resultados finais. As condições de cultura otimizadas são essenciais, já que a maioria dos centros de fertilização *in vitro* (FIV) tem optado pela transferência embrionária de blastocistos ou conta com um programa de biópsias empregado geralmente na fase de blastocisto. Condições ótimas também precisam estar presentes para que se tenha um programa de criopreservação viável. Oócitos e embriões após o processo de descongelamento se mostram extremamente vulneráveis às condições externas, podendo levar a taxas de desenvolvimento insuficientes. O papel de qualquer sistema de cultura deve ser manter a viabilidade intrínseca dos embriões no ambiente laboratorial fora do trato reprodutivo feminino antes da reposição.

Muitas variáveis devem ser levadas em consideração e abordadas de maneira consistente para o desenvolvimento e a manutenção de um sistema de cultura eficiente. A abordagem por nós adotada para levar em consideração todas as variáveis tem sido a de adaptar uma conduta mais abrangente em nosso laboratório. Adotamos uma abordagem mais ampla da cultura de embriões porque já está bem estabelecido atualmente que muitos tópicos mais remotamente relacionados, como a qualidade do ar e dos gases e a estimulação folicular, podem ter um impacto importante sobre o desenvolvimento dos embriões. Como exemplo, a maneira pela qual são controladas as incubadoras em um laboratório pode ter mais impacto sobre as taxas de desenvolvimento do que o meio de cultura propriamente dito. Todas essas variáveis desempenham um papel crítico/chave em possibilitar que o embrião unicelular indiferenciado e metabolicamente quiescente (sob o controle de transcritos maternos) venha a se desenvolver até um embrião multicelular capaz de controlar muitos mecanismos com o uso de seu próprio genoma funcionante.

Este capítulo tem por propósito rever muitas das variáveis e fatores críticos de grande impacto sobre um sistema de cultura de embriões. Serão discutidos os seguintes tópicos: tratamento na incubadora, equipamentos plásticos associados à cultura de embriões, qualidade do ar no laboratório, impacto da qualidade do esperma sobre o desenvolvimento dos embriões, estimulação folicular, seu impacto sobre os resultados finais, e o estabelecimento de indicadores do desempenho usando características do desenvolvimento do embrião.

MANEJO DAS INCUBADORAS

Sabe-se que o papel principal da incubadora em um laboratório de FIV humana é o de proporcionar um ambiente constante e confiável para que os embriões em desenvolvimento atinjam seu potencial máximo. À primeira vista, parece que a função subjacente de uma incubadora é a de regular variáveis tais como temperatura, concentração de gases e umidade. A realidade é que hoje em dia muitas incubadoras planejadas para FIV executam essas funções apenas quando usadas corretamente e dentro das limitações estabelecidas pela fabricação ou o *design*.

O problema para os embriologistas é determinar se as incubadoras em questão se ajustam à rotina do laboratório e de que maneira o cultivo deve ser modificado para se obter o máximo de benefício das incubadoras. Uma das primeiras variáveis que os embriologistas devem considerar é qual o volume esperado em uma rotina diária. Isso vai definir com que frequência a incubadora será aberta. Outra variável a ser determinada é como esses casos serão conduzidos: se serão casos espalhados ao longo de 1 ano ou casos condensados em uma série de FIV. Por exemplo, um centro que reúne 500 casos no decorrer de 1 ano vai abrir bem menos suas incubadoras do que outro que inclui o mesmo número de casos em quatro séries por ano. A capacidade de uma incubadora atingir o equilíbrio após sua abertura depende de seu *design* e do conhecimento de suas limitações. Por exemplo, as incubadoras de bancada se recuperam muito mais rapidamente do que as grandes incubadoras. Essas últimas são muito mais adequadas a laboratórios que têm espaço amplo e número suficiente de incubadoras para não serem abertas mais do que duas ou três vezes por dia. Zhang e cols. relataram que a redução da abertura das incubadoras aumentou significativamente a proporção de desenvolvimento de blastocistos, apesar de não terem observado melhora nos atributos morfológicos dos embriões no dia 3.

A capacidade das grandes incubadoras alcançarem e manterem níveis críticos de gases depende dos sensores de gases utilizados. As concentrações de CO_2 são monitorizadas habitualmente por um sensor de condutividade térmica (CT) ou por um sensor infravermelho (IV). Os sensores CT são muito afetados pela temperatura e a umidade, enquanto os sensores de IV emitem uma luz e detectam a absorção IV, a qual está diretamente relacionada com a concentração de CO_2. Em consequência, as incubadoras com sensores de CT geralmente demoram mais para obter uma concentração adequada de CO_2.

Atualmente, são dois os tipos básicos de sensores de O_2 empregados em incubadoras: as células galvânicas ou os sensores de zircônio. As células galvânicas necessitam que o oxigênio se difunda através do sensor e ocorra uma reação de oxidação, de modo que a razão de consumo de O_2 se baseia nessa reação que ocorre dentro da célula. Os sensores de zircônio, em contraste, são impermeáveis, mas são eletrodos metálicos porosos revestidos. A temperaturas elevadas, esse elemento se torna um condutor de O_2, o que faz com que uma corrente se forme no eletrodo. O valor mensurado se baseia nas diferenças entre a pressão parcial de O_2 na amostra e aquela em uma amostra de ar. Em nossa experiência, os sensores de zircônio reagem mais rapidamente que os de células galvânicas e necessitam menos de reposição. Quando necessitamos de uma incubadora grande de laboratório, procuramos adquirir uma incubadora de triplo gás, que tem um sensor IV para CO_2 e um sensor de zircônio para O_2.

Verificamos que os resultados podem ser excelentes ao se trabalhar com incubadoras grandes de laboratório. Obtivemos grande desenvolvimento de blastocistos e ótimos resultados clínicos utilizando esses tipos de incubadora. Entretanto, é importante conhecer bem as características de desempenho e as nuanças dessas incubadoras. Por exemplo, verificamos que incubadoras grandes de laboratório com câmaras de aproximadamente 170 litros necessitam de até 2 horas para se reequilibrar totalmente caso sejam abertas três a quatro vezes em 30 minutos. Além disso, no caso de aberturas mais frequentes, esse tempo pode chegar a 3 horas e a temperatura na incubadora propriamente dita pode variar. Verificamos que, nos casos em que mais de cinco a seis pacientes são colocadas nessas grandes incubadoras, o equilíbrio só é atingido ao final do dia de trabalho. Observamos também que o uso de portas internas menores nas incubadoras reduz muito o tempo necessário para o reequilíbrio, mas que esse tempo ainda pode ser significativo no caso de múltiplas aberturas em 1 hora.

O principal problema por nós identificado nas grandes incubadoras é que o mostrador frequentemente volta aos valores fixados anteriormente e não reflete de fato as condições ambientais efetivamente presentes em seu interior. Isso pode causar uma falsa sensação de segurança e um declínio ainda maior nas condições efetivas de cultura. Com base em experiências anteriores, concluímos que embriões cultivados em incubadoras superlotadas ou mal-administradas tendem a ter clivagens mais lentas, maiores taxas de fragmentação e taxas menores de desenvolvimento de blastocistos.

Realizamos recentemente vários testes em nossas incubadoras de bancada para estabelecer seus perfis de desempenho. Esses perfis são executados em todas as incubadoras, novas e antigas, para determinar como elas funcionam, que condições devem existir para que funcionem de maneira ótima e quais levariam a resultados de cultura abaixo do ótimo. Em primeiro lugar, verificamos que as temperaturas da superfície e da área de nossas incubadoras de bancada eram notavelmente semelhantes. Percebemos que a leitura e o visor da temperatura eram igualmente precisos.

Curiosamente, descobrimos que obtemos um desenvolvimento ótimo dos embriões quando nossas temperaturas de superfície são fixadas em 36,7°C em vez de 37°C. Propusemos a hipótese de que a reciclagem térmica da incubadora para manter a temperatura desejada promove uma temperatura ideal para o desenvolvimento de embriões. Estabelecemos igualmente para nossas incubadoras de bancada que as temperaturas em queda vão se reequilibrar em menos de 3 minutos, ainda que elas sejam abertas duas ou três vezes em um período de 3 a 4 minutos. Mais especificamente, verificamos que a abertura da incubadora por 10 a 20 segundos e seu fechamento em seguida por 2 a 3 minutos, seguida de abertura, simularia a retirada das placas da incubadora seguida de sua substituição. Verificamos que a temperatura se reduziria em 30 segundos de 36,7 para 36,3, mas se recuperaria em 2 ou 3 minutos. Concluímos que esse padrão poderia ser observado muitas vezes durante um intervalo de 30 minutos e que ainda assim obteremos uma recuperação rápida da temperatura. Determinamos que não poderíamos abrir demais nossas incubadoras de modo a causar problemas de temperatura de longa duração (> 5 minutos), mas isso não era válido para o pH. Em nossas incubadoras grandes, descobrimos que aberturas repetidas da porta causariam problemas de pH em caso de mais do que duas ou três aberturas em 1 hora. Para nossas incubadoras de bancadas, verificamos que a alteração do pH era mínima quando as incubadoras eram abertas no máximo cinco ou seis vezes por hora. Estabelecemos que a recuperação do pH é muito mais rápida em nossas incubadoras de bancada devido aos mecanismos de remoção de gases, assim como por causa do baixo volume de gases que precisa ser reposto. Determinamos que a razão de equilíbrio do pH em ambos os tipos de incubadoras é uma função da viscosidade do óleo, do volume do óleo e do tamanho das microgotas de cultivo.

Conforme discutido anteriormente, a maioria das incubadoras planejadas para FIV funciona muito bem. O problema é que em muitos laboratórios de cultura os embriologistas tentam forçar as incubadoras a se adaptar a seu ambiente, o que simplesmente não é lógico. Verificamos que os embriões vão se desenvolver até seu potencial máximo caso sejam mantidas as condições para as incubadoras funcionarem com níveis ótimos.

Depois de muita deliberação e muitas pesquisas, nossa prática nos levou a optar pela utilização de uma combinação de incubadoras de caixa grande com três gases e incubadoras de bancada com três gases previamente misturados. Sentimo-nos à vontade para escolher a incubadora grande por saber que teríamos uma excelente qualidade de ar em nosso laboratório e saberíamos trabalhar corretamente dentro de suas limitações. Essa é uma variável importante a ser considerada, pois embriões cultivados em grandes incubadoras são muito mais expostos ao ar em virtude do tamanho das portas. Optamos por uma combinação de tipos de incubadoras para obter o máximo de flexibilidade para lidar com o fluxo de pacientes, a eficiência de espaço de incubadoras, o número de casos por dia e o crescimento futuro. Optamos também pelas incubadoras de bancada como nossa incubadora principal para cultivo de embriões porque realizamos nossos casos de FIV em blocos ou em séries. Isso quer dizer que é bastante real a possibilidade de abrir com frequência as incubadoras em curto período de tempo durante o dia.

Outra razão pela qual optamos pelas incubadoras de bancada é a disponibilidade de excelente mistura gasosa. Em nossa opinião, a qualidade da mistura gasosa pode ser o fator mais importante para determinar a qualidade da cultura embrionária em uma incubadora de bancada. Em muitas partes do mundo, a capacidade de efetuar misturas de gases de alta qualidade com base em especificações rígidas pode ser um desafio. Sugerimos que os centros de FIV considerem as incubadoras que misturam seus próprios gases ou utilizem sistemas de mistura de gases caso misturas gasosas de qualidade não possam ser obtidas com facilidade. Verificamos que os níveis de CO_2 podem sair dos limites de variação o suficiente para afetar o pH dos sistemas de cultivo. Além disso, a mistura gasosa desejada pode ser contaminada por outros produtos ou por contaminantes gasosos que podem saturar o filtro e esgotar muito rapidamente a capacidade de filtragem.

As incubadoras de bancada são também uma opção mais atraente em laboratórios que não tenham filtragem de ar com carvão e/ou permanganato de potássio em seus sistemas de ar para remover os compostos orgânicos voláteis (VOC). A ideia subjacente é que essas incubadoras passam para um modo de eliminação agressiva de gases sempre que são abertas por 2 minutos. Estabelecemos por meio de testes que esse método remove efetivamente qualquer ar do laboratório e seus contaminantes em potencial. Isso é particularmente válido quando são usados filtros de linha para purificação dos gases que estão purgando a incubadora de ar ambiente.

Para a escolha dos tipos de incubadora deve-se estar ciente de que há diferenças sutis, porém importantes, entre o ambiente de cultura em uma incubadora de bancada e o de uma incubadora grande. Já descrevemos que os níveis de temperatura em uma incubadora grande serão afetados pela duração e a frequência das aberturas da incubadora. Quando há vários compartimentos separados por portas, observamos temperaturas diferentes entre as prateleiras superiores e as inferiores em grandes incubadoras.

Outra diferença importante entre as incubadoras grandes e as de bancada diz respeito aos níveis de umidade relativa encontrados no ambiente de cultivo. Os níveis de umidade em uma incubadora grande ficam próximos da saturação (99% a 100%), enquanto nas incubadoras de bancada raramente ultrapassam 90%. Verificamos que essa pequena diferença nos níveis de umidade (saturada *vs.* não saturada) tinha um grande impacto em nossos sistemas de cultivo. Percebemos que os meios de cultivo estavam de fato se evaporando em nosso sistema de microgotas nas incubadoras de bancada e isso fazia a osmolaridade aumentar significativamente em um período de 6 dias. Em consequência da evaporação da água nos meios de cultura, os valores de pH também aumentavam significativamente durante esse mesmo período de 6 dias. Corrigimos esse problema aumentando o volume de óleo nas placas de cultivo, pois observamos que no mínimo 1 a 2mm de óleo reduziam a evaporação. Com o uso dessa abordagem a osmolaridade aumentou ligeiramente, mas os valores de pH permaneceram os mesmos. As alterações na osmolaridade ainda ficaram dentro das especificações do fabricante.

Outra variável importante é o impacto da viscosidade do óleo no equilíbrio do pH nas incubadoras de bancada. Suspeitamos que essa também seja uma variável importante em incubadoras grandes, mas testamos unicamente de bancada. Utilizando um dispositivo de monitoramento do pH em tempo real, o SAFE (*Sterile Automated Fluoroscopic Evaluation*) Sens®, da Blood Cell Storage, foi possível determinar o tempo necessário para incubar nossas placas de cultivo antes que elas pudessem ser utilizadas. Em uma série de experimentos, verificamos que as placas de cultivo tinham de estar dentro das incubadoras no máximo até as 13 horas do dia anterior para garantir que o pH estaria no limite correto em todas as incubadoras por volta das

7 às 7 horas e 30 minutos da manhã seguinte. Ficamos muito surpresos porque, como muitos laboratórios de FIV, a preparação das placas de cultivo era frequentemente deixada para o final do dia, especialmente em dias movimentados. Em consequência desses achados, agora preparamos nossas placas de cultivo no máximo até as 13h00, independentemente de quão ocupados estejamos.

Em síntese, acreditamos que muitas das incubadoras destinadas à FIV em seres humanos, se não todas, podem produzir embriões de boa qualidade, desde que as utilizemos dentro de suas especificações de *design* e saibamos como funcionam e também reconheçamos suas limitações. É muito importante selecionar incubadoras que se adaptem ao ambiente de trabalho e ao modo de cultivo. As incubadoras grandes não funcionam tão bem quanto as de bancada quando usadas em locais em que os pacientes são agrupados e a incubadora é aberta repetidamente. É imperativo conhecer os níveis de umidade nas incubadoras, assim como no laboratório, pois essas variáveis podem afetar a osmolaridade e o pH dos sistemas de cultivo. De igual interesse, a quantidade de óleo que cobre as microgotas, assim como o tamanho das gotículas, também pode afetar a razão de evaporação. O ponto mais crítico é que você compreenda como as variáveis de sua incubadora e de seu ambiente podem impactar no seu sistema de cultivo.

DISPOSITIVOS PLÁSTICOS ASSOCIADOS À CULTURA DE EMBRIÕES

Conforme referido anteriormente, tem importância primordial o conhecimento da dinâmica de trabalho das incubadoras utilizadas para o cultivo de embriões, assim como a qualidade dos materiais utilizados no processo de fabricação de placas de cultura ou no armazenamento de produtos relacionados com os meios de cultivo. Particularmente importantes são os problemas de toxicidade relacionados com as placas plásticas utilizadas para a cultivo de embriões, tubos utilizados para a recuperação de oócitos, cateteres para a transferência de embriões, tubos empregados em técnica de preparação de espermatozoides, agulhas de recuperação e recipientes para a coleta de sêmen.

Em nosso laboratório utilizamos unicamente placas de cultivo que já passaram por uma análise de embrião de camundongo *Mouse Embryo Assay* (MEA). Estamos cientes de que essas placas são mais caras, mas descobrimos que a extensa amostragem de cada lote necessária para a categorização de "Passar" na MEA é muito maior do que a que poderia ser realizada em um laboratório de FIV. Em outras palavras, são testadas placas suficientes em cada lote para que haja risco reduzido de um erro de amostra insuficiente. Muitos laboratórios simplesmente não estão equipados para executar testes tão extensos de modo a assegurar que o lote em questão seja de fato adequado ao uso. O teste em uma ou duas placas de um conjunto que represente um lote de alguns milhares de placas é uma suposição perigosa de que o lote inteiro está bom. A possibilidade de um erro de amostra insuficiente é grande.

Para todos os outros materiais, realizamos um teste de sobrevivência de espermatozoides de um doador de esperma conhecido. Há muitos anos utilizamos o mesmo doador em nossos testes diagnósticos e no controle de qualidade dos materiais plásticos. Para esse teste utilizamos o meio *Human Tubal Fluid* (HTF) suplementado por albumina sérica humana a 5%. Para testar um produto como um tubo de centrífuga, por exemplo, colocamos 4 ou 5mL de HTF no tubo em questão e o incubamos a 37°C por 72 horas em incubadora equilibrada. Colocamos 1 a 2mL desse HTF em um tubo de 5mL já testado, adicionamos aproximadamente 2 milhões de espermatozoides/mL e incubamos por 48 horas a 37°C. O pH do meio equilibrado foi estabelecido previamente entre 7,2 e 7,3. Avaliamos tanto a motilidade como a progressão em 24 e em 48 horas e comparamos os parâmetros ao controle. A motilidade deve ficar dentro de 20% da amostra de controle e o controle deve ter pelo menos 50% de motilidade após 48 horas de incubação.

Conforme referido anteriormente, estamos cientes de que o teste no próprio laboratório pode acarretar um erro de amostra insuficiente, mas para reduzir essa possibilidade lavamos todo e qualquer tubo em que formos armazenar meios de cultivo ou incubar espermatozoides. Efetuamos essa etapa de precaução extra mesmo com recipientes plásticos testados para esperma de modo a reduzir o erro de amostra insuficiente. Lavamos esses tubos com meios HTF sem proteína. A razão para lavarmos esses tubos é que verificamos em estudos anteriores que muitas vezes tubos não lavados, mesmo aqueles que tenham passado por testes MEA, podem ter impacto sobre o número total de células em um blastocisto de camundongo quando fixados e corados. Em consequência da lavagem de todos os recipientes plásticos utilizados no armazenamento de meios de cultivo, a variação sutil no desenvolvimento de embriões entre os vasos de armazenamento diminuiu acentuadamente. As diferenças sutis que havíamos observado foram taxas de clivagem mais lentas, maior fragmentação e menos blastocistos expandidos no quinto dia do desenvolvimento.

Em virtude dos constantes problemas na alocação dos meios de cultivo e de nosso receio de que com o tempo os produtos poderiam vazar do plástico, aumentamos muito nossos esforços para reduzir a alocação dos meios de cultivo ao mínimo possível. Utilizamos unicamente placas testadas por MEA com emanação de gases por pelo menos 48 horas. Atualmente, preparamos nossas placas da seguinte maneira: inicialmente, determinamos o número de casos e o volume do meio de cultivo/tipo de meio que serão necessários para o cultivo de oócitos ou embriões. Depois de estabelecidos os volumes, lavamos uma placa de 60mm testada por MEA com 10mL de HTF livre de proteína. Antes de descartar esse meio, lavamos quatro ou cinco vezes nossas pipetas de vidro polidas no fogo com esse HTF desprovido de proteína. Isso é para remover quaisquer toxinas potenciais das pipetas que vamos usar para efetuar a passagem do cultivo. Descartamos esse meio HTF e o substituímos por meios que vamos usar no cultivo efetivo de oócitos ou embriões.

Acreditamos que o tipo de placa utilizado para o cultivo de embriões é tão importante quanto o próprio meio do cultivo. Em nossas placas de cultivo de embriões, realizamos o cultivo de um único embrião e as gotas de cultivo têm o tamanho aproximado de 30 a 40µL; essas placas são igualmente recobertas por 13mL de óleo lavado. Cabe observar que, quando colocamos primeiro o meio nas placas de cultivo, nunca preparamos mais do que duas placas de cada vez de modo a diminuir o potencial de evaporação do meio. Caso seja necessário usar ponteiras de pipetas *eppendorf* na preparação das placas de cultivo, convém certificar-se de efetuar testes exaustivos nelas, pois a variação nos lotes pode ser muito grande. Além disso, cabe certificar-se de lavar as ponteiras com o meio várias vezes antes de pegar as gotas de cultivo. Isso deve reduzir a incidência de introdução da toxicidade do plástico no sistema de cultivo.

Convém enfatizar novamente a importância do dispositivo utilizado para a criação de microgotas para o cultivo de embriões. Em períodos anteriores, vimos as ponteiras de pipetas *eppendorf* falharem em nossas análises de esperma, passamos então para pipetas de vidro para a produção de gotas de meio de cultivo. Somos também grandes defensores do uso de óleo lavado e do armazenamento em locais escuros e frescos. Muitos fabricantes de meios de cultivo afirmam não ser necessário lavar seu óleo, mas consideramos essa uma boa prática, pois lavar o óleo e armazená-lo no escuro pode reduzir a formação ou a presença de peróxidos que podem afetar potencialmente de maneira adversa o desenvolvimento de embriões.

No momento, testamos nossos tubos de centrífuga, tubos de tampa removível de 14mL, tubos de tampa removível de 5mL, cateteres de transferência, agulhas de recuperação, cateteres IUI e recipientes para espécimes empregando uma análise de sobrevivência de espermatozoides.

QUALIDADE DO AR NO LABORATÓRIO

A manutenção de uma qualidade ótima do ar no laboratório é um aspecto importante e bem conhecido do cultivo de embriões. Muitos embriologistas sabem que um ar de boa qualidade é produto da pressão positiva do ar, da filtração HEPA e do uso de filtros de carvão ativado e de permanganato nos limites de um laboratório hermético ao ar e bem construído. A filtração HEPA removerá as partículas importantes do ar, enquanto a combinação de carbono e potássio vai literalmente varrer o ar de VOC. A remoção dos VOC do ambiente de um laboratório retira os contaminantes mais importantes que devem ser monitorizados no laboratório atualmente, porque os VOC podem vir de muitas fontes, tanto de dentro como de fora do laboratório.

Nossa experiência com os VOC é extensa. Verificamos também que os VOC podem originar-se de muitas fontes diferentes, como utensílios plásticos no laboratório, tintas utilizadas no centro e nas áreas circunvizinhas e também de materiais adesivos, como os envoltórios dos instrumentos e aqueles utilizados durante o processo de construção. Nos casos em que houve a contaminação por VOC, esta pareceu ser diretamente embriotóxica. Os impactos percebidos em relação aos VOC foram: redução da frequência de fertilização, necessidade de recorrer à ICSI para aumentar a frequência de fertilização, ausência de clivagem em mais embriões, taxas de desenvolvimento global mais lentas, maior frequência de fragmentação e menor desenvolvimento de blastocistos no quinto dia. Hall e cols. (1998) propuseram que uma família de VOC encontrada comumente em laboratórios de FIV é a dos aldeídos, que podem diminuir a capacidade de um embrião lidar com o estresse oxidativo e torná-lo mais propenso a apresentar danos oxidativos. Munch e cols. (2014, 2015) notaram que a ausência de filtro de carbono também aumentava necessidade de recorrer à ICSI e ocasionava frequências de fertilização e clivagem menores. Nesses estudos, a frequência de desenvolvimento de blastocistos foi mais baixa, ainda que não significativa.

De modo a minimizar os níveis de contaminação em nosso laboratório, adotamos como estratégia não remover os gases de quaisquer materiais até o fim do dia, quando as incubadoras são finalmente fechadas. Além disso, adotamos como diretriz estrita a eliminação dos gases de nossos recipientes plásticos pelo menos 48 horas antes do uso. Também reduzimos a um mínimo a quantidade de material colocada em recipientes plásticos lavados. Não usamos meios que estavam em recipiente plástico por mais de 3 dias caso tenham ocorrido vazamentos. Tentamos usar vidro o maior número de vezes ao pipetar ou preparar placas por acreditarmos que é menor a probabilidade de introduzir contaminantes potenciais comumente encontrados no plástico.

Centros de FIV de grande êxito têm muitos aspectos diferentes que os tornam bem-sucedidos, mas a maioria, se não todos, dispõe de um extenso sistema HVAC que consegue eliminar do ar os VOC. A qualidade do ar é um aspecto importante quando se tenta obter resultados consistentemente bons. Um bom sistema de tratamento do ar vai remover muitos dos efeitos sazonais notados em laboratórios sem sistemas HVAC e reduzir o impacto da alteração da qualidade do ar em torno do centro. A qualidade do ar varia mais em contextos urbanos densos do que em áreas com menos tráfego etc. Um laboratório bem construído, utilizando materiais limpos/testados, que seja hermético ao ar e forneça pressão positiva certamente reduzirá a variação. Essa variação no desenvolvimento de embriões pode muitas vezes ser atribuída a alterações sazonais na qualidade do ar ou a alterações associadas ao ambiente em torno do laboratório. Um sistema HVAC bem elaborado vai assegurar que os sistemas de cultivo estejam livres de contaminantes do ar e possibilitar ao embrião atingir seu potencial máximo.

IMPACTO DA QUALIDADE DO ESPERMA NA QUALIDADE DOS EMBRIÕES RESULTANTES

Até o momento discutimos as variáveis que podem ter impacto direto na qualidade de um sistema de cultivo de embriões. Embora a preparação de esperma normalmente não seja considerada um aspecto do cultivo embrionário, a integridade do esperma pode afetar as taxas de desenvolvimento do embrião e ter um efeito significativo nos resultados finais da gravidez. Atualmente, a maioria dos laboratórios está cultivando embriões até o estágio de blastocisto e com frequência o impacto da contribuição paterna não é visto após o terceiro dia de desenvolvimento. Em uma avaliação mais aprofundada, muitos desses casos eram de fator masculino ou de amostras com altos níveis de fragmentação do DNA, conforme relatado previamente.

Por conseguinte, acreditamos que a qualidade do esperma deve ser levada em consideração na avaliação da eficácia do sistema de cultivo empregado. Sobre nossa experiência, devemos esperar um desenvolvimento menor de blastocistos em casos de fator masculino ou com grave fragmentação do DNA. Sabemos que essa frequência mais baixa não é um reflexo de nosso sistema de cultivo, mas sim da etiologia dos pacientes. Para reduzir o impacto da fragmentação do DNA sobre o desenvolvimento dos embriões utilizamos, sempre que possível, procedimentos *swim up* ou a centrifugação em gradiente de quatro densidades. Nunca centrifugamos uma amostra por mais de 20 ou 30 minutos em velocidade acima de 250g. De acordo com nossa experiência, o uso desses dois procedimentos de preparação e dessa velocidade de centrifugação melhora a qualidade do esperma com que estamos trabalhando em termos da integridade do DNA. A adaptação dessas técnicas nos ajudou a melhorar o desenvolvimento de blastocistos em casos de fator masculino.

Ao se estabelecerem os critérios para os sistemas de cultivo de embriões, a otimização dos parâmetros espermáticos devem ter grande peso. A preparação do esperma e sua qualidade subsequente terão grande impacto sobre o sistema de cultivo e as taxas de desenvolvimento de blastocistos. Em nossa opinião, a preparação otimizada do esperma pode melhorar muito as taxas de desenvolvimento de embriões em sistemas de cultivo estabelecidos.

IMPACTO DAS CARACTERÍSTICAS DE ESTIMULAÇÃO FOLICULAR

Afirmamos no início deste capítulo que nosso laboratório adotou uma perspectiva mais ampla e mais abrangente em relação às variáveis que podem afetar um sistema de cultivo. Outro ponto importante a ser incluído na análise de eficácia dos sistemas de cultivo diz respeito ao impacto da estimulação ovariana sobre a qualidade dos embriões e seus resultados finais. Em virtude da ineficiência intrínseca do desenvolvimento de embriões humanos, grande ênfase tem sido dada à melhora da qualidade da estimulação folicular, visando melhorar a qualidade dos oócitos resultantes.

Como se pode notar na Tabela 26.1, a frequência de gravidez clínica entre 7 e 15 dias após a estimulação folicular varia de 65% a 83%. Esses dados indicam indiretamente que os oócitos humanos adquirem competência nucleica e citoplasmática em um período amplo, de 7 dias ou mais. É muito provável que o número de dias de estimulação não tenha impacto evidente sobre a eficiência de nosso sistema de cultivo para a produção de embriões de alta qualidade. Todavia, cada clínica deve determinar se essa ou outras variáveis afetam seu sistema de cultivo. Cada centro lida de maneira diferente com a resposta folicular de cada paciente, a qual pode ter grande impacto sobre a qualidade dos oócitos e, portanto, dos embriões.

Como mencionado previamente, o desenvolvimento de embriões humanos não é muito eficiente. Essa observação é muito provavelmente verdadeira, tendo em vista a população infértil com que os centros de infertilidade vêm trabalhando e a reduzida função ovariana ou os desequilíbrios endócrinos apresentados por muitas dessas pacientes. Em muitos casos, o número de oócitos recuperados é uma boa indicação da função ovariana global e da competência ovariana. Por exemplo, uma paciente que produza 20 oócitos com a mesma dose de gonadotrofinas de uma paciente que produza cinco óvulos muito provavelmente apresenta maior competência oocitária do que a paciente com cinco oócitos (Tabela 26.2). Segundo nossa experiência, à medida que aumenta o número de oócitos maduros recuperados, também aumenta a frequência de gravidez.

Tabela 26.1 Frequência de gravidez por dias de estimulação folicular

Dias de estimulação	Número de pacientes	Gravidez bioquímica	Gravidez clínica
7 a 8	65	75%	65%
9	157	71%	61%
10	186	70%	60%
11	139	67%	57%
12	58	66%	55%
13	19	53%	47%
14 a 15	6	83%	83%

Tabela 26.2 Efeito de oócitos maduros recuperados sobre os resultados finais

Número de oócitos maduros	Número de pacientes	Gravidez bioquímica	Gravidez clínica	Valor P
≤ 5	88	48%	41%	0,01
6 a 10	168	60%	46%	0,01
11 a 15	175	78%	68%	0,14
16 a 20	95	80%	72%	0,11
≥ 21	114	78%	70%	0,11

Além disso, os dados anteriormente citados indicam também que as frequências mais elevadas de gravidez são obtidas com 11 ou mais oócitos. Coletivamente, os dados das duas tabelas indicam que o número de dias de estimulação pode não afetar a qualidade dos embriões colocados em cultivo, mas que o número de oócitos recuperados pode ser um parâmetro importante a ser avaliado quando são examinadas as variáveis que podem ter impacto sobre o sistema de cultivo dos embriões.

Sugerimos insistentemente que cada centro avalie seus próprios dados para determinar as variáveis que podem influenciar as condições de cultivo. Há fatores de estimulação potenciais que podem servir como indicadores de desempenho quanto à qualidade dos oócitos e dos embriões e como referências para o sistema de cultivo embrionário.

CARACTERÍSTICAS DO DESENVOLVIMENTO EMBRIONÁRIO COMO INDICADOR DE DESEMPENHO

A maioria dos centros de FIV emprega métodos estáticos de avaliação de embriões para a marcação dos atributos morfológicos de um dado embrião. A análise das diferenças entre os embriões é primordial para a seleção dos melhores embriões para transferência ou criopreservação. A avaliação dos embriões e a anotação das diferenças entre eles também podem servir como indicadores de que os sistemas de cultivo estão funcionando bem. Há muito tempo acreditamos que a avaliação do desenvolvimento embrionário a intervalos especificados pode verificar quão otimizadas estão as condições de cultivo e também servir como indicador de qualidade embrionária para determinada paciente. Essas características embrionárias específicas, observadas em ocasiões determinadas, podem ajudar a estabelecer referências para o laboratório. Em outras palavras, de posse de referências quanto à taxa de clivagem no laboratório, é possível verificar rapidamente se os embriões estão se desenvolvendo corretamente no ambiente de cultivo atual do laboratório ou se as características percebidas são específicas de determinada paciente.

Verificamos em nosso centro que para ter um sistema de avaliação de embriões que faça sentido é preciso estabelecer diretrizes estritas para avaliar adequadamente a cinética embrionária. É preciso ter em mente que o desenvolvimento de embriões é um evento cumulativo e que é necessário estabelecer níveis referenciais para determinar se as taxas de desenvolvimento são ótimas ou estão dentro de valores normais. Estabelecemos em nosso laboratório um sistema de avaliação de embriões que possibilita a seleção dos embriões considerados mais competentes de uma coorte de embriões irmãos. Nosso processo de avaliação é o seguinte: depois de colocar em cultura zigotos fertilizados normalmente, estes são avaliados 24 a 26 horas pós-inseminação ou ICSI quanto à clivagem precoce ou ao desaparecimento dos pró-núcleos. Os embriões são igualmente avaliados 48 a 50 horas após a recuperação para a atribuição de escores quanto à incidência de embriões de quatro células (dia 2). No terceiro dia, os embriões são avaliados 72 a 74 horas após a recuperação quanto à incidência de embriões em compactação de oito a 12 células.

Esse método ainda apresenta limitações por se basear estritamente em características morfológicas do desenvolvimento. Essas características não podem selecionar embriões cromossomicamente anormais e ainda não possibilitam a aplicação de rotina da transferência de embriões individuais em todas as faixas etárias.

As Tabelas 26.3 e 26.4 demonstram o impacto de algumas características do desenvolvimento sobre a frequência de blastocistos e o desenvolvimento de blastocistos de alta qualidade.

Os dados mostram efetivamente uma clara vantagem quanto ao melhor desenvolvimento de blastocistos derivados da inseminação convencional. A ICSI não afetou a proporção de blastocistos considerados de alta qualidade. Em consequência, esperamos frequências menores de desenvolvimento de blastocistos ao utilizarmos a ICSI e isso não é um reflexo de nosso sistema de cultivo.

Os dados mostrados na Tabela 26.4 revelam que embriões que apresentaram singamia ou clivagem no estágio de duas células 24 horas após a inseminação ou na ICSI têm frequências mais altas ($P < 0,05$) de desenvolvimento de blastocistos do que zigotos que ainda têm núcleos visíveis nesse momento de observação. Observamos também que zigotos que apresentaram clivagem além do estágio de duas células nesse período tinham uma frequência mais baixa ($P < 0,05$) de desenvolvimento de blastocistos e menor proporção de blastocistos de alta qualidade em comparação com outros grupos. Esses dados sugerem que a clivagem precoce ou a singamia pode ser um bom indicador de desempenho de um paciente específico em cultura e, caso essa tendência esteja presente em muitos pacientes, também do desempenho do sistema de cultivo.

Tabela 26.3 Efeito do tipo de inseminação sobre o desenvolvimento e a qualidade dos blastocistos

Método de inseminação	Número	Número de blastos (%)	Número de blastos de alta qualidade (%)
FIV	4.628	2.596 (56,1%)[a]	1.310 (50,5%)[a]
ICSI	3.804	2.006 (52,7%)[b]	999 (49,8%)[a]

[a]P < 0,05.

Tabela 26.4 Escore de características PN do dia 1 e desenvolvimento de blastocistos

Disposição dia 1	Número	Número de blastos (%)	Número de blastos de alta qualidade (%)
2 PN	4.412	1.772 (47,2%)[a]	824 (46,5%)[a]
0 PN	2.785	1.503 (59,0%)[b]	750 (49,9%)[b]
2 células	2.051	1.267 (65,6%)[c]	709 (56%)[c]
2 células	189	71 (40,6%)[d]	29 (40,8%)[d]

[a,b,c,d]P < 0,05.

Estabelecemos níveis de referência em nosso laboratório relativamente às características PN do primeiro dia para nos ajudar a determinar se nossos sistemas de cultivo estão funcionando em níveis considerados ótimos. Nossos limiares mínimos para o número de 0 PN e duas células foram de 25% e 20%, respectivamente.

Os dados apresentados na Tabela 26.5 indicam que o estágio do embrião aproximadamente 48 horas após a coleta tem impacto significativo sobre o desenvolvimento de blastocistos, assim como sobre a qualidade destes. Mais especificamente, embriões que têm quatro células no terceiro dia apresentam frequência mais alta (P < 0,05) de desenvolvimento de blastocistos do que aqueles que tinham duas ou três células no mesmo tempo de observação. Embriões que estavam mais avançados no segundo dia também apresentaram frequências menores de desenvolvimento de blastocistos em comparação a embriões que estavam no estágio de quatro células (Tabela 26.5). Esses dados indicam que as características da clivagem inicial afetam o desenvolvimento e a qualidade dos blastocistos.

Em consequência dos dados apresentados na Tabela 26.5, passamos a utilizar as características da clivagem inicial como um de nossos indicadores de desempenho. Com base em nossos protocolos de estimulação folicular, nas características de nossas pacientes e nas condições de cultivo de nosso laboratório, devemos esperar que 50% de nossos embriões estejam no estágio de quatro células. Se verificarmos que não estamos atingindo esse nível de referência de maneira consistente, iremos investigar as condições de cultivo e todos os materiais de suporte, assim como as variáveis que podem estar afetando esses dados. Também iremos pesquisar a atual população de pacientes para verificar se esse é um problema das pacientes e não do laboratório.

Os dados apresentados na Tabela 26.6 também indicam que as características da clivagem inicial têm impacto importante sobre o desenvolvimento e a qualidade dos blastocistos. Os dados revelam que embriões entre o estágio de oito células e o de 12 células aproximadamente 72 horas após a recuperação têm taxas mais altas de desenvolvimento de blastocistos e de blastocistos de alta qualidade. Embriões com menos de oito células no terceiro dia têm menor potencial de atingir o estágio de blastocisto. Embora os dados não sejam apresentados aqui, verificamos que a incidência de compactação no terceiro dia também se associa a níveis elevados de desenvolvimento e qualidade dos blastocistos.

Tabela 26.5 Estágio no segundo dia e proporção que se desenvolve até o estágio de blastocisto

Estágio celular	Número	Número de blastos (%)	Número de blastos de alta qualidade (%)
2	1.523	606 (46%)[a]	268 (44,2%)[a]
3	906	294 (36,6%)[b]	130 (44,2%)[b]
4	4.798	2.965 (65,8%)[c]	1.685 (56,8%)[c]
5 a 6	1.871	767 (44,3%)[d]	259 (33,8%)[d]
> 6	275	65 (25,9%)[e]	11 (16,9%)[e]

[a,b,c,d,e]P < 0,05.

Tabela 26.6 Estágio celular no terceiro dia e seu efeito sobre o desenvolvimento dos blastocistos

Estágio celular	Número	Número de blastos (%)	Número de blastos de alta qualidade (%)
< 6	799	162 (21,7%)[a]	39 (24,1%)[a]
6 a 7	1.805	693 (40,9%)[b]	277 (40%)[b]
8-10	5.728	3.381 (62,2%)[c]	1.798 (53,2%)[c]
11 a 12	644	388 (62,6%)[d]	202 (52,1%)[d]
> 12	121	71 (62,3%)[e]	36 (50,7%)[e]

[a,b,c,d,e]P < 0,05.

Em síntese, o peso coletivo dos dados apresentados nas Tabelas 26.3 a 26.6 revela que o tipo de inseminação e as taxas de desenvolvimento de embriões durante os primeiros 3 dias podem predizer o desenvolvimento subsequente dos blastocistos, assim como a qualidade dos blastocistos formados. Esses dados revelam que a avaliação de embriões é um processo cumulativo. Os embriologistas devem levar em consideração as taxas de desenvolvimento anteriores, assim como o estágio específico dos embriões no momento da avaliação. Esses dados indicam que a taxa de desenvolvimento ou a morfocinética é um recurso importante na seleção dos embriões mais viáveis para reposição. Esses dados indicam também que a taxa de clivagem durante os primeiros 3 dias de cultivo pode servir como indicador de desempenho em um laboratório de FIV. Os indicadores de desempenho devem ser estabelecidos para cada laboratório, levando em conta todas as variáveis que podem influenciar esses valores específicos. Por exemplo, a maneira pela qual cada centro efetua a estimulação folicular, prepara a amostra de esperma e controla suas incubadoras afeta diretamente os valores que servirão como indicadores de desempenho, assim como os níveis de referência.

CONSIDERAÇÕES FINAIS

O cultivo de embriões pode ser muito afetado ou influenciado por vários fatores. Nossas experiências mostraram que embriões de alta qualidade podem crescer em incubadoras destinadas ao cultivo de embriões humanos. Para isso, os embriologistas precisam compreender suas necessidades e se familiarizar com as especificações da(s) incubadora(s) que têm em mente. Para determinar as melhores incubadoras para sua prática os embriologistas devem determinar o volume de pacientes, a frequência com que as pacientes são tratadas (continuamente *vs.* em série), o espaço, a qualidade dos gases e o tipo de sistema de cultivo utilizado.

Nunca é demais ressaltar a importância dos recipientes plásticos utilizados para o cultivo de embriões. Acreditamos que o uso de placas testadas por meio da MEA e de recipientes plásticos lavados vai melhorar o desenvolvimento embrionário e reduzir as variações. Acreditamos também que a utilização de análises de sobrevivência de esperma detecta produtos excessivamente tóxicos e impede sua utilização no laboratório. Do mesmo modo, a qualidade das preparações de esperma também pode afetar o desenvolvimento embrionário, especialmente a partir do terceiro dia, quando se evidencia a contribuição paterna.

Uma variável que também pode comprometer o desempenho dos embriões em um sistema de cultivo é a estimulação folicular. Em nossa prática, determinamos que o número de oócitos recuperados pode afetar os resultados finais e, portanto, a qualidade dos embriões. Os centros de FIV devem investigar o impacto dos métodos de estimulação folicular para verificar de que maneira eles afetam seus sistemas de cultivo.

Os indicadores de desempenho são muito úteis quando se tenta determinar se os sistemas de cultivo estão otimizados. Em nosso laboratório, estabelecemos que a clivagem precoce no primeiro dia constitui um indicador positivo do desenvolvimento e da qualidade dos blastocistos. Determinamos também que o uso de ICSI em nosso centro reduziu a proporção de embriões que se tornam blastocistos. Mediante o estabelecimento desses indicadores de desempenho, também pudemos estabelecer níveis de referência muito úteis para determinar se nossos sistemas de cultivo estão funcionando nos níveis considerados ideais.

Leitura complementar

Avendano C, Franchi A, Duran H, Oehninger S. DNA fragmentation of normal spermatozoa negatively impacts embryo quality and intracytoplasmic sperm injection outcome. Fertil Steril 2010; 94(2):549-57.

Chou J. Electrochemical Sensors. In: Hazardous gas monitors: a practical guide to selection, operation and applications. New York: McGraw Hill, 1999:27-35.

Chou J. Infrared Sensors. In: Hazardous gas monitors: a practical guide to selection, operation and applications. New York: McGraw Hill, 1999:55-72.

Cohen J, Gilligan A, Esposito W, Schimmel T, Dale B. Ambient air and its potential effects on conception in vitro. Human Reproduction. 1997; 12(8):1742-9.

Hall J, Gilligan A, Schimmel T, Cecchi, M, Cohen J. The origins, effects and control of air pollution in laboratories used for embryo culture. Human Reproduction 1998: 13(Supplement 4):146-55.

Hughes PM, Morbeck DE, Hudson SB, Fredrickson JR, Walker DL, Coddington CC. Peroxides in mineral oil used for in vitro fertilization: defining limits of standard quality control assays. Journal of Assisted Reproduction and Genetics 2010; 27(2-3):87-92.

Hunter RH. Temperature gradients in female reproductive tissues. Reproductive Biomedicine Online 2012; 24:377-80.

Lane M, Mitchell M, Cashman K, Feil D, Wakefield S, Zander-Fox D. To QC or not to QC: the key to a consistent laboratory? Reproduction and Development 2008; 20:23-32.

Lee Higdon H, Blackhurst D, Boone W. Incubator management in an assisted reproductive technology laboratory. Fertil Steril 2008; 89(3):703-10.

Lesse HJ. Metabolism of the preimplantation mammalian embryo. Oxford Rev Reprod Biol 1991; 13:35-72.

Muasher SJ, Abdallah RT, Hubayter ZR. Optimal stimulation protocols for in vitro fertilization. Fertil Steril 2006; 86(2):267-73.

Munch EM, Sparks AE, Van Voorhis BJ, Duran EH. Lack of carbon air filtration impacts early embryo development. Journal of Assisted Reproduction and Genetics 2015; 32(7):1009-17.

Munch EM, Sparks AE, Van Voorhis BJ, Duran EH. Poor laboratory air quality and its impact on early embryo development. Fertil Steril 2014; 101(2):e14-e14.

Nijs M, Franssen K, Cox A, Wissman D, Ruis H, Ombelet W. Reprotoxicity of intrauterine insemination and in vitro fertilization-embryo transfer disposables and products: a 4-year survey. Fertil Steril 2009; 92 (2):527-35.

Ray BD, Mcdermott A, Wardle PG et al. In vitro fertilization: fertilization failure due to toxic catheters. Journal of in Vitro Fertilization and Embryo Transfer 1987; 4(1):58-61.

Stemm K, Watchter K, Wiemer K. Analysis of embryo culture media pH changes during incubator use and media evaporation under oil using a continuous pH monitoring system. American Society for Reproductive Medicine Abstracts 2015; 104(3):e318-e319.

Swain J. Decisions for the IVF laboratory: comparative analysis of embryo culture incubators. 2014; 28:535-47.

Tesarik J, Greco E, Mendoza C. Late, but not early, paternal effect on human embryo development is related to sperm DNA fragmentation. Human Reproduction 2004; 19(3):611-5.

Van Voorhis BJ, Thomas M, Surrey ES, Sparks A. What do consistently high-performing in vitro fertilization programs in the U.S. do? Fertil Steril 2010; 94:1346-9.

Yelumalai S, Kashir J, Jones C et al. Clinician-induced (iatrogenic) damage incurred during human infertility treatment: detrimental effects of sperm selection methods and cryopreservation upon the viability, DNA integrity, and function of human sperm. Asian Pacific Journal of Reproduction 2012; 1(1):69-75.

Zhang JQ, Li XL, Peng Y, Guo X, Heng BC, Tong GQ. Reduction in exposure of human embryos outside the incubator enhances embryo quality and blastulation rate. Reproductive Biomedicine Online 2010; 20:510-5.

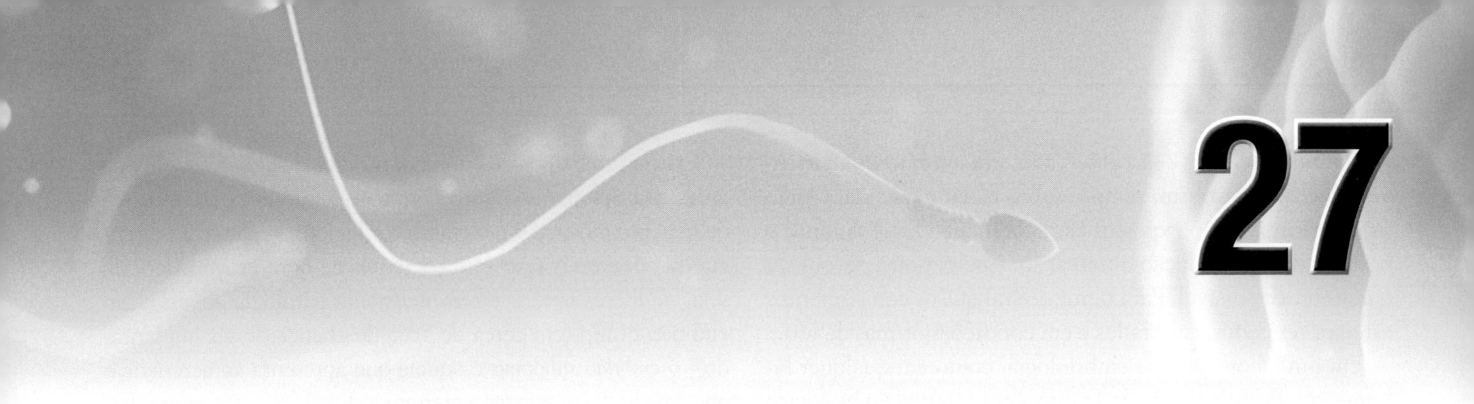

27

Cultivo e Seleção Embrionária

Bernadette Ventura Veado

INTRODUÇÃO

O sucesso das técnicas de reprodução assistida se revela com o nascimento de um único bebê saudável. Em contraponto, seu fracasso consiste na ausência de gestação, em aborto ou em gravidez múltipla.

Para aumentar a taxa de sucesso, ou seja, para garantir o nascimento de um único bebê saudável, é preciso isolar e cultivar gametas e embriões da melhor maneira possível, saber diferenciá-los em relação a seu potencial e transferir, em condições ótimas, um desses embriões. Somente a transferência de um único embrião pode reduzir ao mínimo o risco de uma gravidez múltipla.

Se o ideal é a transferência de um único embrião, por que então são cultivados mais embriões em um mesmo ciclo? Porque nos primórdios das técnicas de fertilização *in vitro* (FIV), quando a estimulação era feita com ciclo natural ou clomifeno, o desenvolvimento embrionário era subótimo e poucos eram os embriões viáveis para a transferência. A evolução da superovulação, que possibilitou às técnicas de reprodução um número maior de óvulos coletados (e, consequentemente, uma quantidade maior de embriões derivados), e das técnicas de cultivo e micromanipulação promoveu o aumento estatístico da probabilidade de se encontrar aquele embrião com real potencial de gravidez.

Com o aumento do número de embriões disponíveis nas técnicas de alta complexidade da reprodução assistida, passou a ser crítica a identificação daqueles embriões viáveis e de maior potencial de implantação dentro da coorte. Assim ocorreu o desenvolvimento de ferramentas de decisões sobre quais e quantos embriões selecionar para transferência e criopreservação.

Por outro lado, se o cenário ótimo consiste na transferência de um único embrião que irá gerar uma gravidez única, essa não é a realidade: nos EUA, a taxa média de implantação de um único embrião transferido em mulheres com menos de 35 anos de idade foi de 36,8% em 2010. Essa porcentagem, aquém do desejado, mostra por que a seleção embrionária é considerada um *hot topic* em embriologia.

CULTIVO EMBRIONÁRIO – CONDIÇÕES ÓTIMAS

Controle da qualidade do ar de um laboratório de FIV

As condições ótimas para o cultivo embrionário demandam temperatura, pH, umidade e atmosfera de CO_2, O_2 e N_2 específicos no interior de uma incubadora; esses fatores controlam a qualidade do meio de cultivo onde se desenvolvem os embriões. Como a incubadora troca ar com o ambiente externo, também é vital o controle de qualidade do ar do laboratório: controle de pressão de O_2 e CO_2, de partículas de pó, restos de vidro, partículas plásticas, compostos orgânicos voláteis, desinfetantes etc., sendo os dois últimos especialmente embriotóxicos. Desse modo, a indumentária dos embriólogos, a limitação de acesso, a pressão positiva e o controle de entrada de ar e gases (com uso de filtros de carvão ativado e permanganato de potássio nos sistemas que abastecem o laboratório) são medidas imprescindíveis na montagem de um laboratório de FIV. Enfim, o controle da qualidade do ar está diretamente relacionado com a qualidade do ambiente da incubadora, que, por sua vez, garante as condições físico-químicas ideais dos meios de cultura.

Controle de qualidade de equipamentos, materiais e soluções

Gametas e embriões são manipulados em ambiente desprovido de qualquer partícula (fluxos laminares) com auxílio de estereomicroscópios e são observados em um microscópio invertido com contraste, sempre sobre placa aquecida. Como os embriões estarão expostos (fora da incubadora) durante o período de manipulação/observação, esse período deverá ser o mais breve possível. Para tanto, é vital que os equipamentos estejam revisados, calibrados e em condições ótimas de uso.

Em um laboratório de embriologia, como em qualquer laboratório de biologia celular, tanto a contaminação biológica como a química são nocivas para os embriões; por isso, todo o insumo utilizado deve ser estéril e de uso único.

As soluções estão amplamente disponíveis no mercado, e as grandes marcas garantem o controle de qualidade. As diversas marcas e sistemas de cultivo existentes no mercado são bons: a escolha de um laboratório por uma marca/sistema depende de sua experiência. A logística de distribuição dessas soluções também é um fator importante a ser levado em conta na escolha da marca.

Controle de qualidade de procedimentos em um laboratório de FIV

Mesmo em um laboratório com boa qualidade ambiental, equipamentos calibrados e bons meios de cultura, podem ocorrer flutuações nos resultados clínicos. Somente a implantação de um controle rígido de qualidade – padronização estrita – pode evitar essas flutuações indesejadas. Além disso, a padronização possibilita uma reversão mais rápida e eficiente de problemas.

Como é possível detectar problemas? Um ciclo específico não informa muito sobre a qualidade dos procedimentos padronizados em um laboratório de FIV, mas o conjunto dos ciclos de 1 dia ou 1 semana, ou ainda 1 mês, informa sobre a qualidade do trabalho a partir de alguns indicadores (Quadro 27.1).

Em pequenos grupos de ciclos, taxas de gestação e aborto não são bons indicadores, uma vez que variam enormemente conforme as características específicas do ciclo e não necessariamente de acordo com a qualidade do trabalho do laboratório.

AVALIAÇÃO E SELEÇÃO EMBRIONÁRIA

Várias abordagens têm sido propostas para a identificação de embriões com maior probabilidade de resultar em gestação (potencial de implantação). No entanto, até o momento a melhor ferramenta disponível para um embriólogo selecionar embriões durante seu cultivo ainda é o estudo morfológico, segundo uma vasta literatura que correlaciona características morfológicas e gravidez.

Quadro 27.1 Principais indicadores utilizados para avaliação da qualidade dos procedimentos em um laboratório de FIV

Taxa de fecundação normal em FIV	deve ser > 60%
Taxa de triploidia em FIV	deve ser < 10%
Taxa de fecundação normal em ICSI	deve ser > 70%
Taxa de degeneração em ICSI	deve ser < 10%
Taxa de clivagem	deve ser > 90%
Taxa de formação de blastocistos	deve ser > 55%

Existem três tipos de embrião: o *embrião ótimo* é aquele que apresenta desenvolvimento correto e nenhuma característica de mau prognóstico – é o embrião selecionado para transferência ou criopreservação (em pacientes de bom prognóstico, ou seja, mulheres jovens e sem nenhuma patologia adversa, um embrião ótimo tem cerca de 50% de chance de ser implantado); o *embrião subótimo* é aquele que apresenta características que, apesar de associadas a menor vitalidade, não o tornam descartável – esse embrião só será transferido se não houver um embrião ótimo na coorte (esse embrião apresenta metade da probabilidade de implantação – 20% a 25%); por fim, o *embrião não viável* é aquele que apresenta uma série de características relacionadas com a falta de potencial de implantação (probabilidade < 1%) ou que esteja bloqueado por mais de 24 horas.

A classificação de um embrião em cada um desses três grupos se dá através de seu histórico, desde sua entrada no laboratório até a tomada de decisão: transferência/criopreservação *versus* descarte.

Avaliação da qualidade dos oócitos

A competência do desenvolvimento embrionário é diretamente influenciada pela normalidade nuclear e a maturação citoplasmática durante o período pré-ovulatório. Essa normalidade, porém, é muito difícil de ser atestada.

Inúmeras linhas de pesquisa têm sido desenvolvidas com intuito de predizer a qualidade oocitária, desde o uso de ultrassonografia tridimensional e angiografia Doppler para avaliação da vascularização folicular até estudos da expressão gênica de células da corona e *cumulus* (Figura 27.1), a fim de investigar se transcriptores servem como marcadores de competência oocitária. No entanto, até o momento, os resultados são heterogêneos, não possibilitando a construção de modelos aplicáveis.

Na prática, nos laboratórios de embriologia são utilizados todos os oócitos maduros (no estágio de metáfase II – Figura 27.2) recuperados, seja para criopreservação, seja para inse-

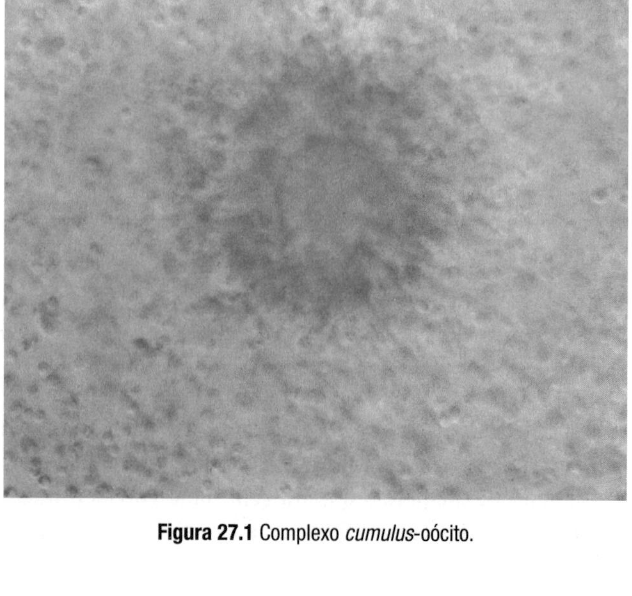

Figura 27.1 Complexo *cumulus*-oócito.

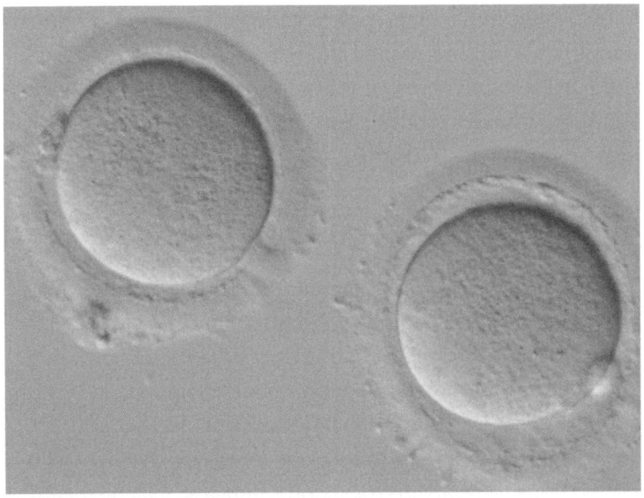

Figura 27.2 Oócitos em metáfase II.

minação. Obviamente, suas características morfológicas são registradas e guardadas para correlações futuras.

Avaliação do zigoto

A morfologia do zigoto foi extensamente estudada e muito se sabe sobre sua correlação com gravidez.

Do zigoto registram-se o número de corpúsculos polares, o número, tamanho, tamanho relativo e posicionamento dos pró-nucleos, o número e disposição dos corpúsculos pré-nucleolares em cada pró-nucleo e a presença de halo citoplasmático.

O zigoto do embrião ótimo contém dois corpúsculos polares, dois pró-nucleos de tamanhos iguais, com três a dez corpúsculos pré-nucleares em cada, e halo citoplasmático em toda a sua circunferência (Figura 27.3).

Avaliação embrionária

Métodos de avaliação

Das inúmeras estratégias para avaliação daqueles embriões ótimos que já foram propostas na literatura, a avaliação das características morfológicas é a mais extensivamente usada

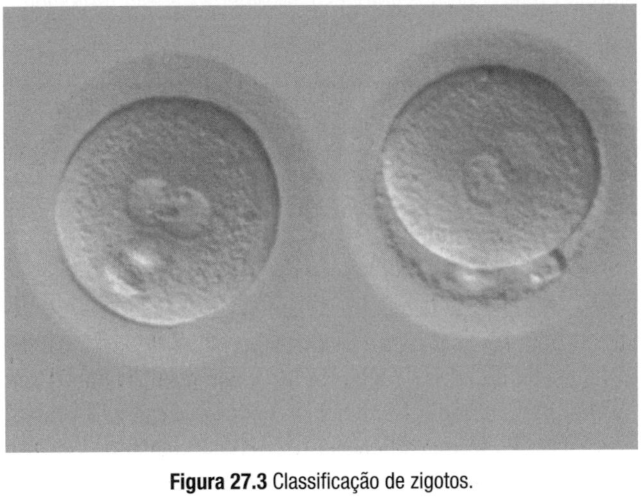

Figura 27.3 Classificação de zigotos.

(por ser fácil, barata e não invasiva): observação diária do embrião em desenvolvimento (parâmetros morfológicos definidos), em tempos predeterminados e estáticos.

Uma tecnologia relativamente recente que auxilia o acompanhamento do desenvolvimento do embrião consiste no embrioscópio (ou, em inglês, *time lapse embryoscope*), que nada mais é do que uma incubadora com um sistema de vídeo (avaliação morfológica contínua) e sensores capazes de medir algumas variáveis no meio de cultivo (avaliação metabólica).

Na ausência de um embrioscópio, porém, para padronização da avaliação (tornando a morfologia comparável entre embriões) é necessário avaliar o embrião sempre na mesma hora: no segundo dia de desenvolvimento, observa-se cerca de 46 horas após a inseminação; no terceiro dia, 70 horas após; no quinto dia, 120 horas após, e no sexto dia, 240 horas após.

Evidentemente, convém ter em mente que o desenvolvimento embrionário se dá através da cinética do ciclo celular e por mecanismos moleculares e celulares complexos. A observação estática é incapaz de fornecer uma reflexão verdadeira de todo esse processo dinâmico de crescimento embrionário, tornando muitos eventos subestimados ou superestimados.

Outro ponto importante, ao se avaliar um embrião humano, é ter em mente que poucos são os embriões que têm aparência normal: muitos apresentam anormalidades discretas ou grosseiras. Dado que o conhecimento acerca do desenvolvimento embrionário humano é ainda simplista e os testes mais acurados não são possíveis na rotina diária de um laboratório, em embriologia o termo "anormal" deve ser utilizado com muita cautela. Entretanto, uma avaliação cuidadosa da morfologia embrionária irá detectar dismorfismos e bloqueios, dos quais pelo menos 50% serão cromossomicamente anormais.

Pré-embrião

Os parâmetros avaliados em um embrião em clivagem são: número de células, simetria entre as células, taxa de fragmentação e presença de multinucleação. A presença de algumas características relevantes, como vacúolos, granulosidade etc., também é registrada.

Número de células

Como as células se dividem totalmente em um período inferior a 24 horas, a cada 24 horas um embrião ótimo tem o dobro de células que apresentava 24 horas antes (Quadro 27.2). Essa velocidade é um dos parâmetros morfológicos mais importantes: uma taxa de progressão lenta pode indicar propensão ao bloqueio, enquanto taxas rápidas podem indicar aneuploidias graves.

Cabe salientar que não se deve utilizar o termo mitose nessa etapa, e sim clivagem, uma vez que as células-filhas têm a metade do tamanho da célula-mãe e, portanto, não são idênticas entre si nem em relação à mãe.

Simetria

A precisão da clivagem de um blastômero em duas células-filhas depende da posição do fuso e da atividade dos elementos

Quadro 27.2 Número de células esperado para embriões no segundo e terceiro dias de desenvolvimento (quando a observação obedece a períodos predeterminados)

Dia 2 de desenvolvimento	Ótimo – quatro células* Subótimo – duas, oito ou mais células Não viável – uma célula
Dia 3 de desenvolvimento	Ótimo – sete a nove células Subótimo – seis, 12 ou mais células Não viável – menos de cinco células

* Às vezes, a primeira divisão não se dá em duas células, mas em três; nesse caso, espera-se um embrião de seis células no dia 2. Para classificação de um embrião de seis células como ótimo em 42 horas após a inseminação é necessário ter avaliado anteriormente clivagem precoce ou dispor de um embrioscópio (Figuras 27.4 e 27.5).

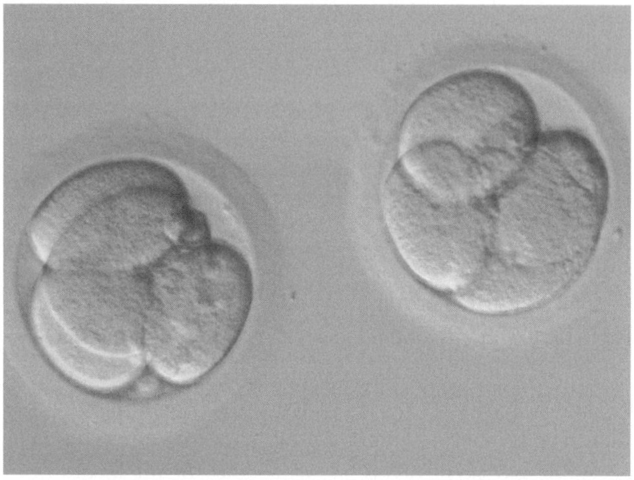

Figura 27.4 Embriões clivados no segundo dia do cultivo.

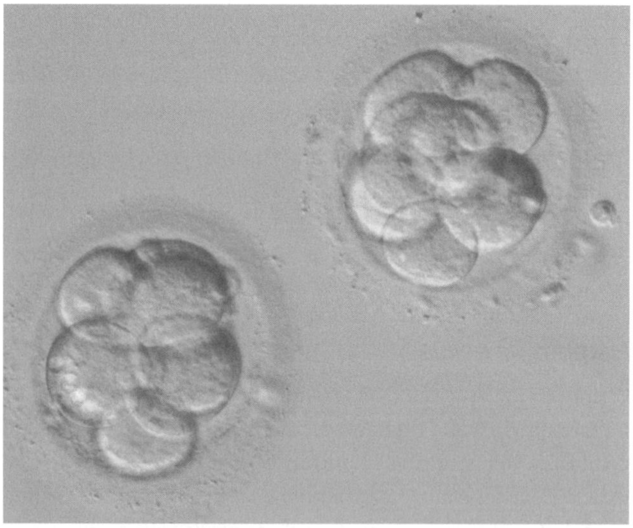

Figura 27.5 Embriões no terceiro dia do cultivo.

do citoesqueleto envolvidos na citocinese. Pequenos desvios (assimetria) são provavelmente pouco importantes, porém desvios severos podem sugerir problemas nesses mecanismos, além de estarem relacionados com aberrações cromossômicas.

Em consequência, a assimetria pode levar à distribuição desigual de proteínas, mitocôndrias e mRNA, o que ocasiona distúrbios de locação polarizada de proteínas e genes.

A avaliação da assimetria deve levar em conta o número de células do embrião. Em embriões cujo número não é múltiplo de 2, deverá apresentar blastômeros grandes e pequenos (tendo os grandes o dobro do tamanho dos pequenos – blastômeros ainda não clivados).

Fragmentação

Fragmento é uma estrutura citoplasmática anucleada extracelular. Acreditava-se no passado que seriam resultantes de clivagens anormais, onde se "perdia" uma parcela do citoplasma durante a citocinese. Havia a suspeita, porém, de que a fragmentação não era uma anormalidade em si, dada a frequência com que ocorria em embriões em clivagem.

Atualmente, existem evidências de que a fragmentação é apenas transitória: alguns fragmentos nunca se separam definitivamente do blastômero original, sendo depois reabsorvidos, enquanto outros podem se separar, lisar ou mover-se dentro do embrião, possivelmente distribuindo componentes citoplasmáticos.

O impacto da fragmentação no desenvolvimento do embrião depende de sua extensão: será maior se funções críticas, como polaridade e comunicação, estiverem comprometidas. Além disso, a fragmentação associada à assimetria e, principalmente, a uma baixa velocidade de clivagem é sempre mais impactante do que a fragmentação em si.

A incidência de anormalidades cromossômicas é de 50% a 60% em embriões não fragmentados e de 70% a 90% em embriões com mais de 35% de fragmentação (considerando mosaicismo).

A fragmentação pode também ser responsável pelo aparecimento de blastômeros multinucleados, quando as clivagens não são acompanhadas por divisão citoplasmática controlada. Células multinucleadas e fragmentos anucleados ocorrem frequentemente em embriões humanos.

Multinucleação

A menos que se proceda a um estudo cromossômico/genético do embrião, não é possível obter informações acerca de sua qualidade genética; no entanto, a multinucleação é passível de registro (especialmente no segundo dia de desenvolvimento, quando o embrião tem poucos e grandes blastômeros) e está associada a anomalias genéticas e baixo potencial de desenvolvimento.

Blastocisto

O cultivo estendido até a fase de blastocisto é uma poderosa ferramenta de seleção embrionária, pois a avaliação do embrião se dá após sua ativação genômica, que ocorre no terceiro dia de desenvolvimento (*survival of the fittest*).

São avaliados os dois tipos de células que o compõem: as células da massa celular interna (MCI), que darão origem ao embrião em si, e as do trofoblasto, das quais dependerá a habilidade do embrião de se implantar no endométrio (Figura 27.6).

Durante o desenvolvimento do embrião na fase de blastocisto ocorre a formação da blastocele, que demanda extensa energia para o funcionamento das bombas de sódio e potássio

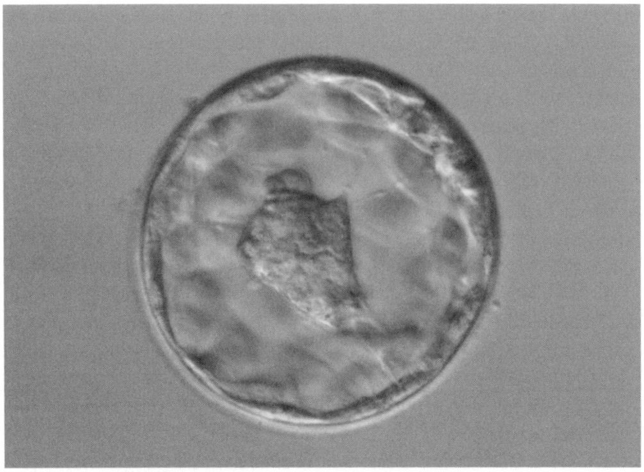

Figura 27.6 Blastocisto no quinto dia do cultivo.

na membrana das células do trofoblasto e a formação de junções celulares efetivas que garantem a aderência entre as células durante o crescimento do embrião. Logicamente, a expansão da blastocele reflete a competência do embrião: mesmo blastocistos de baixo escore apresentam potencial de implantação superior à de pré-embriões.

Outros métodos de avaliação embrionária

- **PGS (do inglês *preimplantation genetic screening*):** consiste no estudo da constituição cromossômica do corpúsculo polar ou blastômero ou células do trofoblasto.
- **Estudos metabólicos (metabolômica):** com os avanços no entendimento da composição mínima requerida dos meios de cultivo tornou-se possível o desenvolvimento de meios que dão sustentação ao desenvolvimento embrionário até a fase de blastocisto (cultivo estendido). A partir daí, componentes como piruvato, glicose e aminoácidos tornaram-se candidatos a indicadores de competência de desenvolvimento em inúmeras linhas de pesquisa.

  Outro tipo de investigação é o estudo de mudanças na presença de grupos funcionais (moléculas de atividades metabólicas) no meio de cultivo, identificando a variedade de mudanças ao mesmo tempo, em vez da investigação das moléculas-chave isoladamente.
- **Escore de viabilidade:** através de técnicas de química orgânica, usando microscópios com luz infravermelha, compara-se o espectro de absorção do meio "usado" com o meio de controle. Os resultados são levados a um algoritmo chamado escore de viabilidade. Os pilotos dessa linha de investigação foram promissores (foi encontrada correlação significativa entre o escore e a taxa de implantação de embriões humanos), mas estudos randomizados controlados posteriores falharam, não encontrando diferenças significativas entre grupo de estudo e o de controle.
- **Oxigênio:** o oxigênio é um bioindicador investigado desde a década de 1980 através de microespectrometria. Hoje, são possíveis medidas diretas de concentração de oxigênio.
- **Cinematografia:** a filmagem contínua do desenvolvimento embrionário promove um apanhado riquíssimo de informações acerca do comportamento de crescimento e desenvolvimento quando comparada com a prática convencional de observações intermitentes. Quando as imagens disponíveis do embrião em crescimento podem ser condensadas em um vídeo contínuo e coerente, a natureza dinâmica e gradual das mudanças morfológicas torna-se visível e palpável mediante a avaliação tanto da morfologia como da cinética (que não pode ser estudada em observações estáticas em rápidos momentos com grande intervalo entre as observações). A cinematografia é a única tecnologia realmente impactante no campo da seleção embrionária. No entanto, não se trata de um sistema trivial: exige tecnologia de imagem combinada a ajustes específicos nas condições de incubação, além de sofisticados algoritmos de análise das imagens.

CONSIDERAÇÕES FINAIS

Todas essas linhas de pesquisa têm aberto possibilidades para o desenvolvimento de chaves de seleção que vão permitir o reconhecimento dos melhores embriões para transferência/criopreservação. Novas estratégias envolverão a combinação de várias diferentes abordagens.

Apesar de ainda não ter sido desenvolvida a ferramenta perfeita, as estratégias existentes têm ajudado muito na identificação do embrião com maior potencial de implantação.

Existem projetos (ESHERE Special Interest Group of Embriology, por exemplo – ASEBIR, HFEA/ACE) com o objetivo de desenhar um escore embrionário que possa ser compartilhado como referência por embriólogos de todo o mundo.

Leitura complementar

Assou S, Haouzi D, de Vos., Hamamah S. Human cumulus cells as biomarkers for embryo and pregnancy outcomes. Molecular Human Reproduction 2010; 16(8):531-8.

Coates A, Kung A, Mounts E et al. Optimal euploid embryo transfer strategy, fresh versus frozen, after preimplantation genetic screening with next genaration sequencing: a randomized controlled trial. Fertil Steril 2017; 107(3):723-30.

Cohen J, Alikani M, Bisiqnano A. Past performance of assisted reproduction technologies as a model to predict future progress: a proposed addendum to Moore's law. Reproduction Biomedicine on Line 2012; 25(6):585-90.

de los Santos MJ, Romero JL, Cobo A et al. Control de calidad en los laboratorios de Embriología Clínica: procedimentos. In: Remohí J, Cobo A, Romero J et al. Manual práctico de esterelidad y reproducción humana. 2008.

Fathalla MF. Current challenges in assisted reproduction. In: Current practies and controversies in assisted reproduction. WHO, 2002.

Fujimoto VY, Browne RW, Sakkas D, Alikani M. Pathogenesis, developmental consequences, and clinical correlations of human embryo fragmentation. Fertil Steril 2011; 95(4):1197-204.

Hamel M, Dufort I, Robert C et al. Identification of differentially expressed markers in human follicular celles associated with competent oocytes. Human Reproduction 2008; 23(5):1118-27.

Haouzi D, Assou S, Monzo C et al. Altered gene expression profile in cumulus cells of mature MII oocytes from patients with polycystic ovary syndrome. Human Reproduction 2012; 27(12):3523-30.

Jones GM, Figueiredo F, Osianlis T et al. Embryo culture, assessment, selection and transfer. In: Current practies and controversies in assisted reproduction WHO, 2002.

Kaser DJ, Racowsky C. Clinical outcomes following selection of human preimplantation embryos with time-lapse monitoring: a systematic review. Human Reproduction Update 2014; 20(5):617-31.

Kovacs P. Embryo selection: the role of time-lapse monitoring. Reproductive Biology Endocrinology 2014; 12:124.

Li X, Xu Y, Fu J et al. Non invasive metabolomics profiling of embryo culture media and morphology grading to predict implantation outcome in frozen-thawed embryo transfer cycles. Journal of Assisted Reproduction Genetics 2015; 32(11):1597-605.

Mercè LT, Bau S, Barco MJ et al. Assessment of the ovarian volume, number and volume of follicles and ovarian vascularity by three-dimensional ultrasonography and power Doppler angiography on the HCG day to predict the outcome in IVF/ICSI cycles. Human Reproduction 2006; 21(5):1218-26.

Munné S. Preimplantation genetic diagnosis of structural abnormalities. Molecular Cell Endocrinology 2001; 183(sup 1):55-8.

Munné S, Chen S, Colls P et al. Maternal age, morphology, development and chromosome abnormalities in over 6000 cleavage-stage embryos. Reproductive Biomedicine On Line 2007; 14(5):628-34.

Nagy ZP, Dozortsev D, Diamond M et al. Pronuclear morphology evaluation with subsequent evaluation of embryo morphology significantly increases implantation rates. Fertil Steril 2003; (80):67-74.

Prados N, Crespo M, Hernáez MJ et al. Criterios de selección embrionária. In: Remohí J, Cobo A, Romero J et al. Manual práctico de esterelidad y reproducción humana. 2008.

Scott L. Pronuclear socring as a predictor of embryo development. Reproductive Biomedicine on Line 2003; (6):201-14.

Scott L, Alvero R, Leondires M et al. The morphology of human pronuclear embryos is positively related to blastocyst development and implantation Human Reproduction 2000; (15):2394-403.

Sermon K, Capalbo A, Cohen J et al. The why, the how and the when of PGS 2.0: current practies and expert opinions of fertility specialists, molecular biologists and embriologists. Molecular Human Reproduction 2016; 22(8):845-57.

Tesarik J, Junca AM, Hazout A et al. Embryos with hign implantation potential after intracytoplasmic sperm injection can be recognized by a simple non-invasive examination of pronuclear morphology. Human Reproduction 2000; 15:1396-9.

Uyar A, Seli E. Metabolomic assessment of embryo viability. Seminaries Reproduction Medicine 2014; 32(2):141-52.

Van Montfoort AP, Geraedts JP, Dumoulin JC et al. Differential gene expression in cumulus cells as a prognostic indicator of embryo viability: a microarray analysis. Molecular Human Reproduction 2008; 14(3):157-68.

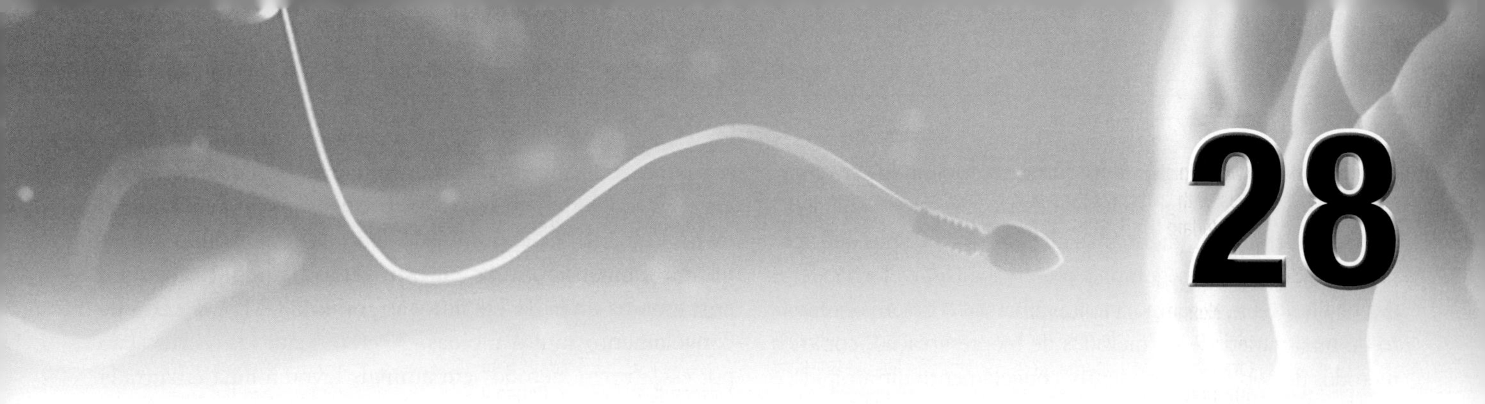

Aspectos Laboratoriais da Criopreservação de Embriões e Gametas

James J. Stachecki

INTRODUÇÃO

Quase todas as clínicas de fertilização *in vitro* (FIV) espalhadas pelo mundo congelam gametas e embriões. Os métodos modernos de criopreservação, conhecidos como congelamento rápido e designados comumente como vitrificação, se mostraram muito eficazes. Um laboratório de embriologia deve se preparar bem para executar um programa de criopreservação de sucesso e obter taxas elevadas de gravidez clínica. Essa tarefa não é fácil, pois envolve uma organização cuidadosa, um controle de qualidade contínuo e um conhecimento detalhado do procedimento. Este capítulo revê os principais detalhes envolvidos na administração de um laboratório de criopreservação de sucesso.

Os laboratórios de FIV vêm criopreservando embriões excedentes há mais de 30 anos. Não há dúvida de que a técnica pode funcionar e tem grande valor na indústria de FIV. Observa-se na atualidade uma migração importante da técnica de congelamento para a metodologia mais rápida de congelamento. Do ponto de vista criobiológico básico, porém, na realidade nada mudou. A técnica mais recente de resfriamento rápido é designada como vitrificação por muitos autores, apesar de o resfriamento lento também ser uma vitrificação. A confusão entre resfriamento lento e vitrificação continua perpetuada por inconsistências na literatura.

A principal razão para a criopreservação de gametas e embriões é que as clínicas geralmente produzem mais do que pode ser transferido de uma só vez e o material remanescente pode ser armazenado para uso posterior. A transferência de embrião único (TEU) está se tornando cada vez mais popular e é tão eficiente quanto a transferência de múltiplos embriões sem o risco de produzir mais de um feto.

As transferências múltiplas aumentam drasticamente os riscos e os custos de uma gravidez, e por isso seria melhor a reposição de apenas um embrião. Além disso, há razões para que a transferência de embriões congelados (TEC) seja ainda mais bem-sucedida do que as transferências a fresco, como a assincronia embrião-endométrio (revista em outro capítulo deste livro). A evolução rápida dessa técnica foi um desafio para os laboratórios de embriologia, no sentido de se tornarem capazes de armazenar embriões de maneira efetiva e eficaz. Apesar do incrível sucesso de algumas clínicas com a vitrificação (> 70% de gestações clínicas), outros laboratórios não tiveram um desempenho tão bom. Há muitos fatores que devem ser orquestrados cuidadosamente para a obtenção de uma porcentagem elevada de embriões sadios e viáveis após o armazenamento.

FUNDAMENTOS DA VITRIFICAÇÃO

Para que se possa ter um programa de criopreservação bem-sucedido inicialmente é necessário conhecer os princípios fundamentais da criopreservação celular. O conhecimento dos conceitos básicos, e não apenas dos protocolos de trabalho, tem valor inestimável quando surgem problemas no laboratório durante o procedimento de vitrificação, e saber como lidar com esses problemas vai ajudar a manter um criolaboratório bem-sucedido.

O único método de preservação e armazenamento estável e de longo prazo (praticamente infinito) de quaisquer materiais biológicos perecíveis, particularmente células, consiste em mantê-los em um estado vítreo. Isso era evidente para o Padre Luyet ao intitular seus trabalhos pioneiros: "A *vitrificação* de coloides orgânicos e do protoplasma" e "Reanimação do espermatozoide de sapo *vitrificado* em ar líquido". Ele e outros *pioneiros das fronteiras criobiológicas*, incluindo Lovelock, Meryman, Mazur, Polge, Smith, Levitt, Farrant e Willadsen, compreenderam claramente nos últimos 40 a 80 anos que apenas o estado vítreo asseguraria a preservação estável e não letal das células. Com o tempo, acompanhamos o desenvolvimento de uma variedade de métodos de biopreservação, como os métodos de congelamento lento, congelamento ultrarrápido e vitrificação cinética. Foi o trabalho de Luyet que transformaria a criopreservação em uma ciência. Desde o início ele reconheceu que o dano provocado pelo gelo tem de ser evitado e que a vitrificação pode ser um método para preservação da viabilidade celular por longo prazo.

O conceito básico da criopreservação bem-sucedida de uma célula é relativamente simples. Como as células são em sua maioria formadas por água e quando resfriada abaixo de certa temperatura essa água vai formar cristais de gelo que podem danificar a célula, é preciso evitar isso usando a desidratação quase total da célula ou por meio da vitrificação da célula. A desidratação quase total pode funcionar para gametas de plantas (certas espécies de pólens e sementes), mas não tem obtido sucesso em oócitos ou embriões de mamíferos. Portanto, a única opção seria a vitrificação. Em sua forma mais simples, a célula precisa (1) ser parcialmente desidratada, carregada com crioprotetores (basicamente álcoois) que podem se intercalar entre as moléculas de água e inibir a formação cristalina após o resfriamento e ser resfriada a uma taxa apropriada para se obter um estado vítreo dentro da célula ou (2) simplesmente resfriada de maneira extremamente rápida para se obter um estado vítreo dentro da célula sem a necessidade de desidratação ou crioprotetores (vitrificação cinética). Embora possível, a vitrificação cinética é muito cara e trabalhosa para ser usada em clínicas de FIV. Assim, a desidratação com o uso de crioprotetores permeantes e rápido resfriamento por mergulho em LN_2 à temperatura ambiente consiste no método de escolha para oócitos e embriões humanos.

VISÃO GERAL DOS MÉTODOS DE VITRIFICAÇÃO

São dois os métodos básicos de resfriamento rápido ou vitrificação em uso: o método com dimetilsulfóxido (DMSO) e aquele que não usa DMSO como crioprotetor. Ambos são muito eficazes, mas apresentam diferenças importantes. O reconhecimento dessas diferenças será útil na escolha do método apropriado para o laboratório.

Métodos DMSO

O trabalho de Vajta e cols. (1998) com embriões bovinos mudou a história. Os autores demonstraram que o DMSO funcionava muito bem como crioprotetor quando usado abaixo de certa concentração para eliminar a toxicidade celular. Isso significava que mais água estaria dentro da célula. Por essa razão, para evitar a formação de gelo intracelular (GIC) seria necessária uma taxa de congelamento rápida. Para resolver esse problema foram usados volumes muito pequenos de meios (1 a 2μL) na extremidade aberta de um canudo pequeno e a submersão direta em nitrogênio líquido. Logo todos entraram na onda da "vitrificação" usando DMSO e taxas de congelamento muito rápidas. A efetividade da vitrificação por esse "novo método" em animais levou a uma enxurrada de estudos em seres humanos. Novas teorias logo se tornaram dominantes na literatura. Entre essas teorias, a mais popular foi a de que altas concentrações de crioprotetores seriam tóxicas e a exposição à solução final com a maior concentração deveria ser reduzida a 60 segundos ou menos, e quanto mais rápida a taxa de resfriamento, melhor a sobrevivência. No início dos anos 2000, a adaptação simples da metodologia de Vajta para oócitos e embriões humanos permitiu que as clínicas ao redor do mundo armazenassem com sucesso dezenas de milhares de células e produzissem milhares de bebês "vitrificados".

O artigo de Vajta utilizando palheta aberta detalhou a fórmula e os métodos para vitrificação bem-sucedida de embriões bovinos e é atualmente usado para embriões e gametas humanos. O método básico é o seguinte: oócitos ou embriões eram pré-equilibrados por 10 a 15 minutos em DMSO 7,5% e etilenoglicol (EG) 7,5%, seguido por incubação curta de 60 segundos em DMSO 15% e EG 15%, e então imediatamente carregados nas palhetas e submersos em nitrogênio líquido. O aquecimento era feito rapidamente mediante a retirada da palheta de nitrogênio líquido e sua submersão em um meio tamponado a 37°C contendo 1M de sacarose. As células eram então reidratadas por incubação através de uma série de meios com concentração reduzida de sacarose. Essa metodologia pouco mudou nos últimos 18 anos. O sucesso inicial na virada do século levou à produção comercial dos meios de vitrificação por inúmeros fabricantes, todos copiando a mesma fórmula básica.

Para evitar a formação de GIC, ou pelo menos reduzi-la a um mínimo, a velocidade de resfriamento e aquecimento precisava ser relativamente alta (geralmente > 5.000°C/min). Para isso foram desenvolvidos e testados vários dispositivos para armazenamento. A palheta aberta era boa, mas os fabricantes desejavam algo que fosse propriedade deles e que pudessem vender. Logo uma variedade de palhetas plásticas e outros dispositivos foram desenvolvidos, incluindo Cryo-top, Cryo-tip, Cryo-leaf, alças de náilon, todos possibilitando um contato direto com o nitrogênio líquido e microvolumes capazes de aumentar consideravelmente a velocidade de vitrificação, na ordem de > 15.000°C/min. As clínicas que testaram esses novos dispositivos logo relataram altas taxas de sobrevivência. Alguns desses dispositivos, incluindo palhetas de vitrificação de alta segurança CBS, rápido-i, crio-pete etc. são de sistema fechado, de modo que as células não entram em contato com o nitrogênio líquido, evitando qualquer contaminação em potencial.

Embora o método DMSO/EG tenha sido amplamente aceito e seja usado mundialmente, os principais inconvenientes são a toxicidade potencial do DMSO, o tempo de equilíbrio curto, a grande curva de aprendizado para o aperfeiçoamento do método e o custo dos pequenos dispositivos de armazenamento. O DMSO é um vitrificante muito bom, porém um dos mais tóxicos. Portanto, não se recomenda a exposição do oócito ou dos embriões a concentrações de DMSO > 6M, pois são tóxicas e levam à morte celular. Os tempos de exposição para as soluções de 7,5% vão de 5 a 15 minutos. Como a concentração de crioprotetor representa a metade da solução de vitrificação, a exposição por mais tempo não tem efeito negativo evidente. Contudo, quando é usada a força total da solução de vitrificação de DMSO 15% e EG 15%, o tempo de exposição deve ser reduzido para cerca de 30 a 90 segundos. Tempos maiores, que promoveriam maior equilíbrio (mais desidratação e aumento na carga de crioprotetores), mostraram-se mais tóxicos. O resultado é que as células não são completamente equilibradas com os crioprotetores e por isso têm mais água em seu interior. A habilidade técnica para realizar o processo no tempo correto e colocar as células nos dispositivos de armazenamento leva a resultados variáveis. Além disso, o tempo reduzido de exposição celular as soluções de vitrificação não é suficiente para permitir que os crioprotetores alcancem e protejam a massa celular interna (MCI).

Como os blastocistos são morfologicamente muito diferentes de um embrião em estágio de clivagem não cavitante, seu congelamento apresentou diferentes desafios. O problema principal é que a blastocele é composta principalmente de água, que pode formar cristais de gelo quando a temperatura é reduzida e assim causar dano à MCI e ao trofoectoderma. Para superar esse problema, alguns investigadores tentaram o colapso da blastocele, seja pipetando o blastocisto para dentro e para fora de uma pipeta com orifícios finos, seja por rotura usando uma agulha de injeção intracitoplasmática de espermatozoides (ICSI) ou um dispositivo similar. Embora esses artigos relatem aumento das taxas de sobrevivência com esses métodos, o inconveniente óbvio é a necessidade de uma etapa adicional e que é potencialmente prejudicial para o embrião. O colapso é necessário em blastocistos em expansão de tamanho > 150μm. A rotura do trofoectoderma possibilita o acesso rápido dos crioprotetores à MCI, permitindo que ela seja vitrificada de maneira bem-sucedida. Concluindo, os sistemas DMSO funcionam bem, apesar dos problemas mencionados. Contudo, nem todo laboratório consegue alcançar ótimos resultados, e as taxas de sucesso dentro e entre os laboratórios ainda são variáveis.

Vários conceitos nesse campo merecem ser mencionados. O rompimento de Kuwayama com a corporação Kitazato levou-o a repensar seu sistema DMSO, o que resultou na CryoTec™, uma modificação do sistema básico DMSO, mas com hidroxipropilcelulose (HPC) no lugar da albumina sérica humana (HSA) como fonte proteica. Assim como a albumina, a HPC é um expansor do volume plasmático, reduzindo efetivamente a água (disponível para formar cristais de gelo) e aumentando a viscosidade da solução. Diferentemente da HSA, a HPC é uma macromolécula totalmente sintética, evitando endotoxinas e outros contaminantes possíveis. Coello e cols. e Mori e cols. mostraram recentemente que a HPC e a trealose eram substitutos seguros da HSA e da sacarose na vitrificação de oócitos e embriões e que não havia diferença entre as taxas de sobrevivência, de desenvolvimento do embrião e de gravidez.

Métodos não DMSO

Apesar da variedade de empresas que oferecem sistemas de vitrificação, todos são basicamente o mesmo. Contudo, nem todos os sistemas usam DMSO. Há outro método muito diferente, mas ainda assim muito bem-sucedido na vitrificação de óvulos e embriões. Logo após a publicação do artigo sobre a palheta aberta, Stachecki desenvolveu um sistema de vitrificação muito diferente e depois publicou sobre o método S^3,o qual se baseava no fato de o resfriamento lento também ser vitrificação e poder ser alcançado em um recipiente relativamente grande, uma palheta de 0,25cc. O sistema foi desenvolvido com base em uma criopalheta estéril, fechada, barata e simples, como dispositivo de escolha para armazenamento.

Para evitar as deficiências do método de Vajta, nenhum DMSO foi usado, evitando-se assim o problema da toxicidade do crioprotetor. Concentrações maiores de crioprotetores foram usadas sem toxicidade celular. A combinação de tempos de exposição mais longos na solução final de vitrificação, menos água e mais crioprotetor nas células cria um ambiente metaestável, preparando melhor as células para o armazenamento.

Recentemente, o hialuronato, conhecido por seus benefícios no crescimento e desenvolvimento embrionário, bem como por sua capacidade de aumentar a viscosidade, foi adicionado à formula. O novo e melhorado sistema foi chamado de vitrificação ICE e representou uma melhora significativa em um sistema já viável.

Em síntese, o protocolo para o sistema de vitrificação ICE é apresentado a seguir: a vitrificação é um protocolo de três etapas: 5 minutos, 5 minutos e 2 minutos para blastocistos e 5 minutos, 2,5 minutos e 5 minutos para oócitos e embriões em estágio de clivagem. As etapas duplas de pré-vitrificação promovem uma desidratação progressiva passo a passo e uma carga de crioprotetores das células. A etapa final é mais longa do que em outros protocolos e proporciona tempo para a desidratação final e a carga de crioprotetor e um prazo mais tranquilo para que se complete o procedimento, bem como mais tempo para o preparo de um número maior de células para armazenamento. Embora não seja recomendado, os tempos de exposição são flexíveis o suficiente, de modo que mesmo longos períodos de exposição resultaram em sobrevivência celular. Além disso, os blastocistos não precisam ser colapsados antes do congelamento, já que um maior período de exposição, associado à maior concentração de crioprotetores, oferece proteção adequada da MCI. O protocolo de aquecimento depende do tipo e do tamanho do contêiner de armazenagem, podendo consistir simplesmente na submersão em meio a 37°C (para microvolume, dispositivos abertos), ou pode ser necessário um aquecimento inicial no ar, quando são usados maiores contêineres e volumes de meio (isto é, palheta de 0,25cc). Após o aquecimento, as células são coletadas e gradualmente reidratadas em uma série de cinco passos. São necessárias, em conjunto, menores velocidades de congelamento e aquecimento, possibilitando o uso de recipientes ainda maiores (qualquer recipiente com menos de 1mL vai funcionar) e mais volume será usado (embora não seja necessário), conseguindo-se ainda alcançar boas taxas de sucesso na vitrificação. O protocolo é muito generoso, possibilitando variações em quase todas as etapas, e quase nenhuma curva de aprendizado é necessária. Os resultados gerais são similares aos obtidos com o DMSO.

Em síntese, tanto o sistema de vitrificação DMSO como o ICE continuam a funcionar muito bem para muitas clínicas. O sistema DMSO, embora bem-sucedido, é limitado a períodos rápidos de carga, uso de contêineres de microvolumes e colapso de blastocele (pelo menos para blastocistos maiores). O sistema de vitrificação ICE é um pouco mais flexível no sentido de que qualquer contêiner pode ser usado, incluindo palhetas de 0,5cc, significativamente mais tempo é permitido para o carregamento, nenhum colapso de blastocele é necessário e a curva de aprendizado é pequena.

VITRIFICAÇÃO E PROCEDIMENTOS DE AQUECIMENTO: COMPREENDENDO O PROTOCOLO

É importante compreender no mínimo o conceito básico de cada etapa do procedimento. Podem ser encontrados muitos exemplos de métodos que não fazem muito "sentido biológico". Um método pode "funcionar", mas algumas ou todas as etapas podem ser teoricamente incorretas ou falhas. Saber como e por que executar um procedimento da maneira adequada será de ajuda para o sucesso geral. Os protocolos do fabricante devem ser cuidadosamente analisados e questionados. Passaremos agora a examinar cuidadosamente os protocolos básicos de vitrificação para gametas e embriões usados tanto nos sistemas DMSO como naqueles desprovidos de DMSO.

Ambos os sistemas de vitrificação usam uma ou uma série de etapas de pré-equilíbrio para começar a desidratação das células e carregá-las com crioprotetor. Essa etapa é geralmente executada à temperatura ambiente (23°C) por um período de 5 a 15 minutos. O tempo de exposição (2 minutos ou mais) é considerado adequado para as células atingirem o equilíbrio. Temperaturas mais altas permitirão que o equilíbrio ocorra mais rapidamente, mas também poderão aumentar a possibilidade de toxicidade química. Reciprocamente, temperaturas menores (20°C ou menos) podem precisar de tempos de incubação maiores para se chegar ao equilíbrio. Alguns dos protocolos com DMSO utilizam uma série de gotas, as quais, colocadas em conjunto e em ordem, promovem um gradiente crioprotetor gradual, mas, se as gotas não se misturarem adequadamente, algumas células podem ser expostas a quantidades variáveis de crioprotetor, ocasionando a variabilidade desse tipo de protocolo. Por que não ter simplesmente um conjunto definido de soluções para que todas e cada uma das células sejam expostas às mesmas concentrações de substâncias químicas? A etapa final da vitrificação no protocolo DMSO usa duas vezes a concentração de crioprotetor permeável, DMSO 15% e EG 15%. Nessa concentração relativamente alta, a exposição é limitada a 45 a 90 segundos antes do mergulho em LN_2, o que possibilita a ocorrência de alguma desidratação e alguma carga adicionais, mas provavelmente o tempo não é suficiente para alcançar o equilíbrio. Um tempo maior pode ocasionar dano ou morte celular por toxicidade do DMSO; portanto, essa etapa deve ser realizada corretamente para que sejam assegurados bons resultados.

Dispositivos de armazenamento de microvolume também são necessários porque a taxa de resfriamento (dependente da quantidade da concentração de água/crioprotetor na célula) deve ser rápida o bastante (> 5.000°C/min) para evitar a nucleação do gelo durante o resfriamento. Em contraste, a etapa final da vitrificação ICE pode ter até 2 a 5 minutos de duração, dependendo de estarem sendo criopreservados embriões ou gametas. A falta de DMSO nesse meio torna possível o uso de uma concentração mais alta de crioprotetor e tempos maiores, sem toxicidade química e sem danos celulares. Portanto, mesmo quando as células são incubadas pela quantidade de tempo total (2 ou 5 minutos), é possível obter 100% de sobrevivência celular. Recipientes de armazenamento maiores, incluindo palhetas de 0,5cc, podem ser usados com o sistema ICE desprovido de DMSO porque a taxa de resfriamento não precisa ser tão rápida quanto no sistema DMSO em virtude do grau maior de desidratação celular e carga de crioprotetor.

Para o aquecimento é necessário um ritmo mais rápido de modo a evitar a cristalização e o crescimento ainda maior do gelo. No sistema DMSO, é sugerida uma gota grande (500μL a 4mL) a 37°C para aquecer o dispositivo de microvolume contendo os embriões ou gametas. O uso de temperaturas mais baixas pode conceder mais tempo para a recristalização do gelo. Além disso, temperaturas > 40°C podem causar dano celular por causa do calor e/ou, se for usada grande quantidade de solução crioprotetora (> 1μL), existe a possibilidade de uma pequena gota de solução vitrificada rachar, danificando potencialmente a célula nesse local. A desvitrificação acontece rapidamente (a 37°C, menos de 1 segundo) e as células são recuperadas e reidratadas ao longo de uma série de três etapas. A reidratação gradual, tipicamente com concentração cada vez menor de sacarose, é necessária porque uma reidratação muito rápida (geralmente > 1/3 do volume celular em dado momento) pode acarretar danos celulares. Um protocolo exigia a movimentação das células de uma gota para a próxima com concentração menor enquanto se transportava um volume relativamente grande do meio, diluindo assim a sacarose mais gradualmente. Contudo, se as etapas forem muito extensas, questiona-se por que não adicionar uma concentração intermediária, já que a movimentação do meio de uma gota para outra não é tão precisa e novamente leva a uma grande variabilidade, podendo afetar negativamente os resultados.

O sistema desprovido de DMSO tem uma etapa de aquecimento similar, mas pode diferir de acordo com o dispositivo de armazenamento usado. Se for usado um dispositivo maior, como uma criopalheta de 0,25cc, então o mergulho direto na gota do meio a 37°C seria muito rápido e poderia causar rompimento, à semelhança do que acontece quando um cubo de gelo é colocado em um copo de água quente. Portanto, uma etapa de pré-aquecimento inicial mais lenta é necessária e é realizada mantendo-se o sistema à temperatura ambiente por 3 a 7 segundos e então o submergindo diretamente em um meio de 30°C a 37°C por 10 segundos. Depois de aquecidas, as células podem ser capturadas e reidratadas. A reidratação é similar, mas feita mais gradualmente ao longo de cinco etapas quimicamente definidas, para assegurar uma captação consistente mais vagarosa de água. Embora três etapas possam ser adequadas para a maioria das células, o sistema de cinco etapas pode ajudar a minimizar os danos mesmo à mais fraca das células. Conhecer a teoria básica por trás de cada passo de um procedimento torna possível melhorar os protocolos existentes saber quais as etapas em um protocolo são criticamente importantes e quais protocolos podem ser falhos.

SISTEMAS DE VITRIFICAÇÃO

O laboratório de embriologia tem de fazer várias escolhas importantes, incluindo que meio usar, de qual empresa adquirir e qual dispositivo (sistema de armazenamento) usar. Isso pode ser um pouco estressante, uma vez que existem muitas opções à disposição.

Um ponto que deve ser considerado é que as clínicas são dependentes de fabricantes tanto para soluções como para dispositivos de vitrificação. Embora haja controle de qualidade, fica a cargo do embriologista descobrir qual foi esse controle e se ele é suficientemente bom. Mesmo se um produto tem uma marca conceituada ou liberação da ANVISA, isso não significa que ele tenha passado por testes rigorosos e por bom controle de qualidade, embora tenha passado por algum controle de qualidade. A ANVISA pode exigir alguns testes, mas os limites de aprovação/reprovação são bastante tolerantes. Por exemplo, o teste de ensaio com embriões de ratos oferecido por muitos fabricantes consiste em uma breve exposição aos meios de vitrificação e de aquecimento, seguida de cultura e observação. Esse "teste de toxicidade franca" não testa a capacidade do meio de efetivamente vitrificar e aquecer os embriões para verificar se eles sobrevivem. Portanto, ao usar o meio em embriões de uma paciente, você não sabe se esse lote em particular irá funcionar. Em contraste, alguns meios são testados por um protocolo de congelamento e descongelamento total com embriões de ratos para assegurar seu funcionamento (que os embriões sobrevivam e continuem a se desenvolver) antes de usá-los em embriões e gametas humanos. Outros testes, incluindo pH e endotoxina, terão diferentes níveis de aprovação/reprovação por parte de diferentes fabricantes, e estes também deveriam ser investigados para determinar se são adequados ou até mesmo se fazem sentido.

Além do sistema de vitrificação a ser usado (DMSO *vs.* não DMSO – veja a seção anterior), o dispositivo de armazenamento é a etapa mais importante a ser escolhida. Dispositivos de microvolume como Cryo-top, Cryo-loc e Cryo-tec, entre outros, são caros. Além disso, existem muitos dispositivos falhos, e são abundantes as histórias de horror de rotura e incapacidade de localizar células descongeladas. Conforme mencionado anteriormente, alguns dispositivos são abertos e permitem que o nitrogênio líquido entre em contato com as células (Cryo-loc, Cryo-top, Cryo-leaf etc.) e alguns são fechados (palhetas HSV, palhetas de 0,25 cc, Cryo-tip etc.). Dispositivos fechados podem ser preferidos, mas a redução nas taxas de resfriamento e aquecimento pode, às vezes, comprometer a sobrevivência, dependendo do meio de vitrificação usado (p. ex., DMSO). Os itens importantes para a escolha de um dispositivo de armazenamento são: (1) facilidade de uso, o que pode diferir entre os embriologistas; (2) capacidade de recuperação de 100% das células; (3) capacidade de ser facilmente rotulado para fácil identificação, o que pode incluir codificação por cor e múltiplas etiquetas; (4) capacidade de armazenar muitos dispositivos em um pequeno espaço e agrupar dispositivos de um único paciente facilmente; (5) capacidade de fechar e lacrar o dispositivo fácil e efetivamente; e (6) custo. Em virtude de todos os fatores envolvidos na escolha do dispositivo de armazenamento correto, o embriologista pode querer testar vários dispositivos para verificar qual o que mais se adapta a seu laboratório e a outros embriologistas com diferentes conjuntos de habilidade. Escolher o meio e o dispositivo corretos pode fazer toda a diferença em um programa de criopreservação bem-sucedido.

FLUXO DE TRABALHO

Uma vez que um sistema de vitrificação (meio e dispositivo) tenha sido escolhido, a organização, o fluxo de trabalho e o controle de qualidade são críticos para manter o sucesso. Na preparação para criopreservação, inúmeros itens podem ser organizados e preparados, e a área de trabalho deve estar limpa e desimpedida, contendo apenas os materiais necessários para a vitrificação. Todos os registros e anotações, detalhando quais embriões devem ser armazenados, onde eles se localizam, qual procedimento de criopreservação será usado, quem está realizando o procedimento, bem como os formulários de consentimento de todos os pacientes, devem ser preenchidos e assinados antes de ser iniciado qualquer procedimento de vitrificação. Quaisquer outros formulários com os registros ou cópias eletrônicas devem estar prontos para uso e/ou já preenchidos.

Todos os discos devem ser organizados, etiquetados e preparados. Os dispositivos de armazenamento também devem ser pré-etiquetados (nome do paciente, número de ID exclusivo, data, número do embrião e ID etc.) e estar sempre prontos para serem usados. A codificação da cor também pode ser útil. Isso também inclui todo o material, bem como o bujão de nitrogênio. Um sistema de rotulagem duplo ou triplo vai ajudar a evitar uma identificação incorreta no futuro.

A etapa de identificação é da máxima importância. Não apenas o embriologista vai precisar ler as etiquetas, mas outras pessoas no mesmo laboratório ou em laboratórios diferentes (se as amostras forem transferidas) precisarão ser capazes de identificar corretamente as amostras. Etiquetadores eletrônicos são usados em muitos laboratórios, evitando o problema da legibilidade e fornecendo uma variedade de fontes e tamanhos de modo que mesmo o menor dos dispositivos possa conter todas as informações necessárias acerca de um paciente. Qualquer sistema de rotulagem deve ser testado para se certificar de que as etiquetas não saiam ou fiquem ilegíveis durante o armazenamento e o transporte.

O meio de vitrificação também deve ser preparado e aquecido à temperatura ambiente (conforme instruções do fabricante) e separado em alíquotas nas respectivas placas para uso. O tipo de meio usado deve ser registrado, bem como a data de expiração e o número do lote. Todo e qualquer outro equipamento, incluindo pipetas, pontas de *stripper*, microscópios, cronômetros, nitrogênio líquido e tanques de armazenamento, entre outros, deve estar pronto. Contar com um sistema de formulário passo a passo fará com que todo o procedimento ocorra mais tranquilamente (Quadro 28.1).

Durante o procedimento de criopreservação em si, o técnico deve ser organizado e focado para que a tarefa seja realizada sem distrações. Imediatamente antes do início do procedimento, é importante se certificar de que todos os suprimentos necessários estejam prontos, que as placas e os dispositivos de armazenamento estejam etiquetados com o nome correto do paciente, que os formulários de consentimento estejam propriamente preenchidos, que as folhas de registro/anotações estejam disponíveis e que um contêiner de nitrogênio líquido esteja cheio e pronto para receber amostras (Figura 28.1). Organização e foco são a chave para o sucesso, especialmente se você estiver vitrificando um grande número de embriões ou gametas. Conhecer o básico da criopreservação e os detalhes do sistema e do dispositivo que você está usando vai ajudá-lo a evitar problemas e/ou reduzir o risco de dano.

Quadro 28.1 Inventário de vitrificação/aquecimento da amostra

Registro	Registro do paciente e folha de anotação
	Formulários de consentimento assinados
	Protocolo de vitrificação/descongelamento
Suprimentos	Pipetas, pontas de *stripper* para células em movimento
	Selador de calor (se necessário)
	Tesoura (para abrir dispositivo/palheta)
	Cronômetro(s)
	Encher e preparar o tanque e/ou *dewar* de LN_2
Vitrificação/aquecimento	Ajustar a temperatura da mesa e do capuz do microscópio
	Preparar os meios de vitrificação/aquecimento
	Preparar os pratos de vitrificação/aquecimento
	Selecionar os óvulos/embriões (verificar novamente a identidade)
	Etiquetar os dispositivos de armazenamento
	Etiquetar *racks* e *canisters* de armazenamento
	Preparar os discos de cultura (aquecimento)
	Checar a identidade nos dispositivos (aquecimento)

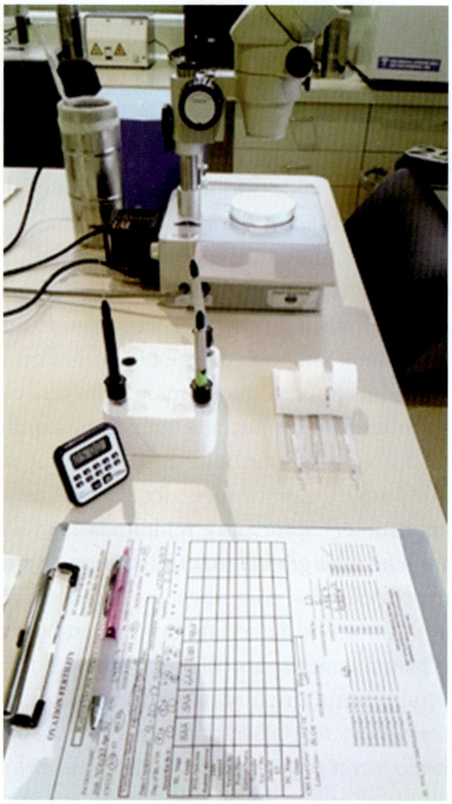

Figura 28.1 Espaço de trabalho organizado para vitrificação. Os registros dos pacientes são preenchidos, as palhetas são etiquetadas, o temporizador e as pipetas estão prontos e a placa de vitrificação (no microscópio) está preparada.

ARMAZENAMENTO, USO E TRANSFERÊNCIA

Depois de vitrificados, os gametas ou embriões podem ser transferidos para o recipiente de armazenamento principal. É importante ser cuidadoso ao usar nitrogênio líquido; ventilação adequada, luvas e óculos são sempre recomendados ao lidar com LN_2. Ao transferir amostras, certifique-se de que ambos os recipientes estejam cheios de LN_2 e que eles estejam próximos um do outro para a transferência. Transfira as amostras rapidamente, assegure-se de que as etiquetas estejam no *canister* e nas *racks* ou recipiente e grave sua localização exata – geralmente em dois locais diferentes: em um livro de registro para o tanque de LN_2 e nos registros dos pacientes.

Ao transferir amostras para uma palheta ou movê-las ou transportá-las para uma nova localização, assegure-se de que o recipiente esteja totalmente carregado ou cheio de LN_2. O controle de qualidade em todos os tanques de transferência e armazenamento é importante, uma vez que um tanque danificado ou defeituoso rapidamente perderá temperatura. Dispositivos de microvolume levam apenas 1 segundo à temperatura ambiente para descongelar e potencialmente danificar ou matar as células dentro deles. Portanto, é muito importante lidar com as amostras de maneira cuidadosa e minimizar o tempo em contato com o ar (< 1 segundo) durante a transferência e o armazenamento. Em geral, os dispositivos estão dentro de um reservatório ou recipiente cheio de LN_2 que agem como amortecedores e oferecem mais tempo para que se complete a transferência. Ao se preparar para descongelar uma amostra armazenada, devem ser seguidas as mesmas precauções: os tanques de transferência devem estar cheios e em condições de trabalho e as amostras devem ser identificadas corretamente e transferidas rapidamente.

A movimentação do material vitrificado de um laboratório para outro envolve um conjunto adicional de precauções. Toda a papelada deve estar completa, o que inclui a checagem dos formulários de consentimento, pedidos de transferência e documentação de envio. O recipiente de transporte com nitrogênio líquido deve ser preenchido e checado para verificar se está mantendo a temperatura. As amostras precisam ser corretamente identificadas, checadas novamente e movidas para o tanque de transferência. Existe o risco adicional de morte da célula quando são usados recipientes de microvolume; contudo, se um tanque perde sua carga e aquece, provavelmente qualquer amostra, mesmo uma palheta ou frasco grande, vai se aquecer rapidamente, potencialmente matando as células em seu interior. Como são muito pequenos, os dispositivos de microvolume podem sofrer danos devido ao transporte em si; contudo, ainda que existam, os relatos são raros e as clínicas a todo momento enviam de maneira segura pequenos dispositivos.

Ao receber um carregamento de células de outra clínica ou instalação de armazenamento, várias etapas-chave devem ser seguidas. Primeiro, o recipiente deve ser aberto e ter sua temperatura verificada por meio de um termômetro calibrado. Uma temperatura < -150ºC é adequada para manter as amostras vitrificadas. O próximo passo consiste em encher o recipiente de transferência com LN_2 para assegurar o transporte seguro das amostras para o tanque de armazenamento do laboratório. Tenha cuidado para não encher o tanque de transferência diretamente de um recipiente de LN_2 com uma mangueira, porque o ar quente pode ser expelido primeiro enquanto o LN_2 passa pela mangueira. Essa explosão de ar quente pode e irá descongelar as amostras no tanque de transferência e poderá até matá-las. Depois que o tanque estiver cheio, a transferência do tanque de envio para o tanque de armazenamento pode ser feita de maneira segura.

Em síntese, a administração de um programa de criopreservação bem-sucedido exige não apenas o conhecimento básico dos princípios e métodos de procedimento, mas um entendimento completo de todos os fatores que fazem parte da preparação, do procedimento em si, do armazenamento e do controle de qualidade. Contar com um fluxo de trabalho passo a passo e/ou uma lista de checagem fará com que as coisas caminhem de maneira tranquila, ajudará a evitar erros e impedirá que itens sejam esquecidos.

Leitura complementar

Antinori M, Licata E, Dani G, Cerusico F, Versaci C, Antinori S. Cryotop vitrification of human oocytes results in high survival rate and healthy deliveries. Reprod Biomed Online 2007; 14:72-9.

Bielanski A, Bergeron H, Lau PC, Devenish J. Microbial contamination of embryos and semen during long term banking in liquid nitrogen. Cryobiology 2003; 46:146-52.

Bielanski A, Nadin-Davis S, Sapp T, Lutze-Wallace C. Viral contamination of embryos cryopreserved in liquid nitrogen. Cryobiology 2000; 40:110-6.

Bielanski A, Vajta G. Risk of contamination of germplasm during cryopreservation and cryobanking in IVF units. Hum Reprod 2009; 24:2457-67.

Chung HM, Hong SW, Lim JM et al. In vitro blastocyst formation of human oocytes obtained from unstimulated and stimulated cycles after vitrification at various maturational stages. Fertil Steril 2000; 73:545-51.

Coello A, Campos P, Remohi J, Meseguer M, Cobo A. A combination of hydroxypropyl cellulose and trehalose as supplementation for vitrification of human oocytes: a retrospective cohort study. J Assist Reprod Genet 2016; 33: 413-21.

Cremades N, Sousa M, Silva J et al. Experimental vitrification of human compacted morulae and early blastocysts using fine diameter plastic micropipettes. Hum Reprod 2004; 19:300-5.

Fahy GM, Lilley TH, Linsdell H, Douglas MS, Meryman HT. Cryoprotectant toxicity and cryoprotectant toxicity reduction: in search of molecular mechanisms. Cryobiology 1990; 27:247-68.

Fahy GM, Wowk B. Principles of cryopreservation by vitrification. Methods Mol Biol 2015; 1257:21-82.

Fahy GM. The relevance of cryoprotectant "toxicity" to cryobiology. Cryobiology 1986; 23:1-13.

Gardner DK, Lane M. Culture of viable human blastocysts in defined sequential serum-free media. Hum Reprod 1998; 13 Suppl 3:148-59; discussion 160.

Gardner DK, Rodriegez-Martinez H, Lane M. Fetal development after transfer is increased by replacing protein with the glycosaminoglycan hyaluronan for mouse embryo culture and transfer. Hum Reprod 1999; 14:2575-80.

Gardner DK, Schoolcraft WB. Culture and transfer of human blastocysts. Curr Opin Obstet Gynecol 1999; 11:307-11.

Gardner DK, Surrey E, Minjarez D, Leitz A, Stevens J, Schoolcraft WB. Single blastocyst transfer: a prospective randomized trial. Fertil Steril 2004; 81:551-5.

Gardner DK. Development of serum-free media for the culture and transfer of human blastocysts. Hum Reprod 1998; 13 Suppl 4:218-25.

Hiraoka K, Hiraoka K, Kinutani M, Kinutani K. Blastocoele collapse by micropipetting prior to vitrification gives excellent survival and pregnancy outcomes for human day 5 and 6 expanded blastocysts. Hum Reprod 2004; 19:2884-8. Epub 2004 Sep 2883.

Hong SW, Chung HM, Lim JM, Ko JJ, Yoon TK, Yee B, Cha KY. Improved human oocyte development after vitrification: a comparison of thawing methods. Fertil Steril 1999; 72:142-6.

Huang CC, Lee TH, Chen SU et al. Successful pregnancy following blastocyst cryopreservation using super-cooling ultra-rapid vitrification. Hum Reprod 2005; 20:122-8. Epub 2004 Oct 2007.

Hunter JE, Fuller BJ, Bernard A, Jackson A, Shaw RW. Vitrification of human oocytes following minimal exposure to cryoprotectants; initial studies on fertilization and embryonic development. Human Reproduction 1995; 10:1184-8.

Isachenko V, Montag M, Isachenko E et al. Aseptic technology of vitrification of human pronuclear oocytes using open-pulled straws. Hum Reprod 2005; 20:492-6. Epub 2004 Nov 2004.

Katkov II, Bolyukh VF, Chernetsov OA et al. Kinetic vitrification of spermatozoa of vertebrates: what can we learn from nature? In: Current frontiers in cryobiology. Rijeka: InTech, 2012: 3-40.

Katkov II. Current frontiers in cryobiology. Rijeka: InTech, 2012.

Kuleshova LL, Shaw JM. A strategy for rapid cooling of mouse embryos within a double straw to eliminate the risk of contamination during storage in liquid nitrogen. Hum Reprod 2000; 15:2604-9.

Kuwayama M, Vajta G, Ieda S, Kato O. Comparison of open and closed methods for vitrification of human embryos and the elimination of potential contamination. Reprod Biomed Online 2005; 11:608-14.

Kuwayama M. Highly efficient vitrification for cryopreservation of human oocytes and embryos: the Cryotop method. Theriogenology 2007; 67:73-80. Epub 2006 Oct 2020.

Lane M, Gardner DK. Vitrification of mouse oocytes using a nylon loop. Molecular Reproduction and Development 2001; 58:342-7.

Lane M, Maybach JM, Hooper K, Hasler JF, Gardner DK. Cryo-survival and development of bovine blastocysts are enhanced by culture with recombinant albumin and hyaluronan. Mol Reprod Dev 2003; 64:70-8.

Liebermann J, Dietl J, Vanderzwalmen P, Tucker MJ. Recent developments in human oocyte, embryo and blastocyst vitrification: where are we now? Reprod Biomed Online 2003; 7:623-33.

Liebermann J, Tucker MJ, Sills ES. Cryoloop vitrification in assisted reproduction: analysis of survival rates in > 1000 human oocytes after ultra-rapid cooling with polymer augmented cryoprotectants. Clin Exp Obstet Gynecol 2003; 30:125-9.

Luyet B, Hodapp A. Revival of frog's spermatozoa vitrified in liquid air. Proc Meet Soc Exp Biol 1938; 39:433-4.

Luyet B. The vitrification of organic colloids and protoplasm. Biodynamica 1937; 1:1-14.

Martino A, Songsasen N, Leibo SP. Development into blastocysts of bovine oocytes cryopreserved by ultra-rapid cooling. Biology of Reproduction 1996; 54:1059-69.

Mazur P. Cryobiology: the freezing of biological systems. Science 1970; 168: 939-49.

Meryman HT. Osmotic stress as a mechanism of freezing injury. Cryobiology 1971; 8:489-500.

Mori C, Yabuuchi A, Ezoe K et al. Hydroxypropyl cellulose as an option for supplementation of cryoprotectant solutions for embryo vitrification in human assisted reproductive technologies. Reprod Biomed Online 2015; 30:613-21.

Mukaida T, Nakamura S, Tomiyama T, Wada S, Oka C, Kasai M, Takahashi K. Vitrification of human blastocysts using cryoloops: clinical outcome of 223 cycles. Hum Reprod 2003; 18:384-91.

Palasz A, Alkemade S, Mapletoft RJ. The use of sodium hyaluronate in freezing media for bovine and murine embryos. Cryobiology 1993; 30:172-8.

Polge C. The freezing of mammalian embryos: perspectives and possibilities. Ciba Foundation Symposium 1977: 3-18.

Schiewe MC, Rothman C, Spitz A, Werthman PE, Zeitlin SI, Anderson RE. Validation-verification of a highly effective, practical human testicular tissue in vitro culture-cryopreservation procedure aimed to optimize pre-freeze and post-thaw motility. J Assist Reprod Genet 2016; 33:519-28.

Schiewe MC, Zozula S, Anderson RE, Fahy GM. Validation of microSecure vitrification (muS-VTF) for the effective cryopreservation of human embryos and oocytes. Cryobiology 2015; 71:264-72.

Schoolcraft WB. Importance of embryo transfer technique in maximizing assisted reproductive outcomes. Fertil Steril 2016; 105:855-60.

Shapiro BS, Daneshmand ST, Restrepo H, Garner FC, Aguirre M, Hudson C. Matched-cohort comparison of single-embryo transfers in fresh and frozen-thawed embryo transfer cycles. Fertil Steril 2013; 99:389-92.

Shaw PW, Bernard AG, Fuller BJ, Hunter JH, Shaw RW. Vitrification of mouse oocytes using short cryoprotectant exposure: effects of varying exposure times on survival. Molecular Reproduction & Development 1992; 33: 210-4.

Son WY, Yoon SH, Yoon HJ, Lee SM, Lim JH. Pregnancy outcome following transfer of human blastocysts vitrified on electron microscopy grids after induced collapse of the blastocoele. Hum Reprod 2003; 18:137-9.

Stachecki J, Cohen J. S3 Vitrification system: a novel approach to blastocyst freezing. Journal of Clinical Embryology 2008; 11:5-14.

Stachecki J. Control of solution effect during controlled-rate cooling: Principles and practical application. In: Borini A, Coticchio G (eds.) Preservation of human oocytes. United Kingdom: informa Healthcare, 2009: 151-61.

Stachecki JJ, Garrisi J, Sabino S, Caetano JP, Wiemer KE, Cohen J. A new safe, simple and successful vitrification method for bovine and human blastocysts. Reprod Biomed Online 2008; 17:360-7.

Vajta G, Holm P, Kuwayama M, Booth PJ, Jacobsen H, Greve T, Callesen H. Open pulled straw (OPS) vitrification: a new way to reduce cryoinjuries of bovine ova and embryos. Molecular Reproduction and Development 1998; 51.

Vanderzwalmen P, Bertin G, Debauche C et al. Births after vitrification at morula and blastocyst stages: effect of artificial reduction of the blastocoelic cavity before vitrification. Hum Reprod 2002; 17:744-51.

Willadsen SM, Polge C, Rowson LE, Moor RM. Deep freezing of sheep embryos. Journal of Reproduction & Fertility 1976; 46:151-4.

Wu J, Zhang L, Wang X. In vitro maturation, fertilization and embryo development after ultrarapid freezing of immature human oocytes. Reproduction 2001; 121:389-93.

Yoon TK, Kim TJ, Park SE et al. Live births after vitrification of oocytes in a stimulated in vitro fertilization-embryo transfer program. Fertil Steril 2003; 79:1323-6.

29

Preservação da Fertilidade Feminina

Renata Vargas Sinatora
Newton Eduardo Busso
Cristiano Eduardo Busso

PRESERVAÇÃO DA FERTILIDADE POR MOTIVOS SOCIAIS

Ao longo da história da humanidade podem ser observadas constantes transformações sociais, culturais, políticas e econômicas que caracterizam o modo de viver de cada época, determinando o comportamento e o modo como as pessoas se relacionam. O aumento expressivo na expectativa de vida, a igualdade entre gêneros no que diz respeito ao acesso à educação e à participação no mercado de trabalho, a modernização dos métodos anticoncepcionais, sobretudo os hormonais, e incontáveis outros fatores levaram as mulheres ou as famílias a postergarem cada vez mais a primeira gestação.

A pesquisa Estatísticas do Registro Cível 2015, divulgada pelo Instituto Brasileiro de Geografia e Estatística (IBGE), confirma a tendência de que as mulheres brasileiras estão sendo mães mais tarde. Em 2005, 30,9% dos nascimentos eram concentrados nas mães entre 20 e 24 anos de idade. Em 2015, o percentual nessa faixa etária caiu para 25,1%. Por outro lado, o estudo evidenciou o aumento da representatividade das mães entre 30 e 39 anos, de 22,5% em 2005 para 30,8% em 2015, e o aumento do número de gestações entre as mulheres de 40 a 44 anos de idade, de mais de 17% de 2003 a 2015.

A idade da mulher é o fator mais importante para predição das chances de gestação, seja esta espontânea, seja através de tratamento, com declínio após os 35 anos de idade.

Além da diminuição da reserva ovariana e da qualidade oocitária, ao postergar a maternidade a mulher se coloca mais suscetível a alterações relacionadas com seus hábitos de vida, como tabagismo, comportamento sexual de risco, exposição à radiação e a agentes oxidantes, doenças benignas, como endometriose e miomas, tumores ovarianos e doenças oncológicas.

Dados obtidos de ciclos de fertilização *in vitro* (FIV) mostram claramente como o envelhecimento dos oócitos diminui as chances de nascimento. As chances de conseguir um nascido vivo caem de 33,1% por ciclo de FIV em mulheres com menos de 35 anos para 5,8% em mulheres com mais de 40 anos de idade (Figura 29.1). No entanto, quando se observam os dados de ciclos de FIV com oócitos doados (sempre de mulheres com menos de 35 anos), as taxas de sucesso não se alteram com a idade, o que demonstra que o envelhecimento do oócitos é muito mais importante que os outros fatores supracitados (Figura 29.2).

Como preservar o potencial fértil de uma mulher que deseja postergar sua gestação para depois dos 35 anos ou até mesmo para depois dos 40 anos? Essa resposta pode estar na vitrificação (congelamento rápido, sem a formação de cristais de água) de oócitos. Apesar de ser uma técnica recente, os resultados obtidos

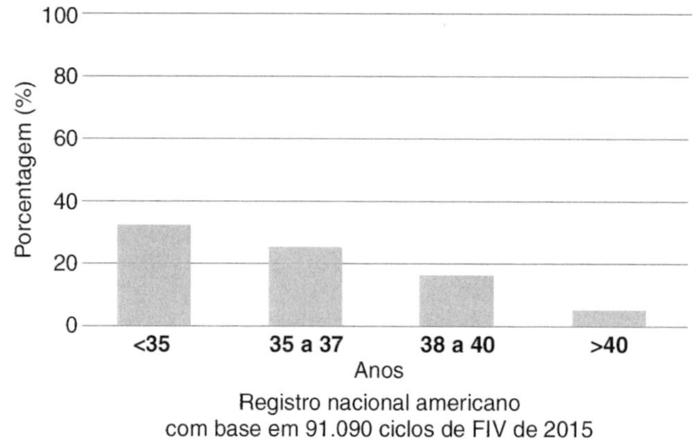

Figura 29.1 Taxa de nascidos vivos por ciclo de FIV (óvulos próprios). (Adaptada de Centers for Disease Control and Prevention, National Center for Chronic Disease Prevention and Health Promotion. Division of Reproductive Health [accessed nov 09, 2017]. URL: http://nccd.cdc.gov/drh_art.)

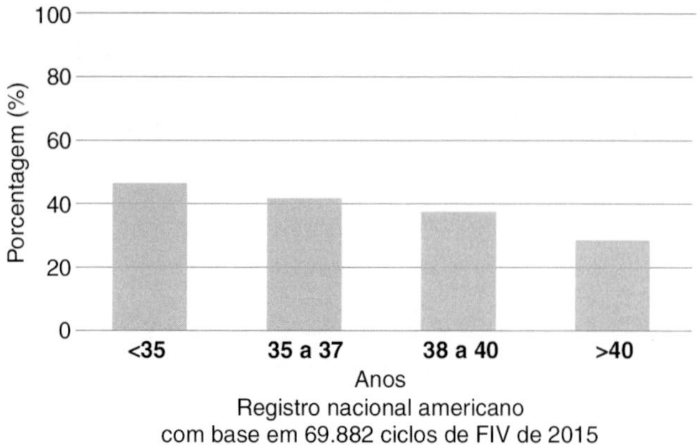

Figura 29.2 Taxa de nascidos vivos por ciclo de FIV (óvulos doados). (Adaptada de Centers for Disease Control and Prevention, National Center for Chronic Disease Prevention and Health Promotion. Division of Reproductive Health [accessed nov 09, 2017]. URL: http://nccd.cdc.gov/drh_art.)

até o momento são extremamente promissores e desde 2012 a Sociedade Americana de Medicina Reprodutiva (ASRM) deixou de considerar a técnica como sendo experimental.

Algumas questões surgiram com o advento dessa técnica, como as apresentadas a seguir.

A vitrificação garante uma gestação no futuro?

Obviamente, nenhuma técnica pode garantir uma gestação. No entanto, os óvulos criopreservados proporcionarão maior chance de gestação para aquela mulher que decidiu postergar a gravidez para depois dos 35 anos.

Quantos oócitos devem ser preservados e qual a melhor idade?

Quanto maior o número de oócitos, maiores as chances, uma vez que mais oócitos possibilitam a formação de mais embriões e, portanto, melhor seleção embrionária. O estudo de Cobo, avaliando o desempenho de oócitos vitrificados, mostrou que para cada nascimento foram necessários 15,2 oócitos em mulheres com menos de 35 anos de idade. Já em mulheres entre 36 e 37 anos, 38 e 39 anos e com mais de 40 anos foram necessários 16,3, 17,8 e 55,5 oócitos por nascimento, respectivamente. Isso demonstra claramente a ineficácia do processo em mulheres mais velhas.

Quanto tempo podem ficar criopreservados?

O estudo citado foi o primeiro a avaliar o efeito do tempo sobre o desempenho dos oócitos vitrificados. Não foram identificadas diferenças nas taxas de sobrevivência, fertilização e gestação em oócitos vitrificados por menos de 6 meses até mais de 60 meses, ainda que o número de casos seja restrito nesse estudo. A vitrificação é uma técnica recente, e o acúmulo de informação ao longo do tempo certamente fornecerá novas respostas.

Vale ressaltar ainda que as mulheres que serão submetidas a tratamento de doenças ovarianas benignas, como exérese de endometriomas ou tumores ovarianos benignos, devem considerar o congelamento de oócitos previamente ao procedimento cirúrgico. As neoplasias malignas serão discutidas a seguir.

PRESERVAÇÃO DA FERTILIDADE NO TRATAMENTO ONCOLÓGICO

Câncer na infância, na adolescência e na mulher jovem

No Brasil, para o sexo feminino, as taxas médias de incidência de câncer por 1.000.000 em crianças e adolescentes (0 a 18 anos) variam entre 58 e 212, sendo a menor observada na Grande Vitória e a maior em Goiânia. Em São Paulo, a taxa é de 183 (dados do Instituto Nacional de Câncer de 2008).

Nos EUA, as leucemias correspondem a 26,3% de todos os tumores infantis, seguidas dos tumores do sistema nervoso central (SNC) (17,6%) e linfomas (14,6%). No Brasil, observou-se também o predomínio das leucemias como os tumores mais frequentes, com percentual mediano de 29%. Diferentemente do padrão observado em países desenvolvidos, os linfomas foram considerados o segundo tumor mais frequente na maioria dos estados brasileiros, com percentual mediano de 15,5%, variando entre 13% e 20%, e os tumores do SNC ocuparam a terceira posição, com percentual mediano de 13,4.

Estima-se ainda que em 2010 tenham sido diagnosticados no Brasil aproximadamente 336.000 casos de câncer em mulheres, e cerca de 8% a 10% desses casos ocorreram nas mulheres em idade fértil.

Os cânceres mais frequentes na infância são também os que têm maior taxa de cura e sobrevida em 5 anos: em países desenvolvidos (Europa), um registro da população de 23 países mostrou taxas de sobrevida em 5 anos para todos os tipos de câncer de 81% em crianças e de 87% em adolescentes e adultos jovens. Essa alta porcentagem de cura leva à formação de considerável população sobrevivente: uma em cada 250 pessoas é sobrevivente de algum tipo de câncer na infância ou adolescência. Esses indivíduos são expostos a tratamentos potencialmente esterilizantes para o tratamento do câncer. Além da cura, existe uma preocupação atual com a qualidade de vida após o tratamento do câncer, o que inclui a capacidade de conceber no futuro.

Reserva ovariana

No ovário, as células germinativas que darão origem aos gametas femininos se multiplicam durante a vida intrauterina até alcançarem um pico de 7 a 8 milhões no quinto mês de gestação. A partir desse momento, essas células iniciam o processo de apoptose, reduzindo seu número para 1 a 2 milhões na ocasião do nascimento. Ao longo da vida da mulher, o número de células germinativas diminui gradativamente, chegando ao fim na menopausa.

Os tratamentos oncológicos incluem primordialmente a quimioterapia (QT) e a radioterapia (RT), ambas capazes de provocar dano irreversível ao patrimônio de células da paciente. A gravidade desse dano dependerá do tipo de câncer, da idade da paciente no momento do tratamento, da terapia proposta, das doses e tipo de QT e das doses e local da RT. Convém ressaltar que mesmo as mulheres submetidas à QT/RT que voltam a ter ciclos menstruais após o tratamento têm chance maior de falência ovariana prematura (FOP) e de apresentar complicações obstétricas, como aborto e restrição de crescimento intrauterino.

Quimioterapia

A QT causa mutações, alterações estruturais do DNA e estresse oxidativo nas células germinativas. Ocorrem perda folicular progressiva e fibrose ovariana, o que pode levar à infertilidade e à FOP. Sua ação é dose-dependente, mas pode causar destruição folicular mesmo em doses baixas. Entre os quimioterapêuticos, os agentes alquilantes são os mais agressivos à reserva ovariana, impedindo a replicação e a transcrição do DNA. Seu efeito não está relacionado com o ciclo celular, ocasionando lesão mesmo quando a célula não está se replicando. Um dos agentes alquilantes mais utilizados é a ciclofosfamida, comumente empregada nos protocolos para câncer de mama. O risco relativo para FOP após tratamento com ciclofosfamida varia de 4 a 9,3 e, quanto maior a idade da paciente (menor reserva ovariana), mais alto é o risco: a chance de desenvolver amenorreia pós-QT é de 61% em mulheres até os 40 anos e de 95% naquelas com mais de 40 anos de idade. O Quadro 29.1 lista os quimioterapêuticos por grau de gonadotoxicidade.

Radioterapia

Assim como ocorre com a QT, o efeito deletério sobre o ovário depende da idade da paciente e da dose utilizada. O local da RT também influi no potencial dano à fertilidade: irradiação corporal total, abdominal, pélvica ou espinhal aumenta a chance de FOP. A dose esterilizante de RT (dose necessária para provocar falência ovariana em 97,5% das mulheres expostas) varia com a idade. Ao nascimento, essa dose é de 20,3Gy, baixando para 18,4, 16,5 e 14,3Gy aos 10, 20 e 30 anos de idade, respectivamente.

A RT, principalmente quando aplicada na infância, pode afetar a função uterina e a fisiologia endometrial em virtude da uma redução do fluxo vascular. Irradiações da região encefálica com doses > 35Gy podem ocasionar lesões que alteram as funções hipotalâmicas e hipofisárias, o que pode provocar amenorreia de origem central. Esses casos podem ser tratados com reposição hormonal.

Quadro 29.1 Risco de falência ovariana de acordo com o agente quimioterapêutico utilizado

Risco alto de gonadotoxicidade	Risco moderado de gonadotoxicidade	Risco baixo de gonadotoxicidade
Ciclofosfamida Bussulfano Melfalan Procarbazina Mostarda Clorambucil	Cisplatina Adriamicina Paclitaxel	Metotrexato 5-Fluorouracil Actinomicina D Bleomicina Vincristina

Fonte: adaptado de Oktay e cols.

Preservação da fertilidade

A preservação da fertilidade nas pacientes oncológicas consiste na preservação do maior número possível de células germinativas, uma vez que não se pode precisar exatamente qual será o dano causado pelo tratamento de maneira a assegurar a qualidade de vida e o futuro reprodutivo dessas mulheres.

Os pacientes e/ou seus parentes devem ser informados dos potenciais riscos do tratamento para o câncer sobre a fertilidade futura e discutir métodos para tentar preservá-la.

Muitas são as abordagens para tentar preservar a função ovariana de pacientes que se submeterão a tratamento potencialmente gonadotóxico. A estratégia dependerá do tipo de câncer, da idade da paciente e da existência ou não de parceiro, além de outros fatores.

Algumas das estratégias para preservar a fertilidade são experimentais e outras têm eficácia reduzida.

Análogos agonistas do GnRH

Os análogos agonistas do GnRH provocam bloqueio do eixo hipotálamo-hipófise-ovário, levando à supressão da função ovariana. Teoricamente, a administração desses fármacos durante a QT/RT diminuiria o dano à reserva ovariana pelo bloqueio dos ciclos celulares germinativos, dependentes de estímulo hipofisário. Ocorre diminuição da atividade mitótica das células da granulosa. Apesar da grande controvérsia sobre a real eficácia dessa abordagem, as sociedades de oncologia, assim como a Febrasgo, recomendam que deva ser considerada em virtude de seu potencial benefício e do baixo risco.

Transposição ovariana

Os ovários são extremamente sensíveis à radiação em altas doses e, mesmo em baixas doses, a reserva folicular pode ser afetada quando exposta de maneira contínua, levando inclusive à FOP. A transposição ovariana consiste no deslocamento lateral dos ovários, por via laparoscópica, para fora do campo de irradiação, em direção às goteiras parietocólicas, evitando assim sua exposição à radiação. Essa técnica tem aplicabilidade limitada por ser indicada apenas em casos de irradiação pélvica.

Criopreservação de tecido ovariano

A criopreservação de tecido ovariano é a técnica que possibilita o armazenamento do maior número de células germinativas, além de ser a única opção para meninas pré-púberes que serão submetidas a tratamento oncológico. A técnica consiste na remoção parcial ou total de um ou de ambos os ovários por videolaparoscopia ou laparotomia e em sua criopreservação, que pode ser realizada com a peça inteira ou em fragmentos. O ovário contralateral é geralmente preservado (quando possível), com a expectativa de que a terapia não o destrua por completo. Esse tecido pode ser utilizado potencialmente para autotransplante para a pelve (sítios ortotópicos) ou sítios heterotópicos menos comuns, como tecido subcutâneo abdominal ou do antebraço. Espera-se com isso restabelecer a função ovariana e, se possível, a fertilidade da paciente. Até o presente momento foram relatados mais de 90 nascimentos com a utilização dessa técnica.

Cabe ressaltar que essa técnica deve ser oferecida como experimental para pacientes selecionadas. Essa opção não pode ser oferecida a pacientes com leucemia, câncer de ovário ou câncer de mama hereditário (BRCA1 e 2) em virtude do risco do reimplante de células malignas. Outra potencial aplicação da criopreservação de tecido ovariano é a maturação de oócitos *in vitro* ou até mesmo *in vivo*, utilizando a técnica de xenotransplante.

Criopreservação de embriões

Em 1972 foi demonstrado pela primeira vez que embriões de mamíferos têm a capacidade de resultar em gestação e nascimento após criopreservação e descongelamento. Em 1983 e 1984 foram reportados os primeiros nascimentos provenientes de embriões humanos criopreservados.

Atualmente, a criopreservação de embriões é uma técnica largamente utilizada em clínicas de reprodução assistida, apresentando resultados conhecidos e palpáveis. O inconveniente dessa técnica consiste na necessidade de obtenção de oócitos, o que demanda tempo, o que muitas pacientes não têm. Essa técnica não pode ser oferecida a meninas pré-púberes e gera conflitos éticos e legais no caso de mulheres sem parceiro ou de mulheres que congelam embriões e posteriormente se separam do parceiro com o qual congelaram embriões.

Criopreservação de oócitos

A vitrificação de oócitos, como descrita anteriormente, torna possível o armazenamento de gametas femininos e sua posterior utilização com desempenho muito próximo do obtido com gametas frescos. O aprimoramento dessa técnica correspondeu a um marco na preservação do potencial fértil de mulheres com câncer.

Estudos demonstraram que o hiperestímulo ovariano controlado com gonadotrofinas previamente ao tratamento com rádio ou quimioterapia não afeta o prognóstico das neoplasias mais comuns em mulheres jovens. Os protocolos envolvem o uso de altas doses de gonadotrofinas e bloqueio hipofisário com antagonistas do GnRH. Com o intuito de evitar a síndrome de hiperestímulo ovariano, a maturação folicular final deve ser realizada com uma dose de agonista do GnRH.

CÂNCER DE MAMA

O câncer de mama é o câncer mais comum em mulheres em idade reprodutiva. Acomete 1 a cada 8 mulheres em países desenvolvidos. O número de casos novos esperados para 2010 foi de 49.240, com um risco de 49 casos para 100.000 mulheres. Dois por cento dos cânceres de mama ocorrem em mulheres entre 20 e 34 anos e 11% em mulheres entre 35 e 44 anos de idade. Apesar de a maioria dos casos ser diagnosticada em fases iniciais (local ou locorregional), o câncer de mama em mulheres jovens costuma ser agressivo e exige a utilização de QT, que inclui, como salientado anteriormente, agentes alquilantes. Além do tratamento gonadotóxico, as pacientes recebem tratamento adjuvante, que em geral tem a duração de 5 anos, o que por si só pode causar diminuição da reserva ovariana e piora do prognóstico reprodutivos dessas mulheres.

Mulheres com mais de 35 anos ou portadoras de mutação BRCA não encontram opção viável na criopreservação de tecido ovariano. Essas pacientes, assim como as que também preservam tecido ovariano, podem criopreservar seus oócitos ou embriões, caso tenham parceiro. Para tanto é necessária uma estimulação ovariana, o que suscita polêmica, uma vez que o estímulo ovariano aumenta os níveis de estradiol, o que poderia piorar o prognóstico de pacientes com câncer de mama.

O tamoxifeno, agente utilizado no tratamento adjuvante do câncer de mama, pode também ser usado na indução da ovulação com a mesma eficácia do citrato de clomifeno e mostra resultados melhores em relação ao número de oócitos recuperados do que o ciclo natural.

Os inibidores da aromatase impedem a conversão de androstenediona e testosterona em estrona e estradiol e também podem ser aplicados no tratamento adjuvante de pacientes com câncer de mama. Assim como o tamoxifeno, também podem ser utilizados na indução da ovulação, ainda que seu mecanismo de ação seja distinto. Os protocolos atuais para estímulo ovariano em pacientes com câncer de mama incluem a utilização de gonadotrofinas e letrozol (um inibidor da aromatase de terceira geração). Esse protocolo combinado atinge níveis 50% menores de estradiol durante o ciclo de estímulo e possibilita a recuperação de um número maior de oócitos. O seguimento das pacientes não mostrou piora do prognóstico em relação ao câncer.

CONSIDERAÇÕES FINAIS

A sobrevida pós-câncer, principalmente em crianças e adultos jovens, aumentou sensivelmente nas últimas duas décadas. Apesar disso, pouco se discute sobre a fertilidade futura desses pacientes, que pode ser gravemente comprometida durante o tratamento químio ou radioterapêutico.

A qualidade de vida pós-câncer contempla a possibilidade de a mulher gestar e ter filhos, e o tema (risco de infertilidade e possibilidades de preservação da fertilidade) deve ser abordado e discutido com as pacientes e/ou familiares antes do tratamento.

De acordo com as diretrizes para preservação da fertilidade em pacientes com câncer da Sociedade Americana de Oncologia Clínica, o oncologista deve estar preparado para discutir as implicações da QT/RT sobre a fertilidade com seus pacientes o mais cedo possível durante o planejamento do tratamento oncológico ou encaminhar os pacientes para um especialista em reprodução humana para discutir a probabilidade de FOP iatrogênica e as opções existentes para a preservação da fertilidade.

Leitura complementar

Bedoschi G, Navarro PA, Oktay K. Chemotherapy-induced damage to ovary: mechanisms and clinical impact. Future Oncol 2016 Oct; 12(20):2333-44.

Câncer da criança e adolescente no Brasil: dados dos registros de base populacional e de mortalidade do Instituto Nacional de Câncer (Brasil). Rio de Janeiro: Coordenação de Prevenção e Vigilância de Câncer, 2008.

Centers for Disease Control and Prevention, National Center for Chronic Disease Prevention and Health Promotion. Division of Reproductive Health [accessed nov 09, 2017]. URL: http://nccd.cdc.gov/drh_art.

Cobo A, Garrido N, Pellicer A, Remohí J. Six years' experience in ovum donation using vitrified oocytes: report of cumulative outcomes, impact of storage time, and development of a predictive model for oocyte survival rate. Fertil Steril 2015 Dec; 104(6):1426-34.e1-8. doi: 10.1016/j.fertnstert.2015.08.020. Epub 2015 Sep 6.

Cobo A, Kuwayama M, Pérez S, Ruiz A, Pellicer A, Remohí J. Comparison of concomitant outcome achieved with fresh and cryopreserved donor oocytes vitrified by the Cryotop method. Fertil Steril 2008; 89(6):1657-64.

Estimativa 2010: incidência de câncer no Brasil. Ministério da Saúde. Rio de Janeiro: Instituto Nacional de Câncer, 2009.

Gatta G, Zigon G, Capocaccia R et al. Survival of European children and young adults with cancer diagnosed 1995-2002. EUROCARE Working Group. Eur J Cancer 2009 Apr; 45(6):992-1005.

Loren AW, Mangu PB, Beck LN et al. Fertility preservation for patients with cancer: American Society of Clinical Oncology clinical practice guideline update. American Society of Clinical Oncology. J Clin Oncol. 2013 Jul 1; 31(19):2500-10.

Peccatori FA, Azim HA Jr, Orecchia R et al.; ESMO Guidelines Working Group. Cancer, pregnancy and fertility: ESMO Clinical Practice Guidelines for diagnosis, treatment and follow-up. Ann Oncol 2013 Oct; 24 Suppl 6:vi160-70.

The Practice Committees of the American Society for Reproductive Medicine and the Society for Assisted Reproductive Technology. Mature oocyte cryopreservation: a guideline. Fertil Steril 99(1):37-43.

30

Preservação da Fertilidade Masculina

Marcelo Horta Furtado
Augusto Barbosa Reis

INTRODUÇÃO

Nos últimos anos tem sido dada grande atenção à preservação da fertilidade. Embora os pacientes oncológicos sejam os mais beneficiados, todos os homens que por razões médicas recebam tratamento gonadotóxico ou desejem preservar seus gametas para adiar a paternidade podem ser igualmente beneficiados.

A estimativa para o Brasil no biênio 2016-2017 aponta para a ocorrência de cerca de 600.000 novos casos de câncer, segundo o Instituto Nacional de Câncer (INCA) e o Ministério da Saúde. Desses, 295.200 acometeram o sexo masculino. Estima-se que um em cada dois homens apresentará um câncer em sua vida, sendo o câncer de próstata o mais comum, atrás somente dos tumores de pele e melanoma. Apesar de raro (5% dos tumores dos homens), o câncer de testículo acomete com mais frequência homens jovens, entre 20 e 40 anos de idade, representando 60% das neoplasias nessa faixa etária. Apesar de agressivo, a terapia atual para esse tipo de tumor resulta em um baixo índice de mortalidade, permitindo a esses jovens uma sobrevida prolongada. Por serem jovens, muitos desses homens ainda tiveram a oportunidade de ter filhos ou ainda não completaram suas famílias.

Em relação aos tumores em crianças e adolescentes até 19 anos de idade, a estimativa para o Brasil em 2016 foi de 12.600 novos casos. Nessa população, o câncer mais comum é a leucemia, excluindo os tumores de pele e melanoma. Os linfomas ocupam o terceiro lugar em países desenvolvidos e o segundo em países em desenvolvimento, atrás somente das leucemias.

A detecção precoce dos tumores, associada aos excelentes resultados do tratamento do câncer, tem promovido um aumento considerável da sobrevida nos últimos anos. A sobrevida em 5 anos alcança 75% a 85% entre os homens diagnosticados de 0 a 44 anos de idade. Atualmente, estima-se um sobrevivente de câncer em cada 450 indivíduos na população adulta jovem.

Apesar de altamente efetivos na cura do câncer, os tratamentos oncológicos apresentam vários efeitos adversos tardios, incluindo, entre outros, a infertilidade. De maneira geral, 15% a 30% dos pacientes curados do câncer permanecerão inférteis ao longo do tempo. Entretanto, não é apenas o tratamento que leva à infertilidade. O próprio tumor pode causar a infertilidade, como é o caso dos tumores de testículo, em que 40% a 60% dos pacientes já são inférteis ou subférteis ao diagnóstico. Embora a infertilidade possa ser reversível em alguns pacientes, uma infertilidade persistente pode resultar após o tratamento do câncer, o que pode ter um impacto devastador quando o paciente entra na vida adulta. Tendo sobrevivido a um câncer na infância, pode ser muito difícil para muitos pacientes aceitar que não podem produzir suas próprias crianças por causa do tratamento recebido.

A fertilidade é uma das principais preocupações entre os sobreviventes de câncer em idade reprodutiva. Sua perda ou mesmo o medo de sua perda é uma causa bem conhecida de morbidade psicológica nessa população. Schover mostrou que um terço dos jovens com câncer apresentaram aflição significativa em relação à fertilidade. Por outro lado, o diagnóstico de câncer não altera significativamente o desejo de paternidade desses homens, alguns dos quais chegam a considerar a manutenção da capacidade reprodutiva uma questão de qualidade de vida crítica. Além disso, os pacientes que têm seus gametas preservados lidam melhor emocionalmente com o câncer. Portanto, as evidências mostram que a preservação da fertilidade assume grande relevância para muitos pacientes diagnosticados com câncer.

Por isso, o paradigma oncológico, cujo foco principal era a cura e a sobrevida dos pacientes, tem evoluído para incluir a qualidade de vida após o tratamento. Reconhecendo a importância da fertilidade após o tratamento, organizações como a American Society of Clinical Oncology (ASCO) e a American Society of Reproductive Medicine (ASRM) publicaram diretrizes em que, de um modo geral, recomendam que "pacientes enfrentando tratamentos com probabilidade de prejudicar a função reprodutiva devam receber imediato aconselhamento em relação às suas opções de preservação da fertilidade e ser encaminhados rapidamente a um programa". As recomendações da ASCO vão além, aconselhando os oncologistas a agir em quatro grandes áreas: (1) discutir o risco de comprometimento da fertilidade associado à terapia do câncer o mais precocemente possível com os pacientes; (2) considerar abordagens de preservação da fertilidade o mais cedo possível durante o planejamento do tratamento; (3) fornecer uma referência rápida a um especialista qualificado, se o paciente estiver interessado; e (4) promover ensaios clínicos para fazer avançar o estado do conhecimento.

O interesse pela preservação da fertilidade vem aumentando a cada dia. O papel do médico nesse contexto é o de discutir o impacto da doença e do tratamento na saúde sexual e reprodutiva do paciente, desconsiderando conceitos relativos à idade do paciente, à idade de sua parceira, ao estado civil e ao fato de já ter ou não filhos.

AMEAÇAS CLÍNICAS À FERTILIDADE MASCULINA

O câncer é a principal ameaça clínica à fertilidade masculina. Infelizmente, não só o tratamento do câncer – quimioterapia, radioterapia e cirurgia – pode ter um efeito deletério sobre a reprodução masculina, mas também o câncer em si, como um processo patológico, pode ter muitos efeitos prejudiciais para a reprodução. Esses efeitos incluem rotura do eixo hipotálamo-pituitária-gonadal (HPG), dano imunológico direto ou citotóxico ao epitélio germinativo, processos sistêmicos, como febre e má nutrição, e questões psicológicas, como ansiedade e depressão. Muitos pacientes já apresentam ao diagnóstico má qualidade seminal ou mesmo azoospermia antes de qualquer tratamento para o câncer. A azoospermia é muito mais frequente em homens em idade reprodutiva com câncer do que na população geral, acometendo 10% a 12% desse grupo. As taxas de azoospermia pré-tratamento variam de acordo com a doença maligna subjacente com altas taxas observadas em homens com câncer testicular (10% a 15%) e doenças malignas hematológicas (9% a 13%) e taxas mais baixas de outras doenças malignas.

Quase todos os tratamentos para o câncer colocam em risco a saúde reprodutiva do homem, seja pela rotura do eixo HPG, seja pelo efeito citotóxico direto no epitélio germinativo. Também podem ocorrer danos à função erétil, ao sistema nervoso simpático responsável pela emissão e ejaculação seminal e ao sistema de ductos genitais necessário para o transporte dos espermatozoides.

O controle da dor é um componente crítico da terapia do câncer. O uso de opioides é frequentemente crônico e pode envolver altas doses. A supressão induzida pelos opioides no eixo HPG é bem documentada, e a diminuição resultante nas gonadotrofinas pode ocasionar um declínio na libido, na função erétil e na espermatogênese. Todos esses fatores, isolada ou coletivamente, podem prejudicar a fertilidade. Felizmente, esses efeitos negativos são tipicamente reversíveis com a interrupção do uso.

O tratamento citotóxico em geral objetiva as células que se dividem rapidamente. As espermatogônias proliferam mais ativamente e são, consequentemente, bastante suscetíveis aos agentes citotóxicos. As células germinativas em estágios mais avançados (de espermatócitos para a frente) embora possam sofrer dano mutagênico, são relativamente insensíveis ao tratamento, razão pela qual a contagem não é afetada imediatamente pelo tratamento, mas diminui com o tempo. As contagens podem permanecer normais ou apenas moderadamente reduzidas durante os primeiros 2 ou 3 meses de tratamento. A azoospermia frequentemente aparece em torno de 3 meses após iniciados os agentes gonadotóxicos. Os efeitos são temporários ou prolongados, dependendo da sobrevida das espermatogônias e de sua habilidade em proliferar, diferenciar e produzir espermatozoides. A recuperação da produção de espermatozoides depois de um insulto citotóxico depende da sobrevida e da capacidade da espermatogônia-tronco mitoticamente quiescente (tipo A_{dark}) se transformar em espermatogônias ativamente, se dividindo e diferenciando (tipo A_{pale}).

A natureza e a extensão do dano aos testículos provocado pela quimioterapia citotóxica dependem do agente administrado, da dose recebida e de fatores relacionados com o paciente. Esses danos podem variar de azoospermia de longa duração ou mesmo permanente a nenhum efeito deletério na produção de espermatozoides. Como a maioria dos agentes quimioterapêuticos é administrada como parte de um regime multidrogas, é difícil de ser determinada a contribuição individual de cada droga.

Uma das melhores ferramentas para estimativa do prognóstico de fertilidade é fundamentada nos protocolos de tratamento da Sociedade Internacional de Oncologia Pediátrica, que classifica os diferentes tipos de tratamento para o câncer como de baixo risco, risco intermediário e alto risco:

- **Agentes alquilantes** (bussulfano, clorambucil, clometina, ciclofosfamida, ifosfamida e procarbazina): os agentes alquilantes são altamente tóxicos e compreendem o grupo de maior risco. Esses agentes causam a morte celular por prejudicar a síntese de DNA e transcrição do RNA. O epitélio germinativo está sujeito a mutações em todos os estágios de desenvolvimento quando exposto a agentes alquilantes e grave oligozoospermia ou azoospermia são os resultados comuns.

- **Antimetabólitos** (5-fluorouracil, 6-mercaptopurina, gemcitabina e metotrexato): antimetabólitos exercem efeitos antineoplásicos, interferindo com a síntese e a transcrição do DNA. Em doses convencionais, causam redução temporária na concentração de espermatozoides, mas a recuperação da espermatogênese normal é a regra.
- **Análogos da platina** (cisplatina e carboplatina): os análogos da platina promovem a formação de ligação cruzada do DNA e podem ser igualmente destrutivos para a espermatogênese. Estudos em animais têm demonstrado que as espermatogônias e os espermatócitos são os tipos celulares mais marcadamente afetados.
- **Alcaloides da vinca** (vimblastina, vincristina, vindesina e vinorelbina): os alcaloides da vinca, como vincristina e vimblastina, atuam inibindo a formação de microtúbulos e, assim, interrompendo a mitose. Esses fármacos costumam ser administrados concomitantemente a agentes de alto risco e, no regime multidrogas, estão associados a insulto significativo da espermatogênese. Quando não são administrados em combinação com agentes alquilantes ou análogos de platina, no entanto, os alcaloides da vinca causam apenas redução temporária na concentração de espermatozoides devido à interrupção da espermatogênese e diminuição da motilidade dos espermatozoides.
- **Agentes inibidores da topoisomerase** (doxorrubicina, etoposídeo e bleomicina): esses agentes induzem o dano por uma variedade de meios, como ligação ao DNA, quebra do RNA e inibição da síntese de RNA.

Os agentes mais novos, como anticorpos monoclonais, inibidores da tirosinoquinase e taxanos, têm efeito desconhecido na espermatogênese.

O epitélio germinativo é extremamente sensível à radioterapia, sendo as células mais imaturas as mais sensíveis. Vários fatores influenciam a gonadotoxicidade, como fonte radioativa, dose total aplicada, radiação direta ou dispersa, número e duração da dose fracionada, assim como fatores individuais, como idade, suscetibilidade individual e fecundidade pré-tratamento.

O dano ao epitélio germinativo se reflete na análise seminal em 60 a 70 dias e é dependente da dose de radiação: quanto maior, mais íngreme é o declínio na concentração e mais longo o período de tempo necessário para a recuperação da espermatogênese. Doses < 0,8Gy tipicamente levam à oligospermia, doses de 0,8 a 2Gy frequentemente resultam em azoospermia transitória, e a exposição a doses > 2Gy pode levar à azoospermia irreversível.

Raras vezes o testículo é diretamente irradiado, o que ocorre apenas nos casos de infiltração leucêmica dos testículos ou nos casos de irradiação total do corpo como tratamento preparativo para transplante de medula. Na maioria dos casos, recebem a irradiação via dispersão do tratamento de outros órgãos. A quantidade de radiação dispersa é uma função da proximidade do campo de radiação para o alvo, do tamanho e do formato do campo, da energia em raio-X e da profundidade do alvo. Desses, a distância da margem do campo é o fator mais importante.

Tumores do sistema nervoso central são as neoplasias sólidas mais comuns na população pediátrica e a radioterapia craniana é frequentemente utilizada no tratamento desses pacientes. Embora não ocorra dano direto ao epitélio germinativo, a lesão no eixo hipotálamo-hipófise-gonadal ocasiona uma subsequente deficiência dos hormônios folículo-estimulante (FSH) e luteinizante (LH) com manifestação clínica variável.

Procedimentos cirúrgicos relacionados com a remoção do tumor ou com complicações durante o tratamento podem também afetar a fertilidade. Orquiectomia bilateral ou unilateral com a consequente perda de massa testicular pode causar hipogonadismo e/ou infertilidade. Cirurgia pélvica pode também colocar o paciente masculino em risco de disfunção sexual mecânica, incluindo ejaculação retrógrada, anejaculação ou disfunção erétil em razão da lesão do plexo hipogástrico. A linfadenectomia retroperitoneal pode causar dano ao plexo simpático lombar, levando à ejaculação retrógrada ou à anejaculação devido à diminuição ou mesmo à abolição das contrações das vesículas seminais e ductos deferentes e à incompetência do colo vesical. Cirurgias para tratamento do câncer de próstata e bexiga podem ocasionar disfunção erétil, rotura do sistema dos ductos genitais e lesão do plexo simpático lombar ou hipogástrico.

Outras condições não oncológicas podem colocar em risco a fertilidade do homem e consequentemente teriam indicação de preservação da fertilidade. Terapias imunossupressoras são citotóxicas e podem prejudicar o epitélio germinativo testicular. Esses agentes são prescritos para o tratamento de uma ampla variedade de desordens, incluindo doença inflamatória intestinal e doenças reumáticas, e são comumente usados na prevenção de rejeição em receptores de transplantes de órgãos sólidos ou hematopoéticos.

A sulfassalazina, um dos agentes imunossupressores que têm os efeitos gonadotóxicos mais bem estudados, promove diminuição da concentração, da motilidade e da morfologia usualmente reversível, em média, 2 meses após a retirada da droga. A ciclofosfamida é um agente gonadotóxico em ambos os sexos. Não é possível prever quais pacientes se tornarão inférteis e quais recuperarão a função reprodutiva, o que depende fundamentalmente da idade e da dose cumulativa. Outros agentes imunossupressores com impacto potencial na fertilidade masculina são o metotrexato (embora controverso), o infliximabe, que diminui a motilidade espermática, e o sirolimus e o evorolimus, que diminuem a concentração e a motilidade espermática.

Outras ameaças podem advir de tóxicos ambientais e ocupacionais, como profissionais expostos a agentes químicos, pesticidas e calor/temperatura elevada, que podem produzir azoospermia prolongada. Os profissionais que colocam a vida em risco, como soldados em serviço ativo nas Forças Armadas, e os homens que serão submetidos à vasectomia podem também desejar ter seus gametas preservados para uso posterior.

RECUPERAÇÃO DA ESPERMATOGÊNESE

A recuperação da espermatogênese após um insulto citotóxico é imprevisível e depende da sobrevida e da capacidade de espermatogônias-tronco mitoticamente quiescentes (tipo A_{dark}) se transformarem em espermatogônias tipo A_{pale}. Essa sobrevida é influenciada por vários fatores, como:

- Doença.
- Dose de radiação.
- Tamanho e localização do campo irradiado.
- Agente, dose e modo de administração.
- Uso de quimioterapia adjuvante.
- Contagem total de espermatozoides móveis (fertilidade) antes do tratamento.
- Idade (mais favorável < 26 anos).
- Pior com terapia com dose fracionada do que com dose única.
- Insuficiência hormonal primária ou secundária.

Dependendo do número de espermatogônias sobreviventes e de quando elas voltam à atividade, é possível saber se haverá ou não o retorno dos espermatozoides no ejaculado, quando ocorrerão o retorno e a quantidade de espermatozoides. A redução deveria ser temporária quando as células-tronco sobrevivem. Entretanto, as espermatogônias-tronco são mortas em graus variados e se recuperam gradualmente, resultando em prolongada redução na contagem de espermatozoides. Em homens, as células-tronco sobreviventes podem permanecer nos testículos, mas falham em diferenciar em espermatozoides por vários anos depois do insulto citotóxico; logo, ainda é possível a recuperação tardia.

Entretanto, encontram-se disponíveis apenas os métodos grosseiros para prever esse retorno. Por causa dessa imprevisibilidade, aqueles homens em risco de azoospermia e suas parceiras devem ser aconselhados a usar um método contraceptivo apropriado, uma vez que a produção de espermatozoides pode ser reassumida espontaneamente até 10 anos depois do tratamento. Por essa mesma razão, pode ser indicada reavaliação periódica com análise seminal para aqueles que desejam iniciar uma família.

As preocupações com a segurança da reprodução estão fundamentadas principalmente na presença de potenciais danos ao DNA da linhagem germinativa como resultado da quimioterapia, principalmente os agentes alquilantes, ou da radioterapia. A determinação da segurança genética depende em grande parte da fase espermatogênica em que a mutação é adquirida. Em virtude da diminuição da regulação de mecanismos de reparo do DNA no final da espermatogênese, células espermatogênicas mais ao longo da via de diferenciação normalmente não podem reparar quaisquer danos do DNA nem costumam ser capazes de sofrer apoptose completa. Como resultado, os espermatozoides ejaculados podem abrigar extensos danos genômicos que poderiam, teoricamente, ser transmitidos para um embrião resultante após a fertilização.

Felizmente, as mutações induzidas exclusivamente nos estágios mais tardios da espermatogênese produzirão um período de risco para a produção de esperma geneticamente comprometida limitado a cerca de 3 meses ou o tempo que leva para se completar um ciclo espermatogênico inteiro. Por outro lado, se as mutações ocorrem nas espermatogônias, elas podem ser reparadas pelos mecanismos de reparo do DNA ou mesmo removidas completamente pelo mecanismo apoptótico das células. No entanto, se essas mutações escapam à reparação ou à eliminação, elas continuarão a ser transmitidas através dos espermatozoides pelo resto da vida do homem.

Apesar da relação entre o dano ao DNA e a menor capacidade de fertilização dos espermatozoides, já foi demonstrado que espermatozoides com graves danos ao DNA ainda conseguiram a fertilização. Esse risco é acentuado com o uso da injeção intracitoplasmática de espermatozoides (ICSI), quando são ultrapassadas várias barreiras naturais que poderiam impedir a fertilização do óvulo por um espermatozoide funcionalmente incompetente. Caso ocorra a fertilização por esse espermatozoide, o genoma paterno danificado pode levar a um mau desenvolvimento embrionário e à falha na implantação uterina. Em caso de gravidez, é maior a chance de aborto espontâneo. Se a gravidez evoluir, há risco de propagação da mutação ao potencial descendente, o que pode ter um impacto prejudicial sobre o desenvolvimento e a saúde de uma criança. Estudos em animais têm estabelecido claramente que os espermatozoides danificados por exposição paterna a agentes quimioterapêuticos podem dar origem a uma prole com translocações genéticas, mutações e malformações congênitas, incluindo hidrocefalia e micrognatia.

Em vista das considerações éticas e morais, há uma dificuldade no estudo dos desfechos reprodutivos em seres humanos no período pós-tratamento imediato. Entretanto, estudos realizados fora desse período concluem que a frequência de anomalias congênitas em filhos de homens previamente expostos a agentes quimioterapêuticos não é maior do que a encontrada na população geral. No entanto, estudos de caso de homens que conseguiram conceber logo após a terapia do câncer continuam a apoiar a possibilidade de associação entre a terapia do câncer e anomalias congênitas em seres humanos, sendo relatados casos de sindactilia, tetralogia de Fallot e anencefalia.

Apesar da falta de diretrizes clínicas definitivas, alguns estudos têm sugerido um intervalo de 18 a 24 meses após o tratamento para que ocorra um eventual declínio das taxas de aneuploidia até as frequências basais. Para pacientes com câncer que desejam engravidar após o tratamento agudo e não têm espermatozoides criopreservados, aconselhamento e teste genético devem ser veementemente considerados para ajudar a quantificar os níveis de aneuploidia espermática e os danos ao DNA. Testes de hibridização *in situ* por fluorescência (FISH) e de fragmentação de DNA podem ser usados para fornecer algum conhecimento sobre a integridade genética dos espermatozoides após a terapia. Resultados anormais nesses testes estão claramente ligados a risco aumentado de resultados reprodutivos adversos.

Em resumo, é muito difícil determinar um tempo específico para a recuperação de um "espermatozoide normal", dependendo muito do tipo de câncer e da combinação dos tratamentos. Na ausência de dados robustos, muitos recomendam 18 a 24 meses de contínua contracepção antes que os casais reassumam a relação não protegida ou tentem conceber espontaneamente. Nos casos em que são afetados estágios tardios da espermatogênese e o retorno dos espermatozoides não os torna azoospérmicos ou ocorre rapidamente, 1 ano pode ser um período adequado. Essa pode ser uma margem razoável para recuperação, depois de passados quatro ciclos completos de espermatogênese. Se um homem se torna azoospérmico, estágios precoces da espermatogênese foram afetados, o que pode tornar necessários vários ciclos de espermatogênese para que ocorra o retorno dos espermatozoides, se é que retornarão. Nesses casos, provavelmente seria melhor esperar 2 anos antes de aconselhar o uso de espermatozoides pós-tratamento para concepção espontânea ou uma terapia de reprodução assistida.

TÉCNICAS DE PRESERVAÇÃO DA FERTILIDADE

Desde que a recuperação da espermatogênese é imprevisível e a grande maioria dos pacientes manifesta o desejo de se tornarem pais após o tratamento, é imperativo que sejam apresentadas e discutidas todas as opções disponíveis para preservar fertilidade.

O ideal é que o tratamento não tenha qualquer efeito tóxico sobre as gônadas. Portanto, uma opção para a preservação da fertilidade consistiria no desenvolvimento de protocolos que mantivessem a eficácia do tratamento, ao mesmo tempo que diminuíssem seus efeitos adversos com menor gonadotoxicidade, possibilitando a recuperação espontânea da espermatogênese. O aprimoramento dos protocolos de tratamento oncológico tem promovido um progresso nessa direção.

Diferentes estratégias têm sido testadas para reduzir os efeitos deletérios das terapias gonadotóxicas. A supressão do eixo hipotálamo-pituitária-testicular baseia-se no fato de que os agentes citotóxicos agem preferencialmente nas células que estão se dividindo ativamente. As células germinativas estão em constante divisão e, portanto, são um alvo fácil para esses fármacos. Ora, se fosse possível inibir essas divisões celulares, diminuindo ou bloqueando a espermatogênese, esses agentes poupariam as células germinativas. Uma maneira de alcançar esse objetivo é mediante o uso de hormônios que suprimam o eixo HPG. Embora esse conceito tenha se mostrado eficaz em camundongos, ainda não se mostrou eficaz em humanos. Os dados atuais, embora limitados quanto ao número de pacientes, não embasam a viabilidade da terapia de supressão da espermatogênese. Mesmo pacientes pré-puberes, nos quais a espermatogênese não é ativa, não estão protegidos da gonadotoxicidade. Todas as tentativas de desenvolvimento de uma estratégia de proteção gonadal hormonal têm falhado em modelos humanos e primatas. Logo, a aplicação desse procedimento em humanos permanece incerta até o momento.

Outra estratégia que pode ser utilizada consiste na proteção dos testículos da radiação com sua remoção do campo de radiação ou a blindagem testicular. Os efeitos protetores dessas medidas são bem conhecidos, as quais, sempre que possível, deveriam ser implementadas.

A melhora dos regimes terapêuticos com o uso de protocolos menos gonadotóxicos possibilita a recuperação espontânea da espermatogênese, mas nem sempre é possível seu uso sem comprometer a sobrevida do paciente. A limitação da exposição à radiação mediante a proteção ou a remoção dos testículos do campo de irradiação, como comentado, deveria ser implementada sempre que possível. Minimizar o dano testicular causado pelo tratamento do câncer ou proteger as espermatogônias *in vivo* por meio da manipulação hormonal é outra conduta adotada, mas que também não tem demonstrado sucesso em humanos. Portanto, a criopreservação de espermatozoides antes do início da terapia é a única opção bem estabelecida para preservação da fertilidade em adultos e meninos peripúberes ou pós-púberes sexualmente maduros.

A criopreservação do sêmen consiste na conservação de espermatozoides por meio do processo de resfriamento (lento ou rápido) e de sua manutenção a 196°C negativos em nitrogênio líquido. O princípio básico é manter a viabilidade e a função dos espermatozoides após o descongelamento, preservando sua capacidade de fertilização e desenvolvimento embrionário inicial. À temperatura de –196°C, não há nenhuma atividade metabólica e as células estão em estado de "animação suspensa". Todas as reações químicas cessam à temperatura de –130°C.

O espermatozoide é uma célula com bom potencial de criopreservação por ter pequeno volume em comparação com sua superfície relativamente grande e pouca quantidade de água intracelular. Este último fator se deve ao escasso citoplasma e por se encontrar em uma fase em que está completa a divisão celular.

Na maioria dos casos, a coleta de sêmen e a criopreservação de espermatozoides constituem uma tarefa simples antes do início da quimioterapia ou radioterapia. Em homens com ejaculação normal, a criopreservação de espermatozoides envolve a coleta de uma amostra de sêmen por meio da masturbação, a qual é subsequentemente congelada. A criopreservação de sêmen deve ser feita preferencialmente antes do início de qualquer tipo de tratamento. Logo após o diagnóstico do câncer, deve ser discutido com o paciente o impacto potencial do câncer e dos tratamentos na saúde reprodutiva, bem como se é o desejo do paciente preservar sua fertilidade. Muitos pacientes são encaminhados apenas quando do diagnóstico final e, nessa situação, há pouco tempo hábil para realizar o congelamento do sêmen. Entretanto, uma simples amostra de sêmen, mesmo de qualidade limitada, é suficiente para vários ciclos de ICSI. Consequentemente, a criopreservação de uma simples amostra é útil, e a urgência em começar o tratamento tem-se mostrado uma desculpa improvável.

A maioria dos pacientes desenvolve azoospermia 2 a 3 meses após a quimioterapia. O crioarmazenamento do sêmen durante esses primeiros meses de quimioterapia tem sido advogado para superar esse problema da urgência. Entretanto, estudos têm indicado que a quimío e a radioterapia podem induzir a aneuploidia a curto e longo prazo. A longo prazo, também têm sido relatadas mutações em espermatozoides de pacientes tratados com quimioterapia. No entanto, mesmo antes do tratamento, pacientes com neoplasias podem apresentar taxa maior de aneuploidia nos espermatozoides e dano aumentado no DNA.

A criopreservação deveria ser oferecida mesmo a pacientes que já iniciaram o tratamento do câncer, ante a ausência de qualquer evidência clínica de anormalidades cromossômicas na prole nascida de homens submetidos a quimioterapêutico ou que estão em tratamento quimioterápico. Além disso, o diagnóstico genético pré-implantacional (PGD) pode estar indicado quando a reprodução assistida é realizada com sêmen congelado durante a quimioterapia para controle de aneuploidias.

O número de amostras que serão congeladas depende da qualidade do esperma fornecido, a qual, por sua vez, depende da saúde do paciente e do tipo de câncer. Os parâmetros seminais dos pacientes oncológicos antes do tratamento do câncer, tanto antes do congelamento como depois do degelo, são piores do que os de doadores sadios. De todos os parâmetros, a motilidade é mais afetada nos pacientes com câncer em comparação com controles. Esse comportamento fisiopatológico do esperma antes e após a criopreservação permite um aconselhamento específico para diferentes tipos de câncer, assim como possivelmente a necessidade de criopreservar mais frascos para certos tipos de câncer (p. ex., câncer testicular e leucemia).

Aproximadamente 50% dos espermatozoides sobrevivem ao processo de congelamento. Entretanto, os espermatozoides dos pacientes com câncer parecem se comportar de maneira diferente. A leucemia mieloide tem a mais baixa contagem móvel total (CMT) pós-degelo e a maior redução na CMT após a criopreservação (89%). O câncer testicular e as leucemias mieloide e linfoide apresentam taxas de sobrevida de espermatozoides estatisticamente menores (viabilidade), em torno de 44,8%, 32,1% e 35,1%, respectivamente, quando comparadas com as de doadores sadios. Dados mais recentes sugerem a vitrificação de baixas contagens de espermatozoides para melhorar a sobrevida pós-degelo.

O número de amostras que serão criopreservadas vai depender do uso da amostra, inseminação intrauterina (IIU), fertilização *in vitro* (FIV), ICSI, do número de tentativas necessárias para uma gravidez, da qualidade seminal, da idade e fertilidade da parceira e do número de filhos que o casal deseja. Quanto ao número de espermatozoides requeridos para uma IIU bem-suscedida, a literatura é vasta, dependendo de múltiplos fatores, tanto masculinos como femininos. As evidências sugerem que deveriam ser usados 5 a 10 milhões de espermatozoides/mL na contagem móvel total após o processamento do sêmen para os casos de CMTP. Como regra geral, com 50% de taxa de sobrevida com a criopreservação convencional, muitos laboratórios considerariam necessária uma CMT pré-congelamento de 10 milhões de espermatozoides móveis progressivos para resultar em aproximadamente 5 milhões após o degelo, de modo a obter uma IIU adequada. Esse número idealmente seria congelado por frasco e cada frasco poderia ser usado para uma IIU subsequente. Como mencionado anteriormente, alguns tumores podem apresentar uma taxa de sobrevida < 50%, o que deve ser levado em consideração para o cálculo da CMT pós-degelo para IIU. Se a intenção for a realização de uma FIV convencional, recomenda-se congelar uma quantidade similar utilizada para uma IIU. Se a contagem de espermatozoides ou outros parâmetros forem mais baixos, as amostras deverão ser divididas em várias alíquotas para ICSI.

Outra consideração diz respeito ao número de tentativas necessárias para se alcançar uma gravidez, assim como ao número de gravidezes desejadas. O número de tentativas necessárias para se obter uma gravidez depende de vários fatores, como a idade da paciente e os resultados dos testes de fertilidade. As taxas de sucesso para IIU, em uma população mais jovem, podem alcançar 8% a 15%. Consideram-se razoáveis até seis tentativas para engravidar por meio da IIU. Malizia e cols. relataram uma taxa cumulativa de nascidos vivos de 72% após seis ciclos com análise otimista e de 51% com análise conservadora. Entre os pacientes com menos de 35 anos de idade, as taxas correspondentes, depois de seis ciclos, foram de 86% e 65%, respectivamente. Entre os pacientes com 40 anos de idade ou mais, as taxas foram de 42% e 23%. A taxa de natalidade acumulada diminuiu com o aumento da idade, e as curvas estratificadas por idade (< 35 *vs.* ≥ 40 anos) foram significativamente diferentes entre si (P < 0,001).

Também devem ser considerados os custos das tentativas, os quais podem ser proibitivos para alguns pacientes/casais, lembrando que é a necessidade de microdissecção testicular para recuperação de espermatozoides para ICSI que encarece ainda mais todo o processo.

O recongelamento de espermatozoides degelados, quando não usados e/ou quando os estoques de espermatozoides estão baixos, tem sido feito, mas permanece um procedimento controverso. No entanto, convém lembrar que amostras de pacientes com câncer parecem resistir à criolesão do recongelamento do mesmo modo que as de controles sem câncer.

O processo de coleta de sêmen é realizado, na maioria das vezes, mediante a masturbação em adultos. Entretanto, mesmo os pacientes com 13 anos de idade podem apresentar contagem normal de espermatozoides, e nenhuma diferença na concentração, motilidade e morfologia foi demonstrada entre adolescentes de 14 a 17 anos e adultos (> 20 anos). Portanto, a coleta por meio da masturbação também pode ser adotada em meninos púberes ou pós-púberes.

A espermarca é um evento púbere precoce. Qualquer sinal de puberdade pode significar que a espermatogênese já se iniciou. Nem o volume testicular nem a idade estão diretamente relacionados com a produção de espermatozoides. Todos os meninos que entraram na puberdade e têm volume testicular > 5mL muito provavelmente já terão iniciado a produção de espermatozoides e, consequentemente, devem ser encorajados a coletar uma amostra de sêmen antes do tratamento do câncer.

Convém fornecer um recipiente para coleta estéril, tempo e privacidade adequados para a produção da amostra, sendo essencial evitar o uso de lubrificantes, uma vez que muitas dessas substâncias são espermatotóxicas. Quanto aos adolescentes, os pais não devem ser incentivados a acompanhá-los nos dias de coleta das amostras.

O intervalo de coleta pode ser de 24 a 48 horas. Em pacientes com câncer, após abstinência de 24 a 48 horas, o sêmen apresenta qualidade seminal após o degelo similar ao obtido com período de abstinência maior.

As amostras produzidas são frequentemente de baixa qualidade, particularmente em adolescentes. Muitos desses adolescentes acabaram de iniciar a espermarca e isso, associado aos efeitos da doença e ao estresse, pode ocasionar baixa qualidade. Atualmente, os parâmetros minimamente aceitáveis para criopreservação de sêmen ejaculado são menos relevantes desde o advento da ICSI, e parâmetros seminais ruins não mostraram afetar as taxas de fertilização e gravidez após a criopreservação. Portanto, todas as amostras coletadas contendo espermatozoides viáveis devem ser criopreservadas. A análise da amostra de sêmen liquefeito a 37°C deve ser realizada para estabelecer a concentração, a motilidade e a morfologia antes da criopreservação.

Alguns candidatos à preservação da fertilidade, entretanto, são incapazes de ejacular por motivos sociais, religiosos ou médicos. Entre esses indivíduos estão adolescentes peripúberes não familiarizados com a masturbação, pacientes debilitados, incapacitados e/ou com dor, pacientes cuja religião proíbe estritamente a masturbação, pacientes com anejaculação psicogênica, pacientes com disfunção erétil e pacientes com disfunção ejaculatória. O último grupo inclui pacientes com lesões medulares e pacientes que se submeteram anteriormente à linfadenectomia retroperitoneal para câncer testicular. A disfunção ejaculatória pode ser decorrente tanto da ejaculação retrógrada como da anejaculação.

Nesses casos, diferentes técnicas podem ser utilizadas para a obtenção de espermatozoides para criopreservação. Em pacientes capazes de atingir o orgasmo sem ejaculação anterógrada, o diagnóstico mais provável é o de ejaculação retrógrada. O objetivo do tratamento de pacientes com ejaculação retrógrada é a indução de ejaculação anterógrada com agentes simpaticomiméticos. Se as tentativas de restauração farmacológica da ejaculação anterógrada não forem bem-sucedidas, o sêmen pode ser coletado a partir da urina pós-ejaculação. Para pacientes anorgásmicos ou com anejaculação, as opções para aquisição de espermatozoides incluem estimulação vibratória peniana (EVP), eletroejaculação (EEJ) e recuperação cirúrgica de espermatozoides. Naqueles homens incapazes de produzir uma amostra de sêmen ou com amostra de sêmen azoospérmica, a recuperação cirúrgica de espermatozoides pode representar a única esperança de ainda criopreservar espermatozoides.

Meninos pré-púberes não têm espermatozoides maduros, uma vez que não completam a espermatogênese. Para os que ainda não entraram na puberdade, as opções atuais para preservação da fertilidade permanecem inteiramente experimentais. Essas técnicas compreendem a proteção das espermatogônias *in vivo*, tornando-as menos vulneráveis aos efeitos citotóxicos, mas essas técnicas, como nos adultos, não se têm mostrado eficazes em humanos. Outra potencial estratégia alternativa para preservação da fertilidade envolve o armazenamento de tecido testicular contendo espermatogônias na esperança de que futuras tecnologias possibilitem sua utilização segura. O racional dessa estratégia é a remoção das células germinativas antes da agressão citotóxica, as quais seriam, idealmente, devolvidas ao paciente ao término do tratamento. Atualmente, as principais linhas de pesquisa quanto à restauração da fertilidade utilizando o material testicular coletado na criança pré-púbere são:

- **Xenoenxerto:** o tecido testicular imaturo é enxertado em animal para completar a espermatogênese; depois, esse tecido é removido e os espermatozoides maduros recuperados poderiam ser usados com ICSI
- **Autotransplante de tecido testicular ou de todo o testículo.**
- **Transplante de espermatogônias.**
- **Maturação *in vitro* de espermatozoides.**

Resultado reprodutivo

A taxa de gravidez usando sêmen congelado, quando todos os outros fatores de fertilidade são normais, representa aproximadamente a metade daquela com o uso de sêmen fresco na IIU. A criopreservação é amplamente conhecida por diminuir a motilidade dos espermatozoides e a taxa de fertilização por meio de efeitos prejudiciais nas membranas, estrutura do acrossomo e atividade da acrosina. O procedimento de congelamento-degelo dos espermatozoides humanos também pode ser prejudicial à estrutura da cromatina, levando ao risco potencial de descondensação do núcleo dos espermatozoides após injetado no oócito e resultando em reduzida taxa de fertilização. Considerando a diminuição no poder de fertilização induzido pela criopreservação, pode ser facilmente compreendido que a IIU e a FIV com espermatozoides congelados-degelados resultam em menores taxas de gravidez em comparação com a inseminação com espermatozoides frescos.

Entretanto, quando a técnica é a ICSI, não há diferença entre espermatozoides frescos e congelados mesmo quando se trata de espermatozoides testiculares. Vários autores relataram que os resultados reprodutivos da ICSI com espermatozoides congelados é comparável aos obtidos com espermatozoides testiculares frescos. Também não há diferença na taxa de gravidez clínica em ciclos de ICSI usando espermatozoides do epidídimo frescos ou congelados. A maioria dos estudos sobre criopreservação e o resultado reprodutivo da ICSI foram conduzidos usando espermatozoides de origem testicular ou do epidídimo. Somente dois grupos relataram dados sobre fertilização e taxas de gravidez após ICSI, comparando espermatozoides ejaculados humanos frescos e congelados. Ambos chegaram à conclusão de que o congelamento-degelo causa mais danos aos pacientes com alterações no sêmen do que aos com sêmen normal. Entretanto, uma vez que o oócito é fertilizado, as taxas de implantação e gravidez são similares em pacientes com ou sem anomalias.

CONSIDERAÇÕES FINAIS

Existem tratamentos, oncológicos ou não, que podem ocasionar dano testicular, afetando a fertilidade do homem. A possibilidade de perda da fertilidade promove um grande estresse psicológico antes e durante o tratamento, assim como diminuição importante da qualidade de vida após o tratamento. A preservação da fertilidade, na maioria dos casos, é simples e não toma tempo, bastando a coleta de uma ou mais amostras de sêmen por meio da masturbação, antes do início do tratamento. Os resultados reprodutivos atuais das técnicas de reprodução assistida utilizando espermatozoides criopreservados são muito bons. Portanto, não há motivo para que, diante de um paciente que será submetido a um procedimento potencialmente gonadotóxico, um médico não siga as orientações da ASCO e da ASRM e discuta com ele os possíveis danos à sua fertilidade e as opções existentes para sua preservação independentemente de suas próprias convicções sobre a idade do paciente, a idade de sua parceira, o estado civil e o fato de já ter ou não filhos.

Leitura complementar

Agarwal A, Allamaneni SS. Disruption of spermatogenesis by the cancer disease process. J Natl Cancer Inst Monogr 2005; 34:9-12.

Agarwal A, Sidhu RK, Shekarriz M, Thomas AJ. Optimum abstinence time for cryopreservation of semen in cancer patients. J Urol 1995; 154:86-8.

Agarwal A. Semen banking in patients with cancer: 20-year experience. Int J Androl 2000; 23(Suppl 2):16-9.

Aitken RJ, Gordon E, Harkiss D et al. Relative impact of oxidative stress on the functional competence and genomic integrity of human spermatozoa. Biol Reprod 1998; 59:1037-46

Aitken RJ. Founders' Lecture. Human spermatozoa: fruits of creation, seeds of doubt. Reprod Fertil Dev 2004; 16:655-6.

Arnon J, Meirow D Lewis-Roness H et al. Genetic and teratogenic effects of cancer treatments on gametes and embryos. Hum Reprod Update 2001; 7:394-403.

Bagchi A, Woods EJ, Critser JK. Cryopreservation and vitrification: recent advances in fertility preservation technologies. Expert Rev Med Devices 2008; 5:359-70.

Barratt CL, Clements S, Kessopoulou E. Semen characteristics and fertility tests required for storage of spermatozoa. Humanit Rep 1998; 13(Suppl 2):1-11.

Ben Rhouma K, Marrakchi H, Khouja H, Attalah K, Ben Miled E, Sakly M. Outcome of intracytoplasmic injection of fresh and frozen-thawed testicular spermatozoa: a comparative study. J Reprod Med Obstetr Gyn 2003; 48(5):349-54.

Bieri S, Rouzaud M, Miralbell R. Seminoma of the testis: is scrotal shielding necessary when radiotherapy is limited to the para-aortic nodes? Radiother Oncol 1999; 50:349.

Borges Jr E, Rossi LM, Freitas LCL et al. Fertilization and pregnancy outcome after intracytoplasmic injection with fresh or cryopreserved ejaculated spermatozoa. Fertil Steril 2007; 87(2):316-20.

Brandriff BF, Meistrich ML, Gordon LA, Carrano AV, Liang JC. Chromosomal damage in sperm of patients surviving Hodgkin's disease following MOPP (nitrogen mustard, vincristine, procarbazine, and prednisone) therapy with and without radiotherapy. Hum Genet 1994; 93:295-9.

Branningan RE. Fertility preservation in adult male cancer patients. In: Woodruff TK, Snyder KA (eds.). Oncofertility: fertility preservation for cancer survivors. Springer US, 2007: 28-49.

Brougham MFH, Kelmar CJH, Sharpe RM, Wallace WHB. Male fertility following childhood cancer: current concepts and futures therapies. Asian J Androl 2003; 5:325-37.

Bunge RG, Sherman JK. Fertilizing capacity of frozen human spermatozoa. Nature 1953; 172:767-8.

Carson SA, Gentry WL, Smith AL et al. Feasibilty of semen collection and cryopreservation during chemotherapy. Hum Reprod 1991; 6:992-4.

Cayan S, Lee D, Conaghan J et al. A comparison of ICSI outcomes with fresh and cryopreserved epididymal spermatozoa from the same couples. Hum Reprod 2001; 16(3):495-9.

Centola GM, Keller JW, Henzler M, Rubin P. Effect of low-dose testicular irradiation on sperm count and fertility in patients with testicular seminoma. J Androl 1994; 15: 608-13.

Choudhury RC, Jagdale MB, Misra S. Potential transmission of the cytogenetic effects of cisplatin in the male germline cells of Swiss mice. J Chemother 2000; 12:352-9.

Clifton DK, Bremner WJ. The effect of testicular x-irradiation on spermatogenesis in man. A comparison with the mouse. J Androl 1983; 4:387-92.

Cross NL, Hanks SE. Effects of cryopreservation on human sperm acrosomes. Hum Reprod 1991; 6(9):1279-83.

De Mas P, Daudin M, Vincent MC et al. Increased aneuploidy in spermatozoa from testicular tumour patients after chemotherapy with cisplatin, etoposide and bleomycin. Hum Reprod 2001; 16:1204-8.

Demir B, Dilbaz B, Cinar O et al. Factors affecting pregnancy outcome of intrauterine insemination cycles in couples with favourable female characteristics. J Obstet Gynaecol 2011; 31:420-3.

Dilley KJ. Managing fertility in childhood cancer patients. In: Woodruff TK, Snyder KA (eds). Oncofertility: fertility preservation for cancer survivors. Springer US, 2007: 50-6.

Fait G, Yogev L, Botchan A, Paz G, Lessing JB, Yavetz H. Sex chromosome aneuploidy in sperm cells obtained from Hodgkin's lymphoma patients before therapy. Fertil Steril 2001; 75:828-9.

Foresta C, Bettella A, Marin P, Galeazzi C, Merico M, Scandellari C. Analysis of sperm aneuploidy in infertile subjects after chemotherapy treatment. Ann Ital Med Int 2000; 15:189-94.

Fossa SD, Aass N, Molne, K. Is routine pre-treatment cryopreservation of semen worthwhile in the management of patients with testicular cancer? Br J Urol 1989; 64:524-9.

Foster RS, McNulty A, Rubin LR et al. The fertility of patients with stage I testis cancer managed by nerve sparing retroperitoneal lymph node dissection. J Urol 1994; 152:1139-42.

Friedler S, Strassburger D, Raziel A, Komarovsky D, Soffer Y, Ron-El R. Intracytoplasmic injection of fresh and cryopreserved testicular spermatozoa in patients with nonobstructive azoospermia – A comparative study. Fertil Steril 1997; 68(5):892-7.

Genescà A, Caballín MR, Miró R, Benet J, Bonfill X, Egozcue J. Human sperm chromosomes. Long-term effect of cancer treatment. Cancer Genet Cytogenet 1990; 46:251-60.

Genescà A, Miró R, Caballín MR, Benet J, Germà JR, Egozcue J. Sperm chromosome studies in individuals treated for testicular cancer. Hum Reprod 1990; 5:286-90.

Glode LM, Robinson J, Gould SF. Protection from cyclophosphamide induced testicular damage with na analog of gonadotrophin-releasing hormone. Lancet 1981; i:1132.

Gracia CR, Ginsberg JP. Fertility risk in pediatric and adolescent cancers. In: Woodruff TK, Snyder KA (eds.) Oncofertility: fertility preservation for cancer survivors. Springer US, 2007: 57-72.

Green D, Glavin H, Norme B. The psycho-social impact of infertility on young male cancer survivors: a qualitative investigation. Psycho-oncology 2003; 12:141-52.

Green DM, Zevon MA, Lowrie G, Seigelstein N, Hall B. Congenital anomalies in children of patients who received chemotherapy for cancer in childhood and adolescence. N Engl J Med 1991; 325:141-6.

Habermann H, Seo R, Cieslak J, Niederberger C, Prins GS, Ross L. In vitro fertilization outcomes after intracytoplasmic sperm injection with fresh or frozenthawed testicular spermatozoa. Fertil Steril 2000; 73(5):955-60.

Hagenäs I, Jørgensen N, Rechnitzer C et al. Clinical and biochemical correlates of successful semen collection for cryopreservation from 12–18-year-old patients: a single-center studyof 86 adolescents. Hum Reprod 2010; 25:2031-8.

Hallak J, Mahran A, Chae J, Agarwal A. Poor semen quality from patients with malignancies does not rule out sperm banking. Urol Res 2000; 28:281-4.

Hewitt M, Breen N, Devesa, S. Câncer prevalence and suvivorship issues: analysis of 1992 National Health Interview Survey. J Natl Cancer Inst 1999; 91:1480-6.

Hossain AM, Osuamkpe CO. Sole use of sucrose in human sperm cryopreservation. Arch Androl 2007; 53:99-103.

Hotaling JM, Lopushnyan NA, Davenport M et al. Raw and test-thaw semen parameters after cryopreservation among men with newly diagnosed cancer. Fertil Steril 2013; 99:464-9.

Howell S, Shalet S. Gonadal damage from chemotherapy and radiotherapy. Endocrinol Metab Clin North Am 1998; 27(4):927-43.

Howlader N, Noone AM, Krapcho M et al. (eds.) SEER Cancer Statistics Review, 1975-2014, National Cancer Institute. Bethesda, MD, https://seer.cancer.gov/csr/1975_2014/, based on November 2016 SEER data submission, posted to the SEER web site, April 2017.

Huang FJ, Chang SY, Tsai MY et al. Clinical implications of intracytoplasmic sperm injection using cryopreserved testicular spermatozoa from men with azoospermia. J Reprod Med Obstetr Gyn 2000; 45(4):310-6.

Isachenko E, Isachenko V, Katkov II et al. DNA integrity and motility of human spermatozoa after standard slow freezing versus cryoprotectant-free vitrification. HumReprod 2004; 19:932-9.

Ishiguro H, Yasuda Y, Tomita Y et al. Gonadal shielding to irradiation is effective in protecting testicular growth and function in long-term survivors of bone marrow transplantation during childhood or adolescence. Bone Marrow Transplant 2007; 39(8):483-90.

Jahnukainen K, Stukenborg JB. Present and future prospects of male fertility preservation for children and adolescents. J Clin Endocrinol Metab 2012; 97(12):1-11.

Khalil MR, Rasmussen PE, Erb K, Laursen SB, Rex S, Westergaard LG. Homologous intrauterine insemination: an evaluation of prognostic factors based on a review of 2473 cycles. Acta Obstet Gynecol Scand 2001; 80:74-81.

Kliesch S, Behre HM, Jurgens H et al. Cryopreservation of semen from adolescent patients with malignancies. Med Pediatr Oncol 1996; 26:20-7.

Kliesch S, Kamischke A, Cooper TG et al. Cryopreservation of human spermatozoa. In: Nieschlag E, Behre HM, Nieschlag S (eds.) Andrology: male reproductive health and dysfunction. Heidelberg, Berlin, London and New York, 2010:505-20.

Kobayashi H, Larson K, Sharma RK et al. DNA damage in patients with untreated cancer as measured by the sperm chromatinstructure assay. Fertil Steril 2001; 75:469-75.

Kuczyski W, Dhont M, Grygoruk C, Grochowski D, Woczyski S, Szamatowicz M. The outcome of intracytoplasmic injection of fresh and cryopreserved ejaculated sperm – a prospective randomized study. Hum Reprod 2001; 16(10):2109-13.

Lange PH, Chang WY, Fraley EE. Fertility issues in the therapy of nonseminomatous testicular tumors. Urol Clin North Am 1987; 14:731-47.

Lass A, Akagbosu F, Abusheikha N et al. A programme of semen cryopreservation for patients with malignant disease in a tertiary infertility centre: lessons from 8 years' experience. Hum Reprod 1998; 13:3256-61.

Lass A, Akagbosu F, Abusheikha, N et al. A program of semen cryopreservation for patients of malignant disease: lessons from eight years experience. Hum Reprod 1998; 11:3256-61.

Lewis SE, Aitken RJ. DNA damage to spermatozoa has impacts on fertilization and pregnancy. Cell Tissue Res 2005; 322:33-41.

Littley MD, Shalet SM, Beardwell CG, Robinson EL, Sutton ML. Radiation-induced hypopituitarism is dose-dependent. Clin Endocrinol (Oxf) 1989; 31:363-73.

Loren AW, Mangu PB, Beck LN et al. Fertility preservation for patients with cancer: American Society of Clinical Oncology Practice Guideline Update. J Clin Oncol 2013; 31:2500-10.

Mackie EJ, Radford M, Shalet SM. Gonadal function following chemotherapy for childhood Hodgkin's disease. Med Pediatr Oncol 1996; 27:74-8.

Magelssen H, Brydoy M, Fossa SD.The effects of cancer and cancer treatments on male reproductive function. Nat Clin Pract Urol 2006; 3:312-22.

Malizia BA, Hacker MR, Penzias AS. Cumulative live-birth rates after in vitro fertilization. N Engl J Med 2009; 360:236-43.

McGlynn KA, Devesa SS, Sigurdson AJ et al. Trends in the incidence of testicular germ cell tumors in the United States. Câncer 2003; 91:63-70.

Meirow D, Schenker, JG. Cancer and male infertility. Hum Reprod 1995; 10:2017-22.

Meistrich ML, Goldstein LS, Wyrobek AJ. Long-term infertility and dominant lethal mutations in male mice treated with Adriamycin. Mutat Res 1985; 152:53.

Meistrich ML, Wilson G, Brown BW, da Cunha MF, Lipshultz LI. Impact of cyclophosphamide on long-term reduction in sperm count in men treated with combination chemotherapy for Ewing`s and soft tissue sarcomas. Cancer 1992; 70:2703-12.

Meistrich ML. Male gonadal toxicity. Pediatr Blood Cancer 2009; 53(2):261-6.

Meistrich ML. Vassilopoulou-Sellin R, Lipshultz LI. Gonadal dysfunction. In: DeVita VT, Hellman S, Rosenberg SA (eds.) Cancer: principles and practice of oncology. 7. Philadelphia: Lippincott Williams & Wilkins, 2005: 2560-74.

Mertens AC, Yasui Y, Neglia JP et al. Late mortality experience in five-year survivors of childhood and adolescent cancer: the Childhood Cancer Survivor Study. J Clin Oncol 2001; 19:3163-72.

Miller DC, Hollenbeck BK, Smith GD et al. Processed total motile sperm count correlates with pregnancy outcome after intrauterine insemination. Urology 2002; 60:497-501.

Ministério da Saúde/Instituto Nacional de Câncer José Alencar Gomes da Silva. Estimativa 2016: Incidência de Câncer no Brasil. Rio de Janeiro, RJ: INCA, 2016.

Monteil M, Rousseaux S, Chevret E, Pelletier R, Cozzi J, Sèle B. Increased aneuploid frequency in spermatozoa from a Hodgkin's disease patient after chemotherapy and radiotherapy. Cytogenet Cell Genet 1997; 76:134-8.

Moynihan C. Testicular cancer: the psychosocial problems of patients and their relatives. Cancer Surv 1987; 6:477-510.

Muller J, Sonksen J, Sommer P et al. Cryopreservation of semen from pubertal boys with cancer. Med Pediatr Oncol 2000; 34:191-4.

Nangia AK, Krieg AS, Kim SS. Clinical guidelines for sperm cryopreservation in cancer patients. Fertil Steril 2013; 100(5):1203-9.

Nielsen CT, Skakkebaek BE, Richardson DW et al. Onset of the release of spermatozoa (supermarche) in boys in relation to age, testicular growth, pubic hair, and height. J Clin Endocrinol Metab 1986; 62:532-5.

Nijs M, Ombelet W. Cryopreservation of human sperm. Hum Fertil (Camb) 2001; 4:158-63.

Ostensen, Khamashta M, Lockshin M et al. Anti-inflamatory and immunosuppressive drugs and reproduction. Arthritis Res Ther 2006; 8:209.

Petersen PM, Skakkebaek NE, Rorth M, Giwercman A. Semen quality and reproductive hormones before and after orchiectomy in men with testicular cancer. J Urol 1999; 161:822-6.

Petersen PM, Skakkebaek NE, Vistisen K, Rorth M, Giwercman A. Semen quality and reproductive hormones before orchiectomy in men with testicular cancer. J Clin Oncol 1999; 17:941-7.

Pfeifer S, Goldberg J, Lobo R et al. Fertility preservation in patients undergoing gonadotoxic therapy or gonadectomy: a committee oppinion. Fertil Steril 2013; 100:1214-23.

Polge C, Smith AU, Parkes AS. Revival of spermatozoa after vitrification and dehydration at low temperatures. Nature 1949; 164:666.

Presti JC, Herr HW, Carrol PR. Fertility and testis cancer. Urol Clin North Am 1993: 20:173-9.

Rajagopal A, Vassilopoulou-Sellin R, Palmer JL et al. Symptomatic hypogonadism in male survivors of cancer with chronic exposure to opioids. Cancer 2004; 100:851-8.

Ranganathan P, Mahran AM, Hallak J et al. Sperm cryopreservation for men with nonmalignant, systemic diseases: a descriptive study. J Androl 2002; 23:71-5.

Rangi G, Somigliana E, Restelli L et al. Sperm banking and rate of assisted reproduction treatment: insights from a 15-year cryopreservation program for male cancer patients. Cancer 2003; 97:1624-9.

Rieker PP, Fitzgerald EM, Kalish LA. Adaptive behavioural responses to potential infertility among survivors of testis cancer. J Clin Oncol 1990; 8:347-55.

Robbins WA, Meistrich ML, Moore D et al. Chemotherapy induces transient sex chromosomal and autosomal aneuploidy in human sperm. Nature Genet 1997; 16:74-8.

Rousseaux S, Sele B, Cozzi J, Chevret E. Immediate rearrangement of human sperm chromosomes following in-vivo irradiation. Hum Reprod 1993; 8:903-7.

Rowley MJ, Leach DR, Warner GA, Heller CG. Effect of graded doses of ionizing radiation on the human testis. Radiat Res 1974; 59:665-78.

Royere D, Hamamah S, Nicolle JC, Lansac J. Chromatin alterations induced by freeze-thawing influence the fertilizing ability of human sperm. Int J Androl 1991; 14(5):328-32.

Rueffer U, Breuer K, Josting A et al. Male gonadal dysfunction in patients with Hodgkin's disease prior to treatment. Ann Oncol 2001; 12:1307-11.

Russell JA, Powles RL, Oliver RT. Conception and congenital abnormalities after chemotherapy of acute myelogenous leukaemia in two men. Br Med J 1976; 1:1508

Saito K. Sperm cryopreservation before cancer chemotherapy helps in the emotional battle against cancer. Cancer 2005; 104:521.

Sakkas D, Urner F, Bianchi PG et al. Sperm chromatin anomalies can influence decondensation after intracytoplasmic sperminjection. Hum Reprod 1996; 11(4):837-43.

Schover LR. Motivation for parenthood after cancer: a review. J Natl Cancer Inst Monogr 2005; 34:2-5.

Schover LR. Oncologists' attitudes and practices regarding banking sperm before cancer treatment. J Clin Oncol 2002; 20:1890.

Schover LR. Patient attitudes toward fertility preservation. Pediatr Blood Cancer 2009; 53:281.

Schrader M, Heicappell R, Müller M, Straub B, Miller K. Impact of chemotherapy on male fertility. Onkologie 2001; 24(4):326-30.

Schrader M, Muller M Straub B, Miller K. The impact of chemotherapy on male fertility: a survey of the biologic basis and clinical aspects. Reprod Toxicol 2001; 15:611-7.

Shalet SM. Effect of irradiation treatment on gonadal function in men treatedfor germ cell cancer. Eur Urol 1993; 23:148-15.

Sherman JK. Synopsis of the use of frozen human semen since 1964: state of the art of human semen banking. Fertil Steril 1973; 24(5):397-412.

Shetty G, Meistrich ML. Hormonal approaches to preservation and restoration of male fertility after cancer treatment. J Natl Cancer Inst Monogr 2005; 34:36-9.

Speiser B, Rubin P, Casarett G. Aspermia following lower truncal irradiation in Hodgkin's disease. Cancer 1973; 32:692-8.

Stahl PJ, Stember DS, Hsiao W, Schlegel PN. Indications and strategies for fertility preservation in men. Clinical Obstetrics and Gynecology 2010; 53(4):815-27.

Sukcharoen N, Sithipravej T, Promviengchai S, Chinpilas V, Boonkasemsanti W. Comparison of the outcome of intracytoplasmic sperm injection using fresh and frozenthawed epididymal spermatozoa obtained by percutaneous epididymal sperm aspiration. J Med Assoc Thailand 2001; 84(1):S331-S337.

Tesarik J, Mendoza C, Greco E. Paternal effects acting during the first cell cycle of human preimplantation development after ICSI. Hum Reprod 2002; 17:184-9.

Tournaye H, Goossens E, Verheyen G et al. Preserving the reproductive potential of men and boys with cancer: current concepts and future prospects. Human Reproduction Update 2004; 10(6):525-53.

Tournaye H, Merdad T, Silber S et al. No differences in outcome after intracytoplasmic sperm injection with fresh or with frozen-thawed epididymal spermatozoa. Hum Reprod 1999; 14(1):90-5.

Trasler JM, Doerksen T. Teratogen update: paternal exposures-reproductive risks. Teratology 1999; 60:161-72.

Trasler JM, Hales BF, Robaire B. Chronic low dose cyclophosphamide treatment of adult male rats: effect on fertility, pregnancy outcome and progeny. Biol Reprod 1986; 34:275-83.

Trottmann M, Becker AJ, Stadler T, Straub J, Soljanik I, Schlenker B, Stief CG. Semen quality in men with malignant diseases before and after therapy and the role of cryopreservation. Eur Urol 2007; 52:355-67.

Tschudin S, Bitzer J. Psychological aspects of fertility preservation in men and women affected by cancer and other life-threatening diseases. Hum Reprod Update 2009; 15:587-97.

Van Alphen MM, van de Kant HJ, de Rooij DG. Repopulation of the seminiferous epithelium of the rhesus monkey after X irradiation. Radiat Res 1988; 113:487-500.

Van Casteren NJ, Boellaard WP, Romijn JC, Dohle GR. Gonadal dysfunction in male cancer patients before cytotoxic treatment. Int J Androl 2010; 33:73-9.

Van Voorhis BJ, Barnett M, Sparks AE, Syrop CH, Rosenthal G, Dawson J. Effect of the total motile sperm count on the efficacy and cost-effectiveness of intrauterine insemination and in vitro fertilization. Fertil Steril 2001; 75:661-8.

Verza S Jr, Feijo CM, Esteves SC. Resistance of human spermatozoa to cryoinjury in repeated cycles of thaw-refreezing. Int Braz J Urol 2009; 35:581-90.

Verza S, Esteves SC. Feasibility of refreezing human spermatozoa through the technique of liquid nitrogen vapor. Int Braz J Urol 2004; 30:487-93.

Wallace WH, Anderson RA, Irvine DS. Fertility preservation for young patients with cancer: who is at risk and what can be offered? Lancet Oncol 2005; 6:209-18.

Wallace WH, Shalet SM, Crowne EC, Morris-Jones PH, Gattamaneni HR, Price DA. Gonadal dysfunction due to cis-platinum. Med Pediatr Oncol 1989; 17:409-13.

Wallace WH, Shalet SM, Lendon M, Morris-Jones PH. Male fertility in long-term survivors of childhood acute lymphoblastic leukaemia. Int J Androl 1991; 14:312-9.

Waring AB, Wallace WHB. Subfertility following treatment for childhood cancer. Hosp Med 2000; 61:550-7.

Watson AR, Rance CP, Bain J. Long term effects of cyclophosphamide on testicular function. Br Med J (Clin Res Ed) 1985; 291:1457-60.

Wenzel L, Dogan-Atles A, Habbal R et al. Defining and measuring reproductive concerns of male cancer survivors. J Natl Cancer Inst Monogr 2005; 34:94-8.

Williams DH,IV, Karpman E, Sander JC, Spiess PE, Pisters LL, Lipshultz LI. Pretreatment semen parameters in men with cancer. J Urol 2009; 181(2):736-40.

Witt KL, Bishop JB. Mutagenicity of anticancer drugs in mammalian germ cells. Mutat Res 1996; 355:209-34.

Wyns C, Curaba M, Vanabelle B, van Langendonckt A, Donnez J. Hum Reprod Update 2010; 16(3):312-28.

Zheng N, Monckton DG, Wilson G et al. Frequency of minisatellite repeat number changes at the MS205 locus in human sperm before and after cancer chemotherapy. Environ Mol Mutagen 2000; 36:134-45.

31

Tratamento Oncológico e Infertilidade

Letícia Carvalho Neuenschwander
Amandio Soares Fernandes Júnior

INTRODUÇÃO

De acordo com a Organização Mundial da Saúde (OMS), o câncer é hoje um problema de saúde pública mundial, dada a elevada e progressiva incidência em todo o mundo, associada ao crescente número de sobreviventes. Segundo a OMS, em 2008 a incidência global do câncer foi de cerca de 12,7 milhões de casos e para 2030 são estimados aproximadamente 21 milhões de casos. Apenas nos EUA, mais de 100.000 pessoas ao ano são diagnosticadas com câncer antes dos 45 anos de idade, e é provável que esse número dobre até 2030.

A estimativa para o Brasil, biênio 2016-2017, aponta para a ocorrência de cerca de 600.000 novos casos de câncer com perfil epidemiológico semelhante ao dos demais países da América Latina e do Caribe. Excetuando-se as neoplasias de pele não melanoma, os cânceres de próstata em homens e de mama em mulheres serão os mais frequentes.

Felizmente, paralelo ao aumento do número de diagnósticos de câncer está o aumento dos índices de cura ou de sobrevida livre de doença, sobretudo proporcionado pela precocidade do diagnóstico, pelos avanços terapêuticos e pela abordagem multidisciplinar. Estima-se que em menos de duas décadas serão 75 milhões de sobreviventes do câncer. A qualidade de vida dessas pessoas não apenas durante, mas também após o tratamento oncológico, torna-se cada vez mais relevante e é essencial a discussão sobre os efeitos relacionados com a doença e/ou o tratamento a longo prazo.

Dentre os efeitos indesejáveis dos tratamentos antineoplásicos destaca-se a infertilidade, especialmente quando se considera o grande número de pacientes, homens e mulheres, acometidos em idade fértil, muitos deles ainda sem prole constituída.

A fertilidade costuma ser associada a um ato de realização pessoal, e a incapacidade de procriar pode representar um grande sofrimento para o paciente. Para a Sociedade Americana de Medicina Reprodutiva (ASRM), a infertilidade é uma doença e constitui um problema de saúde pública. Considerá-la apenas uma questão que perturba o bem-estar individual e a inserção social dos casais é atribuir-lhe um caráter reducionista e desprezar seu poder de impacto na qualidade de vida dos pacientes curados.

Assim, ainda que a preocupação inicial dos médicos e pacientes seja com a cura da neoplasia, o cuidado com os efeitos pós-tratamento e a qualidade de vida deve orientar a escolha do tratamento específico. Embora estudos realizados na Suíça e no Estado da Califórnia (EUA) ainda apontem que apenas 50% das pacientes com programação de tratamento oncológico são orientadas quanto ao risco de infertilidade e às formas de preservação, essa realidade deverá ser mudada. A discussão com as pacientes sobre a infertilidade pós-tratamento e o aconselhamento com um infertileuta podem pautar a abordagem terapêutica específica do câncer e os procedimentos de preservação da fertilidade, pois só assim será assegurada a possibilidade de melhor qualidade de vida após a cura.

O presente capítulo visa discutir a infertilidade relacionada com o tratamento oncológico.

FATORES DE RISCO PARA INFERTILIDADE EM PACIENTES COM CÂNCER

A infertilidade causada pelas neoplasias podem estar relacionadas com diversas causas, que vão desde a doença em si até tratamentos cirúrgicos, radioterápicos e quimioterápicos.

A depender da etiologia, a infertilidade pode ser transitória ou permanente e acometer homens ou mulheres.

Os principais fatores de risco para a ocorrência da infertilidade incluem: o tipo de câncer e seu estadiamento; os quimioterápicos utilizados e a dosagem; a idade do paciente; os fatores genéticos; o campo de radioterapia e as doses; e o tipo e extensão da cirurgia.

Quimioterapia

De modo geral, os quimioterápicos não atuam apenas nas células neoplásicas. Exercem seus efeitos também sobre as células normais, principalmente quando essas células têm altas taxas de proliferação. Especificamente nos ovários, as células da teca e da granulosa, que fazem parte do folículo ovariano e são responsáveis pela produção de hormônios, apresentam altos índices de multiplicação celular, estando, assim, mais expostas à ação dos quimioterápicos.

Os ovários de uma paciente exposta à quimioterapia apresentam número normal ou discretamente diminuído de folículos primordiais e grande diminuição do número de folículos maduros, indicando efeito maior dos quimioterápicos no desenvolvimento folicular do que nos oócitos. Consistente com esses achados histológicos é o fato de muitas pacientes entrarem em amenorreia durante o tratamento quimioterápico (por lesão das células da teca e granulosa) e recuperarem a função ovariana meses a anos após o término do tratamento (por sobrevivência dos folículos primordiais – oócitos).

O risco de o tratamento quimioterápico afetar a função ovariana é dependente da idade da paciente, da classe a que pertence o fármaco usado, do esquema terapêutico proposto e da dose cumulativa dos medicamentos utilizados.

Com o avançar da idade da mulher, invariavelmente ocorre redução do número de folículos ovarianos. Essa redução está diretamente relacionada com o risco de falência ovariana e, assim, a incidência de amenorreia permanente induzida pelo tratamento cresce à medida que aumenta a idade da paciente.

Os agentes alquilantes são considerados a principal classe de quimioterápicos associada ao risco de disfunção ovariana (Quadro 31.1). Isso se deve ao mecanismo de ação dessas drogas, que afetam diretamente as células em todas as fases do ciclo celular de modo inespecífico. Os agentes alquilantes se ligam ao DNA de modo a impedir a separação dos dois filamentos da dupla hélice espiralar em um fenômeno indispensável para a replicação.

A utilização de esquemas com a associação de medicamentos é muito frequente no tratamento do câncer com intuito de obter melhores resultados terapêuticos. Essas associações podem conter duas ou mais medicações (p. ex., CMF [ciclofosfamida, metotrexato e 5-fluorouracil] e AC [adriamicina e ciclofosfamida]). Dependendo do mecanismo de ação de cada um dos agentes utilizados, o risco de infertilidade em determinado esquema é potencializado. O esquema MOPP (mostarda nitrogenada, vincristina, procarbazina e prednisona), muito usado no passado para o tratamento do linfoma de Hodgkin, ilustra bem essa situação. O risco de infertilidade permanente com essa associação alcança taxas em torno de 50% ou mais.

Quadro 31.1 Principais quimioterápicos e sua associação à disfunção ovariana

Medicamento	Classe
Alta associação à disfunção ovariana	
Mostarda nitrogenada	Agente alquilante
Clorambucil	Agente alquilante
Ciclofosfamida	Agente alquilante
Melfalan	
Bussulfano	Agente alquilante
Procarbazina	Substituto hidrazina
Dacarbazina	Agente alquilante
Associação provável à disfunção ovariana	
Vimblastina	Alcaloide da vinca
Arabinosídeo-C	Antimetabólito
Cisplatina	
Carmustina	Nitrosureia
Lomustina	Nitrosureia
Etoposídeo	
Imatinibe	Inibidor da tirosinaquinase
Baixa probabilidade de disfunção ovariana	
Metotrexato	Antimetabólito
5-fluorouracil (5-FU)	Antimetabólito
6-mercaptopurina	Antimetabólito
Vincristina	Alcaloide da vinca
Mitomicina	Antibiótico (agente alquilante)

A toxicidade dos quimioterápicos se deve ainda à dose acumulada no esquema terapêutico utilizado. De modo geral, os efeitos indesejáveis de um medicamento são diretamente proporcionais à dose total recebida pela paciente. Ao se compararem os esquemas para o tratamento do câncer de mama, observa-se, por exemplo, que o CMF, que usualmente utiliza 12 aplicações de ciclofosfamida, apresenta risco de desenvolvimento de infertilidade significativamente superior ao esquema AC, que utiliza apenas quatro aplicações da ciclofosfamida. O risco de infertilidade permanente com o esquema CMF, dependendo da idade da mulher, pode alcançar taxas próximas a 100%. A Tabela 31.1 descreve os principais esquemas de quimioterapia utilizados no tratamento adjuvante do câncer de mama e as taxas de infertilidade em pacientes com mais e com menos de 40 anos.

Radioterapia

O princípio para o tratamento do câncer com radioterapia consiste na utilização da radiação ionizante, provocando lesão no DNA e consequente morte celular. Entretanto, assim como

Tabela 31.1 Incidência de amenorreia induzida por quimioterapia (QT) adjuvante no câncer de mama estratificado por idade

Regime	Incidência (%) de amenorreia induzida por QT	
	< 40 anos	> 40 anos
CMF	30 a 80	60 a 96
AC	13 a 30	57 a 63
FEC/FAC	10 a 25	80 a 90
AC-Taxano	15 a 42	66 a 77

a quimioterapia, a radiação ionizante não tem efeito específico sobre as células tumorais e, por isso, a irradiação de campos que atinjam diretamente ou por contiguidade o tecido ovariano pode comprometer sua função por destruição celular direta.

A radioterapia é mais tóxica ao tecido ovariano do que a quimioterapia por afetar diretamente os oócitos. O risco de infertilidade permanente está diretamente relacionado com o campo irradiado, a intensidade da dose de irradiação e a idade da paciente. Quanto mais avançada a idade da paciente e maior a dose de radioterapia, maior o risco de infertilidade permanente por falência ovariana. O tecido ovariano apresenta sensibilidade a doses de radioterapia < 2Gy. Com base nessa estimativa, alguns autores concluíram que a dose para infertilidade permanente de acordo com a idade (risco > 97,5%) seria: ao nascimento, 20,3Gy; aos 10 anos, 18,4Gy; aos 20 anos, 16,5Gy, e aos 30 anos, 14,3Gy.

Entre as mulheres submetidas à irradiação da região pélvica, a maioria se torna infértil. Se os ovários são excluídos do campo de irradiação por procedimento cirúrgico antes do início da radioterapia, a capacidade reprodutiva pode ser preservada.

A radioterapia direcionada ao útero pode causar danos estruturais a esse órgão, dificultando sua função de crescimento e aumentando o risco de abortos e partos prematuros. O grau de dano uterino depende da dose total de radiação, do local de irradiação e da idade da paciente no momento do tratamento. Estudos sugerem que o útero pré-púbere é mais vulnerável do que o útero adulto aos efeitos da irradiação pélvica, e doses de 14 a 30Gy podem causar disfunção uterina.

Cabe considerar ainda que os raios ionizantes também podem comprometer a capacidade reprodutiva por outro mecanismo que não a lesão celular ovariana direta. A irradiação do sistema nervoso central pode provocar danos neuroendócrinos no eixo hipotálamo-hipofisário com alterações do meio hormonal responsável pela regulação fina do ciclo menstrual e da fertilidade.

Dados de um estudo com seguimento médio de 7 anos mostraram que 70% das pacientes que receberam irradiação sobre o hipotálamo e a pituitária, com doses variando de 39,6 a 70,2Gy (média de 53,6Gy), desenvolveram oligomenorreia e 50% apresentaram baixas concentrações séricas de estradiol.

Cirurgia

A infertilidade associada a procedimentos cirúrgicos está relacionada com ressecções de órgãos reprodutores ou cirurgias neurológicas, sendo na maioria dos casos irreversível. O planejamento pré-operatório, na grande maioria das vezes, é a única forma de preservar a fertilidade das pacientes.

RISCOS ASSOCIADOS AO TRATAMENTO ONCOLÓGICO

A avaliação da fertilidade após o término do tratamento é uma tarefa dificil, uma vez que a infertilidade pode ser transitória e sua duração não pode ser prevista.

Não existem evidências de aumento das anormalidades congênitas em filhos de pacientes expostas à quimioterapia e/ou à radioterapia ou mesmo de desenvolvimento de neoplasias no futuro (à exceção das síndromes genéticas). Alguns estudos sugerem aumento na taxa de abortos e partos prematuros, principalmente em pacientes expostas à radioterapia diretamente no útero (por alterar a capacidade de crescimento uterino durante a gestação e sua vascularização). Entretanto, a maioria das pacientes expostas ao tratamento oncológico apresenta riscos habituais durante a gestação e o parto.

CONSIDERAÇÕES FINAIS

A infertilidade relacionada com o tratamento oncológico é um problema comum e causa grande preocupação, apesar de muitas vezes subestimado ou pouco valorizado no momento do diagnóstico e tratamento do câncer. O surgimento de câncer em mulheres na idade fértil tem sido cada vez mais frequente, tornando necessária a manutenção da fertilidade nas pacientes potencialmente curáveis.

O encaminhamento ao infertileuta e a orientação à paciente são imprescindíveis, uma vez que as sequelas podem ser irreversíveis, prejudicando a qualidade de vida dessas pacientes.

Leitura complementar

Armuand GM, Rodriguez-Wallberg KA, Wettergren Let al. Sex differences in fertility-related information received by young adult cancer survivors; J Clin Oncol 2012 Jun; 30(17):2147-53. Epub 2012 May 14.

Baker TG. Radiosensitivity of mammalian oocytes with particular reference to the human female. Am J Obstet Gynecol 1971; 110(5):746.

Boice JD Jr, Tawn EJ, Winther JF et al. Genetic effects of radiotherapy for childhood cancer. Health Phys 2003; 85(1):65.

Critchley HO, Wallace WH, Impact of cancer treatment on uterine function. J Natl Cancer Inst Monogr 2005.

Dodds L, Marrett LD, Tomkins DJ, Green B, Sherman G. Case-control study of congenital anomalies in children of cancer patients. BMJ 1993; 307(6897): 164.

Estimativa 2016 – incidência de câncer no Brasil – Instituto Nacional de Câncer. Disponível em: www.inca.gov.br/estimativa/2016/estimativa-2016-v11.pdfhttp.

Koyama H, Wada T, Nishizawa Y. Iwanaga T, Aoki Y- Cyclophosphamide-induced ovarian failure and its therapeutic significance in patients with breast cancer. Cancer 1977; 39(4):140.

Nicosia SV, Matus-Ridley M, Meadows AT. Gonadal effects of cancer therapy in girls. Cancer 1985; 55(10):2364.

Niemasik EE, Letourneau J, Dohan Det al. Patient perceptions of reproductive health counseling at the time of cancer diagnosis: a qualitative study of female California cancer survivors; J Cancer Surviv 2012 Sep; 6(3):324-32. Epub 2012 Jul 3.

Schilsky RL, Sherins RJ, Hubbard SM, Wesley MN, Young RC, DeVita VT. Long-term follow up of ovarian function in women treated with MOPP chemotherapy for Hodgkin's disease. Am J Med 1981; 71(4):552.

Signorello LB, Cohen SS, Bosetti C et al. Female survivors of childhood cancer: preterm birth and low birth weight among their children. J Natl Cancer Inst 2006; 98(20):1453.

Signorello LB, Cohen SS, Bosetti C et al. Female survivors of childhood cancer: preterm birth and low birth weight among their children J Natl Cancer Inst 2006; 98(20):1453.

Siris ES, Leventhal BG, Vaitukaitis JL. Effects of childhood leukemia and chemotherapy on puberty and reproductive function in girls. N Engl J Med 1976; 294(21):1143.

Wallace WH, Thomson AB, Saran F, Kelsey TW. Predicting age of ovarian failure after radiation to a field that includes the ovaries. Int J Radiat Oncol Biol Phys 2005; 62(3):738.

Stewart BW, Wild CP (eds.) World Cancer Report 2014. Disponível em: www.publications.iarc.fr.

32

Genética e Reprodução Humana: Conceitos

Juliana F. Cuzzi

INTRODUÇÃO

A infertilidade é um problema de saúde surpreendentemente comum em humanos e acomete cerca de 15% dos casais que desejam iniciar uma família. Com o desenvolvimento das pesquisas científicas, cada vez mais as causas genéticas vêm sendo apontadas como responsáveis pela dificuldade reprodutiva em mulheres e homens. Cerca de 3% a 6% dos casais que apresentam infertilidade primária ou que vivenciam duas ou mais perdas gestacionais são portadores de anomalias cromossômicas. Mesmo assim, a maioria dos fatores genéticos e moleculares envolvidos na infertilidade permanece desconhecida.

Este capítulo tem por objetivo relatar, de maneira abrangente, os fatores cromossômicos e moleculares que desempenham um papel relevante na reprodução humana.

O Quadro 32.1 apresenta as definições e os conceitos da reprodução humana.

ALTERAÇÕES CROMOSSÔMICAS

Um casal jovem e saudável, na faixa etária dos 20 anos, apresenta, a cada ciclo, aproximadamente 25% de chance de engravidar. Embora diversos fatores possam influenciar essa probabilidade, acredita-se que a principal causa dessa baixa capacidade reprodutiva seja a alta incidência de aneuploidias que inviabilizam o desenvolvimento embrionário. A grande maioria das aneuploidias é incompatível com a vida, o que explica a incapacidade de se estabelecer uma gestação saudável quando o embrião gerado não tem o número adequado de cromossomos (Quadro 32.1). As aneuploidias embrionárias são causadas, principalmente, por erros na segregação cromossômica durante meiose materna ou paterna que resultam em oócitos e espermatozoides com o número errado de cromossomos. A presença de uma alteração no cariótipo de um indivíduo interfere negativamente em sua gametogênese e assim, por dificultar o processo da meiose, aumenta o risco das aneuploidias embrionárias. Entre as alterações mais comuns em cariótipos de casais inférteis estão as anomalias envolvendo os cromossomos sexuais maternos (45,X ou 47,XXX) ou paternos (47,XXY ou 47,XYY), que atuam diretamente na diminuição da função dos ovários e testículos, respectivamente. Essas anomalias serão discutidas separadamente nos tópicos de infertilidade na mulher e no homem. Outro grupo de alterações cromossômicas frequentemente observadas em casais inférteis é o das alterações cromossômicas estruturais, como as translocações equilibradas e as inversões, que correspondem a aproximadamente 21% de todas as anomalias cromossômicas presentes em nascidos vivos e que podem ocorrer tanto em homens como em mulheres.

A translocação presente no cariótipo de um indivíduo pode levar à diminuição da fertilidade e à ocorrência de abortos espontâneos ou nascimentos de bebês malformados, dependendo dos cromossomos envolvidos nesse rearranjo. A presença de alteração cromossômica estrutural pode reduzir a fertilidade de um casal, bloqueando a gametogênese e/ou produzindo gametas com ganho e perda de material genético. Por esse motivo, as translocações estão associadas a aproximadamente 5% dos casos de abortos de recorrência. Abortos de recorrência são comumente definidos como três ou mais abortos espontâneos em gestações com até 20 semanas, embora alguns estudos considerem recorrentes duas ou mais perdas consecutivas. Além disso, foi relatado que casais que apresentam pelo menos uma perda gestacional têm risco aumentado de aborto subsequente (25%), se comparados aos casais que já vivenciaram o nascimento de um bebê saudável (5%).

Quadro 32.1 Definições e conceitos de reprodução humana

1. **Cromossomo:** estrutura pela qual a informação genética (DNA) se organiza dentro do núcleo celular. É constituído por cromatina
2. **Cromossomos autossômicos:** qualquer cromossomo nuclear diferente dos cromossomos sexuais; 22 pares no cariótipo humano. Uma doença causada por mutação em um gene autossômico ou par de genes mostra hereditariedade autossômica
3. **Cromossomos sexuais:** par cromossômico responsável pela diferenciação sexual do indivíduo. Em humanos, o sexo feminino é definido por dois cromossomos X (46,XX) e o sexo masculino por um cromossomo X e um Y (46,XY)
4. **Cariótipo:** constituição cromossômica de um indivíduo. O termo também pode ser usado para fotomiografia dos cromossomos de um indivíduo sistematicamente organizado (exame de cariótipo em banda G)
5. **Anomalia cromossômica numérica:** variação na quantidade de cromossomos em um cariótipo; pode ser uma aneuploidia, haploidia ou poliploidia
6. **Aneuploidia:** qualquer variação na quantidade de cromossomos que não seja exatamente múltiplo do número haploide. Em humanos, as aneuploidias mais frequentes são as trissomias (três cópias de um cromossomo) e as monossomias (uma cópia de um cromossomo)
7. **Haploide:** número de cromossomos de um gameta normal, contendo somente um membro de cada par de cromossomos. Em humanos, o número haploide é 23
8. **Poliploide:** qualquer múltiplo de um número haploide básico de cromossomos diferente do numero diploide; portanto, 3n, 4n e assim por diante
9. **Mosaico:** um indivíduo ou tecido com pelo menos duas linhagens celulares de genótipo ou cariótipo diferentes derivadas de um zigoto único
10. **Translocação:** a transferência de um segmento de um cromossomo para outro cromossomo. Se dois cromossomos não homólogos trocam partes, a translocação é recíproca
11. **Translocação robertsoniana:** uma translocação entre dois cromossomos acrocêntricos pela fusão no centrômero ou próximo a ele, com perda dos braços curtos
12. **Inversão cromossômica:** um rearranjo cromossômico em que um segmento de um cromossomo é invertido de ponta a ponta. Se o centrômero for incluído na inversão, a inversão é pericêntrica; se não, ela é paracêntrica
13. ***Locus*:** a posição ocupada por um gene no cromossomo. Diferentes formas de um gene (alelos) podem ocupar o *locus*
14. **Deleção:** perda de uma sequência de DNA de um cromossomo. O DNA perdido pode ser de qualquer comprimento, desde uma única base a uma grande parte de um cromossomo
15. **Gene:** uma unidade hereditária; em termos moleculares, uma sequência de DNA cromossômico necessária para a produção de um produto funcional
16. **Mutação gênica:** qualquer alteração hereditária permanente na sequência do DNA genômico

Fonte: traduzido de Thompson & Thompson Genetics in Medicine. 7. ed., Elsevier, 2007.

As perdas gestacionais em estágio precoce do desenvolvimento embrionário estão mais frequentemente relacionadas com problemas genéticos do que com mortes fetais tardias, sendo de aproximadamente 50% a incidência de anomalias cromossômicas em perdas gestacionais de 8 a 11 semanas, a qual é reduzida para 30% nas gestações de 16 a 19 semanas.

A análise genética de material de aborto sugere que as alterações mais frequentemente encontradas nessas amostras são as alterações cromossômicas numéricas e estruturais não equilibradas (47,9%), sendo 9,8% delas de poliploidias, 8,6% de fetos 45,X e 26,8% de trissomias.

O exame de cariótipo está indicado para casais com histórico de abortos de repetição. Quando alterado, 50% deles apresentam translocações recíprocas equilibradas, 24% apresentam translocações robertsonianas e 12% têm mosaicismos de cromossomos sexuais, além de outras alterações cromossômicas menos frequentes.

GENÉTICA DA INFERTILIDADE FEMININA

Muitos artigos científicos sugerem que a meiose feminina é mais suscetível aos erros do que a masculina e também confirmam uma relação direta entre o avanço da idade materna e o aumento da taxa de alterações cromossômicas fetais. Uma possível explicação para esse fenômeno é que na meiose materna o ponto de controle que regula o pareamento correto dos cromossomos homólogos não é tão rigoroso como na espermatogênese. Dessa maneira, quando existe erro nesse alinhamento, a meiose masculina é bloqueada, enquanto a feminina tolera esse problema e segue originando gametas aneuploides.

Mulheres com cariótipo 45,X (síndrome de Turner)

A perda de um cromossomo X em cariótipos femininos é característica de pacientes com síndrome de Turner, cuja frequência populacional é de 1 a cada 5.000 a 10.000 nascimentos. Tecido gonadal com hipoplasia e infantilismo sexual em decorrência de haploinsuficiência dos genes homólogos XX ou XY, crucial para o desenvolvimento gonadal, garante a esterilidade completa na maioria das pacientes. Cariótipos femininos em mosaico (45,X/46,XX) são compatíveis com a atividade ovariana e a produção de gametas femininos; no entanto, é recorrente na literatura científica sua associação a baixa reserva e falência ovariana precoce. O único cromossomo X presente no cariótipo Turner em 75% dos casos é originário da mãe, sendo a causa predominante do 45,X um espermatozoide com perda de um cromossomo sexual.

Mulheres com cariótipo 47,XXX (síndrome do triplo X)

O cariótipo 47,XXX é observado em 1 a cada 1.000 meninas nascidas. Em 95% dos casos, o cromossomo X extra é originário da mãe, e a incidência dessa alteração está associada à idade materna avançada. A maioria das mulheres 47,XXX apresenta altura, peso e funções mentais normais, tem desenvolvimento pré-púbere normal e é fértil, mas tem início precoce da menopausa, em torno dos 30 anos de idade. O aumento da dosagem de genes que escapam à inativação do X contribui para as características clínicas dessa síndrome, já tendo sido relatada a presença de quatro ou mais cromossomos X. A intensidade dos sintomas aumenta proporcionalmente à quantidade de cromossomos X presentes no cariótipo da paciente.

Idade materna elevada

Além de estar correlacionada ao aumento do risco de abortos e de gerar descendentes acometidos por anomalias cromossômicas, como as síndromes de Down, Edwards, Patau, Turner e Klinefelter, a idade materna também está associada à redução das taxas de implantação e, portanto, à diminuição da fertilidade. Os estudos populacionais são categóricos em relatar que a partir dos 35 anos de idade a mulher começa a apresentar diminuição importante da qualidade de seus oócitos, especialmente no que diz respeito à condição cromossômica. Muitas teorias científicas tentam explicar o mecanismo de envelhecimento ovariano e a influência da idade da mulher na não disjunção cromossômica durante a gametogênese feminina, mas nenhuma delas foi completamente aceita. Abortos de repetição talvez sejam o problema médico relacionado com a idade reprodutiva feminina de maior incidência. Na maioria dos casos, a perda é causada por alterações cromossômicas fetais, sendo estimada em 62% a frequência de abortos repetidos em mulheres com menos de 40 anos, em 82% naquelas com mais de 40 anos, e apenas 0,5% a 1,0% dos casais jovens manifesta o mesmo problema.

Falência ovariana precoce associada à síndrome do X frágil

O gene *FMR1* (*fragile X mental retardation 1*) é responsável pela síndrome do X frágil em meninos. Mulheres portadoras da mutação nesse gene não manifestam a síndrome ou, em alguns casos, exibem uma forma leve da doença. No entanto, o *FMR1* vem sendo associado a algumas alterações reprodutivas femininas. Alguns estudos científicos relatam aumento da incidência da mutação em *FMR1* em pacientes afetadas pela falência ovariana prematura (FOP), sendo aproximadamente 11% das mulheres com FOP familial e 3% das mulheres com FOP esporádica positivas para a mutação em *FMR1*.

Perdas gestacionais associadas a mutações gênicas

Muitas doenças com herança monogênica estão associadas às perdas gestacionais, como as hemoglobinopatias, as síndromes de erro inato do metabolismo e as trombofilias. Convém estabelecer uma distinção entre as síndromes diretamente responsáveis pela morte fetal e aquelas que estão presentes em muitos recém-nascidos e, por isso, são consideradas fatores de risco para a manutenção da gestação. Diferentemente do que já foi descrito sobre as síndromes cromossômicas, as mutações gênicas geralmente levam à interrupção tardia da gestação, causando a morte fetal durante o segundo e terceiro trimestres.

A consanguinidade aumenta o risco de doenças monogênicas e consequentemente eleva as taxas de abortos espontâneos e de nascimento de crianças afetadas por mutações gênicas de herança autossômica recessiva. A alfatalassemia *major* é uma hemoglobinopatia de origem monogênica que pode causar perda fetal. Desse modo, o aconselhamento genético reprodutivo deve ser recomendado aos casais com histórico familiar de talassemia.

Várias síndromes metabólicas de herança autossômica recessiva também estão relacionadas com as perdas fetais. Essas disfunções geralmente envolvem problemas na degradação, produção ou armazenamento de proteínas, gorduras e carboidratos ou ainda nos ciclos energéticos das células.

As mutações gênicas causadoras de trombofilia são as mais evidentemente associadas aos abortos de repetição. A trombofilia é um grupo heterogêneo de características herdadas que predispõem o indivíduo a tromboembolismo, complicações gestacionais e perda fetal. Embora o mecanismo envolvido nessa doença seja pouco compreendido, a mutação em genes essenciais para a coagulação sanguínea pode resultar em dano à vascularização coriônica, prejudicando a circulação uteroplacentária e levando à trombose e, consequentemente, à interrupção da gestação.

GENÉTICA DA INFERTILIDADE MASCULINA

A infertilidade masculina é uma condição multifatorial que engloba grande variedade de distúrbios e em mais da metade dos homens inférteis a causa da infertilidade é desconhecida (idiopática), podendo ser congênita ou adquirida. O diagnóstico inicial da infertilidade em homens é feito por meio da análise da amostra seminal, ou seja, pelo espermograma.

Estima-se que aproximadamente 30% dos homens que buscam tratamento de reprodução assistida sejam oligospérmicos ou azoospérmicos sem causa aparente. A etiologia da baixa qualidade espermática é reconhecida em menos da metade dos casos e entre os principais fatores estão as doenças genéticas e as alterações do cromossomo Y.

Cerca de 10% a 20% dos homens que não apresentam espermatozoides na amostra seminal são portadores de deleção no cromossomo Y. Essa região deletada corresponde à porção cromossômica onde se localiza o *locus* do fator de azoospermia (AZF), a região Yq11. Nessa região do braço longo do cromossomo Y existem quatro sub-regiões não sobrepostas: AZFa, AZFb, AZFc e AZFd. Cada uma dessas áreas pode estar associada a uma histologia testicular específica, sendo descritos muitos genes nessas regiões. No entanto, a família de genes mais frequentemente deletados em pacientes azoospérmicos (DAZ) está localizada em AZFc.

Tendo em mente a grande relevância dos cromossomos sexuais (X e Y) na regulação da espermatogênese, torna-se fácil entender que variações no cariótipo masculino refletem a piora de sua capacidade reprodutiva.

Homens com cariótipo 47,XXY (síndrome de Klinefelter)

Síndrome que acomete 1 a cada 1.000 meninos, a síndrome de Klinefelter está associada ao cariótipo 47,XXY. Essa alteração no cariótipo masculino atua negativamente no mecanismo de espermatogênese, e a gravidade dessa síndrome é determinada pela presença ou ausência de linhagem celular normal no cariótipo do paciente. Homens com Klinefelter pura, com

100% de suas células 47,XXY, frequentemente são estéreis, enquanto os cariótipos mosaicos (47,XXY/46,XY) permitem células germinativas funcionais, embora não sem consequência para sua capacidade reprodutiva. Existem evidências de que o ambiente testicular comprometido nesses homens leva ao aumento de erros na segregação cromossômica e, assim, homens com a síndrome de Klinefelter e que se reproduzem apresentam maior probabilidade de terem filhos aneuploides também portadores de síndromes cromossômicas.

Homens com cariótipo 47,XYY

Presente em 1 a cada 1.000 meninos nascidos, o cariótipo 47,XYY surge por meio da não disjunção do cromossomo Y na meiose paterna. A presença de duas cópias do cromossomo Y ocasiona um desequilíbrio hormonal no ambiente gonadal, causando danos à espermatogênese. Assim como os pacientes com a síndrome de Klinefelter, acredita-se que os homens com cariótipo 47,XYY férteis apresentem mosaicismo gonadal, possibilitando, em alguns casos, o desenvolvimento normal dos espermatócitos.

Infertilidade masculina associada ao gene *CFTR*

CFTR (*cystic fibrosis transmembrane conductance regulator gene*) é o gene responsável pela fibrose cística, a doença autossômica recessiva mais comum em caucasianos, com incidência de 1 a cada 25 nascidos vivos. Homens portadores de mutação no gene *CFTR* são inférteis em razão da azoospermia obstrutiva. Esse gene codifica uma proteína transmembrana que atua na formação do ducto ejaculatório, vesícula seminal, canais deferentes e dos dois terços distais do epidídimo e que, quando mutada, não desempenha o papel necessário para o desenvolvimento saudável do trato geniturinário masculino.

Estudos genéticos demonstraram que 50% a 83% dos pacientes com ausência bilateral congênita de canais deferentes apresentam pelo menos uma mutação em *CFTR* conhecida e que 10% desses pacientes são portadores de duas mutações conhecidas no *CFTR*.

CONSIDERAÇÕES FINAIS

As estratégias para evitar a recorrência de abortos ou promover uma gestação saudável em casais inférteis dependem da causa da infertilidade e das falhas na manutenção da gestação. Famílias com alterações genéticas identificadas podem ser aconselhadas a fazer um tratamento reprodutivo, incluindo os diagnósticos pré-natal e pré-implantacional.

O diagnóstico genético pré-implantacional (PGD) envolve a interação entre as técnicas de reprodução assistida, a biópsia embrionária e a análise genética do DNA obtido a partir das células biopsiadas.

A aplicação clínica desse método proporciona aos casais com alto risco reprodutivo maiores chances de terem filhos não afetados, identificando os embriões portadores de alterações genéticas e evitando que eles sejam transferidos para o útero materno. O PGD torna possível diminuir o risco de transmissão dessas alterações em mais de 95%.

Desde as primeiras tentativas, na década de 1990, centenas de diagnósticos pré-implantacionais têm sido realizados, demonstrando a crescente aceitação da metodologia por diferentes populações. Atualmente, sua indicação mais comum é para o rastreio de aneuploidias em embriões gerados por mulheres com idade avançada.

Como discutido previamente, erros na divisão meiótica materna ou paterna podem gerar embriões portadores de alterações cromossômicas, o que tem sido relatado como a principal causa tanto de falhas de implantação como de morte e perda embrionária. No entanto, o que ainda parece estar distante de nossa compreensão é a capacidade que alguns homens e mulheres apresentam de gerar embriões aneuploides de maneira recorrente em virtude de um processo meiótico ineficiente.

Isso pode explicar os casos de abortos espontâneos repetidos em casais com cariótipos normais e por que alguns casais não obtêm sucesso com os procedimentos de fertilização *in vitro*. Nessas situações, se fossem transferidos apenas embriões euploides, a taxa de abortos poderia diminuir e a de implantação aumentar.

Leitura complementar

Crosignani PG. The ESHRE multicentre trial on the treatment of unexplained infertility: a preliminary report. European Society of Human Reproduction and Embryology. Hum Reprod 1991 Aug; 6(7):953-8.

Donat R et al. The incidence of cystic fibrosis gene mutation in patients with congenital bilateral absence of the vas deferens. Brit Journal Urol 1997; 79:74-7.

Fauser BCJM et al. Reproductive medicine: molecular, cellular and genetic fundamentals. 2. ed. The Parthenon Publishing Group, 2003.

Geraedts J et al. ESHRE Preimplantation Genetic Diagnosis (PGD) Consortium: preliminary assessment of data from January 1997 to September 1998. ESHRE PGD Consortium Steering Committee 1999 Dec; 14(12):3138-48.

Hassold T et al. Cytogenetic and molecular analysis of sex-chromosome monosomy. Am Journal Hum Gem 1998; 42:534-41.

Hassold T et al. Humans: incidence, origins and eitiology. Env Mol Mut 1996; 28:167-75.

Hassold T, Hunt P. To err (meiotically) is human: the genesis of human aneuploidy. Nat Rev Genet 2001; 2:280-91.

Matzuk MM, Lamb DJ. Genetic dissection of mammalian fertility pathways. Nat Cel Biol and Nat Med 2003 Fertility Sup 41-9.

May KM et al. The parental origin of the extra X chromosome in 47,XXX females. Am Journal Hum Gen 1990; 46:754-61.

Miller OJ, Therman E. Human chromosomes. 4. ed. New York: Springer, 2001.

Quenby SM, Farquharson RG. Predicting recurring miscarriage: what is important? Obstet Gynecol 1993 Jul; 82(1):132-8.

Regan L. Influence of past reproductive performance on risk of spontaneous abortion. British Medical Journal 1989 Aug 26; 299(6698):541-5.

Rives N et al. Assessment of sex chromosome aneuploidy in sperm nuclei from 47,XXY and 46,XY/47,XXY males: comparison with fertile and infertile males with normal karyotype. Mol Hum Reprod 2000; 6:107-12.

Sheynkin YR. Genetics of male infertility. 2000. Disponível em: http://www.uhmc.sunysb.edu/urology/male_infertility/Genetics_of_male_infertility.html.

Skakkebaek NE et al. Quantification of human seminiferous epithelium. II. Histological studies in eight 47 XYY men. Journal Reprod Fertil 1973; 32:391.

Steven L et al. The principles of clinical cytogenetics. New Jersey: Humana Press, 1999.

Tharapel AT. Recurrent pregnancy losses and parental chromosome abnormalities: a review. Br J Obstet Gynaecol 1985 Sep; 92(9):899-914.

Thompson & Thompson. Genetics in medicine. 7. ed. Elsevier, 2007.

Witters I et al. Second trimester prenatal diagnosis of epignathus teratoma in ring X chromosome mosaicism with inactive ring X chromosome. Annales de Génétique 2001; 44:179-82.

Yadav BR et al. Chromosome analysis of bovine oocytes cultured *in vitro*. Genet Sel Evol 1991; 23:191-6.

33

Falha Recorrente de Implantação

Rui Alberto Ferriani
Paula Andrea Salles Navarro
Rosana Maria dos Reis

INTRODUÇÃO

Apesar de não haver um consenso mundial, particularmente porque a definição pode depender de vários fatores, incluindo a taxa de sucesso do serviço, a falha recorrente de implantação (FRI) é determinada quando embriões de boa qualidade não foram implantados após várias tentativas de transferência. Não há consenso na literatura médica quanto aos números necessários para o enquadramento de uma paciente com FRI, e essa dificuldade na homogeneização de critérios diagnósticos resulta também na falta de padronização da propedêutica e da terapêutica diante desses casos, limitando muito as recomendações consensuais de protocolos, e, talvez por isso mesmo, esse tipo de publicação não está disponível nas principais sociedades médicas. Assim, os critérios adotados por diferentes serviços variam bastante. Recentemente foi tentada uma padronização, a qual sugere como FRI a ausência de gravidez clínica após duas ou mais transferências de embriões, considerando tanto os frescos como os congelados. Parece razoável também o critério que caracteriza como FRI os casos de falha após transferência de pelo menos quatro embriões de boa qualidade.

A prevalência da FRI não é de fato conhecida, pois são múltiplos os fatores envolvidos. Considerando a taxa média de gravidez clínica para mulheres com boa resposta ovariana (35%), estima-se que cerca de 40% a 50% dessas mulheres não conseguirão engravidar após duas transferências e que 25% a 30% delas não conseguirão após três transferências. Cabe considerar que a grande maioria (> 70%) das mulheres com idade ≥ 40 anos ou más respondedoras não irão conseguir engravidar nas três primeiras transferências e que isso não está ligado a algum problema uterino, e sim à maior prevalência de embriões com aneuploidias ou com má qualidade, o que aumenta com a idade da mulher.

Outro fator que suscita dúvidas diz respeito à definição do que seria realmente defeito de implantação, já que esse é um processo gradual com a duração de algumas semanas, sem definição clara de seu término. Na prática clínica, a implantação é considerada bem-sucedida após o diagnóstico ultrassonográfico de um saco gestacional. Assim, há duas formas de falha de implantação: aquela em que houve alguma produção do hormônio gonadotrofina coriônica humana (hCG), mas sem a formação de saco gestacional detectável à ultrassonografia, e aquela em que não houve nenhuma produção de hCG. Não há dados clínicos suficientes para apontar se essas são formas diferentes ou não de um mesmo processo.

Em vista de todas essas dificuldades de padronização de diagnóstico, pode-se dizer que a falta de implantação pode ocorrer por fatores maternos (endometriais) ou por fatores embrionários. A angústia que acomete o casal é grande, e há enorme pressão por parte das pacientes para a investigação das causas quando o fenômeno de falha se repete, assim como para a introdução de medidas terapêuticas, o que tem promovido enorme fonte de informações sem embasamento científico que circulam nas redes sociais e entre os médicos e as pacientes, causando ainda mais angústia, além da realização de exames desnecessários e condutas impróprias.

PROGNÓSTICO

Embora difícil, as mulheres diagnosticadas com FRI devem ser inicialmente tranquilizadas, pois a chance de gravidez por ciclo não cai de maneira relevante apenas pelo fato de não terem engravidado após algumas transferências. A maioria das gestações é alcançada em até seis tentativas, grande parte em três ou quatro. Em estudo recente com grande número de casos foi possível observar que a taxa média de nascidos vivos na primeira tentativa de um ciclo de fertilização *in vitro* (FIV)/injeção intracitoplasmática de espermatozoides (ICSI) é de 29,5%, permanecendo acima de 20% até o quarto ciclo de tentativas subsequentes em novos ciclos de estimulação. Esses valores caem para 15% após nove tentativas. A taxa cumulativa de nascidos vivos continua aumentando até o nono ciclo. Entretanto, convém considerar que a chance de gravidez por ciclo depende muito da idade e da reserva ovariana, e nesse estudo a taxa de nascidos vivos por ciclo foi de 12,3% nas mulheres entre 40 e 42 anos e de 4% nas mulheres com mais de 42 anos de idade.

Embora possa haver a participação de fatores maternos, esses dados mostram que a má qualidade embrionária ainda é a principal causa de não implantação embrionária. De fato, estudos de CGH *array* em embriões pós-FIV mostram que a porcentagem de embriões euploides normais varia de 61% em mulheres até 35 anos a 13% em mulheres com mais de 42 anos.

Do ponto de vista prático, embora haja pressões para a investigação e o tratamento das pacientes com FRI, a maioria dos casos vai permanecer sem uma causa aparente, e as chances de repetição do procedimento e obtenção de uma gestação saudável são mantidas mesmo com várias estimulações, mas essas chances são muito menores conforme avança a idade da mulher. Essas informações são importantes para o correto aconselhamento do casal, a fim de orientá-los sobre novas tentativas ou na busca de opções alternativas, como doação de óvulos, adoção e a decisão de não mais tentar.

CAUSAS

Não há uma causa definida de FRI, e a maioria dos casos acontece por acaso. Com o avançar da idade da mulher, particularmente após os 38 anos, o mais provável é que a gravidez não tenha ocorrido em virtude da presença de aneuploidias embrionárias. Várias causas já foram pesquisadas, mas não há evidências científicas razoáveis que indiquem que uma investigação sistemática em uma população de mulheres com FRI possa implicar condutas que aumentem as chances de nascidos vivos nessa população, e por isso mesmo a conduta necessita ser individualizada (Quadro 33.1).

Quadro 33.1 Causas de falha recorrente de implantação

Possivelmente estabelecidas/relação de causalidade		Mal estabelecidas ou em pesquisa
Número de transferências	++	Qualidade do sêmen
Qualidade do embrião	+++	Mioma intramural
Idade materna	+++	Fatores imunológicos
Qualidade do oócito	+++	Trombofilias
Anormalidades cromossômicas do casal	+	Endometrite crônica
Útero septado	++	Assincronia endometrial
Mioma submucoso	++	
Pólipo endometrial	+	
Aderências intrauterinas	+	
Adenomiose	+	
Hidrossalpinge	+++	
Endométrio fino	+	

Entre os fatores maternos, a anatomia uterina preservada é importante para um bom processo de implantação embrionária e deve ser sempre avaliada. As anomalias congênitas possivelmente relacionadas com FRI incluem septos uterinos (passíveis de correção) e úteros unicornos ou bicorniados (com pouca eficácia da intervenção cirúrgica). Em relação às alterações uterinas adquiridas, embora a maioria dos estudos tenha caráter observacional, é possível que os miomas submucosos que distorcem a cavidade uterina sejam causadores de FRI, e recomenda-se sua retirada. Em relação aos pólipos, a causalidade é bem menos demonstrada, assim como em caso de endometrite crônica. Uma vez detectados os pólipos, está indicada sua remoção, mas essa conduta é meramente clínica e empírica. A presença de hidrossalpinge demonstrável à ultrassonografia tem-se mostrado fator deletério para a implantação embrionária, sendo recomendável a salpingectomia previamente à transferência embrionária.

Desse modo, a única propedêutica realmente eficaz para avaliação de fatores uterinos é a ultrassonografia ginecológica, que deverá ter boa qualidade, preferencialmente 3D, para avaliação de alterações morfológicas que possam estar dificultando a ocorrência de gravidez, como hidrossalpinge ou alteração da cavidade endometrial. O exame deve ser realizado preferencialmente na fase lútea. A realização sistemática de histeroscopia diagnóstica, sem alterações clínicas ou de imagem, não se mostra efetiva na melhoria de resultados de casos com FRI. Embora mais recentemente alguns autores tenham sugerido a biópsia endometrial sistemática para avaliação da endometrite crônica, não há evidência de que essa pesquisa e seu possível tratamento possam melhorar a chance de nascidos vivos em casos de FRI.

Embora seja bastante plausível que alterações de hipercoagulabilidade possam ser a causa da FRI, este talvez ainda seja um dos temas mais polêmicos na literatura médica. Não há evidências sólidas de que deva ser feita a investigação sistemática de trombofilias, uma vez que o tratamento com heparina e/ou ácido acetilsalicílico (AAS) não parece aumentar a chance de gravidez bem-sucedida. Na prática, essa demanda pela solicitação de exames de trombofilias congênitas, como mutações do fator V de Leiden e gene da protrombina, ou adquiridas, como a síndrome do anticorpo antifosfolípide, não tem justificativa em termos de atendimento clínico não vinculado à pesquisa científica e não deveria ser feita a não ser em caso de história pessoal ou familiar de trombose. Assim, embora uma paciente com FRI portadora de um distúrbio protrombótico possa se beneficiar do tratamento, a pesquisa sistemática, assim como o uso empírico de heparina em pacientes sem distúrbios de coagulação, não tem justificativas plausíveis.

Assim como os distúrbios de coagulação, os distúrbios imunológicos têm sido frequentemente relacionados com a

FRI. O processo de decidualização é de fato crítico para o estabelecimento e a manutenção da gravidez e está relacionado com a habilidade de invasão trofoblástica e a resposta imune materna. De fato, investigações apontam que diversas morbidades gestacionais poderiam estar relacionadas com um processo precoce de implantação embrionária alterado, como células *natural killer* deciduais, incluindo doença hipertensiva, morte fetal, aborto recorrente e possivelmente FRI, mas no momento não há nenhum consenso que recomende a pesquisa e o tratamento imunológico das pacientes com FRI.

Entre as causas embrionárias, a qualidade do óvulo é certamente a mais evidente causa de insucesso de um processo de FIV/ICSI. Quanto maior o número de óvulos, maior a probabilidade de obtenção de embriões euploides normais, e essas chances estão diretamente relacionadas com a idade materna. Da mesma maneira, é possível que sêmen de má qualidade também contribua para pior implantação embrionária. O que mais se especula é se vale a pena uma investigação sistemática do dano ao DNA espermático, e é possível que os testes de integridade do DNA espermático possam vir a ser úteis na investigação de FRI, mas não há evidências que justifiquem seu emprego na rotina clínica, já que nenhuma intervenção sobre esse dano se mostrou eficaz em melhorar as taxas de gravidez.

As anomalias cromossômicas dos pais é uma possibilidade em casos de FRI, já que parecem mais prevalentes do que na população de controle. As translocações balanceadas podem levar à formação de gametas com aberrações cromossômicas. Nesse caso, uma intervenção possível consiste no teste genético pré-implantacional (PGT) dos embriões formados. Por isso, a investigação do cariótipo dos pais é recomendável em casais com FRI, embora esse achado não seja frequente.

INVESTIGAÇÃO

Como ressaltado previamente, há poucas medidas justificáveis para a investigação de um casal com FRI, tendo em vista as dificuldades diagnósticas, a falta de padronização dos métodos e a inexistência de evidências de que as intervenções decorrentes da investigação sistemática vão promover melhor índice de nascidos vivos.

Propedêutica possível

- **Ultrassonografia ginecológica:** deve ser sempre solicitada e ser de boa qualidade, preferencialmente 3D.
- **Cariótipo:** deve ser oferecido na presença de fator masculino grave (< 2 milhões de espermatozoides/mL em pelo menos dois espermogramas) ou doença genética em familiares de primeiro e segundo graus. Nos demais casais, a probabilidade de alterações cromossômicas é baixa (aproximadamente 2,5% maior do que na população geral), devendo ser solicitado após explicação das limitações do método.
- **Rastreamento de trombofilias:** não há evidência do benefício desse tipo de avaliação e, portanto, não deve ser realizado rotineiramente nos casos de FRI. Entretanto, pode ser realizado quando houver algum dado clínico (história pessoal ou familiar) sugestivo de trombofilia.
- **Histeroscopia:** convém oferecer apenas se houver indicação após exame ultrassonográfico, como para a identificação de um pólipo endometrial ou um leiomioma com componente submucoso.
- **Videolaparoscopia:** convém oferecer apenas quando a realização do procedimento cirúrgico poderia melhorar a chance de gestação, como para identificação de hidrossalpinge pela ultrassonografia.
- **Teste de fragmentação do DNA espermático:** oferecer apenas em casos específicos ou pesquisa científica.
- **Pesquisas imunológicas:** oferecer apenas em casos específicos ou pesquisa científica.
- **Testes de avaliação de receptividade endometrial:** alguns testes têm avaliado a sincronia endometrial com a possível "janela de implantação". O principal deles é o *Endometrial Receptivity Assay* (ERA), mas os dados disponíveis não justificam seu uso na prática clínica, devendo ser aguardados mais estudos.

TRATAMENTO

Apesar de a FRI não reduzir de maneira relevante a chance de gravidez, várias intervenções foram testadas na tentativa de melhorar os resultados reprodutivos das mulheres submetidas à reprodução assistida, particularmente daquelas com múltiplas transferências prévias. Convém identificar os fatores prognósticos de modo a individualizar as possíveis medidas a serem tomadas, tendo em vista a escassez de medidas com eficácia comprovada. Em caso de bom prognóstico, como idade favorável, produção de embriões de boa qualidade e boa disposição dos casais, novas tentativas devem ser estimuladas após a realização das medidas investigativas cabíveis. Por outro lado, para as mulheres com idade avançada, que produzem muito poucos embriões, sugere-se uma abordagem cuidadosa que envolva a discussão de métodos alternativos, como doação de óvulos ou adoção ou mesmo a desistência da maternidade. Essas medidas, embora pareçam radicais, muitas vezes podem evitar a maratona de exames e procedimentos desnecessários com pouca chance de efetivamente conseguirem um resultado clínico significativo.

A cirurgia deve ser oferecida em caso de hidrossalpinge, devendo ser ponderado o impacto dessa cirurgia na fertilidade natural e no atraso do tratamento. Na presença de miomas ou septos que distorçam a cavidade uterina, pólipos endometriais ou endometriose profunda, a cirurgia também deve ser oferecida, porém deve-se considerar que não existe benefício comprovado dessas intervenções e que estas apresentam riscos de complicações cirúrgicas potencialmente graves.

Para os casos sem nenhum achado clínico, as intervenções que possivelmente apresentam eficácia são a raspagem (ou injúria) endometrial, o *assisted hatching*, o uso de agonista na fase lútea, o uso de componentes de adesão no meio de transferência e a transferência em estágio de blastocisto. Todas essas medidas são ainda consideradas em fase de experimentação, pois o grau de evidência é baixo, e mesmo as metanálises têm alto potencial de viés, o que significa que suas conclusões não são definitivas. Para esses casos sem achados clínicos são consideradas medidas que não devem ser implementadas clinicamente, mas encaradas apenas com a função de pesquisa, pois necessitam de mais estudos antes de sua implementação: AAS, corticoide profilático, ativação oocitária, PGD, heparina peri-implantacional, agonista GnRH na fase lútea e antagonistas do receptor de ocitocina (atosibana).

Apesar das poucas medidas que podem ser tomadas, vale sempre considerar a tentativa de utilização de protocolos de indução diferentes dos adotados previamente. Convém dar atenção ao tempo de estimulação e ao momento de decisão do *triggering*. Além disso, é importante avaliar o melhor dia para a transferência de embriões, dando preferência ao estágio de blastocisto a fim de melhorar a seleção embrionária. Essas medidas individualizadas podem ajudar os casais a suportar um número maior de tentativas para que tenham mais chances.

CONSIDERAÇÕES FINAIS

Apesar das inúmeras pesquisas envolvendo as falhas repetidas de implantação após sucessivas tentativas de transferência embrionária, o conhecimento disponível sobre o tema ainda é muito limitado. Não há um critério bem definido nem recomendações plausíveis sobre os métodos diagnósticos e terapêuticos. As tecnologias moleculares estão evoluindo e poderão ajudar a entender o processo de implantação embrionária, incluindo a receptividade e sincronia endometrial e a interação endométrio-embrião. No entanto, nessa era de excesso de diagnósticos e tratamentos (*overdiagnosis and overtreatment*), é importante que os médicos reflitam sobre as medidas sem embasamento científico e se lembrem de que os casais sempre esperam ser tratados dentro dos melhores preceitos éticos possíveis. Assumir que não há o que fazer, ou melhor, assumir um aconselhamento cuidadoso que evite procedimentos desnecessários, é tanto um dever médico quanto fazer uma prescrição ou uma intervenção cirúrgica.

Leitura complementar

Polanski LT, Baumgarten MN, Quenby S, Brosens J, Campbell BK, Raine-Fenning NJ. What exactly do we mean by 'recurrent implantation failure'? A systematic review and opinion. Reprod Biomed Online 2014; 28:409-23.

Coughlan C, Ledger W, Wang Q et al. Recurrent implantation failure: definition and management. Reprod Biomed Online 2014; 28:14-38.

Bodri D, Kawachiya S, De Brucker M et al. Cumulative success rates following mild IVF in unselected infertile patients: a 3-year, single-centre cohort study. Reprod Biomed Online 2014; 28:572-81

Smith ADAC, Tilling K, Nelson S, Lawlor A. Live-birth rate associated with repeat in vitro fertilization treatment cycles. JAMA 2015; 314(24):2654-62.

Ata B, Kaplan B, DAnzer H et al. Array CGH analysis shows that aneuploidy is not related to the numbers of embryos generated. RBMonline 2012; 24:614-20.

El-Toukhy T, Campo R, Khalaf Y et al, Hysteroscopy in recurrent in-vitro fertilisation failure (TROPHY): a multicentre, randomised controlled trial. Lancet 2016 Jun 25; 387(10038):2614-21.

Simon A, Laufer N. Assesment and treatment of repeated implantation failure (RIF). J Assist Reprod Genet 2012; 29:1227-39.

Farquhar C, Rishworth JR, Brown J, Nelen WL, Marjoribanks J. Assisted reproductive technology: an overview of Cochrane Reviews.Cochrane Database Syst Rev. 2013 Aug 22; (8):CD010537.

Nastri CO, Ferriani RA, Raine-Fenning N, Martins WP. Endometrial scratching performed in the non-transfer cycle and outcome of assisted reproduction: a randomized controlled trial. Ultrasound Obstet Gynecol 2013; 42:375-82.

Nastri CO, Gibreel A, Raine-Fenning N et al. Endometrial injury in women undergoing assisted reproductive techniques. Cochrane Database Syst Rev 2012; 7: CD009517.

Martins WP, Rocha IA, Ferriani RA, Nastri CO. Assisted hatching of human embryos: a systematic review and meta-analysis of randomized controlled trials. Hum Reprod Update 2011; 17:438-53.

Yildiz GA, Sukur YE, Ates C, Aytac R. The addition of gonadotrophin releasing hormone agonist to routine luteal phase support in intracytoplasmic sperm injection and embryo transfer cycles: a randomized clinical trial. Eur J Obstet Gynecol Reprod Biol 2014; 182C:66-70.

Kyrou D, Kolibianakis EM, Fatemi HM, Tarlatzi TB, Devroey P, Tarlatzis BC. Increased live birth rates with GnRH agonist addition for luteal support in ICSI/IVF cycles: a systematic review and meta-analysis. Hum Reprod Update 2011; 17:734-40.

Glujovsky D, Blake D, Farquhar C, Bardach A. Cleavage stage versus blastocyst stage embryo transfer in assisted reproductive technology. Cochrane Database Syst Rev 2012; 7:CD002118.

Robertson AS, Jin M, Yu D et al. Corticosteroid therapy in assisted reproduction – imune supression is a faulty premise. Hum Reprod 2016; 31(10):2164-73.

Twisk M, Mastenbroek S, Hoek A et al. No beneficial effect of preimplantation genetic screening in women of advanced maternal age with a high risk for embryonic aneuploidy. Hum Reprod 2008; 23:2813-7.

Franasiak JM, Scott RT. Contribution of immunology to implantation failure of euploid embryos. Fertil Steril 2017; 107(6):1279-83.

34

Conduta nos Abortamentos de Repetição

José Bellver

INTRODUÇÃO

Definição

A definição clássica de aborto de repetição (AR) consiste na perda de três ou mais gestações consecutivas antes da 20ª semana de gravidez, sendo o peso fetal, nesse momento, ≤ 500g. Essa definição afetaria 1% a 2% de todos os casais em idade fértil. No entanto, muitos autores aceitam que as perdas podem não ser consecutivas, pois o fato de terem tido algum recém-nascido vivo entre ou antes dos abortos não parece diminuir a probabilidade de voltarem a abortar. Por outro lado, como "aborto" pode incluir qualquer perda gestacional antes de alcançar a viabilidade fetal e atualmente existem casos descritos de fetos vivos nascidos desde a 22ª semana, a definição de aborto poderia abranger até esse momento. A escola americana considera AR já a partir de duas perdas gestacionais, o que afetaria 5% dos casais em idade fértil. Essa definição diferente se baseia na probabilidade de que voltar a abortar após dois ou três abortos é a mesma, pelo menos em pacientes jovens, e poderia já existir uma causa identificável que justificasse o estudo. De fato, recentemente a definição de AR a partir de duas perdas gestacionais clínicas antes da 22ª semana é um consenso entre especialistas de várias sociedades internacionais de reprodução.

Prognóstico

Considera-se que cerca de 50% dos AR ficam sem diagnóstico etiológico depois do estudo do casal. Embora esse dado pareça desalentador, aceita-se como contrapartida que o AR de causa desconhecida, sem necessidade de tratamento, apresente aproximadamente 70% de sucesso gestacional posterior. Em outras palavras, se uma paciente que sofre de uma AR não mostrou nenhuma causa identificável após um estudo exaustivo, ela tem muitas mais chances de não voltar a abortar.

No entanto, essas duas premissas, tão globalmente aceitas como certas na comunidade médica internacional, não o são. Em primeiro lugar, o fato de 50% das causas de AR ficarem sem diagnóstico ocorre provavelmente porque não são pesquisadas corretamente, pelo menos em determinados subgrupos da população. Marquard e cols. mostraram que nas mulheres com mais de 35 anos com três ou mais abortos, nas quais o protocolo habitual de estudo do AR encontrou uma etiologia em apenas 20% dos casos (isto é, 80% ficaram sem diagnóstico etiológico), quando o cariótipo dos restos fetais era feito corretamente, essa porcentagem aumentava para 82%. Isso implica que mais de 62% dos casos de AR em mulheres mais velhas considerados idiopáticos têm na verdade origem cromossômica e, sendo assim, apenas 18% são realmente de origem desconhecida.

Sugiura-Ogasawara e cols. também analisaram 482 pacientes com dois ou mais abortos e chegaram a conclusões similares: 69% delas ficavam sem diagnóstico etiológico quando não era feito o cariótipo embrionário, porcentagem que se reduzia para 25% quando esse estudo era realizado. De fato, estudos fundamentados no diagnóstico genético pré-implantacional mostraram que a aneuploidia embrionária é a causa mais frequente de AR idiopático. Hodes-Wertz e cols. descobriram com essa técnica 61% de cromossomopatias embrionárias em 287 ciclos de mulheres com dois ou mais abortos.

Por outro lado, sabe-se que quanto maior o número de abortos e maior a idade da mãe, apesar da origem desconhecida, maior é a chance de voltar a abortar. Assim, esses dois parâmetros são fundamentais para se estabelecer um prognóstico e determinar a necessidade de algum tratamento ou simplesmente aconselhar a busca de uma nova gestação de maneira espontânea. Por exemplo, um casal com três abortos e mulher com 30 anos de idade apresentaria a probabilidade de cerca de 35% de voltar a abortar; se ela tivesse 40 anos, a chance aumentaria para 65% a 70%. Desse modo, o protocolo diagnóstico e terapêutico teria de ser mais agressivo no segundo caso, não sendo recomendada *a priori* a busca espontânea por uma gravidez, uma vez que a probabilidade de voltar a abortar duplicaria a de desenvolver uma gestação de maneira espontânea.

ETIOLOGIA

Causas demonstradas

De todas as causas habitualmente propostas nos protocolos de AR (Quadro 34.1), apenas duas têm sido confirmadas por meio de análises fetais/embrionárias pré-natais ou estudos prospectivos aleatorizados, revisões sistemáticas e metanálise: as genéticas e a síndrome do anticorpo antifosfolípide.

Causas genéticas

Representam cerca de 50% dos casos de aborto habitual e poderiam ser divididas em genéticas propriamente ditas e cromossômicas. Embora algumas alterações genéticas tenham sido destacadas como possíveis responsáveis pelo AR (monogênicas, polimorfismos, dissomia uniparental, *imprinting* gênico, transtornos multifatoriais), essa ainda é uma área sob estudo.

Desse modo, as causas genéticas demonstradas atualmente seriam as cromossômicas. Em aproximadamente 3% a 5% dos casos de AR existe uma anomalia, fundamentalmente estrutural, nos cromossomos paternos, com dupla frequência na mãe. As alterações mais frequentes são as translocações equilibradas (60% recíprocas e e 40% robertsonianas), seguidas pelas inversões e outras de menor prevalência, como as inserções, eliminações, duplicações ou cromossomos em anel. O risco de aborto em casais com translocações recíprocas ou robertsonianas oscila entre 35% e 64%. Portanto, o fato de ser portadora de uma cromossomopatia não leva seguramente ao aborto e constitui um claro exemplo de como pode haver recém-nascidos vivos entre abortos em casais com uma causa identificável.

Entretanto, a maior parte das cromossomopatias causadoras de abortos se origina de novo nos gametas ou nos embriões, por erros meióticos ou mitóticos, aumentados em frequência conforme a idade da mãe. Desse modo, em cerca de 50% a 70% dos restos fetais do primeiro trimestre podem ser observadas alterações cromossômicas, sendo mais frequentes as numéricas (86%), seguidas pelas estruturais (6%) e outras (8%), entre as quais se encontram os mosaicismos. Entre as numéricas, as trissomias são as mais habituais (52%), em especial a dos cromossomos 15, 16 e 22, seguidas pelas poliploidias (21%) e pela monossomia X (13%). A partir da 15ª semana de gestação, a probabilidade de aborto associado às anomalias cromossômicas é baixa.

Quadro 34.1 Causas de aborto recorrente

Genéticas (genes, cromossomos)
Anatômicas (congênitas, adquiridas)
Imunológicas (autoimunes, aloimunes)
Trombofilias (congênitas, adquiridas)
Endócrinas (insuficiência do corpo lúteo, DM, hiperprolactinemia, SOP, transtornos tireoidianos)
Infecciosas
Outras (tóxicas, ambientais, psicológicas etc.)
Idiopáticas

DM: *diabetes mellitus*; SOP: síndrome do ovário policístico.

Caso não se disponha de um laboratório de genética que possa utilizar técnicas moleculares específicas para descartar a contaminação materna, o melhor modo de identificar com segurança o cariótipo embrionário consiste em estudá-lo antes da curetagem, o que pode ser feito por meio da biópsia do vilo corial ou, de maneira mais informativa, da histeroembrioscopia. A razão fundamental é que um cariótipo 46,XX obtido em uma curetagem convencional poderia ter origem em um feto do sexo feminino abortado com carga cromossômica normal ou em células maternas que tivessem contaminado a amostra. Por outro lado, em aproximadamente 50% das amostras obtidas após curetagem não se obtém um cariótipo confiável por problemas de extração, cultivo ou contaminação. A histeroembrioscopia não apenas assegura uma biópsia dirigida sob visão direta, mas também possibilita o estudo de outros tecidos fetais (vesícula vitelínica, âmnio, cório, decídua) e a detecção de possíveis malformações precoces no desenvolvimento do feto.

O grande ponto de controvérsia sobre a necessidade da cariotipagem embrionária/fetal nos AR é a crença ou não na aneuploidia recorrente como origem deles. Em 1980, Hassold demonstrou que o cariótipo de um segundo aborto sucessivo era anormal em cerca de 70% dos casos nos quais foi encontrada uma aneuploidia no primeiro aborto e somente em 20% dos casos quando o primeiro aborto era cromossomicamente normal. No entanto, essa observação poderia ser decorrente mais da idade materna do que de qualquer outro fator.

Warburton e cols. observaram que, se o primeiro aborto tivesse sido cromossomicamente normal, haveria uma probabilidade de 78% de que o próximo também fosse e, assim, uma probabilidade de 22% de que houvesse uma alteração cromossômica. Não obstante, se o primeiro aborto tivesse apresentado uma cromossomopatia (trissomia ou outra), o risco de uma cromossomopatia no próximo aborto aumentaria 54% a 60%.

Posteriormente, outros dois grupos voltaram a demonstrar que o próximo aborto em mulheres com aborto habitual era cromossomicamente anormal em pelo menos 48% dos casos, indicando novamente a possibilidade de uma aneuploidia recorrente apesar da normalidade dos cariótipos paternos. Do mesmo modo, foi sugerido que a presença de pelo menos dois abortos euploides deve levar a pensar em um fator não genético associado ao aborto habitual.

Em um estudo do nosso grupo foi observado que, em 14 casais com antecedentes de AR, a proporção de embriões anormais em dois ciclos consecutivos de fecundação *in vitro* foi similar. Esse dado sugere a recorrência de taxas similares de cromossomopatias nas mulheres que sofrem aborto habitual. Também foi descrito que, quando uma técnica invasiva (biópsia do vilo corial ou amniocentese) é utilizada em uma gestante, a probabilidade de encontrar uma trissomia 13, 18 ou 21, ou em geral qualquer aneuploidia, aumenta em 50% se a paciente tiver apresentado um histórico prévio de três ou mais abortos em comparação com mulheres sem nenhum aborto prévio.

Sugiura-Ogasawara e cols. sugeriram recentemente a anomalia cromossômica embrionária como a causa mais frequente de AR ao observarem 76% de cariótipos embrionários anormais em pacientes com cariótipo anormal em aborto prévio. A histeroembrioscopia tem gerado mais evidências sobre as aneuploidias como causa importante de AR precoce. Entretanto, outros autores continuam questionando a aneuploidia recorrente como origem do AR.

As técnicas de diagnóstico genético pré-implantacional (DGPI) demonstraram que a taxa de embriões cromossomicamente anormais nas mulheres com AR é significativamente superior à encontrada na população normal. Na seção sobre diagnóstico e tratamento descreveremos por que aconselhamos DGPI em AR idiopático, principalmente se a infertilidade estiver associada.

Síndrome do anticorpo antifosfolípide (SAF)

A SAF é a única causa não genética que, em ensaios clínicos prospectivos aleatorizados, revisões sistemáticas e metanálise, demonstrou ser a origem do AR, visto que seu tratamento etiológico reduz drasticamente a probabilidade de um novo aborto. Considerada responsável por 10% a 15% dos casos, seu diagnóstico deve ser exaustivo, sendo necessário cumprir rigorosamente os critérios aceitos para sua definição (Quadro 34.2). Do contrário, estaríamos superestimando sua incidência e tratando com rigor as pacientes com medicamentos não isentos de riscos. A SAF é uma trombofilia adquirida que pode aparecer isolada (primária) ou associada a doenças neoplásicas, hematológicas, autoimunes, tóxicas ou infecciosas (secundária). A presença de anticorpos antifosfolípides em uma mulher com AR fará com que a probabilidade de ter um recém-nascido vivo em gestação posterior seja de 10% a 35% se não receber tratamento. Outros anticorpos antifosfolípides, além dos citados (ao redor de 20), não parecem apresentar relevância clínica.

A SAF parece atuar de duas maneiras diferentes na gênese do aborto: (a) seu efeito trombogênico arterial e venoso parece ser responsável apenas pelos abortos mais tardios, originados a partir da oitava à décima semana, momento em que as conexões vasculares placentárias já estão formadas e são suscetíveis de trombose; (b) antes desse tempo, é possível que seu mecanismo de atuação promova um desequilíbrio na produção hormonal e uma deficiente invasão trofoblástica endovascular em virtude da união dos anticorpos antifosfolípides com os fosfolípides da membrana do trofoblasto ou com as células endoteliais dos vasos deciduais ou trofoblásticos.

Quadro 34.2 Critérios diagnósticos da síndrome do anticorpo antifosfolípide*

Critérios clínicos
Trombose vascular ≥ 1 episódio clínico de trombose arterial, venosa ou capilar, em qualquer tecido ou órgão
Complicações gestacionais ≥ 1 morte inexplicada de feto morfologicamente normal ≥ 10 semanas de gestação ou ≥ 1 parto prematuro de neonato morfologicamente normal de ≤ 34 semanas de gestação em virtude de eclâmpsia, pré-eclâmpsia grave ou insuficiência placentária grave ou ≥ 3 abortos espontâneos consecutivos inexplicados < 10 semanas de gestação
Critérios analíticos
Anticorpos anticardiolipina (AAC) Isótipos IgG e/ou IgM em soro ou plasma em níveis moderados ou altos (> 40 GPL ou MPL ou > percentil 99) em ≥ 2 situações isoladas ≥ 12 semanas, medidos por ELISA padronizado
Anticorpos anti-β2-glicoproteína I Isótipos IgG e/ou IgM em soro ou plasma em níveis moderados ou altos (> percentil 99) em ≥ 2 situações isoladas ≥ 12 semanas, medidos por ELISA padronizado
Anticoagulante lúpico (AL) AL detectados no sangue em ≥ 2 situações isoladas ≥ 12 semanas, segundo as normas da Sociedade Internacional de Trombose e Hemostasia

*O diagnóstico da síndrome do anticorpo antifosfolípide exige, pelo menos, um critério clínico e um analítico. Não existe limite no intervalo entre o evento clínico e as descobertas de laboratório.

Essa dupla origem também teria repercussão no tratamento da síndrome, já que a heparina poderia inibir a união dos anticorpos com o trofoblasto, modificando a bioatividade de algumas citocinas e restaurando a sincialização e a produção do hormônio gonadotrofina coriônica humana (hCG), promovendo a implantação precoce e a placentação subsequente. Posteriormente, em conjunto com o ácido acetilsalicílico (AAS), poderia evitar os transtornos de coagulação.

Não obstante, alguns autores acreditam que a heparina seria realmente a responsável por dificultar a hipercoagulabilidade, mediada pelos anticorpos antifosfolípides no espaço coriodecidual. Esse duplo mecanismo da SAF (alteração da implantação embrionária e posterior efeito trombótico nos vasos uteroplacentários) também explicaria o problema da insuficiência placentária originada pela síndrome, responsável pelos diversos transtornos associados à gestação (pré-eclâmpsia, descolamento de placenta, atraso do crescimento intrauterino, morte fetal intraútero, parto prematuro), e justificaria a vasculopatia dos vasos deciduais presente nos estudos anatomopatológicos dos abortos.

Causas não demonstradas, mas muito prováveis

Alterações anatômicas uterinas

As alterações da anatomia uterina, congênitas ou adquiridas, foram durante muitos anos relacionadas com o AR, principalmente do segundo trimestre por incompetência cervical, mas também em 10% a 15% do primeiro trimestre. No entanto, a relação entre ambas as alterações tem sido estabelecida com base em estudos observacionais e retrospectivos e em poucos prospectivos. Não existe nenhum estudo aleatorizado, até o presente momento, que tenha demonstrado que, ao ser corrigido um problema uterino determinado, as pacientes operadas abortem menos do que aquelas não operadas.

No entanto, nem todas as alterações anatômicas têm a mesma repercussão sobre a fertilidade futura. De todas elas, aquelas que foram mais associadas à perda fetal são as anomalias müllerianas, de origem congênita. A mais frequente e de pior prognóstico reprodutivo é o útero septado. Outras possíveis causas são os úteros bicorno, unicorno e didelfo, embora com prevalência menor. O útero arqueado não parece estar associado a AR e, de fato, muitos autores o consideram uma variante da normalidade.

O útero septado tem sido relacionado de maneira duvidosa com AR precoces em virtude de possíveis defeitos de vascularização no septo e de modo mais consistente com abortos tardios por incompetência cervical e volume intracavitário reduzido. Atualmente, apenas as intervenções pouco agressivas parecem estar justificadas no marco da origem uterina do AR. Desse modo, às mulheres que abortam, nos casos de útero septado, costuma ser recomendada a septoplastia via histeroscópica, embora, como comentado anteriormente, nenhum estudo aleatorizado tenha demonstrado claramente esse benefício. Por outro lado, em outras anomalias, como o útero bicorno, de melhor prognóstico reprodutivo, não parece aconselhável qualquer cirurgia agressiva, como se recomendava alguns anos atrás, uma vez que as metroplastias laparotômicas apresentam importantes complicações, incluindo infertilidade pós-operatória, redução do volume intrauterino e risco de rompimento da cicatriz uterina na gravidez, e não existem dados científicos suficientes que as justifiquem.

Assim, a recomendação atual em mulheres com AR consiste em se proceder à cirurgia no útero septado e também nos úteros em T por representarem um fator causal e apresentarem a correção cirúrgica fácil com histeroscopia. Tanto nessas como nas demais anomalias, deveria ser feito um controle exaustivo do comprimento da cérvice materna, principalmente por ecografia transvaginal, uma vez que a mulher fique grávida. Em gestações únicas com antecedentes de aborto tardio ou parto prematuro, a cerclagem terapêutica (sutura cervical diante de encurtamento cervical < 25mm evidenciado por ecografia vaginal antes da 24ª semana) parece melhorar o prognóstico gestacional ao aumentar significativamente o tempo de gestação. A progesterona vaginal ou intramuscular, iniciada no segundo trimestre diante de encurtamento cervical, também poderia diminuir o risco de parto prematuro. A cerclagem profilática (sutura da cérvice entre a 10ª e a 14ª semana de gestação em pacientes de risco) é recomendada para casos com histórico de três ou mais abortos tardios ou partos prematuros.

Com relação às anomalias adquiridas, ainda não está claro se as sinéquias intrauterinas, os miomas, a adenomiose ou os pólipos sejam a causa de AR. Em geral, na maioria das publicações científicas o critério predominante consiste em intervir nas sinéquias por via histeroscópica. Por outro lado, duvida-se que os miomas pequenos e de localização não submucosa possam provocar AR e que os pólipos tenham alguma função nessa patologia, nem mesmo aqueles maiores. De qualquer modo, em estudos retrospectivos, a exérese dos miomas submucosos e de alguns intramurais, especialmente aqueles > 5cm, assim como a resolução das sinéquias, parece reduzir a taxa de aborto. Um estudo publicado em 2011 (Saravelos e cols.) foi o primeiro a avaliar claramente a função dos miomas no AR de origem desconhecida. Todas as pacientes que tiveram pelo menos três abortos (n = 364) e apresentaram miomas distorcendo a cavidade eram submetidas à miomectomia. A maioria era de miomas submucosos tratados por histeroscopia (n = 22) e três eram miomas intramurais > 5cm que distorciam a cavidade, operados por laparoscopia/laparotomia. Caso houvesse miomas, mas que não distorcessem a cavidade uterina, a cirurgia não seria realizada. Observou-se que nas mulheres operadas em razão de um mioma que distorcia a cavidade uterina a taxa de recém-nascidos vivos aumentou de 23% para 52%, enquanto a taxa de aborto no segundo trimestre na próxima gestação reduziu de 21% para 0%. As não operadas, por não terem miomas que distorciam a cavidade uterina, apresentaram uma taxa de 70% de recém-nascidos, assim como o outro grupo de AR idiopático sem miomas com o qual se fez a comparação. Os dados eram prospectivos e retrospectivos, mas o estudo não foi aleatorizado.

Trombofilias

As trombofilias representam um grupo de patologias caracterizadas por desequilíbrio entre os sistemas de coagulação e de fibrinólise a favor do primeiro. Podem ser adquiridas, como a SAF ou alguns casos de resistência à proteína C reativa (PCR), ou congênitas, como os déficits de proteína C ou S e de antitrombina III, ou mutações pontuais de genes implicados na cascata da coagulação. Em princípio, todas produziriam complicações gestacionais por seu efeito trombogênico.

A controvérsia existente a respeito das trombofilias como causa de AR se baseia no fato de nem todos os estudos concordarem com essa associação nem identificarem o mesmo tipo de alterações, além de apresentarem muitos problemas metodológicos. A maior parte das publicações costuma relacionar as trombofilias mais com as perdas fetais de segundo e terceiro trimestres do que com aquelas do primeiro trimestre e, em menor medida, foram relacionadas com abortos das fases pré-embrionária e embrionária (antes da décima semana de gestação). No entanto, diversas metanálises e revisões sistemáticas demonstraram que o fator V de Leiden e a mutação G20210A da protrombina aumentam em duas a três vezes o risco de AR no primeiro trimestre.

Em virtude da falta de consenso, também estendida ao tipo de terapia a ser utilizada no caso do diagnóstico, não existem dados científicos comprobatórios sobre sua relação com o AR. Apesar disso, vários estudos demonstraram maior incidência de trombofilias em mulheres com AR de origem desconhecida, podendo ser sua origem. Para complicar ainda mais a situação, sabe-se que cerca de 20% da população caucasiana apresentam uma ou mais trombofilias, a grande maioria sem repercussão clínica ao longo da vida.

Como conclusão, e segundo as evidências atuais, as trombofilias não SAF poderiam estar relacionadas com o AR, principalmente no segundo trimestre, mas também no primeiro. Apesar de todas poderem ser incluídas nas pesquisas etiológicas do AR, apenas o fator V de Leiden e a mutação G20210A da protrombina parecem apresentar maior prevalência em mulheres com AR em diversas metanálises e revisões sistemáticas, motivo pelo qual poderiam ser as únicas a ser consideradas no protocolo de diagnóstico atual de AR. Novas trombofilias estão em estudo atualmente.

Causas não demonstradas e pouco prováveis

Entre as causas não demonstradas e pouco prováveis encontram-se patologias aceitas geralmente como a origem de AR, incluídas em muitos protocolos de estudos, mas com escassa evidência científica a seu favor nas publicações médicas atuais.

Endócrinas

- Patologias como *diabetes mellitus* e *disfunção tireoidiana (especialmente hipotireoidismo)* vêm sendo relacionadas com o aborto e, por extensão, com o AR. Se estiverem bem controladas, parece evidente que não são um fator de risco. Por outro lado, não há provas científicas de que sua expressão subclínica possa levar às perdas fetais de maneira recorrente; assim, não está indicada sua avaliação em mulheres saudáveis que abortam.
- Na *síndrome do ovário policístico* (SOP) tem sido descrita maior incidência de aborto e AR. No entanto, conforme foi analisado, seus componentes estão perdendo força como a origem desse problema. Assim, Clifford e cols. e Nardo e cols. demonstraram que a hipersecreção de hormônio luteinizante (LH) e o aumento de testosterona sérica não se relacionavam com o AR. Rai e cols. não encontraram associação entre o padrão ovariano policístico ecográfico e o aborto. Wang e cols. observaram que as mulheres obesas com SOP eram as que mais abortavam, e não aquelas que apresentavam índice de massa corporal (IMC) normal, o que significa que não é apenas a SOP, mas algum fator a ela associado, que pode inclusive apresentar-se isolado ou relacionado com outras patologias, o possível responsável pelo AR.

  A candidata mais provável é a resistência à insulina, a qual foi vinculada a uma taxa maior de aborto em mulheres com SOP submetidas à indução da ovulação, em comparação com aquelas não insulino-resistentes. A resistência à insulina foi descrita como significativamente mais prevalente em mulheres com AR de origem desconhecida do que em controles férteis, independentemente da presença ou não de SOP.

  Também foi postulado que o tratamento com metformina poderia reduzir as taxas de aborto em mulheres com SOP. Não obstante, uma metanálise que comparou a evolução de mais de 1.900 ciclos de fecundação *in vitro* em pacientes com ou sem SOP não demonstrou taxa pior de gestação, aborto ou recém-nascido vivo no grupo de SOP, o que torna ainda mais duvidosa a função dessa síndrome no aborto. Por outro lado, um estudo aleatorizado que comparou o citrato de clomifeno com a metformina e a combinação de ambos na indução de ovulação em mulheres com SOP não mostrou taxa menor de aborto nas pacientes tratadas com metformina. As mais recentes revisões da Cochrane não têm demonstrado que a administração de metformina em mulheres com SOP, antes ou durante tratamento de FIV ou ICSI, reduza as taxas de aborto nem aumente as taxas de recém-nascido vivo.
- Somente um estudo aleatorizado de 1998, com tamanho reduzido de amostras e definições inadequadas de hiperprolactinemia e AR, mostrou que mulheres que sofreram aborto e que apresentavam hiperprolactinemia melhoravam o prognóstico reprodutivo ao serem tratadas com bromocriptina, sendo, além disso, maiores os níveis de prolactina nas pacientes que voltaram a abortar. No entanto, estudos posteriores não demonstraram a associação entre *hiperprolactinemia* e AR.
- Por último, a *insuficiência do corpo lúteo* apresenta-se como uma das alterações mais controvertidas e com menor consistência, na bibliografia atual, como origem de AR. Sabe-se que seu diagnóstico é impreciso, já que o uso de progesterona sérica na fase lútea não se mostra útil no que diz respeito ao diagnóstico nem prediz o resultado de uma gestação posterior; a biópsia endometrial apresenta critérios de avaliação subjetivos e concordância escassa entre observadores e modesta para um mesmo observador, além de não se associar corretamente aos níveis de progesterona circulantes em aproximadamente 20% das mulheres com AR e de poder ficar "fora de fase" em até 50% da população fértil normal em um ciclo menstrual isolado e em até 25% em ciclos sequenciais. Um estudo recente aleatorizado comparou a evolução gestacional de 836 mulheres entre 18 e 39 anos com três ou mais abortos idiopáticos consecutivos ou não, do primeiro trimestre, segundo o uso de progesterona vaginal ou placebo (404 *versus* 432) desde que se soubesse que estavam grávidas (sempre antes da sexta semana de gestação) até a 12ª semana de gravidez. A taxa de recém-nascidos vivos foi semelhante em ambos os grupos, demonstrando a escassa utilidade da progesterona nessa população.

Infecciosas

As infecções causadas por *Ureaplasma*, *Mycoplasma*, *Chlamydia*, *Streptococcus*, entre outras, têm sido relacionadas com AR, principalmente tardios. Não existe qualquer dado científico que demonstre a mencionada associação, motivo pelo qual os protocolos clínicos atuais não consideram seu estudo, tampouco a administração de antibióticos profiláticos às mulheres com abortos rotineiros. Somente na prevenção do parto prematuro e de alguns abortos tardios poderiam desempenhar uma função a triagem e o tratamento da vaginose bacteriana no primeiro trimestre de gestação em pacientes com histórico prévio de parto prematuro.

Autoimunes não antifosfolípides

Não foi possível demonstrar que a presença de autoanticorpos, que não sejam aqueles incluídos na definição de SAF, possa provocar AR. Em um estudo foi atribuído risco de AR em mulheres portadoras de anticorpos antitireoidianos (antitireoglobulina e antiperoxidase) com base em sua maior prevalência em mulheres com aborto habitual (22,5%) em comparação com os controles férteis (14,5%). No entanto, um estudo destacou a ausência de diferenças na taxa de anticorpos antitireoidianos entre 74 mulheres que sofreram aborto de repetição e 75 mulheres férteis (29 *versus* 37%). Em um estudo prospectivo, 134 mulheres com AR e positivas para anticorpos antitireoidianos, associados à função tireoidiana normal, foram comparadas com 710 mulheres que sofreram aborto de repetição com negatividade para os anticorpos mencionados. Nenhum grupo foi tratado e ambos chegaram a taxas similares de recém-nascidos vivos.

Uma pesquisa, realizada no IVI, também não mostrou maior prevalência desses anticorpos em mulheres com AR do que no grupo de controle. Os estudos mais recentes sobre o tema mostram conclusões semelhantes. Desse modo, na ausência de comprometimento da função tireoidiana, a presença apenas de anticorpos antitireoidianos não parece ter impacto evidente no resultado gestacional. Além disso, não há evidência sobre uma opção terapêutica efetiva para tratá-los. Portanto, em nosso protocolo atual, não solicitamos nenhum outro anticorpo, à exceção dos próprios da SAF.

Fator masculino

A maior presença de anomalias cromossômicas nos espermatozoides de homens cujas esposas sofram de AR tem sido proposta como uma possível etiologia em alguns estudos. No entanto, não pôde ser confirmada em outros trabalhos, principalmente na ausência de patologia seminal grave. Por outro lado, apesar da relação estabelecida inicialmente entre microdeleções do cromossomo Y e fragmentação aumentada do DNA espermático e o AR, um estudo de nosso grupo demonstrou que os homens com patologia seminal ausente cujas esposas apresentem AR idiopático não apresentavam maior prevalência de microdeleções Y e que, embora mostrassem aumento significativo dos índices de oxidação e fragmentação do DNA espermático, similar ao dos homens com oligozoospermia severa, os índices mencionados se sobrepunham aos de homens férteis que não tinham qualquer valor preditivo sobre a ocorrência de AR. Nosso grupo no IVI-Madri também observou falta de correlação entre o índice de fragmentação do DNA e a aneuploidia espermática ou embrionária em mulheres com dois ou mais abortos.

Causas pesquisadas

Aloimunes

Os transtornos aloimunes poderiam causar aborto por rejeição, por parte da mãe, dos antígenos de origem paterna expressados pelo feto, fundamentalmente no nível endometrial, na interface materno-fetal. Para que isso não aconteça, em condições fisiológicas se desenvolve uma série de mecanismos de "tolerância imunitária". Quando esses mecanismos falham, pode ocorrer uma rejeição que leve à perda embrionária ou fetal. Esse mecanismo tem sido relacionado com o AR mediante processos como: (a) a rotura do predomínio gestacional normal das citocinas produzidas pelos linfócitos T auxiliares (Th2) ou "pró-gestacionais" sobre aquelas geradas pelos Th1 ou "antigestacionais", que levariam, em condições normais, ao mascaramento dos antígenos fetais trofoblásticos a fim de evitar uma resposta imunológica materna anômala; (b) a interferência dos linfócitos citotóxicos naturais (NK, do inglês *natural killer*) uterinos, anormalmente elevados em quantidade e atividade citotóxicas, na invasão do trofoblasto extravilositário; (c) a compatibilidade paterna de determinados antígenos humanos leucocitários (HLA); (d) a variação alélica na região-2 das isoformas HLA-G; (e) o efeito das proteínas inibidoras do complemento; (f) a função das células T reguladoras maternas na tolerância imunológica ao feto; (g) as concentrações baixas de *manose-binding lectin* (MBL), constituinte importante do sistema imune inato etc.

Embora pareça haver base científica na origem aloimune de alguns AR, especialmente nas mulheres com múltiplos abortos (cinco ou mais), por enquanto o mecanismo de ação ainda não foi concretizado nem, o que é mais importante, a terapia adequada. Nem mesmo a atividade das células NK periféricas foi correlacionada ao risco de AR. Partindo dessa possível origem, nas mulheres com AR idiopáticos têm sido tentados diversos tratamentos, como a administração de imunoglobulina endovenosa (IGEV), a infusão de membrana trofoblástica ou a imunização materna com leucócitos paternos ou de doadores. Nenhum desses tratamentos apresentou efeito benéfico evidente, como será comentado na seção sobre tratamento.

Outras causas endometriais

Poderia existir um "fator endometrial" no AR decorrente de uma anomalia endocrinológica ou de uma patologia intrauterina ou até, em 50% dos casos, de uma causa subjacente desconhecida. Por essa razão, têm sido desenvolvidas linhas de pesquisa, como o estudo de diversas alterações histológicas endometriais e a expressão endometrial de substâncias como óxido nítrico, fatores de adesão embrionária, como a glicoproteína MUC1, proteínas, como a glicodelina A, e receptores esteroides para estrogênios, androgênios e progesterona.

Uma teoria atraente recentemente postulada correlacionaria alguns AR à falta de reconhecimento endometrial dos embriões anormais. Desse modo, mulheres hiperférteis, mas com AR, poderiam apresentar com mais frequência a implantação de embriões anormais ou não viáveis, sendo comparadas com as mulheres com fertilidade normal, visto que as células estromais do endométrio não fariam uma distinção entre embriões de boa e baixa qualidade. Assim, as células endometriais estromais migrariam para o embrião, fossem de boa ou baixa qualidade, em mulheres com AR, mas a migração estaria inibida em mulheres férteis na presença de embriões de baixa qualidade. Essa situação de super-receptividade faria com que fossem implantados embriões tanto normais como anormais e os intervalos entre as gestações fossem inclusive mais curtos do que em controles férteis.

Outros transtornos hematológicos

Além das trombofilias clássicas, o AR tem sido associado a outras coagulopatias, como déficit de fator XII, alteração na atividade fibrinolítica e redução do tempo de tromboplastina parcial ativada. Essas associações não estão confirmadas, motivo pelo qual não devem ser avaliadas fora do marco dos ensaios clínicos. Novas trombofilias de base genética estão atualmente sob estudo, embora sem resultados concludentes até a presente data.

Psicossociais

É evidente que com a melhoria do estado psíquico da mulher que sofre abortos habituais podem ser esperados melhores resultados gestacionais. Nisso se baseia o *tender loving care*, que será comentado na seção de tratamento. Alguns pesquisadores tentaram relacionar a situação emocional da paciente, fundamentalmente o estresse, com fatores orgânicos que agiriam como mediadores, em especial desequilíbrios imunológicos. Também foi comentado o efeito do aumento dos hormônios do estresse (catecolaminas e cortisol) na redução da vascularização e do fornecimento de oxigênio fetal como possível mecanismo indutor de aborto.

PROTOCOLO PARA O DIAGNÓSTICO

O protocolo para o diagnóstico do AR, com base nas informações apresentadas e considerado sob um ponto de vista eminentemente clínico e prático, encontra-se resumido no Quadro 34.3. Desse modo, deveriam ser buscadas e diagnosticadas todas aquelas patologias com certa evidência de manter uma relação causal com o AR e cujo tratamento pudesse melhorar o prognóstico do casal com o objetivo de aplicar a terapia específica de correção. Todas as possíveis etiologias não demonstradas, que ainda estão sob pesquisa ou que não apresentam terapia adequada não seriam avaliadas por não provocarem no diagnóstico nenhuma modificação no tratamento clínico das pacientes.

Quadro 34.3 Protocolo para o diagnóstico de aborto de repetição

≥ 3 abortos espontâneos, consecutivos ou não Em mulheres > 35 anos e/ou infertilidade, considerar a partir de dois abortos	
Etiologia	**Exame diagnóstico**
Genética	Cariótipos paternos Estudo citogenético do aborto DGPI
Anatômica	Ecografia vaginal (3D)/histeroscopia
Trombofilia	Anticorpo anticardiolipina IgG, IgM Anticorpo anti-β2-glicoproteína I IgG, IgM Anticoagulante lúpico rPCR/fator V de Leiden Mutação G20210A do fator II Antitrombina Proteínas C e S Homocisteína em jejum

rPCR: resistência à proteína C reativa; DGPI: diagnóstico genético pré-implantacional.

O protocolo poderia ser aplicado em mulheres com três ou mais abortos, consecutivos ou não, sendo considerado também a partir de dois abortos, especialmente em mulheres inférteis ou mais velhas, podendo haver causas comuns que justifiquem ambos os problemas. Como se pode ver no Quadro 34.3, apenas quatro causas deveriam ser realmente descartadas. A primeira seria a cromossômica, com base na prática de cariótipos paternos e no estudo confiável dos restos embrionários/fetais caso a paciente comparecesse à consulta antes de sua expulsão. Além disso, como se verá na seção de tratamento, o DGPI seria útil para confirmar, *de novo*, o excesso de anomalias cromossômicas ou de embriões desequilibrados para a cromossomopatia estrutural paterna, antes da implantação embrionária, tendo, portanto, uma dupla função: diagnóstica, ao determinar o mencionado excesso de anomalias, e terapêutica, ao transferir somente embriões normais para os cromossomos analisados após uma FIV.

Para descartar o problema anatômico uterino (segunda causa) como causa do AR, a ecografia vaginal em duas dimensões (2D) é uma ferramenta de triagem útil. No entanto, para maior precisão diagnóstica ou a confirmação de uma possível patologia suspeitada por ecografia 2D poderá ser utilizada a ressonância nuclear magnética (RNM), a ecografia 3D (três dimensões) ou a histeroscopia. No entanto, a RNM é mais cara, menos acessível e apresenta limitações (implantes corporais ferromagnéticos, IMC alto, claustrofobia). Por isso, a ecografia vaginal em 3D costuma ser o método selecionado para diagnóstico, avaliando simultaneamente a morfologia externa e a interna do útero. A histeroscopia também seria uma boa opção, principalmente por permitir, no mesmo ato, a correção cirúrgica do problema encontrado. Não obstante, não avalia a morfologia externa do útero.

Com relação às trombofilias, o anticoagulante lúpico e os anticorpos anticardiolipina e anti-β2-glicoproteína I IgG e IgM deverão ser sempre solicitados para descartar a SAF (terceira causa). Como demonstrado anteriormente, uma determinação positiva obrigará uma segunda determinação pelo menos 12 semanas depois, visando evitar falso-positivos. Quanto ao restante das trombofilias (quarta causa), fundamentalmente herdadas, pode-se fazer uma triagem completa, embora os resultados devam ser estudados com cautela, uma vez que somente o fator V de Leiden e a mutação G20210A da protrombina poderiam estar relacionados com o AR.

MANEJO TERAPÊUTICO

Em função do protocolo diagnóstico, são adotadas terapias que demonstram eficácia na correção dos problemas detectados. No entanto, este também é outro ponto controverso com relação ao AR.

Anticoagulantes

Atualmente, a pauta mais aceita para o tratamento da SAF no AR consiste na associação, desde que se saiba que a paciente está grávida, de AAS em doses baixas e heparina, se possível de baixo peso molecular, em virtude de seu perfil de ação e da comodidade na administração e porque apresenta menos riscos. Os corticoides e as IGEV não têm mostrado benefícios terapêuticos maiores e apresentam efeitos adversos importantes, além de alto custo, o que desaconselha seu uso atualmente.

Diversos estudos aleatorizados têm demonstrado que a administração de heparina subcutânea em conjunto com o AAS em dose baixa, desde que se saiba que a paciente está grávida (5 a 7 semanas, batimento fetal positivo visualizável por ecografia), aumenta entre 40% a 45% e 75% a 80% a probabilidade de recém-nascido vivo. Igualmente, uma metanálise e uma revisão da Biblioteca Cochrane têm corroborado que a adição de heparina ao AAS em dose baixa reduz drasticamente a probabilidade de um novo aborto (> 54%), o que não se consegue apenas com o AAS nem com outros fármacos, como corticoides ou imunoglobulinas. A dose de AAS utilizada nesses estudos foi de pelo menos 75mg/dia.

Uma recente metanálise sobre 16 estudos aleatorizados observou a superioridade da heparina e do AAS sobre o AAS isoladamente e sobre as gamaglobulinas para aumentar a taxa de recém-nascidos vivos em mulheres com SAF, não encontrando diferenças nítidas entre a heparina de alto e a de baixo peso molecular. Nas trombofilias herdadas, o tratamento de eleição seria a heparina, não tendo sido demonstrado benefício com a adição de AAS.

No entanto, a evidência é muito escassa, pois apenas um estudo aleatorizado analisou o papel desse fármaco no AR em mulheres portadoras de trombofilia herdada. Nesse estudo (Benner e cols., 2000), o índice de recém-nascidos foi similar com 40 ou 80mg/dia de enoxaparina, mas três vezes superior à não administração. A administração de heparina é provavelmente aconselhável desde o início da gravidez, já que em patologias como a SAF e o fator V de Leiden foi proposto um mecanismo de modificação na invasão trofoblástica que poderia interferir na implantação, o que se refletiria, mais tarde, em outras patologias placentárias causadas por uma implantação deficitária, como a pré-eclâmpsia, o crescimento intrauterino restrito, o parto prematuro e o descolamento da placenta, relacionados com a SAF e as trombofilias herdadas.

Uma vez iniciada a administração da heparina, será aconselhável mantê-la durante toda a gravidez e o puerpério com o objetivo de evitar outras complicações gestacionais fetais e maternas, incluindo a trombose. Quanto à dose da heparina profilática, a enoxaparina, na dose de 20 a 80mg/dia, tem sido a opção mais estudada. A dose de 40mg/dia de enoxaparina parece ser a mais acertada, embora possa ser aumentada em mulheres com sobrepeso ou alteração do Doppler nas artérias uterinas entre 20 e 24 semanas de gestação. Obviamente, na presença de antecedentes de trombose na mulher afetada, as doses terapêuticas da heparina teriam de ser aumentadas (por quilograma de peso) e seu efeito anticoagulante controlado por um hematologista.

No AR idiopático (sem trombofilia de base) não tem sido demonstrado qualquer papel benéfico da anticoagulação com AAS e/ou heparina em vários estudos aleatorizados e em recente revisão da Cochrane. Como não são medicações isentas de risco, não deveriam ser administradas. Por outro lado, os anticoagulantes orais não são recomendáveis na gravidez, especialmente no primeiro trimestre, devido ao risco de malformações e depois da 36ª semana, em virtude do risco de hemorragias.

Vitaminas

A hiper-homocisteinemia, quando muito intensa, está fortemente relacionada com eventos trombóticos, sendo assim uma indicação de anticoagulação. Na maioria das ocasiões, com níveis de homocisteína plasmática de 16 a 100mol/L (hiper-homocisteinemia leve ou moderada), considera-se suficiente a administração de vitamina B_6, B_{12} e ácido fólico para suprir o defeito, tanto quando sua origem é um déficit dietético como na decorrente de mutação homozigoto no gene C677T da metilenotetra-hidrofolato redutase (MTHFR), enzima que intervém na via de metilação da homocisteína. A hiper-homocisteinemia poderia favorecer o AR precoce ao interferir no desenvolvimento embrionário mediante a vascularização deficiente das vilosidades coriônicas ou em razão de um possível efeito embriotóxico.

Diagnóstico genético pré-implantacional (DGPI)

O DGPI é uma técnica controversa e ainda não validada por toda a comunidade científica como terapia útil no AR. No entanto, se considerarmos que a maioria dos abortos e AR de primeiro trimestre (que são os mais frequentes) tem origem novamente em uma cromossomopatia que pode ser recorrente e é mais frequente conforme a mulher envelhece, estando associada a outros problemas, como a infertilidade, é lógico pensar que sim, que poderia ter um papel relevante. Em casos de cromossomopatias paternas, é indiscutível sua aplicação após recomendação genética adequada, embora alguns autores considerem suficiente a probabilidade de gravidez evolutiva espontânea nesses casos, não aconselhando a técnica.

Até a presente data foi realizado apenas um estudo aleatorizado sobre a função do DGPI no AR, mas, embora tenha sido demonstrado um papel benéfico dessa técnica, o estudo apresentou falhas importantes em sua metodologia. Em 2005 foram publicados dois estudos prospectivos, de dois grupos diferentes de trabalhos, que abrangeram mulheres com ≥ 3 abortos com descrição adequada de seus resultados. Em ambos os estudos, a taxa de aborto pós-DGPI foi inferior à que poderia ser esperada sem DGPI tanto nas mulheres jovens como nas mais velhas. No entanto, em um desses estudos (Munne e cols., 2005) foram mantidas taxas muito aceitáveis de implantação e gestação pós-DGPI, enquanto no outro (Platteau e cols., 2005) as taxas foram tão baixas que os autores consideraram inútil essa técnica, já que a possibilidade de uma gravidez evoluir era mais baixa após DGPI do que da maneira espontânea. Obviamente, a diferença entre ambos os grupos foi a experiência na realização da biópsia embrionária. Em mãos experientes, a biópsia não menosprezava a probabilidade de evolução embrionária posterior, razão pela qual as taxas de implantação e gestação são boas e ocorrem menos abortos, mas, em mãos inexperientes, a biópsia diminui drasticamente a evolução e a sobrevivência posterior do embrião, não justificando sua realização.

Nosso grupo está há mais de 20 anos realizando DGPI para AR. Entre 1997 e 2011 realizamos 789 ciclos de ICSI-DGPI no IVI – Valência com teste de hibridização *in situ* por fluorescência (FISH) em mulheres com dois ou mais abortos, incluindo 399 ciclos de mulheres com três ou mais abortos. Mantendo uma taxa de implantação de aproximadamente 37%, chegamos a uma taxa de aborto posterior de 13,9% em mulheres com menos de 37 anos, as quais apresentavam estimativa *a priori* de 38% de novo aborto, e de 33% em mulheres com mais de 37 anos que tinham *a priori* uma estimativa de risco de aborto de 70%. Desde o fim do ano 2011, movimentamos o DGPI através de CGH *array* (hibridização genômica comparativa com base em microarranjos) com a finalidade de analisar todos os cromossomos embrionários e nos tornamos mais precisos no diagnóstico usando, atualmente, o sequenciamento genético de nova geração (NGS). Do mesmo modo, abandonamos, recentemente a realização da biópsia embrionária no terceiro dia de desenvolvimento para fazê-la no blastocisto em razão das melhorias nas técnicas de vitrificação e da sobrevivência embrionária após a biópsia.

Nas Tabelas 34.1 e 34.2, referentes aos dados do IVI – Valência obtidos no final de 2016, os quais incluem casos de AR

Tabela 34.1 Resultados com a CGH/NGH IVI (2011-2016)

Aborto de repetição	< 38 anos		≥ 38 anos	
Dia 3	**≥ 2 abortos**	**≥ 3 abortos**	**≥ 2 abortos**	**≥ 3 abortos**
Número de ciclos	613	301	889	355
Idade, média ± DP	35,1 ± 2,9	35,4 ± 2,7	40,5 ± 1,5	40,5 ± 1,7
Número de abortos, média ± DP	2,8 ± 0,9	3,6 ± 0,5	2,6 ± 0,4	3,5 ± 0,6
Embriões analisados, média ± DP	6,4 ± 2,6	6,2 ± 2,5	5,4 ± 2,3	5,5 ± 2,3
Embriões anormais, %	66,5	68,2	80,2	83,5
Transferência embrionária, %	462 (75,4)	230 (76,4)	416 (46,8)	170 (47,9)
Número de embriões transferidos, média ± DP	1,4 ± 1,0	1,5 ±0,5	1,2 ± 1,0	1,3 ± 1,1
Taxa de gestação/transferência	271 (58,6)	130 (56,5)	231 (55,5)	103 (60,6)
Taxa de implantação	341/670 (50,9)	158/336 (47,0)	270/519 (52,0)	118/213 (55,4)
Taxa de aborto	37 (13,6)	19 (14,6)	26 (11,2)	10 (10,2)

Tabela 34.2 Resultados com a CGH/NGS IVI (2011-2016)

Aborto de repetição	< 38 anos		≥ 38 anos	
Dia 5/6	**≥ 2 abortos**	**≥ 3 abortos**	**≥ 2 abortos**	**≥ 3 abortos**
Número de ciclos	80	22	91	30
Idade, média ± DP	33,8 ± 2,3	31,8 ± 2,7	40,3 ± 1,8	40,2 ± 1,7
Número de abortos, média ± DP	2,4 ± 0,7	3,7 ± 0,5	2,7 ± 0,6	3,6 ± 0,6
Embriões analisados, média ± DP	5,1 ± 2,4	6,5 ± 2,5	3,1 ± 2,3	2,9 ± 2,1
Embriões anormais, %	53,3	58,1	66,9	70,1
Transferência embrionária, %	60 (75,0)	15 (68,2)	51 (56,0)	22 (73,3)
Número de embriões transferidos, média ± DP	1,3 ± 1,0	1,5 ± 0,5	1,1 ± 1,0	1,1 ± 0,8
Taxa de gestação/transferência	35 (58,3)	9 (60,0)	33 (64,7)	12 (54,5)
Taxa de implantação	42/86 (48,8)	11/23 (47,8)	40/67 (59,7)	13/25 (52,0)
Taxa de aborto	4 (11,4)	0	0	0

analisados exclusivamente com CGH e NGS tanto no terceiro dia de desenvolvimento como no blastocisto, podem ser observadas taxas de implantação e gestação muito aceitáveis em todos os grupos de idade, com taxas de abortos posteriores ao DGPI muito baixas e, logicamente, muito inferiores àquelas esperadas de maneira espontânea nesse tipo de paciente. Obviamente, a ausência de abortos em três dos quatro grupos analisados em blastocisto se deve, possivelmente, ao tamanho limitado das amostras de aborto em virtude de a biópsia de células do trofoectoderma ser a técnica mais recente de implantação. Não devemos esquecer que o casal que consulta o especialista a respeito de um AR o faz porque não quer voltar a abortar ou quer reduzir ao máximo a possibilidade de que isso volte a acontecer. Nossos dados indicam que, em um AR idiopático, a probabilidade de aborto é reduzida significativamente com a realização do DGPI, não menosprezando as taxas de implantação e gestação posteriores.

Cirurgia

Em nosso serviço, muitas das mulheres com abortos também apresentam problemas de esterilidade. Nossa atitude terapêutica consiste em operar todas as patologias que afetem a linha endometrial por via histeroscópica. Entre as malformações congênitas, operamos os septos (e suas variantes: subseptos, formas mistas com bicorno) e os úteros hipoplásicos em T. Não realizamos intervenções abertas do útero para solucionar malformações. Se existirem grandes miomas intramurais (> 5cm) ou que deformem a cavidade uterina, sempre que possível intervimos por via laparoscópica. Os miomas submucosos e os quadros de sinéquias são operados por via histeroscópica. No caso de pólipos, principalmente < 1,5cm, expressamos nossas dúvidas à paciente sobre a possível relação causal com os abortos e ela decide qual conduta será seguida. Em qualquer útero malformado de modo congênito ou adquirido, operando ou não, iniciamos controles cervicais exaustivos desde a 16ª semana de gestação, avaliando a cerclagem terapêutica até a 24ª semana em gestações únicas, caso seja observado encurtamento cervical patológico.

"Tender loving care" ou cuidado emocional intensivo na gravidez

Diversos estudos têm demonstrado como a atenção exaustiva no início da gravidez de mulheres com AR idiopático aumenta de 30% para 70% a probabilidade de gravidez evolutiva. Seguimos essa pauta tanto nessas pacientes como naquelas com causa conhecida corrigida, pois nossa experiência também assegura esses resultados, talvez em razão da redução do nível de estresse da paciente e dos mediadores deste, como catecolaminas ou corticoides, que poderiam ser deletérios para a gravidez.

Nossa atitude consiste em disponibilizar controles ecográficos semanais, desde que a paciente saiba que está grávida, associados a mensagens tranquilizadoras, recomendações sobre hábitos de vida, contatos telefônicos ou consultas permanentes diante de qualquer dúvida e administração de medicamentos placebo em casos idiopáticos ou direcionados, quando há uma causa-base. Entre os medicamentos placebo, a progesterona, visto não produzir complicações maternas nem fetais e talvez por ter um efeito imunomodulador ainda desconhecido em casos de aloimunidade, é um fármaco utilizado frequentemente, assim como as vitaminas, embora, como já comentado, sua utilidade ainda não tenha sido demonstrada. A progesterona já é administrada como regra a todas as pacientes inférteis após o tratamento de reprodução assistida, mas poderia ser acrescentada para as gestantes com concepção espontânea. O controle semanal intensivo desde o início da gravidez é continuado pelo menos até decorridas 2 semanas da idade gestacional do aborto mais tardio. Isto é, se a mulher teve um aborto na sexta semana, outro na sétima e outro na oitava semana, o controle seria feito até a décima semana (8+2).

Controle em unidade de gravidez de alto risco

Tanto nos AR de causa conhecida como nos idiopáticos foi descrito maior número de complicações gestacionais, motivo pelo qual é aconselhável o seguimento em unidades de alto risco.

CONSIDERAÇÕES FINAIS

Não recomendamos a imunoterapia porque sua eficácia não foi demonstrada. Dos estudos aleatorizados sobre imunização com leucócitos paternos, embora um ou outro autor tenha comentado sobre um efeito benéfico, a maioria descartou sua utilidade, ressaltando seus importantes riscos e custos e inclusive mostrando taxas maiores de aborto do que no grupo placebo. No que tange às IGEV, do mesmo modo, a maioria dos estudos aleatorizados, metanálises e revisões sistemáticas mostrou ausência de eficácia. A infusão de membrana trofoblástica também carece de utilidade. Nas duas últimas revisões da Cochrane não foram encontrados efeitos benéficos em nenhum desses tratamentos para prevenção de novos abortos.

Quando todas as medidas mencionadas falharam e se acredita que possa existir um problema oocitário ou seminal não diagnosticável como causa do AR, aconselha-se a doação de um ou dois gametas. Se a mulher continuar abortando, as únicas opções serão o útero de substituição, nos países cuja legislação permita, ou a adoção.

Leitura complementar

Adelberg AM, Kuller JA. Thrombophilias and recurrent miscarriage. Obstet Gynecol Surv 2002; 57:703-9.

Alfirevic Z, Stampalija T, Medley N. Cervical stitch (cerclage) for preventing preterm birth in singletion pregnancy. Cochrane Database Syst Rev 2017; CD008991.

Allahbadia GN, Allahbadia SG. Low molecular weight heparin in immunological recurrent abortion – the incredible cure. J Assist Reprod Genet 2003; 20:82-90.

Arck PC, Rose M, Hertwig K et al. Stress and immune mediators in miscarriage. Hum Reprod 2001; 16:1505-11.

Arredondo F, Noble LS. Endocrinology of recurrent pregnancy loss. Semin Reprod Med 2006; 24:33-9.

ASRM Practice Committee. Definitions of infertility and recurrent pregnancy loss: a committee opinion. Fertil Steril 2013; 99:63.

Ata B, Tan SL, Shehata F, Holzer H, Buckett W. A systematic review of intravenous immunoglobulin for treatment of unexplained recurrent miscarriage. Fertil Steril 2011; 95:1080-5.e1-2.

Bellver J, Meseguer M, Muriel L et al. Y chromosome microdeletions, sperm DNA fragmentation and sperm oxidative stress as causes of recurrent spontaneous abortion (RSA) of unknown etiology. Hum Reprod 2010; 25:1713-21.

Bellver J, Soares SR, Alvarez C et al. The role of thrombophilia and thyroid autoimmunity in unexplained infertility, implantation failure and recurrent spontaneous abortion. Hum Reprod 2008; 23:278-84.

Berghella V. Novel developments on cervical length screening and progesterone for preventing preterm birth. BJOG 2009; 116:182-7.

Bernardi LA, Cohen RN, Stephenson MD. Impact of subclinical hypothyroidism in women with recurrent early pregnancy loss. Fertil Steril 2013; 100:1326-31.

Bianco K, Caughey AB, Shaffer BL, Davis R, Norton ME. History of miscarriage and increased incidence of fetal aneuploidy in subsequent pregnancy. Obstet Gynecol 2006; 107:1098-102.

Branch DW, Gibson M, Silver RM. Clinical practice: recurrent miscarriage. N Engl J Med 2010; 363:1740-7.

Branch DW, Peaceman AM, Druzin M et al. A multicenter, placebo-controlled pilot study of intravenous immune globulin treatment of antiphospholipid syndrome during pregnancy. Am J Obstet Gynecol 2000; 182:122-7.

Branch DW, Silver RM, Blackwell JL et al. Outcome of treated pregnancies in women with antiphospholipid syndrome: an update of the Utah experience. Obstet Gynecol 1992; 80:614-20.

Brenner B, Hoffman R, Blumenfeld Z et al. Gestational outcome in thrombophilic women with recurrent pregnancy loss treated by enoxiparin. Thromb Haemost 2000; 83:693-7.

Brenner B, Hoffman R, Carp H et al. Efficacy and safety of two doses of enoxiparin in women with thrombophilia and recurrent pregnancy loss: the LIVE--ENOX study. J Thromb Haemost 2005; 3:227-9.

Brigham SA, Conlon C, Farquharson RG. A longitudinal study of pregnancy outcome following idiopathic recurrent miscarriage. Hum Reprod 1999; 14: 2868-71.

Brigham SA, Conlon C, Farquharson RG. A longitudinal study of pregnancy outcome following idiopathic recurrent miscarriage. Hum Reprod 1999; 14:2868-71.

Bronet F, Martínez E, Gaytán M et al. Sperm DNA fragmentation index does not correlate with the sperm or embryo aneuploidy rate in recurrent miscarriage or implantation failure patients. Hum Reprod 2012; 27:1922-9.

Brucker SY, Rall K, Campo R, Oppelt P, Isaacson K. Treatment of congenital malformations. Semin Reprod Med 2011; 29:101-12.

Carp H, Salomon O, Seidman D et al. Prevalence of genetic markers for thrombophilia in recurrent pregnancy loss. Hum Reprod 2002; 17:1633-7.

Carrell DT, Liu L, Peterson CM et al. Sperm DNA fragmentation is increased in couples with unexplained recurrent pregnancy loss. Arch Androl 2003; 49:49-55.

Christiansen O, Larsen E, Egerup P, Lunoee L, Egestad L, Nielsen H. Intravenous immunoglobulin treatment for secondary recurrent miscarriage: a randomised, double-blind, placebo-controlled trial. BJOG 2015; 122(4):500-8.

Christiansen O. Future directions of failed implantation and recurrent miscarriage research. Reprod Biomed Online 2006; 13:71-83.

Christiansen OB, Andersen ANM, Bosch E et al. Evidence-based investigations and treatments of recurrent pregnancy loss. Fertil Steril 2005; 83:821-39.

Christiansen OB. Reproductive immunology. Mol Immunol 2013; 55:8-15.

Clark P, Walker ID, Langhorne P et al; Scottish Pregnancy Intervention Study (SPIN) collaborators. SPIN (Scottish Pregnancy Intervention) study: a multicenter, randomized controlled trial of low-molecular-weight heparin and low-dose aspirin in women with recurrent miscarriage. Blood 2010; 115:4162-7.

Clifford K, Rai R, Regan L. Future pregnancy outcome in unexplained recurrent first trimester miscarriage. Hum Reprod 1997; 12:387-9.

Clifford K, Rai R, Regan L. Future pregnancy outcome in unexplained recurrent first trimester miscarriage. Hum Reprod 1997; 12:387-9.

Clifford K, Rai R, Watson H et al. Does supressing luteinizing hormone secretion reduce the miscarriage rate? Results of randomized controlled trial. BMJ. 1996; 312:1508-11.

Collodel G, Giannerini V, Pascarelli AN et al. TEM and FISH studies in sperm from men of couples with recurrent pregnancy loss. Andrologia 2009; 41:352-60.

Coomasaramy A, Williams H, Truchanowicz E et al. A randomized trial of progesterone in women with recurrent miscarriages. N Engl J Med 2015; 373:2141-8.

Cowchock FS, Reece EA, Balaban D et al. Repeated fetal losses associated with antiphospholipid antobodies: a collaborative randomized trial comparing prednisone to low-dose heparin treatment. Am J Obstet Gynecol 1992; 166:1318-23.

Craig LB, Ke RW, Kutteh WH. Increased prevalence of insulin resistance in women with a history of recurrent pregnancy loss. Fertil Steril 2002; 78:487-90.

Daniely M, Aviram-Goldring A, Barkai G et al. Detection of chromosomal aberration in fetuses arising form recurrent spontaneous abortion by comparative genomic hybridization. Hum Reprod 1998; 13:805-9.

Davis OK, Berkeley AS, Naus GJ et al. The incidence of luteal phase in normal, fertile women, determined by serial endometrial biopsy. Fertil Steril 1989; 51:582-6.

de Jong PG, Kaandorp S, Di Nisio M, Goddijn M, Middeldorp S. Aspirin and/or heparin for women with unexplained recurrent miscarriage with or without inherited thrombophilia. Cochrane Database Syst Rev 2014 Jul 4; 7:CD004734.

Dempsey MA, Flood K, Burke N et al. Perinatal outcomes of women with a prior history of unexplained recurrent miscarriage. J Matern Fetal Neonatal Med 2014 Jun 4:1-4.

Dewan S, Puscheck EE, Coulam CB et al. Y-chromosome microdeletions and recurrent pregnancy loss. Fertil Steril 2006; 85:441-5.

Dudding TE, Attia J. The association between adeverse pregnancy outcomes and maternal factor V Leiden genotype: a meta-analysis. Thromb Haemost 2004; 91:700-11.

Duran B, Ozlü T, Koç O, E itken C, Topçuo lu A. Relationship of thyroid hormone levels and thyroid autoantibodies with early pregnancy loss and infertility. J Obstet Gynaecol 2013; 33:862-4.

Empson M, Lassere M, Craig JC et al. Prevention of recurrent miscarriage for women with antiphospholipid antibody or lupus anticoagulant. Cochrane Database Syst Rev 2005 Apr 18 (2):CD002859.

ESHRE Capri Workshop Group. Genetics aspects of female reproduction. Hum Reprod Update 2008; 14:293-307.

Esplin MS, Branch DW, Silver R et al. Thyroid autoantibodies are not associated with recurrent pregnancy loss. Am J Obstet Gynecol 1998; 179:1583-6.

Ferro J, Martínez MC, Lara C et al. Improved accuracy of hystero-embryoscopic biopsies for karyotyping early missed abortions. Fertil Steril 2003; 80:1260-3.

Fischer J, Colls P, Escudero T et al. Preimplantation genetic diagnosis (PGD) improves pregnancy outcome for translocation carriers with a history of recurrent losses. Fertil Steril 2010; 94:283-9.

Glueck CJ, Phillips H, Cameron D et al. Continuing metformin throughout pregnancy in women with polycystic ovary syndrome appears to safely reduce first-trimester spontaneous abortion: a pilot study. Fertil Steril 2001; 75:46-52.

Godjin M, Leschot NJ. Genetic aspects of miscarriage. Baillieres Best Pract Res Clin Obstet Gynaecol 2000; 14:855-65.

Hassold TJ. A cytogenetic study of repeated spontaneous abortions. Am J Hum Genet 1980; 32:723-30.

Heijnen EMEW, Eijkemans MJC, Hughes EG et al. A meta-analysis of conventional IVF in women with polycystic ovary syndrome. Hum Reprod Update 2006; 12:13-21.

Heilmann L, von Tempelhoff GF, Pollow K. Antiphospholipid syndrome in obstetrics. Clin Appl Thromb Hemost 2003; 9:143-50.

Hirihara F, Andoh N, Sawai K et al. Hyperprolactinemic recurrent miscarriage and results of randomized bromocriptine treatment trials. Fertil Steril 1998; 70:246-52.

Hodes-Wertz B, Grifo J, Ghadir S et al. Idiopathic recurrent miscarriage is caused mostly by aneuploid embryos. Fertil Steril 2012; 98:675-80.

Jakubowicz DJ, Iuorno MJ, Jakubowicz S et al. Effects of metformin on early pregnancy loss in the polycystic ovary syndrome. J Clin Endocrinol Metab 2002; 87:524-9.

Jaslow CR. Uterine factors. Obstet Gynecol Clin North Am 2014; 41:57-86

Jauniaux E, Farquharson RG, Christiansen OB et al. Evidence-based guidelines for the investigation and medical treatment of recurrent miscarriage. Hum Reprod 2006; 21:2216-22

Jeve YB, Davies W. Evidence-based management of recurrent miscarriage. J Hum Reprod Sci 2014; 7:159-69.

Kaandorp SP, Goddijn M, van der Post JAM et al. Aspirin plus heparin or aspirin alone in women with recurrent miscarriage. N Engl J Med 2010; 362:1586-96.

Katano K, Suzuki S, Ozaki Y, Suzumori N, Kitaori T, Sugiura-Ogasawara M. Peripheral natural killer cell activity as a predictor of recurrent pregnancy loss: a large cohort study. Fertil Steril 2013; 100:1629-34.

Kolte AM, van Oppenraaij RH, Quenby S et al. Non-visualized pregnancy losses are prognostically important for unexplained recurrent miscarriage. Hum Reprod 2014; 29:931-7.

Kovalsky G, García CR, Berlin JA et al. Evaluation of the association between hereditary thrombophilias and recurrent pregnancy loss: a meta-analysis. Arch Intern Med 2004; 164:558-63.

Kowalik CR, Goddijn M, Emanuel MH et al. Metroplasty versus expectant management for women with recurrent miscarriage and a septate uterus. Cochrane Database Syst Rev 2011 Jun 15;(6):CD008576.

Krabbendam I, Frankx A, Bots ML et al. Thrombophilias and recurrent pregnancy loss: a critical appraisal of the literature. Eur J Obstet Gynecol Reprod Biol 2005; 118:143-53.

Kroon B, Johnson N, Chapman M et al; Australasian CREI Consensus Expert Panel on Trial evidence (ACCEPT) group. Fibroids in infertility – consensus statement from ACCEPT (Australasian CREI Consensus Expert Panel on Trial evidence). Aust N Z J Obstet Gynaecol 2011; 51:289-95.

Kupferminc MJ, Eldor A, Steinman N et al. Increased frequency of genetic thrombophilia in women with complications of pregnancy. N Engl J Med 1999; 340:9-13.

Kutteh WH, Yerman DL, Carr AC et al. Increased prevalence of antithyroid antibodies identifiec in women with recurrent pregnancy loss but not in women undergoing assisted reproduction. Fertil Steril 1999; 71:843-8.

Legro RS, Barnhart HX, Schlaff VD et al. Clomiphene, metformin, or both for infertility in the polycystic ovary syndrome. N Engl J Med 2007; 356:551-66.

Letterie GS. Management of congenital uterine abnormalities. Reprod Biomed Online 2011; 23:40-52.

Levine JS, Branch DW, Rauch J. The antiphospholipid syndrome. N Engl J Med 2002; 346:752-63.

Li TC, Tuckerman EM, Laird SM. Endometrial factors in recurrent miscarriage. Hum Reprod Update 2002; 8:43-52.

Li TC. Genetic polymorphism and recurrent miscarriage. Reprod Biomed Online 2014; 29:657-8.

Liddell HS, Pattison NS. Zanderigo A. Recurrent miscarriage outcome after supportive care in early pregnancy. Aust N Z J Obstet Gynaecol 1991; 31: 320-2.

Marquard K, Westphal LM, Milki AA et al. Etiology of recurrent pregnancy loss in women over the age of 35 years. Fertil Steril 2010; 94:1473-77.

McNamee K, Dawood F, Farquharson R. Recurrent miscarriage and thrombophilia: an update. Curr Opin Obstet Gynecol 2012; 24:229-34.

Mills JL, Simpson JL, Driscoll SG et al. Incidence of spontaneous abortion among normal women and insulin-dependent diabetic women whose pregnancies were identified between 21 days of conception. N Engl J Med 1988; 319:1617-23.

Miyakis S, Lockshin MD, Atsumi T et al. Internacional consensus statement on an update of the classification criteria fo definite antiphospholipid syndrome (APS). J Thromb Haemost 2006; 4:295-306.

Munne S, Chen S, Fischer J et al. Preimplantation genetic diagnosis reduces pregnancy loss in women aged 35 years and older with a history of recurrent miscarriages. Fertil Steril 2005; 84:331.5.

Nardo LG, Rai R, Backos M et al. High serum luteinizing hormone and testosterone concentrations do not predict pregnancy outcome in women with recurrent miscarriage. Fertil Steril 2002; 77:348-52.

Nelen WLDM, Bulten J, Steegers EAP et al. Maternal homocysteine and chorionic vascularisation in recurrent early pregnancy loss. Hum Reprod 2000; 15:954-60.

Ober C, Karrison T, Odem RR et al. Mononuclear-cell immunization in prevention of recurrent miscarriages: a randomized trial. Lancet 1999; 354:365-9.

Ogasawara M, Kajiura S, Katano K et al. Are serum progesterone levels predictive of recurrent miscarriages in future pregnancies? Fertil Steril 1997; 68:806-9.

Ozcan T, Copel JA. Deciphering the role of thrombophilias in recurrent miscarriage: impact on screening and treatment. Contemporary OB/GYN Archive 2002; June 1.

Pasquier E, de Saint Martin L, Bohec C et al. Enoxaparin for prevention of unexplained recurrent miscarriage: a multicenter randomized double-blind placebo-controlled trial. Blood 2015; 125:2200-5.

Philipp T, Philipp K, Reiner A et al. Embryoscopic and cytogenetic analysis of 233 missed abortions: factors involved in the pathogenesis of developmental defects of early failed pregnancies. Hum Reprod 2003; 18:1724-32.

Platteau P, Staessen C, Michiels A et al. Preimplantation genetic diagnosis for aneuploidy screening in patients with unexplained recurrent miscarriages. Fertil Steril 2005; 83:393-7.

Porter TF, LaCoursiere Y, Scott JR. Immunotherapy for recurrent miscarriage. Cochrane Database Syst Rev 2006;(2):CD000112.

Porter TF. Evidence-based care of recurrent miscarriage. Best Pract Res Clin Obstet Gynaecol 2005; 19:85-101.

Practice Committee of the American Society for Reproductive Medicine. Evaluation and treatment of recurrent pregnancy loss: a committee opinion. Fertil Steril 2012; 98:1103-11.

Prins JR, Kieffer TE, Scherjon SA. Immunomodulators to treat recurrent miscarriage. Eur J Obstet Gynecol Reprod Biol 2014; 181:334-7.

Propst AM, Hill JA 3rd. Anatomic factors associated with recurrent pregnancy loss. Semin Reprod Med 2000; 18:341-50.

Rai R, Backos M, Elgaddal S et al. Factor V Leiden and recurrent miscarriage – prospective outcome of untreated pregnancies. Hum Reprod 2002; 17:442-5.

Rai R, Backos M, Rushworth F et al. Polycystic ovaries and recurrent miscarriage – a reappraisal. Hum Reprod 2000;15:612-5.

Rai R, Clifford K, Cohen H et al. High prospective fetal loss rate in untreated pregnancies of women with recurrent miscarriage and antiphospholipid antibodies. Hum Reprod 1995; 10:3301-4.

Rai R, Cohen H, Dave M et al. Randomized controlled trial of aspirin and aspirin plus heparin in pregnant women with recurrent miscarriage associated with phospholipid antibodies (or antiphospholipid antibodies). BMJ 1997; 314:253-7.

Rai R, Regan L. Recurrent miscarriage. Lancet 2006; 368:601-11.

Ramsdem GH, Johnson PM. Unexplained recurrent miscarriage and the role of immunotherapy. Contemp Rev Obstet Gynaecol 1992; 4:29-35.

Rey E, Kahn SR, David M et al. Thrombophilic disorders and fetal loss: a meta-analysis. Lancet 2003; 361:901-8.

Rikken J, Kowalik C, Emanuel M et al. Septum resection for women of reproductive age with a septate uterus. Cochrane Database Syst Rev 2017; CD008576.

Robberecht C, Pexsters A, Deprest J, Fryns JP, D'Hooghe T, Vermeesch JR. Cytogenetic and morphological analysis of early products of conception following hystero-embryoscopy from couples with recurrent pregnancy loss. Prenat Diagn 2012; 32:933-42.

Robberecht C, Schuddinck V, Fryns JP et al. Diagnosis of miscarriages by molecular karyotyping: benefits and pitfalls. Genet Med 2009; 11:646-54.

Robertson L, Wu O, Langhorne P et al. Thrombosis: Risk and Economic Assessment of Thrombophilia Screening (TREATS) study. Thrombophilia in pregnancy: a systematic review. Br J Haematol 2006;132:171-96.

Roman A, Suhag A, Berghella V. Cerclage: indications and patient counseling. Clin Obstet Gynecol 2016; 59:264-9.

Royal College of Obstetricians and Gynaecologists. The management of recurrent miscarriage. RCOG Guideline, 17. London: RCOG, 1998.

Rubio C, Simón C, Vidal F et al. Chromosomal abnormalities and embryo development in recurrent miscarriage couples. Hum Reprod 2003; 18:182-8.
Rushworth FH, Backos M, Rai R et al. Prospective pregnancy outcome in untreated recurrent miscarriages with thyroid autoantibodies. Hum Reprod 2000; 15:1637-9.
Saravelos SH, Cocksedge KA, Li TC. Prevalence and diagnosis of congenital uterine anomalies in women with reproductive failure. Hum Reprod Update 2008; 14:415-29.
Saravelos SH, Yan J, Rehmani H, Li TC. The prevalence and impact of fibroids and their treatment on the outcome of pregnancy in women with recurrent miscarriage. Hum Reprod 2011; 26:3274-9.
Sarig G, Younis JS, Hoffman R et al. Thrombophilia is common in women with idiopatic pregnancy loss and is associated with late pregnancy wastage. Fertil Steril 2002; 77:342-7.
Scott RT, Snyder RR, Stickland DM et al. The effect of interobserver variation in dating endometrial histology on the diagnosis of lutheal phase defects. Fertil Steril 1988; 50:888-92.
Sebire NJ, Fox H, Backos M et al. Defective endovascular trophoblast invasion in primary antiphospholipid antibody syndrome-associated early pregnancy failure. Hum Reprod 2002; 17:1067-71.
Sierra S, Stephenson M. Genetics of recurrent pregnancy loss. Semin Reprod Med 2006; 24:17-24.
Simpson JL, Elias S, Martin AO. Parental chromosome rearrangements associated with repetitive spontaneous abortion. Fertil Steril 1981; 36:584-90.
Stephenson MD, Awartani KA, Robinson WP. Cytogenetic analysis of miscarriages from couples with recurrent miscarriage: a case-control study. Hum Reprod 2002; 17:446-51.
Stern JJ, Dorfmann AD, Gutiérrez-Nájar AJ et al. Frecuency of abnormal karyotypes among abortuses from women with and without a history of recurrent spontaneous abortion. Fertil Steril 1996; 65:250-3.
Strassman EO. Fertility and unification of the double uterus. Fertil Steril 1966; 17:165-76.
Stray-Pedersen B, Stray-Pedersen S. Etiologic factors and subsequent reproductive performance in 195 couples with a prior history of habitual abortion. Am J Obstet Gynecol 1984; 148:140-6.
Sugiura-Ogasawara M, Lin BL, Aoki K et al. Does surgery improve live birth rates in patients with recurrent miscarriage caused by uterine anomalies? J Obstet Gynaecol 2015; 35:155-8.
Sugiura-Ogasawara M, Ozaki Y, Katano K, Suzumori N, Kitaori T, Mizutani E. Abnormal embryonic karyotype is the most frequent cause of recurrent miscarriage. Hum Reprod 2012; 27:2297-303.
Sugiura-Ogasawara M, Ozaki Y, Suzumori N. Management of recurrent miscarriage. J Obstet Gynecol Res 2014; 40:1174-79.
Suhag A, Berghella V. Cervical cerclage. Clin Obstet Gynecol 2014; 57:557-67.
Tang AW, Alfirevic Z, Quenby S . Natural killer cells and pregnancy outcomes in women with recurrent miscarriage and infertility: a systematic review. Hum Reprod 2011; 26:1971-80.
Taylor E, Gomel V. The uterus and fertility. Fertil Steril 2008; 89:1-16.
Triolo G, Ferrante A, Ciccia F et al. Randomized study of subcutaneous low molecular weigt heparin plus aspirin versus intravenous immunoglobulin in the treatment of recurrent fetal loss associated with antiphospholipid antibodies. Arthritis Reum 2003; 48:728-31.
Tso LO, Costello MF, Albuquerque LE, Andriolo RB, Freitas V. Metformin treatment before and during IVF or ICSI in women with polycystic ovary syndrome. Cochrane Database Syst Rev 2009 Apr 15;(2):CD006105.
Tso LO, Costello MF, Albuquerque LE, Andriolo RB, Macedo CR. Metformin treatment before and during IVF or ICSI in women with polycystic ovary syndrome. Cochrane Database Syst Rev 2014 Nov 18; 11:CD006105.
Tulppala M, Bjorses UM, Stenman UH et al. Luteal phase defect in habitual abortion: progesterone in saliva. Fertil Steril 1991; 56:41-4.
van den Boogaard E, Kaandorp SP, Franssen MT et al. Consecutive or non-consecutive recurrent miscarriage: is there any difference in carrier status? Hum Reprod 2010; 25:1411-4.
van den Boogaard E, Vissenberg R, Land JA et al. Significance of (sub)clinical thyroid dysfunction and thyroid autoimmunity before conception and in early pregnancy: a systematic review. Hum Reprod Update 2011; 17:605-19.
Vissenberg R, van Dijk M, Fliers E et al. Effect of levothyroxine on live birth rate in euthyroid women with recurrent miscarriage and TPO antibodies (T4-LIFE study). Contemp Clin Trials 2015; 44:134-8.
Visser J, Ulander VM, Helmerhorst FM et al. Thromboprophylaxis for recurrent miscarriage in women with or without thrombophilia. HABENOX: a randomised multicentre trial. Thromb Haemost 2011; 105:295-301.
Wang JX, Davies MJ, Norman RJ. Polycystic ovarian syndrome and the risk of spontaneous abortion following assisted reproductive technology treatment. Hum Reprod 2001; 16:2606-9.
Warburton D, Kline J, Stein Z, Hutzler M, Chin A, Hassold T. Does the karyotype of a spontaneous abortion predict the karyotype of a subsequent abortion? Evidence from 273 women with two karyotyped spontaneous abortions. Am J Hum Gene. 1987; 41:465-83.
Weimar CH, Kavelaars A, Brosens JJ et al. Endometrial stromal cells of women with recurrent miscarriage fail to discriminate between high- and low-quality human embryos. PLoS One 2012;7:e41424.
Werlin L, Rodi I, DeCherney A et al. Preimplantation diagnosis as both a therapeutic and diagnostic tool in assisted reproductive technology. Fertil Steril 2003; 80:467-8.
Wold ASD, Pham N, Arici A. Anatomic factors in recurrent pregnancy loss. Semin Reprod Med 2006; 24:25-32.
Wong LF, Porter TF, Scott JR. Immunotherapy for recurrent miscarriage. Cochrane Database Syst Rev 2014; 10:CD000112.
Wu CQ, Kustec VE, Brown RN, Martin MC, Filion KB. The medical management of antiphospholipid syndrome in pregnancy: a meta-analysis. Obstet Gynecol 2014;123 Suppl 1:178S-9S.
Zegers-Hochschild F, David Adamson G, Dyer S et al. The international glossary on infertility and fertility care, 2017. Fertil Steril 2017 (en prensa).

35

Tratamento da Gestação Ectópica

Karina Leite Tafner
Cristiano Eduardo Busso
Fábio Roberto Cabar

INTRODUÇÃO

Gestação ectópica (GE) consiste na implantação e desenvolvimento do saco gestacional fora da cavidade uterina. Em virtude de suas elevadas incidência, morbidade e mortalidade, o estudo da GE representa importante tema na obstetrícia moderna, sendo encarada como verdadeiro problema de saúde pública. Nos EUA, o número de pacientes com GE aumentou de 17.800/ano no início da década de 1970 para mais de 108.000 casos/ano no início dos anos 1990.

O aumento da incidência de GE nos últimos anos tem sido atribuído ao crescimento de alguns fatores de risco e ao desenvolvimento dos métodos propedêuticos: ultrassonografia transvaginal e dosagem sérica da fração beta da gonadotrofina coriônica humana (β-hCG), que possibilita o diagnóstico de GE em regressão espontânea, o que não era possível no passado.

A melhoria nos métodos propedêuticos possibilitou também a diminuição na mortalidade materna, já que os casos de GE são diagnosticados mais precocemente (80% das vezes antes da rotura). Acredita-se que a morbidade e a mortalidade associadas à GE sejam diretamente influenciadas pelo intervalo de tempo entre o início dos sintomas e o início do tratamento. Em 1970, a mortalidade nos EUA era de 35,5 mortes para cada 10.000 casos de GE, reduzindo-se para 2,6 para cada 10.000 casos em 1992; no Reino Unido, a mortalidade passou de 16 para 3 mortes a cada 10.000 gestações entre 1973 e 1993. Mesmo assim, a GE continua sendo a principal causa de morte materna no primeiro trimestre da gravidez (três quartos dos casos), respondendo por 9% a 13% de todas as mortes ocorridas no ciclo gravídico-puerperal em países desenvolvidos.

A localização mais frequente das GE é a tuba uterina (95% dos casos), especialmente na região ampular. Outros sítios de implantação são mais raros, como canal cervical, cicatriz de cesariana, cavidade abdominal e ovários, correspondendo a cerca de 5% dos casos de GE.

A incidência na população geral varia de 1% a 2% das gestações, mas pode chegar a 5% em gestações resultantes de técnicas de reprodução assistida.

Os fatores de risco para a ocorrência de GE são: primiparidade tardia, tabagismo, GE prévia, doença inflamatória pélvica, cirurgia tubária, exposição materna ao dietilestilbestrol, falha do dispositivo intrauterino, falha da laqueadura tubária e da contracepção de emergência, além de gestações após tratamento de reprodução assistida.

O diagnóstico inicial da GE é possível por meio da anamnese – identificação dos fatores de risco, queixa de atraso menstrual, dor abdominal e sangramento vaginal. O padrão-ouro para confirmação diagnóstica consiste na utilização da dosagem das concentrações séricas do β-hCG combinada com a realização de ultrassonografia por via transvaginal. Com níveis séricos de β-hCG entre 1.000 e 2.000mUI/mL é possível a identificação de saco gestacional tópico à ultrassonografia transvaginal. A visualização de saco gestacional extrauterino (com embrião ou vesícula vitelínica) é indicativa de GE. Outras imagens, como uma massa complexa e/ou líquido livre na pelve, são sugestivas desse diagnóstico.

Como citado previamente, em situações menos comuns é possível visualizar saco gestacional em topografia intersticial no interior do canal cervical, em cicatriz de cesariana ou na cavidade abdominal.

A seguir, serão discutidas as modalidades de tratamento com ênfase na GE tubária por corresponder à topografia mais frequente.

TRATAMENTO CLÍNICO

O tratamento clínico da gestação tubária pode ser expectante ou medicamentoso.

Conduta expectante

As pacientes candidatas à conduta expectante devem ser cuidadosamente selecionadas em virtude do risco de rotura tubária e consequente hemorragia. Assim, é opção de tratamento para uma pequena proporção de mulheres.

A paciente apta à conduta expectante deve apresentar as seguintes características:

- Concentração sérica de β-hCG < 2.000mUI/mL e em declínio.
- Fácil acesso a unidades de saúde.
- Estar bem orientada em relação ao quadro clínico.
- Ter desejo reprodutivo.
- Ausência de batimento cardíaco fetal.
- Estabilidade hemodinâmica.
- Pequena quantidade de líquido livre na pelve.
- Massa anexial de até 3,5cm de diâmetro.

O acompanhamento é realizado com dosagens seriadas de β-hCG, que deve estar em queda, até sua negativação.

Tratamento medicamentoso

Entre as possibilidades de tratamento clínico medicamentoso, o fármaco mais utilizado é o metotrexato (MTX), um antagonista do ácido fólico que age inibindo a síntese de DNA e RNA com consequente inibição da replicação celular. O MTX age principalmente em células com alta atividade, como o tecido trofoblástico e as células fetais.

A avaliação das funções renais e hepáticas, o hemograma, o coagulograma e a radiografia de tórax devem ser realizados antes do início do tratamento, uma vez que o MTX pode ser hepatotóxico, nefrotóxico ou mielotóxico.

Os critérios para uso do MTX em casos de GE são:

- Estabilidade hemodinâmica.
- Massa anexial < 3,5cm.
- β-hCG inicial < 5.000mUI/mL.
- Exclusão de gestação intrauterina concomitante (gestação heterotópica).
- Desejo de gestação futura.
- Líquido livre ausente ou em pequena quantidade na pelve.
- Ausência de batimento cardíaco fetal.
- Concentrações séricas de β-hCG estáveis ou em ascensão.
- Normalidade das funções hepática, renal e da medula óssea.

Cerca de 30% das pacientes terão efeitos colaterais com a administração de uma única dose do medicamento. Os efeitos adversos incluem estomatite, náuseas, vômitos e conjuntivite, entre os mais comuns, e gastrite, enterite, dermatite e pneumonite, os mais raros.

As contraindicações absolutas ao uso do MTX são:

- Gravidez intrauterina.
- Patologias gástricas.
- Coagulopatias.
- Hipersensibilidade à droga.
- Imunodeficiência.
- Infecções ativas.
- Doença pulmonar.

O MTX pode ser administrado em dose única ou em múltiplas doses. A dose utilizada é de 50mg/m² (dose única) ou 1mg/kg (múltiplas doses), e a via de eleição é a intramuscular.

Ambos os esquemas têm taxa de sucesso similar, mas o de dose única é preferível ao de dose múltipla porque este apresenta taxas maiores de efeitos colaterais, além tornar necessário o uso complementar de ácido folínico. O esquema de dose múltipla fica reservado para o tratamento das gestações intersticiais e de cicatrizes de cesariana e gestações cervicais ou abdominais.

A injeção local está indicada em casos especiais, como localizações menos comuns da GE e em alguns casos de embrião com atividade cardíaca. A dose preconizada é de 1mg/kg, administrada dentro do saco gestacional (guiada por ultrassonografia transvaginal ou por via laparoscópica).

O protocolo de dose única é realizado com a aplicação de MTX e acompanhamento com dosagens séricas de β-hCG nos dias 1, 4 e 7.

Na avaliação quantitativa de β-hCG:

- Diminuição ≥ 15% entre o quarto e o sétimo dia da administração está relacionada com o sucesso do tratamento. Nesses casos, a concentração sérica de β-hCG deve ser repetida semanalmente até sua negativação (espera-se que ocorra em cerca 3 semanas).
- Diminuição ≤ 15% entre o quarto e o sétimo dia representa falha do tratamento, havendo necessidade de uma segunda dose de MTX no sétimo dia; antes da segunda dose, exames de função renal, hepática e coagulograma devem ser coletados. O mesmo acompanhamento deve ser realizado após a repetição da dose.

Costuma haver aumento nas concentrações de β-hCG no quarto dia após a administração do MTX (em comparação com o primeiro dia), antes que os níveis comecem a decrescer. Por esse motivo, a dosagem de β-hCG deve ser seriada (quarto e sétimo dias).

No protocolo de múltiplas doses, o MTX é administrado na dose de 1mg/kg nos dias 1, 3, 5 e 7 com aplicação de ácido folínico, 0,1mg/kg, nos dias 2, 4, 6 e 8.

Os níveis séricos de β-hCG devem ser avaliados nos dias 1, 3, 5 e 7 antes de cada dose de MTX:

- Diminuição ≥ 15% entre duas dosagens sucessivas está relacionada com o sucesso do tratamento. Outras doses de MTX são desnecessárias. A dosagem sérica de β-hCG deve ser repetida semanalmente até que o resultado seja negativo.

- Diminuição < 15% entre duas dosagens sucessivas indica a necessidade de continuação do tratamento com a administração de nova dose de MTX (no mesmo dia).

Quando finalmente houver queda de β-hCG ≥ 15% entre duas dosagens sucessivas, considera-se sucesso do tratamento, e as concentrações séricas de β-hCG deverão ser determinadas semanalmente até sua negativação.

Nos raros casos em que há falha do tratamento medicamentoso está indicada a realização de laparoscopia para salpingectomia ou salpingostomia.

Sem dúvida, o parâmetro mais importante para predição do sucesso do tratamento é a concentração sérica inicial de β-hCG. Quanto mais altas as titulações desse hormônio, menores serão as taxas de sucesso. Assim, concentrações séricas de β-hCG de até 5.000mUI/mL têm maior taxa de sucesso.

Após o final do tratamento, não é necessário acompanhamento ultrassonográfico para avaliação da involução da gestação, uma vez que pode haver aumento no tamanho da massa anexial previamente diagnosticada em razão do aparecimento (ou aumento) de hematoma no local. Convém salientar que o desaparecimento da massa anexial à ultrassonografia pode demorar de 3 a 6 meses após o tratamento.

As pacientes com dor de forte intensidade devem ser avaliadas imediatamente por meio de ultrassonografia transvaginal e hemograma. A identificação de hemoperitônio e a queda no hematócrito sinalizam a possibilidade de rotura tubária e a consequente necessidade de abordagem cirúrgica.

Dor de leve a moderada intensidade, de curta duração (1 a 2 dias), é comum cerca de 1 semana após a última dose de MTX e pode ser atribuída à ocorrência de aborto tubário (quando descartada a rotura tubária) ou em consequência da distensão da trompa pelo hematoma local. A abordagem deve ser feita com a administração de analgésicos, evitando o uso de anti-inflamatórios não esteroides, pois a interação com o MTX pode causar supressão da medula com anemia aplásica ou toxicidade gastrointestinal.

TRATAMENTO CIRÚRGICO

A GE deve ser tratada cirurgicamente quando a paciente não é candidata à conduta expectante ou ao uso de MTX e quando houve falha desse tratamento.

Duas vias podem ser utilizadas para o tratamento cirúrgico: laparoscopia ou laparotomia.

A laparoscopia é a via de eleição para o tratamento de mulheres com GE, mesmo na presença de hemoperitônio (desde que não haja instabilidade hemodinâmica).

Na laparoscopia é menor o tempo de cirurgia e menores a perda sanguínea e o tempo de internação, havendo pronta recuperação a um custo menor.

A laparotomia é a via indicada nos casos de instabilidade hemodinâmica com abdome agudo, localização atípica da gestação, massas anexiais grandes e suspeita de aderências abdominais.

O tratamento cirúrgico, independentemente da via escolhida, consiste na realização de salpingectomia ou salpingostomia, a qual consiste na realização de incisão na tuba acometida e na remoção do produto conceptual implantado ectopicamente, sem sutura posterior. É reservada para mulheres que desejam preservar a fertilidade. Apresenta como desvantagem a chance de nova GE na trompa acometida (cerca de 15%) e risco de 4% a 15% de persistência de tecido trofoblástico.

A salpingectomia consiste na remoção de parte ou de toda a tuba uterina e representa o procedimento cirúrgico de eleição nas GE rotas, na gestação avançada com grande dano tubário e quando não há desejo reprodutivo. Sua principal vantagem é não necessitar de novo tratamento, o que pode ocorrer quando há tecido trofoblástico remanescente nas trompas após a salpingostomia, pois todo o tecido é removido com a trompa.

A decisão entre a salpingostomia e a salpingectomia depende de vários fatores, como idade da paciente, paridade, desejo reprodutivo e comprometimento tubário.

GESTAÇÕES ECTÓPICAS NÃO TUBÁRIAS

Gestação intersticial

O embrião implanta-se na porção intersticial da trompa. Esse quadro é de difícil diagnóstico por poder haver a errônea interpretação de se tratar de gestação intrauterina, ocasionando elevada taxa de rotura, que varia de 20% a 50%. O tratamento consiste em ressecção do corno uterino acometido ou no uso de MTX em múltiplas doses.

Gestação abdominal

A GE abdominal consiste na implantação e no desenvolvimento do saco gestacional na cavidade abdominal, podendo ocorrer no omento, nos fundos de saco, nos órgãos abdominais, nos vasos pélvicos, no diafragma e na serosa uterina, entre outros locais. Trata-se de uma raridade, com incidência de 1 a cada 10.000 GE. Não se sabe ao certo se ocorre por implantação primária ou secundária, após abortamento tubário. Pode ocorrer também por iatrogenia, após fertilização *in vitro*, nos casos em que há perfuração uterina pelo cateter no momento da transferência embrionária.

Ao contrário das gestações tubárias, a gestação abdominal pode desenvolver-se até idades gestacionais avançadas, algumas das quais podem chegar ao termo. Em gestações iniciais, quando é conhecida a localização do saco gestacional, o tratamento de eleição é a laparoscopia. Quando a gestação está avançada ou é incerta a localização do saco gestacional, a via de eleição é a laparotomia.

Gestação heterotópica

A gestação heterotópica consiste na concomitância de uma GE e uma gestação intrauterina. A incidência é de 1 a cada 30.000 gestações espontâneas.

O tratamento deve consistir no método menos invasivo possível, visando preservar a gestação intrauterina. Desse modo, está contraindicada a utilização de MTX.

A salpingectomia é o tratamento de eleição em caso de coexistência de gestação tubária, sendo a via laparoscópica preferível em relação à laparotômica.

A injeção local de certos medicamentos, ou seja, dentro do saco gestacional não roto, guiada por ultrassom, também é um método efetivo, desde que realizado por médicos experientes. As substâncias devem ter alta efetividade e baixa toxicidade para a gestação intrauterina, como cloreto de potássio e glicose hiperosmolar.

Gestação cervical

A gestação cervical ocorre quando o embrião se implanta no canal cervical. Sua incidência tem aumentado por conta dos tratamentos de reprodução assistida, oscilando entre 1 a cada 8.600 e 1 a cada 12.400 gestações. Outros fatores de risco incluem dilatação do colo e curetagem pregressa. Em virtude do grande risco de hemorragia no tratamento cirúrgico, o método terapêutico de eleição consiste na utilização de MTX injetado localmente.

Gestação ovariana

A gestação ovariana ocorre quando o óvulo é fecundado antes de ser liberado pelo ovário ou quando ocorre a saída do embrião das trompas e implantação ovariana posterior. O tratamento pode ser tanto medicamentoso como cirúrgico, seguindo as mesmas indicações do tratamento da gestação tubária.

Gestação na cicatriz de cesariana

O tratamento da gestação que ocorre na cicatriz uterina de cesariana responde bem à terapia com MTX dentro do saco gestacional, guiada por ultrassom. A curetagem uterina é outra opção de tratamento, mas apresenta grandes índices de falha, chegando a 70%. Apresenta alta morbidade em razão do risco de rotura uterina.

CONSIDERAÇÕES FINAIS

A GE é evento relativamente comum em obstetrícia, especialmente com o uso de técnicas de reprodução assistida. O diagnóstico precoce, combinando ultrassonografia transvaginal com dosagens seriadas de β-hCG, possibilita o tratamento precoce com consequente diminuição da morbimortalidade relacionada com essa intercorrência. Na maioria dos casos de diagnóstico precoce, as condições tornam possível uma abordagem clínica (expectante ou medicamentosa); quando esta não é viável, é imperativa a abordagem cirúrgica. Localizações atípicas devem ser consideradas e podem exigir abordagens mais invasivas.

Leitura complementar

Demirdag E, Guler I, Abay S et al. The impact of expectant management, systemic methotrexate and surgery on subsequent pregnancy outcomes in tubal ectopicpregnancy. Irish Journal of Medical Science 2017; 186:387-92.

Ginsburg ES, Frates MC, Rein MS et al. Early diagnosis and treatment of cervical pregnancy in an in vitro fertilization program. Fertil Steril 1994; 61:966.

Hajenius PJ, Mol F, Mol BW, Bossuyt PM, Ankum WM, van der Veen F. Ectopic pregnancy: surgical treatment. Cochrane Database of Systematic Reviews 2007.

Hajenius PJ, Mol F, Mol BWJ, Bossuyt PMM, Ankum WM, Van der Veen F. Interventions for tubal ectopic pregnancy. Cochrane Database of Systematic Reviews 2007.

Hsu JY, Chen L, Gumer AR et al. Disparities in the management of ectopic pregnancy. American Journal of Obstetrics & Ginecology 2017; 217:49.e1-10.

Jeng CJ, Ko ML, Shen J. Transvaginal ultrasound-guided treatment of cervical pregnancy. Obstet Gynecol 2007; 109:1076.

Marret H, Fauconnier A, Dubernard G et al. Overview and guidelines of off-label use of methotrexate in ectopic pregnancy: report by CNGOF. European Journal of Obstetrics &Ginecology and Reproctive Biology 2016; 205:105-9.

Odejinmi F, Huff KO, Oliver R. Individualisation of intervention for tubal ectopic pregnancy: historical perspectives and the modern evidence based management of ectopic pregnancy. European Journal of Obstetrics & Ginecology and Reproductive Biology 2017; 210:69-75.

Shen L, Fu J, Huang W et al. Interventions for non-tubal ectopic pregnancy. Cochrane Database of Systematic Reviews 2014.

Tulandi T, Schreiber CA, Barbieri RL, Falk SJ. Ectopic pregnancy: expectant management. Cochrane Database of Systematic Reviews 2017.

Tulandi T, Schreiber CA, Falk SJ. Ectopic pregnancy: choosing a treatment. Cochrane Database of Systematic Reviews 2017.

Tulandi T, Schreiber CA, Falk SJ. Ectopic pregnancy: methotrexate therapy. Cochrane Database of Systematic Reviews 2017.

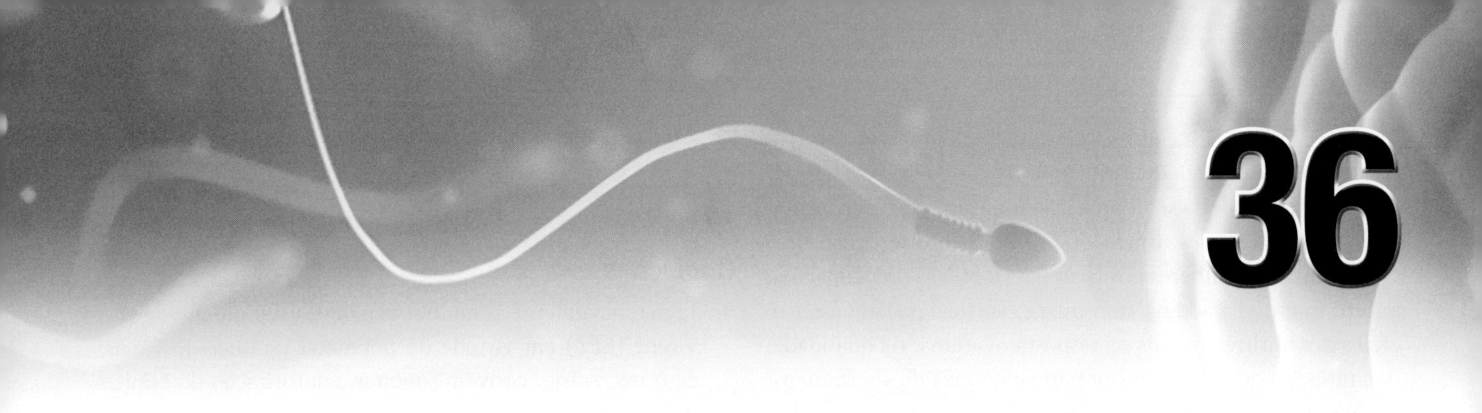

36

Abordagem dos Casais Sorodiscordantes

Waldemar de Almeida Pereira de Carvalho
Renato de Oliveira
Caio Parente Barbosa

INTRODUÇÃO

O vírus da imunodeficiência humana (HIV) continua prevalente entre os casais heterossexuais em idade reprodutiva, o que motiva as equipes de saúde reprodutiva a reforçarem suas ações em busca das melhores decisões visando à procriação de maneira segura, principalmente em casais sorodiscordantes.

Historicamente, a comunidade de saúde sempre impôs barreiras ao desejo reprodutivo de portadores do HIV. Em 1985, o Centers for Disease Control and Prevention (CDC) desencorajou que mulheres soropositivas engravidassem em virtude do prognóstico incerto de transmissão vertical. Em 1987, o American College of Obstetricians and Gynecologists (ACOG) advertiu as equipes médicas de que as pacientes soropositivas deveriam adiar o sonho da gravidez. Já em 1994, o Comitê de Ética da Sociedade Americana de Medicina Reprodutiva propôs aos médicos que aconselhassem os casais sorodiscordantes masculinos a usarem sêmen de doador somente em razão do risco potencial do uso do próprio sêmen contaminado.

Com o passar dos anos e o advento das terapias antirretrovirais (TARV), os indivíduos infectados pelo HIV passaram a ter uma vida mais longa e saudável, retomando o desejo reprodutivo, que passou a ser semelhante ao da população geral.

Entre 1991 e 1993, o Pediatric AIDS Clinical Trial Group (PACTG) relatou resultados favoráveis com o uso da zidovudina (AZT) combinado à cesariana eletiva e contraindicação à amamentação, reduzindo o risco de transmissão vertical de 25% para 1% a 2%, principalmente quando a carga viral no momento do parto era inferior a 1.000 cópias/mL.

A partir de 2001, o CDC e o ACOG passaram a recomendar aos casais o aconselhamento pré-concepcional em relação ao risco de transmissão, às opções de tratamento antirretroviral e às técnicas de reprodução assistida. Englert e cols. publicaram um estudo em que mostraram que o número de especialistas dispostos a oferecer essas técnicas aumentou de 3% para 47% entre 1993 e 2000, apesar da preocupação à época com a carência de estudos sobre reprodução assistida para a mulher soropositiva.

Em 2001, Gray e cols. publicaram um cálculo de probabilidade de transmissão do HIV-1 por relação sexual em casais monogâmicos e heterossexuais. Em um grupo de 174 casais discordantes, entre os quais pelo menos um apresentava carga viral positiva (média de 12.476 cópias/mL), foi utilizada regressão logística para concluir que em 97 casais em que o homem era positivo o risco foi de 17,5% por mês e nos 77 casais em que a mulher era positiva esse risco foi de 27,3%.

Na passagem do milênio, em virtude do alto risco de transmissão sexual em casais heterossexuais sorodiscordantes com desejo reprodutivo, as técnicas de reprodução assistida (TRA) tornaram-se uma opção segura. A "lavagem seminal" possibilita a separação de células não espermáticas (células epiteliais e linfócitos), principal reservatório das partículas virais, dos espermatozoides, os quais podem ser concentrados e utilizados na inseminação intrauterina. Já para os casais sorodiscordantes femininos, a ação na prevenção horizontal ocorre pela autoinseminação.

As taxas de sucesso estão em torno de 12% de gravidez por ciclo de inseminação intrauterina (IIU) e 32% por ciclo de fertilização *in vitro* (FIV). Isso se reverteu em grande incentivo para que tanto os casais como os especialistas avançassem quanto ao objetivo da procriação segura.

A busca por mais segurança levou alguns pesquisadores a questionarem a lavagem seminal. Assim, novas técnicas de diagnóstico por biologia molecular surgiram com a imposição de uma nova conduta. Após a lavagem seminal proposta por Semprini em 2004, uma alíquota do sêmen lavado deveria ser encaminhada para quantificação da carga viral e, se fosse indetectável, poderia ser feita a inseminação. Caso contrário, essa amostra seria descartada e o procedimento suspenso.

No caso das mulheres positivas para o HIV, a preocupação, anteriormente focada na transmissão vertical, passou a ser o efeito dos antirretrovirais na resposta ovariana, na qualidade oocitária, na qualidade embrionária e na taxa de abortamento. Não menos importante é o risco de contaminação do laboratório durante a punção ovariana visando à captação de oócitos, uma vez que o líquido folicular é acompanhado de sangue na maioria dos casos.

Em 2016, Vernazza relatou que o risco de transmissão do HIV-1 do homem positivo para a mulher negativa sob a ação supressora da carga viral pelo uso de TARV era insignificante e, consequentemente, uma opção para procriação segura em casais sem fatores de infertilidade seria a relação sexual no período fértil sob profilaxia antirretroviral.

IDENTIFICAÇÃO DOS PACIENTES

Os pacientes devem ser avaliados de acordo com o *status* reprodutivo. Desse modo, solicita-se a propedêutica mínima de infertilidade para o casal: espermograma para os homens e para as mulheres, perfil hormonal de ovulação e avaliação de fatores tuboperitoneais e patologias pelvicouterinas.

O serviço é mais procurado para prevenção da transmissão horizontal. No entanto, o HIV é uma infecção sexualmente transmitida (IST), e esses pacientes apresentam risco maior de infecções pélvicas associadas, o que justifica a investigação de infertilidade.

Para o tratamento os casais são denominados:

- Par discordante masculino (apenas o homem é positivo).
- Par discordante feminino (apenas a mulher é positiva).
- Par concordante (ambos são positivos).

CONDUTA

As condutas adotadas em nosso serviço são descritas a seguir.

Par discordante masculino

- Uso de sêmen lavado: deve negativar a carga viral no sêmen de pacientes soropositivos para o HIV. A reação em cadeia da polimerase (PCR) no sêmen é sempre feita para comprovação.
- Preferência para pacientes com carga viral baixa e em uso de TARV.

Par discordante feminino

- Técnicas de reprodução assistida (IIU ou FIV).
- Autoinseminação (em caso de fertilidade feminina comprovada).

Condições

- Preferencialmente, a mulher não deve estar em uso de efavirenz (EFZ) em virtude do potencial teratogênico, mas, caso necessário, convém solicitar a autorização do clínico infectologista.
- São necessários: autorização do infectologista, quantificação da carga viral, *status* imunológico e uso de TARV.
- Fornecer orientações sobre o risco de transmissão vertical.

Par concordante

- Nesse caso, a lavagem seminal deve ser associada às condições clínicas da gestante para engravidar.
- A principal preocupação consiste em evitar a superinfecção.

Leitura complementar

Al-Khan A, Colon J, Palta V, Bardeguez A. Assisted reproductive technology for men and women infected with human immunodeficiency virus type Clin Infect Dis 2003; 36:195-200.

Barbosa CP, de Oliveira R, Vilarino FL. Protocolos do Instituto Ideia Fértil. 1. ed. São Paulo(SP): SCiO, 2016.

Centers of Disease Control and Prevention. Current trends recommendations for assisting in the prevention of perinatal transmission of human T-lymphotropic virus type III/lymphadenopathy-associated virus and acquired immunodeficiency syndrome. MMWR Morb Mortal Wkly Rep 1985; 34:721-6.

Centers of Disease Control and Prevention. Revised guidelines for HIV counseling, testing, and referral. MMWR Recomm Rep 2001; 50(RR-19):1-57.

Cooper ER, Charurat M, Mofenson L et al. Combination antiretroviral strategies for the treatment of pregnant HIV-1-infected women and prevention of perinatal HIV-1 transmission. J Acquir Immune Defic Syndr 2002; 29:484-94.

Dorenbaum A, Cunningham CK, Gelber RD et al. Two-dose intrapartum/newborn nevirapine and standard antiretroviral therapy to reduceperinatal HIV transmission: a randomized trial. JAMA 2002; 288:189-98.

Englert Y, van Vooren J, Place I, Liesard C, Delbaere A. Assisted reproduction technology in HIV-infected couples: has the time come for a change of attitude? Hum Reprod 2001; 16:1309-15.

Gray RH, Wawer MJ, Brookmeyer R et al. Probability of HIV-1 transmission per coital act in monogamous, heterosexual, HIV-1-discordant couples in Rakai, Uganda. Lancet 2001 Apr 14; 357(9263):1149-53.

Kass NE. Policy, ethics, and reproductive choice: pregnancy and childbearing among HIV-infected women. Acta Paediatr Suppl 1994; 400:95-8.

Minkoff H. Human immunodeficiency virus infection in pregnancy. Obstet Gynecol 2003; 101:797-810.

Sauer M. Sperm washing techniques address the fertility needs of HIV-seropositive men: a clinical review. Reprod Biomed Online 2005; 10:135-40.

Semprini A, Vucetich A, Hollander L. Sperm washing, use of HAART and role of elective Caesarean section. Curr Opin Obstet Gynecol 2004; 16:465-70.

Special considerations regarding human immunodeficiency virus and assisted reproductive technologies. Fertil Steril 1994; 62(Suppl 1):85S.

Vernazza P, Edwin J, Bernard EJ. HIV is not transmitted under fully suppressive therapy: The Swiss Statement – eight years later. Swiss Med Wkly 2016; 146:w14246.

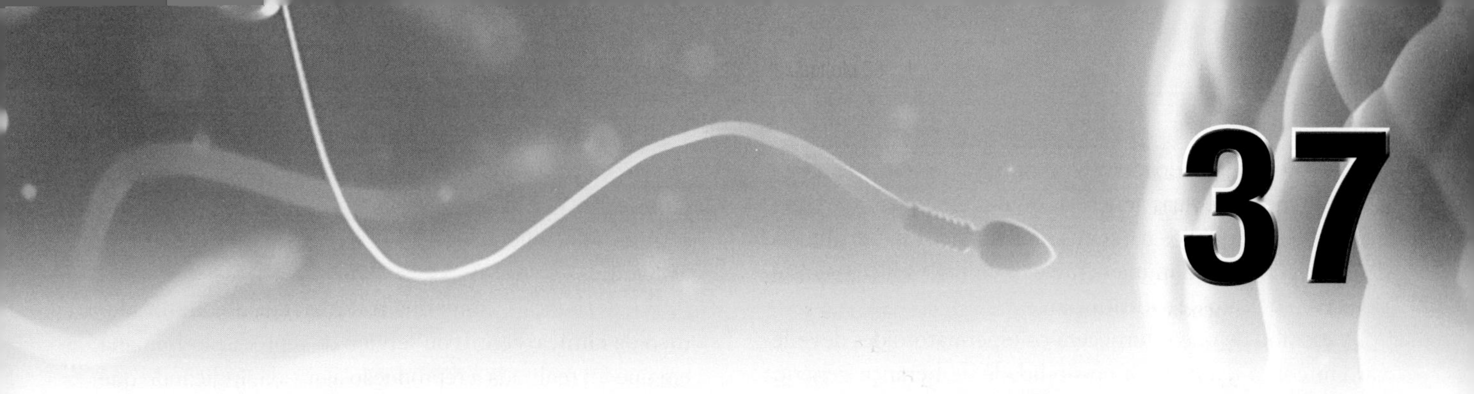

37

Técnicas de Reprodução Assistida para Casais Homoafetivos ou Pacientes sem Parceiro(a)

Francisco de Assis Nunes Pereira
Giselle Barandier Teixeira Esmeraldo

INTRODUÇÃO

Tradicionalmente, as técnicas de reprodução assistida (TRA) vêm sendo empregadas em casais heterossexuais. Entretanto, o direito à reprodução é um dos direitos fundamentais do ser humano, não sendo correto negá-lo aos casais homoafetivos ou mesmo a pessoas sem parceiro.

A maioria dos casais homoafetivos ainda recorre à adoção como a via preferida para a paternidade, em contraste com os casais heterossexuais, que costumam considerar a adoção somente após tentativas falhas de reprodução natural e/ou assistida, embora venha sendo observada maior procura dos casais homoafetivos pelas TRA.

O direito de mulheres solteiras recorrerem às TRA já estava previsto pelo Conselho Federal de Medicina (CFM) desde 1992, mas apenas em 2013 esse direito foi claramente estendido aos casais homoafetivos. Segundo a resolução atual 2.168/2017 do CFM, "é permitido o uso das técnicas de reprodução humana para relacionamentos homoafetivos e pessoas solteiras, respeitado o direito da objeção de consciência do médico".

Os procedimentos são individualizados, podendo ser utilizadas as técnicas de inseminação intrauterina ou fertilização *in vitro* com ou sem a utilização do útero de substituição.

OPÇÕES DE TRATAMENTO

O Quadro 37.1 lista os tratamentos disponíveis para cada situação. Para os casais homoafetivos femininos ou mulheres sem parceiro será necessário o uso de amostras de sêmen de doador anônimo (existem bancos de sêmen heterólogo em funcionamento no Brasil). A primeira opção costuma ser a inseminação intrauterina (IIU), por ser uma técnica de baixa complexidade com custos menores. O procedimento consiste em realizar o rastreamento de ovulação da mulher que irá gestar para identificar o momento ideal para sua inseminação (introdução dos espermatozoides na cavidade uterina através de um cateter especial). Nesse caso, o óvulo é originário da mesma paciente que irá engravidar.

Entretanto, em alguns casos pode haver indicação de fertilização *in vitro* (FIV) por motivos médicos, como obstrução tubária e quadros de endometriose moderada ou grave, entre outros, ou não médicos, como o desejo do casal de gestação compartilhada. A gestação compartilhada pode ser adotada por casais homoafetivos femininos, em que uma das mulheres é submetida a estímulo ovariano e coleta de óvulos, os quais serão fecundados com espermatozoides de doador anônimo, e os embriões serão implantados no útero de sua parceira, possibilitando assim a participação das duas mulheres na gravidez.

Os casais homoafetivos masculinos ou homens solteiros, porém, contam somente com a técnica de FIV e necessitam da participação de uma mulher que fornecerá o útero de substituição e levará a gravidez adiante. O processo pode ser desafiador para alguns casais por questões logísticas e emocionais

Quadro 37.1 TRA disponíveis para cada situação

	IIU	FIV	FIV com útero de substituição
Casal homoafetivo feminino	X	X	X
Mulher sem parceiro	X	X	X
Casal homoafetivo masculino	–	–	X
Homem sem parceiro	–	–	X

X: passível de ser realizado.

relacionadas com a doadora temporária do útero, além de o filho ter características genéticas de um único pai. Os espermatozoides de um dos parceiros são utilizados na fertilização de óvulos doados anonimamente e os embriões serão transferidos para o útero de substituição.

A escolha de quem fornecerá os espermatozoides deve levar em conta a idade e a possibilidade de herança genética de doenças. De acordo com o CFM, "as doadoras temporárias do útero devem pertencer à família de um dos parceiros em um parentesco consanguíneo até o quarto grau (primeiro grau: mãe/filha; segundo grau: avó/irmã; terceiro grau: tia/sobrinha; quarto grau: prima).

Os procedimentos de doação de gametas e útero de substituição devem seguir todas as demais normas vigentes determinadas pelo CFM:

Sumariamente: a doação de gametas deve ser anônima, espontânea e sem caráter comercial; a idade limite para as doações de óvulos é de 35 anos, e a de espermatozoide, 50 anos; a idade máxima para as candidatas a gestar o bebê é de 50 anos, salvo exceções.

Nos casos de útero de substituição, todos os documentos necessários para esse processo foram descritos no Capítulo 38. Todos devem ser providenciados antes do início do tratamento e todas as dúvidas devem ser esclarecidas pelo médico assistente.

REGISTRO CIVIL DA CRIANÇA

O registro da criança vinda da homoparentalidade atende aos direitos constitucionais de dignidade da pessoa humana, de proteção da discriminação e de ter filhos e planejá-los de maneira responsável.

O Provimento 63, de 14 de novembro de 2017, da Corregedoria Nacional de Justiça estabelece as regras para o registro das crianças nascidas por TRA:

> Art. 16. O assento de nascimento de filho havido por técnicas de reprodução assistida será inscrito no Livro A, independentemente de prévia autorização judicial e observada a legislação em vigor no que for pertinente, mediante o comparecimento de ambos os pais, munidos de documentação exigida por este provimento.
>
> § 1º ...
>
> § 2º No caso de filhos de casais homoafetivos, o assento de nascimento deverá ser adequado para que constem os nomes dos ascendentes, sem referência a distinção quanto à ascendência paterna ou materna.
>
> Art. 17. Será indispensável, para fins de registro e de emissão da certidão de nascimento, a apresentação dos seguintes documentos:
>
> I – ...;
>
> II – declaração, com firma reconhecida, do diretor técnico da clínica, centro ou serviço de reprodução humana em que foi realizada a reprodução assistida, indicando que a criança foi gerada por reprodução assistida heteróloga, assim como o nome dos beneficiários;
>
> III – ...
>
> § 1º Na hipótese de gestação por substituição, não constará do registro o nome da parturiente, informado na declaração de nascido vivo, devendo ser apresentado termo de compromisso firmado pela doadora temporária do útero, esclarecendo a questão da filiação.

CONSIDERAÇÕES FINAIS

Nos últimos anos observou-se uma evolução tanto nos aspectos técnicos como nos éticos e legais relacionados com a adoção das TRA pelos casais homoafetivos e as pessoas sem parceiros. A procura por esses tratamentos vem crescendo a cada ano.

As evidências científicas disponíveis até o momento não mostram diferenças no desenvolvimento das crianças criadas por casais homoafetivos, comparadas com aquelas criadas por casais heterossexuais.

Leitura complementar

Blake L, Carone N, Raffanello E, Slutsky J, Ehrhardt AA, Golombok S. Gay fathers' motivations for and feelings about surrogacy as a path to parenthood. Human Reproduction (Oxford, England) 2017; 32(4):860-7.

Conselho Federal de Medicina (Brasil). Resolução 2.013, de 16 de abril de 2013. Normas éticas para a utilização das técnicas de reprodução assistida. Diário Oficial da União 9 mai 2013; Seção 1.

Conselho Federal de Medicina (Brasil). Resolução 2.121, de 16 de julho de 2015. Normas éticas para a utilização das técnicas de reprodução assistida. Diário Oficial da União 24 set 2015; Seção 1.

Conselho Federal de Medicina (Brasil). Resolução 2.168, de 21 de setembro de 2017. Normas éticas para a utilização das técnicas de reprodução assistida. Diário Oficial da União 10 nov 2017; Seção 1.

De Wert G, Dondorp W, Shenfield F et al. ESHRE Task Force on Ethics and Law 23: medically assisted reproduction in singles, lesbian and gay couples, and transsexual people. Hum Reprod 2014 Sep; 29(9):1859-65.

Goldberg AE, Downing JB, Moyer AM. Why parenthood, and why now?: Gay men's motivations for pursuing parenthood. Fam Relat 2012 Feb 1; 61(1): 157-74.

Jennings S, Mellish L, Tasker F, Lamb M, Golombok S. Why adoption? Gay, lesbian, and heterosexual adoptive parents' reproductive experiences and reasons for adoption. Adopt Q 2014; 17:205-26.

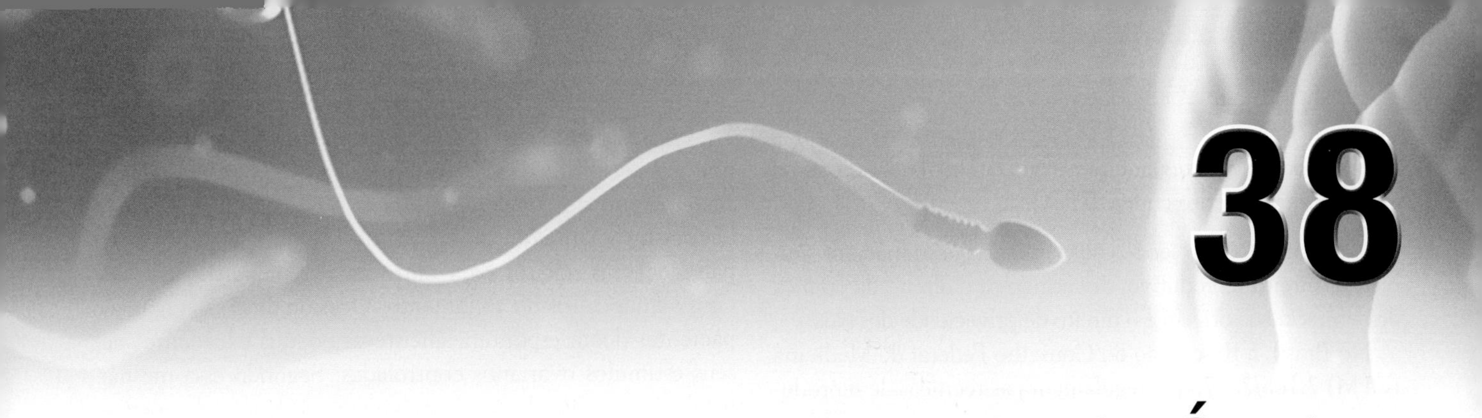

38

Doação de Óvulos e Útero de Substituição

Paulo Gallo de Sá
George Queiroz Vaz
Alessandra Evangelista Demoro

INTRODUÇÃO

A incapacidade de reproduzir representa uma das mais difíceis experiências da vida de um casal, interferindo em todos os aspectos de suas vidas e ocasionando, muitas vezes, transtornos irreparáveis no relacionamento. Essa incapacidade altera os sonhos familiares, as fantasias, a confiança mútua, a autoestima e a sexualidade, acarretando, enfim, inestimáveis prejuízos aos relacionamentos interpessoais e familiares.

Entretanto, apenas no século XX, com o maior conhecimento adquirido pelas ciências médicas, aconteceram descobertas revolucionárias para o tratamento da infertilidade. A década de 1970 foi sem dúvida de suma importância para o desenvolvimento em humanos das técnicas de reprodução assistida (TRA). Entre 1970 e 1975 foram realizados vários estudos sobre fertilização *in vitro* com gametas humanos, coleta de espermatozoides e óvulos e a formação de embriões fora do corpo humano com a posterior implantação no útero.

Em 25 de julho de 1978 o mundo assistiu, na cidade de Oldham, Inglaterra, ao nascimento do primeiro bebê, Louise Brown, concebido pela fertilização *in vitro* dos gametas de seus pais, John Brown e Lesley, resultado do trabalho dos pesquisadores britânicos Patrick Steptoe e Robert Edwards.

Com o sucesso da fertilização em laboratório, possibilitando a manipulação extracorpórea de gametas e embriões, a ciência testemunhou o surgimento de diversas técnicas inovadoras no campo da reprodução assistida, como doação de óvulos, útero de substituição, diagnóstico pré-implantacional e criopreservação de gametas e embriões.

Neste capítulo serão abordados aspectos práticos da doação de óvulos e do útero de substituição.

INDICAÇÕES PARA OVODOAÇÃO

A utilização de gametas doados para fins de reprodução humana esteve restrita ao uso de espermatozoides até a consolidação dos procedimentos de coleta de oócitos desenvolvidos para técnicas de fertilização *in vitro* (FIV). Após o sucesso do primeiro tratamento de FIV, em 1983, Trounson e cols. relataram a primeira gestação obtida com óvulos doados. Desde então, seu uso como opção de tratamento em mulheres com alguma incapacidade ou contraindicação de utilizar seus próprios óvulos vem aumentando consideravelmente em todo o mundo.

Por resultar em taxas de gravidez satisfatórias, cada vez mais pacientes estão dispostos a superar a infertilidade recorrendo a essa técnica como recurso dentro das TRA.

Também chamada de ovodoação, a doação de óvulos consiste basicamente em um tratamento de FIV com duas partes femininas envolvidas. Trata-se do processo pelo qual uma mulher (chamada de doadora) é submetida a uma estimulação ovariana controlada, seguida pela aspiração folicular, possibilitando que alguns ou todos os seus oócitos aspirados sejam utilizados por outra mulher (receptora), de modo que a receptora de óvulos possa conceber através de uma FIV heteróloga.

Nem todos os países autorizam o uso de óvulos doados, e os que o fazem adotam diferentes práticas quanto ao anonimato (se obrigatório ou não) e à obtenção dos óvulos doados, que podem ser provenientes de diferentes fontes:

- Doadoras não pacientes, que incluem subtipos diferentes: doadoras voluntárias (doação sem recompensa financeira) e doadoras conhecidas (doação para destinatários conhecidos).
- Doadoras comerciais (doação com compensação monetária).

- Doadoras pacientes (mulheres que também necessitam de algum tratamento com as TRA).

O anonimato vem sendo cada vez mais questionado no âmbito do direito reprodutivo, discutindo-se o direito da criança de conhecer sua origem e o direito de privacidade dos pais.

No Brasil, a Resolução do Conselho Federal de Medicina (CFM) 2.168/2017, que regulamenta as técnicas de reprodução assistida, assim como a doação de gametas (Quadro 38.1), voltou a permitir a doação voluntária, além da situação identificada como doação compartilhada de oócitos (Figura 38.1), em que a paciente que já será submetida à FIV opta por doar parte de seus oócitos para outro casal, compartilhando os custos financeiros do tratamento. Ocasionalmente, algumas pacientes doam espontaneamente os oócitos excedentes de seus estímulos ovarianos controlados. Segundo essa mesma resolução, no Brasil a idade máxima para doação de oócitos é de 35 anos.

Quadro 38.1 Principais regulamentações sobre a doação de óvulos – Resolução CFM 2.168/2017

A doação não poderá ter caráter lucrativo ou comercial
Os doadores não devem conhecer a identidade dos receptores e vice-versa
A idade limite para a doação de gametas é de 35 anos para a mulher
Será mantido, obrigatoriamente, o sigilo sobre a identidade dos doadores de gametas, bem como dos receptores
As clínicas, centros ou serviços onde é feita a doação devem manter, de modo permanente, um registro com dados clínicos de caráter geral, características fenotípicas e uma amostra de material celular dos doadores
Na região de localização da unidade, o registro dos nascimentos evitará que um(a) doador(a) tenha produzido mais de duas gestações de crianças de sexos diferentes em uma área de um milhão de habitantes
A escolha dos doadores é de responsabilidade do médico assistente. Dentro do possível, deverá garantir que o(a) doador(a) tenha a maior semelhança fenotípica e a máxima possibilidade de compatibilidade com a receptora
Não será permitido aos médicos, funcionários e demais integrantes da equipe multidisciplinar das clínicas, unidades ou serviços participar como doadores nos programas de reprodução assistida
É permitida a doação voluntária, bem como a situação identificada como doação compartilhada, de oócitos em reprodução assistida em que doadora e receptora, participando como portadoras de problemas de reprodução, compartilhem tanto o material biológico como os custos financeiros que envolvem o procedimento

A resolução do CFM também regulamenta a idade máxima das receptoras, determinando que as TRA podem ser utilizadas sempre que exista a probabilidade de sucesso e não se incorra em risco grave de saúde para a paciente ou seu possível descendente. Define ainda que a idade máxima, a princípio, deva ser de 50 anos, porém admite exceções a esse limite, desde que embasadas em critérios técnicos e científicos fundamentados pelo médico responsável e após esclarecimento à paciente quanto aos riscos envolvidos. Regulamenta também o número máximo de dois embriões que podem ser transferidos para pacientes receptoras, visto que a referida resolução determina que o número de embriões a serem transferidos em mulher até 35 anos é o de até dois embriões e que, nas situações de doação de óvulos, considera-se a idade da doadora no momento da coleta dos óvulos.

A taxa de gravidez após a doação de óvulos pode ser influenciada por fatores como a qualidade e o número de embriões transferidos, assim como pela idade e a receptividade do endométrio da receptora. Entretanto, como na FIV convencional, a idade da doadora é sem dúvida o fator mais importante relacionado com o sucesso do tratamento. Cohen e cols. publicaram um estudo em que mostraram que receptoras de pacientes doadoras mais jovens apresentaram taxas de gravidez significativamente maiores (59,1%, 45,9%,

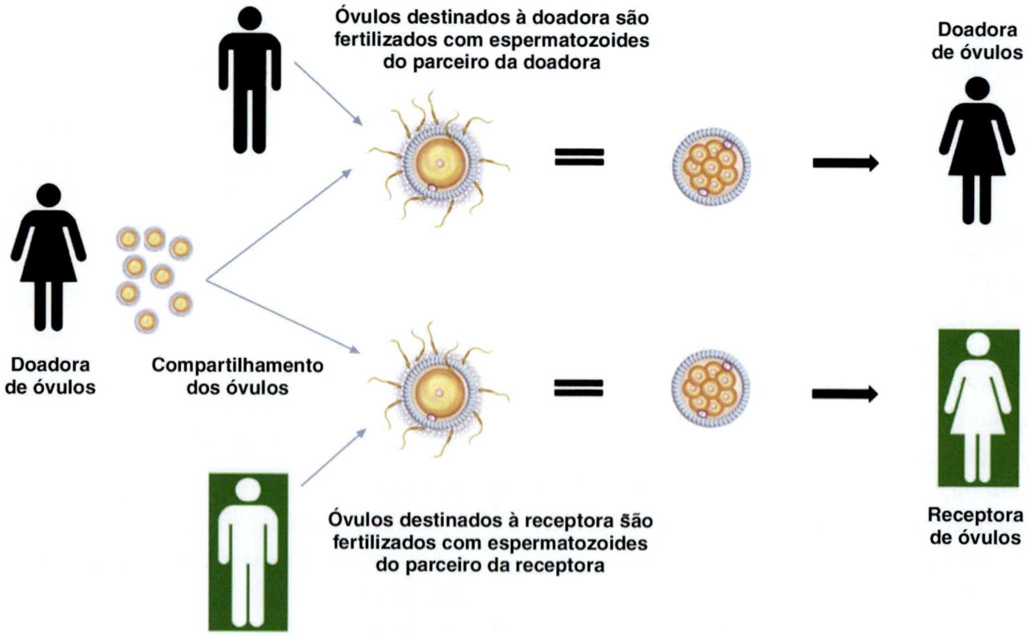

Figura 38.1 Esquema ilustrativo da doação compartilhada de óvulos.

30,5%, 30,9% e 27,3% para as faixas etárias entre 20 e 22 anos, 26 e 28 anos, 32 e 34 anos e mais de 38 anos, respectivamente), além de menor risco de aneuploidias e malformações genéticas.

Nas últimas décadas foram observadas grandes mudanças e avanços socioculturais no universo feminino. Cada vez mais mulheres começaram a tentar conceber em uma idade na qual a probabilidade de gravidez está significativamente diminuída. Muitas delas se encontram em fase de baixa reserva ovariana, quando há má resposta ovariana e má qualidade ovocitária.

As mulheres com idade avançada e reserva ovariana marcadamente diminuída devem ser aconselhadas sobre a reduzida chance de sucesso com o uso de seus próprios óvulos mesmo com a reprodução assistida e orientadas sobre a possibilidade do uso de oócitos doados. Diversas são as indicações para o uso de óvulos doados (Quadro 38.2), mas, sem dúvida, essas mulheres são a principal indicação, sendo a técnica mais bem-sucedida para produzir gravidez nesse grupo de pacientes.

Além da baixa reserva ovariana, sempre que não for possível ou indicado o uso dos próprios óvulos da paciente para conceber, deverá ser considerada a utilização de óvulos doados. Entre as causas se encontram, principalmente, insuficiência ovariana precoce, menopausa, hipogonadismo hipergonadotrófico, menopausa cirúrgica, lesão gonadal irreversível após certos regimes de quimioterapia ou radioterapia, fatores genéticos, como síndrome de Turner, e outros distúrbios cromossômicos que causam disgenesia gonadal.

No caso da síndrome de Turner, é essencial um rigoroso rastreio pré-tratamento para excluir as manifestações fenotípicas da síndrome que podem comprometer a gravidez e acarretar complicações obstétricas para a gestante, incluindo dilatação aórtica e lesões cardíacas. Também deve haver um acompanhamento cuidadoso durante o seguimento da gravidez, além de efetuada a transferência de embrião único para evitar complicações adicionais causadas por uma gravidez múltipla. Essas são considerações importantes para o sucesso do tratamento nessas pacientes.

Outra indicação interessante da ovodoação consiste em seu uso para evitar o risco de transmissão de um distúrbio genético. Doenças genéticas hereditárias podem ser evitadas com as TRA. Em alguns casos, é possível um diagnóstico pré-implantacional para prevenção de distúrbios genéticos. Entretanto, em outros casos não é possível a formação de embriões saudáveis ou sem alterações genéticas. Desse modo, o uso de oócitos doados pode ser a única opção para evitar que a herança genética materna passe para a prole.

Quadro 38.2 Principais indicações de ovodoação

Diminuição da reserva ovariana: baixa/má resposta ovariana
Insuficiência ovariana precoce
Menopausa
Disgenesias gonadais, incluindo a síndrome de Turner
Insuficiência ovariana após quimioterapia e/ou radioterapia
Ooforectomia bilateral
Falhas de FIV
Abortamento de repetição
Casais homoafetivos
Doenças genéticas hereditárias

Óvulos doados também podem ser indicados às mulheres com alterações cromossômicas (como algumas translocações), as quais podem não causar doença clínica genética, mas podem impedir a formação de embriões normais.

A doação de oócitos é defendida em casos de falha repetida de fertilização *in vitro*, particularmente quando a qualidade do oócito está comprometida, assim como em caso de falha inexplicada da fertilização, quando se entende que haja algum comprometimento do óvulo, mesmo que desconhecido. Além de falhas sucessivas em ciclos de FIV, o uso de ovodoação também é considerado em alguns casos de endometriose avançada e abortos de repetição de causa desconhecida.

No momento totalmente inserida no conceito de novas famílias, a doação de óvulos, assim como o útero de substituição, também é utilizada no tratamento de casais homoafetivos femininos e masculinos (Quadro 38.2).

PROPEDÊUTICA DIAGNÓSTICA DO BINÔMIO DOADORA-RECEPTORA

Como relatado anteriormente, no Brasil a doação de óvulos ocorre de maneira anônima (a receptora não pode conhecer a identidade da doadora nem a doadora a da receptora), podendo ser altruística, voluntária ou mediante doação compartilhada de oócitos (doadora e receptora participando como portadoras de problemas de reprodução, compartilhando tanto o material biológico como os custos financeiros que envolvem o procedimento).

Tanto as doadoras como as receptoras devem ser cuidadosamente avaliadas, examinadas, selecionadas, aconselhadas e esclarecidas antes de aceitas no programa de ovodoação. Consultas e pareceres psicológicos devem ser indicados em casos específicos. A doação deve respeitar os preceitos legais e éticos, devendo ser garantidos o sigilo, a gratuidade e a assinatura do termo de consentimento livre e esclarecido. Todas as informações relativas às doadoras e receptoras devem ser coletadas, tratadas e custodiadas no mais estrito sigilo, não podendo ser facilitada nem divulgada informação que possibilite a identificação da doadora ou da receptora. Em casos especiais, por motivo médico ou jurídico, as informações sobre a doadora ou receptora podem ser fornecidas exclusivamente ao médico que assiste a receptora, resguardando-se a identidade civil da doadora.

Pacientes receptoras

A paciente deve ser informada sobre as taxas de sucesso, os eventuais efeitos adversos (abortamento, gestações múltiplas, ectópicas), a questão do anonimato e o risco teórico de transmissão de infecções para as receptoras, o que pode ocorrer raramente, em razão da janela imunológica, apesar de todos os estudos sorológicos realizados na doadora.

As receptoras devem ser avaliadas cuidadosamente sobre os antecedentes familiares e pessoais, principalmente o histórico patológico pregresso em virtude da idade reprodutiva avançada, comum nesse grupo de pacientes, buscando eventuais riscos ou contraindicações clínicas para estímulos hormonais ou gestação.

No exame físico devem ser buscadas distorções da anatomia pélvica e dos órgãos genitais inferiores e superiores, sendo imprescindíveis o exame especular e o toque vaginal.

Exames da propedêutica reprodutiva convencional para tratamento de FIV devem ser solicitados, como sorologias, bioquímica e hormônios; entretanto, no caso da receptora, alguns exames merecem um enfoque mais profundo, visando ao processo de transferência embrionária.

Uma ultrassonografia transvaginal recente deve ser solicitada para descartar patologias que possam eventualmente interferir no processo de transferência e implantação (como pólipos, miomas, malformações uterinas etc.). Em alguns casos, a ressonância nuclear magnética da pelve e a vídeo-histeroscopia podem ser solicitadas para melhorar a avaliação. Apesar da controvérsia, muitos especialistas indicam a vídeo-histeroscopia de rotina para melhor avaliação da cavidade uterina, principalmente para descartar pólipos, endometrites, hiperplasias endometriais, sinéquias e malformações uterinas que possam não ter sido visibilizados no exame ultrassonográfico.

Pacientes doadoras

As pacientes doadoras compartilhadas devem ser bem esclarecidas sobre o programa de doação de óvulos compartilhados e entender bem que seus óvulos serão divididos entre elas e as receptoras. Dúvidas sobre o impacto da redução da quantidade de óvulos no tratamento e a questão do anonimato devem ser bem esclarecidas. Segundo a legislação vigente, a doadora deve ter de 18 a 35 anos de idade e concordar em assinar o termo de consentimento livre e esclarecido. Além dos exames solicitados referentes à propedêutica reprodutiva e à rotina de FIV, segundo a Resolução da Diretoria Colegiada (RDC) 23 da Agência Nacional de Vigilância Sanitária, de 30 de maio de 2011, alterada pela RDC 72, de 30 de março de 2016, a doadora deve ser rastreada para: *Treponema pallidum* (sífilis), HIV 1 e 2, HBV, HCV, HTLV I e II, Zika vírus, *Chlamydia trachomatis* (clamídia) e *Neisseria gonorrhoeae* (gonorreia). O prazo máximo para os resultados dos testes laboratoriais deve ser de 5 dias antes do procedimento da coleta oocitária.

Pacientes doadoras com triagem laboratorial reagente positiva ou inconclusiva para as infecções por *Treponema pallidum* (sífilis), HIV 1 e 2, HBV, HCV, HTLV I e II são excluídas definitivamente do processo de doação.

SELEÇÃO DAS DOADORAS

No Brasil, até a publicação da última resolução do CFM, de 10 de novembro de 2017, a doadora deveria ser obrigatoriamente uma paciente com indicação de FIV, sendo então recrutada entre os próprios casais inférteis. Essa restrição acarretava grande escassez de candidatas à doação e promovia uma enorme desproporção na relação entre o número de pacientes que necessitavam de ovorrecepção e de potenciais candidatas à ovodoação. Com a mudança introduzida pela nova resolução, possibilitando a doação altruística e voluntária de gametas femininos, espera-se equilibrar essa balança e facilitar o acesso à ovodoação.

Na consulta médica de triagem da potencial doadora devem ser consideradas as condições físicas e mentais, doenças sistêmicas com grave repercussão clínica, outras condições clínicas, hábitos ou vícios que contraindiquem a doação. Uma anamnese bem-feita, observando antecedentes pessoais e familiares e direcionada para doenças genéticas e hereditárias, principalmente em caso de doenças autossômicas recessivas, é essencial para a seleção dessas pacientes. Muitas vezes, são excluídas apenas doenças monogênicas e com grande morbidade. O cariótipo deve ser solicitado às doadoras para excluir possíveis afecções desconhecidas.

Alguns centros de reprodução assistida indicam de rotina a avaliação por um geneticista que, com base nos antecedentes, solicita as pesquisas genéticas específicas, deixando algumas indicações como obrigatórias e outras opcionais, e todos os custos dos exames complementares são pagos pelo casal receptor, que pode concordar ou não em realizá-los, visando à maior segurança. Outros centros de reprodução assistida solicitam o parecer de um geneticista apenas em casos específicos.

Outro ponto importante na avaliação da candidata à doadora diz respeito à reserva ovariana. Nos casos de doação compartilhada, o número de oócitos recuperados na doadora deve ser suficiente para que tanto a doadora como a receptora possam se beneficiar do tratamento.

A solicitação do hormônio folículo-estimulante (FSH) basal e do estradiol no terceiro dia do ciclo, a dosagem do hormônio antimülleriano (AMH) e a contagem de folículos antrais são os exames mais solicitados:

- **Dosagem de FSH e estradiol sérico na fase folicular precoce:** a diminuição do número de oócitos resulta em redução da produção de inibina B com consequente aumento na secreção de FSH na fase folicular precoce. Um valor de corte folicular precoce (dia 3 do ciclo) > 10UI/L tem alta especificidade (80% a 100%), mas sensibilidade menor (10% a 30%) para prever má resposta ovariana à estimulação. Isoladamente, o estradiol tem utilidade limitada para a determinação da reserva ovariana. No entanto, os níveis precoces de estradiol folicular podem ajudar na interpretação dos valores de FSH. Com a seleção precoce de um folículo dominante em mulheres mais velhas, os níveis de estradiol aumentam na fase folicular precoce e suprimem a secreção de FSH. Portanto, níveis aumentados de estradiol (> 60 a 80pg/mL) com valores normais de FSH (< 10UI/L) sugerem diminuição da reserva ovariana.

Mulheres com níveis aumentados de FSH e estradiol são pacientes de mau prognóstico para TRA.

- **Hormônio antimülleriano (AMH):** também secretado pelas células da granulosa de pequenos folículos antrais, o AMH tem papel importante no recrutamento do folículo dominante. O AMH declina com a idade, e valores < 0,7ng/mL foram correlacionados à diminuição da fertilidade em ciclos naturais e à má resposta à estimulação com TRA. Diferentemente de outros hormônios utilizados para avaliação da reserva ovariana, o AMH é pouco afetado pelo dia do ciclo. Valores de corte entre 0,2 e 0,7ng/mL têm sensibilidade de 40% a 97% e especificidade de 78% a 92% na previsão de má resposta à estimulação ovariana. Cabe ressaltar que o AMH pode cair antes que sejam observadas alterações nos níveis de FSH e estradiol, sendo um marcador mais precoce da alteração da reserva ovariana.
- **Contagem de folículos antrais:** consiste na contagem de todos os folículos com diâmetro de 2 a 10mm por ultrassonografia transvaginal na fase folicular precoce (do segundo ao quinto dia do ciclo). Estudos histológicos correlacionaram a contagem dos folículos antrais ao número de folículos primordiais restantes. Uma baixa quantidade de folículos antrais (< 3 a 10 folículos totais) está associada à diminuição na taxa de gravidez por meio das TRA. Menos de três a quatro folículos têm sensibilidade de 9% a 73% e especificidade de 73% a 100% para prever má resposta à estimulação ovariana. Assim, a contagem de folículos antrais é mais adequada para prever a resposta subsequente à indução de ovulação.

Atualmente, a dosagem de AMH e a contagem de folículos antrais tendem a ser consideradas os melhores preditores da reserva ovariana, assim como seus resultados são utilizados para excluir a candidata ou ajustar a dose da gonadotrofina na estimulação ovariana.

O aconselhamento profissional das potenciais doadoras em relação aos resultados dos testes e as implicações desses resultados em relação à sua futura saúde médica e reprodutiva são componentes importantes da prestação de cuidados.

PAREAMENTO E PREPARO DO BINÔMIO DOADORA-RECEPTORA

Após a aprovação da doadora será necessário o pareamento com a receptora, o qual consiste na formação do binômio doadora-receptora com base nas características fenotípicas, etnia, raça, cor de pele, tipo de cabelo, cor dos olhos e compatibilidade entre as tipagens sanguíneas para que, dentro do possível, a doadora tenha a maior semelhança fenotípica e a máxima possibilidade de compatibilidade com a receptora.

A critério da receptora, algumas dessas características de pareamento podem ser ignoradas, sendo muito comum a não exigência da compatibilidade entre as tipagens sanguíneas por não ser uma característica fenotípica. Outras características também podem ser usadas no pareamento, como peso, altura, escolaridade, religião e hábitos, entre outras, dependendo da rotina do centro de reprodução ou do desejo da receptora, desde que respeitados os princípios éticos.

No caso de doação de oócito com transferência a fresco, apenas a doadora será submetida à estimulação ovariana; entretanto, a transferência embrionária irá ocorrer em ambas as pacientes. Habitualmente, sincroniza-se o binômio doadora-receptora para que a transferência de embriões a fresco possa ocorrer nas duas pacientes, evitando custos adicionais com a criopreservação. Para a sincronização podem ser usados agonistas do hormônio liberador da gonadotrofina (GnRH) na receptora e aguardado que a doadora menstrue espontaneamente ou inicie anticoncepcional oral (ACO) combinado no primeiro dia da menstruação do ciclo anterior de cada paciente. Quando as duas pacientes estiverem com pelos menos 15 dias de uso de ACO, é programada a suspensão em conjunto para que ambas menstruem simultaneamente. Desse modo, é possível iniciar ao mesmo tempo o estímulo ovariano na doadora e o preparo endometrial na receptora, possibilitando as duas transferências embrionárias a fresco.

Nos casos de receptoras com parada da função ovariana (pacientes menopausadas) não é necessária a sincronização com ACO, podendo o preparo endometrial ser iniciado quando a doadora menstruar espontaneamente.

Não é necessário que a doação seja feita de maneira sincronizada doadora-receptora, podendo ocorrer em momentos diferentes, recorrendo às técnicas de criopreservação de gametas ou óvulos, com resultados similares, mas com o aumento dos custos.

Estímulo ovariano

Os protocolos devem ser semelhantes aos já praticados em um ciclo de FIV convencional e variam muito entre os diferentes centros de reprodução. Entretanto, é aconselhável o uso do protocolo de antagonista por tornar possível o uso do *triggering* ovariano com análogo de GnRH, tática importante na prevenção da síndrome de hiperestímulo ovariano (SHO), complicação bastante temida nesse grupo de pacientes (doadoras) jovens e com boa reserva ovariana.

Quanto à dosagem de gonadotrofinas, é comum o uso de uma dose inicial maior nos programas de ovodoação, variando entre 225 e 300UI/dia. Cabe atentar para o fato de que, por se tratar de uma doação compartilhada, é desejado um número maior de oócitos aspirados, mas não à custa do risco da SHO. Uma ferramenta importante para o ajuste da dose é a contagem de folículos antrais (FA). Contagem em torno de 20 FA indica a redução da dosagem inicial de gonadotrofinas, ao redor de 150UI/dia. Já contagens < 10 FA sugerem aplicação de doses de 300UI/dia. Em pacientes com risco de SHO, além do uso do *triggering* com análogo do GnRH, deve ser feito o congelamento total dos embriões da doadora como estratégia de prevenção da síndrome.

Preparo endometrial

Os protocolos de preparo endometrial podem, em grande parte, ser divididos em ciclos naturais, ciclos artificiais e ciclos induzidos. No ciclo artificial, a proliferação endometrial e a supressão do crescimento folicular são realizadas com a administração de estrogênios, tendo como vantagens o monitoramento mínimo e o agendamento fácil para aquelas que realizam transferência embrionária em geral e como inconveniente o aumento do risco trombótico. No ciclo natural, o monitoramento costuma ser realizado sem qualquer intervenção farmacológica antes da ovulação, obedecendo ao próprio tempo do ciclo menstrual. No ciclo induzido, uma estimulação ovariana leve é realizada para desencadear um ciclo ovulatório.

O protocolo de preparo endometrial se inicia após a confirmação ultrassonográfica de que o endométrio se encontra na fase proliferativa inicial com aspecto fino e linear e os ovários se encontram em quiescência (Figura 38.2).

No caso de doação com sincronização do binômio doadora-receptora, geralmente se opta pela utilização do preparo endometrial artificial com estrogênios e progesterona exógenos para facilitar a sincronia. Em casos de embriões congelados, o preparo endometrial segue rigorosamente os protocolos e as rotinas de preparo endometrial para transferência, podendo ser natural, induzido ou artificial.

A maioria dos protocolos de ciclos artificiais opta empiricamente por suplementar estrogênio por 2 semanas, geralmente em doses crescentes, na tentativa de mimetizar um ciclo natural. No entanto, esse período prolongado pode ser desnecessário e 5 a 7 dias podem ser suficientes para a proliferação adequada do endométrio.

Os estrogênios, tanto naturais como sintéticos, podem ser usados e administrados por via oral, vaginal (pouco frequente no Brasil) e parenteral (via transdérmica). Uma metanálise de 2010, conduzida por Glujovskyet e cols., concluiu que o tipo de suplementação de estrogênio e a via de administração não tinham efeito sobre as taxas de gestação. Pode-se usar estrogênio oral, iniciando com 2 a 4mg de valerato de estradiol e aumentando gradualmente a dose para 6mg. Outro esquema utilizado consiste em estrogênio de absorção transdérmica, que pode ser o gel de estradiol, iniciando com duas borrifadas (o equivalente a 1,5mg), duas vezes por dia, aplicadas sobre a pele seca, também por 8 a 10 dias, aumentando a dose para três borrifadas. Também podem ser usados adesivos transdérmicos de estradiol de 100μg, iniciando com três adesivos, trocando-os a cada 3 dias, e na terceira troca aumentar para quatro adesivos.

Na doação compartilhada com sincronização do binômio, esses esquemas duram em média cerca de 10 a 15 dias, ou seja, até o dia da recuperação oocitária da doadora. O endométrio da receptora tem de estar com padrão trilaminar (Figura 38.3) e com espessura > 7mm à ultrassonografia. Esses parâmetros são considerados ideais para uma boa receptividade endometrial. Para garantir melhor controle da receptividade endometrial, pode ser solicitada progesterona sérica no dia do início da progesterona. Progesterona sérica > 1,5ng/mL (1.500pg/mL) está associada a taxas de implantação menores.

Constatado que o endométrio se encontra em uma fase proliferativa satisfatória, inicia-se o suporte da fase lútea com progesterona natural no dia da punção ovariana da doadora e programa-se o dia da transferência embrionária de acordo com critérios clínicos e laboratoriais.

A progesterona natural pode ser prescrita por via vaginal (progesterona micronizada na dose de 600 a 800μg/dia ou na forma de creme a 8%, uma aplicação/dia). Pode ser utilizada ainda a via intramuscular, na dose de 25 a 100mg/dia (pouco adotada no Brasil em virtude do custo elevado, do desconforto da aplicação e por apresentar resultados semelhantes aos obtidos com a via vaginal). A reposição progestacional deverá ser mantida com as doses de estrogênio até a realização do teste de gravidez. Caso negativo, devem ser suspensas todas as medicações hormonais. Caso positivo, mantém-se a reposição estroprogestacional até 2 a 3 meses de gestação.

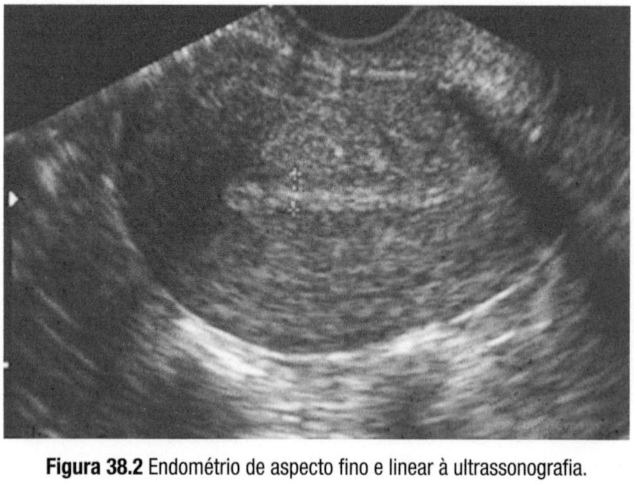

Figura 38.2 Endométrio de aspecto fino e linear à ultrassonografia.

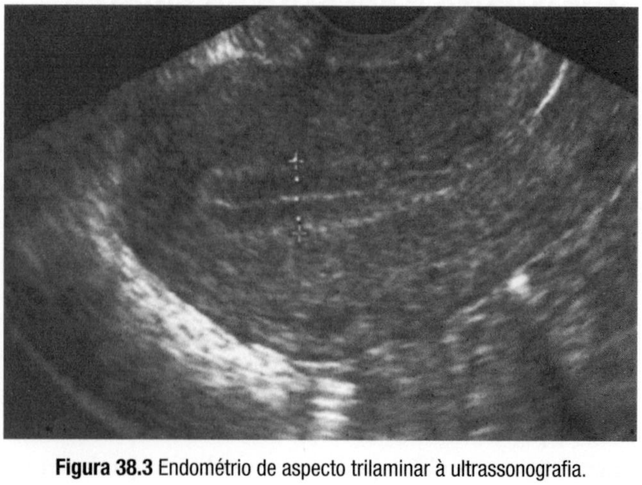

Figura 38.3 Endométrio de aspecto trilaminar à ultrassonografia.

No caso de um endométrio insatisfatório, pode-se aumentar a dose de estrogênio e manter o preparo endometrial por mais alguns dias. Nesse caso, será necessário congelar os embriões da receptora até que se consiga um endométrio adequado. O ideal é que o preparo não ultrapasse o período de 7 semanas em razão do aumento do risco de escapes e da diminuição das taxas de gestação. Quando ocorrer sangramento enquanto o estrogênio estiver sendo usado, o ciclo deverá ser cancelado. São descritas outras medidas para obter um endométrio satisfatório, porém apresentam efetividade controversa, como a associação de sildenafila ou ácido acetilsalicílico infantil.

O desenvolvimento sincrônico e adequado do endométrio é um dos principais fatores que influenciam a receptividade endometrial. Em casos de cancelamento do preparo endometrial, o embrião da receptora deve ser congelado e reiniciado um novo esquema de preparo endometrial, podendo ser trocada a via do estrogênio ou o protocolo de preparo endometrial. Entretanto, não existem diferenças nas taxas de gestação quando se comparam os diversos protocolos de preparo endometrial.

No preparo endometrial com ciclo natural não há intervenção médica, exceto pelos exames endócrinos e o monitoramento ultrassonográfico durante a fase proliferativa. Como a transferência deve ocorrer no momento em que o endométrio estiver sincronizado com o desenvolvimento embrionário, esse tipo de preparo dificilmente poderá ser feito no caso de transferências de embriões a fresco, sendo geralmente associado à transferência de embriões criopreservados.

Como a monitorização do pico do hormônio luteinizante (LH) é por vezes exaustiva, alguns profissionais preferem fazer *triggering* de hCG quando encontram folículos no tamanho periovulatório ou iniciam diretamente o suporte da fase lútea, fazendo assim um ciclo natural modificado e dispensando a monitorização do pico de LH.

No ciclo induzido são utilizados agentes indutores da ovulação, e o monitoramento se assemelha ao do ciclo natural, podendo também ser feito *triggering* de hCG ou iniciado diretamente o suporte da fase lútea.

Com os resultados satisfatórios das técnicas de congelamento de óvulos e embrião, não é obrigatória a ovorrecepção sincronizada com a doadora. Os óvulos podem ser congelados para um pareamento futuro, como, por exemplo, na falta de receptora disponível.

As receptoras podem optar por um rastreio pré-implantacional dos embriões obtidos de óvulos doados, sendo necessário o congelamento do embrião, o que torna a sincronização desnecessária. As receptoras podem não estar disponíveis ou preparadas para a transferência embrionária a fresco. De fato, a sincronização reduz os custos, mas não constitui um pré-requisito para o tratamento.

Sempre que possível, medidas devem ser adotadas de acordo com a estrutura do centro de reprodução e da clínica da paciente (p. ex., transferências em dias e horários diferentes) para que a doadora e a receptora não se encontrem.

BANCO DE ÓVULOS

Graças ao sucesso nos resultados do congelamento de óvulos pela técnica de vitrificação, a criopreservação oocitária passou a ser uma realidade, consolidando a prática de banco de óvulos, ainda que em escala muito abaixo da observada com o banco de sêmen na doação de gametas masculinos.

No Brasil, em virtude do rigor das resoluções do CFM, o uso do banco de óvulos se restringe também aos óvulos de pacientes doadoras ou de doadoras altruísticas, apresentando baixa efetividade para a solução das dificuldades na obtenção de óvulos doados.

Nos países em que a lei autoriza a doação de óvulos com compensação financeira, ou seja, a mulher pode literalmente vender seus óvulos para uma empresa privada sem a necessidade de ser paciente, aumenta muito a disponibilidade de óvulos. Nesses casos, o banco de óvulos representa a solução para a escassez de doadoras.

Nesse processo, a receptora escolhe as características que lhe convêm, fazendo uma espécie de pareamento, e seleciona a doadora de óvulos. A empresa de banco de óvulos envia os óvulos congelados para o centro de reprodução humana, que, de posse desses óvulos criopreservados, pode iniciar o processo de preparo endometrial. Quando a receptividade endometrial está satisfatória, é realizado o descongelamento dos óvulos, que são fertilizados. No mesmo dia da fertilização é iniciada a progesterona e programada a transferência, à semelhança dos tratamentos já descritos. As taxas de gestação de receptoras de ovodoação provenientes de bancos de óvulos são similares às do programa de ovodoação compartilhada.

Uma possibilidade para as mulheres brasileiras é recorrer ao banco de óvulos de outros países, ou seja, a paciente pode adquirir óvulos de um banco estrangeiro e mandar entregá-los a um centro de reprodução humana brasileiro, onde serão utilizados. Cabe lembrar que, mesmo nesses casos, devem ser respeitadas a legislação brasileira e as resoluções do CFM e da ANVISA.

INDICAÇÕES DE ÚTERO DE SUBSTITUIÇÃO (OU CESSÃO TEMPORÁRIA DO ÚTERO OU BARRIGA SOLIDÁRIA)

O útero desempenha papel fundamental no desenvolvimento da gestação. A implantação embrionária é sem dúvida um dos momentos mais enigmáticos na reprodução assistida.

Para a implantação embrionária humana são necessários um endométrio receptivo e um embrião funcional. O endométrio receptivo depende de alterações morfofuncionais que ocorrem ao longo de um ciclo menstrual. Para que o endométrio se desenvolva, a camada basal do endométrio deve proliferar sob efeito do hormônio predominante na fase inicial do ciclo, o estrogênio. No preparo endometrial com ciclo artificial em reprodução assistida, esse hormônio é administrado de modo exógeno por via oral ou transdérmica.

O endométrio é acompanhado por meio de ultrassonografias transvaginais para avaliação de suas características, especialmente sua espessura e aspecto. Tão logo atinja os parâmetros adequados, é iniciada a administração de progesterona para que ocorra a diferenciação endometrial. A depender do estágio em que se encontra o embrião fresco ou congelado, será calculado o número de dias de uso da progesterona para que a transferência seja agendada.

Em alguns casos é necessário o uso da matriz uterina de outra mulher para que a gravidez se desenvolva. Em uma das situações documentadas, uma paciente não possui o útero, por uma condição congênita ou adquirida, e é necessário que seu embrião seja alocado em outro útero. Há também condições nas quais o útero não se encontra em condições morfofuncionais adequadas, como em casos de malformações uterinas e na síndrome de Asherman, em que, por causa de sinéquias fibrosas intracavitárias, o endométrio pode não proliferar adequadamente, mesmo após múltiplas abordagens cirúrgicas para recuperação da cavidade. O endométrio pode não atingir a espessura adequada em alguns casos, como sequela de endometrite, tuberculose genital ou alterações em seus receptores, levando a inúmeros preparos cancelados e à ausência de transferência na matriz uterina homóloga.

Em determinadas situações, como em casos de doenças renais ou cardíacas graves, as pacientes portadoras têm risco de morte caso uma gravidez se desenvolva em sua matriz uterina. Outra indicação para o emprego de útero de substituicão consiste nos casos de pacientes com isoimunização grave, cuja gestação poderia colocar em risco a vida do bebê que estaria se desenvolvendo no útero. Outros fatores, como aborto de repetição ou múltiplas falhas de implantação sem causa diagnosticada, também podem suscitar a possibilidade de utilização de um útero de substituição, embora não haja embasamento na literatura para isso (Quadro 38.3).

Quadro 38.3 Indicações para o útero de substituição

Ausência congênita do útero (p. ex., síndrome de Mayer-Rokitansky-Kuster-Hauser)
Ausência adquirida do útero (p. ex., histerectomia puerperal)
Cavidade uterina presente, porém inadequada (p. ex., síndrome de Asherman)
Cavidade uterina presente e endométrio não responsivo (p. ex., tuberculose genital)
Doenças crônicas graves (p. ex., cardiopatias e nefropatias)
Isoimunização grave
Aborto de repetição
Falhas de implantação sucessivas

PROPEDÊUTICA DIAGNÓSTICA DO ÚTERO DE SUBSTITUIÇÃO

A paciente candidata ao útero de substituição deve ser avaliada em sua totalidade. É importante que seja hígida para que a gestação, que dura aproximadamente 40 semanas, possa ocorrer da melhor maneira possível e sem riscos prévios evitáveis.

A anamnese da paciente que será o útero de substituição inicia com o questionamento relacionado com seu histórico familiar, investigando principalmente afecções que possam interferir na implantação e no desenvolvimento da gestação. Como principal exemplo encontra-se a trombofilia, que pode ser hereditária e consequentemente levar a uma falha de implantação ou perda gestacional tardia, caso a paciente que está gestando venha a apresentar algum evento tromboembólico nesse período.

A avaliação médica continua com a indagação de sua saúde clínica, questionando se a paciente tem doenças crônicas, como diabetes, hipertensão ou tireoidopatias. O histórico cirúrgico também é relevante, pois cirurgias uterinas, como cesarianas múltiplas, miomectomia extensa ou abordagens miometriais, podem acarretar complicações na evolução da gestação em virtude do risco de rotura uterina. A presença de doenças sexualmente transmissíveis deve ser investigada em razão do risco de, durante a gestação, ocorrerem recidivas que possam prejudicar a gravidez ou o momento do parto, como herpes genital ou condilomas causados pelo papilomavírus humano (HPV).

A presença de doenças ginecológicas, como endometriose, adenomiose ou mesmo miomatose uterina, deve ser questionada sob pena de inviabilizar a participação da candidata, pois se sabe que determinadas doenças reduzem a implantação embrionária e consequentemente diminuem a chance de sucesso da gravidez.

Os hábitos de vida da candidata à doação são muito importantes para otimizar o tratamento, evitando assim a transferência embrionária para uma paciente que seja tabagista, etilista ou mesmo usuária de substâncias ilícitas. Além disso, convém investigar hábitos alimentares, como consumo abusivo de cafeína.

A história ginecobstétrica é relevante, sendo muito importante saber se essa paciente já engravidou e por qual via os partos ocorreram e, além disso, se durante as gestações houve alguma intercorrência, como doença hipertensiva gestacional, diabetes gestacional, parto prematuro ou crescimento intrauterino restrito. Convém considerar que essas doenças podem novamente ocorrer, prejudicando o andamento da tão esperada gestação.

Outro detalhe importante consiste em verificar se a paciente que doará seu útero menstrua normalmente ou se está menopausada ou em uso de alguma medicação hormonal. Esse detalhe terá extrema relevância para o pareamento com a mãe do embrião. Convém questionar sobre dismenorreia e dispareunia, além da paridade da candidata, para averiguar possíveis abortamentos de repetição e intercorrências gestacionais ou no parto.

O médico deve sempre se lembrar de que quaisquer doenças ou condições clínicas que possam vir a prejudicar o perfeito andamento da gestação ou mesmo colocar a paciente ou o feto em risco devem ser investigadas sob pena de descartar a paciente como útero de substituição no processo.

Após a anamnese, realiza-se o exame físico, atentando para a aferição de peso e altura para o cálculo do índice de massa corporal, objetivando avaliar o sobrepeso e o risco de doenças que possam surgir durante a gravidez.

O exame físico deve ser completo, incluindo desde sinais vitais com aferição da pressão arterial até a coleta de citologia oncológica do colo (preventivo), caso não tenha um recente, segundo as normas do Ministério da Saúde. No exame especular, visa-se averiguar a presença de conteúdos vaginais não fisiológicos que precisam ser tratados e a paciente orientada quanto a medidas preventivas para manter saúde íntima adequada.

O toque ginecológico bimanual deve ser realizado para que sejam diagnosticados úteros com irregularidade, mobilidade reduzida, presença de nódulos miomatosos ou mesmo espessamento de ligamentos uterossacros ou nódulos retrocervicais que possam sugerir endometriose profunda.

SELEÇÃO DAS CANDIDATAS AO ÚTERO DE SUBSTITUIÇÃO

Neste tópico serão abordadas as condições regulamentares estabelecidas para que uma paciente possa ser o útero de substituição. No Brasil, a recente regulamentação do CFM, publicada em 10 de novembro de 2017 (Resolução CFM 2.168/2017), determina que as clínicas, centros ou serviços de reprodução assistida podem usar técnicas de reprodução assistida para criar a situação identificada como gestação de substituição, desde que exista um problema médico que impeça ou contraindique a gestação na doadora genética, em união homoafetiva ou pessoa solteira.

O primeiro tópico consiste em justamente comprovar a necessidade de útero de substituição, seja porque um casal homoafetivo masculino não tem o órgão necessário à implantação de seu embrião, seja por uma condição clínica da mãe desse embrião que não pode gestar, como explicado anteriormente.

A resolução também refere que as doadoras temporárias do útero devem pertencer à família de um dos parceiros em parentesco consanguíneo até o quarto grau ascendente ou descendente (primeiro grau – mãe/filha; segundo grau – irmã/avó; terceiro grau – tia/sobrinha; quarto grau – prima). Os demais casos estão sujeitos à autorização do Conselho Regional de Medicina.

Ainda nessa resolução está bem explicado que a preferência é por uma mulher que seja parente do casal homoafetivo masculino ou da paciente que necessita de auxílio para gerar seu embrião, o que é extremamente relevante para proteção dos pais, visto que minimiza problemas como a discussão posterior da configuração do papel de maternidade. Quando se opta por alguém consanguíneo, pressupõe-se que seja pessoa próxima e que esteja vivenciando o processo como um todo, compartilhando inclusive do sofrimento de quem não está conseguindo gestar. Na ausência de uma parente como estabelecido na regulamentação, o casal ou a mulher podem optar por pessoas que não tenham parentesco, porém essa opção fica condicionada à aprovação e ao julgamento do próprio Conselho Regional de Medicina. Nesse caso, é necessário abrir um processo junto ao órgão, anexando diversos documentos de ambas as partes.

Segundo a resolução, a doação temporária do útero não poderá ter caráter lucrativo ou comercial. No Brasil não é permitido nenhum tipo de benefício à mulher que será o útero de substituição, a não ser a satisfação de estar auxiliando todo esse processo. Em alguns países, como a Índia, essa mulher pode receber benefícios materiais para a manutenção da gestação. A prática de útero de substituição é popularmente conhecida como "barriga de aluguel", o que talvez se justifique ao pensar que a mulher seria paga para "hospedar" o embrião, mas, como no Brasil não é permitida a cobrança, cabe ao médico difundir a expressão adequada e explicar amplamente as orientações corretas nesses casos.

A resolução também relaciona a correta documentação a ser solicitada e cobrada pelas clínicas de reprodução assistida, determinando que os seguintes documentos e observações deverão constar no prontuário do(a) paciente: termo de consentimento livre e esclarecido, informado e assinado pelos pacientes e pela doadora temporária do útero, contemplando aspectos biopsicossociais e riscos envolvidos no ciclo gravídico-puerperal, bem como aspectos legais da filiação; relatório médico com o perfil psicológico, atestando adequação clínica e emocional de todos os envolvidos; termo de compromisso entre os pacientes e a doadora temporária do útero (que receberá o embrião em seu útero), estabelecendo claramente a questão da filiação da criança; garantia, por parte dos pacientes contratantes de serviços de reprodução assistida, de tratamento e acompanhamento médico, inclusive por equipes multidisciplinares, se necessário, à mãe que doará temporariamente o útero, até o puerpério; garantia do registro civil da criança pelos pacientes (pais genéticos), devendo essa documentação ser providenciada durante a gravidez; aprovação do cônjuge ou companheiro, apresentada por escrito, se a doadora temporária do útero for casada ou viver em união estável.

O cumprimento dessa regulamentação é de extrema relevância para que tudo fique documentado e possa ser arquivado no prontuário do casal. Cabe salientar a necessidade de aprovação nesse processo do companheiro da paciente que cederá seu útero. Nada pode ser feito em sigilo ou segredo das partes interessadas sob pena de discussões infrutíferas no futuro sob o destino da criança.

PREPARO DO ÚTERO DE SUBSTITUIÇÃO

Para que se inicie o preparo endometrial da paciente que será o útero de substituição, inicialmente deve ser definido se será uma transferência de embrião a fresco ou congelado. Em caso de embrião congelado, o preparo pode começar após o início do ciclo menstrual ou a qualquer momento, se a paciente estiver na menopausa. No caso de embriões a fresco, deve-se tentar uma sincronia entre a mãe e o útero substituto, o que pode ser realizado mediante o uso de pílulas contraceptivas para sincronia do ciclo ou mesmo de agonistas do GnRH. Após a sincronia, ambas iniciam cada uma seu preparo: a mãe inicia a estimulação ovariana, e o útero de substituição começa seu preparo endometrial.

Em todos os casos, o preparo endometrial pode ser realizado de modo artificial ou natural, acompanhando um ciclo fisiológico nas pacientes que serão então o útero de substituição e caso estejam na menacme.

O primeiro passo consiste em realizar uma ultrassonografia transvaginal basal para identificar a espessura endometrial ou a presença de cistos ovarianos no segundo ou terceiro dia de menstruação. A partir dessa ultrassonografia, define-se se será realizado um ciclo natural ou artificial. Caso seja artificial, será ofertado estradiol à paciente, podendo totalizar 6mg ao dia, em doses de 1 ou 2mg, de acordo com a apresentação escolhida. Pode-se efetuar a transferência, também, através de ciclo induzido, utilizando indutores orais da ovulação, como o citrato de clomifeno ou o letrozol. Caso seja administrado estradiol, a paciente pode retornar em cerca de 7 a 10 dias para verificar a espessura endometrial e, caso seja no mínimo com 7mm, o endométrio já estará apto para transferência.

O aspecto endometrial ideal para marcação da transferência deve ser trilinear (trilaminar). Esse aspecto demonstra duas lâminas espessas de cada lado da parede endometrial, unindo-se no meio, na qual se forma a terceira linha. A posição do útero pode não ser favorável para a identificação desse aspecto, como no caso de úteros em posição intermediária ou retroversofletidos.

Logo após determinada a adequação do endométrio, pode ser iniciada a progesterona. A dose adequada diária de progesterona micronizada pode variar de 400 a 800µg por via vaginal. Embora seja descrito o uso de progesterona via intramuscular, não a utilizamos em nossa prática rotineira.

No caso de ciclos naturais ou artificiais com indutores de ovulação, o objetivo principal é ter um folículo dominante que produza estrogênio e consequentemente prolifere o endométrio. Com folículos > 15mm, espera-se um endométrio adequado, como descrito anteriormente. Após os folículos atingirem 18 a 20mm, o médico pode optar por utilizar uma medicação para que a paciente ovule, embora isso não seja necessário, pois, estando adequado, o endométrio, o objetivo foi atingido.

Caso embrião seja transferido no terceiro dia, a paciente receptora utilizará progesterona por no mínimo 3 dias antes da transferência; caso seja transferido blastocisto, a quantidade de dias da progesterona se altera.

As medicações são mantidas até a verificação do teste de gravidez que, caso seja positivo, torna necessária a manutenção do estradiol e da progesterona até 7 a 12 semanas, no mínimo.

CONSIDERAÇÕES FINAIS

A medicina reprodutiva vem avançando ao longo dos anos. Essas mudanças possibilitam que casais que apenas sonhavam em ter filhos biológicos concretizem esse sonho. A ausência de gametas ou da matriz uterina pode ser resolvida com práticas modernas e corriqueiras. O conhecimento dessas práticas, suas indicações e nuances é de suma importância para o ginecologista, em especial para aqueles que se dedicam à medicina reprodutiva.

Algumas novas tecnologias estão sendo fomentadas e desenvolvidas, como o transplante uterino. Com o passar dos anos e o avançar da tecnologia, as mulheres que não têm matriz uterina poderão optar pela substituição uterina ou o transplante. No momento, a gestação de substituição caracteriza-se como uma prática usual e costumeira.

Quanto aos gametas, no caso os óvulos, pesquisas recentes demonstraram a presença de células totipotentes na medula que migram para o parênquima ovariano e com isso fariam o ovário manter sua função. Os pesquisadores acreditam que a falência ovariana ocorra em virtude da ausência de migração dessas células. Com isso, aventam a possibilidade de manter essa migração por meio de transplantes autólogos quando a mulher não mais apresentar função reprodutiva adequada.

A tecnologia reprodutiva tende a avançar e com isso mais casais terão a chance de atingir o objetivo da maternidade ou paternidade. O importante é que o médico ginecologista esteja atualizado e saiba realmente orientar e explicar cada detalhe desses tratamentos tão especializados.

Leitura complementar

Braga DP, Setti AS, Figueira RC et al. Freeze-all, oocyte vitrification, or fresh embryo transfer? Lessons from an egg-sharing donation program. Fertil Steril 2016 Sep 1; 106(3):615-22.

Burmeister L, Palermo GD, Rosenwaks Z. IVF: the new era. Int J Fertil Womens Med 2001 May-Jun; 46(3):137-44.

Casper RF, Yanushpolsky EH. Optimal endometrial preparation for frozen embryo transfer cycles: window of implantation and progesterone support. Fertil Steril 2016 Apr; 105(4):867-72.

Chronopoulou E, Harper JC. IVF culture media: past, present and future. Hum Reprod Update 2015 Jan-Feb; 21(1):39-55.

Cohen MA, Lindheim SR, Sauer MV. Donor age is paramount to success in oocyte donation. Hum Reprod 1999; 14:2755-8.

De Jonge C, Barratt CL. Gamete donation: a question of anonymity. Fertil Steril 2006 Feb; 85(2):500-1; Dec; 28(4):187-91.

Domingues TS, Aquino AP, Barros B et al. Egg donation of vitrified oocytes bank produces similar pregnancy rates by blastocyst transfer when compared to fresh cycle. J Assist Reprod Genet 2017 Aug 16.

Madero S, Rodriguez A, Vassena R, Vernaeve V. Endometrial preparation: effect of estrogen dose and administration route on reproductive outcomes in oocyte donation cycles with fresh embryo transfer. Hum Reprod 2016.

Faddy M, Gosden R, Ahuja K, Elder K. Egg sharing for assisted conception: a window on oocyte quality. Reproductive BioMedicine Online 2011; 22:88-93.

Nilka FD, Nilson D, Mário C. Ovodoação. In: Artur D, Dirceu HMP, Mário C, Waldemar NA (eds.) Tratado de reprodução assistida. São Paulo: Segmento Farma, 2011: 233-9.

Ohl J. Oocyte donation in Turner syndrome. Gynecol Obstet Fertil 2008 Sep; 36(9):886-90.

Pastore LM, Christianson MS, Stelling J, Kearns WG, Segars JH. Reproductive ovarian testing and the alphabet soup of diagnoses: DOR, POI, POF, POR, and FOR. J Assist Reprod Genet 2017.

Pennings G. Mirror gametes donation. J Psychosom Obstet Gynaecol 2007.

Practice Committee of American Society for Reproductive Medicine; Practice Committee of Society for Assisted Reproductive Technology. Recommendations for gamete and embryo donation: a committee opinion. Fertil Steril 2013.

Purewal S, van den Akker OB. Systematic review of oocyte donation: investigating attitudes, motivations and experiences. Hum Reprod Update 2009; 15:499-515.

Resolução Conselho Federal de Medicina do Brasil 2.168/2017. Diário Oficial da União. República Federativa do Brasil – 10 de novembro de 2017.

Resolução da Diretoria Colegiada da Agência Nacional de Vigilância Sanitária 23, de 27 de maio de 2011. Diário Oficial da União. República Federativa do Brasil – 30 de maio de 2011.

Resolução da Diretoria Colegiada da Agência Nacional de Vigilância Sanitária 72, de 30 de setembro de 2016. Diário Oficial da União. República Federativa do Brasil – 1º de abril de 2016.

Trounson A, Mohr L. Human pregnancy following cryopreservation, thawing and transfer of an eight-cell embryo. Nature 1983; 305(5936):707-9.

Wischmann TH. Psychogenic infertility – myths and facts. J Assist Reprod Genet 2003 Dec; 20(12):485-94.

Yarali H, Polat M, Mumusoglu S, Yarali I, Bozdag G. Preparation of endometrium for frozen embryo replacement cycles: a systematic review and meta-analysis. J Assist Reprod Genet 2016 Oct; 33(10):1287-304.

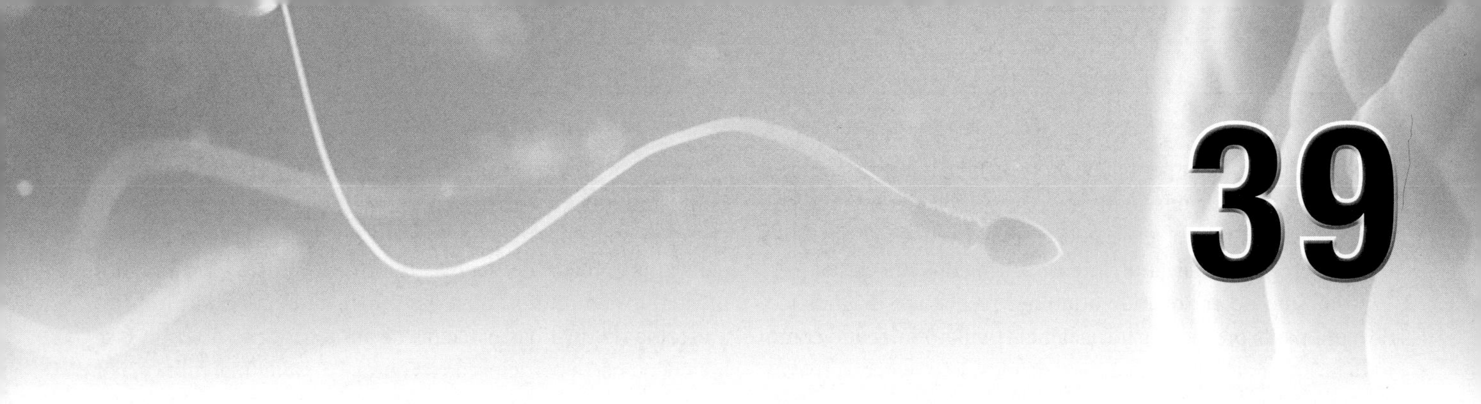

39

Psicologia do Casal Infértil

Cássia Maria Avelar

INTRODUÇÃO

A infertilidade é um tema muito antigo na história da humanidade. Essa problemática vem sendo abordada desde o período bíblico e dos escritos mitológicos. A impossibilidade de gerar e ter filhos tem sido tratada através dos tempos e nas mais diferentes culturas como algo vergonhoso, um castigo divino. A mulher infértil era rechaçada por seu entorno social e rotulada como incapaz, sendo considerada uma "árvore seca". Ter filhos era parte inerente à vida e representava uma obrigação para todo casal. Esses valores, embora modificados em parte na cultura moderna, permanecem com força considerável.

Assim, ainda hoje a infertilidade é um problema que afeta tanto homens como mulheres e costuma ser uma experiência devastadora para quem carrega o estigma de infértil. Mesmo que muitas vezes apenas um dos membros do casal seja infértil, o diagnóstico deve ser contextualizado como um problema do casal. Isso, no entanto, não implica que ambos reajam da mesma maneira.

Para a mulher, a infertilidade costuma ser associada a sentimentos de inadequação, levando a sentimentos de desvalorização, incompletude e incapacidade, enquanto o homem pode relacionar a incapacidade de procriar com sua virilidade e masculinidade.

O diagnóstico de infertilidade pode desencadear a revivescência de antigos traumas, sentimentos de inadequação, ciúme, inveja, culpa e, diante da perda ou da ameaça do poder de procriação, muitas vezes não se distingue o que causa mais sofrimento: a ausência do filho desejado ou os sentimentos de fracasso, perda e insegurança que invadem o indivíduo nessa situação.

No caso de apenas um dos cônjuges ser a causa definida, há a probabilidade de ressentimento por parte do parceiro, principalmente quando há a necessidade de recorrer às técnicas de reprodução assistida, em especial a doação de sêmen e oócitos, que pode acabar quebrando a unidade do casal. A sensação de imperfeição e fracasso que acompanha esses casais assume dimensões variáveis e deverá ser abordada de maneira ampla, já que pode aflorar das mais diversas formas, como, por exemplo, diminuição de libido e da frequência coital, podendo culminar, em alguns casos, em conflitos conjugais e separações.

TRATAMENTOS DE REPRODUÇÃO ASSISTIDA E IMPLICAÇÕES PSICOLÓGICAS

Existem hoje na medicina reprodutiva diversas alternativas de tratamento que levam em consideração fatores distintos, como a causa da infertilidade, a idade da paciente, as pessoas que pretendem preservar seus gametas por motivos sociais ou oncológicos, os problemas genéticos, além das novas constituições familiares – monoparentais, homoafetivas e transexuais. Esses fatores promovem a necessidade de abertura das portas a outras disciplinas para melhor compreensão da complexidade imposta por esses novos eventos.

Do ponto de vista psicológico, é importante ressaltar que o paciente que recorre a uma clínica de reprodução assistida tem como demanda o desejo de ter filhos ou, no caso da preservação de gametas, um planejamento parental futuro. No entanto, cada indivíduo traz consigo uma história de vida única e, dentro desse contexto, o serviço oferecido vai além da questão médica. A relevância de uma equipe multidisciplinar é hoje reconhecida como fator primordial no acolhimento desses pacientes.

Quando o fator de infertilidade é masculino, estudos indicam que o impacto emocional é maior no casal. Os pacientes apresentam níveis mais elevados de culpa, medo e tristeza, ao passo que suas esposas demonstram taxas mais elevadas de ansiedade.

Nos casos de oligospermia ou azoospermia, a indicação pode ser de tratamento com sêmen doado, e o impacto dessa indicação pode causar receio, ansiedade, tristeza, frustração e desvalia, muitas vezes desencadeando intenso sofrimento emocional.

O mesmo ocorre quando a mulher recebe um diagnóstico de menopausa precoce ou insuficiência ovulatória, tendo como indicação tratamento com óvulos doados. Isso remete à reavaliação da identidade e da autoimagem, despertando sentimentos de incerteza, culpa, angústia e depressão, bem como prejuízos ao bem-estar pessoal, conjugal e implicações relacionais.

A ligação genética, que para muitas pessoas determina as relações de parentesco, traz para o paciente, na situação de recepção de gametas doados, a suposta inclusão de algo diferente, a participação de um terceiro – doador anônimo, o que implica a elaboração de um luto pela carga genética perdida.

A decisão de revelar ou não ao filho sua origem é um dos desdobramentos inevitáveis com os quais os casais que realizam tratamentos com recepção de gametas doados irão se deparar no futuro. O papel do psicólogo assume especial relevo em situações tão complexas e propicia ao paciente a compreensão de todas as implicações psicossociais que resultam dessa opção.

Existe a situação de gestação de substituição, que é indicada desde que exista um problema médico que impeça ou contraindique a gestação na doadora genética ou em caso de união homoafetiva. Esse tratamento suscita diversas questões psicossociais, sendo importantes a avaliação e o acompanhamento psicológico de todas as partes envolvidas, o que propicia a identificação de fatores psicológicos e situações conflituosas que possam predispor o tratamento ou o surgimento de problemas futuros.

Nos casos da criopreservação oncológica, o paciente se depara com o risco da infertilidade subsequente ou concomitante a uma situação oncológica. Ambas as situações promovem crises profundas, que implicam a necessidade de reorganização e readaptação a uma nova e inesperada situação.

Mesmo para a pessoa que não planeja ter filhos antes da doença oncológica, a ameaça de infertilidade resulta em profundo sentimento de perda. Estudos mostram que homens e mulheres jovens com diagnóstico de câncer valorizam a paternidade após a doença. Por isso, Garcia e cols. enfatizam que "todos os processos que impeçam perdas maiores só poderão ser benéficos no processo de reabilitação física e psíquica do paciente". Se ao doente oncológico forem dadas a possibilidade e a esperança da manutenção de sua fertilidade, é uma parte de si que já não morrerá e um motivo a mais para manter-se vivo.

Já a preservação social possibilita ao paciente postergar a gravidez e, nos casos femininos, esse procedimento permite tirar a pressão da busca de relacionamentos e do relógio biológico. Contudo, como pontua Stoop, "as mulheres devem estar devidamente informadas sobre as incertezas quanto à eficácia e à segurança do uso futuro reprodutivo de seus óvulos".

As opções de preservação da fertilidade incentivam a abordagem a partir do trabalho interdisciplinar para que seja possível individualizar o atendimento e propiciar ao paciente uma tomada de decisão coerente e precisa.

As técnicas reprodutivas também são garantidas para casais homoafetivos, e esses pacientes, ao buscarem tratamento, se deparam com questões que devem ser discutidas e analisadas para uma tomada de decisão informada. Entre os casais homoafetivos femininos, uma das principais decisões diz respeito à escolha de qual das parceiras levará a gestação a termo e se haverá ou não a participação da outra. Os casais masculinos, por sua vez, podem recorrer à gestação de substituição com óvulos doados, sendo necessário definir quem será o doador de sêmen.

Transexuais que decidem realizar a transição de gênero, submetendo-se a tratamentos hormonais e cirúrgicos, se deparam com o risco da perda de seu potencial reprodutivo. A esses pacientes devem ser oferecidas as opções de preservação de gametas, podendo ser dada à mulher transexual a opção de criopreservação de espermatozoides antes de começar a terapia hormonal e ao homem transexual pode ser oferecida a criopreservação de oócitos. Principalmente, além das técnicas médicas, deve ser oferecido um acolhimento respeitoso que propicie a manifestação dos sentimentos e a reflexão sobre a conduta a ser adotada.

Souza pontua a importância da reflexão sobre os diferentes caminhos pelos quais os pais/mães transgêneros realizam/desempenham a parentalidade em sua relação com o gênero, em uma negociação entre maternidades, paternidades e gênero que se define de acordo com cada caso e cada contexto. Portanto, é fundamental que a psicologia, a partir do novo que acolhe em sua clínica, ofereça um espaço para reflexão e discussão das demandas psicossociais inerentes a essas novas configurações parentais.

Murfhy, ao avaliar as questões éticas relacionadas com a parentalidade de transexuais, argumenta que a identidade com o sexo não torna as pessoas impróprias como pais, pontuando que nenhuma evidência sugere que nascer e ser criado por pais transexuais aciona algum tipo de dano que justifique a exclusão de transexuais como pais.

Nesse sentido, vale ressaltar que a homoparentalidade e a parentalidade transgênero têm suscitado questões no campo da bioética, que evidencia a relevância de se discutir o conceito da afetividade. Como o projeto parental teve origem na vontade do casal, a ambos cabem as responsabilidades parentais. De acordo com Delaisi, "o papel do psicólogo é ajudar o casal a construir laços em um registro simbólico, pelo estabelecimento de códigos sociais, de formas rituais compreensíveis para todos". É a partir da construção desses laços, pelo estabelecimento de códigos sociais claros e pela simbolização de pontos de referência, que a instituição de uma diferença entre o tornar-se pai/mãe em casais do mesmo sexo se faz possível.

A monoparentalidade, tanto feminina como masculina, tem sido uma escolha cada vez mais presente na sociedade moderna. A busca consciente e deliberada por uma prole, independentemente da existência de um(a) companheiro(a), propõe aspectos psicológicos importantes. Para Dornelles, "os principais desafios encontrados pelas famílias monoparentais não se referem ao fato de a parentalidade ser exercida apenas por um genitor, mas pelos desdobramentos que podem ocorrer e levar genitor e criança a situações vulneráveis".

A oferta de uma escuta e uma interlocução diferenciadas são fundamentais para que haja um mínimo de sintonia entre o plano e a ação, o desejo e a vontade, podendo estabelecer a base de sustentação necessária para o exercício da parentalidade e o processo de subjetivação da criança que vier.

Alguns casais buscam a técnica de reprodução assistida não por serem inférteis, mas por terem presente uma doença genética familiar e/ou o risco de ter embriões com alterações genéticas ou cromossômicas. Nesses casos, a indicação é de fertilização *in vitro* com diagnóstico genético pré-implantacional. A complexidade das informações pode levantar algumas dificuldades ou problemas, inclusive psicológicos. Segundo Straube e Melamed, a atenção psicológica deve ser dirigida a ajudar no enfrentamento da angústia, ansiedade e incerteza na luta frente às sequelas do diagnóstico e à tomada de decisões.

Já nos anos 1990, Costa enfatizava que a evolução tecnológica e a variabilidade de problemáticas envolvidas em casos clínicos de genética confirmavam uma tendência crescente à interdisciplinaridade e ao reconhecimento do profissional psicólogo como um membro efetivo de um serviço de aconselhamento genético. Em 2015, acompanhando a tendência mundial da importância na atenção nos casos de aconselhamento genético, a Coordenação de Aperfeiçoamento de Pessoal de Nível Superior (CAPES) do Ministério da Saúde aprovou no Brasil o primeiro curso de mestrado profissional em aconselhamento genético e genômica humana com o objetivo de formar profissionais de saúde éticos, sensíveis e capazes de comunicação com o público leigo e o especializado. Evidencia-se aí a relevância de um profissional capacitado para o reconhecimento dos conflitos e incertezas do paciente e para o aconselhamento genético e psicológico que propicie a realização de escolhas informadas sobre os mecanismos da complexa linguagem da genética humana.

O uso de gametas pós-morte apresenta questionamentos éticos sobre a reprodução póstuma, havendo com isso a necessidade de equilibrar interesses e preocupações sociais. Segundo Straube e Dornelles, "são fundamentais a pesquisa e o estabelecimento dos desejos e determinações do indivíduo falecido quanto ao procedimento em questão, ressaltando também que o bem-estar da criança deve ser uma questão relevante a ser considerada".

Dornelles considera que "nesse contexto de diferentes organizações familiares, cabe aos profissionais de saúde mental apoiar os indivíduos no processo de tornarem-se genitores, utilizando seus recursos emocionais a favor de uma experiência de parentalidade saudável e gratificante, que vise ao desenvolvimento emocional de seus filhos e à sua realização pessoal como seres humanos".

ESTADO EMOCIONAL DO PACIENTE INFÉRTIL

Historicamente, estudos psicológicos sobre infertilidade focalizavam primariamente a mulher sobre a qual se pensava que era hostil, conflitante e ambivalente acerca da maternidade, o que resultava em sua incapacidade de conceber. Numerosos estudos foram realizados com o intuito de averiguar se fatores emocionais poderiam estar relacionados com a gravidez, porém esses estudos apresentavam problemas metodológicos que inviabilizaram sua análise.

Existe no imaginário popular a crença de que fatores emocionais podem predispor a gravidez. A hipótese "psicogênica" atribuída aos aspectos emocionais, que leva pessoas conhecidas do casal e inclusive médicos a indicarem que relaxem, tirem férias para desestressar e conseguir a gravidez, aumenta o sentimento de culpa e de responsabilidade pela falha em engravidar.

No final da década de 1980, alguns estudos colocaram que a patologia emocional ou psicológica frequentemente observada em homens e mulheres inférteis é mais atribuída à reação do casal diante da infertilidade do que sua causa. Assim, como pondera Kusnetzof, "mais importante que buscar antecedentes psíquicos ou emocionais, que vão terminar em muitos casos em 'culpar o paciente', é concentrar os esforços nas consequências psicossociais imediatas que a própria infertilidade acarreta".

Em 2009, um estudo prospectivo que buscou avaliar o estado e o traço de ansiedade de mulheres em tratamento de fertilização *in vitro* concluiu que a regressão entre os escores traço e estado de ansiedade correlaciona-se positivamente com o estado de ansiedade da paciente, aumentando em decorrência de seu traço de ansiedade natural, porém não foi observada correlação entre esses parâmetros e a taxa de gravidez.

Gradvohl e cols., ao pesquisarem o nível de estresse em homens e mulheres que se consultavam pela primeira vez em um serviço especializado de tratamento da infertilidade, identificaram níveis altos de estresse em todos os domínios analisados, exceto no domínio "vida sem filhos". Concluíram com esse estudo que seria desejável que essas pessoas recebessem algum tipo de apoio psicológico nos serviços de reprodução humana.

APOIO EMOCIONAL

Pesquisas indicam que a infertilidade é sentida e vivida como um evento traumático para a maioria das pessoas, sendo experienciada como um dos eventos mais estressantes de suas vidas. Os sintomas psicológicos de ansiedade e depressão associados à infertilidade são similares aos relacionados com outras condições médicas sérias, como doenças cardíacas, câncer e HIV.

Esse quadro específico de sofrimento vivenciado por pessoas que estão tentando ter um filho e não conseguem pode ser definido dentro dos transtornos adaptativos. Sua característica essencial é o desenvolvimento de sintomas emocionais ou comportamentais em resposta ao componente psicossocial identificável – a infertilidade. Sua expressão clínica consiste em um mal-estar maior que o esperado e em deterioração significativa das atividades pessoais, sociais e profissionais do indivíduo.

O ajustamento psicológico, como reporta Kübler-Ross, pode envolver certo tempo, sendo descrito como uma sequência de fases que vão do choque e da negação diante do diagnóstico, passando por culpa, raiva, barganha e sentimento de frustração, angústia e/ou depressão, até chegar à aceitação, quando os sentimentos negativos são gradualmente ajustados e a pessoa consegue vislumbrar um caminho a seguir.

Na busca de um serviço de reprodução assistida, essas questões podem ainda estar latentes, mescladas à frustração, à angústia e ao desejo de resolver a questão. Ganha força a esperança diante da indicação de um tratamento, porém os casais podem experimentar oscilações emocionais nos diferentes estágios de um tratamento: otimismo com a perspectiva do tratamento; apreensão e estresse durante o percurso técnico; ansiedade e expectativa na espera pelo resultado e frustração ou alegria após o resultado.

Segundo Farinati, "o casal que sofre com o diagnóstico de infertilidade precisa de um espaço de escuta no qual seus desejos, temores e suas dores possam ser significados em sua história". Nesse sentido, para a autora não se pode falar em tratar enfermidades, mas sim em tratar sujeitos, escutando seu sofrimento para além de uma dimensão exclusivamente orgânica.

Diversos autores enfatizam a importância da intervenção psicológica junto às clínicas de reprodução assistida, tanto no processo de avaliação como no acompanhamento de todo o tratamento, ressaltando que as intervenções podem ser grupais, individuais ou de casal e que todas apresentam o mesmo efeito benéfico.

É importante reconhecer as diferenças pessoais de enfrentamento de cada indivíduo diante do tratamento. O psicólogo é o profissional que pode ajudar nesse momento, acolhendo o paciente e oferecendo escuta para sua história de vida, dúvidas, medos, fantasias e expectativas relacionadas com o processo. Além disso, deve-se caracterizar rigorosamente o estado emocional de cada paciente, avaliando possíveis ideias e comportamentos inadequados para direcionar o suporte adequado. Essa atuação deve acontecer sob visão multidisciplinar, buscando a interação dos diversos profissionais para oferecer atendimento personalizado, focado nas necessidades e demandas de cada casal.

A função do profissional de saúde mental é conscientizar o casal infértil da magnitude de seus conflitos e de suas decisões, colaborando para que possa enfrentar adequadamente determinadas situações conflitivas inerentes à infertilidade e à etapa do tratamento e, se o desejo do casal ou de um membro do casal é interromper o tratamento por um tempo ou mesmo desistir do tratamento médico, o psicólogo deve explorar com o casal outras alternativas de vida e ajudá-lo a refletir sobre o melhor caminho a seguir.

Baccino e cols., em estudo multicêntrico realizado com 537 pacientes em tratamento de reprodução assistida em países da Europa e da América Latina, indicam os fatores que levam os pacientes a desistirem de dar continuidade ao tratamento, entre eles o estresse psicológico. Esse estudo ressalta que a suspensão do tratamento tem impacto sobre a estimativa das taxas de sucesso; por isso, a indicação de trabalhar a resiliência dos pacientes diante das possíveis frustrações vivenciadas no decorrer dos tratamentos é de fundamental importância para que eles possam conseguir dar continuidade ao tratamento, aumentando as chances de obterem a gravidez.

Blyth realizou um estudo com o objetivo de mapear as diretrizes globais para o aconselhamento sobre infertilidade, visando reunir os vários elementos que compõem diretrizes contemporâneas para aconselhamento sobre infertilidade emitidos por órgãos profissionais nacionais. O autor traçou a evolução contínua no papel do aconselhamento sobre infertilidade, examinando as semelhanças e disparidades entre essas diretrizes, e concluiu que é necessário fortalecer o apoio internacional para o aconselhamento psicossocial para indivíduos inférteis.

Em 2012, a Sociedade Brasileira de Reprodução Assistida (SBRA) organizou a reunião do primeiro Consenso de Psicologia, em que profissionais de saúde mental organizaram pesquisas e discussões que embasaram a elaboração do livro *1º Consenso de Psicologia em Reprodução Assistida.* Esse livro aborda temas como a avaliação psicológica do paciente infértil e intervenções psicológicas durante os tratamentos de reprodução assistida, buscando contribuir para o desenvolvimento de uma linha reguladora para o atendimento do paciente no enfrentamento das questões emocionais decorrentes da infertilidade.

Reconhecendo a importância da atuação do psicólogo na medicina reprodutiva, a Sociedade Brasileira de Reprodução Humana (SBRH) formou em 2017 o primeiro Comitê Nacional de Psicologia da sociedade com o objetivo de propiciar um espaço para reflexão e discussão dos profissionais de psicologia na área de reprodução humana.

Travain e cols. ressaltam que sempre que ocorre um trabalho multidisciplinar, onde a equipe valoriza os aspectos emocionais envolvidos no tratamento da infertilidade, os benefícios se estendem a todos os envolvidos, dos pacientes aos médicos. Os pacientes conseguem enfrentar as frustrações e ansiedades do percurso do tratamento, e os médicos, por sua vez, podem contar com pacientes com maiores condições para o enfrentamento emocional e a persistência na busca pelo sonho da maternidade/paternidade.

CONSIDERAÇÕES FINAIS

Como demonstrado neste capítulo, os tratamentos de reprodução assistida podem acarretar no paciente intensos sentimentos, como angústia, ansiedade, estresse e depressão, e com frequência esses sentimentos transcendem o que a ciência médica e a tecnologia podem perceber e tratar. Cabe ao psicólogo contribuir com sua escuta e acolhimento ao paciente, abrindo espaço para além da dimensão orgânica e oferecendo a chance de elaboração, por meio de uma tradução simbólica, dos sintomas e sinais que viabilizem estabelecer suas escolhas.

Isso implica ajudar o paciente a se conscientizar da magnitude de seus sentimentos e suas decisões, colaborando para que possa enfrentar adequadamente determinadas situações conflitivas inerentes à infertilidade e ao tratamento a que está sendo submetido.

A indicação de uma abordagem holística na medicina reprodutiva propicia que o corpo e as emoções recebam igual atenção e, certamente, oferece ao paciente melhores condições para seguir em frente na busca da desejada gravidez.

Leitura complementar

Avelar CMCC. Infertilidade e emoção. Reprodução & Climatério 2000; 15:203-5.

Avelar CC, Melo M, Lamaita RM, Cota AMM, Marinho RM, Caetano JPJ. Estudo prospectivo avaliando níveis de ansiedade em mulheres submetidas à fertilização in vitro. JBRA Assit Reprod 2009; 13(4):12-6.

Avelar CC, Silva IM, Dossi VS. Gestação de substituição e suas repercussões. Sociedade Brasileira de Reprodução Assistida. In: Sociedade Brasileira de Reprodução Assistida. 1º Consenso de Psicologia em Reprodução Assistida. São Paulo-Rio de Janeiro: Livre Expressão, 2013: 47-57.

Avelar CC. Intervenção psicológica em um caso de gestação de substituição. In: Straube KM, Melamed RM (eds.) Temas contemporâneos de psicologia em reprodução assistida. São Paulo-Rio de Janeiro: Livre Expressão, 2013: 99-109.

Avelar CC. Criopreservação oncológica: aspectos psicológicos. In: Straube KM, Melamed RM (eds.) Temas contemporâneos de psicologia em reprodução assistida. São Paulo-Rio de Janeiro: Livre Expressão, 2013: 111-7.

Avelar CC. Tratamento de câncer e desejo de gravidez – Aspectos psicológicos. In: Marinho RM, Rosa e Silva ACJS, Caetano JPJ, Rodrigues JK (eds.) Preservação da fertilidade – Uma nova fronteira em medicina reprodutiva e oncológica. Rio de Janeiro: MedBook, 2015: 37-40.

Avelar CC, Melamed RM. Criopreservação oncológica e social. In: Straube KM, Melamed RM (eds.) Temas contemporâneos de psicologia em reprodução humana assistida – A infertilidade em seu espectro psicoemocional. São Paulo: Livros, 2015: 57-76.

Avelar CC, Machado I, Dossi VS. Menopausa precoce: aspectos psicossociais e possibilidades de intervenção. In: Straube KM, Melamed RM (eds.) Temas contemporâneos de psicologia em reprodução humana assistida – A infertilidade em seu espectro psicoemocional. São Paulo: Livros, 2015: 121-34.

Baccino G, Ricciarelli E, Hernándes ER et al. Compliance needs across cultures. A multi-cultural study in European and Latin-American countries. ESHERE 2015; 530.

Blyth E. Guidelines for infertility counselling in different countries: Is there an emerging trend? Human Reproduction Update (Print) 2012; 27: 2046-57.

Cançado ML, Amaral MCS, Avelar CC. Propedêutica do casal infértil. In: Silva Filho AL, Laranjeira CLS (eds.) Manual SOGIMIG de ginecologia e obstetrícia. Rio de Janeiro: MedBook, 2017: 166-76.

Costa Jr AL. Atuação profissional do psicólogo em aconselhamento genético. Psicol Cienc Prof 1996; 16(3). Disponível em: http://dx.doi.org/10.1590/S1414-98931996000300004.

Delaisi GP. La construction de la parentalité dans les couples de même sexe. In: Borillo D, Fassin E, Iacub M (eds.) Au-delà du PaCs: L'expertise familiale à l'épreuve de l'homossexualité. Paris: PUF, 1999: 230.

De Sutter P. Gender reassignment and assisted reproduction: present and future reproductive options for transexual people. Hum Reprod 2001; 16:612-4.

Dornelles LMN. Configurações familiares contemporâneas e seus desafios para a parentalidade no contexto das tecnologias reprodutivas. In: Straube KM, Melamed RM (eds.) Temas contemporâneos de psicologia em reprodução assistida. São Paulo-Rio de Janeiro: Livre Expressão, 2013: 119-36.

Farinati D. As causas multideterminadas da infertilidade. In: Melamed RM, Seger L, Borges Jr E et al. Psicologia e reprodução humana assistida – Uma abordagem multidisciplinar. São Paulo: Santos Editora, 2009: 45-50.

Farinati D, Montagnini H, Lopes HP. Doação de gametas e suas repercussões: a questão do segredo e vínculos emocionais. In: Sociedade Brasileira de Reprodução Assistida. 1º Consenso de Psicologia em Reprodução Assistida. São Paulo-Rio de Janeiro: Livre Expressão, 2013: 59-67.

Garcia MAA, Tafuri MJ, Nogueira RC, Carcinoni TM. A depressão em pacientes com câncer: uma revisão. Rev Cient Med 2000; 9(2):80-5.

Gradvohl SMO, Osis MJD, Makuch MY. Estresse de homens e mulheres que buscam tratamento para infertilidade. Rev Bras Ginecol Obstet 2013; 35(6):255-6.

Hammer BL. Infertility as a boundary ambiguity: one theoretical perspective. Family Process 1987; 26:359-72.

Klonoff-Cohen H, Chu E, Natarajan L, Sieber W. A prospective study of stress among women undergoing in vitro fertilization or gamete intrafallopian transfer. Fertil Steril 2001; 76(4):675-87.

Kübler-Ross E. Sobre a morte e o morrer. São Paulo: Martins Fontes, 1992.

Kusnetzoff JC. Aspectos emocionais do casal infértil. In: Badalotti M, Petracco A, Telöken C (eds.) Fertilidade e infertilidade humana. Rio de Janeiro: Medsi, 1997: 19-29.

Lopes HL. "Perdoa-me por não (me) dar-te um filho": entre o impacto emocional da infertilidade e a culpa. In: Straube KM, Melamed RM (eds.) Temas contemporâneos de psicologia em reprodução assistida. São Paulo-Rio de Janeiro: Livre Expressão, 2013: 81-98.

Makuch MY, Lanius M, Santos JR, Quayle J. Vivências relacionadas aos processos e desfechos de reprodução humana assistida. In: Straube KM, Melamed RM (eds.) Temas contemporâneos de psicologia em reprodução humana assistida – A infertilidade em seu espectro psicoemocional. São Paulo: Livros, 2015: 217-26.

Melamed RM, Quayle J. Psicologia em reprodução assistida: experiências brasileiras. São Paulo: Casa Psi Livraria, 2006: 46.

Murphy TM. Ethics of helping transgender men and women have children. Perspect Biol Med 2010; 53:46-60.

Quayle J, Dornelles LM. Questões atuais: doação de embriões, monoparentalidade programada e vida sem filhos. In: Sociedade Brasileira de Reprodução Assistida. 1º Consenso de Psicologia em Reprodução Assistida. São Paulo: Rio de Janeiro: Livre Expressão, 2013: 69-84.

Ribeiro MFR. Infertilidade e reprodução assistida: desejando filhos na família contemporânea. São Paulo: Casa do Psicólogo, 2004.

Saez-Mansilla C, Costa R, Durá E, Rubio JM, Pellicer A, Sánchez-Serrano M. Psychosocial characteristics in young women with cancer undergoing ovarian tissue cryopreservation. J Assist Genet 2011; 28(11):1031-6.

Santos JR, Lanius M, Makuch MY. Intervenções psicológicas na infertilidade – Aconselhamento, terapias, outras aproximações terapêuticas. In: Sociedade Brasileira de Reprodução Assistida. 1º Consenso de Psicologia em Reprodução Assistida. São Paulo-Rio de Janeiro: Livre Expressão, 2013: 39-45.

Santos JR, Lanius M, Makuch MY. Intervenções psicológicas em reprodução assistida para casais com diagnóstico de fator masculino. In: Straube KM, Melamed RM (eds.) Temas contemporâneos de psicologia em reprodução humana assistida – A infertilidade em seu espectro psicoemocional. São Paulo: Livros, 2015: 107-20.

Sociedade Brasileira de Reprodução Assistida. 1º Consenso de psicologia em reprodução assistida. São Paulo-Rio de Janeiro: Livre Expressão, 2013.

Schover LR. Pattient attitudes toward fertility preservation. Pediatr Blood Cancer, 2009; 53(2):281-4.

Souza ER. Papai é homem ou mulher? Questões sobre a parentalidade transgênero no Canadá e a homoparentalidade no Brasil. Revista de Antropologia 2013; 56(2):397-430.

Spotorno PM. Expectativas e sentimentos de mulheres em situação de reprodução medicamente assistida [dissertação]. Rio Grande do Sul: Universidade Federal do Rio Grande do Sul, 2005. Disponível em: https://www.lume.ufrgs.br/bitstream/handle/10183/12598/000622290.pdf?sequence=1.

Straube KM, Melamed RMM. Do genético ao emocional. A atenção psicológica em diagnósticos desfavoráveis. In: Straube KM, Melamed RM (eds.) Temas contemporâneos de psicologia em reprodução humana assistida – A infertilidade em seu espectro psicoemocional. São Paulo: Livros, 2015: 77-90.

Straube KM, Dornelles LMN. Uso de sêmen pós-morte: vicissitudes de um tempo complementar possível. In: Straube KM, Melamed RM (eds.) Temas contemporâneos de psicologia em reprodução humana assistida – A infertilidade em seu espectro psicoemocional. São Paulo: Livros, 2015: 199-216.

Stoop D. Social oocyte freezing. F. V &V in ObGyn 2010; 2(1):31-4.

Teles NO. Diagnóstico genético pré-implantação. Acta Med Port 2011; 24(6):987-96.

Travain AA, Lourenço GV, Tardin RM. Avaliação psicológica do paciente infértil: áreas a avaliar e instrumentos. In: Sociedade Brasileira de Reprodução Assistida. 1º Consenso de Psicologia em Reprodução Assistida. São Paulo-Rio de Janeiro: Livre Expressão, 2013: 31-8.

Urdapilleta L, Fernandez D. Psicologia da anovulação. In: Busso NE, Acosta AA, Remohi J (eds.) Indução da ovulação. São Paulo: Atheneu, 1999:69-81.

Urdapilleta L. Construcción de famílias con la assistência de gametas donadas. Consideraciones psicológicas, anonimato y derecho a la identidad. Derecho de família. Revista Interdisciplinaria de Doctrina y Jurisprudencia, Buenos Aires: Editorial AbeledoPerrot, 2008; 41:111-28.

Wierckx K, Van Caenegem E, Pennings G et al. Reproductive wish in transsexual men. Hum Reprod 2012; 27(2):483-7.

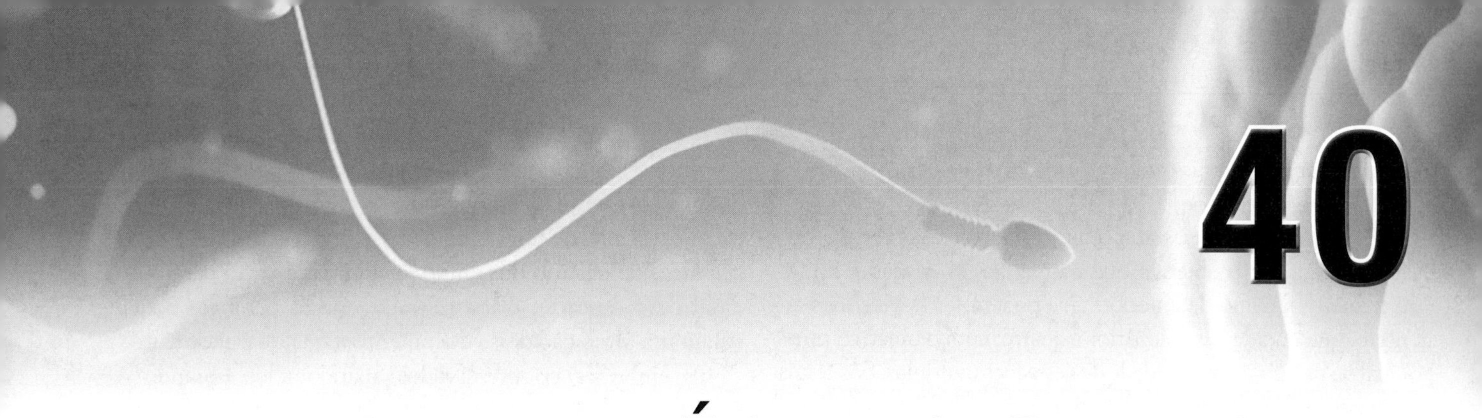

40

Aspectos Éticos da Reprodução Humana no Brasil

Cláudia Navarro Carvalho Duarte Lemos
Cecília de Souza Monteiro
Frederico Ferri de Resende

INTRODUÇÃO

A palavra *ética* vem do grego *ethos* e significa aquilo que pertence ao "bom costume", ao "costume superior", princípios universais, ações em que acreditamos e não mudam independentemente do local onde estamos.

Diferencia-se da moral porque, enquanto esta se fundamenta na obediência a costumes e hábitos recebidos, a *ética*, ao contrário, busca fundamentar as ações morais exclusivamente pela razão. A ética é o estudo do comportamento do homem na sociedade. Para o filósofo Immanuel Kant (1724-1804), a Ética determina regras de comportamento, distinguindo entre bem e mal e sendo uma construção individual, independentemente do mundo externo. Na filosofia clássica, a ética não se resumia à moral (entendida como "costume" ou "hábito", do latim *mos, mores*), mas buscava a fundamentação teórica para encontrar o melhor modo de viver e conviver, isto é, a busca do melhor estilo de vida, tanto na vida privada como em público.

A Ética incluía a maioria dos campos de conhecimento que não eram abrangidos pela Física, Metafísica, Estética, na Lógica, na Dialética nem na Retórica. Com a crescente profissionalização e especialização do conhecimento que se seguiu à Revolução Industrial, a maioria dos campos que eram objeto de estudo da filosofia, particularmente da ética, foram estabelecidos como disciplinas científicas independentes. Assim, é comum que atualmente a ética seja definida como "a área da filosofia que se ocupa do estudo das normas morais nas sociedades humanas" e busca explicar e justificar os costumes de um determinado agrupamento humano, bem como fornecer subsídios para a solução de seus dilemas mais comuns. Nesse sentido, ética pode ser definida como a ciência que estuda a conduta humana, e a moral é a qualidade dessa conduta quando se julga do ponto de vista do Bem e do Mal.

No Brasil não há legislação específica que normatize a prática das técnicas de reprodução assistida (TRA), não obstante a existência de alguns projetos de lei sobre o assunto em tramitação no Congresso Nacional. A conduta dos profissionais que atuam nessa área de conhecimento tem sido pautada no Código de Ética Médica e nas resoluções do Conselho Federal de Medicina (CFM), que têm valor deontológico.

Veja-se que o próprio Poder Judiciário, diante da ausência de legislação sobre a matéria, por vezes se utiliza das normas éticas sobre reprodução assistida para fundamentar suas decisões com o intuito de resolver as demandas que lhe são submetidas.

O artigo 2º do Código Civil de 2002 reconhece no embrião a potencialidade de gerar um ser humano e por isso protege sua preservação da concepção ao nascimento, como se pode perceber pelo fragmento seguinte: "A personalidade civil da pessoa começa do nascimento com vida; mas a lei põe a salvo, desde a concepção, os direitos do nascituro."

A primeira resolução do CFM a abordar o tema foi publicada em 1992 (Resolução 1.358/1992), época em que essas técnicas começaram a ser realizadas com certa frequência. Essa resolução ficou em vigor por 18 anos, sendo substituída pela Resolução 1.957/2010. Com o avanço cada vez mais rápido das tecnologias nessa área e as mudanças sociais foi necessário que as resoluções fossem revistas em espaço de tempo mais curto, sendo publicadas sequencialmente as Resoluções 2.013/2013, 2.121/2015 e 2.168/2017, atualmente em vigor.

A Resolução 2.168/2017 considera as técnicas de reprodução assistida uma opção para o tratamento de casais com diagnóstico de infertilidade, desde que a execução dos procedimentos esteja dentro dos princípios da ética médica, exista probabilidade de sucesso e não haja risco de saúde para os pacientes e para a prole. Considera também o uso das TRA para preservação social e/ou oncológica de gametas, embriões e tecido germinativo.

A resolução em questão proíbe a geração de embriões humanos com outro objetivo que não seja a procriação e limita o número máximo de embriões que podem ser transferidos ao útero, que não deve ser superior a quatro, com o objetivo principal de reduzir a possibilidade de gestações múltiplas. São feitas as seguintes determinações de acordo com a idade: (a) mulheres até 35 anos: até dois embriões; (b) mulheres entre 36 e 39 anos: até três embriões; (c) mulheres com 40 anos ou mais: até quatro embriões; (d) nas situações de doação de óvulos e embriões, considera-se a idade da doadora no momento da coleta dos óvulos. Nos casos que evoluem para gestação múltipla são proibidos procedimentos que visem à redução embrionária.

Em 24 de março de 2005 foi promulgada a Lei de Biossegurança 11.105, que autoriza a manipulação de embriões humanos produzidos por fertilização *in vitro* para geração de células-tronco com o objetivo de pesquisa ou terapêutico. Para sua utilização com esse objetivo, os embriões humanos devem ser necessariamente inviáveis ou estar congelados há pelo menos 3 anos a partir da data de criopreservação.

Está autorizada a realização de técnicas de reprodução assistida em pacientes do sexo feminino até 50 anos de idade com o objetivo de evitar possíveis complicações no período gravídico, de acordo com a medicina embasada em evidências. As exceções serão aceitas com base em critérios técnicos e científicos fundamentados pelo médico responsável quanto à ausência de comorbidades da mulher e após esclarecimento ao(s) candidato(s) quanto aos riscos para a paciente e para os descendentes eventualmente gerados a partir da intervenção, respeitando-se a autonomia da paciente.

O termo de consentimento livre e esclarecido é obrigatório para todos os pacientes que se submeterão às técnicas de reprodução assistida. As informações oferecidas ao casal devem abordar os aspectos biológicos, jurídicos e éticos acerca do tratamento indicado.

CRIOPRESERVAÇÃO DE GAMETAS OU EMBRIÕES

São vários os benefícios da prática de criopreservação de gametas e embriões, como redução da chance de gestação múltipla a partir da transferência de menos embriões e da criopreservação dos remanescentes, redução do risco e dos efeitos da síndrome de hiperestímulo ovariano instalada ao evitar a transferência a fresco, e preservação da fertilidade em pacientes que se submeterão a tratamentos gonadotóxicos.

O número total de embriões gerados *in vitro* deverá ser comunicado aos pacientes envolvidos, para que tomem uma decisão em conjunto com a equipe assistente sobre o número de embriões que serão transferidos a fresco. Os embriões excedentes viáveis devem ser obrigatoriamente criopreservados, não sendo permitido seu descarte, destruição ou uso imediato em pesquisas.

Antes da criopreservação dos embriões, o casal deverá definir, em documento por escrito, o destino dos embriões criopreservados, após 3 anos, em situações como divórcio ou dissolução de união estável ou em caso de doenças graves ou falecimento de um ou ambos os cônjuges. Entre as possibilidades de destino dos embriões estão a doação para outro casal ou o descarte. Cabe ressaltar que os cônjuges podem solicitar a alteração desse documento a qualquer momento.

Os embriões criopreservados abandonados (quando os responsáveis descumpriram o contrato preestabelecido e não foram localizados pela clínica) por 3 anos ou mais poderão ser descartados.

É permitida a reprodução assistida *post-mortem*, desde que haja autorização prévia específica do indivíduo para o uso do material biológico criopreservado, de acordo com a legislação vigente.

DOAÇÃO DE GAMETAS E EMBRIÕES

O uso de oócitos doados é cada vez mais comum, especialmente por mulheres que adiam a maternidade. A idade da mulher é a variável mais importante para o resultado da gravidez, pois o avanço da idade causa diminuição da resposta à estimulação ovariana em reprodução assistida, aumento de falhas de implantação embrionária e taxa maior de abortamentos espontâneos.

A doação de gametas ou embriões com fins lucrativos ou comerciais é proibida no Brasil. São permitidas a doação voluntária de gametas e a doação compartilhada de oócitos.

A idade limite feminina para a doação de gametas é de 35 anos, e para os homens o limite é 50 anos de idade.

Um(a) mesmo(a) doador(a) poderá fornecer seus gametas, contribuindo com um número ilimitado de gestações desejadas dentro de uma mesma família receptora. Deve-se manter o sigilo obrigatório sobre a identidade dos doadores de gametas ou embriões, assim como dos receptores. No entanto, em algumas situações especiais as informações de doadores, por motivação médica, podem ser fornecidas exclusivamente para médicos, resguardando-se a identidade do doador.

O pareamento doadora-receptora é de responsabilidade do médico assistente, visando garantir a maior semelhança fenotípica entre as partes.

A doação compartilhada de oócitos consiste no contexto de doadora e receptora, ambas com indicação de tratamento de infertilidade com técnicas de reprodução assistida, compartilhando tanto o material biológico como os custos financeiros que envolvem o procedimento. A doadora tem preferência sobre o material biológico que será produzido.

A doadora deve ser investigada a partir da história pessoal e familiar de possíveis doenças hereditárias familiares que possam ocasionar risco genético para a prole da receptora de oócitos.

TESTE GENÉTICO PRÉ-IMPLANTACIONAL DE EMBRIÕES

Não é permitido, no Brasil, selecionar embriões com determinadas características genéticas, exceto nos casos de risco de desenvolvimento na prole de doenças cromossômicas e/ou gênicas.

O teste conhecido como diagnóstico genético pré-implantacional (PGD) consiste na identificação de determinadas mutações genéticas no embrião, em que um ou ambos os pais têm uma mutação específica, com chance de desencadear uma patologia hereditária já conhecida na futura prole, sendo obrigatório o preenchimento do termo de consentimento informado pelo casal para a execução dessa prática.

Outro teste genético embrionário desenvolvido nos últimos anos é o rastreio genético pré-implantacional (PGS), que tem como proposta identificar os embriões com alterações de aneuploidia antes da transferência para o útero, objetivando transferir apenas os embriões euploides com maiores chances de implantação.

A aneuploidia embrionária tem sido associada a aborto espontâneo e falha de implantação após transferência de embrião cultivado *in vitro*. No entanto, mais estudos são necessários para confirmar a associação entre aneuploidia e falhas nos tratamentos de FIV. Além disso, uma única biópsia embrionária pode não fornecer informações confiáveis sobre a carga cromossômica de todo o embrião. Por outro lado, múltiplas biópsias podem reduzir o potencial de implantação dos blastocistos.

Alguns estudiosos sobre o tema alegam que os embriões apresentam capacidade inata de autocorreção em etapas de desenvolvimento subsequentes e defendem o não descarte dos embriões aneuploides identificados pela técnica de PGS.

As TRA também podem ser utilizadas para a tipagem do sistema HLA do embrião, no intuito de selecionar embriões HLA-compatíveis com algum irmão já afetado por uma doença e cujo tratamento efetivo seja o transplante de células-tronco.

Foi estabelecido que o tempo máximo de desenvolvimento de embriões *in vitro* é de 14 dias, segundo a Resolução 2.168 /2017, atualmente em vigor.

GESTAÇÃO DE SUBSTITUIÇÃO (DOAÇÃO TEMPORÁRIA DO ÚTERO)

A gestação de substituição representa um contexto em que o embrião manipulado *in vitro* gerado por um casal é inserido no útero de uma outra mulher, situação autorizada pela legislação, desde que exista impossibilidade ou contraindicação para a gestação na doadora genética ou em caso de união homoafetiva ou pessoa solteira.

As doadoras temporárias do útero devem pertencer à família da doadora genética, em parentesco consanguíneo até o quarto grau, sendo os demais casos sujeitos à análise pelo Conselho Regional de Medicina.

A doação temporária do útero com fins lucrativos é proibida no Brasil.

Os documentos obrigatórios pela nova resolução que deverão constar no prontuário da paciente para estabelecer a doação temporária do útero são: (a) termo de consentimento livre e esclarecido informado assinado pelo casal e pela doadora temporária do útero, contemplando aspectos biopsicossociais e riscos envolvidos no ciclo gravídico-puerperal, bem como aspectos legais da filiação; (b) relatório médico com o perfil psicológico, atestando adequação clínica e emocional de todos os envolvidos; (c) termo de compromisso entre o(s) paciente(s) e a doadora temporária do útero, estabelecendo claramente a questão da filiação da criança; (d) compromisso, por parte do(s) paciente(s) contratante(s) de proporcionar acompanhamento médico à mãe que doará temporariamente o útero até o puerpério; (e) compromisso de registro civil da criança pelos pais genéticos, devendo essa documentação ser providenciada durante a gravidez; (f) aprovação do companheiro, por escrito, se a doadora temporária do útero for casada ou viver em união estável.

PRESERVAÇÃO DA FERTILIDADE

Graças ao aumento da sobrevida e da cura na população submetida a tratamentos de neoplasias malignas, fruto dos avanços da medicina terapêutica na área, os pacientes que se submeterão a uma intervenção com risco gonadotóxico poderão realizar previamente o congelamento de seus gametas ou embriões ou tecidos germinativos a fim de proporcionar uma esperança reprodutiva no futuro.

Além disso, também é permitido o uso das TRA para preservação social de gametas e embriões a fim de oferecer a oportunidade de planejamento reprodutivo.

USO DE TÉCNICAS DE REPRODUÇÃO ASSISTIDA EM CASAIS HOMOAFETIVOS

O Supremo Tribunal Federal, em 2011, reconheceu e qualificou como entidade familiar a união estável homoafetiva e a família monoparental (ADI/DF 4.277 e ADPF/RJ 132).

Ratificando essa decisão, a partir da publicação da Resolução do CFM 2.121/15, é permitido o tratamento em reprodução assistida para relacionamentos homoafetivos e indivíduos solteiros, respeitado o direito à objeção de consciência por parte do médico.

A resolução atual autoriza a gestação compartilhada em união homoafetiva feminina em que não exista infertilidade, ou seja, o embrião obtido a partir dos oócitos de uma mulher é transferido para o útero de sua parceira.

Além disso, também passou a ser permitido o uso de TRA em união homoafetiva masculina, mediante a utilização de oócitos doados anonimamente e útero de substituição, conforme normatiza a resolução vigente.

CONSIDERAÇÕES FINAIS

As questões que envolvem a prática de TRA devem ser exaustivamente discutidas por todos os setores da sociedade, de modo que as normas sobre sua atuação se mantenham sempre atualizadas com os mais novos paradigmas éticos e morais da coletividade.

A nova Resolução 2.168/2017 garante às famílias monoparentais, aos casais não unidos pelo matrimônio e à união homoafetiva a igualdade de direito ao tratamento em TRA.

Leitura complementar

Brasil. Código Civil. Lei 10.406, de 10 de janeiro de 2002. Dispõe sobre os direitos do embrião no Direito Brasileiro.

Brasil. Conselho Federal de Medicina. Resolução 2.168/2017, de 10 de novembro de 2017. Dispõe sobre normas éticas para utilização das técnicas de reprodução assistida.

Brasil. Conselho Federal de Medicina. Resolução17. Dispõe sobre normas éticas para utilização das técnicas de reprodução assistida.

Brasil. Presidência da República, Casa Civil. Lei 11.105, de 24 de março de 2005. Dispõe sobre normas de segurança e mecanismos de fiscalização de atividades que envolvam organismos geneticamente modificados.

Gleicher N, Orvieto R. Is the hypothesis of preimplantation genetic screening (PGS) still supportable? A review. Journal of Ovarian Research 2017; 10:21.

Miomas e Infertilidad

Esther Santamaría López
Manuel Fernández Sánchez

INTRODUCCIÓN

Los fibromas o leiomiomas, comúnmente conocidos como miomas uterinos, son tumores benignos de frecuente aparición en mujeres en edad reproductiva. La aparición de los síntomas por miomas se sitúa frecuentemente entre los 30 y los 40 años. No se han descrito miomas en niñas antes de la pubertad, pero ocasionalmente se diagnostican en adolescentes. Por otro lado, en la mayoría de mujeres se advierte una reducción de los miomas durante la menopausia (1).

Su incidencia acumulada a los 50 años es del 70% para las mujeres de raza blanca y del 80% para las de raza negra (2). La mayor frecuencia en mujeres de origen africano parece apoyar la relación de los factores genéticos en la formación y desarrollo de los miomas.

Además de los condicionantes genéticos, existen otros factores de riesgo para la formación de miomas, relacionados con una alta y prolongada exposición a estrógenos y/o progesterona: edad de la menarquia temprana, síndrome de ovarios poliquísticos, obesidad y embarazo tardío. Exposiciones a otras sustancias como el tabaco también podrían estar relacionadas, sin embargo, aún no existen suficientes evidencias que lo avalen (3).

También es bien conocido el papel de los esteroides sexuales en el crecimiento de los miomas, aunque estas hormonas no son exclusivamente responsables de la génesis del tumor. Los miomas son considerados una enfermedad clonal, al proceder de una única célula muscular lisa y afectar a la función, proliferación y diferenciación de un subgrupo específico de células del miometrio humano. Estas presentan características de células madres somáticas (SSC) y están bajo la influencia de diferentes estímulos genéticos y hormonales (4).

CLASIFICACIÓN Y SINTOMATOLOGÍA

Dependiendo de su localización (submucosos, intramurales o subserosos), número y tamaño los síntomas que producen varían en frecuencia y gravedad pudiendo afectar de forma importante a la calidad de vida de la mujer. Estos parámetros permiten su clasificación, existiendo numerosas variaciones, entre las que destacan la clasificación de miomas submucosos desarrollada por Wamsteker y cols. (5) y adoptada por la ESGE (European Society of Gynecological Endoscopy) y la clasificación de la FIGO (Federación Internacional de Ginecología y Obstetricia) (6), mostrada en la Figura 1.

SM-Submucoso	0	Pedunculado intracavitario
	1	<50% intramural
	2	≥50% intramural
O-Otro	3	Contacta con el endometrio; 100% intramural
	4	Intramural
	5	Subseroso ≥50% intramural
	6	Subseroso <50% intramural
	7	Subseroso pedunculado
	8	Otro (especificar ej. cervical, parasitario)
Miomas híbridos (afectan tanto al endometrio como a la serosa)	Dos números se enumeran separados por un guion. Por convención, el primero se relaciona con el endometrio mientras que el segundo se refiere a la relación con la serosa. Abajo un ejemplo.	
	2–5	Submucoso y subseroso, cada uno con menos de la mitad del diámetro de la cavidad endometrial y peritoneal, respectivamente.

Figura 1 Sistema de sub-clasificación de miomas.

Los síntomas atribuibles a los miomas uterinos son: sangrado uterino anormal, dolor pélvico, alteración de la fertilidad y desenlace obstétrico adverso, siendo el primero el más frecuente en forma de hipermenorreas y menorragias (7) que producen anemia, astenia y pérdida de productividad en el trabajo.

La presencia y el grado de sangrado se determinan, en su mayoría, por la localización de los miomas. Los miomas con mayor grado de afectación endometrial (submucosos tipo 0 y I) son los que más frecuentemente se relacionan con hipermenorreas y menorragias de más severidad. Sin embargo, las mujeres con miomas intramurales también pueden presentar frecuentemente sangrado uterino excesivo o prolongado. El mecanismo o mecanismos de este sangrado menstrual excesivo es desconocido y se barajan tanto cambios microscópicos como macroscópicos de los vasos uterinos, hemostasia uterina alterada o disregulación molecular de factores angiogénicos. Mayor superficie endometrial, mayor vascularización uterina, interferencia de la normal contractibilidad del miometrio y compresión de los plexos venosos miometriales son otros mecanismos que podrían explicar el sangrado uterino anormal en pacientes con miomas intramurales (8).

El dolor pélvico es un síntoma menos frecuente ya que se asocia a miomas de gran tamaño. Otros síntomas infrecuentes, también relacionados con el tamaño de los miomas, se originan por la compresión de órganos colindantes como la vagina, la vejiga o el recto, ocasionando dispareunia, disuria, polaquiuria y estreñimiento (9).

En mujeres embarazadas la presencia de miomas se relaciona con abortos, parto pretérmino, anomalías de la placentación y posición fetal, ruptura prematura de membranas, crecimiento intrauterino restringido y mayor tasa de cesáreas (10).

IMPACTO DE LOS MIOMAS EN LA FERTILIDAD

Aproximadamente el 5-10% de las mujeres infértiles tienen miomas y su presencia es el único hecho anormal encontrado en 1-2.4% de estas pacientes (11). Aunque la relación de los miomas con la fertilidad es controvertida, existe evidencia científica de que los fibromas interfieren en la migración del esperma, el transporte de ovocitos y la implantación del embrión debido a la inflamación endometrial o alteraciones vasculares que producen (12).

Es generalmente aceptado que los miomas submucosos disminuyen la fertilidad y que los miomas de localización subserosa tienen poca o nula influencia en este aspecto. Sin embargo, en lo referente a los miomas intramurales, existe gran controversia, aunque mayoritariamente se relacionan con peores resultados reproductivos (13, 14).

De igual modo, existe consenso al afirmar que los miomas submucosos influyen negativamente en el éxito de los tratamientos de fecundación in vitro (FIV) mientras que los miomas subserosos no influyen en el resultado de éstos. El impacto de los miomas intramurales que no distorsionan la cavidad endometrial genera más controversia. Un metanálisis reciente sugiere que la presencia de miomas intramurales que no distorsionan la cavidad, en mujeres sometidas a tratamientos de FIV, está asociada a una tasa de recién nacido vivo un 21% menor que en mujeres sin miomas (15). Para elegir la estrategia terapéutica más adecuada es importante tener en cuenta la tasa de recién nacido vivo y no sólo la tasa de embarazo post-FIV, pues como ya hemos visto los miomas se pueden relacionar con un desenlace obstétrico desfavorable.

La relación entre el tamaño de los miomas intramurales y los resultados de los tratamientos de reproducción asistida (TRA) también es muy controvertidas. Diversos autores observan un efecto significativamente negativo en la tasa de recién nacido vivo en aquellas pacientes con miomas mayores de 2,85 cm (16) o ≥ 4 cm (17), mientras que otros concluyen que pacientes asintomáticas con miomas intramurales < 5 cm que no distorsionan la cavidad, no tienen impacto negativo en el éxito de la FIV (18). La alteración de la perfusión vascular uterina y de la receptividad endometrial son hipótesis que tratan de explicar el impacto negativo en las TRA de los miomas intramurales, sin embargo, se necesitan estudios bien diseñados que traten de probar estas hipótesis.

TÉCNICAS DE DIAGNÓSTICO

La ecografía transvaginal, tanto en 2D como en 3D, es la prueba básica para el diagnóstico de fibromas uterinos siendo especialmente útil en caso de miomas únicos. Por otro lado, la resonancia magnética (RM) es de gran utilidad en caso de polimiomatosis, ya que nos permite una mejor valoración del número, tamaño y localización de los miomas, así como determinar su relación con los órganos vecinos.

Una prueba de imagen es necesaria para determinar la localización, el número y el tamaño de los miomas. Es, además, fundamental, que la prueba o pruebas elegidas nos ayuden a determinar la distancia de los miomas a la cavidad endometrial y a la serosa, la afectación o no de la cavidad endometrial, la relación de los miomas con los órganos vecinos y que nos ayuden a establecer el diagnóstico diferencial entre miomas y adenomiosis, pues el manejo médico de ambas entidades es bien diferente. En casos de cirugía endoscópica, donde se pierde el feed-back táctil de la cirugía abierta, la prueba de imagen previa a la cirugía toma especial relevancia ya que nos permite conocer la localización exacta de los miomas y evitar el que nos dejemos alguno en el útero. No hay una prueba de imagen ideal, la elección de la misma depende de la experiencia y habilidad de quien la realiza. En manos expertas tanto la ecografía como la RM han demostrado ser las pruebas más utilizadas y eficientes. En pacientes con miomatosis la solicitud de una RM previa a la cirugía es prácticamente mandatorio.

La histeroscopia diagnóstica es una prueba realmente útil para valorar si hay afectación endometrial por miomas intramurales. Esta prueba nos permite además confirmar el diagnóstico ecográfico y planificar de forma adecuada la cirugía.

En caso de cirugía, un manejo preoperatorio apropiado está orientado a realizarla de la forma más segura y eficaz para la paciente. Para ello es necesario que el diagnóstico sea apropiado y lo más preciso posible en cuanto a número, tamaño y localización de los miomas y que la paciente llegue a la cirugía en las mejores condiciones clínicas posibles, especialmente en lo que a nivel de hemoglobina se refiere.

TRATAMIENTO

En función de la edad, sintomatología y deseos de la paciente las estrategias actuales que existen para el manejo adecuado de los miomas son múltiples, sin embargo, si la prioridad de la paciente es ser madre el objetivo común de cualquier estrategia terapéutica es preservar la fertilidad de la paciente evitando histerectomías radicales innecesarias (19).

Tratamiento quirúrgico

La clásica indicación de cirugía es la de operar aquellos miomas sintomáticos que afectan a la calidad de vida de la paciente, sin embargo, como hemos visto anteriormente, un número importante de pacientes podrán beneficiarse de tratamientos médicos a largo plazo, evitando así la miomectomía y sus riesgos.

En mujeres con infertilidad y presencia de miomas la cirugía está indicada para los miomas submucosos e intramurales que afectan cavidad, pero no para los miomas de localización subserosa (13). La indicación de miomectomía para miomas intramurales que no afectan cavidad sigue generando mucha controversia. En la práctica habitual se considera indicación de miomectomía aquellos miomas intramurales que no afectan cavidad $\geq$ 4 cm (20).

Muchas pacientes con miomas y sangrado presentan anemia. Ésta debe ser tratada antes de la cirugía para evitar riesgos y complicaciones durante y después de la misma. Dado que se trata de una anemia ferropénica el tratamiento con hierro es una de las opciones recomendadas, y posiblemente la más barata para la paciente. El tratamiento prequirúrgico con acetato de ulipristal ha demostrado ser altamente efectivo pues además de controlar el sangrado excesivo y evitar las consecuencias del mismo, reduce de forma significativa el tamaño de los miomas (21).

Los miomas de localización submucosa se tratan por vía histeroscópica, mientras que los miomas intramurales y subserosos se pueden tratar por vía laparoscópica, robótica, abdominal o vaginal. Siempre que sea posible la vía de elección será la laparoscópica ya que existe una base científica sólida en la que se demuestra que la miomectomía por laparoscopia tiene menor pérdida sanguínea durante la cirugía, menor tasa de adherencias, menor morbilidad post-operatoria y menor hospitalización comparada tanto con la miomectomía laparotómica como minilaparotómica (22-25). La miomectomía robótica no ha demostrado superioridad frente a la miomectomía laparoscópica clásica y su papel en el manejo quirúrgico de la infertilidad no está claro debido a la ausencia de estudios randomizados que comparen ambas técnicas en este tipo de pacientes (26, 27).

Miomectomía histeroscópica

En función del material disponible existen diferentes alternativas para la realización de una miomectomía histeroscópica. Ninguna de las técnicas es especialmente mejor que la otra, por lo que la experiencia y habilidad del equipo quirúrgico con cada una de ellas determinará el resultado de la cirugía.

El procedimiento comienza con una cuidadosa dilatación cervical, prosigue con la introducción del resectoscopio y realización de la cirugía y termina con un exhaustivo contaje del líquido usado como medio distensor. Los resultados de la miomectomía histeroscópica en manos experimentadas son excelentes, especialmente en los casos de miomas únicos intracavitarios, consiguiéndose en la mayoría de casos una cavidad endometrial prácticamente normal.

En la práctica clínica habitual se recomienda un tratamiento estroprogestágeno durante dos ciclos después de la cirugía para favorecer una adecuada epitelización endometrial. Generalmente se indica la realización de una histeroscopia de control una vez finalizado el tratamiento para comprobar el resultado de la cirugía y el tratamiento posterior. Si el resultado es el apropiado, a partir de ese momento, la paciente está preparada para la realización de un ciclo de FIV si éste está indicado.

Miomectomía laparoscópica

No existen contraindicaciones absolutas para la realización de una miomectomía por laparoscopia en lo que se refiere a localización, número y tamaño de los miomas, pues como hemos descrito previamente se trata de un procedimiento totalmente dependiente de la habilidad y experiencia del equipo quirúrgico (Tabla 1). No obstante, las contraindicaciones para miomectomía laparoscópica comúnmente más acepta-

Tabla 1 Descripción de la técnica quirúrgica habitualmente empleada.

1. Exploración abdómino-vaginal previa con la paciente dormida y colocación del manipulador uterino.
2. Colocación de trócares.
3. Inspección de la cavidad abdominal.
4. Adhesiolisis (resección de aquellas adherencias que puedan interferir en la realización correcta de la cirugía).
5. Control del sangrado.
6. Incisión sobre la serosa del mioma.
7. Exéresis del mioma.
8. Sutura del defecto miometrial.
9. Extracción de mioma
10. Hemostasia cuidadosa, lavado de cavidad y aplicación de gel antiadherente de ácido hialurónico

das son: miomas mayores de 12 cm no pediculados y más de 3 miomas en diferentes localizaciones uterinas que requieran diferentes incisiones (19).

Estudios científicos que han comparado el desenlace reproductivo después de miomectomía laparoscópica vs. Abdominal, no han mostrado diferencias significativas entre ambas técnicas (23-25).

No existen estudios randomizados que determinen el tiempo óptimo de cicatrización después de una miomectomía laparoscópica que permita el desarrollo de un embarazo con garantías minimizando el riesgo de ruptura uterina. En general, el tiempo mínimo recomendado de cicatrización previo a una gestación, ya sea espontánea o por TRA, es de 6 meses. En aquellos casos de miomas subserosos con poco componente intramural o de pequeños miomas intramurales únicos en los que no se entra en cavidad durante la cirugía se podría proceder a la realización de una TRA 3-4 meses después de la cirugía.

Durante la miomectomía laparoscópica es importante evitar el uso del morcelador sin bolsa, por riesgo de diseminar un potencial cáncer como por ejemplo el sarcoma uterino (28). Sin embargo, el uso del morcelador en bolsa podría prevenir estas complicaciones, aunque sus potenciales beneficios y riesgos deberían evaluarse en ensayos clínicos antes de que esta nueva técnica pueda ser recomendada en la práctica clínica habitual, ya que no hay evidencias de que no incremente la tasa de complicaciones post-operatorias (19).

Tratamientos alternativos a la cirugía

Además de la cirugía existen terapias alternativas menos invasivas para el tratamiento de los miomas que han de ser tenidas en consideración. Estas técnicas pretenden la destrucción o reducción del mioma mediante su miolisis. Las más desarrolladas son los ultrasonidos de alta frecuencia focalizados guiados por ecografía o por imágenes de resonancia magnética y la embolización de las arterias uterinas.

Ultrasonidos de alta frecuencia

La cirugía de ultrasonografía focalizada guiada por resonancia magnética de alta frecuencia (MRgFUS) es la ablación térmica empleando RM para visualizar el mioma. La energía ultrasónica se dirige a un punto concreto del fibroma y se induce la necrosis del tejido de coagulación en el mioma. El daño al tejido circundante es mínimo, pero, aun así, las estructuras vecinas también reciben el impacto. Las principales limitaciones al uso de MRgFUS son que (i) sólo una fracción de los pacientes con fibromas cumplen los criterios de inclusión, (ii) la futura fertilidad puede verse comprometida y (iii) el coste económico es alto. La literatura es escasa sobre este tema y se necesitan estudios adicionales para evaluar los perfiles de seguridad (29).

Embolización

En sus inicios, la embolización de la arteria uterina se empleó en mujeres que deseaban conservar su útero y aunque fue una técnica rápidamente aceptada, su aprobación ha variado ampliamente en todo el mundo. Consiste en la ablación percutánea del útero fibromatoso para inducir la necrosis isquémica de los fibromas, mientras que el miometrio revasculariza. En ensayos aleatorizados, se ha demostrado que las pacientes sometidas a una embolización tienen una calidad de vida similar a la lograda después de la cirugía, pero con una estancia hospitalaria más corta y una reanudación más temprana de las actividades normales (30).

Aunque la embolización es altamente efectiva para el tratamiento de los síntomas (reducción del tamaño de las hemorragias y de los miomas), el riesgo de reoperación es una realidad: 15-20% después de la embolización exitosa y hasta 50% en los casos de embolización incompleta (30). El deseo de un futuro embarazo es una contraindicación relativa, ya que la falta de datos en la literatura no puede asegurar un buen resultado del mismo (29).

Oclusión vaginal de arterias uterinas

La oclusión de las arterias uterinas con un dispositivo similar a una abrazadera durante 6 h conduce a la isquemia del mioma al interferir con el suministro de sangre al útero, disminuyendo el volumen de los fibroides y los síntomas de sangrado intenso. Sin embargo, esta técnica no se recomienda para las mujeres que desean concebir en el futuro (31).

Tratamiento farmacológico

Hoy por hoy existen opciones médicas cada vez más prometedoras que posibilitan el control del sangrado menstrual abundante, así como una reducción del volumen miomatoso mejorando la calidad de vida de estas mujeres y facilitando las técnicas quirúrgicas e incluso, en algunas ocasiones, pudiendo hacer no necesaria la cirugía. Hay que destacar que todos los enfoques médicos para los miomas inducen anovulación o están contraindicados en mujeres embarazadas, y por tanto también en aquellas que están intentando gestar.

La mayoría de los tratamientos farmacológicos actuales se basan en la estrecha relación existente entre los esteroides sexuales ováricos y los miomas, ya que estos tienen una alta concentración de receptores estrogénicos y de progesterona en comparación con el miometrio normal (32).

Los contraceptivos hormonales

Se presentan combinados o de sólo progestágenos en implantes, píldoras o inyectables, y se han utilizado ampliamente para regular el sangrado uterino, pero tienen una escasa eficacia en el tratamiento de los miomas.

Por otro lado, pese a que no existen trabajos randomizados que evalúen la utilidad del dispositivo intrauterino de levonorgestrel (DIU-LNG) para el tratamiento de la menorragia asociada a miomas, en estudios observacionales y revisiones sistemáticas sí se demuestra una reducción en el volumen uterino y en el sangrado, así como un incremento en el hematocrito en estas pacientes (33, 34).

Los agonistas de la GnRH

Hasta no hace mucho el uso de agonistas de la GnRH se ha considerado el tratamiento médico de elección para los miomas sintomáticos, sin embargo, sus efectos secundarios han limitado mucho su uso como opción preferencial en el tratamiento de los fibromas uterinos. Los análogos disminuyen el sangrado, mejoran la anemia y producen una reducción significativa (35 a 60 %) del tamaño uterino en los tres primeros meses de tratamiento mejorando la sintomatología de los miomas. Sin embargo, la regresión del tamaño del mioma es reversible, volviendo los miomas a su tamaño original, incluso con mayor tasa de crecimiento, tras el tratamiento. Esto, junto con los efectos secundarios derivados del hipoestrogenismo severo que acompaña a estas terapias (sofocos, insomnio, sequedad vaginal, mialgias, artralgias y osteoporosis tras tratamientos prolongados) hacen que el uso de los análogos sea desaconsejado (35).

Moduladores selectivos de los receptores estrogénicos (SERMs)

La utilización de SERMs para el tratamiento de los miomas no está clara. Estudios preclínicos en animales y tratamientos en mujeres postmenopáusicas han sido positivos, no obstante, los estudios en mujeres en edad reproductiva son menos convincentes. Al igual que los análogos, los SERMs tienen importantes efectos secundarios entre los que destacan: sofocos, incremento de apetito, ganancia de peso, gastralgia, sequedad de piel, y el aumento de riesgo de tromboembolismo venoso, siendo éste último el efecto adverso de mayor gravedad (36).

Moduladores selectivos del receptor de progesterona (SPRMs)

La progesterona ha demostrado ser un importante factor en el desarrollo y crecimiento de los miomas, por lo que el uso de agentes antiprogesterónicos como los SPRMs reduce la sintomatología de los miomas. De todos los SPRMs sólo el acetato de ulipristal (AUP) ha recibido su autorización para el uso en el tratamiento de los miomas.

El AUP es un compuesto sintético de esteroides cuya principal propiedad farmacológica es bloquear de forma reversible el receptor de la progesterona en los tejidos diana y actuar como un potente modulador selectivo. En los miomas, ricos en estos receptores de progesterona, ejerce está acción causando el rápido cese del sangrado y posterior amenorrea, así como la disminución del tamaño tumoral. Actúa directamente sobre el endometrio manteniendo su proliferación glandular y estroma en niveles muy bajos produciendo amenorrea en la mayoría de las pacientes. También inhibe la ovulación, pero con escaso impacto sobre los niveles séricos de estrógenos, evitando así los efectos secundarios del hipoestronismo característico de los análogos de la GnRH. Todo esto demuestra que el AUP tiene un gran potencial como uso clínico, tanto que su utilización conlleva una modificación de los actuales protocolos de actuación quirúrgica en el tratamiento de los miomas, bien como terapia prequirúrgica, bien como tratamiento médico a largo plazo que evite la cirugía (19).

En pacientes infértiles con deseo gestacional la utilización del acetato de ulipristal puede tener más limitaciones que en pacientes con miomas sintomáticos y deseo gestacional cumplido, ya que esta medicación produce reducción de los niveles de estrógeno, alteraciones a nivel de los receptores de estrógeno y progesterona y alteraciones endometriales que podrían interferir en la implantación y desarrollo embrionarios (37). Aun sabiendo que los cambios endometriales regresan a los 6 meses de la finalización del tratamiento, se necesitan nuevos estudios que demuestren la seguridad y eficacia del acetato de ulipristal en pacientes infértiles con deseo gestacional, ya sea espontáneo o por TRA.

CONSIDERACIONES FINALES

Los miomas uterinos sintomáticos requieren tratamiento quirúrgico y/o farmacológico según la gravedad de los síntomas, la edad de la paciente, el deseo de preservar la fertilidad y el tipo de mioma según la clasificación FIGO. En los últimos años, las miomectomías y el empleo de sistemas intrauterinos liberadores de levonorgestrel (SIU-LNG) han reducido considerablemente el número de histerectomías por miomas. El uso de la miomectomía, se guía por el tamaño, el número y la ubicación de los fibromas, así como la experiencia personal del ginecólogo y el equipo disponible.

También existen intervenciones no quirúrgicas, como la embolización y MRgFUS, pero el deseo de un futuro embarazo es una contraindicación relativa. Aun así, es esencial el desarrollo de nuevos tratamientos médicos alternativos a la intervención quirúrgica, especialmente cuando se pretende preservar la fertilidad de la paciente.

Respecto a los tratamientos farmacológicos, el acetato de ulipristal (miembro de la familia de compuestos SPRM) es una alternativa a la terapia quirúrgica, o al menos un complemento a la cirugía en alunas circunstancias, y tras más de un curso de tres meses de UPA maximiza sus beneficios potenciales en términos de control de sangrado y reducción de volumen fibroide.

En conclusión, fibromas asintomáticos no requieren tratamiento una vez que el diagnóstico se confirma mediante ecografía o resonancia magnética. Mientras que, a la hora de tratar los miomas sintomáticos, las mujeres deben ser conscientes de todas las opciones de tratamiento disponibles (médicas, radiológicas y quirúrgicas) y por qué pueden ser o no apropiadas.

Lecturas recomendadas

Donnez J, Dolmans MM. Uterine fibroid management: from the present to the future. Hum Reprod Update. 2016 Nov;22(6):665-86.

Bibliografía

1. Al-Inany HG, Youssef MA, Aboulghar M, Broekmans F, Sterrenburg M, Smit J, et al. Gonadotrophin-releasing hormone antagonists for assisted reproductive technology. Cochrane Database Syst Rev. 2011 May 11(5):CD001750.

2. Baird DD, Dunson DB, Hill MC, Cousins D, Schectman JM. High cumulative incidence of uterine leiomyoma in black and white women: ultrasound evidence. Am J Obstet Gynecol. 2003 Jan;188(1):100-7.
3. Chiaffarino F, Ricci E, Cipriani S, Chiantera V, Parazzini F. Cigarette smoking and risk of uterine myoma: systematic review and meta-analysis. Eur J Obstet Gynecol Reprod Biol. 2016 Feb;197:63-71.
4. Mas A, Cervello I, Gil-Sanchis C, Simon C. Current understanding of somatic stem cells in leiomyoma formation. Fertil Steril. 2014 Sep;102(3):613-20.
5. Wamsteker K, Emanuel MH, de Kruif JH. Transcervical hysteroscopic resection of submucous fibroids for abnormal uterine bleeding: results regarding the degree of intramural extension. Obstet Gynecol. 1993 Nov;82(5):736-40.
6. Munro MG, Critchley HO, Fraser IS. The FIGO classification of causes of abnormal uterine bleeding in the reproductive years. Fertil Steril. 2011 Jun;95(7):2204-8, 8 e1-3.
7. Fraser IS, Critchley HO, Munro MG, Broder M. A process designed to lead to international agreement on terminologies and definitions used to describe abnormalities of menstrual bleeding. Fertil Steril. 2007 Mar;87(3):466-76.
8. Gupta R, Dastane AM, Forozan F, Riley-Portuguez A, Chung F, Lopategui J, et al. Evaluation of EGFR abnormalities in patients with pulmonary adenocarcinoma: the need to test neoplasms with more than one method. Mod Pathol. 2009 Jan;22(1):128-33.
9. Marino JL, Eskenazi B, Warner M, Samuels S, Vercellini P, Gavoni N, et al. Uterine leiomyoma and menstrual cycle characteristics in a population-based cohort study. Hum Reprod. 2004 Oct;19(10):2350-5.
10. Klatsky PC, Tran ND, Caughey AB, Fujimoto VY. Fibroids and reproductive outcomes: a systematic literature review from conception to delivery. Am J Obstet Gynecol. 2008 Apr;198(4):357-66.
11. Donnez J, Jadoul P. What are the implications of myomas on fertility? A need for a debate? Hum Reprod. 2002 Jun;17(6):1424-30.
12. Richards PA, Richards PD, Tiltman AJ. The ultrastructure of fibromyomatous myometrium and its relationship to infertility. Hum Reprod Update. 1998 Sep-Oct;4(5):520-5.
13. Pritts EA, Parker WH, Olive DL. Fibroids and infertility: an updated systematic review of the evidence. Fertil Steril. 2009 Apr;91(4):1215-23.
14. Somigliana E, Vercellini P, Daguati R, Pasin R, De Giorgi O, Crosignani PG. Fibroids and female reproduction: a critical analysis of the evidence. Hum Reprod Update. 2007 Sep-Oct;13(5):465-76.
15. Sunkara SK, Khairy M, El-Toukhy T, Khalaf Y, Coomarasamy A. The effect of intramural fibroids without uterine cavity involvement on the outcome of IVF treatment: a systematic review and meta-analysis. Hum Reprod. 2010 Feb;25(2):418-29.
16. Yan L, Ding L, Li C, Wang Y, Tang R, Chen ZJ. Effect of fibroids not distorting the endometrial cavity on the outcome of in vitro fertilization treatment: a retrospective cohort study. Fertil Steril. 2014 Mar;101(3):716-21.
17. Oliveira FG, Abdelmassih VG, Diamond MP, Dozortsev D, Melo NR, Abdelmassih R. Impact of subserosal and intramural uterine fibroids that do not distort the endometrial cavity on the outcome of in vitro fertilization-intracytoplasmic sperm injection. Fertil Steril. 2004 Mar;81(3):582-7.
18. Somigliana E, De Benedictis S, Vercellini P, Nicolosi AE, Benaglia L, Scarduelli C, et al. Fibroids not encroaching the endometrial cavity and IVF success rate: a prospective study. Hum Reprod. 2011 Apr;26(4):834-9.
19. Donnez J, Donnez O, Dolmans MM. With the advent of selective progesterone receptor modulators, what is the place of myoma surgery in current practice? Fertil Steril. 2014 Sep;102(3):640-8.
20. Galliano D, Bellver J, Diaz-Garcia C, Simon C, Pellicer A. ART and uterine pathology: how relevant is the maternal side for implantation? Hum Reprod Update. 2015 Jan-Feb;21(1):13-38.
21. Donnez J, Tomaszewski J, Vazquez F, Bouchard P, Lemieszczuk B, Baro F, et al. Ulipristal acetate versus leuprolide acetate for uterine fibroids. N Engl J Med. 2012 Feb 02;366(5):421-32.
22. Malzoni M, Tinelli R, Cosentino F, Iuzzolino D, Surico D, Reich H. Laparoscopy versus minilaparotomy in women with symptomatic uterine myomas: short-term and fertility results. Fertil Steril. 2010 May 01;93(7):2368-73.
23. Palomba S, Zupi E, Falbo A, Russo T, Marconi D, Tolino A, et al. A multicenter randomized, controlled study comparing laparoscopic versus minilaparotomic myomectomy: reproductive outcomes. Fertil Steril. 2007 Oct;88(4):933-41.
24. Thomas RL, Winkler N, Carr BR, Doody KM, Doody KJ. Abdominal myomectomy--a safe procedure in an ambulatory setting. Fertil Steril. 2010 Nov;94(6):2277-80.
25. Wen KC, Chen YJ, Sung PL, Wang PH. Comparing uterine fibroids treated by myomectomy through traditional laparotomy and 2 modified approaches: ultraminilaparotomy and laparoscopically assisted ultraminilaparotomy. Am J Obstet Gynecol. 2010 Feb;202(2):144 e1-8.
26. Carbonnel M, Goetgheluck J, Frati A, Even M, Ayoubi JM. Robot-assisted laparoscopy for infertility treatment: current views. Fertil Steril. 2014 Mar;101(3):621-6.
27. Nezhat C, Lavie O, Hsu S, Watson J, Barnett O, Lemyre M. Robotic-assisted laparoscopic myomectomy compared with standard laparoscopic myomectomy--a retrospective matched control study. Fertil Steril. 2009 Feb;91(2):556-9.
28. Parker WH, Feskanich D, Broder MS, Chang E, Shoupe D, Farquhar CM, et al. Long-term mortality associated with oophorectomy compared with ovarian conservation in the nurses' health study. Obstet Gynecol. 2013 Apr;121(4):709-16.
29. Zupi E, Centini G, Sabbioni L, Lazzeri L, Argay IM, Petraglia F. Nonsurgical Alternatives for Uterine Fibroids. Best Pract Res Clin Obstet Gynaecol. 2016 Jul;34:122-31.
30. Gupta JK, Sinha A, Lumsden MA, Hickey M. Uterine artery embolization for symptomatic uterine fibroids. Cochrane Database Syst Rev. 2014 Dec 26(12):CD005073.
31. Donnez J, Dolmans MM. Uterine fibroid management: from the present to the future. Hum Reprod Update. 2016 Nov;22(6):665-86.
32. Sankaran S, Manyonda IT. Medical management of fibroids. Best Pract Res Clin Obstet Gynaecol. 2008 Aug;22(4):655-76.
33. Magalhaes J, Aldrighi JM, de Lima GR. Uterine volume and menstrual patterns in users of the levonorgestrel-releasing intrauterine system with idiopathic menorrhagia or menorrhagia due to leiomyomas. Contraception. 2007 Mar;75(3):193-8.
34. Zapata LB, Whiteman MK, Tepper NK, Jamieson DJ, Marchbanks PA, Curtis KM. Intrauterine device use among women with uterine fibroids: a systematic review. Contraception. 2010 Jul;82(1):41-55.
35. Farquhar C, Brown PM, Furness S. Cost effectiveness of pre-operative gonadotrophin releasing analogues for women with uterine fibroids undergoing hysterectomy or myomectomy. BJOG. 2002 Nov;109(11):1273-80.
36. Palomba S, Sammartino A, Di Carlo C, Affinito P, Zullo F, Nappi C. Effects of raloxifene treatment on uterine leiomyomas in postmenopausal women. Fertil Steril. 2001 Jul;76(1):38-43.
37. Carranza-Mamane B, Havelock J, Hemmings R. The management of uterine fibroids in women with otherwise unexplained infertility. J Obstet Gynaecol Can. 2015 Mar;37(3):277-85.

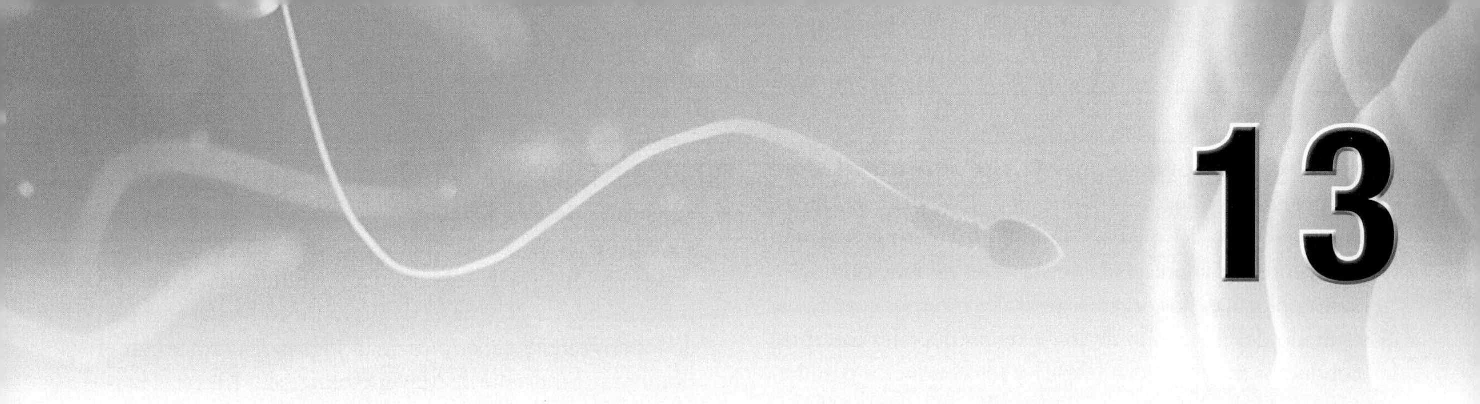

13

Malformaciones Uterinas e Infertilidad

Jaime Ferro

INTRODUCCIÓN

Las alteraciones del tracto genital femenino o malformaciones müllerianas (MM) son un grupo de trastornos congénitos que se pueden presentar en las trompas, el útero y en la vagina debidas a un defecto propio en su formación, desarrollo, fusión o reabsorción de los tejidos que las conforman[1].

Estas alteraciones corresponden a defectos durante el proceso que lleva a cabo los conductos paramesonéfricos o Müllerianos durante el periodo embrionario y fetal temprano y que pueden ocasionar diferentes malformaciones dependiendo del momento en que se presenten. Los defectos en su desarrollo producirán malformaciones congénitas uterinas que van desde trastornos en la aparición y desarrollo de uno o de los dos conductos dando las diferentes agenesias de trompas, útero y vagina o alteraciones en la fusión y reabsorción generando úteros de tipo didelfos, bicornes o septados[1,2,3].

La presencia de estas alteraciones han sido la base para la aparición de diversas clasificaciones que se han desarrollado para describir las malformaciones uterinas congénitas[4].

El útero se forma entre las 8ª y 16ª semanas de vida fetal por el desarrollo de los conductos paramesonéfricos, llamados conductos de Müller en recuerdo a Johannes Müller, fisiólogo alemán que en 1830 describió las características embriológicas de los genitales femeninos[3]. El proceso comprende tres fases: la organogénesis o el desarrollo de los dos conductos de Müller seguida de la fusión lateral en la que la parte inferior de los conductos de Müller se fusiona y forma la parte superior de la vagina, cérvix y útero, la parte más craneal de los conductos de Müller no se fusiona y forma las trompas de Falopio y por último se inicia el proceso de reabsorción del septo que se ha formado de la fusión y se lleva a cabo en sentido caudal y craneal a partir de un sitio intermedio posiblemente la región ístmica y esto a la novena semana dejando una cavidad uterina única central, el canal único del cérvix y los dos tercios superiores de la vagina[1,2,3,5].

EMBROLOGÍA Y DESAROLLO GENITALES INTERNOS

La diferenciación sexual de una persona constituye el resultado final del sexo genético, sexo gonadal, genitales internos, genitales externos y características sexuales secundarias que aparecen en la pubertad[5].

Durante el periodo prenatal, la diferenciación sexual sigue una secuencia específica de acontecimientos; en primer lugar, se establece el sexo genético y bajo este control se desarrolla la diferenciación gonadal que determina el medio hormonal del embrión. El cromosoma Y contiene el gen que es esencial para el desarrollo testicular. En la ausencia del cromosoma Y, el desarrollo gonadal dará lugar a los ovarios[1,5].

En los humanos, las gónadas comienzan el desarrollo durante la quinta semana de gestación situados sobre los conductos mesonéfricos. En la semana sexta, las gónadas son órganos indiferenciados y biopotenciales, son capaces de diferenciarse a testículos o a ovarios. Para que tenga lugar la diferenciación sexual subsiguiente es necesaria la participación de varios genes. En un individuo XY, en las semana sexta y séptima de gestación, la diferenciación testicular comienza por la presencia de un determinante génico en el cromosoma Y (Testes Determining Factor – TDF). En un individuo XX, sin la influencia activa de un cromosoma Y, la gónada se convierte en un ovario dos semanas más tarde que el desarrollo testicular. Los testículos producen hormonas como la testosterona y la antimülleriana (AMH), también conocida como sustancia inhibidora de los conductos de Müller. En la presencia o ausencia de estos factores, un tipo de sistema de conductos persiste y da lugar a conductos y glándulas específicas, en tanto que otro desaparece durante el tercer mes de vida fetal, excepto por la presencia de vestigios no funcionales[5].

La morfología de los órganos genitales internos constituye el resultado del desarrollo de los sistemas ductales internos; los conductos mesonéfricos (Wolf) y los conductos paramesonéfricos (Müller). Los conductos de Wolff o mesonéfricos en el hombre dan lugar a la formación de los conductos deferentes, vesículas seminales y epidídimo, desapareciendo los conductos de Müller (paramesonéfricos). Por lo contrario, en la mujer los conductos de Müller se desarrollan progresivamente dando lugar a la formación de trompas, se fusionan en la línea media para formar el útero y tercio superior de la vagina, mientras que los conductos de Wolff desaparecen[2,3,5].

ETIOLOGIA

La mayoría de las anomalías congénitas estructurales consideradas como MM son resultado de detenciones en el desarrollo y fusión de los conductos Müllerianos en las distintas etapas de su evolución. Factores conocidos como intrauterinos y extrauterinos, genéticos y teratógenos como el DES (diethylstilbestrol) y talidomida, han sido asociados a estas alteraciones[6].

Las causas genéticas de las MM son complejas. Generalmente ocurren esporádicamente y la mayoría de los casos son multifactoriales. Otros factores de herencia incluyen la autosómica dominante, la recesiva y también la ligada al cromosoma X. También pueden formar parte de un síndrome con malformaciones múltiples[7,8,9].

Dependiendo de la etapa del desarrollo en la cual se produce la alteración, se producirá una determinada malformación. Clásicamente las MM se agrupan según el momento en que se produzca la alteración en la evolución de su desarrollo, pudiendo encontrar agenesias, hipoplasias, anomalías de la fusión lateral y vertical y las relacionas con el DES. Estos criterios se han usado para clasificar las anomalías uterinas y vaginales e indicar el tipo de tratamiento a seguir[3,4,5].

Las malformaciones más comunes del desarrollo del tracto genital son las anomalías uterinas y en menor probabilidad las vaginales. Las alteraciones de los genitales externos son menos comunes y no se encuentran incluidas en las clasificaciones de las MM, generalmente se relacionan con alteraciones en el estímulo y receptividad hormonal[1,3].

La clasificación de las anomalías uterinas y vaginales propuesta por Roch y Keenan en 1992 permite estudiar las anomalías uterovaginales en cuatro clases basadas en desordenes de la fusión vertical o de la fusión lateral de los conductos paramesonéfricos. Los desórdenes de la fusión vertical a su vez se subdividen en obstructivos o no obstructivos y los de la fusión lateral en asimétricos con obstrucción del útero o vagina o ambos y los simétricos sin obstrucción donde se encuentra la mayoría de las más comunes alteraciones como el unicorne, el didelfo, el bicorne, el septado, el arcuato y el de cavidad en forma de T[3].

Agenesia o hipoplasia

- **Agenesia uterina:** La ausencia congénita de los conductos Müllerianos es infrecuente. La agenesia o disgenesia de la porción baja de los conductos Müllerianos no es tan infrecuente. La disgenesia de útero junto con la agenesia de los dos tercios superiores de la vagina se conoce con el nombre se Síndrome de Mayer-Rokitansky-Küster- Hauser cuya etiología es desconocida y se presenta con una incidencia de 1 en 5000 mujeres, siendo la causa más frecuente de amenorrea primaria. La apariencia externa de los genitales es normal. Generalmente se acompaña en un 40% de alteraciones reales y ureterales[3,5].
- **Agenesia cervical:** Son muy infrecuentes. Ocurre generalmente en asociación con la agenesia vaginal completa o parcial y a otras anomalías como el útero didelfo. Los defectos cervicales aislados son poco frecuentes[6]. La Hipoplasia cervical es también una condición rara pudiendo manifestarse como una total o parcial obstrucción al flujo menstrual.
- **Agenesia vaginal:** Se produce por la falta de desarrollo de los bulbos sinovaginales. Sin estos, la placa vaginal no se desarrolla. El útero está generalmente ausente en esta condición ya que la placa uterovaginal induce la diferenciación de los bulbos del seno vaginal[3].
- **Agenesia bilateral de las trompas de Falopio:** Las anomalías aisladas de las trompas son también raras como la duplicación, la ausencia de la capa muscular, localización ectópica y atresia del lumen[10,11].

Anomalías de la fusión lateral (horizontal o longitudinal)

Son la variedad más frecuente de anormalidades estructurales como el útero septado, el útero bicorne, el útero didelfo y el septo vaginal longitudinal[3,6].

También se incluye el útero arcuato y los unicornes, estos defectos se dividen en grupos simétricos y asimétricos y se subdividen en categorías obstructivas o no obstructivas. Estos defectos ocurren por medio de detenciones en diversas etapas del desarrollo de los conductos de Müller. Las etapas de detención incluyen la fusión incompleta de los conductos Müllerianos distales, la formación fallida del tabique y el desarrollo defectuoso parcial o completo de un conducto[3,6]. Las anomalías asimétricas y obstructivas de la fusión del sistema Mülleriano se asocian a agenesia mesonéfrica unilateral e ipsilateral con agenesia renal, agenesia del uréter o ambos[6].

Los septos vaginales horizontales se incluyen en esta clasificación porque algunos expertos piensan que ocurren como consecuencia de una fusión lateral defectuosa. Sin embargo, otros presumen que los tabiques horizontales se presentan por una hiper proliferación o por la persistencia del epitelio mesodermal durante el proceso de la canalización[11].

Anomalías de la fusión vertical

Las anomalías de la fusión vertical (transversal) resultan de la canalización anormal de la placa vaginal y en algunos casos la falta de fusión de la placa uterovaginal con los bulbos sinovaginales[12]. Estos defectos pueden dar lugar a un septo vaginal transversal, un himen imperforado, y en casos extremos atresia vaginal[3,6].

Anomalías relacionado con DES

La exposición in útero al dietilestilbestrol (DES), fármaco utilizado entre los años 40s y 70s, para prevenir el aborto espontaneo, la prematuridad, la muerte fetal in útero y la toxemia puede influir en el desarrollo del sistema reproductivo de los fetos femeninos en las mujeres tratadas. Aproximadamente entre el 50% y 75% de las mujeres expuestas a DES desarrolla una anomalía de la cavidad uterina que puede consistir en útero con cavidad pequeña, útero con cavidad en forma de T, útero con cavidad pequeña en forma de T, útero con cavidad con anillo constrictivo o con múltiples anillos y otras anormalidades incluyendo cervicales e incluso tubáricas[13]. El DES también se asocia a defectos de desarrollo del sistema genital más distal. Anomalías similares, que parecen estar relacionadas con DES en mujeres sin exposición al fármaco, han sido vistas y es posible que algunas otras sustancias puedan estar implicadas dada la prevalencia actual en paciente infértiles con fallo de implantación[14].

INCIDENCIA

En la población general la incidencia de estas anomalías varía según la población estudiada y el método de diagnóstico usado. En una revisión, que incluyó aproximadamente 3000 mujeres, se encontró una incidencia del 4.3% en la población general y/o población fértil[15].

La incidencia de cada una de las anomalías uterinas también varía según los diferentes autores, pero se estima que el útero septo representa aproximadamente el 35% de los casos, seguido por el útero didelfo (25%) y el arcuato (20%), siendo los otros tipos menos comunes[16]. En un estudio realizado en el Hospital de la Universidad de Copenhague, la prevalencia de las malformaciones müllerianas en la población general fue del 9.8%. La mayoría tenían útero arcuato 6.8%, útero subsepto en el 2.7%, septo completo en el 1.6% y útero unicorne el 1.6%. Se diagnosticaron significativamente con más frecuencia en nulíparas 20%, comparadas con multíparas. Las alteraciones müllerianas fueron más frecuente también en mujeres con oligomenorrea comparada con mujeres con reglas normales[17].

En la población con trastornos de reproducción la incidencia de MM en la población estéril se ha reportado de 3.5% comparado con un 4.3% en la población general y/o fértil[15]. En un estudio realizado en mujeres estériles, se encontró que la incidencia de malformaciones uterinas era del 2.4%, cercana a la de la población general[18]. Algunos estudios adicionales mostraron que la causa principal de la esterilidad no era la MM, ya que en el 80% de ellas la esterilidad se debía a otro factor. Es poco probable que la causa fundamental de esterilidad sea una MM diagnosticada incidentalmente, por lo que se recomienda que el estudio de la pareja estéril se realice en su totalidad aun después de encontrar una anomalía uterina. Solamente en aquellas parejas con esterilidad de origen desconocido y con una MM podría pensarse que ésta es un factor causal de esterilidad.

Las mujeres con aborto de repetición constituyen otro grupo importante a considerar dentro de los trastornos de reproducción asociados con MM ya que en este grupo de pacientes (5-10%) es más frecuente el diagnóstico de malformaciones uterinas[16,18]. En el estudio de Raga y cols. encontraron MM en el 6.3% de las mujeres con abortos de repetición, incidencia casi el doble de la encontrada en la población de mujeres fértiles[18]. Por otro lado, en mujeres con septos uterinos el 25% de los abortos son tempranos (≤13 semanas), de donde se deduce que no sólo son los abortos tardíos y partos pretérmino los que se asocian a malformaciones uterinas. Las mujeres con MM tienen en su historial obstétrico una mayor frecuencia de abortos que las mujeres sanas. Esto refuerza aún más la idea de que la presencia de anomalías uterinas no diagnosticadas y no tratadas influye en el resultado final del embarazo[15,16].

Desde el punto de vista pronóstico, todas las pacientes con malformaciones uterinas presentan resultados obstétricos menores que la población general; el mejor lo ofrece el útero arcuato, con tasas de embarazo a término del 63%, seguido del útero didelfo y unicorne con un 45% y del septo con un 40%[15].

DIAGNÓSTICO

Debido a su alta prevalencia y posible impacto en la salud reproductiva de la mujer, las malformaciones de la cavidad uterina son un desafío para el proceso y toma de decisiones terapéuticas. Una buena planificación del tratamiento se basa en su diagnóstico eficaz. Éste puede realizarse con:

1. **Exploración ginecológica:** En algunos casos la anamnesis puede darnos alguna sospecha sobre una posible alteración genital y el examen ginecológico confirmarla especialmente en las malformaciones de los genitales externos y algunas pocas veces de los internos a no ser que la alteración sea muy severa. Las malformaciones a nivel de la vagina (aplasia, septo) y algunas malformaciones cervicales pueden ser diagnosticadas objetivamente con la exploración.
2. **Histerosalpingografía (HSG):** Este examen ha sido y continúa siendo con frecuencia la herramienta mínimamente invasiva primaria para el diagnóstico de las malformaciones de la cavidad uterina. Sin embargo, no puede aportar información de la pared uterina o del contorno externo del útero, como sucede al no poder discernir entre un útero septado y un útero bicorne con solo una precisión del 55%, por este motivo la ecografía proporciona en este aspecto información más completa que la HSG[19].
3. **Ecografía bidimensional y tridimensional:** La ecografía bidimensional, aporta información objetiva y mensurable del cérvix, la cavidad uterina, la pared uterina y el

contorno externo del útero. Es popular y accesible, pero depende de la experiencia del examinador[19]. Es uno de los principales instrumentos utilizados ante la sospecha clínica de una malformación mülleriana; sin embargo, no existen criterios ultrasonográficos universalmente aceptados para su diagnóstico. Se han hecho algunas propuestas al respecto, por ejemplo, varios autores consideran que se trata de un útero septo en lugar de bicorne cuando existe un límite distal fúndico de 5 mm o menos sobre la línea que une a los dos ostium, mientras que para otros el límite debe ser menor de 10mm. Un ángulo inferior a 60° entre los dos márgenes mediales del fondo puede indicar un septo o útero bicorne[20]. Por otra parte, la ecografía tridimensional proporciona una representación ideal y mensurable de los órganos a examinar[21]. Aporta información del cérvix, la cavidad uterina, pared uterina, contorno de la cavidad uterina y otras estructuras a excepción de las trompas uterinas. Con las imágenes de la ecografía 3D son aplicables fácilmente las medidas de referencia para diagnostico dadas por la clasificación de las malformaciones de la ESHRE/ESGE[22].

4. **Sonohisterografía:** Consiste en la instilación de solución salina dentro de la cavidad uterina cuando se realiza la ecografía 2D y ofrece una mejor imagen por crear un mayor contraste entre la cavidad uterina y el cuerpo uterino[23].
5. **Histeroscopia (HSC):** Este procedimiento se constituye como el "gold standard" para el examen del canal cervical y la cavidad uterina. Sin embargo, debido a que no proporciona información sobre la forma real del cuerpo uterino y solo de su cavidad, no se puede utilizar la histeroscopia para el diagnóstico diferencial entre los diferentes grupos. La Sociedad Europea de Reproducción Humana y Embriología (ESHRE), indica que la histeroscopia solo debe ser utilizada para la confirmación y el tratamiento de patologías uterinas sospechosas en la ecografía, en la histerosalpingografía, o después del fallo de implantación. Asimismo, la OMS recomienda de rutina solamente la HSG para la mujer infértil, debido a que no solo evalúa la cavidad uterina, sino que también provee información acerca de la permeabilidad de las trompas uterinas, manteniendo para la histeroscopia las mismas indicaciones que la ESHRE. A pesar de las recomendaciones dadas por la OMS y la ESHRE, algunos especialistas sugieren que la práctica sistemática de este procedimiento, mejora la eficacia del estudio de la pareja infértil y opinan que retrasar la realización de la histeroscopia en el estudio de la paciente infértil, puede generar un retraso en el diagnóstico y el tratamiento adecuado de las pacientes en busca de fertilidad. Actualmente, en vista de la alta prevalencia que se ha observado en los últimos años de hallazgos anormales en la cavidad uterina en estas pacientes, existe la propuesta de múltiples autores para incluir la histeroscopia como método de rutina en la evaluación de la cavidad uterina de la paciente infértil[24, 25,26]. En el estudio de Doldi en el 2005, la frecuencia de patología intrauterina insospechada diagnosticada por histeroscopia en 300 pacientes con FIV programada, fue hasta del 40%[27]. Sin embargo, se entiende que existiendo otras pruebas menos invasivas con sensibilidad, especificidad, valores predictivos positivos y negativos iguales o mejores, la HSC no es la mejor herramienta para el diagnóstico de las alteraciones de la cavidad uterina pero si para su tratamiento.
6. **Resonancia magnética (RMN):** Este examen no invasivo se constituye como una herramienta importante ya que no expone a la paciente a radiación y la generación de las imágenes en diferentes cortes y planos no depende del explorador, es decir no son explorador dependiente[28,29]. Es hasta ahora una excelente herramienta para el diagnóstico de anomalías complejas donde otras pruebas diagnósticas no puedan precisar o exista alguna duda que definir[30,31].
7. **Laparoscopia:** La laparoscopia permite visualizar el contorno externo uterino exacta y directamente. Sin embargo, puede obviarse ante otras pruebas con igual valor predictivo y menor imvasividad. Hoy en día se ha dejado atrás el practicarla como guía concomitantemente con la histeroscopia al tratar alteraciones de la cavidad y evitar iatrogenia a nivel del fondo uterino ya que esta función puede ser asumida por una ecografía transabdominal o transrectal. Actualmente se utiliza la laparoscopia quirúrgica para corregir malformaciones como sucede en la resección de astas cornuales funcionales no comunicantes en relación con úteros unicornes y también en algunas técnicas de corrección de agenesia vaginal y en la actualidad para practicar la cirugía de Strassman por esta vía[32].

MANIFESTACIONES CLÍNICAS

Las anomalías del tracto genital femenino son desviaciones de la anatomía normal y su presencia puede estar asociada con una variedad de presentaciones clínicas que va desde complicaciones con elevada morbilidad, problemas de salud en la adolescencia, problemas reproductivos, aunque en la mayoría de los casos son asintomáticas[18,22,24,33,34].

Estas malformaciones uterinas congénitas se han relacionado clínicamente a distintos problemas reproductivos como oligomenorrea, aborto precoz, aborto tardío, parto prematuro y distocias de presentación y de trabajo de parto dependiendo del tipo y la severidad de la malformación[17].

En la población general la incidencia real no se conoce con precisión, ya que hay pocos estudios de población[35]. Los pocos estudios presentan una gran variación en la incidencia de esta patología. Las razones de esta inmensa variabilidad se deben a varios factores:

1. **Métodos diagnósticos empleados:** algunos estudios solamente presentan resultados según diagnóstico por HSG, en los que hay una alta incidencia de útero bicornes, mientras que estudios más recientes con laparoscopia más histeroscopia se encuentra una incidencia menor de úteros

bicornes y mayor de úteros septos. Es posible que muchos úteros bicornes por HSG sean en realidad úteros septos mal diagnosticados.

2. **La población incluida varía de un estudio a otro:** algunos incluyen principalmente mujeres con historia de aborto habitual o infertilidad, que no necesariamente reflejan la incidencia real de anomalías Müllerianas en la población sana. Además, las agenesias que cursan con amenorrea primaria, casi siempre se diagnostican en la adolescencia y no son luego incluidas en estudios de población. Muchas de las anomalías uterinas son asintomáticas y por lo tanto su diagnóstico es accidental como cuando se hace una laparoscopia para esterilización tubárica.
3. **La falta de un sistema estándar de clasificación:** aunque se ha generalizado la clasificación de la AFS[36], cada autor aplica los criterios diagnósticos con mayor o menor rigidez, dando lugar a confusiones.

En una revisión de cinco estudios, que incluyen aproximadamente 3000 mujeres, se encontró una incidencia del 4.3%[22]. La incidencia de cada una de las anomalías uterinas también varía según los diferentes autores. De acuerdo a una revisión de Acien se estimó que hay un promedio de 15% de úteros arcuatos, 22% de úteros dobles (septos completos 9% y parciales 13%), 46% de úteros bicornes (bicornes completos 9% y parciales 37%), 11% de úteros didelfos, 4.5% de úteros unicornes y 4% de agenesias[35].

Dentro de las mujeres con trastornos reproductivos, las que presentan agenesias son habitualmente diagnosticadas durante la adolescencia y al no tener en ese momento potencial reproductivo, no suelen ser incluidas en los estudios de malformaciones müllerianas y trastornos reproductivos[37]. Se cree que la incidencia de alteraciones Müllerianas en la población estéril es semejante a la de la población fértil[16,18].

En el grupo de pacientes con aborto a repetición es más frecuente el diagnóstico de malformaciones uterinas, con una incidencia que oscila entre 1.8 y 37.6%[37]. Si se incluyen mujeres con abortos tardíos y partos pretérmino, la incidencia puede ser aún mayor[29].

En casos de abortos tempranos siempre deben descartarse otros factores como insuficiencia del cuerpo lúteo, alteraciones cromosómicas, factores inmunológicos y otros. Se han encontrado alteraciones endometriales sobre los septos uterinos que podrían inducir una inadecuada decidualización[39,40]. Las pacientes con útero bicorne, unicorne o didelfo se asocian con una pobre evolución del embarazo, tienen aproximadamente un 35% de posibilidades de abortar, un 23% de partos pretérmino y sólo un 55% de recién nacidos vivos[15]. El útero septo también se asocia con altas tasas de abortos (hasta un 60%) y unas tasas de recién nacidos vivos que oscilan entre un 6 y un 28%[15,18]. El útero arcuato se considera como una variante mínima de útero septo, sin embargo, muestra una mejor evolución del embarazo. Tienen una tasa de parto a término del 80% con un 82.7% de recién nacidos vivos[15,18], aunque no todos están de acuerdo[16].

CLASIFICACIÓNES

El primer intento para clasificar las alteraciones congénitas se remonta a comienzos del siglo XIX. Strassmann describe los úteros septados y bicornes y otros subgrupos de alteraciones y su corrección quirúrgica en 1952[41]. Buttram y Gibbons introdujeron la primera clasificación de las anomalías Müllerianas, pero con referencia únicamente a las uterinas[42]. Este sistema sirvió de base a la clasificación de las malformaciones de la Sociedad Americana de Fertilidad "AFS" actual "ARMS" (Figura 1) y que fuera publicada en 1988, en la actualidad es la más ampliamente conocida y utilizada en todo el mundo[36]. Posteriormente Rock y Keenan[3] presentaron una clasificación de las posibles anomalías uterovaginales en cuatro estados dependiendo del momento en que se produjera la alteración en la aparición, desarrollo y fusión de los conductos Müllerianos, resultando ser una de las más completas en su aspecto descriptivo y a la cual nos hemos referido ampliamente en uno de los apartados iniciales sobre etiología en este capítulo. En 2004, Acien planteó un nuevo sistema basado en el origen embriológico de los diferentes elementos del aparato genitourinario[43]. En 2005, Oppelt, expuso el sistema vagina, cuello uterino, útero, anejos y malformaciones asociadas (VCUAM), fundamentado en la anatomía del sistema genital femenino, especialmente la anatomía de cada órgano por separado[44].

El sistema de clasificación de la Sociedad Americana de Fertilidad "AFS" actual Sociedad Americana de Medicina Reproductiva "ARMS" (Figura 1) es simple, fácil de utilizar y lo suficientemente claro. En las últimas dos décadas la mayoría de los médicos lo han adoptado como el principal sistema de clasificación. El hecho de que casi todas las mal-

Clasificación de la American Fertility Society (AFS - ARMS)	
Grupo I	Agenesias o hipoplasias Ausencia de vagina con útero normal. Ausencia de cuello con útero y vagina normales. Cuernos uterinos rudimentarios con trompa y vagina normales. Ausencia exclusiva de trompas. Combinaciones de las anteriores.
Grupo II	Útero unicorne Con cuerno uterino rudimentario canalizado y en comunicación con el hemiútero (comunicado, no comunicado, sin cavidad, sin cuerno) Con cuerno uterino rudimentario canalizado, pero sin comunicación con el hemiútero. Con cuerno uterino rudimentario sin cavidad endometrial. Sin cuerno uterino rudimentario.
Grupo III	Útero didelfo
Grupo IV	Utero bicorne Completo Parcial
Grupo V	Utero septo Completo (hasta el cervix) Parcial o subsepto
Grupo VI	Útero arcuato
Grupo VII	Malformaciones relacionado por exposición de DES

Figura 1 Clasificación de las Malformaciones Müllerianas según AFS/ARMS[36].

formaciones congénitas femeninas son uterinas y constituyen la primera característica para la agrupación de estas pacientes explica su aceptabilidad.

No obstante, con el paso del tiempo, se han observado problemas relacionados con la utilización de este sistema. Muchos clínicos encuentran anomalías congénitas que no están incluidas en las principales categorías o subcategorías de este sistema[4].

La Sociedad Europea de Reproducción Humana y Embriología "ESHRE" y la Sociedad Europea de Endoscopia Ginecológica "ESGE" (Figura 2), reconociendo el significado clínico de las anomalías del tracto genital femenino, establecieron un grupo de trabajo común con el nombre CONUTA, (COngenital UTerine Anomalies) con el objetivo de desarrollar un nuevo sistema de clasificación, que asignaron como proyecto Delphi, la cual referiremos por novedosa en detalle a continuación[21].

Figura 2 Clasificación de las Anomalías del tracto genital Femenino según ESHRE/ESGE[22].

En esta nueva clasificación la base principal para la clasificación de las distintas anomalías es el origen embriológico, y éstas a su vez se clasifican en subclases según las desviaciones de la anatomía que derivan de un mismo origen embriológico. Las anomalías cervicales y vaginales se clasifican en subclases independientes.

Las variantes menos severas se colocan al principio, las alteraciones más severas al final.

- **Clase U0:** incorpora todos los casos con útero normal. Un útero normal es cualquier útero con línea inter ostium recta o curva, pero con una indentación interna en la línea media del fondo uterino que no excede el 50% del espesor de la pared uterina. El uso de números absolutos (por ejemplo, indentación de 5 mm) se evita en las definiciones, ya que las dimensiones uterinas, así como el grosor de la pared uterina pueden variar de una paciente a otra. Algunas clasificaciones usadas en radiología sugieren que una indentación fúndica medial menor de 10 mm puede corresponder a un útero con cavidad arcuata[6]. Esta clasificación de la ESHRE-ESGE deja al útero arcuato como posible variante de la normalidad al contrario de la clasificación de la AFS actual ARMS que lo tiene como categoría independiente y que según el estudio de Raga el útero arcuato muestra una incidencia estadísticamente significativa en abortos y partos distócicos[18].
- **Clase U1:** o útero dismórfico incorpora todos los casos con contorno uterino normal, pero con una forma anormal de la cavidad uterina con exclusión septos. Clase I se subdivide en tres categorías:
  - **U1a, o el útero en forma de T:** se caracteriza por una cavidad uterina estrecha debido al engrosamiento de las paredes laterales, con una correlación 2/3 cuerpo uterino y 1/3 cuello uterino.
  - **U1b, o útero infantilis:** caracterizada por una cavidad uterina estrecha sin engrosamiento de las paredes laterales y una relación inversa de 1/3 cuerpo uterino y 2/3 cuello uterino.
  - **U1c:** caracterizada por deformidades menores de la cavidad uterina incluyendo aquellos con una indentación a nivel de la línea media del fondo uterino <50% del espesor de la pared uterina. Esta subclase permite facilitar el estudio de pacientes con deformidades menores y así diferenciarlas de las pacientes con útero septo. Por lo general, los úteros dismórficos son de menor tamaño. En este apartado es donde podría clasificarse los úteros con cavidad arcuata.
- **Clase U2, o útero septo:** incorpora todos los casos con fusión normal y alteraciones en la reabsorción del tabique línea media. El útero septo se define como aquel útero con contorno externo normal y una muesca interna en la línea media del fondo uterino superior o igual al 50% del espesor de la pared uterina. El septo puede dividir en parcialmente o por completo la cavidad uterina, incluyendo en algunos casos, el cuello uterino y/o la vagina. La clase U2 se divide en dos subclases de acuerdo con el grado de la deformidad del cuerpo uterino:
  - **U2a, o útero septo parcial:** caracterizado por la existencia de un tabique que divide parcialmente la cavidad uterina por encima del nivel del orificio cervical interno.
  - **U2b, o útero septo completo:** se caracteriza por la existencia de un tabique que divide completamente la cavidad uterina hasta el nivel del orificio cervical interno. Los pacientes con útero septo completo pueden tener, o no, defectos cervicales y/o defectos vaginales y esta alteración que los acompañe se clasifica en el apartado (C) del cérvix o en el (V) de vagina.
- **Clase U3, o útero bicorporeo:** incorpora todos los casos con defectos de fusión. Se define como un útero que se caracteriza por la presencia de una muesca externa a nivel de la línea media del fondo uterino, inferior o igual al 50% del espesor de la pared uterina. Esta separación podría dividir en parte o completamente el cuerpo uterino incluyendo en algunos casos el cuello del útero y/o la vagina, de tal forma que en este apartado quedaría incluido lo que se conoce como útero didelfo, donde la alteración cervical quedaría clasificada en el apartado del cérvix y en el apartado de la vagina si se acompaña de septo vaginal. Existe la posibilidad de que, un útero bicorporeo parcial este asociado a un septo interior a nivel de la línea media que divide la cavidad, como sucede en el caso del útero septo parcial. La clase U3 se divide en tres subclases de acuerdo con el grado de la deformidad del cuerpo uterino:
  - **U3a, o útero bicorne parcial:** caracterizado por dividir parcialmente el cuerpo uterino por encima cérvix.

- U3b, o útero bicorne completo: se caracteriza por dividir completamente el cuerpo uterino hasta el nivel del cérvix.
- U3C, o útero septo bicorne: caracterizado por la presencia de un defecto de absorción, además del defecto en la fusión. La anchura de la indentación en la línea media del fondo uterino excede en 150% del espesor de la pared uterina.

- **Clase U4, o hemiútero:** son todos aquellos casos con desarrollo uterino unilateral; la parte contralateral podría estar parcialmente formada o ausente. Es un defecto de mal desarrollo y de fusión de uno de los conductos, por ello se clasifica en una clase diferente que el útero aplásico. Se presenta como un hemiutero con cavidad funcional uterina totalmente desarrollada acompañado o no de un hemiutero hipoplásico o rudimentario sin cavidad o con una cavidad funcional que puede estar comunicada o no con la hemicavidad principal. La presencia de una cavidad funcional es el único factor clínicamente importante ya que puede causar complicaciones, tales como hematómetra y hematosalpinx en las no comunicadas y en las comunicadas un embarazo ectópico en este cuerno rudimentario. La clase U4 se divide en dos subclases en función de la presencia o no de una cavidad rudimentaria funcional;
  - **U4a, o hemiútero con una cavidad rudimentaria (funcional):** caracterizado por la presencia de un cuerno funcional comunicante o no comunicante.
  - **U4b, o hemiútero rudimentario sin cavidad (funcional):** caracterizado ya sea por la presencia cuerno contralateral no funcional o por aplasia del mismo.
- **Clase U5, o útero aplásico:** incorpora todos los casos de aplasia uterina. Es un defecto de formación caracterizado por la ausencia de una cavidad uterina desarrollada. Sin embargo, en algunos casos puede haber cuernos rudimentarios con cavidades bilaterales o unilaterales, mientras que en otros casos podría haber cuernos remanentes sin cavidad. La clase U5 se divide en dos subclases en función de la presencia o no de cavidad funcional en un cuerno rudimentario existente:
  - **U5a, o útero aplásico con cavidad rudimentaria (funcional):** caracterizado por la presencia de cuerno funcional bilateral o unilateral.
  - **U5b, o útero aplásico sin cavidad rudimentaria (funcional):** caracterizado ya sea por la presencia de remanentes uterinos o por aplasia uterina completa.
- **Clase U6:** se mantiene para los casos aún sin clasificar. Las técnicas de imágenes (ecografía y/o resonancia magnética) podrían proporcionar estimaciones objetivas de la anatomía del útero para el diagnóstico diferencial entre los seis grupos. Sin embargo, las anomalías poco frecuentes, cambios sutiles o patologías combinadas no podrían asignarse correctamente a ninguno de los grupos. Esta sexta clase fue creada para estos casos con el fin de mantener a los otros grupos claros.

Anomalías cervicales coexistentes

- **Subclase C0 o cérvix normal:** incorpora todos los casos de desarrollo cervical normal.
- **Subclase C1 o cérvix septo:** incorpora todos los casos con defecto en la absorción cervical. Se caracteriza por la presencia de un cérvix externamente normal con la presencia de un tabique.
- **Subclase C2 o doble cuello uterino:** incorpora todos los casos con defectos en la fusión cervical. Se caracteriza por la presencia de dos cuellos externamente diferenciados, que pueden estar totalmente divididos o parcialmente unidos. Puede combinarse con un útero bicorne completo como en la clase U3b / C2.
- **Subclase C3 o aplasia cervical unilateral:** incluye todos los casos de formación cervical unilateral. Se caracteriza por el desarrollo unilateral, único del cérvix, la parte contralateral podría estar formada incompletamente o ausente.
- **Subclase C4 o aplasia cervical:** incluye todos los casos de aplasia cervical completa, pero también, los casos con defectos severos en la formación cervical. Se caracteriza ya sea por la ausencia completa de tejido cervical o por la presencia de defectos severos de tejido cervical como cordón cervical, obstrucción cervical y fragmentación cervical.

Anomalías vaginales coexistentes

- **Subclase V0, o vagina normal:** incorpora todos los casos con desarrollo de vagina normal.
- **Subclase V1, o tabique vaginal longitudinal no obstructivo:** clasifica variantes de útero septo o bicorne junto con cérvix septos o dobles.
- **Subclase V2, o septo longitudinal vaginal obstructivo:** útil para la clasificación efectiva de alteraciones obstructivas debidas a defectos vaginales.
- **Subclase V3, o tabique vaginal transverso y/o himen imperforado:** esta subclase incluye diferentes anomalías vaginales y sus variantes. La decisión de unir esas anomalías vaginales en esta subclase se debe al hecho de que están generalmente presentes como defectos aislados vaginales y tienen la misma presentación clínica.
- **Subclase V4, o aplasia vaginal:** incorpora todos los casos de aplasia vaginal completa o aplasia vaginal parcial.

TRATAMIENTO

Desarrollaremos el tratamiento de las diferentes anomalías con base al diagnóstico de la alteración de acuerdo a la novedosa clasificación europea de la ESHRE/ESGE para tener un orden en la presentación de las indicaciones terapéuticas especialmente las quirúrgicas y las relacionaremos nominalmente con las de la clasificación de la AFS que es la más conocida y empleada actualmente.

Utero dismorfico (Clase U1 ESHRE/ESGE. Grupo VII AFS)

Corresponde mayoritariamente al útero con cavidad en forma de T y sus diferentes variables. Se indica la metroplastia histeroscópica a mujeres que presentan problemas de infertilidad y útero con cavidad en forma de "T". Algunos autores no están de acuerdo con la corrección quirúrgica para esta anomalía[1].

Se puede realizar la cirugía inmediatamente después del sangrado menstrual durante la fase folicular temprana, donde el endometrio está al mínimo y así no habrá necesidad de hacer preparación del endometrio farmacológicamente y además se aprovechará el inicio de la fase proliferativa para que se lleve a cabo un ciclo menstrual acorde con la cicatrización.

Se realiza la histeroscopia a las pacientes en quirófano bajo anestesia general, usando un histeroscopio de 4.8 mm de diámetro externo, con flujo continuo, con un canal de trabajo de 5 French y ángulo de 30º el cual se introduce a la cavidad uterina sin necesidad de usar especulo ni pinzamiento ni dilatación cervical. La cavidad uterina se dilata con infusión de solución salina normal. El canal endocervical es inspeccionado al inicio de la histeroscopia y una vez dentro de la cavidad uterina, se realiza una inspección sistemática con evaluación panorámica de la cavidad uterina desde la región ístmica seguida de una valoración de las paredes laterales y del fondo uterino, de la pared anterior y posterior, de los cuernos y orificios tubáricos y de nuevo el fondo uterino de cuerno a cuerno para definir la forma de la cavidad y la presencia de anomalías estructurales y se finaliza la inspección con la evaluación del aspecto del endometrio.

El procedimiento consiste en realizar incisiones microquirúrgicas a nivel de las paredes laterales prominentes a las nueve y a las tres horarias desde la región ístmica hasta alcanzar los cuernos y en dirección hacia los orificios tubáricos con microtijera histeroscópicas de 5 Fr. y de punta fina con el fin de ampliar y restaurar la cavidad uterina dejándola de aspecto normal. Se amplían las paredes laterales de la cavidad hasta que se observen los orificios tubáricos desde la región ístmica dejando así restablecida la normalidad y aspecto triangular. Posteriormente con la punta de coagulación HF bipolar se coagulan selectivamente los vasos sangrantes. El uso mínimo de electrocirugía asegura un menor daño térmico residual. En caso de que la alteración se acompañe de septo parcial o fondo arcuato también practicamos con la misma microtijera corte a este nivel para ampliar el fondo uterino dejándolo plano o de aspecto cupular. Es muy poco probable lesionar las paredes del útero si se cuenta con un adecuado diagnóstico previo por imágenes y si se desarrolla una técnica adecuada.

Se da el alta a las pacientes el mismo día, unas cuatro horas tras el procedimiento. Posterior a la cirugía histeroscópica todas las pacientes reciben antibiótico de amplio espectro en forma profiláctica, analgesia y terapia hormonal durante veintiún días por dos ciclos. Se recomienda una histeroscopia de control posterior al segundo sangrado deprivativo.

Al igual que otros autores en nuestras pacientes con fallo de implantación y el hallazgo de cavidad dismórfica hemos observado que esta metroplastia mejora por lo menos en un 75 % los resultados del tratamiento de reproducción asistida[45,46,47].

Utero septo (Clase U2 ESHRE/ESGE. Grupo V - VI AFS)

Incluimos en este grupo terapéutico al útero con cavidad arcuata ya que cuando se acompaña de sintomatología reproductiva es necesario intervenirlo para mejorar los resultados reproductivos. Podemos suponer que las cavidades con fondo arcuato corresponden al grado mínimo de alteración en la reabsorción de la fusión de los conductos de Müller que tiene en la clasificación de la AFS / ARMS un grupo propio, el VI[30]. Esta alteración considerada por algunos como variante de la normalidad tiene espacio en la nueva clasificación europea en el grupo de útero dismórfico en el apartado "c" de la Clase U1, que corresponde a otras deformidades menores de la cavidad uterina quedando como Clase U1c[21].

La decisión de realizar la corrección quirúrgica del septo se debe basar en la historia reproductiva más que en la presencia del septo como tal. El útero con septo parcial o completo que no está asociado a infertilidad, aborto recurrente o a un parto prematuro, no requiere corrección quirúrgica. El procedimiento quirúrgico de elección es la resección histeroscópica del septo uterino. La septoplastia histeroscópica aporta varias mejoras respecto a la abdominal, siendo la más importante que evita la laparotomía.

El procedimiento no tiene ninguna mayor variación respecto al descrito anteriormente para la metroplastia, siendo completamente similar hasta la parte quirúrgica como tal. La variación está en que solo se practica un corte medial a nivel del septo ya sea completo o parcial con las tijeras histeroscópicas hasta llegar al fondo y dejarlo plano pudiendo ir de orificio tubárico de un cuerno al otro sin interrupciones. Se complementa con la coagulación selectiva de los vasos sangrantes con un electrodo histeroscópico de punta fina HF bipolar.

En los casos de septo uterino completo con prolongación al canal cervical, si este es delgado no hay problema en su corte completo, pero si es un tanto grueso puede evitarse la resección de la parte cervical y solo resecar la parte intracavitaria. Una de las formas de poder definir cual no resecar por su grosor, es la evaluación mediante Resonancia Magnética, otra forma es medir la distancia entre los orificios cervicales externos, si están a más de un cm es preferible dejar esta parte cervical del septo. Para cortar la parte intracavitaria del septo se pasa una sonda de Foley N.º 8 o 10 por uno de los conductos y una vez en cavidad se infla el balón con azul de metileno y por la otra cavidad con las tijeras microhisteroscópicas se practica cortes a nivel de la región ístmica del septo hasta conseguir llegar a la cavidad que contiene el balón, la marcación con el azul de metileno al romper el balón puede facilitar la maniobra. Una vez comunicadas las dos cavidades a nivel ístmico se practica el corte del septo como si se tratara de solo un septo parcial.

En la actualidad no es imprescindible el uso combinado de la histeroscopia con la laparoscopia, pues la realización concomitante de ecografía abdominal o rectal durante el procedimiento puede ser un buen control del nivel de corte en caso de duda.

Las estadísticas hablan a favor de los buenos resultados reproductivos en las pacientes en las que es necesario realizar la septoplastia[47,48].

Utero bicorporal (Clase U3 ESHRE/ESGE. Útero bicorne Grupo IV AFS)

Útero bicorporal es la denominación de la Clasificación Europea para el conocido útero bicorne. Es importante el diagnóstico diferencial entre el útero bicorne y el útero septo, ya que las estrategias terapéuticas son distintas. El útero bicorne no requiere cirugía en términos generales y se asocia generalmente a problemas reproductivos mínimos. Cuando el útero bicorne parcial presenta una porción septal este se puede corregir facialmente mediante una septoplastia histeroscópica similar al tratamiento de un septo parcial, pero teniendo en cuenta que el limite fúndico no permite la alineación perfecta de los orificios tubáricos cornuales y este fondo debe dejarse similar a una cavidad arcuata. El control del nivel de corte a nivel fúndico se puede monitorizar mediante una ecografía abdominal o rectal al mismo tiempo de la histeroscopia. En los casos de útero bicorne parcial sin septo o el bicorne completo asociados a problemas reproductivos puede intentarse el tratamiento médico de seudoembarazo[49,50] similar al indicado para los úteros hipoplásicos para hacer aumentar su tamaño y así evitar la opción de la metroplastia quirúrgica.

Aunque se cuenta con varios procedimientos de metroplastia, la técnica de Strassmann es la preferida para unificar el útero bicorne o el didelfo[51]. El procedimiento de Strassmann permite la unificación de los dos hemiuteros dejando una sola cavidad. Un número considerable de las mujeres con el útero bicorne operados por metroplastia pueden gestar con un buen resultado final[41].

La metroplastia transabdominal puede mejorar substancialmente el pronóstico reproductivo de pacientes con útero bicorne y abortos espontáneos recurrentes o partos prematuros. Strassmann en 1966 reportó que de 263 embarazos en las mujeres a quienes le habían realizado metroplastia, el 86% tenían nacidos vivos, la mayor parte nació por parto vaginal sin rotura uterina durante embarazo o parto[52]. A pesar de estos resultados, algunos expertos recomiendan una cesárea electiva. Actualmente la técnica de Strassmann es completamente reproducible por Laparoscopia, de hecho, ya se han reportado en algunos trabajos los éxitos reproductivos obtenidos con el uso de este tipo de abordaje[32,53].

El útero didelfo que en la clasificación de la AFS actual ARMS corresponde al Grupo III[30] tiene su sitio en la europea de la ESHRE/ESGE como útero bicorporeo completo con doble cérvix y vagina normal quedando con la nomenclatura U3bC2V0 y en caso de presentar además septo vaginal quedaría U3bC2V1[21]. En relación al tratamiento del útero didelfo se cumplen todas las premisas que se dan para el útero bicorne o bicorporeo completo, aunque este es generalmente asintomático, en los casos que se relaciona con aborto recurrente, prematuridad o fallo de implantación puede estar indicado su manejo quirúrgico con la metroplastia de Strassmann, la cual se puede realizar por laparoscopia. Pero antes de llevar a cabo la metroplastia puede intentarse el aumentar el volumen y la capacidad de los hemiuteros mediante la terapia de seudoembarazo[49,50]. La unificación de los cérvix uterinos es técnicamente difícil y puede dar lugar a la incompetencia o la estenosis cervical y funcionalmente no es necesaria. Tampoco puede ser necesario la resección del septo vaginal a menos que se presente un trastorno de disfunción sexual. En casos sintomáticos o con obstrucción de uno de los hemiuteros, una hemihisterectomía laparoscópica puede estar indicada[54].

Hemiutero (Clase U4 ESRHE/ESGE. Útero unicorne Grupo II AFS)

El útero unicorne se asocia con frecuencia a problemas reproductivos y con alta morbilidad. El útero unicorne como tal no tiene tratamiento quirúrgico, especialmente cuando se trata del que no se acompaña de otra asta cornual rudimentaria o si existe, esta no fuera funcional. En este caso si se asocia a problemas reproductivos podemos recurrir al tratamiento de seudogestación para aumentar el volumen y capacidad del hemiutero presente[49,50].

La indicación para cirugía es la presencia de una cavidad endometrial en el cuerno rudimentario[55]. La evaluación preoperatoria con resonancia magnética es muy útil para la evaluación de las características de la asta cornual rudimentaria que acompaña al hemiutero más desarrollado. Es muy importante establecer si el cuerno rudimentario es funcional o no y si tiene comunicación o no con la hemicavidad del más desarrollado, de esto dependerá la indicación y planificación de la intervención, sin olvidar que es imperativo la evaluación urológica mediante uropielografia excretora con medio de contraste.

Habitualmente, no se recomienda la resección del cuerno rudimentario si no es funcional (sin cavidad endometrial). En estos casos, no ha sido reportado ningún efecto adverso sobre la prognosis reproductiva. Sin embargo, la salpingectomía en el lado del cuerno rudimentario se ha sugerido para prevenir el embarazo ectópico en mujeres con útero unicorne. Cuando se detecta un embarazo en un cuerno no comunicante, se recomienda la resección laparoscópica del cuerno afectado[55].

La resección laparoscópica del cuerno con la gestación es similar a la realizada para los cuernos no gestantes, pero hay que prestar atención a la elevada vascularización presente. Hay pocos casos publicados describiendo la resección laparoscópica del cuerno rudimentario. Cutner y cols. reportaron su experiencia con dos embarazos en cuernos no comunicantes. Inicialmente, los embarazos fueron tratados médicamente con metotrexato antes de la resección del cuerno. Los autores concluyeron que esto permitió que la resección fuera menos invasiva y más segura[56].

Aplasia (Clase U5 ESHRE/ESGE. Agenesias e hipoplasias Grupo I AFS)

Las opciones de tratamiento en pacientes con cuernos rudimentarios y cavidad aún no están claras[57]. Las pacientes con útero aplásico pueden tener defectos asociados como el Síndrome de Rokitansky Mayer Küster-Hauser[58]. La subrogación uterina o la adopción son la alternativa ante la ausencia de útero.

En caso de ausencia completa de vagina deberá practicarse cirugía para conseguir una neovagina. En los casos de septo vaginal está indicada la eliminación del septo si este se asocia con disfunción sexual, la cirugía restablecerá la integridad anatómica y la función vaginal. En la agenesia cervical se han intentado realizar fístulas entre la vagina y la cavidad endometrial (Uterocervicoplastía). La hipoplasia cervical es también una condición rara que puede dar lugar a total o parcial obstrucción a la menstruación normal. En casos de tratamientos de fecundación in vitro, la transferencia embrionaria puede realizarse por GIFT/ ZIFT y en casos de ausencia de trompas puede optarse por la transferencia miometrial guiada por ecografía.

En la agenesia unilateral o bilateral de las trompas se trata como factor tubárico con FIV/ICSI según corresponda. En casos unilaterales se puede hacer inseminación artificial cuando los parámetros seminales lo permiten.

En pacientes con hipoplasia uterina o sea inadecuado crecimiento del útero durante el periodo intrauterino, pero sin alteraciones Müllerianas, con histerometria menor a 5 cm puede estar indicado el tratamiento de seudoembarazo el cual proporciona buenos resultados y tanto mejores cuanto más joven es la mujer[49,50].

Hoy en día es poco conocida esta opción del tratamiento de seudoembarazo para incrementar el tamaño del útero. El seudoembarazo puede obtenerse con varios procedimientos terapéuticos, utilizando asociaciones estrógeno-gestágenos o solo con gestágenos durante ocho semanas. Con ambos métodos se usan dosis relativamente elevadas en forma ascendente. Cuando se los emplea asociados, puesto que los estrógenos en dosis altas son habitualmente mal tolerados por vía oral, lo aconsejable es administrarlos en parches para absorción por piel. Los controles de la respuesta uterina se realizan con medidas de los diámetros uterinos medidos por ecografía transvaginal cada tres semanas.

CONCLUSIONES

Las malformaciones müllerianas son un grupo heterogéneo de anomalías congénitas que surgen como resultado de una alteración en la formación, desarrollo, fusión y reabsorción de los conductos paramesonéfricos o Müllerianos durante el periodo embrionario y fetal. Su prevalencia no es baja, tanto en la población general como en la de mujeres fértiles se estima que se encuentra aproximadamente en el 4,3%. En las mujeres estériles su prevalencia es del 3,4%, muy similar a la de la población general.

Parece clara la relación entre la presencia de úteros malformados y malos resultados obstétricos. La prevalencia de alteraciones müllerianas en los casos de abortos de repetición se eleva hasta aproximadamente el 12,5 %, cifra que puede ser mayor en los casos de abortos tardíos o partos inmaduros. En conjunto presenta altas tasas de abortos y parto prematuro, llegando sólo el 50% de las gestaciones al final.

A pesar de que la mayoría de los autores aceptan la clasificación propuesta por la AFS actual ARMS, todavía existen problemas con la clasificación exacta de cada caso, fundamentalmente por los diferentes métodos diagnósticos utilizados y criterios seguidos. Puede suceder los mismo con la nueva clasificación propuesta por la ESHRE/ESGE.

Desde el punto de vista pronóstico, todas las paciente con malformaciones uterinas presentan un pobre resultado obstétrico; el mejor lo ofrece el útero arcuato con tasas de embarazo a término del 63%, seguido por el útero didelfo y unicorne con un 45 % y el septo con un 40%. La decisión sobre si corregir la malformación va a depender de los antecedentes obstétricos de la paciente y del pronóstico general de una malformación dada.

La cirugía histeroscópica ofrece la posibilidad de corrección del útero septo, arcuato, los de cavidad en forma de T y algunos bicornes parciales septados de forma fácil y con excelentes resultados, reservándose la vía abdominal únicamente para casos de úteros didelfos o bicornes totales no sin antes intentar el tratamiento de seudoembarazo. Según los trabajos retrospectivos publicados, que incluyen fundamentalmente pacientes sintomáticas, la resección del septo uterino mejora los resultados obstétricos de estas pacientes, consiguiendo tasas de embarazo a término similares a las de la población general. Parece que la resección del septo uterino puede ser realizada con fines terapéuticos en las pacientes sintomáticas y de forma profiláctica en los casos asintomáticos, con el fin de mejorar sus opciones de llevar el embarazo a término.

Bibliografía

1. Speroff L, Fritz M. El Utero en: Endocrinologia Ginecologica Clinica y Esterilidad. 7ª Edición en inglés y 2ª Edicion en español. Lippincott Williams & Wilkins, 2006; 4:113-144.
2. Winkel CA. Lesions Affecting the Uterine Cavity in Keye WR, Chang R J, Rebar RW, Soules MR. Infertility Evaluation and Treatment.WB Saunders Company, 1995; 29:425-443.

3. Rock JA, Markham SM. Developmental Anomalies of the Reproductive Tract in: Keye WR, Chang R J, Rebar RW, Soules MR. Infertility Evaluation and Treatment.WB Saunders Company, 1995; 27:387-411.
4. Grimbizis G, Campo R. Clinical approach for the classification of congenital uterine malformations. Gynecol Surg 2012; 9:119-129.
5. Speroff L, Fritz M. Desarrollo sexual normal y anormal. Endocrinologia Ginecologica Clinica y Esterilidad. 7ª Edición en Inglés y 2ª Edicion en Español. Lippincott Williams & Wilkins, 2006; 9: 319-359.
6. Golan A, Langre R, Bukovsky I, Caspi E. Congenital anomaliesof the müllerian system, Fertil Steril 51:747,1989.
7. Lichke JH, Curtis CH, Lamb F. Discordance of vaginal agenesis in monozygotic twins. Obstet Gynecol 1973;41:920-924.
8. Jones HW JR, Merut S. Familial occurrence of congenital abscence of the vagina. Am J Obstet Gynecol 1972;114:1100-1101.
9. Verp MS, Simpsom JL, Elias S et al. Heritable aspects of uterine asnomalies: In three familial aggregates with müllerian fusion anomalies. Fertil Steril 1983;40:80-85.
10. Goldberg JM, Friedman Cl. Noncanalization of the fallopian tube. A case report. J Reprod Med. 1995;40(4):317-8.
11. Shulman LP, Elias S. Developmental abnormalities of the female reproductive tract: pathogenesis and nosology. Acta Obstet Gynecol Scand. 1988; 67:441.
12. Moore KL, Persaud TVN. The urogenital system: the development of the genital system. The Developing Human: Clinically Oriented Embryology. 7th ed. Philadelphia, Pa: WB Saunders; 2003; 287.
13. Kaufman RH, Adam E, Binder GL, Gerthoffer E. Upper genital tract changes and pregnancy outcome in offspring exposed in utero to diethylstilbestrol. Am J Obstet Gynecol. 1980;137(3):299-308.
14. Patton PE, Novy MJ, Lee DM, Hickok LR. The diagnosis and reproductive outcome after surgical treatment of the complete septate uterus, duplicated cervix and vaginal septum. Am J Obstet Gynecol. 2004;190(6):1669-78.
15. Grimbizis GF, Camus M. Clinical implications of uterine malformations and hysteroscopic treatment results. Hum Reprod Update 2001; 7: 161-174.
16. Acien, P: Reproductive performance of women with uterine malformations. Hum Reprod 1993; 8: 122-6.
17. Dreisler E, Stampe S. Müllerian duct anomalies diagnosed by saline contrast sonohysterography: prevalence in a general population. Fertil Steril. 2014; 102:525-9.
18. Raga F, Bauset C, Remohí J, Binilla-Musoles F, Simon C, Pellicer A. Reproductive impact of congenital Müllerian anomalies. Hum Reprod 1997; 12: 2277-81.
19. Reuter KL, Daly DC and Cohen SM. Septate versus bicornuate uteri: errors in imaging diagnosis. Radiology 1989; 172: 749-52.
20. Troiano RN, MacCarthy SM, Müllerian duct anomalies: imaging and clinical issues. Radiology 2004; 233: 19-34.
21. Raga, F, Bonilla-Musoles F, Blanes J, et al. Congenital Mullerian anomalies: diagnostic accuracy of three- dimensional ultrasound. Fertil Steril 1996; 65: 523-8.
22. Grimbizis G, Gordts S. The ESHRE/ESGE consensus on the classification of female genital tract congenital anomalies. Human Reproduction 2013; 0, 1-13.
23. Alatas, C, Aksoy E, Akarsu C, et al.: Evaluation of intrauterine abnormalities in infertile patients by sonohysterography. Hum Reprod 1997; 12: 487-90.
24. Bosteels J, Weyers S. The effectiveness of hysteroscopy in improving pregnancy rates in subfertile women without other gynaecological symptoms: a systematic review. Human Reproduction Update 2010; 16:1-11.
25. Smit J, Kasius J. InSIGHT study: costs and effects of routinehysteroscopy prior to a first IVF treatment cycle. A randomised controlled trial BMC Women's Health 2012; 12:22.
26. Pundir J, El Toukhy T. Uterine cavity assessment prior to IVF. Women's Health 2010; 6(6), 841-848.
27. Doldi N, Persico P. Pathologic findings in hysteroscopy before in vitro fertilization-embryo transfer (IVF-ET). Gynecol Endocrinol. 2005; 21(4):235-7.
28. Console D, Tamburrini S, Barresi D, et al.: The value of the MR imaging in the evluation of Mullerian duct anomalies. Radiol Med (Torino) 2001; 102: 226-32.
29. Wagner BJ and Woodward PJ: Magnetic resonance evaluation of congenital uterine anomalies. Semin Ultrasound CT MR 1994; 15: 4-17.
30. Pellerito JS, McCarthy SM, Doyle MB, et al.: Diagnosis of uterine anomalies: relative accuracy of MR imaging, endovaginal sonography, and hysterosalpingography. Radiology 1992; 183: 795-800.
31. Minto CL, Hollings N, Hall-Craggs M, et al.: Magnetic resonance imaging in the assessment of complex Mullerian anomalies. Bjog 2001; 108: 791-7.
32. Alborzi S, Asadi N, Zolhadri J, Alborzi S, Alborzi M. Laparoscopic metroplasty in bicornuate and didelphic uteri. Ferti Steril 2009; 92: 352-5.
33. Saravelos SH, Cocksedge KA. Prevalence and diagnosis of congenital uterine anomalies in women with reproductive failure: a critical appraisal. Human Reproduction Update 2008; 14, 415-429.
34. Saravelos SH, Cocksedge KA. The pattern of pregnancy loss in women with congenital uterine anomalies and recurrent miscarriage. Reproductive BioMedicine Online 2010; 20, 416- 422.
35. Acién P. Incidence of Müllerian defects in fertile and infertile women. Hum Reprod. 1997; 12:1372-6.
36. American Fertility Society. The AFS classification of adnexal adhesions, distal tubal oclusión, tubal oclusión secondary to tubal ligation, tubal pregnancies, Müllerian anomalies and intrauterine adhesions. Fertil Steril 1988; 49: 944-955.
37. Pellicer, A: Shall we operate on Mullerian defects? An introduction to the debate. Hum Reprod 1997; 12: 1371-2.
38. Simon, C, Martinez L, Pardo F, et al.: Mullerian defects in women with normal reproductive outcome. Fertil Steril 1991; 56: 1192-3.
39. Grimbizis, G, Camus M, Clasen K, et al.: Hysteroscopic septum resection in patients with recurrent abortions or infertility. Hum Reprod 1998; 13: 1188-93.
40. Fedele, L, Bianchi S, Marchini M, et al.: Ultrastructural aspects of endometrium in infertile women with septate uterus. Fertil Steril 1996; 65: 750-2.
41. Strassman, EO: Plastic unification of double uterus: a study of 123 collectted and five personal cases. Am. J. Obstet. Gynecol. 1952; 64: 25-37.
42. Jáuregui R, Alanis J. Estado actual de la clasificación, diagnóstico y tratamiento de las malformaciones müllerianas. Ginecol Obstet Mex 2013; 81:34-46.
43. Acien P, Acien M, Sanchez-Ferrer M. Complex malformations of the female genital tract. New types and revision of classification. Hum Reprod 2004;19: 2377–2384.
44. Oppelt P, Renner SP. The VCUAM (Vagina Cervix Uterus Adnex Associated Malformation) Classification: a new classification for genital malformations. Fertil Steril 2005; 84: 1493-1497.
45. Ferro J, Budak E. Malformaciones müllerianas. Cuadernos de Medicina Reproductiva. 2009. 15: 9-22.
46. Fernandez H, Garbin O. Surgical approach to and reproductive outcome after surgical correction of a T-shaped uterus.Human Reproduction 2011; 26, 1730- 1734.
47. Nouri K, Ott J. Reproductive outcome after hysteroscopic septoplasty in patients with septate uterus - a retrospective cohort study and systematic review of the literature. Reproductive Biology and Endocrinology 2010; 8:52.
48. Valle RF, Ekpo GE. Hysteroscopic Metroplasty for the Septate Uterus: Review and Meta-Analysis. Journal of Minimally Invasive Gynecology 2013; 20: 22-42.
49. Calatroni-Ruiz J, Hipoplásia genital. Tratamiento. Ginecología 2ª edición. Editorial Médica Panamericana, 1977; 172 – 173.
50. Kaiser R, Schulz KD. Tratamiento sucesivo de hormonas sexuales y de gonadotrofinas en la hipoplasia uterina en: Kaiser R. Schumacher GFB. Reproduccion Humana. Fertilidad, esterilidad y contracepción. Salvat editores, S.A. 1986;15:171
51. Rock JA. Surgery for anomalies of the mullerian ducts. Tompson JD, Rock JA, eds. TeLind's Operative Gynecology. 9th ed. Philadelphia, Pa: JB Lippincott Williams & Wilkins; 2003. 705.

52. Strassmann EO. Fertility and unification of double uterus. Fertil Steril 1966; 17: 165-76.
53. Sinha R, Mahajan C, Hegde A, Shukla A. Laparoscopic metroplasty for bi-cor- nuate uterus. J Minim Invasive Gynecol 2006;13:70-3.
54. Lee CL, Wang CJ, Swei LD, Yen CF, Soong YK. Laparoscopic hemi- hysterectomy in treatment of a didelphic uterus with a hypoplastic cervix and obstructed hemivagina. Hum Reprod. 1999; 14: 1741-3.
55. Schorge JO, Schaffer JI, Halvorson LM, Hoffman BL, Bradshaw KD, Cunningham FG. Anatomic disorders. Williams Gynecology, McGraw Hill 2008; 402-25.
56. Cutner A, Saridogan E, Hart R, Pandya P, Creighton S. Laparoscopic management of pregnancies occurring in non-communicating accessory uterine horns. Eur J Obstet Gynecol Reprod Biol 2004; 113: 106-9.
57. Rall K, Barresi G, Uterine rudiments in patients with Mayer-Rokitansky-Kuster- Hauser syndrome consist of typical uterine tissue types with predominantly basalis-like endometrium. Fertil Steril 2013; 99: 1392-1398.
58. Oppelt PG, Lermann J Malformations in a cohort of 284 women with Mayer-Rokitansky-Kuster-Hauser syndrome (MRKH). Reprod Biol Endocr 2012; 10:57–64.

18

Protocolos de Emergencia para Inducción de la Ovulación

Javier Domingo
Alejandra Santana
Pedro Gª. Escribano

INTRODUCCIÓN

Hoy en día nadie discute la necesidad de las técnicas de preservación de la fertilidad para aquellas pacientes oncológicas jóvenes que van a recibir tratamiento mediante quimio o radioterapia, en las que la función ovárica puede verse comprometida secundariamente. Si bien todos estamos de acuerdo con esta idea, la recomendación de llevarlas a cabo debería individualizarse en base al riesgo de fallo ovárico, determinado sobre todo por la edad de la paciente, el estado de su reserva ovárica, el tipo de cáncer así como el tipo de quimioterapia que vaya a recibir[1].

El número de pacientes que demanda técnicas de preservación de la fertilidad por razones oncológicas aumenta progresivamente cada año. Esto ha hecho que en las clínicas de reproducción tengamos un "nuevo tipo de paciente", con unas características diferentes, que debemos conocer y a las que debemos adaptar nuestras pautas habituales de tratamiento.

Para la mujer existen diversas posibilidades, que no son excluyentes entre sí. Estas opciones son la protección médica gonadal (uso de agonistas de la GnRH, imatinib), la vitrificación de ovocitos y/o embriones, la criopreservación de tejido ovárico o la maduración in vitro. Algunas han demostrado ya su eficacia, mientras que otras todavía tienen que mejorar o demostrar su seguridad y sus resultados por lo que aún son consideradas como técnicas experimentales[2].

La vitrificación de ovocitos ha dejado de considerarse experimental[3] y es quizás la técnica de preservación de la fertilidad más utilizada hoy en día y preferible a la criopreservación de embriones. Actualmente, con la eficacia demostrada por la vitrificación de ovocitos, no tiene sentido la creación de embriones que, en caso de mala evolución de la enfermedad no serían utilizados nunca, o que al tratarse de gente joven sin pareja todavía, tuvieran que a recurrir a un semen de donante en ese momento.

A la hora de valorar la posibilidad de realizar una técnica de preservación de la fertilidad, hay que tener en cuenta (Figura 1):

1. La edad y la función y/o reserva ovárica de la paciente
2. El riesgo de esterilidad de cada paciente.
3. El pronóstico de la enfermedad.
4. El riesgo de retrasar el inicio de la quimioterapia y de los tratamientos hormonales.
5. El riesgo de persistencia de células tumorales en el tejido ovárico a congelar.

Figura 1 Algoritmo de actuación.

Pero a pesar de estar la mayoría de profesionales de acuerdo en la necesidad de su recomendación, aún hay muchos médicos que muestran reticencias hacia estas técnicas y a la remisión de pacientes, preocupados por una serie de aspectos que ellos perciben como limitaciones, algunas reales y otras más teóricas. Estos aspectos están relacionados sobre todo con la seguridad de las técnicas, la cronología de los tratamientos o su eficacia[4].

ASPECTOS GENERALES DE LA VITRIFICACIÓN DE OVOCITOS

La vitrificación de ovocitos va a permitir diferir el embarazo a cuando la paciente haya superado la enfermedad, con el mismo pronóstico que se tenía al vitrificar los ovocitos en el momento del diagnóstico de la enfermedad.

La vitrificación de ovocitos es una técnica ya establecida con la que se han conseguido unos resultados excelentes en términos de supervivencia - hasta el 97% en gente joven, aunque disminuye con la edad - y unas tasas de gestación e implantación similares a las conseguidas con ovocitos frescos[5]. Consiste en la transformación de un líquido en un sólido muy viscoso de consistencia vidriosa, sin formación de hielo, mediante la inmersión directa de los ovocitos en nitrógeno líquido, en unos dispositivos de mínimo volumen (0,1 µl con el método cryotop), lo que permite alcanzar temperaturas de congelación de hasta -30.000 ºC/min y reducir la toxicidad de los crioprotectores[6].

La controversia viene porque conlleva una estimulación folicular, por lo que se necesita un intervalo de 2-3 semanas para poder llevarla a cabo, que puede retrasar el inicio de la quimioterapia, así como los altos niveles de estradiol que se pueden alcanzar, no recomendados en tumores hormonodependientes. Otra de las limitaciones de la técnica es que el pronóstico está muy relacionado con el número de ovocitos maduros disponibles[7], y habitualmente sólo se dispone de tiempo para llevar a cabo una estimulación folicular ante la premura del inicio de la quimioterapia.

Ya que el tiempo es crucial, es importante que el manejo de estos pacientes se realice de forma muy coordinada entre ginecólogos, oncólogos, hematólogos, cirujanos,..., teniendo siempre en mente que la posibilidad de preservar la fertilidad en un paciente al que se le diagnostica un cáncer debe plantearse desde el mismo momento del diagnóstico. De esta forma, no perderemos un tiempo muy valioso que en muchas ocasiones nos daría opción a un segundo ciclo de estimulación, sobre todo en casos de baja respuesta para aumentar el número de ovocitos vitrificados, o incluso realizar una segunda técnica de preservación de la fertilidad como puede ser la congelación de tejido ovárico.

ESTIMULACIÓN OVÁRICA

Los protocolos de estimulación utilizados van a variar según se trate de tumores hormonodependientes o no. En los tumores no hormono-dependientes utilizaremos los protocolos habituales con gonadotrofinas bajo antagonistas de la GnRH. El cáncer de mama es el diagnóstico más frecuente entre las pacientes que demandan técnicas de preservación de la fertilidad por causa oncológica[2], y es que se trata de la neoplasia más frecuente en la edad reproductiva, constituyendo la tercera parte de los cánceres en mujeres jóvenes. Más de un 15% de los casos de cáncer de mama aparecen en pacientes menores de 40 años[8,9]. En estos casos, para evitar los altos niveles de estradiol en los tumores hormonodependientes utilizaremos los inhibidores de la aromatasa (letrozol) junto a las gonadotrofinas habituales. El letrozol produce una inhibición reversible y selectiva de la aromatasa, que cataliza la etapa de transformación de la testosterona y la androstendiona en estradiol y estrona respectivamente. Este protocolo se considera seguro y muy útil en estos pacientes ya que ayuda a disminuir significativamente los niveles de estradiol circulantes en comparación a otros protocolos de estimulación[10,11].

La estimulación se realiza con 5 mg de letrozol desde el 2º día del ciclo, añadiéndole 150-225 U de FSH a partir del 3º día de letrozol, bajo protocolo con antagonistas GnRH. El letrozol se mantiene hasta el día en que se programa la punción, y tras ésta se reintroduce de nuevo para evitar la aparición de un pico de estradiol tras la supresión hasta que aparezca de nuevo la menstruación o hasta niveles de E2<60 pg/ml (Figura 2).

Figura 2 Pauta de estimulación en tumores hormonodependientes.

La ovulación debería desencadenarse cuando los folículos alcancen un tamaño de 20-21 mm, preferiblemente con un bolo de agonistas de la GnRH, ya que así el pico de estradiol y los niveles de progesterona que se alcanzan son menores y para evitar posibles hiperestimulaciones y las molestias derivadas de la estimulación ovárica[12], sobre todo tratándose de pacientes que en breve van a iniciar tratamiento con quimioterapia, ya de por sí incómoda. Es importante llegar a este tamaño de folículo, ya que si no se corre riesgo de un alto porcentaje de ovocitos inmaduros.

En caso de respuestas altas, es factible administrar tras la punción antagonistas de la GnRH, que ayudarán a resolver el ciclo más pronto por su acción luteolítica.

Se ha utilizado también el tamoxifeno para las estimulaciones en pacientes con cáncer de mama, pero no consigue mejorar los niveles de estradiol ni el número de ovocitos obtenidos en comparación con el letrozol[11].

En 2008 Azim y col. no observaron un aumento del riesgo de recurrencia tras estimulaciones con letrozol para preservar la fertilidad en pacientes con cáncer de mama, en comparación con aquellas que decidieron no estimularse[13], independientemente de que se realizara una o dos estimulaciones con el objetivo de aumentar la disponibilidad de ovocitos o embriones[14], si bien esta segunda estimulación no es frecuente poder realizarla debido a la falta de tiempo antes del inicio de la quimioterapia. En los casos en que se puede llevar a cabo, la disponibilidad final de ovocitos obviamente es significativamente mayor, sin que haya retrasos significativos en el inicio de la quimioterapia. Tampoco está asociada a un aumento en la tasa de recurrencia de la enfermedad[14]. Esta posibilidad de una segunda estimulación refleja la importancia de una derivación temprana a una unidad de reproducción para preservar la fertilidad. Por lo tanto, es conveniente hablar del tema y poner el proceso en marcha tan pronto se realice el diagnóstico de cáncer si finalmente se decide hacerlo.

Los mismos resultados en cuanto a tasas de recurrencia e intervalo libre de enfermedad se han observado con el uso del letrozol para las estimulaciones ováricas en pacientes con cáncer de mama tras seguimientos más largos de hasta 5 años en estas pacientes, independientemente de la presencia o no de receptores estrogénicos, de ser portadoras o no de la mutación BCRA o de si se estimularon pre o postcirugía[15].

De la misma manera, el embarazo en mujeres con historia de cáncer de mama ha demostrado ser seguro, sin empeorar la supervivencia total de las pacientes[16,17], por lo que a las pacientes diagnosticadas de cáncer de mama no se les debiera negar la posibilidad de preservar la fertilidad ante el temor de que su pronóstico pudiera verse comprometido.

Pero una de las principales controversias de la vitrificación de ovocitos es la cronología del tratamiento. Para poder llevar a cabo la estimulación ovárica se necesita un plazo de 2-3 semanas, teniendo en cuenta además que es frecuente que la paciente no se encuentre al inicio del ciclo cuando acude a consulta. Puede ocurrir que no se disponga de tanto tiempo para llevarla a cabo o que pueda ocasionar un retraso en el inicio de la quimioterapia, lo cual no deja de generar ansiedad y preocupación en la paciente y su familia. Para evitar estas situaciones, es importante insistir en la remisión de las pacientes tan pronto como sea posible.

Es así como surgen los protocolos de emergencia (*Emergency FP*) o *random start* con el objetivo de acortar el tiempo de espera. Se trata de una modificación de los protocolos habituales de estimulación iniciando la estimulación en cualquier momento del ciclo, basándose en la idea más actual de que durante el ciclo existen varias ondas de reclutamiento folicular[18]. Los folículos observados en la fase folicular tardía o en la fase lútea no tienen por qué ser atrésicos, sino más bien podrían tratarse de folículos en sus estadios iniciales de desarrollo[19]. El hecho que se obtenga un número similar de ovocitos maduros e inmaduros, similares tasas de fecundación y similar número de ovocitos vitrificados y embriones tras maduración in vitro de folículos obtenidos tanto en fase folicular como lútea refuerzan esta idea[20,21].

En este sentido, los niveles ascendentes de estradiol secundarios a la estimulación en fase lútea pueden inducir un segundo pico de LH, unos días incluso después de haber tenido ya el pico, sin que se afecte la disponibilidad de ovocitos o su madurez. De hecho la administración del antagonista de la GnRH es necesario para prevenir ese pico y consecuentemente la ovulación[22].

Los protocolos de emergencia son de gran utilidad para las pacientes oncológicas por la habitual premura de tiempo, presentando unos resultados similares independientemente que la estimulación se inicie de forma convencional en la fase folicular inicial o en la fase folicular tardía o en la fase lútea[18].

Las estimulaciones en fase lútea son ligeramente más largas y por tanto conllevan un mayor consumo de gonadotrofinas. El número total de ovocitos obtenidos tras estimulación en fase lútea, al igual que número de ovocitos maduros, tasa de fecundación, tasa de gestación clínica, tasa de gestación evolutiva y tasa de implantación son similares a los observados cuando se inicia en los primeros días de ciclo[23,24]. Tampoco se observan diferencias en las tasas de embriones cromosómicamente normales que alcanzan el estadio de bastocisto ni en las tasas de maduración in vitro[25,26].

Martínez y col, en estudio prospectivo realizado con donantes de ovocitos a las que estimulan en dos ocasiones en el plazo de 3 meses, una de forma convencional al inicio del ciclo y otra en fase lútea inicial, no encuentran diferencias en cuanto al número de ovocitos obtenidos ni en los resultados clínico en términos de tasa de fecundación, implantación o gestación[27].

ESTRATEGIAS SEGÚN EL MOMENTO DEL CICLO

En función del momento del ciclo ovárico en el que se encuentre la paciente, actuaremos de la siguiente manera (Figura 3)[28]:

Figura 3 Inicio de estimulación en función del momento del ciclo en que se encuentre la paciente.

Fase folicular inicial

- La paciente acude con la menstruación, a punto de tenerla o en los primeros días del ciclo sin que exista dominancia folicular.
- En estos casos se inicia la estimulación directamente, de la forma habitual.

Fase folicular tardía

- Si existe dominancia, con folículos <14-15 mm, se puede administrar antagonistas de la GnRH para detener su crecimiento hasta que el estradiol sea <60 pg/ml, y en ese momento iniciar la estimulación directamente de la forma habitual como si se tratase de la fase folicular inicial.
- Cuando el folículo dominante es ≥14-15 mm, existen varias opciones: a) si 14-15 mm, se puede administrar antagonistas GnRH para detener su crecimiento hasta E2<60 pg/ml. b) si >14-15 mm, esperar ovulación espontánea o administrar bolo de GnRH para ovular e iniciar la estimulación tras la ovulación.
- Si el folículo es periovulatorio y se sospecha una baja respuesta, podemos aprovechar el ciclo natural para realizar la punción de ese folículo y posterior vitrificación, e incluso acelerar su crecimiento añadiendo una dosis baja de FSH. Tras la punción, se podría iniciar directamente la estimulación.
- Actualmente hay algunos grupos que aconsejan iniciar la estimulación directamente el día en que se presenta la paciente, independiente del momento del ciclo en que se encuentre y del tamaño del folículo dominante, obteniendo resultados similares. El antagonista se iniciaría como habitualmente cuando el folículo mayor alcance un tamaño de 14-15 mm, aunque la intención sea olvidarnos de este folículo e intentar estimular el resto de folículos antrales.

Fase lútea inicial

- Se puede administrar antagonistas de la GnRH por su efecto luteolítico hasta E2 <60 pg/ml o que aparezca la menstruación e iniciar entonces la estimulación, o iniciar ésta directamente. Actualmente en el grupo IVI iniciamos directamente la estimulación una vez se ha producido la ovulación, sin administración de antagonistas previos.

- Durante la estimulación, los antagonistas de la GnRH se inician igualmente cuando los folículos alcanzan los 14-15 mm.
- La menstruación suele aparecer a lo largo de la estimulación, muchas veces coincidiendo con la introducción del antagonista, sin que este hecho tenga mayor importancia en el desarrollo de la estimulación ni en la calidad de los ovocitos.

Fase lútea tardía

- Se recomienda iniciar directamente la estimulación.

En aquellos casos en que no hubiera tiempo para poder llevar a cabo la estimulación ovárica, habría que contemplar como técnicas de preservación de la fertilidad la congelación de tejido ovárica o la obtención de folículos inmaduros para maduración in vitro y posterior vitrificación[29].

La maduración in vitro (MIV) consiste en madurar ovocitos inmaduros obtenidos tras punción de pequeños folículos antrales no estimulados mediante cultivo, con su cúmulo, en un medio apropiado. Si bien se tienen puestas grandes esperanzas para el futuro en esta técnica, los resultados aún no son consistentes y deben ser mejorados[30,31].

La mayoría de folículos se encuentran en la etapa de folículo primordial en el ovario. Estos pueden ser aislados tanto de tejido ovárico fresco o congelado, madurados in vitro, y posteriormente utilizados o vitrificados. La ventaja principal de esta técnica es que no necesita estimulación ovárica, con el consiguiente ahorro en costes de medicación.

Las tasas de gestación e implantación son más bajas que las que se obtienen con los procedimientos habituales de FIV, y las tasas de aborto más elevadas[32]. Por esta razón, y aunque actualmente ya han nacido muchos niños con un desarrollo y una evolución aparentemente normales[31], se necesitan más estudios a largo plazo para analizar posibles efectos de la MIV a largo plazo.

Aunque algunas de estas técnicas aún tienen que progresar y mejorar, la tendencia de los tratamientos de preservación de la fertilidad en un futuro podría ser la combinación de varias de estas técnicas: criopreservación de tejido ovárico y obtención de folículos inmaduros para ser posteriormente madurados in vitro y vitrificados. En este sentido, la maduración in vitro podría jugar un papel más importante del que tiene hoy en día[33].

CONSIDERACIONES FINALES

Las posibilidades para preservar la fertilidad de los pacientes a los que se les diagnostica un cáncer deberían plantearse desde el mismo momento del diagnóstico. Remitir pronto a las pacientes a una Unidad de Reproducción es fundamental para minimizar el retraso en iniciar el tratamiento oncológico correspondiente asociado que la estimulación ovárica puede ocasionar, y en algunos casos incluso la realización de dos estimulaciones consecutivas o de congelación además de corteza ovárica.

La modificación de los protocolos habituales de estimulación (Emergency FP – random start) se presenta como una solución eficiente para acortar el tiempo de espera necesario para poder iniciar y completar las estimulaciones foliculares en pacientes oncológicas, evitando retrasar así el inicio de la quimioterapia.

Las estimulaciones en fase lútea presentan un número de ovocitos similar a los obtenidos tras estimulaciones convencionales, sin que además se vean afectados los resultados clínicos en términos de tasa de fecundación, tasa de implantación, tasa de gestación clínica y tasa de gestación evolutiva.

Webs recomendadas

https://www.nccn.org/professionals/physician_gls/f_guidelines.asp
http://www.isfp-fertility.org/
https://academic.oup.com/annonc/article-lookup/doi/10.1093/annonc/mdt199

Lecturas recomendadas

Mature oocyte cryopreservation: a guideline. Fertil Steril 2013; 99:37-43.

International Society for Fertility Preservation. Recommendations for fertility preservation in patients with lymphoma, leukemia, and breast cancer. J Assist Reprod Genet 2012; 29: 465-468.

Fertility preservation in patients undergoing gonadotoxic therapy or gonadectomy: a committee opinion. The Practice Committee of the American Society for Reproductive Medicine. Fertil Steril 2013; 100:1214-1223.

ASCO Recommendations on Fertility Preservation in Cancer Patients: Guideline Summary. J Oncol Pract. 2006; 2: 143-146.

Tournaye H, Dohle G, Barratt C. Fertility preservation in men with cancer. Lancet 2014; 384: 1295–301.

De Vos M, Smitz J, Woodruff T. Fertility preservation in women with cancer. Lancet 2014; 384: 1302–10.

Preservación de la Fertilidad en la mujer y el varón. J. Domingo, V. Guillén, Y. Ayllón. En: Remohí, Bellver, Matorras, Ballesteros, Pellicer. Manual Práctico de Esterilidad y Reproducción Humana. Aspectos clínicos. 4ª Edición. Madrid, Ed. Panamericana, 2014. 577-590.

Cakmak H, Katz A, Cedars M, Rosen M. Effective method for emergency fertility preservation: random-start controlled ovarian stimulation. Fertil Steril 2013; 100: 1673–80.

J. Domingo, JA. García-Velasco. Oocyte Cryopreservation for Fertility Preservation in Women with Cancer. Current Opinion in Endocrinology and Diabetes. Curr Opin Endocrinol Diabetes Obes, 2016; 23: 465-469.

Bibliografia

1. International Society for Fertility Preservation. Recommendations for fertility preservation in patients with lymphoma, leukemia, and breast cancer. J Assist Reprod Genet 2012; 29: 465-468.
2. J. Domingo, V. Guillén, Y. Ayllón. Preservación de la Fertilidad en la mujer y el varón. En: Remohí, Bellver, Matorras, Ballesteros, Pellicer. Manual Práctico de Esterilidad y Reproducción Humana. Aspectos clínicos. 4ª Ed. Madrid, Editorial Panamericana, 2014: 577-590.
3. The Practice Committees of the ASRM and SART. Mature oocyte cryopreservation: a guideline. Fertil Steril 2013; 99:37-43.
4. Waks A, Partridge AH. Fertility preservation in patients with breast cancer: necessity, methods, and safety. J Natl Compr Canc Netw 2016; 14:355-363.
5. Cobo A, Kuwayama M, Pérez S, Ruiz A, Pellicer A, Remohí J. Comparison of concomitant outcome achieved with fresh and cryopreserved oocytes vitrifyed by the Cryotop method. Fertil Steril 2008; 89:1657-64.

6. Tao T, del Valle A. Human oocyte and ovarian tissue cryiopreservation and its application. J Assist Reprod Genet 2008; 25:287-96.
7. Cobo A, Garrido N, Pellicer A, Remohí J. Six years' experience in ovum donation using vitrified oocytes: report of cumulative outcomes, impact of storage time, and development of a predictive model for oocyte survival rate. Fertil Steril 2015; 104:1426-1434.
8. https://seer.cancer.gov/
9. Surveillance, Epidemiology and End Results Program, 1975-2003, Division of Cancer Control and Population Sciences, National Cancer Institute, 2006.
10. Oktay K, Hourvitz A, Sahin G, et al. Letrozole reduces estrogen and gonadotrophin exposure in women with breast cancer undergoing ovarian stimulation before chemotherapy. J Clin Endocrinol Metabol 2006; 91:3885-3890.
11. Oktay K, Buyuk E, Libertella N, Akar M, Rosenwaks Z. Fertility preservation in breast cancer patients: A prospective controlled comparison of ovarian stimulation with tamoxifen and letrozole for embryo cryopreservation. J Clin Oncol 2005; 23: 4347-53.
12. Humaidan P, Kol S, Papanikolaou EG. Copenhagen GnRH Agonist Triggering Workshop Group. GnRH agonist for triggering of final oocyte maturation: time for a change of practice? Hum Reprod Update 2011; 17: 510-24.
13. Azim AA, Costantini-Ferrando M, Oktay K. Safety of fertility preservation by ovarian stimulation with letrozole and gonadotropins in patients with breast cancer: a prospective controlled study. J Clin Oncol 2008; 26:2630-2635.
14. Turan V, Bedoschi G, Moy F, Oktay K. Safety and feasibility of performing two consecutive ovarian stimulation cycles with the use of letrozole-gonadotropin protocol for fertility preservation in breast cancer patients. Fertil Steril 2013; 100:1681-1685.
15. Kim J, Turan V, Oktay K. Long-term safety of letrozole and gonadotropin stimulation for Fertility Preservation in women with breast cancer. J Clin Endocrinol Metab 2016; 101:1364-1371.
16. Azim HA Jr, Santoro L, Pavlidis N, et al. Safety of pregnancy following breast cancer diagnosis: a meta-analysis of 14 studies. Eur J Cancer 2011; 47:74-83.
17. Lambertini M, Mastro L, Pescio M, et al. Cancer and fertility preservation: international recommendations from an expert meeting. BMC Med 2016; 14: 1.
18. Cakmak H, Katz A, Cedars M, Rosen M. Effective method for emergency fertility preservation: random-start controlled ovarian stimulation. Fertil Steril 2013; 100: 1673–80.
19. Baerwald AR, Adams GP, Pierson RA. Ovarian antral folliculogenesis during the human menstrual cycle: a review. Hum Reprod Update 2012; 18:73-91.
20. Demirtas E, Elizur SE, Holzer H, et al. Immature oocyte retrieval in the luteal phase to preserve fertility in cancer patients. Reprod Biomed Online 2008; 17:520-523.
21. Maman E, Meirow D, Brengauz M, Raanani H, Dor J, Hourvitz A. Luteal phase oocyte retrieval and in vitro maturation is an optional procedure for urgent fertility preservation. Fertil Steril 2012; 95:64-67.
22. Ozkaya E, San Roman G, Oktay K. Luteal phase GnRHa trigger in random start fertility preservation cycles. J Assist Reprod Genet 2012; 29:503-505.
23. Qin N, Chen Q, Hong Q, et al. Flexibility in starting ovarian stimulation at different phases of the menstrual cycle for treatment of infertile women with the use of in vitro fertilization or intracytoplasmic sperm injection. Fertil Steril 2016; 106: 334-341.
24. Kuang Y, Hong Q, Chen Q, et al. Luteal-phase ovarian stimulation is feasible for producing competent oocytes in women undergoing in vitro fertilization/intracytoplasmic sperm injection treatment, with optimal pregnancy outcomes in frozen-thawed embryo transfer cycles. Fertil Steril 2014; 101: 105-111.
25. Ubaldi FM, Capalbo A, Vaiarelli A, et al. Follicular versus luteal phase ovarian stimulation during the same menstrual cycle (DuoStim) in a reduced ovarian reserve population results in a similar euploid blastocyst formation rate: new insight in ovarian reserve exploitation. Fertil Steril 2016; 105:1488-1495.
26. Grynberg M, Poulain M, le Parco S, Sifer C, Fanchin R, Frydman N. Similar in vitro maturation rates of oocytes retrieved during the follicular or luteal phase offer flexible options for urgent fertility preservation in breast cancer patients. Hum Reprod 2016; 31:623-629.
27. Martínez F, Clua E, Devesa M, et al. Comparison of starting ovarian stimulation on day 2 versus day 15 of the menstrual cycle in the same oocyte donor and pregnancy rates among the corresponding recipients of vitrified oocytes. Fertil Steril. 2014;102:1307-1311.
28. J Domingo, J Giles, M Ferrando, J Remohí. Strategies to shorten the stimulation in cancer patients. En: Remohí, Hidalgo, Giles, Bellver, Pellicer. Clinical decisión algorithms in assisted reproduction. Ed. Momento Médico. Salerno, Italia, 2014. 315.
29. Update on fertility preservation from the Barcelona International Society for Fertility Preservation–ESHRE–ASRM 2015 expert meeting: indications, results and future perspectives. Francisca Martinez, on behalf of the International Society for Fertility Preservation–ESHRE–ASRM Expert Working Group. Fertil Steril 2017; 108:407-415.
30. Jurema MW, Nogueira D. In vitro maturation of human oocytes for assisted reproduction. Fertil Steril 2006; 86:1277-1279.
31. Varghese A, du Plessis S, Falcone T, Agarwal A. Cryopreservation/transplantation of ovarian tissue and in vitro maturation of follicles and oocytes: Challenges for fertility preservation. Reproductive Biology and Endocrimology 2008;6:47.
32. Buckett WM, Chian RC, Dean NL, Sylvestre C, Holzer HE, Tan SL. Pregnancy loss in pregnancies conceived after in vitro oocyte maturation, conventional in vitro fertilization and intracytoplasmic sperm injection. Fertil Steril 2008; 90:546-550.
33. Huang JY, Tulandi T, Holzer H, Tan SL, Chian RC. Combining ovarian tissue cryobanking with retrieval of immature oocytes followed by in vitro maturation and vitrification: an additional strategy of fertility preservation. Fertil Steril 2008; 89:567-572.

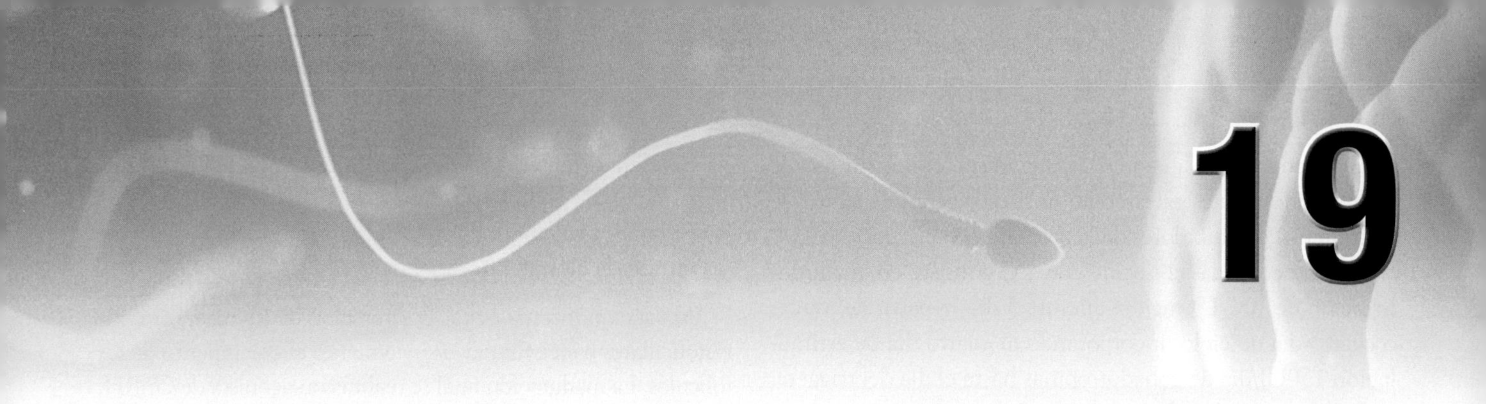

19

Cómo Abordar Malas Respondedoras

Carmen Fernández Delgado
Maria José Martínez-Cañavate
Marcos Ferrando Serrano

INTRODUCCIÓN

Uno de los mayores retos a los que nos enfrentamos en nuestra práctica clínica diaria es el abordaje de la paciente con perfil de baja respuesta a la estimulación ovárica, ya que precisa de una estrategia terapéutica individualizada para intentar mejorar su pronóstico reproductivo.

En base a recientes estudios se ha estimado que la incidencia de este subgrupo de pacientes en mujeres infértiles varía desde un 9% a un 24%[1].

La principal limitación en la búsqueda de intervenciones que puedan mejorar la respuesta en estas pacientes, es la falta de conclusiones sólidas en los diferentes trabajos publicados hasta el momento, debido a la heterogeneidad a la hora de definir lo que se considera baja respuesta y el limitado número de participantes incluidos en los mismos.

Se puede considerar baja respuesta a la estimulación ovárica, a la incapacidad de responder de forma adecuada a los diferentes protocolos de estimulación, y por tanto, a la falta de reclutamiento de una cantidad aceptable de folículos, que conlleva una menor cantidad de embriones para transferir y un descenso importante en las tasas de embarazo y de recién nacido vivo.

La definición de baja respuesta a la estimulación ovárica o falta de respuesta adecuada, ha sido objeto de debate con variabilidad de estudios y hasta 41 definiciones al respecto [2]

En 2011, la ESRHE (Sociedad Europea de Reproducción Humana y Embriología) publica los Criterios de Bologna[3] que permiten sistematizar la definición de pobre o mala respondedora (POR), a aquellas pacientes que cumplan dos de los siguientes criterios:

- Edad mayor o igual a 40 años o cualquier otro factor de baja respuesta.
- Ciclo previo con menos de 3 ovocitos recuperados.
- Alteración del test de reserva ovárica (AMH < 0,5-1 ng/dL o RFA < 5-7).

Aunque actualmente se mantiene que son una forma realista y sencilla de identificar a éste subgrupo de pacientes, los Criterios de Bologna también han recibido múltiples críticas, encontrándose el debate abierto al respecto[4].

Se habla incluso de la necesidad de identificar a pacientes con respuesta sub-óptima a la estimulación ovárica[5][6].

ESTRATEGIAS TERAPÉUTICAS EN PACIENTE POBRE RESPONDEDORA

Existen en la actualidad diferentes estrategias terapéuticas descritas, tanto de estimulación ovárica, como de tratamientos adyuvantes, que pretenden mejorar el pronóstico de este grupo de pacientes. No hay evidencia científica suficiente que permita recomendar una estrategia en particular, siendo la decisión y elección de la misma dependiente de cada clínico.

Protocolos de estimulación ovárica

Incremento de las dosis de gonadotropinas

Diferentes estudios publicados, demuestran que el uso de altas dosis de gonadotropinas (dosis diarias por encima de 450UI/día y/o dosis totales por encima de 3000UI por ciclo) no mejora las tasas de embarazo, ni RNV por ciclo, e incluso podría tener un impacto negativo en las mismas cuando se transfiere en fresco comparado con las posteriores criotransferencias [7],[8],[9].

"Mild stimulation" *con citrato de clomifeno (CC)/letrozol*

La estimulación suave en FIV es definida por ISMAAR como bajas dosis, o pocos días, de administración de gonadotropinas exógenas en un ciclo con antagonista, con o sin uso de comprimidos orales tales como anti-estrógenos (Citrato de Clomifeno) o inhibidores de la aromatasa (Letrozol)[10].

El protocolo más conocido con CC consiste en la administración de 100-150mg/día durante 5 días a partir del tercer o cuarto día de ciclo, incorporando al cuarto día de estimulación 150UI/día de gonadotropinas hasta el día del trigger.

Diversos estudios han demostrado que no existen diferencias estadísticamente significativas entre el uso del protocolo convencional con antagonistas y una estimulación suave con/sin CC/Letrozol, en cuanto a tasa de embarazo y de RNV[11,12].

No obstante, un reciente estudio multicéntrico y randomizado, concluye que la estimulación suave es más coste-efectiva que el uso de dosis más altas de gonadotropinas en un ciclo de FIV en baja respondedora[13,14].

Por otro lado, existe actualmente controversia acerca de las ventajas y desventajas de "more is better" del protocolo convencional, con "less is best" ("*mild stimulation*") en estimulación ovárica en éste subgrupo de pacientes, teniendo en cuenta el estudio de *Sunkara et cols*, donde se habla de que a mayor número de ovocitos, más posibilidad de embarazo final[15].

Se requieren por tanto más estudios que comparen ambos protocolos para la obtención de una evidencia científica más sólida[16].

"Minimal ovarian stimulation" *con CC (ini-FIV)*

Protocolo desarrollado por Kato Ladies Clinic de Tokio y su filial en Nueva York, la New Hope infertility Clinic, adaptado para su utilización en pacientes con baja reserva ovárica, con niveles de FSH >15UI/L.

Consiste en la administración de anticonceptivo 10 días, durante la fase lútea del ciclo previo a la estimulación ovárica, para evitar el ascenso de la FSH endógena.

Al tercer día de terminar el anticonceptivo se realiza una analítica sérica de FSH y estradiol para confirmar el descenso de la FSH:

- Si la FSH se encuentra en niveles óptimos de entre 4-8 UI/L, se inicia la estimulación
- Si la FSH es > 8 UI/L, requerirá la administración de estrógenos durante una semana a dosis de 6mg/día y repetir de nuevo la determinación sérica de FSH y estradiol.
- Si FSH < 4 UI/L, repetiremos la determinación en sangre dos días después.

Una vez alcanzados niveles óptimos, se inicia la estimulación ovárica con 50mg/día de citrato de clomifeno hasta el final de la estimulación y desde el cuarto día se añade 150UI de HMG o FSH recombinante a días alternos.

Durante los controles del ciclo realizaremos también analítica de FSH, de forma que:

- Si se eleva por encima de 15UI/L, se suspenden la administración de gonadotropinas.
- Si la FSH es superior a 30UI/L, se suspenderá también el citrato de clomifeno.

Esta acción intenta evitar la saturación de los receptores intrafoliculares para evitar el estancamiento el crecimiento de los folículos. La maduración final se realiza con agonista de GnRH.

Si queremos disminuir el riesgo de ovulación espontánea podemos administrar 0,25mg de antagonista el último día de la estimulación, en los casos en que encontremos un valor de LH >10UI/L[17].

En este caso, se realizaría la transferencia embrionaria en diferido para evitar el posible efecto negativo sobre el endometrio, y por tanto en la tasa de implantación, del citrato de clomifeno[18].

Micro-flare

El objetivo de éste protocolo, que es una evolución del clásico protocolo flare, es sumar el efecto inicial del agonista y el uso de gonadotropinas exógenas, con una menor supresión del eje para obtener una mejora de la respuesta a la estimulación ovárica en éste grupo de paciente, y además, al disminuir la secreción de hormona luteinizante, progesterona y andrógenos, reducir la tasa de cancelación.

La tasa de embarazo no ha demostrado ser significativamente más elevada comparado con el uso del protocolo antagonista.

Ciclo natural

La mejora a lo largo de los años de los laboratorios de FIV nos ha permitido volver atrás en la historia y buscar las posibles aplicaciones clínicas de las estimulaciones más moderadas e incluso rescatar el ciclo natural[19], que dio lugar al primer embarazo humano conseguido con fecundación in vitro (FIV) por *Edwards y Steptoe* en 1978[20].

Su principal indicación son aquellas pacientes en las que otras medidas terapéuticas han fracasado.

Para ello, haremos uso del ciclo espontáneo y fisiológico de la paciente, sin uso de gonadotropinas, con el fin de conseguir el único óvulo que producirá en un ciclo ovulatorio.

Sin embargo, en la paciente con reserva ovárica disminuida esto puede ser un reto puesto que aumenta el riesgo de ovulación precoz espontánea por incrementos de la LH endógena, lo cual empeora el pronóstico por aumento de las tasas de cancelación del ciclo[21].

Este protocolo puede llevarse a cabo en éste subgrupo de pacientes, ya que la tasa de gestación que se consigue no es inferior a la obtenida tras realizar estimulación ovárica y además supone una opción cómoda y con menor coste para la paciente.

Ciclo natural modificado

Consiste en introducir 150 UI/día de gonadotropinas al final de la fase folicular y al mismo tiempo añadir el antagonista de la hormona liberadora de la GnRH 0,25mg/día, cuando exista un folículo dominante mayor de 15 mm de diámetro, con el fin de prevenir el pico prematuro de LH y por tanto evitar las ovulaciones precoces.

Esto nos permite obtener el ovocito seleccionado de forma natural, pero con el mínimo riesgo de cancelación por ovulación precoz.

Doble estimulación

Consiste en una estimulación ovárica doble, durante la fase folicular y la fase lútea del ciclo ovulatorio.

Existen diferentes protocolos descritos en la literatura[22], entre ellos el más conocido como Shanghai, en el que se utiliza desde el tercer día de ciclo, tras confirmar reposo ovárico y FSH <15, letrozol 2,5mg durante cuatro días y CC 25mg todos los días hasta el día antes de desencadenar la ovulación. Al 6º día de ciclo se inicia la administración de gonadotropinas a dosis de 150 UI. Se realizan controles ecográficos y analíticos de Estradiol, progesterona, LH y FSH. Cuando se consigan dos folículos de 18 mm de diámetro medio, se recomienda desencadenar la ovulación.

Al día siguiente de la punción folicular si tenemos al menos dos folículos entre 2-8 mm, iniciamos la estimulación en fase lútea con 225UI de gonadotropinas y letrozol 2,5mg desde los 12 mm de diámetro folicular. Si ésta segunda estimulación se alarga más de 12 días añadiremos 10mg/día de acetato de medroxiprogesterona.

El uso de éste tipo de estimulación, implica que se deberá vitrificar siempre todos los embriones para una transferencia en diferido por asincronía entre el endometrio y el embrión.

Su aplicación nos permitirá recuperar un mayor número de ovocitos en pacientes con perfil de baja respuesta [22] [23] [24], en aquellos casos en los que con el uso de protocolos convencionales no conseguimos la respuesta esperada.

Terapias coadyuvantes

Priming *con estradiol en fase lútea*

Este protocolo consiste en la administración de valerato de estradiol (VE) a dosis de 4mg/día (2mg cada 12 horas vía oral) desde el día 19-20 de ciclo previo para iniciar la estimulación ovárica controlada con la menstruación, previa comprobación ecográfica de reposo ovárico, sin dejar periodo de lavado, en pacientes baja respondedora.

Con ello se consigue una reducción efectiva de los niveles de FSH en fase lútea, evitando la supresión profunda del eje, de forma que los folículos antrales se reducen menos de tamaño obteniendo una posterior mejor respuesta a la estimulación ovárica controlada.

Según un meta-análisis publicado en 2013, este tipo de protocolo podría ser de utilidad en éste subgrupo de pacientes y aumentar sus tasas de gestación, principalmente debido al menor riesgo de cancelación del ciclo en FIV [25]. Además, en contraste con los anticonceptivos orales, el priming con VE se asocia a menor tiempo de pretratamiento y una estimulación ovárica más corta [26].

Andrógenos

Las bases fisiopatológicas del pretratamiento con andrógenos parte del hecho de que los receptores de andrógenos están presentes en el folículo, especialmente en su fase basal de crecimiento, de forma que podrían aumentar la sensibilidad de los mismos a la FSH mejorando su respuesta.

DHEA: *Casson et al*[27], describió la administración de DHEA diaria a dosis de 80mg/día comenzando dos meses antes de la estimulación ovárica y con la que se objetiva una mejora significativa de la respuesta a la estimulación ovárica.

Otros autores también observan que el uso de regímenes similares de DHEA han supuesto una mejora en la tasa de ovocitos recuperados, ovocitos fecundados y embriones transferidos por ciclo de estimulación ovárica. Así como también podría evidenciarse una mejora en la calidad ovocitaria[28].

Un dato a considerar con el uso del DHEA como pretratamiento es que tras su uso podemos encontrarnos con niveles anormalmente elevados de progesterona durante el ciclo de estimulación ovárica, lo que nos podría llevar a la necesidad de realizar una vitrificación de los embriones u ovocitos para una transferencia en diferido por riesgo de verse alterada la receptividad endometrial[29]. Ésta situación se explica por una reacción cruzada del metabolito del DHEA sulfatado, DHEA-SO4, que resulta en aumento dosis-dependiente de los niveles de progesterona por reacción cruzada en el laboratorio sin que haya progesterona en la muestra[30].

Se requieren más estudios para conocer el rol del DHEA como pretratamiento, resultados en la estimulación ovárica controlada así como dosis y duración necesarias.

Testosterona transdérmica

Diferentes estudios han intentado demostrar el beneficio de su uso. Estudios publicados, con el uso de testosterona transdérmica a dosis de 12,5mg/día durante 21 días, describen una mejora en la respuesta a los ciclos de estimulación y de la tasa de embarazo[31,32].

Sin embargo, estudios posteriores no han podido corroborar estos resultados[33], por lo que al igual que con el uso del DHEA, se requieren más estudios para valorar su eficacia.

Hormona del crecimiento (GH)

La hormona de crecimiento se ha propuesto como terapia adyuvante para la baja respondedora ya que juega un papel importante en la función ovárica, estimulando el crecimiento y la función de las células de la granulosa mediante el aumento de la producción intraovárica de IGF-1 (insulin-like-grow-factor-1)[34]. Diversos estudios en animales y humanos demuestran la importancia de la GH para la esteroidogénesis y el crecimiento folicular.

Diferentes autores han demostrado que la adición de GH a los diferentes protocolos de estimulación ovárica en pacientes con perfil de baja respondedora, podría aumentar las tasas de embarazo clínico, RNV, ovocitos recuperados, número de ovocitos maduros y del estradiol sérico el día del trigger[32] [1]. A su vez, el número de ciclos cancelados fue significativamente menor en el grupo de pacientes que recibieron GH. Sin embargo, no hay diferencias significativas en cuanto a tasa de implantación ni tampoco de fecundación[1]. No obstante, son necesarios más estudios.

Acumulación ovocitaria

Una alternativa para el manejo de éstas pacientes es conseguir tener un mayor número de ovocitos disponible para realizar el ciclo de FIV.

Para ello, se realizan múltiples ciclos de estimulación ovárica y se procede a la vitrificación de los ovocitos maduros obtenidos en cada ciclo para posteriormente inseminarlos todos a la vez.

Esto nos permitiría aumentar las posibilidades de éxito del tratamiento por imitación de una paciente normorespondedora, dado que disminuye el número de transferencias embrionarias canceladas, aumenta el número de embriones disponibles y la tasa de recién nacido vivo [30].

TÉCNICAS EN DESARROLLO

- **Maduración in vitro:** El uso de ovocitos inmaduros para su maduración in vitro podría suponer un gran avance en el tratamiento de pacientes en las cuales la reserva ovárica está dañada por diferentes causas o terapias[35].
- **Rejuvenecimiento ovárico:** Actualmente, el grupo IVI-RMA está desarrollando varios estudios en pacientes con fallo ovárico precoz. Con el rejuvenecimiento ovárico se persigue activar el crecimiento de los folículos en estadíos precoces e independiente de las gonadotropinas. Se investigan dos técnicas; OFFA (ovarian fragmentation por folicular activation) y la infusión de células madre en la arteria ovárica. Ambas consiguen que en el ovario se reactiven folículos durmientes que de otra forma permanecerían sin desarrollarse a pesar del uso de las gonadotropinas.

  La realización de la técnica OFFA, precisa de la obtención de una muestra de corteza ovárica mediante laparoscopia, su fragmentación y reimplantación.

  La segunda técnica BMDSC, consiste en la infusión de células madre de la médula ósea (Bone Marrow-Derived Stem Cells) en la arteria ovárica mediante un cateterismo de la misma.

  Del mismo modo, se está desarrollando el uso de factores de crecimiento intraovárico con el objetivo de activar los folículos primordiales en este tipo de pacientes con daño en la reserva ovárica [36].
- **In vitro activation (IVA):** Una de las técnicas más novedosas en éste área es la llamada "activación in vitro" (IVA).

  Consiste en la combinación de dos técnicas que en conjunto logran reactivar los folículos durmientes de los ovarios y la producción de un óvulo maduro.

  Desarrollada por el Dr. Hsueh, el Prof. Yuang Cheng y el Dr. Kawamura para pacientes con menopáusia precoz, nace del descubrimiento de la hormona Pten, que se activa de forma precoz en las mujeres con fallo ovárico prematuro y de estudios previos que hablan de que la fragmentación ovárica provoca la activación folicular[37]. Juntando ambas técnicas, el bloqueo de Pten y la fragmentación ovárica se obtuvieron mejores resultados y se consolidó la técnica "IVA" [38].

CONCLUSIÓN

Uno de los mayores retos en la práctica clínica diaria es el abordaje de éste perfil de pacientes con baja respuesta a la estimulación ovárica, que precisarán de una estrategia individualizada para intentar mejorar su pronóstico reproductivo.

Se requieren más estudios para determinar cuál es aquella estrategia de tratamiento ideal para éste perfil de pacientes, que aumente significativamente las tasas de embarazo y de RNV.

Uno de los mayores avances actuales, que se encuentra todavía en proceso de desarrollo, es la activación folicular in vitro, ya que quizás nos permita conseguir mejorar la respuesta a la estimulación ovárica en pacientes con baja reserva ovárica.

Bibliografía

1. Li XL1, Wang L, Lv F, Huang XM, Wang LP, Pan Y, Zhang XM. The influence of different growth hormone addition protocols to poor ovarian responders on clinical outcomes in controlled ovary stimulation cycles: A systematic review and meta-analysis. Medicine (Baltimore). 2017 Mar; 96 (12): e6443.
2. Polyzos NP, Devroey P. A systematic review of randomized trials for the treatment of poor ovarian responders: is there any light at the end of the tunnel? Fertil Steril 2011; 96:1058–1061.
3. Ferraretti AP, La Marca A, Fauser BCJM, et al. ESHRE consensus on the definition of 'poor response' to ovarian stimulation for in vitro fertilization: the Bologna criteria. Hum Reprod 2011;26:1616–24.
4. Ferraretti AP1, Gianaroli L2. The Bologna criteria for the definition of poor ovarian responders: is there a need for revision? Hum Reprod. 2014 Sep; 29(9): 1842-5.
5. Alvaro Mercadal B1, Rodríguez I2, Arroyo G1, Martínez F1, Barri PN1, Coroleu B1. Characterization of a suboptimal IVF population and clinical outcome after two IVF cycles. Gynecol Endocrinol. 2017 Sep 3:1-4.
6. Polyzos NP1, Sunkara SK2. Reply: Is it necessary to recognize the sub-optimal responder. Hum Reprod. 2015 Dec; 30(12): 2959.
7. Munch EM1,2,3, Sparks AE4, Zimmerman MB5, Van Voorhis BJ4, Duran EH4. High FSH dosing is associated with reduced live birth rate in fresh but not subsequent frozen embryo transfers. Hum Reprod. 2017 May 3:1-8.
8. Friedler S1, Meltzer S1, Saar-Ryss B1, Rabinson J1, Lazer T1, Liberty G1. An upper limit of gonadotropin dose in patients undergoing ART should be advocated. Gynecol Endocrinol. 2016 Dec;32(12):965-969.
9. Lefebvre J1, Antaki R2, Kadoch IJ2, Dean NL3, Sylvestre C4, Bissonnette F2, Benoit J4, Ménard S2, Lapensée L2. 450 IU versus 600 IU gonadotropin for controlled ovarian stimulation in poor responders: a randomized controlled trial. Fertil Steril. 2015 Dec;104(6):1419-25.
10. Nargund G, Fauser BC, Macklon NS, Ombelet W, Nygren K, Frydman R, Rotterdam ISMAAR Consensus Group on Terminology for Ovarian Stimulation for IVF. Hum Reprod. 2007 Nov; 22(11): 2801-4.

11. Song D1, Shi Y1, Zhong Y1, Meng Q1, Hou S2, Li H3. Efficiency of mild ovarian stimulation with clomiphene on poor ovarian responders during IVF\ICSI procedures: a meta-analysis. Eur J Obstet Gynecol Reprod Biol. 2016 Sep; 204:36-43.
12. Bastu E1, Buyru F2, Ozsurmeli M2, Demiral I2, Dogan M2, Yeh J3. A randomized, single-blind, prospective trial comparing three different gonadotropin doses with or without addition of letrozole during ovulation stimulation in patients with poor ovarian response. Eur J Obstet Gynecol Reprod Biol. 2016 Aug; 203:30-4.
13. Youssef MA1,2, van Wely M3, Al-Inany H2 et al. A mild ovarian stimulation strategy in women with poor ovarian reserve undergoing IVF: a multicenter randomized non-inferiority trial. Hum Reprod. 2017 Jan; 32(1): 112-118.
14. Zarek SM1, Muasher SJ. Mild/minimal stimulation for in vitro fertilization: an old idea that needs to be revisited. Fertil Steril. 2011 Jun 30;95(8):2449-55.
15. Sunkara SK1, Rittenberg V, Raine-Fenning N, Bhattacharya S, Zamora J, Coomarasamy A. Association between the number of eggs and live birth in IVF treatment: an analysis of 400 135 treatment cycles. Hum Reprod. 2011 Jul; 26(7):1768-74.
16. Alper MM1, Fauser BC2. Ovarian stimulation protocols for IVF: is more better than less? Reprod Biomed Online. 2017 Apr; 34(4):345-353.
17. Shokichi, and Osamu Kato. "Minimal ovarian stimulation with clomiphene citrate: a large-scale retrospective study." Reproductive biomedicine online 15.2 (2007): 134-148.
18. Zhang J1. Resurgence of Minimal Stimulation In Vitro Fertilization with A Protocol Consisting of Gonadotropin Releasing Hormone-Agonist Trigger and Vitrified-Thawed Embryo Transfer. Int J Fertil Steril. 2016 Jul-Sep;10(2):148-53.
19. Nargund, G., & Frydman, R. (2007). Towards a more physiological approach to IVF. Reproductive biomedicine online, 14(5), 550-552.
20. Steptoe PC, Edwards RG. Birth after the reimplantation of a human embryo. Lancet. 1978 Aug 12;2(8085):366.
21. Ballesteros A, Sagastegui C, Landeras J, Gómez E, Amorocho B, Pérez-Cano I, et al. Utilidad del ciclo natural en la baja respondedora. Comunicación oral en el XIV Congreso de la Sociedad Española de Fertilidad. Palma de Mallorca, 2002.
22. Xu B1, Li Y. Flexible ovarian stimulation in a poor responder: a case report and literature review. Reprod Biomed Online. 2013 Apr; 26(4):378-83.
23. Cardoso MCA1, Evangelista A1,2, Sartório C1, Vaz G1,2, Werneck CLV1, Guimarães FM1, Sá PG1,2, Erthal MC1. Can ovarian double-stimulation in the same menstrual cycle improve IVF outcomes? JBRA Assist Reprod. 2017 Sep 1;21(3):217-221.
24. A Cobo a,*, Nicolas Garrido[b], Juana Crespo[c], Remohı Jose[c], Antonio Pellicer c Accumulation of oocytes: a new strategy for managing low-responder patients. Reproductive BioMedicine Online (2012) 24, 424–432.
25. Reynolds KA1, Omurtag KR, Jimenez PT, Rhee JS, Tuuli MG, Jungheim ES. Cycle cancellation and pregnancy after luteal estradiol priming in women defined as poor responders: a systematic review and meta-analysis. Hum Reprod. 2013 Nov; 28(11):2981-9.
26. Hauzman EE, Zapata A, Bermejo A, Iglesias C, Pellicer A, Garcia-Velasco JA.Cycle scheduling for in vitro fertilization with oral contraceptive pills versus oral estradiol valerate: a randomized, controlled trial. Reprod Biol Endocrinol 2013;11:96.
27. Casson PR, Lindsay MS, Pisarska MD, Carson SA, Buster JE. Dehydroepian- drosterone supplementation augments ovarian stimulation in poor re- sponders: a case series. Hum Reprod 2000;15:2129–32.
28. Jean Nassar, M.D., Teddy Tadros, M.D., Elodie Adda-Herzog, M.D., Jean Marc Ayoubi, M.D., Ph.D., and Renato Fanchin, M.D., Ph.D. Steroid hormone pretreatments in assisted reproductive technology. Fertility and Sterility , Volume 106 , Issue 7 , 1608 – 1614.
29. Bosch E, Labarta E, Crespo J, Simon C, Remohi J, Jenkins J, et al. Circulating progesterone levels and ongoing pregnancy rates in con- trolled ovarian stimulation cycles for in vitro fertilization: analysis of over 4000 cycles. Hum Reprod. 2008;23:2346–51.
30. Forman EJ, Franasiak JM, Scott K, et al. DHEA supplementation results in supraphysiologic dhea-s serum levels that interfere with pro- gesterone (P) immunoassays, resulting in spurious p elevations that may alter clinical management in IVF. Fertil Steril 2014;102(3):e306.
31. Luo S, Li S, Li X, Qin L, Jin S. Effect of pretreatment with transdermal tes- tos- terone on poor ovarian responders undergoing IVF/ICSI: A meta-analysis. Exp Ther Med 2014;8:187–94.
32. Jeve YB1, Bhandari HM2. Effective treatment protocol for poor ovarian response: A systematic review and meta-analysis. J Hum Reprod Sci. 2016 Apr-Jun;9(2):70-81.
33. Bosdou JK1, Venetis CA2, Dafopoulos K3 et al. Transdermal testosterone pretreatment in poor responders undergoing ICSI: a randomized clinical trial. Hum Reprod. 2016 May;31(5):977-85.
34. Bachelot A, Monget P, Imbert-Bolloré P, Coshigano K, Kopchick JJ, Kelly PA, Binart N. Growth hormone is required for ovarian follicular growth. Endocrinology. 2002 Oct; 143(10): 4104-1
35. Khalili MA1,2, Shahedi A3, Ashourzadeh S1,4, Nottola SA5, Macchiarelli G2, Palmerini MG6. Vitrification of human immature oocytes before and after in vitro maturation: a review. J Assist Reprod Genet. 2017 Aug 18.
36. Pantos K., Nitsos N., Kokkali G., Vaxevanoglou T., Markomichali C., Pantou A., Grammatis M., Lazaros L., Sfakianoudis K. Ovarian rejuvenation and folliculogenesis reactivation in peri-menopausal women after autologous platelet-rich plasma treatment.Hospital, Centre for Human Reproduction, Chalandri- Athens, Greece.
37. Kawamura K1, Cheng Y, Suzuki N et al. Hippo signaling disruption and Akt stimulation of ovarian follicles for infertility treatment. Proc Natl Acad Sci U S A. 2013 Oct 22;110(43):17474-9.
38. Kawamura K1, Kawamura N, Hsueh AJ.Activation of dormant follicles: a new treatment for premature ovarian failure?. Curr Opin Obstet Gynecol. 2016 Jun;28(3):217-22.

20

Prevención y Tratamiento del Síndrome de Hiperestimulación Ovárica

Paula Celada
Carmina Vidal
Juan Giles Jiménez

INTRODUCCIÓN

El síndrome de hiperestimulación ovárica (SHO) es una de las complicaciones más graves de la estimulación ovárica controlada (EOC).

Este síndrome consiste en un aumento del tamaño ovárico, acompañado de una sobreproducción de hormonas y de otras sustancias vasoactivas que producen un estado de hiperpermeabilidad responsable de los signos, síntomas y complicaciones del SHO.

Aunque se desconoce el factor etiológico exacto responsable de la patogénesis del SHO, parece que depende de la administración exógena de gonadotropina coriónica humana (hCG) y / o la que se produce de manera endógena en el caso del embarazo. La hCG aumenta la expresión del factor de crecimiento endotelial vascular (VEGF) en las células de la granulosa[1], lo que supone un aumento de sus niveles plasmáticos. El VEGF desempeña un papel particularmente crítico en la fisiopatología de SHO y sus niveles plasmáticos se correlacionan con la severidad del síndrome (Figura 1).

Figura 1 Fisiopatología del Síndrome de hiperestimulación ovárica.

El aumento de la permeabilidad vascular produce un escape masivo de líquidos y proteínas hacia el espacio extravascular generando una acumulación de líquido seroso en forma de ascitis, derrame pleural o pericárdico. La depleción del volumen intravascular lleva a la hemoconcentración, reducción de la perfusión renal, incremento del gasto cardíaco y riesgo de tromboembolismo[2]. Existen otras sustancias vasoactivas sistémicas y locales que también están implicadas en la patogénesis del síndrome como son la interleucina-6, la interleucina-1 β, la angiotensina II, el factor de crecimiento insulínico-1, el factor de crecimiento transformador β y el sistema renina-angiotensina

Hay que diferenciar dos tipos de SHO (Figura 2):

- **Temprano:** Se inicia habitualmente entre 3-9 días después de la administración de hCG exógena. Suelen ser formas leves o moderadas y autolimitadas.
- **Tardío:** Se inicia al menos 10 días después de la administración de hCG exógena. Aparece en ciclos en los que se consigue gestación y está relacionado con la hCG endógena producida en el trofoblasto. Son formas más graves y prolongadas.

Figura 2 Tipos de SHO según el momento de aparición.

El síndrome es autolimitado, en pacientes que no gestan se resuelve con la siguiente menstruación y en gestantes puede extenderse a lo largo de todo el primer trimestre.

La frecuencia de SHO depende de los criterios que usemos para su clasificación. La OMS estima que la incidencia de SHO severo por ciclo de estimulación está entre 0,2 y 1%, sin embargo las formas leves ocurren en el 20% de los ciclos.

En los últimos años la incidencia de SHO ha disminuido gracias a los nuevos regímenes de tratamiento, el uso más juicioso de las gonadotropinas, la mayor monitorización de los ciclos, un mayor conocimiento sobre los factores de riesgo, pero sobre todo por el reemplazo del hCG por agonistas de la GnRH en la maduración ovocitaria asociado a la congelación embrionaria.

PREVENCIÓN DEL SÍNDROME DE HIPERESTIMULACIÓN OVÁRICA.

Factores de riesgo

Para prevenir el riesgo de SHO es fundamental conocer los factores de riesgo, esto nos permitirá introducir las medidas preventivas adecuadas. Los factores de riesgo pueden ser divididos en primarios (aquellos que debemos valorar antes de empezar el tratamiento), y secundarios (aquellos que se presentan durante la estimulación ovárica).

Factores de riesgo primarios

- **Episodio previo de SHO:** El antecedente de un SHO moderado o severo supone un riesgo de recurrencia en un nuevo tratamiento[3].
- **Síndrome de ovario poliquístico:** El SOP es el principal factor predisponente para el SHO incrementando hasta más de seis veces el riesgo de desarrollarlo[4]. Esto se debe a una mayor dotación de folículos antrales, con una alteración endocrina que modifica el umbral de respuesta a la estimulación con FSH. Además, aquellas que asocien hiperinsulinemia tienen un mayor nivel de E2 y una mayor incidencia de hiperestimulación ovárica en respuesta a la FSH en comparación con aquellas con normoinsulinemia[5].
- **Edad joven:** Las mujeres jóvenes son especialmente sensibles a las gonadotropinas por una mayor densidad de receptores y una mayor dotación de folículos.
- **Recuento de folículos antrales (RFA) > 24:** El riesgo de SHO aumenta del 2,2% en las mujeres con un RFA <24 a 8,6% en aquellas con un RFA >24[6].
- **Hormona antimulleriana:** AMH se expresa en las células de la granulosa de los folículos antrales y preantrales, es un marcador de reserva ovárica y por tanto un predictor de respuesta a las gonadotropinas. Niveles superiores 3,36 ng/ml se asocian a un incremento del riesgo de desarrollar SHO[7].

Factores de riesgo secundarios (durante la estimulación)

Ante cierto grado de estimulación ovárica y en respuesta al hCG se desencadena el fenómeno vascular que da lugar al SHO. El grado de estimulación que desencadena el SHO es individual, pero en general se consideran las siguientes condiciones:

- **>19 folículos mayores de 11 mm el día de la hCG y un elevado número de ovocitos obtenidos en la punción ovárica (>24):** predice la ocurrencia de SHO con 82% de sensibilidad y 90% de especificidad[8]. Sin embargo, según los datos de la *Society for Assisted Reproductive Technology* (SART), la recuperación de > 15 ovocitos en la punción aumenta significativamente el riesgo de SHO sin mejorar la tasa de nacidos vivos.
- **Niveles elevados de estradiol (E2) (>3500 pg/ml) o aumento rápido del mismo.**
- **Presencia prolongada de hCG:** bien sea por administración exógena como soporte de la fase lútea o por producción endógena durante la gestación.

Estrategias de prevención

Los médicos especialistas en reproducción deben buscar un equilibrio entre una estimulación ovárica suficientemente potente para optimizar las posibilidades de lograr un embarazo, y minimizar el riesgo de SHO grave. Para lograr ambos objetivos, se deben emplear las medidas de prevención adecuadas.

Prevención primaria (Tabla 1)

La prevención primaria implica la identificación de factores de riesgo para el SHO y la elección de un protocolo de estimulación ovárica adecuado.

Tipo de bloqueo hipofisario: Ciclo con agonistas de la GnRH vs ciclo con antagonistas de la GnRH

En los protocolos de FIV se usan generalmente análogos de la GnRH para evitar que se produzca un aumento endógeno de LH antes de la maduración folicular. El uso de agonistas de la GnRH (a-GnRH) en protocolo largo incrementa el riesgo de SHO, debido a la estimulación de una cohorte más grande de folículos con un niveles más altos de estradiol sérico. Los antagonistas de la GnRH (ant-GnRH) se asocian con menor riesgo de SHO ya que el número de folículos de tamaño menor de 15 mm es menor cuando se estimula con ant-GnRH. En el estudio aleatorizado más grande diseñado hasta le fecha para comparar la incidencia de SHO severo entre ciclos con antagonista y ciclos con agonistas de la GnRH, se encontró que la incidencia de SHO fue significativamente menor en el grupo con antagonista (5,1% versus 8,9%)[9]. Este resultado se corrobora con la última revisión de la Cochrane, que demuestra como la incidencia de SHO es inferior cuando se emplean ant-GnRH (OR: 0,61: IC 95%:0,51-0,72), manteniendo unas tasas de recién nacido vivo similares entre ambos protocolos[10].

Por tanto, el uso de ant-GnRH es una estrategia aceptada para prevenir el SHO y es el protocolo de elección ante pacientes con riesgo de SHO.

Reducción de la exposición a gonadotropinas

Debe ser una premisa ajustar la dosis de gonadotropinas a cada paciente, especialmente en pacientes con riesgo de alta

Tabla 1 Estrategias para la prevención del SHO.

Prevención primaria	Ciclos con antagonistas de la GnRH Dosis suaves de gonadotropinas Soporte de fase lútea con Progesterona Metformina en pacientes con SOP
Prevención secundaria	Desencadenar ovulación con agonista GnRH Coasting Agonistas de la dopamina Criopreservación ovocitos/ embriones Cancelación del ciclo

respuesta a la estimulación y por lo tanto de SHO. El objetivo es disminuir la estimulación de la FSH sobre la proliferación de células de la granulosa de folículos de mediano y pequeño tamaño, que contribuyen al desarrollo del SHO[11].

Sin embargo no existe correlación lineal entre la dosis de gonadotropina y la incidencia de SHO grave ya que las pacientes que desarrollan SHO tienden a ser aquellas que tienen una alta respuesta a las gonadotropinas y a menudo las dosis prescritas son inferiores a la media[3]. Las pacientes jóvenes, delgadas y especialmente aquellas con alto recuento de folículos antrales y niveles de AMH elevados son más sensibles a la FSH y por tanto se debe iniciar la estimulación con dosis más suaves de FSH[12].

Existen protocolos que han demostrado prevenir el SHO[13]:

- Los protocolos de estimulación basados en el incremento gradual de dosis (step up)
- Inicio tardío de la estimulación (folículos de 10-12 mm) en pacientes en tratamiento para inducción de la ovulación.
- Protocolos a dosis suaves (mild stimulation, minimal stimulation) en los cuales se estimula con dosis bajas de FSH (100-150 UI/día)

La dosis de gonadotropinas al inicio de la estimulación es difícil de calcular en pacientes con riesgo de SHO porque existe un margen muy estrecho entre la dosis necesaria para conseguir el desarrollo folicular y la que desencadena una hiperrespuesta.

Soporte de fase lútea

La suplementación hormonal de la fase lútea es necesaria para maximizar las posibilidades de embarazo. Tanto la progesterona como la HCG pueden ser empleadas para este fin con la misma eficacia. Sin embrago, la HCG puede desencadenar un SHO, mientras que con la progesterona no existe tal riesgo. Por tanto se recomienda el empleo de la progesterona para suplementar la fase lútea en aquellos ciclos en los que se realice transferencia embrionaria[14].

Tipo de gonadotropina empleada

No hay diferencias en el tipo de gonadotropina utilizada. No se produce un incremento de SHO cuando se compara la estimulación con FSH y hMG en protocolo largo con a-GnRH [15], ni existen diferencias entre la FSH recombinante y FSH urinaria[3]. Nuevos fármacos como la corifolitropina alfa tampoco se han asociado a mayor riesgo de SHO[16].

Agentes sensibilizantes a la insulina (Metformina)

La metformina se utiliza de manera habitual para tratar la diabetes tipo 2 y ha sido ampliamente estudiado en pacientes con SOP, ya que en estas pacientes es frecuente que se produzca una resistencia a la insulina.

Varios estudios y meta-análisis han demostrado una disminución de SHO al administrar la metformina durante el ciclo de estimulación ovárica en pacientes con SOP sin afectar a las tasas de RN vivo[8,17]. Estos hallazgos los apoya una revisión reciente de la Cochrane de nueve estudios aleatorizados controlados incluyendo un total de 816 pacientes con SOP; esta revisión concluye que el empleo de metformina disminuye el riesgo de SHO[18].

La metformina se debe comenzar idealmente entre 5-8 semanas antes de la estimulación y debe mantenerse hasta la punción folicular. La dosis efectiva es 500 mg 3 veces al día[3].

Prevención secundaria (Tabla 1)

La prevención secundaria implica el reconocer a los pacientes que son excesivamente receptivos a las gonadotropinas y aplicar medidas durante la estimulación para reducir el riesgo de SHO.

Inducción de maduración ovocitaria con agonistas de la GnRH

Durante décadas se ha usado la hCG para activar para la maduración final de los ovocitos antes de su recuperación, para imitar el pico endógeno de la hormona luteinizante (LH). Sin embargo, la vida media más larga de la hCG da como resultado un mantenimiento de la actividad de tipo LH después de la punción, lo cual puede conducir al desarrollo de SHO.

La introducción de los protocolos de estimulación con antagonistas de la GnRH ha permitido encontrar una alternativa diferente a la hCG para inducir la ovulación: los agonistas de la GnRH.

Su administración supone una elevación de los niveles de FSH y LH con una vida media más corta que la HCG, provocando una acción LH menos mantenida, por lo que reducen el riesgo de SHO. Esta vida media más corta puede llevar a un compromiso de la formación del cuerpo lúteo y el acortamiento de la fase lútea, lo que podría suponer problemas endometriales en la fase lútea[19]. Sin embargo esta luteolísis temprana parece ser el mecanismo que previene el SHO pues no se liberan las sustancias vasoactivas durante la fase lútea[20].

Existen múltiples estudios que comparan la incidencia de SHO en mujeres que recibieron hCG para la maduración final ovocitaria y aquellas que recibieron análogos de la GnRH proporcionando pruebas sólidas de que el uso de análogos de la GnRH resulta en una reducción significativa del desarrollo del SHO[8]. En esta misma línea se ha publicado un trabajo con 2077 ciclos de estimulación ovárica en donantes de ovocitos sin evidenciarse ningún caso de SHO cuando se utilizó a-GnRH para inducir la maduración ovocitaria[21]. Se ha calculado el riesgo relativo con un IC 95% para el desarrollo de cualquier forma de SHO en 3,79 veces mayor cuando se usa hCG para inducción de maduración final de los ovocitos comparado con el uso de a-GnRH y 1,35 veces mayor riesgo de SHO moderado-severo[22].

Una revisión Cochrane publicada en 2014 resumió los resultados de 17 estudios aleatorizados controlados confirmando que el desencadenamiento final de ovocitos con un agonista dio como resultado una menor incidencia de SHO.

Sin embargo, los autores también informaron que se asoció con una tasa de natalidad más baja[23].

El mecanismo mediante el cual la tasa de embarazo se reduce en los ciclos en los que se induce la ovulación con agonistas de GnRH se debe a la caída más rápida del soporte hormonal de LH, en comparación con la inducción con hCG. Por tanto, aunque la inducción de la maduración ovocitaria con a-GnRH se considera más fisiológica porque simula mejor el ciclo natural al generar un incremento tanto de LH como FSH, requiere un adecuado rescate de la fase lútea cuando se pretende llevar a cabo la transferencia embrionaria en el mismo ciclo.

Existen varias estrategias para evitar este problema:

1. Crioconservación de embriones y transferencia en un ciclo posterior en lugar de realizar una transferencia embrionaria fresca.
2. Añadir dosis bajas de hCG (1500 UI por ejemplo) al soporte de fase lútea habitual con progesterona. Se puede añadir en diferentes momentos del ciclo:
   - En el mismo momento que los a-GnRH (dual triggering)[24,25]
   - Cada tres días empezando el día de recuperación ovocitaria[26]
   - Dosis única[27]
   - También puede suplementarse la fase lútea con LH recombinante (LHr), si bien dada su corta vida media se precisan múltiples dosis, lo que unido a su elevado coste hace que no se emplee ésta pauta.
3. Suplementar la fase lútea con dosis altas de estradiol y progesterona (50 mg IM diaria) hasta la semana 10 de gestación[28].

Se recomienda la inducción de la ovulación con análogos de la GnRH en: toda paciente con riesgo de SHO, ciclos de Diagnostico Genético, donantes de óvulos y ciclos de criopreservación de fertilidad.

Coasting

Es una técnica que consiste en suspender las gonadotropinas al final de la estimulación ovárica para disminuir el riesgo de SHO. Como los folículos tienen distinta sensibilidad a las gonadotropinas, a mayor tamaño folicular, menor dependencia de FSH. Con el coasting se induce una apoptosis y atresia de las células de la granulosa de folículos medianos y pequeños, disminuyendo la producción de E2 y de mediadores vasoactivos, reduciendo así la incidencia del SHO[29].

El valor de esta estrategia queda en duda tras una revisión de la Cochrane que no demuestra diferencias en la incidencia de SHO moderado/severo cuando se compara con grupos de no coasting[30]. Una revisión sistemática de 493 pacientes en 12 estudios encontró que el coasting no elimina el SHO en pacientes de alto riesgo, pero puede reducir la incidencia y severidad del mismo[31].

Actualmente no hay pruebas suficientes para recomendar el uso de coasting para la prevención del SHO[8].

Agonistas de la Dopamina

La fisiopatología del síndrome ovárico se atribuye en gran parte a un aumento de la permeabilidad vascular de los capilares ováricos y peritoneales causada por la hipersecreción ovárica de VEGF. Estos fármacos actúan inhibiendo la fosforilación del receptor de VEGF, reduciendo la permeabilidad vascular. Han demostrado que reducen el riesgo de SHO precoz, aunque no el SHO tardío.

Múltiples publicaciones han demostrado la utilidad de la carbegolina en la reducción de la gravedad y la incidencia del SHO en comparación con el placebo, entre ellas cabe destacar varias revisiones sistemáticas. Una revisión reciente de siete estudios concluyó que la administración cabergolina redujo la incidencia de SHO en comparación con ningún tratamiento (RR 0,38), sin afectar las tasas de embarazo (RR 1,02)[32].

Una revisión sistemática de la Cochrane demuestra que la Cabergolina reduce la incidencia de SHO moderado y confirma que la misma no afecta al resultado de embarazos (tasa de embarazo clínico, tasa de aborto espontáneo) ni existe un aumento en el riesgo de efectos adversos[33].

Sin embargo, un metaanálisis concluye que hay una reducción del riesgo absoluto del 12% en la incidencia de SHO con cabergolina sin conseguir una disminución de las formas severas del síndrome[34].

Actualmente la dosis de Cabergolina más usada (todavía no existe consenso) es de 0,5 mg vía oral al día durante 8 días iniciándose preferiblemente 2 horas antes de la inyección de hCG, para permitir la presencia de agonistas dopaminérgicos antes del aumento de la producción de VEGF[34].

Otros agonistas de la dopamina como la Bromocriptina o la Quinagolida también reducen la incidencia y la severidad del SHO temprano en pacientes de alto riesgo sin comprometer las tasas de embarazo.

Criopreservación de ovocitos o embriones

Una estrategia que pretende evitar la aparición del SHO tardío es no realizar transferencia embrionaria en el mismo ciclo que se obtienen los ovocitos para evitar la subida hCG endógena en ciclos de transferencia frescos. Las tasas actuales de supervivencia ovocitaria y embrionaria a la desvitrificación garantizan una baja pérdida cuantitativa y una preservación de la calidad de los gametos y embriones con resultados comparables a los resultados en fresco[35].

La asociación de congelación de los embriones junto con la inducción de la maduración ovocitaria con agonistas de GnRH es una medida efectiva en la prevención del SHO[36]. Pese a esta política de vitrificación y transferencia embrionaria en diferido, algunos autores describen casos aislados de SHO severo, siendo posible incluso el desarrollo de un SHO grave espontáneo en mujeres que gestan tras transferencia de embriones congelados en un ciclo natural[37].

Cancelación del ciclo

La suspensión de las gonadotropinas y la no administración de la hCG es la medida que previene totalmente el riesgo de SHO temprano[3]. Esta estrategia de prevención es especialmente importante en ciclos de agonistas en los que no existe la opción de emplear el a- GnRH para la inducción de la ovulación en lugar de hCG. Se debe advertir a la pareja que la concepción natural es posible, ya que la ovulación espontánea puede ocurrir hasta 11 días después de suspender la medicación y por lo tanto el desarrollo de un SHO tardío. Teniendo en cuenta las implicaciones emocionales y económicas de suspender un ciclo y que disponemos de otras muchas medidas preventivas deberíamos evitarlo en la medida de lo posible.

Estrategias no aceptadas como efectivas en la prevención del SHO incluyen: la reducción de la dosis de hCG, el uso de albúmina intravenosa inmediatamente tras la recuperación ovocitaria o el uso de corticoides.

Existen nuevas estrategias en estudio incluyen el uso de aspirina o la infusión de calcio empezando el día de la aplicación del hCG[8].

TRATAMIENTO DEL SÍNDROME DE HIPERESTIMULACIÓN OVÁRICA

El manejo del SHO debe ir encaminado al tratamiento de los síntomas y al mantenimiento de una adecuada función circulatoria, con especial atención a los estados hipovolémico e hiponatrémico. El tratamiento suele implicar reemplazo de líquidos para mantener una adecuada perfusión intravascular. Un riesgo raro, pero potencialmente mortal, para los pacientes con hipovolémica grave es el tromboembolismo arterial o venoso, por lo tanto, la anticoagulación profiláctica se justifica en casos de SHO grave desde el momento del diagnóstico hasta el primer trimestre del embarazo[38] (Tabla 2).

SHO leve

Algunos síntomas del SHO leve, hacen parte de los síntomas propios de la estimulación ovárica y aspiración folicular. No es necesario un tratamiento específico y puede ser manejado de forma ambulatoria. Es suficiente el control sintomático y un manejo ambulatorio.

Como medidas podemos sugerir:

- **Restringir el ejercicio físico:** Medida que intenta evitar la torsión ovárica. No se recomienda reposo absoluto por aumento de riesgo tromboembólico.
- **Analgesia**: Se recomienda el uso de paracetamol como primera línea de tratamiento para el dolor. Es posible añadir opioides. Evitar AINES porque comprometen la función renal.
- **Antieméticos:** si nauseas o vómitos.
- **Hidratación oral**: se recomienda una ingesta diaria de al menos 1 litro de líquidos isotónicos.

No debemos olvidar que las formas leves pueden evolucionar a formas más graves, especialmente en gestantes. Por eso debe hacerse un seguimiento de las pacientes vigilando los signos de agravamiento como la ganancia de peso, disminución de la diuresis, disnea, ascitis. Si se sospecha empeoramiento se debe monitorizar el hemograma y la función renal y hepática.

Tabla 2 Tratamiento del SHO

SHO leve	Restringir ejercicio físico Analgesia Antieméticos Hidratación oral
SHO moderado	Medidas de SHO leve Manejo ambulatorio u hospitalario Control 24/48 h: peso, perímetro abdominal, diuresis, exploración física, eco transvaginal, hemograma, bioquímica
SHO severo	Ingreso hospitalario Hidratación iv y manejo de electrolitos Paracentesis/culdocentesis Profilaxis tromboembólica Cuidados intensivos

SHO moderado

El SHO moderado se caracteriza por la evidencia ecográfica de ascitis y sin una repercusión clínica de ésta. En función del estado general de la paciente y evolución de los síntomas se tratará de forma ambulatoria o se decidirá hospitalización[39]. El tratamiento incluye las medidas de las formas leves, prestando especial atención a la evolución clínica y analítica. Se deben monitorizar los signos de progresión cada 48h o diariamente si fuese necesario. Esta monitorización incluye control de peso, de perímetro abdominal y de diuresis. En los controles debemos incluir exploración física, ecografía transvaginal, hematimetría, iones, creatinina, urea, albúmina y enzimas hepáticas.

Si en el transcurso del seguimiento los síntomas empeoran, el peso aumenta a un ritmo superior a 1 kg/día o la diuresis disminuye (menos de 500 ml/día), se debe aumentar la intensidad de manejo.

SHO severo

El SHO severo afortunadamente es una condición poco común, pero que puede tener un desenlace fatal si no se toman las medidas preventivas adecuadas. La hospitalización es necesaria debido a la severidad de los síntomas y su tratamiento, aunque existe una tendencia al manejo ambulatorio de estas pacientes basado en la culdocentesis temprana[40].

Las manifestaciones clínicas del SHO son una cascada de eventos fisiopatológicos resultantes de un aumento global de la permeabilidad vascular, que provoca frecuentemente ascitis abdominal, derrames pleurales y pericárdicos y hemoconcentración. La precarga cardíaca disminuye debido a una combinación de hipovolemia causada por cambios de fluidos y compresión de la vena cava inferior por la presión intraperitoneal creciente. La caída de la precarga cardiaca reduce el gasto cardíaco, lo que a su vez conduce a una disminución de la perfusión renal, lo que conduce a la disminución de la excreción urinaria de sodio y oliguria. El SHO también produce un estado de hipercoagulabilidad, posiblemente debido a una combinación de hemoconcentración y altos niveles de esteroides ováricos. Por tanto el objetivo es reponer el volumen intravascular perdido, a ser posible, recuperando líquidos desde el tercer espacio a los capilares sanguíneos, restituyendo el equilibrio hemodinámico y controlando las posibles complicaciones derivadas de la hipovolémia.

En este estadio la evaluación constante es esencial por el riesgo de agravamiento, la aparición de complicaciones y para valorar la respuesta a la terapia o la resolución del síndrome[41].

La monitorización debe incluir:

- Constantes vitales con periodicidad dependiendo del estado clínico.
- Peso corporal diario.
- Examen clínico completo diario, evitando el tacto bimanual de los ovarios por el riesgo de rotura de quistes ováricos.
- Medición diaria del perímetro abdominal.
- Balance hídrico diario.
- Ecografía abdominal y/o vaginal (evaluar ascitis, tamaño ovárico).
- Radiografía de tórax y Ecocardiografía (para descartar hidrotórax y derrame pericárdico) que se repetirán según la evolución.
- Hemograma (para evaluar hemoconcentración).
- Electrolitos plasmáticos, función renal y hepática.
- Beta-hCG (indicador de la posibilidad de evolución de un SHO precoz a uno tardío).

A continuación describimos las medidas terapéuticas que se deben poner en marcha.

Hidratación y balance de electrolitos

La corrección de la hipovolemia, hipotensión y oliguria son objetivos prioritarios:

- El objetivo es obtener una diuresis mínima de 20-30 ml/h y revertir la hemoconcentración.
- Se realizará vía intravenosa (IV) y se inicia con una infusión IV de soluciones isotónicas a una velocidad de 125-150 mL/h ya que el ringer lactato puede agravar la hiponatremia.
- Si no hay una respuesta en la diuresis en un par de horas, se deben utilizar expansores del plasma. La albúmina es el coloide de elección ya que es la principal proteína perdida en el SHO y es fisiológica. La albúmina a dosis de 50-100 g al 25% de concentración debe administrarse por vía intravenosa y repetirse cada 2-12 horas hasta que el hematocrito caiga por debajo del 45% y la producción de orina aumente [41].
- Otra sustancia coloidea con capacidad osmótica es el hidroxietilalmidón. Es un expansor plasmático seguro, libre de riesgos biológicos y con una buena relación coste-eficacia. En general estos expansores deben administrarse lentamente por el riesgo de edema pulmonar. No se ha encontrado diferencias en efectividad para recuperar diuresis entre la albúmina y el hidroxietilalmidón. Aunque algunos estudios sugieren que el hidroxietilalmidón puede ser superior a la albúmina como solución coloidal, los resultados no son definitivos debido al diseño del estudio y al reducido tamaño muestral[8].
- Una vez normalizada la diuresis (>50 mL/h), estabilizada la paciente y con signos de regresión del síndrome, se puede aumentar la ingesta oral y disminuir la endovenosa.

Ninguna de estas medidas previene la reacumulación de líquidos en el tercer espacio.

Diuréticos

Los diuréticos están contraindicados en estados de hemoconcentración, hipotensión o hiponatremia, ya que estos agravan estas condiciones, además de aumentar el riesgo de tromboembolismo. Sin embargo, cuando la oliguria persiste a pesar de la evidencia de hemodilución adecuada (hematocrito a < 38%), la furosemida intravenosa a una dosis de 10-20 mg suele ser beneficiosa para forzar la diuresis[41,42]. En la práctica, un protocolo que combine la administración de albúmina y furosemida parece producir los mejores resultados: dos unidades de albúmina, 50 g cada una, seguidas inmediatamente de furosemida intravenosa suelen desencadenar la diuresis[41]. También debe corregirse la hiponatremia y la hiperkalemia que suele acompañar el síndrome.

En estados de hemoconcentración e hipotensión, la furosemida debe ser estrictamente evitada. En esta etapa con insuficiencia renal inminente, se debe usar un goteo de dopamina para el rescate renal.

Paracentesis/culdocentesis

Es la medida que mejor recupera la sintomatología de dolor, malestar, dificultad respiratoria e incluso la diuresis. La diuresis mejora por incremento del retorno venoso a las cavidades derechas, incremento del gasto cardíaco, y mejora de la perfusión renal, además de la descompresión de los uréteres. De hecho la paciente siente un alivio muy rápido de la sintomatología casi de forma inmediata después de la culdocentesis por lo que actualmente se recomiende la evacuación de la ascitis de forma precoz[43].

Por otra parte, varios estudios han demostrado una reducción en la duración de la estancia hospitalaria. En un estudio de cohortes se realizó culdocentesis transvaginal ambulatoria y rehidratación con cristaloides IV y albúmina en mujeres con SHO y ascitis hasta la resolución de los síntomas o hasta que requirieron ingreso hospitalario. El 91,6% de las pacientes pudieron completar el tratamiento de manera ambulatoria evitando la hospitalización[44].

Algunos autores expresaron su preocupación por la posible lesión vascular o lesión de los ovarios ya que se encuentran agrandados, sin embargo, los estudios con aspiración guiada por ultrasonido no informaron estas complicaciones[8]. Además un gran estudio de cohortes demostró que la repetición de la aspiración transvaginal resulta beneficiosa para las pacientes con SHO grave tanto por la disminución del tiempo de hospitalización como por la mejora del resultado reproductivo [45].

Esta técnica está indicada en las siguientes situaciones:

- Ascitis clínica, sintomática. (dolor, insomnio, etc.).
- Alteración de la función respiratoria (disnea, hidrotórax, hipoxia, etc.).
- Oliguria/Anuria que no mejora con la terapia convencional.

La mayoría de las Clínicas de Reproducción utilizan la culdocentesis guiada por ecografía transvaginal, aunque la paracentesis también ha demostrado ser efectiva. Se realiza con sedación general, guiada con ecografía y con el mismo sistema de aspiración que el utilizado en la captación ovocitaria pero a mayor presión y con profilaxis antibiótica. La cantidad de volumen a extraer no está bien establecido, dependerá de la cantidad presente y de la facilidad técnica para su aspiración. No se recomienda la evacuación de más de 4 litros, pero si la máxima técnicamente posible.

Como el fenómeno de vasodilatación persiste, la reacumulación de líquido se ha calculado que reaparecerá en 3 a 5 días por lo que no se puede descartar la necesidad de culdocentesis repetidas. En estudios retrospectivos recientes se evalúa la utilidad de los catéteres pigtail para el drenaje del líquido ascítico. Estos evitarían la necesidad de realizar paracentesis múltiples y permitirían, de forma segura, el manejo ambulatorio de pacientes con SHO severo o incluso crítico[46].

La aspiración de la ascitis puede disminuir también el hidrotórax asociado sin necesidad de realizar procedimientos invasivos para el manejo del líquido pleural. La toracocentesis estará indicada si persiste un derrame pleural sintomático a pesar de un correcto balance de líquidos y de la paracentesis.

Una nueva estrategia aún en fase de estudio es la aplicación de ant-GnRH junto con agonistas de la Dopamina una vez establecido el SHO[47].

Profilaxis tromboembólica

El tromboembolismo es la complicación más temida e implicada en la mayoría de los casos fatales. El aumento del riesgo de eventos tromboembólicos en estas pacientes se asocia a la hemoconcentración, a la inmovilización por dolor y a la disminución del retorno venoso por la compresión mecánica.

La prevención de los eventos trombóticos es la clave, se recomienda realizar profilaxis en todas las pacientes ingresadas y en las pacientes a seguimiento ambulatorio que cumplan 2-3 de los siguientes criterios:

- Edad > 35 años.
- Obesidad.
- Inmovilización.
- Antecedente personal/familiar de trombosis.
- Trombofilias.
- Gestación.

Una conducta aconsejable es aplicar profilaxis a toda paciente que requiera culdocentesis. Como manejo, es recomendable:

- Medidas físicas para facilitar el retorno venoso (vendas elásticas en extremidades inferiores, etc).
- Evitar, de acuerdo a la condición clínica, el reposo absoluto.
- Anticoagulación: Heparina profiláctica como medida preventiva (5000 UI cada 12 horas endovenosa ó Heparina de bajo peso molecular, por ejemplo Clexane® 40 mg/día subcutánea) o Heparina a dosis terapéuticas, cuando el tromboembolismo se ha confirmado[42].
- Si desarrollan un SHO grave, esa profilaxis se ha de mantener hasta 12 semanas después de la resolución del cuadro o hasta el final del primer trimestre de gestación si se consigue embarazo[39].

Cuidados intensivos

El ingreso en una unidad de cuidados intensivos está indicado en complicaciones tromboembólicas y en alteraciones de la función renal y/o respiratoria que no responden a los tratamientos descritos.

El fallo renal generalmente responde a la dopamina a dosis baja (0,18 mg/Kg/h), lo que hace necesaria la monitorización invasiva con un catéter de presión venosa central[48]. Los fenómenos tromboembólicos requieren terapia anticoagulante agresiva, y la insuficiencia respiratoria requiere terapia ventilatoria asistida[42].

La interrupción del embarazo en caso de SHO tardío sólo se debe considerar para evitar la muerte de la paciente o la aparición de secuelas irreversibles.

Tratamiento quirúrgico

El tratamiento quirúrgico sólo es necesario en casos como la rotura ovárica con hemoperitoneo, el quiste hemorrágico complicado, la torsión ovárica o el embarazo ectópico. No debe plantearse la ooforectomia bilateral como solución al problema[49].

ASPECTOS CLAVE

- La identificación de los factores de riesgo es clave en la prevención del SHO. Aunque los puntos de corte requieren validación, los valores de AMH> 3,4 ng/mL, RFA> 24, desarrollo de > 19 folículos en la estimulación, valores de estradiol > 3.500 pg/mL o > 15 ovocitos recuperados en la punción , se asocian con un mayor riesgo de SHO. En estos casos se deben ajustar los protocolos y emplear las medidas de prevención necesarias.
- Los protocolos de estimulación ovárica que utilizan antagonistas de la GnRH son preferibles en mujeres con alto riesgo de SHO.

- La incidencia de SHO severo ha disminuido con el uso más frecuente de los antagonistas de la GnRH y las nuevas medidas preventivas.
- La inducción con GnRHa en lugar del hCG constituye la medida más importante en la prevención del SHO temprano.
- La congelación de ovocitos/embriones es la medida más importante en la prevención del SHO tardío.
- Otras estrategias de prevención útiles serían la administración de agonistas de la dopamina durante 8 días iniciándose el mismo día de la inducción con hCG y el uso de metformina en pacientes con SOP.
- El pilar del tratamiento incluye administración de fluidos y anticoagulación profiláctica
- El manejo del SHO leve/moderado puede ser ambulatorio por equipos con experiencia en esta patología.
- La forma severa del SHO requiere un manejo multidisciplinar y la culdocentesis temprana es la medida más eficaz en la reducción de la evolución y severidad del síndrome.

Bibliografía

1. Reis Soares S, Gomez R, Simon C, Garcia-Velasco J, Pellicer A. Targeting the vascular endotelial growth factor system to prevent ovarian hyperstimulation syndrome. Hum Reprod Update 2008;14:321-33.
2. Grochowski D, Sola E, Kulikowski M, Kuczynski W, Wolczynski S, Szamatowicz M. Successful outcome of severe ovarian hyperstimulation syndrome (OHSS) with 27 liters of ascitic fluid removed by paracentesis. J Assist Reprod Genet 1995;12:394-6.
3. Corbett S, Shmorgun D y Claman P The prevention of ovarian hyperstimulation syndrome. SOGC clinical practice guideline. J Obstet Gynaecol Can. 2014 Nov;36(11):1024-1033.
4. Tummon I, Gavrilova-Jordan L, Allemand MC, Session D. Polycystic ovaries and ovarian hyperstimulation syndrome: a systematic review. Acta Obstet Gynecol Scand. 2005;84(7):611-6.
5. Fulghesu AM, Villa P, Pavone V, Guido M, Apa R, Caruso A, Lanzone A, Rossodivita A, Mancuso S. The impact of insulin secretion on the ovarian response to exogenous gonadotropins in polycystic ovary syndrome. J Clin Endocrinol Metab 1997; 82:644-648.
6. Jayaprakasan K, Chan Y, Islam R, Haoula Z, Hopkisson J, Coomarasamy A, et al. Prediction of in vitro fertilization outcome at different antral follicle count thresholds in a prospective cohort of 1,012 women. Fertil Steril 2012;98:657–63.
7. Lee TH, Liu CH, Huang CC, Wu YL, Shih YT, Ho HN, et al. Serum anti-Müllerian hormone and estradiol levels as predictors of ovarian hyperstimulation syndrome in assisted reproduction technology cycles. Hum Reprod 2008;23:160–7.
8. Medicine Practice Committe os the American Society for Reproductive Prevention and treatment of moderate and severe ovarian hyperstimulation syndrome: a guideline. Fertil Steril. 2016 Dec;106(7):1634-1647
9. Toftager M, Bogstad J, Bryndorf T, Løssl K, Roskær J, Holland T, et al. Risk of severe ovarian hyperstimulation syndrome in GnRH antagonist versus GnRH agonist protocol: RCT including 1050 first IVF/ICSI cycles. Hum Reprod 2016 [Epub ahead of print].
10. Al-Inany HG1, Youssef MA, Ayeleke RO, Brown J, Lam WS, Broekmans FJ. Gonadotrophin-releasing hormone antagonists for assisted reproductive technology. Cochrane Database Syst Rev. 2016 Apr 29;4.
11. Meldrum D. Preventing severe OHSS has many different facets. Fertil Steril 2012 97:536-7.
12. Hamdine O, Eijkemans MJ, Lentjes EW, Torrance HL, Macklon NS, Fauser BC, Broekmans FJ. Ovarian response prediction in GnRH antagonist treatment for IVF using anti-Müllerian hormone. Hum Reprod.2015;30:170-8.
13. Zhu YM, Gao HJ, He RH, Huang HF. Research on the protocol of limited ovarian stimulation to prevent ovarian hyperstimulation syndrome. Zhonghua Fu Chan Ke Za Zhi 2006;41: 740-4.
14. Van der Linden M. Buckingham K, Farquhar C, Kremer JA, Metwally M. Luteal phase support for assisted reproduction cycles. Cochrane Database Syst Rev. 2015 Jul 7;(7).
15. Papanikolaou EG, Pozzobon C, kolibianakis EM, Camus EM, Tournaye H, Fatemi H et al. Incidence and prediction of ovarian hyperstimulation syndrome in women undergoing gonadotropina-releasing hormone antagonist in vitro fertilization cycles. Fertil Steril 2006;85:112-120.
16. Devroey P, Boostanfar R, Koper N.P et al. A double-blind, non-inferiority RCT comparing corifollitropin alfa and recombinant FSH during the first seven days of ovarian stimulation using a GnRH antagonist protocol. Hum Reprod. 2009; 24(12), 3063-3072.
17. Huang X, Wang P, Tal R, Lv F, Li Y, Zhang X. A systematic review and meta-analysis of metformin among patients with polycystic ovary syndrome undergoing assisted reproductive technology procedures. Int J Gynaecol Obstet 2015;131:111–6.
18. Tso LO, Costello MF, Albuquerque LE, Andriolo RB, Macedo CR. Metformin treatment before and during IVF or ICSI in women with polycystic ovary syndrome. Cochrane Database Syst Rev. 2014;18,11.
19. Khol S. Luteolysis induced by gonadotropin-releasing hormone agonist is the key to prevention of ovarian hyperstimulation syndrome. Fertil Steril 2004;81(1):1-5.
20. Gonen Y, Balakier H, Powell W, Casper RF. Use of GnRH agonist to trigger folicular maturation for in vitro fertilization. J Clin Endocrinol Metab 1990;71:918-22.
21. Brodi, D, Guillén JJ, Galindo A, Mataró D, Pujol A, Coll O. Triggering with human chorionic gonadotropina or a gonadotropina-releasing hormone agonist in gonadotropina-releasing hormone antagonist-treated oocyte donor cycles: findings of a large retrospective cohort study. Fertil Steril 2009; 91(2): 365-371.
22. Egmann L, Diluigi A, Smith D, Nulsen J, Maier D, Benadiva C. The use of gonadotropin releasing hormone (GnRH) agonist to induce oocyte maturation after cotreatment with GnRH antagonist in high risk patients undergoing in-vitro fertilization prevents the risk of ovarian hyperstimulation syndrome: a prospective randomized controlled study. Fertil Steril 2008; 89: 84-91.
23. Youssef MA, Van der Veen F, Al-Inany HG, Mochtar MH, Griesinger G, Nagi Mohesen M, et al. Gonadotropin-releasing hormone agonist versus HCG for oocyte triggering in antagonist-assisted reproductive technology. Cochrane Database Syst Rev 2014.
24. Shapiro BS, Daneshmand ST, Garner FC, Aguirre M, Thomas S. Gonadotropin-releasing hormone agonist combined with a reduced dose of human chorionic gonadotropin for final oocyte maturation in fresh autologous cycles of in vitro fertilization. Fertil Steril 2008;90:231-3.
25. Griffin DW, Kummer NE, Elassar AA, Nulsen JC, Engmann LL.Dual trigger of oocyte maturation with gonadotropin releasing hormone agonist (GnRHa) and low dose human chorionic gonadotropin (hCG) to optimize conception rates in high responders. Fertil Steril 2011;96:S20.
26. Castillo JC, Dolz M, Bienvenido E, Abad L, Casan EM, Bonilla-Musoles F. Cycles triggered with GnRH agonist: exploring low-dose hCG for luteal support. Reprod Biomed Online 2010;20:175-81.
27. Humaidan P, Polyzos NP, Alsbjerg B, Erb K, Mikkelsen AL, Elbaek HO, et al. GnRHa trigger and individualized luteal phase hCG support according to ovarian response to stimulation: two prospective randomized controlled multi-centre studies in IVF patients. Hum Reprod 2013;28:2511–21.
28. Humaidan P, Engmann L, Benadiva C. Luteal phase supplementation after gonadotropin-releasing hormone agonist trigger in fresh embryo transfer: the American versus European approaches. Fertil Steril 2015;103:879-85
29. García-Velasco J A, Zúñiga A, Pacheco A et al. Coasting acts through downregulation of VEGF gene expression and protein secretion. Hum Reprod 2004;19:1530-1538.
30. D'Angelo A, Amso NN, Hassan R. Coasting (withholding gonadotrophins) for preventing ovarian hyperstimulation syndrome. Cochrane Database Syst Rev 2017 May 23;5.

31. Delvigne A and Rozenberg S. A qualitative systematic review of coasting, a procedure to avoid ovarian hyperstimulation syndrome in IVF patients. Hum Reprod Update 2002; 8(3): 291-296.
32. Leitao VM, Moroni RM, Seko LM, Nastri CO, Martins WP. Cabergoline for the prevention of ovarian hyperstimulation syndrome: systematic review and meta-analysis of randomized controlled trials. Fertil Steril 2014;101: 664–75.
33. Tang H, Mourad S, Zhai SD, Hart RJ. Cabergoline for preventing ovarian hyperstimulation syndrome. Cochrane Database Syst Rev 2016 Nov 30;11.
34. Youssef MA, van Wely M, Hassan MA, Al-Inany HG, Mochtar M, Khattab S, van der Veen F. Can dopamine agonists reduce the incidence and severity of OHSS in IVF/ ICSI treatment cycles? A systematic review and meta-analysis. Hum Reprod Update. 2010;16:459-66.
35. Cobo A, Castello D, Vallejo B, Albert C, de Los Santos JM, Remohi J. Outcome of cryotransfer of embryos developed from vitrified oocytes: double vitrification has no impact on delivery rates.Fertil Steril. 2013;99:1623-30
36. Griesinger G, Schultz L, Bauer T, Broessner A, Frambach T, Kissler S. Ovarian hyperstimulation syndrome prevention by gonadotropin-releasing hormone agonist triggering of final oocyte maturation in a gonadotropin-releasing hormone antagonist protocol in combination with a "freeze-all" strategy: a prospective multicentric study. Fertil Steril 2011;95:2029–33.
37. Kim MK, Won HJ, Shim SH, Cha DH, Yoon TK. Spontaneous ovarian hyperstimulation syndrome following a thawed embryo transfer cycle. Clin Exp Reprod Med. 2014 Sep; 41(3): 140-145.
38. Rova K, Passmark H, Lindqvist PG. Venous thromboembolism in relation to in vitro fertilization: an approach to determining the incidence and increase in risk in successful cycles. Fertil Steril 2012;97:95–100.
39. Tan BK, Mathur R. Management of ovarian hyperstimulation syndrome. Produced on behalf of the BFS Policy and Practice Committee. Human Fertility, 2013;16:160–161.
40. Smith LP, Hacker MR, Alper MM. Patients with severe ovarian hyperstimulation syndrome can be managed safely with aggressive outpatient transvaginal paracentesis. Fertil Steril 2009;92:1953–9.
41. Levine Z, Navot D. Severe ovarian hyperstimulation síndrome. In: Gardner DK, Weissman A, Howles CM, Shoham Z, editors. Textbook of Assisted Reproductive Technologies Laboratory and Clinical Perspectives. Third Edition. United Kingdom: Informa Healthcare; 2009. p. 759-772.
42. The Practice Committe of the American Society for Reproductive Medicine. Ovarian hyperstimulation syndrome. Fertil Steril. 2008 Nov;90(5 Suppl):S188-93.
43. Levin L, Pharm B, Almog A et al. Effect of paracentesis of ascitic fluids on urinary output and blood indices in patients with severe ovarian hyperstimulation syndrome. Fertil Steril 2002; 77:986-988.
44. Lincoln SR, Opsahl MS, Blauer KL, Black SH, Schulman JD. Aggressive outpatient treatment of ovarian hyperstimulation syndrome with ascites using transvaginal culdocentesis and intravenous albumin minimizes hospitalization. J Assist Reprod Genet 2002;19:159–63.
45. Qublan HS, Al-Taani MI, Megdadi MF, Metri RM, Al-Ahmad N. Multiple transvaginal ascitic fluid aspirations improves the clinical and reproductive outcome in patients undergoing in vitro fertilisation treatment complicated by severe early ovarian hyperstimulation syndrome. J Obstet Gynaecol 2012;32:379–82.
46. Abuzeid M, Joseph S, Corrado M.G, Abuzeid Y.M, Ashraf M, Rizk P.B. Outpatient management of severe/critical ovarian hyperstimulation syndrome (OHSS) with placement of pig tail catheter. Fertil Steril 2010;94:159-159.
47. Rollene NL, Amols MH, Hudson SB, Coddingron CC. Treatment of ovarian hyperstimulation syndrome using a dopamine agonist and gonadotropin releasing hormone antagonist: a case series. Fertil Steril 2009;92:1169.
48. Ferraretti A, Gianaroli L, Diotallevi L, Festi C, and Trounson A. Dopamine treatment for severe ovarian hyperstimulation syndrome. ([comments Hum Reprod 1992;7:1181.])Hum Reprod. 1992; 7: 180–183
49. Bellver J, Escudero E, Pellicer A. Bilateral partial oophorectomy in the management of severe ovarian hyperstimulation syndrome (OHSS): ovarian mutilating surgery is not an option in the management of severe OHSS. Hum Reprod. 2003;18:1363-7.

24

Endometrial Preparation for Transfer of Frozen Embryos

James J. Stachecki

INTRODUCTION

Frozen embryo transfer has become more routine due to its overall effectiveness and efficiency. Vitrification of human gametes and embryos is now extremely successful and almost every clinic uses rapid cooling instead of slow-cooling to store excess embryos. Published success rates with vitrification and overall clinical success has changed the field and how we do IVF allowing more patients than ever before to have a successful pregnancy. However, despite all of the advancements in the field over the past 20 years, there are still some issues preventing a successful outcome in many cases. This chapter will focus on one problem, that of improper uterine preparation for frozen embryo transfer, and how a slight asynchrony can lead to a failed pregnancy.

MOVING TOWARDS FROZEN EMBRYO TRANSFER (FET)

Improvement in culture conditions has dramatically changed IVF success. Embryo culture to Day 5 and beyond has improved significantly in the past 15-20 years and blastocyst transfers are now the norm, at least in the US. This allowed for better selection of embryos to transfer. Improvements in genetic testing improved the selection process even more. With this technology, we can now transfer euploid embryos and improve outcomes more than ever before. Additionally, with vitrification procedures being so successful, we have the choice to transfer either fresh or frozen-thawed embryos.

It has been assumed that the uterine environment, in a controlled ovarian stimulation (COS) cycle, may not be as good as in a natural cycle or with controlled preparation for a FET cycle[1, 2]. Numerous studies have identified detrimental effects of COS on endometrial development, embryo implantation, placentation, and birth weight. We also know that progesterone receptors are down-regulated earlier in COS cycles and that advanced endometrial histology correlates with premature P4 elevation and implantation failure. Horcajades *et al.*, showed that following COS the endometrium is "histologically advanced, biochemically different, and genomically dysregulated."[3]. It has also been shown that the different implantation potential of D5 vs. D6 blastocysts is consistent with advanced endometrial development in COS cycles, so that slower embryos are less likely to implant because they miss the window of implantation[4]. If all this is true (and the published evidence is rather convincing[3, 5-11]), freeze-all cycles will avoid the transfer of fresh embryos to a stimulated uterine environment that can be suboptimal for implantation and development. The end result is that more and more clinics are using both single embryo transfer (SET) and freeze-all cycles, especially for their older (>37y.o.) patients[12]. SET has been shown to reduce multiple pregnancy rates and the risks and costs associated with twins and multiples, yet still maintains a high take-home baby rate [2]. Collectively, the improvement in embryo culture, improved genetic testing and blastocyst biopsy, and avoidance of transfer in a fresh cycle, has perpetuated FETs.

In randomized control trials, fresh vs. FET transfer studies collectively reported a greater main outcome measure with freeze-all. In 2014 the CDC reported that implantation rates and percentage of transfers resulting in live births with FET exceeded those with fresh embryos in every age group, and the increases became more significant with age. FET can have similar implantation and ongoing pregnancy rates to those of fresh young donor cycles (65.9% vs. 62.1% and

79.7% vs. 75%, respectively)[13]. Shapiro concluded that in the absence of cryodamage, embryos in FET cycles can implant as readily as those in fresh oocyte donor cycles. In his 2012 study he showed that single frozen blastocyst transfers had a greater clinical pregnancy rate and ongoing pregnancy rate as compared to single fresh blastocyst transfers[14].

There are risks associated with FET. However results from numerous risk studies show results that are in favor of FET. Perinatal outcomes report greater mean birth weight with FET, but only 11g greater than natural conception. Reduced risk of low birth weight & small for gestational age & risk of preterm birth, as well as reduced risk of antepartum hemorrhaging, placenta previa, placental abortion, and preinatal mortality[11, 15, 16]. FET has also been associated with reduced risk of late-onset ovarian hyperstimulation, ectopic pregnancy and pre-eclampsia[11, 14].

PATIENT PREPARATION & EMBRYO TRANSFER

Unfortunately, many good embryos fail to produce a baby, even with good embryo culture and a good vitrification system[17, 18] [19-22]. The final piece in the overall puzzle of producing a healthy pregnancy, or at least a successful positive pregnancy with a fetal heart beat, is the embryo transfer procedure[18]. The transfer procedure can be affected by numerous factors including patient specific issues, contamination of the catheter, retained or expelled embryos, type of catheter, media used, adjuvants, timing, etc.[18]. These factors are important and should be critically looked at, however this is beyond the scope of this chapter. It is obviously important to perform the transfer correctly, but not so obvious is the proper uterine preparation[21]; which has been the cause of many failed cycles. We will focus the remainder of this chapter on this topic.

As the number of clinics increase their FET rates and/or move to freeze-all cycles, one would assume that, based upon the evidence in the literature, the pregnancy and take-home baby rate would naturally increase. However, improper uterine preparation leads to an increase in both failed and biochemical pregnancies. Because suboptimal preparation is difficult to determine, it often goes unnoticed for months. Analyzing biochemical, clinical pregnancy, and delivery rates, over time and between cycles, will show if something is wrong. An overall increase in biochemical pregnancies and decrease in fetal heart beats and/or delivery rates over a period of time can be a strong indicator of poor uterine preparation.

A pregnancy will initiate only when the embryo is ready to implant and only when the uterus is ready for implantation. This window of implantation, although typically 12-24h wide varies and can be different between patients[23]. Similar to the embryo-endometrium asynchrony that occurs with COS, and leads to a reduction of implantation; a similar scenario can occur with FET. Proper uterine preparation is key to synchronizing the implantation windows of the uterus and embryo[17, 21]. Casper and Yanushpolsky recently reviewed this topic in 2016, and their work can serve as a good source for additional information.

Endometrial morphology is an appropriate predictor of receptivity for implantation, and hormonal control of endometrial receptivity includes an estrogen priming phase followed by progesterone (P4) secretion, which leads to the necessary endometrial changes[24, 25]. Progesterone prepares the endometrium for blastocyst implantation and induces endometrial development, it has been termed the 'hormone of pregnancy.' Estrogen increases endometrial thickness and is given for approximately 2 weeks until thickness reaches around 7mm. At this time P4 administration begins for the number of days proportional to the embryo stage[26]. Thus, a Day 5 blastocyst would require approximately 5 days of P4. Therefore, it is widely suggested to do the thaw and transfer (D5 blast) on D6 of P4 administration. However it is known that approximately 25% of women can be out of phase and would require longer P4 administration prior to embryo transfer[27, 28]. The dosage and timing is very important. For instance, it is widely suggested to do the thaw and transfer of a D5 blastocyst on D6 of P4 IM administration[27, 29]. Alternatively, we do not want to advance the endometrium using too much P4 and close the window of implantation too early. Despite the individual differences between patients, which may lead to failed pregnancies, the basic idea is to optimize the uterine preparation so that overall FET pregnancy rates are high and biochemical pregnancies remain at or below fresh ET levels.

The type of progesterone is very important and can make a difference in pregnancy rates[30-32]. However, randomized controlled studies have shown both vaginal and intramuscular P4 to be equally effectively[33-37] with an overall similarity in pregnancy rate. There are pros and cons with both vaginal and IM P4 and these should be considered prior to use. The short half life of natural P4 (used in vaginal supplements) dictates multiple daily usage in order to maintain natural P4 serum levels. By contrast, IM P4 in oil has a continuous release over time and thus a longer half life, requiring less administration[32, 38]. However, because of its route, it takes much longer for IM P4 to start effecting the uterus, which can lead to a longer administration period prior to ET[32].

As previously mentioned the timing of P4 is critically important for implantation and maintenance of pregnancy. Depending on what type of P4 is used, the dosage, and when it is given, can all affect the overall timing of endometrial receptivity. As a starting point, the range of 108h to 144h after starting P4, is a good time to do the embryo transfer (Shapiro, personnel communication). Therefore you can calculate the exact time between when a patient starts P4 administration (whether it is morning, noon, or evening), and when the transfer is scheduled (morning, noon, or afternoon). If this timing falls too close to the ends of the 108h-144h window or outside it, this could be a good indicator of improper P4 administration. However, not all patients respond the same, and one must take all the factors into consideration, many of which are described, albeit briefly, herein.

Progesterone can also affect uterine contractility and thus influence implantation and pregnancy rates[39]. It has been shown that increased myometrial contractions are associated with decreased pregnancy rates[40, 41] and tubal ectopic pregnancies. Fanchin showed that the rate was correlated to serum P4 levels; with higher levels correlating to lower contractility and vise versa[42]. Therefore performing embryo transfer during a time of low uterine contractility results in better pregnancy outcomes. Estrogen increases uterine contractility and subendometrial wave action whereas P4 antagonizes this action. Cicinelli, showed that endometrial concentrations are higher with vaginal P4 versus IM P4[38], suggesting that the higher serum levels of P4 after IM administration may work better to reduce uterine contractions. This may be a reason that many physicians still use IM P4, despite the sometimes painful injection regimen. The gap between administration of vaginal P4 and the actual time of FET the following day, can be large enough to result in a low P4 concentration in the uterus and greater contractions. This gap does not occur with IM P4, due to the continued release and higher serum concentrations. Casper therefore suggests that IM P4 may quiet endometrial activity better than vaginal P4, at least until implantation where a switch to vaginal P4 administration could be considered[32].

CONCLUSION

The huge effort of collecting, fertilizing, and culturing an embryo to the blastocyst stage can all be undone at the time of embryo transfer. All too often a good looking embryo will implant and then fail to develop further. We have found that one of the major problems is asynchrony between the embryo and endometrium, stemming mainly from an improper P4 regimen. Usually it is a timing issue, but the type and dosage of P4 will also affect the outcome. The good thing about this problem is that, in most cases, it can be corrected easily. We hope that the brief details given herein will help draw attention to, and help correct this problem that occurs in many IVF clinics around the world.

References

1. Roque M, Lattes K, Serra S, Sola I, Geber S, Carreras R, Checa MA. Fresh embryo transfer versus frozen embryo transfer in in vitro fertilization cycles: a systematic review and meta-analysis. Fertil Steril 2013; 99: 156-162.
2. Roque M. Freeze-all policy: is it time for that? J Assist Reprod Genet 2015; 32: 171-176.
3. Horcajadas JA, Diaz-Gimeno P, Pellicer A, Simon C. Uterine receptivity and the ramifications of ovarian stimulation on endometrial function. Semin Reprod Med 2007; 25: 454-460.
4. Shapiro BS, Daneshmand ST, Garner FC, Aguirre M, Ross R. Contrasting patterns in in vitro fertilization pregnancy rates among fresh autologous, fresh oocyte donor, and cryopreserved cycles with the use of day 5 or day 6 blastocysts may reflect differences in embryo-endometrium synchrony. Fertil Steril 2008; 89: 20-26.
5. Shapiro BS, Daneshmand ST, Desai J, Garner FC, Aguirre M, Hudson C. The risk of embryo-endometrium asynchrony increases with maternal age after ovarian stimulation and IVF. Reprod Biomed Online 2016; 33: 50-55.
6. Shapiro BS, Daneshmand ST, Restrepo H, Garner FC, Aguirre M, Hudson C. Efficacy of induced luteinizing hormone surge after "trigger" with gonadotropin-releasing hormone agonist. Fertil Steril 2011; 95: 826-828.
7. Shapiro BS, Daneshmand ST, Garner FC, Aguirre M, Hudson C, Thomas S. Evidence of impaired endometrial receptivity after ovarian stimulation for in vitro fertilization: a prospective randomized trial comparing fresh and frozen-thawed embryo transfer in normal responders. Fertil Steril 2011; 96: 344-348.
8. Shapiro BS, Daneshmand ST, Restrepo H, Garner FC, Aguirre M, Hudson C. Matched-cohort comparison of single-embryo transfers in fresh and frozen-thawed embryo transfer cycles. Fertil Steril 2013; 99: 389-392.
9. Shapiro BS, Daneshmand ST, Garner FC, Aguirre M, Hudson C. Clinical rationale for cryopreservation of entire embryo cohorts in lieu of fresh transfer. Fertil Steril 2014; 102: 3-9.
10. Shapiro BS, Daneshmand ST, Garner FC, Aguirre M, Hudson C. Freeze-all can be a superior therapy to another fresh cycle in patients with prior fresh blastocyst implantation failure. Reprod Biomed Online 2014; 29: 286-290.
11. Maheshwari A, Pandey S, Shetty A, Hamilton M, Bhattacharya S. Obstetric and perinatal outcomes in singleton pregnancies resulting from the transfer of frozen thawed versus fresh embryos generated through in vitro fertilization treatment: a systematic review and meta-analysis. Fertil Steril 2012; 98: 368-377 e361-369.
12. Coutifaris C. "Freeze Only"--An Evolving Standard in Clinical In Vitro Fertilization. N Engl J Med 2016; 375: 577-579.
13. Shapiro BS, Daneshmand ST, Garner FC, Aguirre M, Hudson C, Thomas S. Similar ongoing pregnancy rates after blastocyst transfer in fresh donor cycles and autologous cycles using cryopreserved bipronuclear oocytes suggest similar viability of transferred blastocysts. Fertil Steril 2010; 93: 319-321.
14. Shapiro BS, Daneshmand ST, De Leon L, Garner FC, Aguirre M, Hudson C. Frozen-thawed embryo transfer is associated with a significantly reduced incidence of ectopic pregnancy. Fertil Steril 2012; 98: 1490-1494.
15. Kaser DJ, Melamed A, Bormann CL, Myers DE, Missmer SA, Walsh BW, Racowsky C, Carusi DA. Cryopreserved embryo transfer is an independent risk factor for placenta accreta. Fertil Steril; 103: 1176-1184 e1172.
16. Kalra SK, Ratcliffe SJ, Coutifaris C, Molinaro T, Barnhart KT. Ovarian stimulation and low birth weight in newborns conceived through in vitro fertilization. Obstet Gynecol; 118: 863-871.
17. Franasiak JM, Ruiz-Alonso M, Scott RT, Simon C. Both slowly developing embryos and a variable pace of luteal endometrial progression may conspire to prevent normal birth in spite of a capable embryo. Fertil Steril 2016; 105: 861-866.
18. Schoolcraft WB. Importance of embryo transfer technique in maximizing assisted reproductive outcomes. Fertil Steril 2016; 105: 855-860.
19. Meldrum DR. Introduction: Examining the many potential reasons why euploid blastocysts do not always result in viable pregnancies: part 1. Fertil Steril 2016; 105: 545-547.
20. Meldrum DR, de Ziegler D. Introduction: Examining the many potential reasons why euploid blastocysts do not always result in viable pregnancies (and deliveries): part 2. Fertil Steril 2016; 105: 841-843.
21. Casper RF, Yanushpolsky EH. Optimal endometrial preparation for frozen embryo transfer cycles: window of implantation and progesterone support. Fertil Steril 2016; 105: 867-872.
22. Fox C, Morin S, Jeong JW, Scott RT, Jr., Lessey BA. Local and systemic factors and implantation: what is the evidence? Fertil Steril 2016; 105: 873-884.
23. Bergh PA, Navot D. The impact of embryonic development and endometrial maturity on the timing of implantation. Fertil Steril 1992; 58: 537-542.
24. De Ziegler D, Fanchin R, Massonneau M, Bergeron C, Frydman R, Bouchard P. Hormonal control of endometrial receptivity. The egg donation model and controlled ovarian hyperstimulation. Annals of the New York Academy of Sciences 1994; 734: 209-220.

25. de Ziegler D, Fanchin R, de Moustier B, Bulletti C. The hormonal control of endometrial receptivity: estrogen (E2) and progesterone. J Reprod Immunol 1998; 39: 149-166.
26. Paulson RJ. Hormonal induction of endometrial receptivity. Fertil Steril 2011; 96: 530-535.
27. Murray MJ, Meyer WR, Zaino RJ, Lessey BA, Novotny DB, Ireland K, Zeng D, Fritz MA. A critical analysis of the accuracy, reproducibility, and clinical utility of histologic endometrial dating in fertile women. Fertil Steril 2004; 81: 1333-1343.
28. Coutifaris C, Myers ER, Guzick DS, Diamond MP, Carson SA, Legro RS, McGovern PG, Schlaff WD, Carr BR, Steinkampf MP, Silva S, Vogel DL, Leppert PC. Histological dating of timed endometrial biopsy tissue is not related to fertility status. Fertil Steril 2004; 82: 1264-1272.
29. Gomaa H, Casper RF, Esfandiari N, Bentov Y. Non-synchronized endometrium and its correction in non-ovulatory cryopreserved embryo transfer cycles. Reprod Biomed Online 2015; 30: 378-384.
30. Shapiro DB, Pappadakis JA, Ellsworth NM, Hait HI, Nagy ZP. Progesterone replacement with vaginal gel versus i.m. injection: cycle and pregnancy outcomes in IVF patients receiving vitrified blastocysts. Hum Reprod 2015; 29: 1706-1711.
31. Kaser DJ, Ginsburg ES, Missmer SA, Correia KF, Racowsky C. Intramuscular progesterone versus 8% Crinone vaginal gel for luteal phase support for day 3 cryopreserved embryo transfer. Fertil Steril 2012; 98: 1464-1469.
32. Casper RF. Luteal phase support for frozen embryo transfer cycles: intramuscular or vaginal progesterone? Fertil Steril 2014; 101: 627-628.
33. Kahraman S, Karagozoglu SH, Karlikaya G. The efficiency of progesterone vaginal gel versus intramuscular progesterone for luteal phase supplementation in gonadotropin-releasing hormone antagonist cycles: a prospective clinical trial. Fertil Steril 2010; 94: 761-763.
34. Dal Prato L, Bianchi L, Cattoli M, Tarozzi N, Flamigni C, Borini A. Vaginal gel versus intramuscular progesterone for luteal phase supplementation: a prospective randomized trial. Reprod Biomed Online 2008; 16: 361-367.
35. Yanushpolsky E, Hurwitz S, Greenberg L, Racowsky C, Hornstein M. Crinone vaginal gel is equally effective and better tolerated than intramuscular progesterone for luteal phase support in in vitro fertilization-embryo transfer cycles: a prospective randomized study. Fertil Steril 2010; 94: 2596-2599.
36. Leonard PH, Hokenstad AN, Khan Z, Jensen JR, Stewart EA, Coddington CC. Progesterone support for frozen embryo transfer: intramuscular versus vaginal suppository demonstrates no difference in a cohort. J Reprod Med 2015; 60: 103-108.
37. van der Linden M, Buckingham K, Farquhar C, Kremer JA, Metwally M. Luteal phase support for assisted reproduction cycles. Cochrane Database Syst Rev 2015: CD009154.
38. Cicinelli E, de Ziegler D, Bulletti C, Matteo MG, Schonauer LM, Galantino P. Direct transport of progesterone from vagina to uterus. Obstet Gynecol 2000; 95: 403-406.
39. Nawroth F, Ludwig M. What is the 'ideal' duration of progesterone supplementation before the transfer of cryopreserved-thawed embryos in estrogen/progesterone replacement protocols? Hum Reprod 2005; 20: 1127-1134.
40. Fanchin R, Righini C, Ayoubi JM, Olivennes F, de Ziegler D, Frydman R. [Uterine contractions at the time of embryo transfer: a hindrance to implantation?]. Contracept Fertil Sex 1998; 26: 498-505.
41. Fanchin R, Harmas A, Benaoudia F, Lundkvist U, Olivennes F, Frydman R. Microbial flora of the cervix assessed at the time of embryo transfer adversely affects in vitro fertilization outcome. Fertil Steril 1998; 70: 866-870.
42. Fanchin R, Righini C, de Ziegler D, Olivennes F, Ledee N, Frydman R. Effects of vaginal progesterone administration on uterine contractility at the time of embryo transfer. Fertil Steril 2001; 75: 1136-1140.

26

Essential Requirements Needed for Having a Successful Embryo Culture System

Klaus Wiemer
Bryce Winkelman

INTRODUCTION

The ability to provide a consistent environment for zygotes to develop into competent embryos on a consistent basis is the primary objective of every clinical embryologist. Ensuring that all critical values are evaluated and accounted for is of paramount importance. Reducing stresses and stressors from the culture system should optimize embryo development and increase outcomes. Optimized culture conditions are essential today with most IVF centers electing to transfer blastocysts or having a biopsy program that routinely biopsies blastocysts. Optimal conditions must also exist in order to have a viable cryopreservation program. Oocytes and embryos following the thawing process are extremely vulnerable to external conditions, which can lead to poor developmental rates. The role of any culture system should be to maintain the inherent viability of embryos in the lab environment outside of the female reproductive tract prior to replacement.

In order to develop and maintain an efficient culture system, many external variables must be accounted for and addressed on a consistent basis. The approach we have taken to account for all the variables has been to adapt a more encompassing approach to our lab. We have taken a broader approach to embryo culture because it is now well known that many more distantly related topics such as air quality, gas quality and follicular stimulation can have a resounding impact on embryo development. For example, how one manages their incubators within a lab can have more of an impact on developmental rates then the culture media itself. All these variables play a critical/key role in allowing the undifferentiated, metabolically quiet one-cell embryo (under maternal transcript control) to develop into a multicellular embryo able to control many mechanisms with its own functioning genome.[1]

The purpose of this chapter will be to review many of the critical variables and factors that can have a large impact on an embryo culture system. The topics that will be discussed are: incubator management, plasticware associated with embryo culture, air quality in the lab, impact of sperm quality on embryo development, follicular stimulation, its impact on outcomes, and establishing performance indicators using embryo developmental traits.

INCUBATOR MANAGEMENT

It is well known that the primary role of an incubator in a human IVF laboratory is to provide a constant, steadfast environment for developing embryos to achieve their maximum potential. At first glance, it's apparent that the underlying function of an incubator is to regulate variables such as temperature, gas concentration, and humidity. The reality is that today, most incubators designed for IVF perform these functions only when they are correctly used and within their limitations as set forth by the manufacture or design. The issue(s) for embryologists is to determine if the incubators in question fit into their lab management style and how should the lab culture change in order to maximize the benefits of their incubators. One of the first variables embryologists should consider is what their anticipated volume is on a daily basis. This will decide how often the incubator will be opened. Another variable to determine is how will these cases be performed; are cases spread out over the course of a year or are the cases condensed in to IVF series. For example, a center that performs 500 cases over the course of an entire year will open its incubators far less than a center that performs the same number of cases in 4 series a year. It is well known that the ability of an incubator to reach equilibrium after opening is dependent on its design and understanding its limitations. For example, bench top incubators recover much faster than big box incubators. Big box incubators are more suited for laboratories that have ample space and enough incubators so that they are not opened more then 2-3 times per day[2]. Zhang et al., (2010) reported that reduced opening of big box incubators significantly increased the proportion of blastocyst development despite noticing no improvement in Day 3 embryo morphological attributes[3].

The ability of big box incubators to achieve and maintain critical gas values is greatly impacted by the gas sensors used[4, 5]. CO_2 concentrations are generally monitored by either a thermal conductivity (TC) sensor or an infrared red (IR) sensor. TC sensors are impacted greatly by temperature and humidly whereas IR sensors emit a light and detect IR absorption, which is directly related to CO_2 concentration. As a result, incubators with TC sensors generally take longer to achieve proper CO_2 concentration.

There are two primary types of O_2 sensors used in incubators today. The sensors are either galvanic/fuel cells or zirconium sensors[4, 5]. Galvanic fuel cells require oxygen to diffuse through the sensor and an oxidation reaction occurs so the rate of O_2 consumption is based upon this reaction that occurs within the cell. Therefore, O_2 concentration is a direct function of cathode current and diffusion rate within the cell. In contract, zirconium sensors are impermeable but are coated porous metal electrodes. At elevated temperatures, this element becomes an O_2 conductor which results in a current being formed within the electrode. The value that is derived is based upon the differences between partial pressure of the O_2 in the sample and an air sample[2]. In our experiences, zirconium sensors react faster than the galvanic/fuel cell sensors and require less replacement. If we are in need of a big box incubator, we would purchase a triple gas incubator that has an IR sensor for CO_2 and a zirconium sensor for O_2.

We have found that working with big box incubators, outcomes can be excellent. We have had great blastocyst development and clinical results using these types of incubators. It is, however, important to understand the performance characteristics and nuances of these incubators. For example in our laboratory, we have found that big box incubators with chambers of approximately 170 liters require up to 2 hours to fully requilibrate if opened 3-4 times within 30 minutes. In addition, with more frequent openings, this time can reach closer to three hours and temperature can vary within the incubator itself. We have found in cases when more then 5-6 patients are placed in these large incubators that equilibrium is not achieved until the end of the working day. We have found that implementing incubators with smaller inner doors greatly reduces the amount of time to requilibrate but this time can still be significant with multiple openings within an hour. The biggest issue we identified within big box incubators is that the display often goes back to their preset values and don't actually reflect the environmental conditions that are actually present within. This can cause a false sense of security and lead to further incubator openings and a further decline of actual culture conditions. Based upon previous experiences, we concluded that embryos cultured in overcrowded or mismanaged incubators tend to cleave slower, have higher rates of fragmentation and lower rates of blastocyst development.

We recently performed a variety of tests on our bench top incubators to establish their performance profiles. These profiles are performed on all incubators, new and old, to determine how they function, what conditions must exist for the incubators to functions optimally, and what conditions would lead to less than optimal culture conditions. First, we found was that the surface and area temperatures in our benchtops were remarkably similar. We realized that temperature readout and display were accurate as well. Of interest, we have determined that we achieve optimal embryo development when our surface temperatures are set at 36.7° C rather than 37.0° C. We hypothesized that most likely the temperature within the reproductive tract is less than 37° C and that heat cycling of the incubator to keep our desired temperature results in an ideal temperature for embryo development[6, 7]. We have also established with our benchtop incubators that droplet temperatures will requilibrate in less than three minutes even if opened 2-3 times within a 3-4 minute span. Specifically, we found opening the incubator for 10-20 seconds and then closing for 2-3 minutes followed by opening again would simulate taking dishes out of the incubator and then replacing them. We found that the temperature would drop in 30 seconds from 36.7 to 36.3 but would recover with 2-3 minutes. We established that we could follow this pattern many times over the course of a 30 minute interval and would still get rapid temperature recovery. We determined that we could not open our incubators too much to cause long term temperature issues (> 5 minutes) but this was not true for pH. In our big box incubators we discovered that repeated door openings would cause pH issues if opened more then 2-3 times in an hour. For our bench top incubators, we found that pH drift was minimal if the incubators were opened no more then 5-6 times in an hour. We have established that pH recovery is much faster in our bench top incubators because of the gas purging mechanism as well as the low volume of gases that need to be replaced. We have determined that rate of pH equilibration in both type of incubators is a function of oil viscosity, volume of oil and size of culture micro droplets.

As previously discussed, it is the author's opinion that most incubators designed for IVF work very well. The issue that exists in many lab cultures is that embryologists try to force the incubator to adapt to their environment, which is simply not a logical request. We have found that if you determine the conditions that will allow your incubators to work at optimum levels, embryos will develop at their optimum potential. This is the key to incubator management. We have determined the performance profile for each incubator; we have also established the variables that can impact each incubator regardless of type.

After much deliberation and research, our practice chose to use a combination of big box triple gas incubators as well as bench top incubators that use a pre-mixed triple gas. We felt comfortable selecting a big box incubator because we knew we would have excellent air quality in the lab and know how to properly work within its limitations. This is an important variable to consider since embryos cultured in the large incubators are much more exposed to lab air due to their door size. We chose to use a combination of incubator types so that we could have maximum flexibility as far as dealing with patient flow, incubator space efficiency, number of cases per day, and future growth. We also chose bench top incubators as our main embryo culture incubator because we perform our IVF cases in batches, or series as they are commonly referred to. This means that the potential to open the incubators often in a short amount of time during the course of the day is very real. Another reason we chose bench top incubators was due to the high quality gases we have readily available. In our opinion, the quality of the premixed gas can be the rate-limiting factor in determining the quality of embryo culture in a bench top incubator. In many parts of the world, the ability to mix high quality gases at tight specifications on a consistent basis can be challenging. We would suggest IVF centers consider incubators that mix their own gases or use gas mixing systems if high quality pre-mixed gases cannot be readily attained. We have found that CO_2 levels can be out of range enough to impact the pH of culture systems. We have also found that the desired gas blend can be contaminated with other products or gas contaminants that can overwhelm the filter and exhaust its filtering capabilities very quickly. Bench top incubators are also a more attractive option in labs that don't have charcoal and/or potassium permanganate air filtration in their air systems to remove the volatile organic compounds (VOCS). The thoughts behind this are that these bench top incubators go into an aggressive gas purge mode every time they are opened for two minutes. We have established from testing that this purge method effectively removes any lab air and its potential contaminants. This is especially true when using in line filters which are scrubbing the gases that are purging the incubator of ambient air.

In selecting incubator types, one must be cognizant that there are subtle but important differences between the culture environment within a bench top incubator as compared to that of a big box incubator. We have already discussed that temperature levels within the big box incubator will be impacted by the duration and frequency of incubator openings. With enough door openings, we have witnessed different temperatures between the top and bottom shelves inside large incubators. Another important difference between box incubators and bench top incubators are the relative humidity levels found within the culture environment. The humidity levels within a big box incubator are close to saturation (99-100%) whereas the humidity levels in our bench top incubators rarely exceeds 90%. We found that this small difference in humidity levels (saturated vs. non-saturated) had a large impact on our culture systems. We established that media was actually evaporating from our micro droplet culture system in our bench top incubators. We found that this caused the osmolarity to significantly increase over a 6 day period. As a result of water evaporation within the media, pH values also increased significantly over this 6 day period as well[8]. We were able to correct this problem by increasing the volume of oil in our culture dishes. We determined that if there was a minimum of 1-2 mm of oil over the apex of the micro droplet, evaporation was minimized. Using this approach, the osmolarity increased slightly but the pH values remained the same. The changes in osmolarity were still within the specifications of the media company.

Another distinct variable we have found in setting up culture systems is the impact that oil viscosity has on pH equilibration within our bench top incubators. We suspect this is also an important variable in big box incubators but we only tested bench top incubators. Using a real time pH monitoring device; SAFE (Sterile Automated Fluoroscopic Evaluation) Sens® by Blood Cell Storage®, we were able to determine the length of time needed to incubate our culture dishes before they could be used. Over a series of experiments, we found that culture dishes had to be in the incubator no later than 1 PM in the afternoon to be certain that the pH would be in the correct range across all incubators by 7-730 AM the following morning. This was a great surprise to us because, like many IVF labs, culture dish preparation was often relegated to the end of the day; especially on busy days. As a result of these findings we now set up our culture dishes no later the 1 PM, regardless of how busy we are.

In summary, we believe that most, if not all, incubators designed for human IVF can produce good quality embryos as long as we use the incubators within their design specifications and we understand how they perform as well understand their limitations. It is very important to select incubators that will function in your work environment and culture. For example, big box incubators will not perform as well as bench top incubators if used where patients are grouped together and the incubator will be opened repeatedly. It is imperative to understand the levels of humidity in your incubators as well as your lab as these variables could impact the osmolarity and pH of your culture systems. Of equal concern, the amount of oil covering your micro droplets as well as the size of droplets can impact the rate of evaporation as well. The point is that it is critical that you understand how all the variables within your incubators and associated environment can impact your culture environment.

PLASTICWARE ASSOCIATED WITH EMBRYO CULTURE

As previously discussed, understanding the working dynamics of your incubators used for embryo culture is of paramount importance. Of equal consequence is the quality of materials used in the process of making culture dishes or storing media-related products. Of particular concern are any toxicity issues as related to plastic dishes used for embryo culture, tubes used for oocyte retrievals, embryo transfer catheters, tubes used for sperm preparation techniques, retrieval needles and sperm collection specimen cups[9, 10, 11].

In our lab, we only use culture dishes that have already passed a Mouse Embryo Assay (MEA). We recognize that these dishes are more expensive but we have discovered that the extensive sampling of each lot that is required to be categorized as MEA "Pass" is much greater then could possibly be performed in an IVF lab. In other words, enough dishes from each lot are tested so that there is a reduced risk of having a sub-sample error. Most labs are simply not equipped to perform such extensive testing to ensure the lot in question is indeed suitable to use. Testing one or two dishes from a sleeve of dishes representing a lot of several thousand dishes is a dangerous assumption that the entire lot is good. The possibility of creating a sub-sample error is great.

For all other materials excluding dishes, we perform an in house sperm survival assay using a known sperm donor. We have used the same donor for many years now for our diagnostic testing and plasticware quality control. For this test, we use Human Tubal Fluid medium supplemented with 5 % human serum albumin (HTF). To test a product like a centrifuge tube for example, we place 4-5 mls of HTF into the tube in question and soak it at 37° C for 72 hours in an equilibrated incubator. We then take 1-2 mls of this HTF and place it into a previously tested 5ml tube and add about 2 million sperm/ml and incubate for 48 hours at 37° C. The pH of the equilibrated media was previously established between 7.2 and 7.3.We evaluate motility as well as progression at 24 as well as 48 hours and compare the parameters to the control. Motility must be within 20% of the control sample and the control must be at least 50% motile following 48 hours of incubation. As previously discussed, we are aware that in house testing can result in a sub-sample error, but in order to reduce the potential of this occurring, we rinse any tube we are going to store media in or have sperm incubated in. We perform this extra cautionary step even with sperm tested plastic ware to reduce sub sample errors. We rinse these tubes with HTF media without protein. The reason we rinse these tubes is that we have found from previous studies that often unwashed tubes; even ones that pass MEA testing can have an impact on the total number of cells within a mouse blastocyst when fixed and stained. As a result of washing any plasticware used to store media, the amount of subtle variation in embryo development noted between storage vessels has decreased dramatically. Subtle differences we had previously observed were slower rates of cleavage, more fragmentation, and less expanded blastocysts on Day 5 of development.

Due to the ongoing issues we have had with media allocation and our fear that products might leach from the plastic over a period of time, we have greatly increased our effort to reduce media allocation to as little as possible. We only use MEA tested dishes that have been off gassed for at least 48 hours. We now prepare our culture dishes in the following manner: we first determine how many cases and volume of media/media type that will be required for oocyte or embryo culture. Once volumes have been established, we rinse a 60 mm MEA tested (Nunc®) dish with 10 mls of protein free HTF (LifeGlobal®). Before discarding this media, we rinse our fire polished glass pipettes 4-5 times with this protein free HTF. This is to remove any potential toxins from our pipettes we will be using to make our culture drops. We discard this HTF and replace it with the media we will be using for actual oocyte or embryo culture. For oocyte holding and insemination purposes (IVF or ICSI), we use Global Total for Fertilization® and for embryo culture we use Global Total® LP (low protein). For oocyte holding and insemination, we use 60 mm MEA tested dishes from Nunc® and for embryo culture we use exclusively the Embryo GPS® Dish from LifeGlobal®. We believe that the type of dish used for embryo culture is as important as the media itself. In our 60 mm dishes, we place 12 drops around the edge approximately 75-100 µl in size with three drops in the center. These dishes are covered with 13 mls of washed LifeGuard® oil. For our embryo culture dishes, we perform single embryo culture and the size of the culture drops are approximately 30-40 µl in size; these dishes are covered with 13 mls of washed LifeGuard® oil as well. It is important to note that in cases where we place the media in the culture dishes first, we never prepare more than 2 dishes at a time to reduce the potential for media evaporation. If eppendorf pipette tips must be used for culture dish preparation, be sure to perform extensive testing on these tips as the variation within lots can be very large. In addition, be sure to rinse the tips with media several times before making culture drops. This should reduce the incidence of introducing plastic toxicity within your culture system.

As previously stated, we now make every effort to have our culture dishes in the incubator no latter then 1 in the afternoon. Since we have established this policy, the often baffling differences we saw in embryo performance between dishes has been greatly reduced. In retrospect, we determined that due to insufficient equilibration times, some culture drops had the proper pH while other dishes had still not fully equilibrated. By increasing the equilibration time, this variation has been removed. It is important to emphasize again the importance of the device used to create micro drops for embryo culture. In the past, we have had eppendorf pipette tips fail our sperm assays so we have moved to glass pipettes for making culture media drops. We are also big proponents of using washed oil and storing in cool, dark places. Many media companies state you don't have to wash your culture oil but we feel this is good practice as washing oil and storing in the dark might reduce the formation or presence of peroxides that can potentially adversely impact embryo development[12].

At present, we are testing our centrifuge tubes, 14 ml snap cap tubes, 5 ml snap cap tubes, transfer catheters, retrieval needles, IUI catheters, and specimen cups using a sperm survival assay.

AIR QUALITY IN THE LAB

Maintaining optimal laboratory air quality is an important and well known aspect of embryo culture[13, 14]. Most embryologists understand that good air quality is a product of positive air pressure, HEPA filtration and the use of activated carbon and potassium permanganate filters all within the confines of a well built, air tight laboratory. HEPA filtration will remove the particulate matter from the air while the combination of carbon and potassium will literally scrub the air of VOCS. The removal of VOCS from a lab environment are the most important contaminants that should be monitored in the lab today because VOCS can come from many sources both within and outside of the lab[13].

Our experiences in dealing with VOCS have been extensive. We have also found that VOCS can originate from many different sources such as plasticware in the lab, paints used within the center and surrounding areas, as well as adhesive materials such as wrapping on instruments and those used during the construction process. When we have had VOC contamination, it has appeared to be directly embryo toxic. The impact of VOCS that we have noticed are: reduced fertilization rates, having to resort to ICSI to increase fertilization rates, more embryos failing to cleave, slower overall developmental rates, higher fragmentation rates and lower blastocyst development by Day 5. Hall et al., (1998) proposed that one family of VOCS commonly found in labs are called aldehydes, which could decrease the embryo's ability to deal with oxidative stress and make them more prone to oxidative damage[14]. Munch et al., (2014, 2015) noted that the absence of carbon filtration also resulted in the increased necessity to perform ICSI, lower fertilization rates and lower cleavage rates[14, 15]. In these studies, blastocyst developmental rates were slightly lower but not significantly. As previously stated, our laboratory has an HVAC system that creates positive pressure, has HEPA filtration as well as carbon/potassium permanganate filters and we still have to be concerned with VOCS within our lab. The reason for this is that most of the VOCS we have in our lab come from the plasticware we use within the lab. We know this is true because all the materials we used to build the lab were screened for VOCS prior to construction. This is an important detail to note because when trying to determine the sources of contamination, building material sources are imperative. Following testing, we found that aldehydes were the main contaminant and most likely the plasticware within the lab was the culprit. We also tested our oil from our culture dishes and found that the aldehydes were highly oil soluble. We found that aldehyde levels tended to be higher in our big box incubators rather than the bench top incubators. We are not certain why this is but have postulated that the aggressive purging mode in the bench top incubators does not allow the contaminants a chance to solubilize into the oil.

To keep contamination levels to a minimum in our lab; we have adopted a policy of not off gassing any materials until the end of the day when all incubators are closed for the day. In addition, we have a strict policy of off gassing our plastic ware for at least 48 hours prior to use. We also reduced to a minimum the amount of material we will aliquot into washed plastic ware. We will not use media that has been in a plastic container for more than three days in case leaching from the plastic has occurred. We try to use glass as much as possible for pipetting or making dishes as we feel glass is less likely to introduce any potential contaminates commonly found in plastic.

Highly successful IVF centers have many different aspects that make them successful but most, if not all, have an extensive HVAC system that is capable of scrubbing the air for VOCS[16]. Air quality is an important aspect when trying to have consistently high outcomes. A good air system will remove many of the seasonal effects noted in labs without HVAC systems and will reduce the impact of changing air quality around the center. Air quality is more variable in dense urban settings then in areas with less traffic, etc. A well-built lab using clean/tested materials that is air tight and supplies positive pressure will reduce variation within the lab. This variation in embryo development can often be attributed to seasonal air quality changes or changes associated with the environment around the lab. A well designed HVAC system will ensure that culture systems are free of air contaminants and will allow the embryo to reach their maximum potential.

IMPACT OF SPERM QUALITY ON RESULTING EMBRYO QUALITY

Up to this point, we have discussed variables that can have a direct impact on the quality of an embryo culture system. Although sperm preparation is not normally considered an aspect of embryo culture, sperm integrity can impact rate of embryo development and have a significant effect on pregnancy outcomes[18, 19, 20]. Today, the majority of labs are culturing embryos to the blastocyst stage and often the impact of paternal contribution is not seen until later in development after day 3[20]. In our laboratory, we have noticed that high quality embryos are present on Day 3 but by Day5/6, the percentage and quality of blastocysts is much lower. Upon further evaluation, many of these cases were male factor or samples with high levels of DNA fragmentation as previously reported[19].

Therefore, we believe that quality of sperm should be taken into account when evaluating the efficacy of one's culture system. Our experiences have been that we should expect lower blastocyst development rates in male factor cases or cases with severe DNA fragmentation. We know that this lower rate is not a reflection of our culture system but rather on patient etiology. In order to reduce the impact of DNA fragmentation on embryo development, we use swim out procedures whenever possible or four density gradient centrifugation as well. We will never centrifuge a sample for more then 20-30 minutes at more than 250 g's. Our experience has been that by using these two preparation procedures and this centrifugation speed, we have improved the quality of sperm we are working with in terms of DNA integrity. Adapting these techniques has helped us improve blastocyst development in male factor cases.

When establishing criteria for embryo culture systems, optimizing sperm parameters should be one of the variables that have a high value placed upon it. Sperm preparation and subsequent quality will have a large impact on one's culture system and rate of blastocyst development. In our opinion, optimized sperm preparation can greatly improve the developmental rates of embryos within established culture systems.

IMPACT OF FOLLICULAR STIMULATION TRAITS

At the onset of this chapter, we had stated how our laboratory has taken a broader, more encompassing outlook on the variables that can impact a culture system. An area that we think embryologists should consider when evaluating the effectiveness of their culture systems are the impact of follicular stimulation traits on embryo quality and outcomes. Due to the inherent inefficiency of human embryo development, much emphasis has been placed upon improving the quality of the follicular stimulation to improve the quality of the resulting oocytes[21]. In our own practice, we have begun to assess the impact of several variables on our culture system and therefore outcomes. One variable of interest to us was the impact of days of follicular stimulation on outcomes. As noted in Table 1, the clinical pregnancy rates between 7 and 15 days of follicular stimulation range between 65 and 83%. This data indirectly indicates that human oocytes gain nucleic and cytoplasmic competence over a wide period of 7 days or more. Most likely, number of days of stimulation appears to not have a noticeable impact on our culture system efficiency to produce high quality embryos. However, each practice should determine if this or other variables have an impact on their culture systems. Each center manages the follicular response of each patient differently, which could potentially have a great impact on the quality of oocytes and thus embryos.

Table 1 Pregnancy Rates by Days of Follicular Stimulation

Stimulation Days	Number of Patients	Biochemical Pregnancy	Clinical Pregnancy
7-8	65	75%	65%
9	157	71%	61%
10	186	70%	60%
11	139	67%	57%
12	58	66%	55%
13	19	53%	47%
14-15	6	83%	83%

As previously mentioned, human embryo development is not very efficient. This observation is most likely true because of the infertile population infertility centers are working with and the reduced ovarian function or endocrine imbalances many of these patients have. In most instances, the number of oocytes retrieved is a good indication of overall ovarian function and oocyte competence. For example, a patient who produces 20 oocytes on the same gonadotropin dosage as a patient that produces 5 eggs, most likely has better oocyte competency than the patient with 5 oocytes. An indication that this might be true is found in the table below. The experience we have at our clinic is that as the number of mature oocytes retrieved increases, the ongoing pregnancy rate increases as well. As noted in Table 2, the pregnancy rate increases significantly from 41% to 70 when we get more mature oocytes.

Furthermore, the aforementioned data also indicates that the highest pregnancy rates are achieved when we get 11 or more oocytes. Collectively, the data from both tables indicate that number of days of stimulation might not impact the quality of embryos placed into culture but that the number of oocytes retrieved might be an important parameter to evaluate when looking at variables that can impact your embryo culture system.

These are but two examples of parameters associated with follicular stimulation and how they could impact embryo culture. We strongly suggest that each center should evaluate their own data to determine what variables come may influence culture conditions. There are potentially possible stimulation factors that could serve as a performance indicator for oocyte and embryo quality which could function as benchmarks for your embryo culture stem.

EMBRYONIC DEVELOPMENTAL TRAITS AS PERFORMANCE INDICATORS

The majority of IVF centers implement static embryo evaluation methods to score the morphological attributes of a given embryo. The goal of any embryologist when evaluating embryos is to safely assess morphological and developmental differences between sibling embryos. Assessing differences

Table 2 Effect of Mature Oocytes Retrieved on Clinical Outcomes

Number of Mature Eggs	Number of Patients	Biochemical Pregnancy	Clinical Pregnancy	P Value
≤5	88	48%	41%	0.01
6-10	168	60%	46%	0.01
11-15	175	78%	68%	0.14
16-20	95	80%	72%	0.11
≥21	114	78%	70%	0.11

between embryos is paramount in order to select the best embryos for transfer or cryopreservation. Evaluating embryos and noting the differences between embryos can also serve as indicators as to how well your culture systems are performing. We have long advocated that rate of embryonic development within specific time intervals can access how optimized your culture conditions are and can also serve as an indicator of embryo quality for a certain patient. These specific embryonic characteristics that are noted at specific times can help establish benchmarks for your lab. In other words, if you have cleavage rate benchmarks for your laboratory, you can quickly ascertain if embryos are developing correctly in your current lab embryo culture environment or if the traits you are noticing are specific to a certain patient.

We have found in our center that in order to have a meaningful embryo evaluation system, you must establish strict guidelines in order to develop some sense of embryo kinetics. You have to keep in mind that embryo development is a cumulative event and you must establish benchmarks to determine if developmental rates are optimal or within normal values. In our laboratory, we have established an embryo evaluation system that has allowed us to select what we believe are the most competent embryos from a cohort of sibling embryos. Our evaluation process is as follows: after placing normally fertilized zygotes in culture, zygotes are evaluated 24-26 hours post insemination or ICSI for early cleavage or disappearance of pronuclei. Embryos are also evaluated 48-50 hours post retrieval to score for the incidence of 4-cell embryos (Day 2). On Day 3, embryos are evaluated 72-74 hours post retrieval to score the incidence of 8-12 cell compacting embryos.

There are still limitations to this method as it's strictly based upon morphological developmental traits. These traits cannot select out embryos that are chromosomally abnormal and still does not allow for routine application of single embryo transfer across all age groups.

The following tables demonstrate the impact of certain developmental traits on the rate of blastocyst and high quality blastocyst development.

One of the first parameters that we evaluated was the impact of insemination type on blastocyst development and the proportion that become high quality blastocysts. Table 3 indicates that ICSI has a statistical impact on blastocyst development. The data does show a distinct advantage for better blastocyst development derived from conventional insemination. ICSI did not impact the proportion of blastocysts that were considered of high quality. As a result of this fact, we will expect to have lower blastocyst development rates when we are using ICSI and that it is not reflect of our over culture system.

The data in Table 4 reveals that embryos having undergone syngamy or having cleaved to the 2-cell stage 24 hours post-insemination or ICSI have higher ($P < 0.05$) rates of blastocyst development then zygotes that still have visible nuclei at this time of observation. We also noted that zygotes that cleaved beyond the 2-cell stage at this time interval had lower ($P < 0.05$) rates of blastocyst development and proportion of high quality blastocysts when compared to the other groups. This data suggests that early cleavage or syngamy might be a good performance indicator of how well a particular patient will perform in culture and if this trend is present with most patients; how well the culture systems are performing as well. We have established benchmarks in our lab concerning Day 1 PM characteristics to help us determine if our culture systems are running at optimum levels. Our minimum threshold for number of 0 PN and 2-cells is: 25% and 20%, respectively. We will begin to investigate our culture systems if the percentage of oocytes undergoing syngamy or early cleavage falls below these thresholds. If we find these values dropping, we will also examine if this could possibly be related to certain patients with poor diagnosis.

Data found in Table 5 indicates that stage of embryo approximately 48 hours post-retrieval has a significant impact on blastocyst development as well as quality. In particular, embryos that are 4-cells on Day 2 have higher ($P < 0.05$) rates of blastocyst development and quality then embryos that were two or three cells at the same time of observation. Embryos that were more advanced on Day 2 also had decreased rates of blastocyst development when compared to

Table 3 Effect of Insemination Type on Blastocyst Development and Quality

Insemination Method	Number	Number of Blasts (%)	Number of High Quality Blasts (%)
IVF	4628	2596 (56.1%)[a]	1310 (50.5%)[a]
ICSI	3804	2006 (52.7%)[b]	999 (49.8%)[a]

[a]$P < 0.05$

Table 4 Day 1 PM Characteristics Score and Blastocyst Development

Disposition Day 1 PM	Number	Number of Blasts (%)	Number of High Quality Blasts (%)
2 PN	4412	1772 (47.2%)[a]	824 (46.5%)[a]
0 PN	2785	1503 (59.0%)[b]	750 (49.9%)[b]
2 Cells	2051	1267 (65.6%)[c]	709 (56%)[c]
> 2 Cells	189	71 (40.6%)[d]	29 (40.8%)[d]

[a,b,c,d]$P < 0.05$

Table 5 Day 2 Stage and Proportion That Develop to the Blastocyst Stage

Cell Stage	Number	Number of Blasts (%)	Number of High Quality Blasts (%)
2	1523	606 (46%)[a]	268 (44.2%)[a]
3	906	294 (36.6%)[b]	130 (44.2%)[b]
4	4798	2965 (65.8%)[c]	1685 (56.8%)[c]
5-6	1871	767 (44.3%)[d]	259 (33.8%)[d]
> 6	275	65 (25.9%)[e]	11 (16.9%)[e]

[a,b,c,d,e]$P < 0.05$

embryos that were at the 4-cell stage (Table 5). This data indicates that initial cleavage characteristics have an impact on blastocyst development and quality.

As a result of the data found in Table 5, we use initial cleavage characteristics as one of our performance indicators. We have also used the data to establish benchmarks in our lab on what percentage of embryos we should expect to be 4-cells approximately 48 hours post retrieval. We have found based upon our follicular stimulation protocols, patient characteristics and laboratory culture condition's, we should expect 50% of our embryos to be at the 4-cell stage. If we find that we are not achieving this benchmark on a consistent basis, we will investigate the culture conditions and all the supporting materials as well as variables that could be impacting this. We will also research the current patient population to see if this is a patient issue and not a lab matter.

Data found in Table 6 continues to indicate that initial cleavage characteristics have an important impact on blastocyst development and quality. Data in Table 6 reveals that embryos that are between the 8 and 12 cells stage approximately 72 hours post retrieval have the highest rate of blastocyst and high quality blastocyst development. Embryos with less than 8-cells on Day 3 have a lower potential for reaching the blastocyst stage.

Based upon the data found in Table 6, we also use Day 3 cleavage characteristics as one of our performance indicators. Just like we did with our data for Day 2 embryos, we have also established benchmarks for what percentage of embryos should be between 8- 12 cells 72 hours post retrieval. Within our set of conditions, we established a minimum threshold of 68% of embryos on Day 3 should possess between 8 and 12 cells. As previously mentioned, we use this information to help determine if our lab culture conditions are optimal. Although the data is not presented here, we have found that incidence of compaction on Day 3 is also associated with high levels of blastocyst development and quality.

In summary, the collective value of the data presented in Tables 3-6 reveals that insemination type and rate of embryo development during the first three days of development may be predictive of subsequent blastocyst development as well as the quality of the blastocysts formed. This data reveals that evaluation of embryos is a cumulative process. Embryologists should be mindful of the previous developmental rates as well as particular stages of the embryos during the time of evaluation. These data indicate that rate of development or morphokinetics is an important tool when selecting the most viable embryos for replacement. This data also indicates that the rate of cleavage during the first three days of culture can serve as performance indicators in an IVF laboratory. Performance indicators should be established for each lab to account for all the variables that can influence these unique values. For example, how each center performs follicular stimulation, prepares the sperm sample, and manages their incubators will directly impact the values that will serve as performance indicators as well as benchmarks.

Table 6 Day 3 Cell Stage and its Effect on Blastocyst Development

Cell Stage	Number	Number of Blasts (%)	Number of High Quality Blasts (%)
< 6	799	162 (21.7%)[a]	39 (24.1%)[a]
6-7	1805	693 (40.9%)[b]	277 (40%)[b]
8-10	5728	3381 (62.2%)[c]	1798 (53.2%)[c]
11-12	644	388 (62.6%)[d]	202 (52.1%)[d]
> 12	121	71 (62.3%)[e]	36 (50.7%)[e]

a,b,c,d,e $P < 0.05$

CONCLUSION

Embryo culture conditions can be greatly impacted or influenced by a wide variety of factors. Our experiences have shown that incubators designed for human embryo culture can grow high quality embryos. In order to do so, embryologists need to understand their needs and familiarize themselves with the specifics for the incubator(s) they have in mind. In order to determine which incubators are best for a practice, embryologists should determine their patient volume, how often are patients treated (continuous vs. series), space, quality of gases and type of culture system utilized.

The quality of plastic ware used for embryo culture cannot be over emphasized. In our opinion, the quality of the culture system is often only as good as the materials used. We believe that using MEA tested dishes and rinsed plastic ware will improve embryonic development and reduce variation. We also believe that using sperm survival assays will detect overtly toxic products from being used in the lab. Likewise, quality of sperm preparations can also have an impact on embryo development; particularly following day 3 when the paternal contribution is evident.

A variable that can also impact the performance of embryos within a culture system is the impact of follicular stimulation. In our practice, we determined that number of oocytes retrieved can impact outcomes and thus embryo quality. IVF centers should look at the impact of follicular stimulation methods to see how these can impact their culture systems.

Performance indicators are very useful when trying to determine if the culture systems are optimized. In our lab, we have established that early cleavage on Day 1 is a positive indicator for blastocyst development and quality. We also established that cleavage characteristics on Days 2 and 3 are important in predicting blastocyst development and quality. We had also determined that the use of ICSI in our center reduced the proportion of embryos that became blastocysts. By establishing these performance indicators, we were also able to establish benchmarks that are very useful in determining if our culture systems are functioning at their optimal levels.

Works Cited

1. Lesse H.J. Metabolism of the preimplantation mammalian embryo. Oxford Rev. Reprod. Biol. 1991; 13: 35-72.

2. Swain J. Decisions for the IVF laboratory: comparative analysis of embryo culture incubators. 2014; 28: 535-547.
3. Zhang JQ, Li XL, Peng Y, Guo X, Heng BC, Tong GQ. Reduction in exposure of human embryos outside the incubator enhances embryo quality and blastulation rate. Reproductive Biomedicine Online. 2010; 20: 510-515.
4. Chou J. Electrochemical Sensors. In: Hazardous Gas Monitors: A practical Guide to Selection, Operation and Applications. McGraw Hill: New York; 1999: 27-35.
5. Chou J. Infrared Sensors. In: Hazardous Gas Monitors: A practical Guide to Selection, Operation and Applications. McGraw Hill: New York; 1999: 55-72.
6. Hunter R.H. Temperature gradients in female reproductive tissues. Reproductive Biomedicine Online. 2012; 24: 377-380.
7. Lee Higdon H, Blackhurst D, Boone W. Incubator management in an assisted reproductive technology laboratory. Fertility and Sterility. 2008; 89(3): 703-710.
8. Stemm K, Watchter K, Wiemer K. Analysis of embryo culture media pH changes during incubator use and media evaporation under oil using a continuous pH monitoring system. American Society for Reproductive Medicine Abstracts. 2015; 104(3): e318-e319.
9. Nijs M, Franssen K, Cox A, Wissman D, Ruis H, Ombelet W. Reprotoxicity of intrauterine insemination and in vitro fertilization-embryo transfer disposables and products: a 4-year survey. Fertility and Sterility. 2009; 92 (2): 527-535.
10. Lane M, Mitchell M, Cashman K, Feil D, Wakefield S, Zander-Fox D. To QC or not to QC: the key to a consistent laboratory? Reproduction and Development. 2008; 20: 23-32.
11. Ray BD, Mcdermott A, Wardle PG, Corrigan E, Mitchell JD, Mclaughlin EA, Sykes JA, Foster PA, Hull MG, Soper C. In vitro fertilization: fertilization failure due to toxic catheters. Journal of in Vitro Fertilization and Embryo Transfer. 1987; 4(1): 58-61.
12. Hughes PM, Morbeck DE, Hudson SB, Fredrickson JR, Walker DL, Coddington CC. Peroxides in mineral oil used for in vitro fertilization: defining limits of standard quality control assays. Journal of Assisted Reproduction and Genetics. 2010; 27(2-3): 87-92.
13. Cohen J, Gilligan A, Esposito W, Schimmel T, Dale B. Ambient air and its potential effects on conception in vitro. Human Reproduction. 1997; 12(8): 1742-1749.
14. Hall J, Gilligan A. Schimmel T, Cecchi, M, Cohen J. The origins, effects and control of air pollution in laboratories used for embryo culture. Human Reproduction. 1998: 13 (Supplement 4):146-155.
15. Munch EM, Sparks AE, Van Voorhis BJ, Duran EH. Poor laboratory air quality and its impact on early embryo development. Fertility and Sterility. 2014; 101(2): e14-e14.
16. Munch EM, Sparks AE, Van Voorhis BJ, Duran EH. Lack of carbon air filtration impacts early embryo development. Journal of Assisted Reproduction and Genetics. 2015; 32(7): 1009-1017.
17. Van Voorhis BJ, Thomas M, Surrey ES, Sparks A. What do consistently high-performing in vitro fertilization programs in the U.S. do? Fertility and Sterility. 2010; 94: 1346-1349.
18. Yelumalai S, Kashir J, Jones C, Bagheri H, Oo SL, McLaren L, Coward K. Clinician – induced (iatrogenic) damage incurred during human infertility treatment: Detrimental effects of sperm selection methods and cryopreservation upon the viability, DNA integrity, and function of human sperm. Asian Pacific Journal of Reproduction 2012; 1 (1): 69-75.
19. Avendano C, Franchi A, Duran H, Oehninger S. DNA fragmentation of normal spermatozoa negatively impacts embryo quality and intracytoplasmic sperm injection outcome. Fertility and Sterility 2010; 94(2): 549-557.
20. Tesarik J, Greco E, Mendoza C. Late, but not early, paternal effect on human embryo development is related to sperm DNA fragmentation. Human Reproduction 2004; 19(3): 611-615.
21. Muasher SJ, Abdallah RT, Hubayter ZR. Optimal stimulation protocols for in vitro fertilization. Fertility and Sterility 2006; 86(2): 267-273.

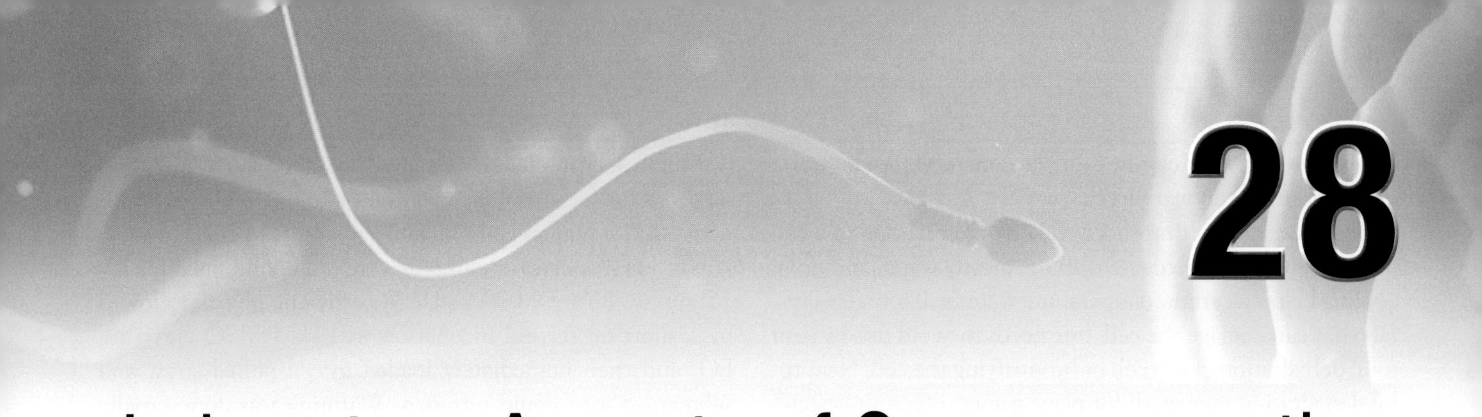

28

Laboratory Aspects of Cryopreservation of Embryos and Gametes

James J. Stachecki

INTRODUCTION

Almost every IVF clinic around the world stores spare gametes and embryos. Modern methods of cryopreservation, known as rapid cooling and commonly referred to as vitrification, have proven very effective. In order to run a successful cryopreservation program and achieve high clinical pregnancy and take home baby rates, an embryology lab must be well prepared. This is no easy task as it involves careful organization, constant quality control, and detailed knowledge of the procedure. This chapter will review the major details involved in running a successful cryopreservation lab.

IVF laboratories have been cryopreserving spare embryos for more than 30 years. There is no doubt that the technique can work and has great value in the IVF industry. Today the field has changed quite markedly from equilibrium slow-cooling[1] towards a quicker methodology of rapid-cooling. However, from a basic cryobiological standpoint nothing has really changed. The more recent technique of rapid-cooling is called vitrification by most, despite the fact that slow-cooling was also vitrification. The confusion between slow-cooling and vitrification continues, perpetuated by inconsistencies in the literature.

The main reason for cryopreserving gametes and embryos is because clinics usually produce in excess of what can be transferred at one time and the remainder can be stored for later use. Single embryo transfer (SET) is becoming more popular and is as efficient as transferring multiple embryos, without the risk of producing more than one fetus. Multiples dramatically increase the risks and costs of a pregnancy, and thus replacing only a single embryo would be beneficial[2, 3]. Additionally, there are reasons why frozen embryo transfers (FET) would be even more successful than fresh transfers, namely embryo-endometrial asynchrony (reviewed in another chapter of this book)[4]. The rapid progression of this technology has put a strain on the embryology lab to become effective and efficient embryo storage specialists. Despite the incredible success some clinics have had with vitrification (>70% clinical pregnancies), other labs have not done as well. There are a myrid of factors that must be carefully orchestrated in order to achieve a high percentage of healthy, viable embryos after storage.

FUNDAMENTALS OF VITRIFICATION

In order to have a successful cryopreservation program, one must first understand the fundamentals of cellular cryopreservation. Understanding the basic concepts, and not just the working protocols, is invaluable when problems arise in the lab during a vitrification procedure. Knowing how to deal with these problems will help in sustaining a successful cryo lab.

The only method of stable and long-term (practically infinite) preservation and storage of any perishable biological materials, particularly cells, is to keep them in the glassy (vitreous) state. This was apparent to Father Luyet when he titled his pioneering work "The *vitrification* of organic colloids and of protoplasm" and "Revival of frog's spermatozoa *vitrified* in liquid air"[5, 6]. He and other *"pioneers of the cryobiological frontiers"* including Lovelock, Meryman, Mazur, Polge, Smith, Levitt, Farrant, and Willadsen, clearly understood some 40-80 years ago that only a glassy state would insure stable and non-lethal preservation of cells[7-10]. With time, we saw the development of a variety of biopreservation methods, such as slow-cooling, ultra rapid cooling, and kinetic vitrification[11, 12]. It was Luyet's work, which would make cryopreservation a science. From the outset, he recognized that ice damage must be avoided and vitrification could be a method for long-term preservation of cell viability[6].

The basic concept for successful cryopreservation of a cell is relatively simple. Because cells are mostly water, and upon cooling below a certain temperature, water will form ice crystals that can damage the cell, one needs to avoid this by near total dehydration of the cell or by vitrifying the cell. Near total dehydration may work for plant gametes (certain species of pollen and seeds), but has not been successful for mammalian oocytes or embryos. Therefore, the only option would be vitrification. In its most simplest form the cell needs either 1) to be partially dehydrated, loaded with cryoprotectants (basically alcohols) that can intercalate between water molecules and inhibit crystalline formation upon cooling, and cooled at an appropriate rate to obtain a glassy state inside the cell or 2) simply cooled at an extremely rapid rate to obtain a glassy state inside the cell, without the need for dehydration or cryoprotectants (kinetic vitrification)[11-13]. Although kinetic vitrification is possible, it is far too costly and cumbersome to be used in IVF clinics today. Thus, dehydration along with the use of permeating cryoprotectants and rapid-cooling by plunging into LN_2 at room temperature is the method of choice today for human oocytes and embryos.

VITRIFICATION METHODS OVERVIEW

There are two basic rapid-cooling or vitrification methods in use today. The DMSO method and those that do not use DMSO as a cryoprotectant[14, 15]. Both are very effective but have major differences[16, 17]. Understanding these differences will be helpful in choosing the appropriate method for your lab.

DMSO methods

The work of Vajta et al. 1998 with bovine embryos changed history. They demonstrated that DMSO worked very well as a cryoprotectant if used below a certain concentration to eliminate cellular toxicity. This meant that more water would be inside the cell. Therefore to avoid IIF, a rapid cooling rate was needed. In order to solve this problem they used very small volumes of media (1-2ul) in the open end of a tiny straw and direct submersion into liquid nitrogen. Soon everyone jumped on the bandwagon of "vitrification" using DMSO and very rapid cooling rates. The effectiveness of vitrification by this "new method" in animals led to a flurry of human studies. New theories soon became prevalent in the literature. Among these theories, the most popular were that high concentrations of cryoprotectants were toxic and exposure to the final solution with the highest concentration should be reduced to 60 seconds or less[18-23]; and, the faster the cooling rate, the better the survival. From the early 2000's the simple adaptation of Vajta's methodology to human oocytes and embryos allowed clinics around the globe to successfully store tens of thousands of cells and produce thousands of "vitrified" babies.

Vajta's open-pulled straw paper[14] detailed the formula and methods for successful vitrification of bovine embryos and is now used for human embryos and gametes. The basic method is as follows: oocytes or embryos were pre-equilibrated for 10-15 min in 7.5% DMSO and 7.5% ethylene glycol, followed by a short 60 second incubation in 15% DMSO and 15% EG, and then immediately loaded into a pulled straw and submerged into liquid nitrogen. Warming was done rapidly by removal of the straw from liquid nitrogen and submersion into 37°C buffered media containing 1M sucrose. The cells were then rehydrated by incubation through a series media with reduced sucrose concentration. This methodology has changed little in the past 18 years. The initial success at the turn of the century led to the commercial production of vitrification media by numerous manufacturers; all copying the same basic formula.

To avoid intracellular ice (IIF) from occurring, or at least minimize it, the cooling and warming rate needed to be relatively high (generally >5,000C/min). In order to achieve this, several new storage devices were developed and tested. The open pulled straw was good, but manufacturers wanted something of their own they could sell. Soon a variety of plastic straw and spatula devices were developed including the cryo-top, cryo-tip, cryo-leaf, and nylon loops that all allowed direct contact with liquid nitrogen and micro volumes that were able to increase the vitrification speed considerably; in the order of >15,000°C/min. Clinics testing these new devices soon reported high survival rates[20, 22, 24-34]. Some of these devices including micro-secure, CBS high security vitrification straw, rapid-i, cryo-pette, the conventional 0.25cc straw and 0.5cc straw etc. are closed so that the cells do not contact liquid nitrogen, thus avoiding any potential contaminants[35-38].

Although the DMSO/EG method has been widely accepted and is used worldwide, the major drawbacks are the potential toxicity of DMSO, short equilibration time, large learning curve to perfect the method, and cost of the tiny storage devices. DMSO is a very good vitrificant, however it is one of the most toxic[39, 40]. Therefore, exposure of oocytes or embryos to concentration above 6M is not recommended. More concentrated solutions of DMSO, above 6M, are toxic and lead to cell death. Exposure times for the 7.5% solutions range from 5-15min. Because the cryoprotectant concentration is half of the working vitrification solution, the longer exposure time has no overt negative effect. However, when the full strength vitrification solution of 15% DMSO and 15% EG is used, the exposure time must be reduced to around 30-90sec. Longer times that would allow better equilibration (more dehydration and increased loading of cryoprotectants) prove toxic. The end result is that the cells are not completely equilibrated with the cryoprotectants and thus have more water inside. The technical skill in getting the timing correct and loading the cells onto/into the storage device in the allotted time period has led to variable results[41]. Furthermore, the reduced time in full strength vitrification solution is not enough to allow the cryoprotectants to reach the inner cell mass cells (ICM) and protect them. Because blastocysts are morphologically very different from a non-cavitating cleavage-stage embryo, their freezing has presented different challenges. The main problem is that the blastocoel is made up mainly of water that can form ice crystals when the temperature is lowered, and thus cause damage to the ICM and trophectoderm. To overcome this problem some investigators have tried collapsing the blastocoel either by pipetting the blastocyst in and out of a fine bore pipette or by rupturing it using an intracytoplasmic sperm injection (ICSI) needle or similar device[27, 30, 42]. Although these papers report increased survival rates using these methods, the obvious drawback is that an additional procedural step is involved that is potentially damaging to the embryo. The collapse is necessary with expanding blastocysts over 150um in size[17]. The rupture of the trophectoderm allows cryoprotectants rapid access to the ICM allowing them to be successfully vitrified. In conclusion, DMSO systems work well despite the above mentioned issues. However, not every lab has achieved great results and variability in success rates within and between labs still exist.

There are several emerging concepts in the field that are worth mentioning. Kuwayama's split with the Kitazato corporation, led him to rethink his DMSO system which resulted in CryoTec™. A modification of the basic DMSO system but with hydroxypropylcellulose (HPC) rather than human serum albumin (HSA) as a protein source. HPC like albumin is a plasma volume expander, effectively reducing water (available to form ice crystals) and increasing solution viscosity. HPC unlike HSA, is a fully synthetic macromolecule, thus avoiding endotoxin and other possible contaminants. Coello et al.,[43] and Mori et al.,[44] recently showed that HPC and trehalose were safe substitutes for HSA and sucrose for vitrification of oocytes or embryos, and that there was no difference between survival rates, embryo development, and pregnancy rates.

Non-DMSO methods

Despite the variety of companies that offer a vitrification system, they are all basically the same. However, not every system uses DMSO. There is one other method that is vastly different, yet very successful for vitrification of eggs and embryos. Shortly after the open-pulled straw paper came out, Stachecki developed a very different vitrification system and later published on the S^3 method[15, 45]. It was based on the fact that slow-cooling is also vitrification, and that this could be achieved in a relatively large container; namely a 0.25cc straw. The system was developed around the simple, inexpensive, closed, sterile cryo-straw as the storage container of choice. To avoid the shortcomings of the Vajta method, no DMSO was used, thus avoiding the cryoprotectant toxicity problem. Higher concentrations of cryoprotectants were used without cell toxicity[15, 46]. Combined with longer exposure times in the final vitrification solution, less water and more cryoprotectant in the cells creates a meta-stable environment, preparing the cells better for storage[16].

Recently, hyaluronate has been added to the formula. Hyaluronate is known for its beneficial embryo growth and development properities, as well as its ability to increase viscosity[47-52]. The new and improved system was called I.C.E. vitrification, and represented a significant improvement in an already viable system[46].

Briefly, the protocol for the ICE vitrification system is as follows. Vitrification is a 3 step protocol: 5min, 5min, and 2min for blastocysts, and 5min, 2.5min, and 5min for oocytes and cleavage-stage embryos. The dual pre-vitrification steps allow for a step-wise dehydration and cryoprotectant loading of the cells. The final step is longer than in other protocols and provides time for final dehydration and cryoprotectant loading, a more relaxed time-frame for completing the procedure, as well as more time to prepare a larger number of cells for storage. Although not recommended, the exposure times are flexible enough that even longer time periods, of several minutes more, have resulted in cell survival. In addition, blastocysts do not need to be collapsed prior to storage as the longer loading times and higher cryoprotectant concentration allows for adequate ICM protection[15]. The warming protocol is dependent upon the type and size of storage container used. This can simply be submersion in 37°C media (for micro-volume, open devices) or it may require an initial warming in air, when larger containers and volumes of media are used (i.e. 0.25cc straw). After warming, the cells are collected and gradually rehydrated in a series of 5 steps. All combined, a slower cooling and warming rate is required, allowing for even larger containers (any container less than 1ml will work) and more volume to be used (although not necessary), while still achieving the required rates for successful vitrification. The protocol is very forgiving allowing leeway in most every step and almost no learning curve is required. The overall results are similar to results with DMSO[46].

In summary, both DMSO and the ICE vitrification system continue to work very well for many clinics. The DMSO system, although successful, is confined to rapid loading times, the use of micro-volume containers, and blastocoel collapse (at least for the larger blastocysts). The ICE vitrification system is a bit more forgiving in that any container can be used including 0.5cc straws, significantly more time is allowed for loading, no blastocoel collapse is needed, and the learning curve is short.

VITRIFICATION AND WARMING PROCEDURES: UNDERSTANDING THE PROTOCOL

It is important to understand, at the very least, the basic concept for every step of a procedure. One can find many examples of methods that do not make good "biological sense".

A method may "work", but some or all of the steps could be theoretically incorrect or flawed. Knowing why and how to do a procedure properly will help with its overall success. Manufacturer protocols should be carefully analyzed and questioned! We will now take a careful look at the basic vitrification protocols for gametes and embryos that are used in both the DMSO and DMSO-free systems.

Both vitrification systems use a pre-equilibration step or series of steps to begin dehydrating the cells and load them with cryoprotectant(s). This step is usually done at room temperature (23°C) for a period of 5-15 min. The exposure time (2 min or greater) allows adequate time for the cells to reach equilibrium. Higher temperatures will allow equilibration to occur faster, but could also increase the possibility of chemical toxicity. Conversely, lower temperatures (20°C or lower) may require longer incubation times to reach equilibrium. Some of the DMSO protocols require a series of drops to be used and the drops merged together in order to cause a more gradual cryoprotectant gradient, but if the drops do not mix well, some cells may be exposed to more or less cryoprotectant, leading to variability in these types of protocols. Why not simply have a defined set of solutions so each and every cell is exposed to the same concentration of chemicals? The final vitrification step in the DMSO protocol uses twice the concentration of permeable cryoprotectant, 15% DMSO and 15% ethylene glycol. At this relatively high concentration, exposure is limited to 45-90 sec before plunging in LN_2. This allows some additional dehydration and loading to occur, but most likely, is not enough time to reach equilibrium. A longer time may result in cellular damage or demise from DMSO toxicity, therefore this step must be performed correctly to ensure good results. Micro-volume storage devices are also needed, as the cooling rate (dependant on the amount of water/cryoprotectant concentration in the cell) must be rapid enough (>5000°C/min) to avoid ice nucleation upon cooling. By contrast, the ICE vitrification final step can be as long as 2-5 min, depending if embryos or gametes are being cryopreserved. The lack of DMSO in this media allows for a higher concentration of cryoprotectant and longer times to be used without chemical toxicity and cell damage. Therefore even when incubating cells for the full amount of time (2 min or 5 min) 100% cell survival can be acheived. Larger storage containers including a 0.5cc straw can be used with the ICE DMSO-free system, as the cooling rate does not need to be nearly as fast as with the DMSO system, due to the higher degree of cellular dehydration and cryoprotectant loading that has occurred[16].

For warming, a rapid rate is required to avoid further ice crystallization and growth. In the DMSO system, typically a large drop (500ul to 4ml) at 37°C is suggested for warming the micro-volume device containing the embryos or gametes. Using cooler temperatures could allow more time for ice recrystallization to occur. Furthermore, higher temperatures of over 40°C may cause cell damage from heat and/or if too much cryoprotectant solution was used (>1ul), there is potential for the small drop of vitrified solution to crack, potentially damaging the cell therein. Devitrification happens rapidly (at 37°C; less than 1sec), and the cells are recovered and rehydrated over a series of 3 steps. Gradual rehydration, typically with a decreasing sucrose concentration, is necessary as too rapid a rehydration (generally >1/3 cell volume at a time) can incur cell damage. One protocol required moving the cells from one drop to the next lower concentration drop while carrying over a relatively large volume of media, thereby diluting the sucrose out more gradually. However, if the steps were too large, why not add an intermediate concentration, as moving media from one drop to another is not accurate and again leads to a great deal of variability and could negatively affect results.

The DMSO-free system has a similar warming step, but it differs depending upon what storage device was used. If a larger device such as a 0.25cc cryo-straw was used, then direct plunging into a 37°C media drop would be too fast and could cause fracturing, similar to what happens if an ice cube were placed in a glass of warm water. Therefore, a slower initial pre-warming step is required and is accomplished by holding in room temperature air for 3-7sec and then submerging directly into 30°C-37°C media for 10sec. Once the cells are warmed they can be collected and rehydrated. Rehydration is similar, but done more gradually over 5 chemically defined steps to ensure a slower consistent uptake of water. Although 3 steps may be adequate for most cells, the 5 step system can help minimize damage to even the weakest cells. Knowing the basic theory behind each step of a procedure will allow one to improve existing protocols, know what steps in a protocol are critical, and know which protocols may be faulty.

VITRIFICATION SYSTEMS

The embryology lab now has to make several important choices including what media to use, what company to get it from, and which device (storage system) to use. This can be a bit overwhelming as there are many products to choose from.

One thing to consider is that clinics are dependent upon commercial manufacturers for vitrification solutions and devices. Although some aspect of quality control has occurred, it is up to the embryologist to find out what that is, and if it is good enough. Even if a product has a CE mark or FDA clearance, that does not mean that it has gone through rigorous testing and quality control, although it has gone through some. The FDA may mandate a few tests, but the limits on pass/fail are rather lenient. For example, mouse embryo assay testing by most manufacturers consists of a brief exposure of mouse embryos to the vitrification and warming media, followed by culture and observation. This "overt toxicity test" does not test the ability of the media to actually vitrify and warm embryos to see if they survive. Therefore, when you use the media on a patient's embryos, you don't know if that particular lot of media will work! It is therefore shocking to learn that many of these vitrification kits are FDA/CE approved. By contrast, I.C.E. vitrification media (and possibly a few others) has always been tested using a full freeze and thaw protocol with mouse embryos to ensure it will work (that the embryos survive and continue to develop) before it is used on human gametes or embryos. Other tests including pH and endotoxin, will have different levels of pass/fail by different manufacturers, and these should be also investigated to determine if they are adequate or even make sense.

Besides which vitrification system to use (DMSO vs. non-DMSO, see previous section), the storage device can be the biggest decision to be made. Micro-volume devices such as the cryo-top, cryo-loc, and cryo-tec, etc. are expensive. Also, many flawed designs exist and horror stories of breakage and inability to locate thawed cells are abundant. As mentioned previously, some devices are open and allow liquid nitrogen to contact the cells (cryo-loc, cryo-top, cryo-leaf, etc.), and some are closed (HSV straws, 0.25cc straws, cryo-tip, etc.). Closed devices may be preferred, but the reduction in cooling and warming rates may, at times, jeopardize survival, depending on what vitrification media are used (ie. DMSO). The important items to consider when choosing a storage device are: 1) ease of use, which can differ between embryologists, 2) ability to recover 100% of the cells, 3) ability to be labeled clearly for easy identification; which can include color coding and multiple labels, 4) ability to store many devices in a small space and to group devices from a single patient easily, 5) ability to close or seal the device easily and effectively, and 6) cost. Because of all of the factors involved with choosing the right storage device, the embryologist may want to test several devices to see which is the best fit for their lab and with other embryologists of differing skill sets. Choosing the right media and device can make all the difference in a successful cryopreservation program.

WORKFLOW

Once a vitrification system (media and device) has been chosen, the organization, workflow, and quality control are critical for a high level of success year after year. In preparation for cryopreservation, numerous items must be organized and prepped. The work area should be clean, free of clutter, and contain only the materials needed for vitrification. All patient records and notes detailing what embryos will be stored, where to locate them, what cryopreservation procedure will be used, who is doing the procedure, as well as all patient consent forms should be filled out and signed before the actual vitrification procedure starts. Any other record keeping forms or electronic copies should be ready to go, and/or be filled out already. The cryo dishes to be used should be organized, labeled, and prepped. The storage devices should also be pre-labeled (patient name, unique ID number, date, embryo number, and ID, etc...) and ready to go. Color coding can also be helpful. This also includes canes and goblets as well as the storage tank. A double or triple labeling system will help prevent incorrect identification in the future. The labeling step is of utmost importance. Not only will the embryologist need to read the labels, but others in the same lab or even different labs (if the samples are transferred) will need to be able to correctly identify the samples. Electronic labelers are used in many labs, avoiding the issue of readability, and provide a variety of fonts and sizes so that even the smallest of devices can contain all of the necessary patient information. Any label system should be tested to make sure that it does not fall off or become unreadable during storage and transport. The vitrification media should also be prepared and warmed to room temperature (as per manufacturer instructions) and aliquoted into respective dishes for use. The type of media used should be recorded, as well as the expiration date and lot number. All other hardware including pipets, stripper tips, microscopes, timers, liquid nitrogen, and storage tanks, etc. should be ready. Having a step by step system of preparation will make the whole procedure run more smoothly (see Table 1).

During the actual cryopreservation procedure, the technician must be organized and focused for the task at hand without distractions. Immediately before starting it is important to double check that all the necessary supplies are ready, that the dishes and storage devices are labeled with the correct patient name, consent forms are filled out, record/note sheets are available, and a liquid nitrogen container is filled, ready to receive the samples (Fig. 1). Organization and focus is the key to success, especially if you are vitrifying a large number of embryos or gametes. Knowing the basics of cryopreservation and the details of the system and device you are using will help prevent problems from occurring and/or reduce the risk of damage.

Table 1 Sample Vitrification / Warming Checklist

Record-keeping	Patient record & note sheet
	Signed consent forms
	Vit/thaw protocol
Supplies	Pipets, stripper tips for moving cells
	Heat sealer (if needed)
	Scissors (for opening device/straw)
	Timer(s)
	Fill and prepare LN_2 tank and/or dewar
Vitrification/Warming	Set temperature of microscope stage & hood
	Prepare vitrification / warming media
	Prepare dishes for vitrification / warming
	Select eggs/embryos (double check ID)
	Label storage devices
	Label storage canes and goblets
	Prepare culture dishes (warming)
	Check ID on devices (warming)

Figure 1 Organized workspace for vitrification. Patient records are filled out, straws are labeled, timer and pipets are ready, vitrification dish (on microscope) is prepared.

STORAGE, USAGE, AND TRANSFER

Once the gametes or embryos are vitrified, they can be transferred to the main storage container. It is important to be careful when using liquid nitrogen, adequate ventilation, gloves, and goggles are recommended anytime you handle LN_2. When transferring samples, make sure both containers are filled with LN_2 and that they are in close proximity for the transfer. Transfer the samples rapidly, double check the labeling on the cane and goblet or container, and record their exact location; usually in 2 different places; a log book for the LN_2 tank and the patient's records.

When transferring samples for a thaw, or moving them to a new location, or transport, make sure the container is fully charged or filled with LN_2. Quality control on all storage and transfer tanks is important, as a damaged or faulty tank will lose temperature rapidly. Micro-volume devices only take a second in room temperature air to thaw and potentially damage or kill the cells within. Therefore, it is very important to handle samples carefully and minimize time in air (<1 sec) during transfer and storage. Usually the devices are inside a goblet or container filled with LN_2 that will act as a buffer and allow more time to complete the transfer. When preparing to thaw a stored sample, the same precautions need to be followed. Transfer tanks must be filled and in working condition, the samples must be identified correctly and transferred quickly.

Moving vitrified material from one lab to another involves a, additional set of precautions. All paperwork must be completed, including checking consent forms, transfer requests, and shipping documentation. The LN_2 shipper must be pre-filled and checked to see it is holding temperature. The samples need to be correctly identified, double checked, and moved to the transfer tank. There is some additional risk of cell death when using micro-volume containers, however, if a tank loses its charge and warms, most likely any sample, even a straw or large vial would warm rapidly, potentially killing the cells within. Because the micro-volume devices are very small, they may suffer from damage due to the transport itself, however even though reports do exist, they are rare, and clinics safely ship small devices all the time.

When receiving a shipment of cells from another clinic or storage facility, there are several key steps to follow. First, the container should be opened and checked for temperature using a thermocouple. A temperature of below -150°C is adequate to keep the samples vitrified. The next step is to fill the transfer container with LN_2, to ensure safe transport of samples to the lab's storage tank. A dewar of liquid nitrogen should be prepared and the LN_2 poured into the transfer tank. Be careful not to fill the transfer tank directly from a LN_2 vessel with a hose, as warm air will be expelled first as the LN_2 travels up the hose. This blast of warm air can and will thaw the samples in the transfer tank and may even kill them. Once the tank is filled, the transfer from the shipping tank to the storage tank can be safely done.

In conclusion, running a successful cryopreservation program requires not only a basic knowledge of the procedure principles and methods, but a complete understanding of all the factors that go into the preparation, the actual procedure, storage, and quality control. Having a step by step workflow and/or checklist will make things run smoothly, help avoid mistakes, and avoid items that may be forgotten.

References

1. Stachecki J. Control of solution effect during controlled-rate cooling: Principles and practical application. In: Borini A, Coticchio G (eds.), Preservation of Human Oocytes. United Kingdom: informa Healthcare; 2009: 151-161.
2. Gardner DK, Surrey E, Minjarez D, Leitz A, Stevens J, Schoolcraft WB. Single blastocyst transfer: a prospective randomized trial. Fertil Steril 2004; 81: 551-555.
3. Gardner DK, Schoolcraft WB. Culture and transfer of human blastocysts. Curr Opin Obstet Gynecol 1999; 11: 307-311.
4. Shapiro BS, Daneshmand ST, Restrepo H, Garner FC, Aguirre M, Hudson C. Matched-cohort comparison of single-embryo transfers in fresh and frozen-thawed embryo transfer cycles. Fertil Steril 2013; 99: 389-392.
5. Luyet B, Hodapp A. Revival of frog's spermatozoa vitrified in liquid air. Proc Meet Soc Exp Biol 1938; 39: 433-434.
6. Luyet B. The vitrification of organic colloids and protoplasm. Biodynamica 1937; 1: 1-14.
7. Meryman HT. Osmotic stress as a mechanism of freezing injury. Cryobiology 1971; 8: 489-500.
8. Polge C. The freezing of mammalian embryos: perspectives and possibilities. Ciba Foundation Symposium 1977: 3-18.
9. Mazur P. Cryobiology: the freezing of biological systems. Science 1970; 168: 939-949.
10. Willadsen SM, Polge C, Rowson LE, Moor RM. Deep freezing of sheep embryos. Journal of Reproduction & Fertility 1976; 46: 151-154.
11. Katkov II. Current Frontiers in Cryobiology. Rijeka: InTech; 2012.
12. Katkov II, Bolyukh VF, Chernetsov OA, Dudin PI, Grigoriev AY, Isachenko V, Isachenko E, Lulat AG-M, Moskovtsev SI, Petrushko MP, Pinyaev VI, Sokol KM, Sokol YI, Sushko AB, Yakhnenko I. Kinetic Vitrification of Spermatozoa of Vertebrates: What Can We Learn from Nature? In: Current Frontiers in Cryobiology. Rijeka: InTech; 2012: 3-40.
13. Fahy GM, Wowk B. Principles of cryopreservation by vitrification. Methods Mol Biol 2015; 1257: 21-82.
14. Vajta G, Holm P, Kuwayama M, Booth PJ, Jacobsen H, Greve T, Callesen H. Open pulled straw (OPS) vitrification: a new way to reduce cryoinjuries of bovine ova and embryos. Molecular Reproduction and Development 1998; 51.
15. Stachecki JJ, Garrisi J, Sabino S, Caetano JP, Wiemer KE, Cohen J. A new safe, simple and successful vitrification method for bovine and human blastocysts. Reprod Biomed Online 2008; 17: 360-367.
16. Schiewe MC, Rothman C, Spitz A, Werthman PE, Zeitlin SI, Anderson RE. Validation-verification of a highly effective, practical human testicular tissue in vitro culture-cryopreservation procedure aimed to optimize prefreeze and post-thaw motility. J Assist Reprod Genet 2016; 33: 519-528.
17. Kuwayama M. Highly efficient vitrification for cryopreservation of human oocytes and embryos: the Cryotop method. Theriogenology 2007; 67: 73-80. Epub 2006 Oct 2020.
18. Shaw PW, Bernard AG, Fuller BJ, Hunter JH, Shaw RW. Vitrification of mouse oocytes using short cryoprotectant exposure: effects of varying exposure times on survival. Molecular Reproduction & Development 1992; 33: 210-214.

19. Hunter JE, Fuller BJ, Bernard A, Jackson A, Shaw RW. Vitrification of human oocytes following minimal exposure to cryoprotectants; initial studies on fertilization and embryonic development. Human Reproduction 1995; 10: 1184-1188.
20. Hong SW, Chung HM, Lim JM, Ko JJ, Yoon TK, Yee B, Cha KY. Improved human oocyte development after vitrification: a comparison of thawing methods. Fertil Steril 1999; 72: 142-146.
21. Chung HM, Hong SW, Lim JM, Lee SH, Cha WT, Ko JJ, Han SY, Choi DH, Cha KY. In vitro blastocyst formation of human oocytes obtained from unstimulated and stimulated cycles after vitrification at various maturational stages. Fertil Steril 2000; 73: 545-551.
22. Wu J, Zhang L, Wang X. In vitro maturation, fertilization and embryo development after ultrarapid freezing of immature human oocytes. Reproduction 2001; 121: 389-393.
23. Yoon TK, Kim TJ, Park SE, Hong SW, Ko JJ, Chung HM, Cha KY, Lim JM, Han SY, Choi DH. Live births after vitrification of oocytes in a stimulated in vitro fertilization-embryo transfer program. Fertil Steril 2003; 79: 1323-1326.
24. Martino A, Songsasen N, Leibo SP. Development into blastocysts of bovine oocytes cryopreserved by ultra-rapid cooling. Biology of Reproduction 1996; 54: 1059-1069.
25. Lane M, Gardner DK. Vitrification of mouse oocytes using a nylon loop. Molecular Reproduction and Development 2001; 58: 342-347.
26. Liebermann J, Tucker MJ, Sills ES. Cryoloop vitrification in assisted reproduction: analysis of survival rates in > 1000 human oocytes after ultra-rapid cooling with polymer augmented cryoprotectants. Clin Exp Obstet Gynecol 2003; 30: 125-129.
27. Son WY, Yoon SH, Yoon HJ, Lee SM, Lim JH. Pregnancy outcome following transfer of human blastocysts vitrified on electron microscopy grids after induced collapse of the blastocoele. Hum Reprod 2003; 18: 137-139.
28. Mukaida T, Nakamura S, Tomiyama T, Wada S, Oka C, Kasai M, Takahashi K. Vitrification of human blastocysts using cryoloops: clinical outcome of 223 cycles. Hum Reprod 2003; 18: 384-391.
29. Cremades N, Sousa M, Silva J, Viana P, Sousa S, Oliveira C, Teixeira da Silva J, Barros A. Experimental vitrification of human compacted morulae and early blastocysts using fine diameter plastic micropipettes. Hum Reprod 2004; 19: 300-305.
30. Hiraoka K, Hiraoka K, Kinutani M, Kinutani K. Blastocoele collapse by micropipetting prior to vitrification gives excellent survival and pregnancy outcomes for human day 5 and 6 expanded blastocysts. Hum Reprod 2004; 19: 2884-2888. Epub 2004 Sep 2883.
31. Huang CC, Lee TH, Chen SU, Chen HH, Cheng TC, Liu CH, Yang YS, Lee MS. Successful pregnancy following blastocyst cryopreservation using super-cooling ultra-rapid vitrification. Hum Reprod 2005; 20: 122-128. Epub 2004 Oct 2007.
32. Kuwayama M, Vajta G, Ieda S, Kato O. Comparison of open and closed methods for vitrification of human embryos and the elimination of potential contamination. Reprod Biomed Online 2005; 11: 608-614.
33. Isachenko V, Montag M, Isachenko E, Zaeva V, Krivokharchenko I, Shafei R, van der Ven H. Aseptic technology of vitrification of human pronuclear oocytes using open-pulled straws. Hum Reprod 2005; 20: 492-496. Epub 2004 Nov 2004.
34. Antinori M, Licata E, Dani G, Cerusico F, Versaci C, Antinori S. Cryotop vitrification of human oocytes results in high survival rate and healthy deliveries. Reprod Biomed Online 2007; 14: 72-79.
35. Bielanski A, Nadin-Davis S, Sapp T, Lutze-Wallace C. Viral contamination of embryos cryopreserved in liquid nitrogen. Cryobiology 2000; 40: 110-116.
36. Bielanski A, Bergeron H, Lau PC, Devenish J. Microbial contamination of embryos and semen during long term banking in liquid nitrogen. Cryobiology 2003; 46: 146-152.
37. Bielanski A, Vajta G. Risk of contamination of germplasm during cryopreservation and cryobanking in IVF units. Hum Reprod 2009; 24: 2457-2467.
38. Kuleshova LL, Shaw JM. A strategy for rapid cooling of mouse embryos within a double straw to eliminate the risk of contamination during storage in liquid nitrogen. Hum Reprod 2000; 15: 2604-2609.
39. Fahy GM. The relevance of cryoprotectant "toxicity" to cryobiology. Cryobiology 1986; 23: 1-13.
40. Fahy GM, Lilley TH, Linsdell H, Douglas MS, Meryman HT. Cryoprotectant toxicity and cryoprotectant toxicity reduction: in search of molecular mechanisms. Cryobiology 1990; 27: 247-268.
41. Liebermann J, Dietl J, Vanderzwalmen P, Tucker MJ. Recent developments in human oocyte, embryo and blastocyst vitrification: where are we now? Reprod Biomed Online 2003; 7: 623-633.
42. Vanderzwalmen P, Bertin G, Debauche C, Standaert V, van Roosendaal E, Vandervorst M, Bollen N, Zech H, Mukaida T, Takahashi K, Schoysman R. Births after vitrification at morula and blastocyst stages: effect of artificial reduction of the blastocoelic cavity before vitrification. Hum Reprod 2002; 17: 744-751.
43. Coello A, Campos P, Remohi J, Meseguer M, Cobo A. A combination of hydroxypropyl cellulose and trehalose as supplementation for vitrification of human oocytes: a retrospective cohort study. J Assist Reprod Genet 2016; 33: 413-421.
44. Mori C, Yabuuchi A, Ezoe K, Murata N, Takayama Y, Okimura T, Uchiyama K, Takakura K, Abe H, Wada K, Okuno T, Kobayashi T, Kato K. Hydroxypropyl cellulose as an option for supplementation of cryoprotectant solutions for embryo vitrification in human assisted reproductive technologies. Reprod Biomed Online 2015; 30: 613-621.
45. Stachecki J, Cohen J. S3 Vitrification System: A novel approach to blastocyst freezing. Journal of Clinical Embryology 2008; 11: 5-14.
46. Schiewe MC, Zozula S, Anderson RE, Fahy GM. Validation of microSecure vitrification (muS-VTF) for the effective cryopreservation of human embryos and oocytes. Cryobiology 2015; 71: 264-272.
47. Lane M, Maybach JM, Hooper K, Hasler JF, Gardner DK. Cryo-survival and development of bovine blastocysts are enhanced by culture with recombinant albumin and hyaluronan. Mol Reprod Dev 2003; 64: 70-78.
48. Palasz A, Alkemade S, Mapletoft RJ. The use of sodium hyaluronate in freezing media for bovine and murine embryos. Cryobiology 1993; 30: 172-178.
49. Gardner DK, Lane M. Culture of viable human blastocysts in defined sequential serum-free media. Hum Reprod 1998; 13 Suppl 3: 148-159; discussion 160.
50. Gardner DK. Development of serum-free media for the culture and transfer of human blastocysts. Hum Reprod 1998; 13 Suppl 4: 218-225.
51. Schoolcraft WB. Importance of embryo transfer technique in maximizing assisted reproductive outcomes. Fertil Steril 2016; 105: 855-860.
52. Gardner DK, Rodriegez-Martinez H, Lane M. Fetal development after transfer is increased by replacing protein with the glycosaminoglycan hyaluronan for mouse embryo culture and transfer. Hum Reprod 1999; 14: 2575-2580.

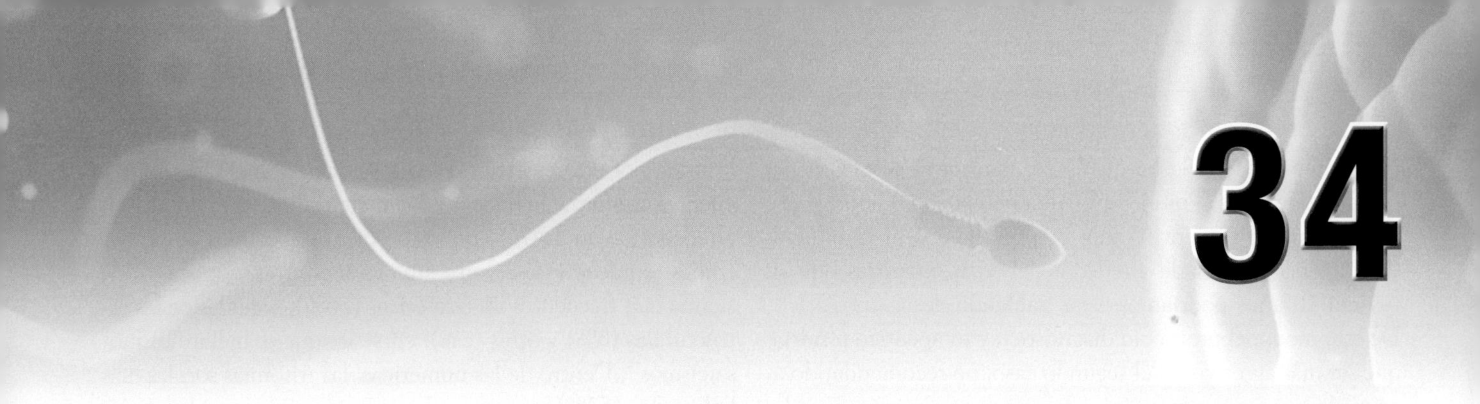

34

Conducta en las Pérdidas Gestacionales de Repetición

José Bellver

INTRODUCCIÓN

Definición

La definición clásica de aborto de repetición (AR) es la pérdida de tres o más gestaciones consecutivas antes de la semana 20 de embarazo, siendo el peso fetal en ese momento igual o inferior a 500 g. Esta definición afectaría al 1-2% de todas las parejas en edad fértil[1-4]. Sin embargo, muchos autores aceptan que las pérdidas pueden no ser consecutivas, pues el hecho de haber tenido algún recién nacido vivo entre o antes de los abortos no parece disminuir la probabilidad de volver a abortar[5-7]. Por otro lado, como "aborto" puede incluir cualquier pérdida gestacional antes de alcanzar la viabilidad fetal y en la actualidad hay casos descritos de fetos vivos nacidos desde la semana 22, la definición de aborto podría abarcar hasta este momento. La escuela americana considera AR ya desde dos pérdidas gestacionales, lo cual afectaría a un 5% de las parejas en edad fértil[1-3]. Esta diferente definición se basa en que la probabilidad de volver a abortar tras 2 ó 3 abortos es similar, al menos en pacientes jóvenes, y podría haber ya una causa identificable que justificase su estudio. De hecho, recientemente, la definición de AR desde dos pérdidas gestacionales clínicas antes de la semana 22 ha sido consensuada por expertos de varias sociedades reproductivas internacionales[8].

Pronóstico

Se considera que alrededor del 50% de los AR quedan sin un diagnóstico etiológico tras estudiar a la pareja[1,6,9,10]. Aunque este dato parece desalentador, como contrapartida es aceptado que el AR de causa desconocida, sin necesidad de tratamiento, presenta alrededor de un 70% de éxito gestacional posterior[4,11]. Es decir, que si una paciente que sufre AR no ha mostrado ninguna causa identificable tras un estudio exhaustivo, tiene muchas más posibilidades de no volver a abortar.

Sin embargo, estas dos premisas, tan globalmente aceptadas como ciertas en la comunidad médica internacional, no lo son tanto. En primer lugar, el hecho de que un 50% de las causas de AR queden sin diagnosticar es probablemente porque no se investigan correctamente, al menos en determinados subgrupos de población. Marquard et al mostraron que en las mujeres mayores de 35 años con ≥ 3 abortos en las que con el protocolo habitual de estudio de AR se encontró una etiología en sólo un 20% de casos (es decir, 80% quedaban sin diagnóstico etiológico), cuando se cariotipaban de forma correcta los restos abortivos este porcentaje aumentaba a 82%. Esto implica que sobre un 62% de los casos de AR en mujeres añosas que se consideran idiopáticos en realidad tienen un origen cromosómico y que, por lo tanto, sólo un 18% son realmente de origen desconocido[12]. Sugiura-Ogasawara et al también analizaron 482 pacientes con 2 o más abortos y llegaron a conclusiones similares: 69% de las mismas quedaban sin un diagnóstico etiológico cuando no se realizaba el cariotipado embrionario, porcentaje que se reducía al 25% cuando dicho estudio se llevaba a cabo[13]. De hecho, estudios basados en cribabo genético preimplantacional han mostrado que la aneuplodía embrionaria es la causa más frecuente de AR idiopático. Hodes-Wertz et al[14] hallaron con esta técnica un 61% de cromosomopatías embrionarias en 287 ciclos de mujeres con dos o más abortos.

Por otro lado, se sabe que a mayor número de abortos y a mayor edad materna, pese al origen desconocido, hay más probabilidad de volver a abortar[15]. Por tanto, estos dos parámetros son fundamentales para establecer un pronóstico y determinar la necesidad de aplicar algún tratamiento o simplemente aconsejar la búsqueda de una nueva gestación de forma espontánea. Por ejemplo, una pareja con 3 abortos en la que la mujer tuviera 30 años presentaría una probabilidad de volver a abortar de alrededor del 35%, mientras que si tuviera 40 años podríamos estar hablando de un 65-70%[16]. De este modo, el protocolo diagnóstico y terapéutico tendría que ser más agresivo en el segundo caso, no recomendando a priori la búsqueda espontánea de embarazo sin más, pues la probabilidad de volver a abortar duplicaría la de tener una gestación evolutiva de forma espontánea.

ETIOLOGÍA

Causas demostradas

De todas las causas habitualmente propuestas en los protocolos de AR (Tabla 1), sólo dos han sido confirmadas por medio de análisis fetales/embrionarios prenatales o haciendo uso de estudios prospectivos aleatorizados, revisiones sistemáticas y meta-análisis: las genéticas y el síndrome antifosfolípido.

Causas genéticas

Representan alrededor del 50% de los casos de aborto habitual[17]. Podrían dividirse en genéticas propiamente dichas y cromosómicas. Aunque se han señalado algunas alteraciones genéticas como posibles responsables del AR (monogénicas, polimorfismos, disomía uniparental, *imprinting* génico, trastornos multifactoriales...), es aún un área bajo estudio[1,18].

De este modo, las causas genéticas demostradas en la actualidad serían realmente las cromosómicas. En alrededor de un 3-5% de los casos de AR existe una anomalía, fundamentalmente estructural, en los cromosomas paternos[18,19], con doble frecuencia en la madre[10,20]. Las alteraciones más frecuentes son las translocaciones equilibradas (60% recíprocas; 40% robertsonianas), seguidas de las inversiones y otras de menor prevalencia como las inserciones, delecciones, duplicaciones o cromosomas en anillo[21]. El riesgo de aborto en parejas con translocaciones recíprocas o robertsonianas oscila entre el 35 y 64%[22]. Por tanto, el hecho de ser portador de una cromosomopatía no conduce con seguridad al aborto y constituye un claro ejemplo de cómo pueden existir recién nacidos vivos entre abortos en parejas con una causa identificable.

Sin embargo, la mayor parte de las cromosomopatías causantes de aborto se originan *de novo* en los gametos o en los embriones, por errores meióticos o mitóticos, aumentado en frecuencia conforme lo hace la edad materna[21]. De este modo, en alrededor de un 50-70% de los productos abortivos de primer trimestre pueden observarse alteraciones cromosómicas[19,23,24], siendo más frecuentes las numéricas (86%), seguidas de las estructurales (6%) y otras (8%), entre las que se hallan los mosaicismos[19]. Dentro de las numéricas, las trisomías son las más habituales (52%), en especial la 15, 16 y 22, seguidas de las poliploidías (21%) y la monosomía X (13%)[19,23]. A partir de la semana 15 de gestación, la probabilidad de aborto asociado con anomalías cromosómicas es baja[19].

Si no se dispone de un laboratorio de genética que pueda aplicar técnicas moleculares específicas para descartar la contaminación materna, el mejor modo de identificar con seguridad el cariotipo embrionario es estudiarlo previo al legrado, lo cual se puede llevar a cabo por biopsia corial o, de forma más informativa, mediante histero-embrioscopia[25]. La razón fundamental es que un cariotipo 46,XX obtenido en un legrado convencional podría tener su origen en un feto mujer abortado con carga cromosómica normal o en células maternas que hubiesen contaminado la muestra. Por otro lado, en cerca de un 50% de las muestras obtenidas tras legrado no se obtiene un cariotipo fiable por problemas de toma, cultivo o contaminación[26]. La histero-embrioscopia no sólo asegura una biopsia dirigida bajo visión directa, sino que permite el estudio de otros tejidos fetales (vesícula vitelina, amnios, corion, decidua) y la detección de posibles malformaciones tempranas en el desarrollo del feto[25,27].

El gran punto de controversia sobre la necesidad del cariotipado embrionario/fetal en los AR es la creencia o no en la aneuploidía recurrente como origen de los mismos. En 1980 Hassold[28] mostró que el cariotipo de un segundo aborto sucesivo era anormal en cerca del 70% de los casos en los que se encontró una aneuploidía en el primer aborto, y sólo en un 20% de los casos si el primer aborto era cromosómicamente normal. Sin embargo, esta observación podía deberse más a la edad materna que a cualquier otro factor. Warburton et al [29] observaron que si el primer aborto había sido cromosómicamente normal había una probabilidad del 78% de que el siguiente también lo fuera y por tanto una probabilidad del 22% de que tuviese una alteración cromosómica. Sin embargo, si el primer aborto había presentado una cromosomopatía (trisomía u otra) el riesgo de una cromosomopatía en el siguiente aborto ascendía a un 54-60%. Posteriormente, otros dos grupos volvieron a mostrar que el siguiente aborto en mujeres con aborto habitual era cromosómicamente anormal en por lo menos el 48% de los casos, indicando de nuevo la posibilidad de una aneuploidía recurrente a pesar de la normalidad de los cariotipos paternos[30,31]. De igual modo, se ha sugerido que la presencia de al menos dos abortos euploides debe hacer pensar en un factor no genético asociado al aborto habitual[23]. En un estudio de nuestro grupo[32] se observó que, en 14 parejas con antecedentes de AR, la proporción de embriones anormales en dos ciclos consecutivos de fecun-

Tabla 1 Causas propuestas de aborto recurrente

Genéticas (genes, cromosomas)
Anatómicas (congénitas, adquiridas)
Inmunológicas (autoinmunes, alloinmunes)
Trombofilias (congénitas, adquiridas)
Endocrinas (insuficiencia cuerpo lúteo, DM, hiperprolactinemia, PCOS, transtornos tiroideos)
Infecciosas
Otras (tóxicas, ambientales, psicológicas, etc.)
Idiopáticas

DM: Diabetes mellitus; PCOS: Síndrome de ovario poliquístico dación *in vitro* era similar. Este dato sugiere la recurrencia de tasas similares de cromosomopatías en las mujeres que sufren aborto habitual. También se ha descrito que cuando se realiza una técnica invasiva (biopsia corial o amniocentesis) en una gestante, la probabilidad de hallar una trisomía 13, 18 ó 21, o en general cualquier aneuploidía, aumenta en un 50% si la paciente ha presentado una historia previa de 3 o más abortos en comparación con mujeres sin ningún aborto previo[33]. Sugiura-Ogasawara et al[13] recientemente sugirieron la anomalía cromosómica embrionaria como la causa más frecuente de AR, al observar un 76% de cariotipos embrionarios anormales en pacientes con un cariotipo anormal en un aborto previo. La histeroembrioscopia ha permitido generar más evidencia sobre las aneuploidías como causa importante de AR temprano[34]. Sin embargo, otros autores siguen aún cuestionando la aneuploidía recurrente como origen del AR.

Las técnicas de cribado genético preimplantacional (CGP) han mostrado que la tasa de embriones cromosómicamente anormales en las mujeres con AR es significativamente superior a la de la población normal[32]. En el apartado de diagnóstico y tratamiento, se desarrollará por qué en el IVI aconsejamos CGP en AR idiopático, especialmente si se asocia infertilidad y/o añosidad femenina.

Síndrome antifosfolípido (SAF)

Es la única causa no genética que ha demostrado, a través de ensayos clínicos prospectivos aleatorizados, revisiones sistemáticas y meta-análisis, ser origen del AR, pues su tratamiento etiológico reduce drásticamente la probabilidad de un nuevo aborto[17]. Se considera responsable de un 10-15% de los casos[16,35]. Su diagnóstico debe ser exhaustivo, siendo necesario que se cumplan exactamente los criterios aceptados para su definición[36] (Tabla 2). De lo contrario, estaríamos sobreestimando su incidencia y tratando en exceso a las pacientes, con medicamentos no exentos de riesgos. El SAF es una trombofilia adquirida que puede aparecer sola (primario) o asociada a enfermedades neoplásicas, hematológicas, autoinmunitarias, tóxicas o infecciosas (secundario)[37]. La presencia de anticuerpos antifosfolípido en una mujer con AR hará que la probabilidad de tener un recién nacido vivo en una gestación posterior sea de un 10-35% si no recibe tratamiento[38,39]. Otros anticuerpos antifosfolípido además de los citados (alrededor de 20) no parecen presentar relevancia clínica.

El SAF parece actuar de dos maneras distintas en la génesis del aborto[37,40,41]: *a*) Su efecto trombogénico arterial y venoso sólo parece ser responsable de los abortos más tardíos, originados a partir de las 8-10 semanas, momento en que las conexiones vasculares placentarias ya están formadas y son susceptibles de trombosis; *b*) Antes de este tiempo, es posible que en su mecanismo de actuación intervenga un desequilibrio en la producción hormonal y una deficiente invasión trofoblástica endovascular, debida a la unión de los anticuerpos antifosfolípido a los fosfolípidos de membrana del trofoblasto o a las células endoteliales de los vasos deciduales o trofoblásticos.

Tabla 2 Criterios diagnósticos del síndrome antifosfolípido*

Criterios clínicos
Trombosis vascular
≥ 1 episodios clínicos de trombosis arterial, venosa o capilar, en cualquier tejido u órgano
Complicaciones gestacionales
≥ 1 muertes inexplicadas de fetos morfológicamente normales de ≥ 10 semanas de gestación; o
≥ 1 partos prematuros de neonatos morfológicamente normales de ≤ 34 semanas de gestación a causa de eclampsia, preeclampsia severa o insuficiencia placentaria grave; o
≥ 3 abortos espontáneos consecutivos inexplicados de < 10 semanas de gestación
Criterios analíticos
Anticuerpos anticardiolipina (ACAs)
Isotipos IgG y/o IgM en suero o plasma en niveles moderados o altos (> 40 GPL ó MPL, o > percentil 99) en ≥ 2 ocasiones separadas ≥ 12 semanas, medidos por ELISA estandarizado
Anticuerpos anti-β2 glicoproteina I
Isotipos IgG y/o IgM en suero o plasma en niveles moderados o altos (> percentil 99) en ≥ 2 ocasiones separadas ≥ 12 semanas, medidos por ELISA estandarizado
Anticoagulante lúpico (AL)
AL detectados en sangre en ≥ 2 ocasiones separadas ≥ 12 semanas, según las normas de la Sociedad Internacional de Trombosis y Hemostasia

*El diagnóstico de síndrome antifosfolípido requiere la presencia de al menos un criterio clínico y uno analítico. No existe límite en el intervalo entre el evento clínico y los hallazgos de laboratorio.

Este doble origen tendría también su repercusión en el tratamiento del síndrome, pues la heparina podría inhibir la unión de los anticuerpos al trofoblasto, modificar la bioactividad de algunas citocinas y restaurar la sincitialización y la producción de hCG, promoviendo la implantación temprana y la placentación subsiguiente[42]. Posteriormente, junto al ácido acetilsalicílico (AAS), podría evitar los trastornos de coagulación[43]. Sin embargo, algunos autores piensan que sería la heparina realmente la responsable de contrarrestar la hipercoagulabilidad, mediada por los anticuerpos antifosfolípido en el espacio coriodecidual[42]. Este doble mecanismo del SAF (alteración de la implantación embrionaria y posterior efecto trombótico en los vasos útero-placentarios) explicaría también el problema de insuficiencia placentaria originada por el síndrome, responsable de los distintos trastornos asociados a la gestación (preeclampsia, desprendimiento de placenta, retraso de crecimiento intrauterino, muerte fetal intraútero, parto prematuro), y justificaría la vasculopatía de los vasos deciduales presente en los estudios anatomopatológicos de los abortos[41].

Causas no demostradas, pero muy probables

Alteraciones anatómicas uterinas

Las alteraciones de la anatomía uterina, congénitas o adquiridas, llevan muchos años relacionándose con el AR, fundamentalmente de segundo trimestre por incompetencia cervical, pero también con un 10-15% de los de primer trimestre. Sin embargo, la relación entre ambas entidades se ha establecido en base a estudios observacionales y retrospectivos y unos pocos prospectivos. No existe ningún estudio aleatorizado hasta el momento que haya demostrado que al corregir un problema uterino determinado, las pacientes intervenidas aborten menos que las no operadas[17,24,44,45].

Sin embargo, no todas las alteraciones anatómicas tienen la misma repercusión sobre la fertilidad futura. De todas ellas, las que se han asociado con más fuerza a la pérdida fetal son las anomalías müllerianas, de origen congénito. La más frecuente y de peor pronóstico reproductivo es el útero septo[46,47]. Otras posibles son el útero bicorne, unicorne y didelfo, aunque con menor prevalencia. El útero arcuato no parece estar asociado con el AR [10,48], y de hecho muchos autores lo consideran una variante de la normalidad.

El útero septo se ha relacionado de forma dudosa con AR precoces por posibles defectos de vascularización en el septo[49], y de forma más consistente con abortos tardíos por incompetencia cervical y reducido volumen intracavitario[50]. Actualmente, sólo las intervenciones poco agresivas parecen estar justificadas en el marco del origen uterino del AR. De este modo, en las mujeres que abortan se suele recomendar la septoplastia transhisteroscópica en casos de útero septo[51,52], aunque como antes se ha comentado no existe ningún estudio aleatorizado que haya demostrado claramente este beneficio[45,53]. En cambio, en otras anomalías, como el útero bicorne, de mejor pronóstico reproductivo, no parece aconsejable practicar ninguna cirugía agresiva como años atrás se indicaba[54], pues las metroplastias laparotómicas presentan importantes complicaciones, que incluyen infertilidad post-operatoria, reducción del volumen intrauterino y riesgo de rotura de la cicatriz uterina en el embarazo, y no hay datos científicos suficientes que las justifiquen[45,52].

Por tanto, el consejo actual en mujeres con AR pasa por realizar cirugía en el útero septo y también en los úteros en T, al poder representar un factor causal y tener fácil corrección quirúrgica mediante histeroscopia. Tanto en éstas como en las demás anomalías, debería llevarse a cabo un control exhaustivo de la longitud del cérvix materno, principalmente por ecografía transvaginal, una vez que la mujer quedara gestante. En gestaciones únicas con antecedente de aborto tardío o parto prematuro, el cerclaje terapéutico (sutura cervical ante acortamiento cervical < 25 mm evidenciado por ecografía vaginal antes de la semana 24) parece mejorar el pronóstico gestacional al aumentar significativamente el tiempo de gestación[55]. La progesterona vaginal o intramuscular iniciada en el segundo trimestre ante un acortamiento cervical podría también disminuir el riesgo de parto prematuro[56]. El cerclaje profiláctico (suturar el cérvix en la semana 10-14 de gestación en pacientes de riesgo) se recomienda para casos con una historia de 3 o más abortos tardíos o partos prematuros[55,57,58].

En cuanto a las anomalías adquiridas, no está claro que las sinequias intrauterinas, los miomas, la adenomiosis o los pólipos sean causa de AR. En general, en la mayoría de las publicaciones científicas el criterio predominante es el de intervenir las sinequias por vía histeroscópica. Por otro lado, se duda que miomas pequeños y de localización no submucosa puedan provocar AR, y que los pólipos tengan algún papel en esta patología, ni siquiera los de gran tamaño. De todos modos, por estudios retrospectivos, parece ser que la exéresis de los miomas submucosos y de algunos intramurales, sobre todo superiores a 5 cm, al igual que la resolución de las sinequias, reduce la tasa de aborto[52,59]. Un estudio publicado en 2011[60] fue el primero que evaluó claramente el papel de los miomas en los AR de origen desconocido. Todas las pacientes tenían al menos 3 abortos (n = 364) y si presentaban miomas distorsionando la cavidad eran sometidas a miomectomía. La mayoría fueron miomas submucosos tratados por histeroscopia (n = 22) y 3 fueron miomas intramurales > 5 cm que distorsionaban la cavidad, intervenidos por laparoscopia/ laparotomía. Si había miomas, pero no distorsionaban la cavidad uterina, no se hacía cirugía. Se vio que las mujeres operadas por mioma distorsionante aumentaron su tasa de recién nacido vivo de 23 a 52%, pues la tasa de aborto en segundo trimestre en la siguiente gestación se redujo del 21% al 0%. Las no operadas por no tener miomas distorsionantes tuvieron 70% de recién nacido, igual que otro grupo de AR idiopático sin miomas con el que se comparó. Fueron datos prospectivos y retrospectivos, pero el estudio no fue aleatorizado.

Trombofilias

Las trombofilias representan un grupo de patologías que se caracterizan por un desequilibrio entre los sistemas de coagulación y fibrinolisis, a favor del primero. Pueden ser adquiridas, como el SAF o algunos casos de resistencia a la proteína C activada (APCR), o congénitas, como los déficits de proteína C o S y de antitrombina III, o mutaciones puntuales de genes implicados en la cascada de la coagulación[4]. En principio, todas ellas producirían complicaciones gestacionales por su efecto trombogénico.

La controversia existente respecto a las trombofilias como causa de AR se basa en que no todos los estudios coinciden en esta asociación, ni identifican el mismo tipo de alteraciones, además de presentar muchos problemas metodológicos. La mayor parte de las publicaciones suelen relacionar las trombofilias más con las pérdidas fetales de segundo y tercer trimestre que con las de primer trimestre, y en menor medida se han relacionado con abortos de fase preembrionaria y embrionaria (antes de la semana 10 de gestación)[61,62]. Sin embargo, diversos meta-análisis y revisiones sistemáticas han mostrado que el Factor V Leiden y la mutación G20210A de la protrombina aumentan de 2 a 3 veces el riesgo de AR de primer trimestre [62-66].

Debido a esta falta de acuerdo, que también se extiende al tipo de terapia que se ha de emplear en el caso de su diagnóstico, no hay datos científicos concluyentes acerca de su relación con el AR[67,68]. Pese a ello, varios estudios han mostrado una mayor incidencia de trombofilias en mujeres con AR de origen desconocido [24,69], pudiendo constituir su origen. Para complicar más la situación, se sabe que alrededor de un 20% de la población de raza caucásica presenta una o más trombofilias, la gran mayoría sin repercusión clínica a lo largo de su vida[70,71]. Como conclusión, y según la evidencia actual, las trombofilias no SAF podrían relacionarse con el AR en especial de segundo trimestre, pero también de primer trimestre. Pese a que todas ellas se podrían incluir en la investigación etiológica del AR, sólo el Factor V Leiden y la mutación G20210A de la protrombina parecen presentar una mayor prevalencia en mujeres con AR en diversos meta-análisis y revisiones sistemáticas, por lo que podrían ser las únicas a considerar en el protocolo diagnóstico actual de AR. Nuevas trombofilias se encuentran bajo estudio en la actualidad.

Causas no demostradas, y poco probables

Entre éstas encontramos patologías generalmente aceptadas como origen de AR, incluidas en muchos protocolos de estudio, pero con escasa evidencia científica a su favor en las publicaciones médicas actuales.

Endocrinas

- Patologías tales como la *diabetes mellitus* y la *disfunción tiroidea (especialmente hipotiroidismo)* se han venido relacionando con el aborto y, por extensión, con el AR. Si están bien controladas parece claro que no son un factor de riesgo[9,24,72,73]. Por otro lado, no hay constancia científica de que su expresión subclínica pueda llevar a pérdidas fetales de forma recurrente[73-75], por lo que su evaluación en mujeres sanas que abortan no está indicada[9,76,77].
- En el *síndrome de ovario poliquístico* (SOP) se ha descrito una mayor incidencia de aborto y de AR. Sin embargo, conforme se ha ido diseccionando, sus componentes han ido perdiendo fuerza como origen de este problema. Así, Clifford y cols.[78] y Nardo y cols.[79] demostraron que ni la hipersecreción de hormona luteinizante (LH) ni el aumento de testosterona sérica se relacionaban con el AR. Rai y cols.[80] no encontraron asociación entre el patrón ovárico poliquístico ecográfico y el aborto. Wang y cols.[81] observaron que eran las mujeres obesas con SOP las que más abortaban, y no las que presentaban un índice de masa corporal (IMC) normal. De todo ello se desprende que no es el SOP en sí, sino algún factor asociado a él, que incluso puede presentarse solo o relacionado con otras patologías, el posible responsable del AR. El candidato más probable es la resistencia a la insulina, la cual se ha asociado a una mayor tasa de aborto en mujeres con SOP sometidas a inducción de la ovulación, en comparación con las no insulinorresistentes. La resistencia a la insulina se ha descrito significativamente más prevalente en mujeres con AR de origen desconocido que en controles fértiles, independientemente de la presencia o no de SOP [82]. También se postuló que el tratamiento con metformina podría reducir las tasas de aborto en mujeres con SOP[83,84]. Sin embargo, un meta-análisis que comparó la evolución de más de 1900 ciclos de fecundación in vitro en pacientes con o sin SOP, no mostró una peor tasa de gestación, de aborto o de recién nacido vivo en el grupo de SOP[85], lo que hace más dudoso aún el papel de este síndrome en el aborto. Por otro lado, un estudio aleatorizado que comparó el citrato de clomifeno con la metformina y con la combinación de ambos en la inducción de ovulación en mujeres con SOP, no mostró una menor tasa de aborto en las pacientes tratadas con metformina [86]. Las más recientes revisiones de la base Cochrane no han demostrado que la administración de metformina en mujeres con SOP antes o durante el tratamiento de FIV o ICSI reduzca las tasas de aborto ni aumente las tasas de recién nacido vivo[87,88].
- Solamente un estudio aleatorizado de 1998, con escaso tamaño muestral y definiciones incadecuadas de hiperprolactinemia y AR, mostró que mujeres abortadoras que presentaban hiperprolactinemia mejoraban su pronóstico reproductivo al ser tratadas con bromocriptina, siendo además mayores los niveles de prolactina en las pacientes que volvieron a abortar [89]. Sin embargo, estudios posteriores no se han demostrado asociación entre *hiperprolactinemia* y AR.
- Por último, la *insuficiencia de cuerpo lúteo* se presenta como una de las alteraciones más controvertidas y con menor consistencia en la bibliografía actual como origen de AR. Se sabe que su diagnóstico es impreciso, pues el uso de progesterona sérica en fase lútea no es útil a este respecto ni predice el resultado de la posterior gestación[90]; la biopsia endometrial presenta criterios de valoración subjetivos y una concordancia escasa entre observadores y modesta para un mismo observador[73,91], además de no asociarse correctamente con los niveles de progesterona circulante en alrededor del 20% de las mujeres con AR[92], y de poder resultar «fuera de fase» hasta en un 50% de la población fértil normal en un ciclo menstrual aislado y hasta en un 25% en ciclos secuenciales[93]. Un estudio reciente aleatorizado comparó la evolución gestacional de 836 mujeres entre 18 y 39 años, con 3 o más abortos idiopáticos, consecutivos o no, de primer trimestre, según la toma de progesterona vaginal o placebo (404 vs 432) desde que se conocía que estaban gestantes (siempre antes de la semana 6 de gestación) hasta la semana 12 de embarazo. La tasa de recién nacido vivo fue similar en ambos grupos, mostrando la escasa utilidad de la progesterona en esta población[94].

Infecciosas

Infecciones originadas por *Ureaplasma*, *Mycoplasma*, *Chlamydia*, *Streptococcus*, etc., se han relacionado con AR, sobre todo tardíos. No existe ningún dato científico que demuestre dicha asociación, por lo que los protocolos clínicos actuales no contemplan su estudio, ni tampoco la administración de tratamientos antibióticos profilácticos a las mujeres con abortos habituales. Sólamente en la prevención del parto prematuro y de algunos abortos tardíos podría tener un papel el cribado y tratamiento de la vaginosis bacteriana en el primer trimestre de gestación, en pacientes con historia previa de parto prematuro[35].

Autoinmunitarias no antifosfolípido

No se ha podido demostrar que la presencia de autoanticuerpos que no sean los incluídos en la definición de SAF puedan generar AR[17]. En algún estudio se ha atribuído más riesgo de AR a mujeres portadoras de anticuerpos antitiroideos (antitiroglobulina y antiperoxidasa), en base a la mayor prevalencia de estos en mujeres con aborto habitual (22.5%) en comparación con los controles fértiles (14.5%)[95]. Sin embargo, un trabajo mostró la ausencia de diferencias en la tasa de anticuerpos antitiroideos entre 74 abortadoras de repetición y 75 mujeres fértiles (29 versus 37%)[96]. En un estudio prospectivo[97], 134 mujeres con AR y positivas para anticuerpos antitiroideos, asociados a función tiroidea normal, fueron comparadas con 710 abortadoras de repetición con negatividad para dichos anticuerpos. Ningún grupo fue tratado y ambos llegaron a tasas similares de recién vivo. Una investigación realizada en el IVI tampoco mostró más prevalencia de estos autoanticuerpos en mujeres con AR que en el grupo control[98]. Los estudios más recientes sobre el tema muestran conclusiones similare[99]. De este modo, en ausencia de afectación de la función tiroidea, la sola presencia de anticuerpos antitiroideos no parece tener un impacto evidente en el resultado gestacional[73]. Además, no existe evidencia sobre una opción terapeútica efectiva para tratarlos[100]. Por tanto, en nuestro protocolo actual, no se solicita ningún otro autoanticuerpo, a excepción de los propios del SAF.

Factor masculino

La mayor presencia de anomalías cromosómicas en los espermatozoides de varones cuya pareja sufre AR ha sido propuesta en algunos estudios como una posible etología[101]. Sin embargo, no ha podido ser confirmada en otros trabajos, en especial en ausencia de patología seminal severa. Por otro lado, pese a la relación inicialmente establecida entre microdelecciones del cromosoma Y[102] y fragmentación aumentada del ADN espermático[103] con el AR, un estudio de nuestro grupo mostró que los varones de parejas con AR idiopático y patología seminal ausente o no severa, no presentaban mayor prevalencia de microdelecciones Y y que, aunque mostraban un incremento significativo de los índices de oxidación y fragmentación del ADN espermático, similar al de varones con oligozoospermia severa, dichos índices se solapaban tanto con los de varones fértiles que no tenían ningún valor predictivo sobre la ocurrencia de AR[104]. Nuestro grupo en IVI-Madrid[105] también observó una falta de correlación entre el índice de fragmentación del ADN y la aneuploidía espermática o embrionaria en mujeres con 2 ó más abortos.

Causas en investigación

Aloinmunes

Los trastornos aloinmunes podrían originar aborto por el rechazo, por parte de la madre, de los antígenos de origen paterno expresados por el feto, fundamentalmente a nivel endometrial, en la interfase maternofetal. Para que esto no suceda, en condiciones fisiológicas se desarrollan una serie de mecanismos de «tolerancia inmunitaria». Cuando éstos fallan, se puede producir un rechazo que lleve a la pérdida embrionaria o fetal. A este mecanismo se le ha relacionado con el AR a través de procesos, como[106,107]: *a*) la ruptura del normal predominio gestacional de las citocinas producidas por los linfocitos T colaboradores (Th2) o «progestacionales» sobre las generadas por los Th1 o «antigestacionales», que llevarían en condiciones normales a un enmascaramiento de los antígenos fetales trofoblásticos para evitar una respuesta inmunológica materna anómala; *b*) la interferencia de los linfocitos citocidas naturales (NK del inglés *natural killer*) uterinos, anormalmente elevados en cantidad y actividad citotóxica, en la invasión del trofoblasto extravellositario; *c*) la compatibilidad paterna de determinados antígenos humanos leucocitarios (HLA); *d*) la variación alélica en la región -2 de las isoformas HLA-G; *e*) el efecto de las proteínas inhibidoras del complemento; *f*) el papel de las células T reguladoras maternas en la tolerancia inmunológica al feto; g) la concentraciones bajas de MBL ("manosse-binding lectin"), constituyente importante del sistema inmune innato, etc.

Si bien parece haber base científica en el origen aloinmune de algunos AR, sobre todo en las mujeres con múltiples abortos (5 o más) [108], por el momento no se ha concretado el mecanismo de acción y, lo que es más importante, la terapia adecuada[107]. Ni siquiera la actividad de las células NK periféricas se ha visto correlacionada con el riesgo de AR[15,109]. Partiendo de este posible origen, en las mujeres con AR idiopáticos se han intentado diferentes tratamientos, como la administración de gammaglobulina intravenosa (IVIG), la infusión de membrana trofoblástica o la inmunización materna con leucocitos paternos o de donante. Ninguno de estos tratamientos ha presentado un claro efecto beneficioso, como se comentará en el apartado de tratamiento.

Otras causas endometriales

Podría existir un «factor endometrial» en el AR, debido a una anomalía endocrinológica o a una patología intrauterina, o hasta en un 50% de los casos a una causa subyacente desconocida. Por esta razón se han desarrollado líneas de investigación, como el estudio de diversas alteraciones histológicas endometriales y la expresión endometrial de sustancias tales como el óxido nítrico, factores de adhesión embrionaria como la glucoproteína MUC-1, proteínas como la glicodelina A y receptores esteroideos para estrógenos, andrógenos y progesterona[110]. Una teoría atractiva recientemente postulada correlacionaría algunos AR con una falta de reconocimiento endometrial de los embriones anormales. De este modo, mujeres hiperfértiles, pero con AR, podrían presentar con más frecuencia la implantación de embriones anormales o no viables que las mujeres con fertilidad normal, debido a que las células estromales del endometrio no discrimarían entre embriones de alta y baja calidad. Por lo tanto, las células endometriales estromales migrarían hacia el embrión fuese de alta o baja calidad en mujeres con AR, pero la migración estaría inhibida en mujeres fértiles en presencia de embriones de baja calidad. Esta situación de superreceptividad haría que implantasen embriones tanto normales como anormales y que los intervalos entre gestaciones fueran incluso más cortos que en controles fértiles[111].

Otros trastornos hematológicos

Además de las trombofilias clásicas, se han asociado con el AR otras coagulopatías, como el déficit de factor XII, la alteración en la actividad fibrinolítica y la reducción del tiempo de tromboplastina parcial activada. Dichas asociaciones no están confirmadas, por lo que no se deben evaluar fuera del marco de los ensayos clínicos. Nuevas trombofilias de base genética están actualmente bajo estudio, aunque sin resultados concluyentes por el momento.

Psicosociales

Es evidente que con la mejoría del estado psíquico de la mujer que sufre abortos habituales se pueden esperar mejores resultados gestacionales [17,67]. En esto se basa el *tender loving care*, que más tarde se comentará en el apartado de tratamiento. Algunos investigadores han intentado relacionar la situación emocional de la paciente, fundamentalmente el estrés, con factores orgánicos que actuarían como mediadores, en especial desequilibrios inmunológicos[112]. También se ha hablado del efecto de la elevación de las hormonas del estrés (catecolaminas y cortisol) en la reducción de la vascularización y del aporte de oxígeno fetales como posible mecanismo inductor de aborto.

PROTOCOLO DIAGNÓSTICO

El protocolo diagnóstico del AR basado en la información presentada anteriormente, y considerado desde un punto de vista eminentemente clínico y práctico, quedaría resumido en la Tabla 3. De este modo, todas aquellas patologías en las que hubiera cierta evidencia sobre su relación causal con el AR y cuyo tratamiento pudiese mejorar el pronóstico de la pareja, deberían ser buscadas y diagnosticadas, con el fin de aplicar la terapia específica correctora. Todas las posibles etiologías no demostradas, que están aún bajo investigación, o que no presentan terapia adecuada, no serían evaluadas, al no conllevar su diagnóstico ninguna modificación en el manejo clínico de los pacientes.

El protocolo podría aplicarse en mujeres con 3 o más abortos, consecutivos o no, siendo considerado también a partir

Tabla 3 Protocolo diagnóstico en el aborto de repetición

≥ 3 abortos espontáneos, consecutivos o no En mujeres > 35 años e/o infertilidad, considerar desde dos abortos	
Etiología	**Test diagnóstico**
Genética	Cariotipos paternos Estudio citognético del aborto PGS
Anatómica	Ecografía vaginal (3D)/histeroscopia.
Trombofilia	Ac anticardiolipina IgG, IgM AC antiβ2 glicoproteina I IgG, IgM Anticoagulante lúpico APCR/Factor V Leiden. Mutación G20210A del factor II Antitrombina Proteínas C y S Homocisteína en ayunas

Ac: Anticuerpos; APCR: Resitencia a la proteína C activada; PGS: Cribado genético preimplantacional.

de 2 abortos especialmente en mujeres infértiles o añosas, al poder existir causas comunes que justificaran ambos problemas. Como se puede apreciar en la Tabla 3, sólo 4 causas deberían ser realmente descartadas. La primera causa sería la cromosómica, en base a la práctica de cariotipos paternos y del estudio fiable de los restos embrionarios/fetales en el caso de que la paciente acudiese a la consulta antes de su expulsión. Además, como se verá en el apartado de tratamiento, el CGP sería útil para confirmar la presencia de un exceso de anomalías cromosómicas de novo o de embriones desequilibrados para la cromosomopatía estructural paterna antes de la implantación embrionaria teniendo, por tanto, un doble papel: diagnóstico, al determinar dicho exceso de anomalías, y terapéutico, al transferir sólamente embriones normales para los cromosomas analizados tras una FIV.

Para descartar el problema anatómico uterino (segunda causa) como origen del AR, la ecografía vaginal en dos dimensiones (2D) constituye un arma útil de cribado. Sin embargo, para mayor precisión diagnóstica o la confirmación de una posible patología sospechada por ecografía 2D, la resonancia magnética nuclear (RMN), la ecografía 3D (3 dimensiones) o la histeroscopia podrán emplearse[46]. Sin embargo, la RMN es más cara, menos accesible y presenta limitaciones (implantes corporales ferromagnéticos, índice de masa corporal elevado, claustrofobia). Por ello, la ecografía vaginal 3D suele ser el método diagnóstico de elección. Ésta valora la morfología externa e interna del útero simultáneamente. La histeroscopia también representaría una buena opción, en especial al permitir la corrección quirúrgica del problema hallado en el mismo acto. Sin embargo, no valora la morfología externa del útero[46].

En relación a las trombofilias, el anticoagulante lúpico y los anticuerpos anticardiolipina y anti β2 glicoproteina I IgG e IgM deberán ser siempre solicitados para descartar el SAF (tercera causa). Como se ha mostrado previamente, una determinación positiva obligará a una segunda determinación al menos 12 semanas después, con el fin de evitar falsos positivos. En cuanto al resto de las trombofilias (cuarta causa), fundamentalmente heredadas, el cribado completo se puede llevar a cabo, aunque se deben valorar los resultados con cautela, pues sólo el Factor V Leiden y la mutación G20210A de la protrombina podrían relacionarse con el AR.

MANEJO TERAPEÚTICO

En función del protocolo diagnóstico, se llevan a cabo terapias que han demostrado eficacia en la corrección de los problemas detectados. Sin embargo, éste también constituye otro punto controvertido más en el AR.

Anticoagulantes

La pauta más aceptada en la actualidad para el tratamiento del SAF en el AR, es la combinación, desde que se sabe que la paciente está embarazada, de AAS a dosis baja y heparina[113], a ser posible de bajo peso molecular, por su perfil de acción y comodidad de administración, y porque tiene menos riesgos[42]. Los corticoides y las inmunoglobulinas intravenosas no han mostrado beneficios terapéuticos superiores y tienen efectos adversos importantes, además de un elevado coste, por lo que actualmente no se aconseja su uso[41,114-116].

Distintos estudios aleatorizados han mostrado que la administración de heparina subcutánea junto a aspirina a baja dosis desde que se conoce que la paciente está embarazada (5-7 semanas, latido fetal positivo visualizable por ecografía), aumenta la probabilidad de recién nacido vivo de entre un 40-45% a un 75-80%. Igualmente, un meta-análisis y un revisión de la base Cochrane han corroborado que la adición de heparina a la aspirina a baja dosis reduce drásticamente la probabilidad de un nuevo aborto (sobre un 54%), hecho que no se consigue sólo con aspirina, ni con otros fármacos tales como corticoides o inmunoglobulinas[113]. La dosis de AAS utilizada en estos estudios ha sido de al menos de 75 mg/día. Un reciente meta-análisis[117] sobre 16 estudios aleatorizados, observó una superioridad de la heparina y la aspirina sobre la aspirina sola y sobre las gammaglobulinas para aumentar la tasa de recién nacido vivo en mujeres con SAF, sin hallar claras diferencias entre la heparina de alto o bajo peso molecular. En las trombofilias heredadas el tratamiento de elección sería la heparina, no habiéndose demostrado beneficio con la adición de aspirina. Sin embargo, la evidencia es muy escasa, pues sólamente un estudio aleatorizado ha analizado el papel de este fármaco en el AR en mujeres portadoras de trombofilia heredada. En éste[118] la tasa de recién nacido fue similar con 40 u 80 mg/día de enoxiparina, pero 3 veces superior a la no administración de ésta. La administración de heparina es probablemente aconsejable desde el inicio del embarazo, ya que en patologías como el SAF y el Factor V de Leiden se ha propuesto un mecanismo de alteración en la invasión trofoblástica que podría interferir con la implantación[62], lo cual se reflejaría más tardíamente en otras patologías placentarias debidas a una implantación deficitaria tales como la preeclampsia, el crecimiento uterino retardado, el parto prematuro y el desprendimiento de placenta, relacionados con el SAF y las trombofilias heredadas. Una vez iniciada la heparina, será aconsejable mantenerla durante todo el embarazo y el puerperio con el fin de evitar otras complicaciones gestacionales fetales y maternas, incluyendo la trombosis. En cuanto a la dosis de heparina profiláctica, la enoxaparina, a razón de 20 a 80 mg/día, ha sido la opción más estudiada. Parece que la dosis de 40 mg/día de enoxaparina es la más acertada[119], aunque en mujeres con sobrepeso o alteración del Doppler en las arterias uterinas en la semana 20-24 de gestación, podría aumentarse. Obviamente, en presencia de antecedentes de trombosis en la mujer afecta, la heparina se tendría que incrementar a dosis terapeúticas (por kilogramo de peso) y su efecto anticoagulante debería ser controlado por un hematólogo.

En el AR idiopático (sin trombofilia de base) no se ha demostrado ningún papel beneficioso de la anticoagulación con aspirina y/o heparina en varios estudios aleatorizados[120-123] y una reciente revisión de la base Cochrane[124]. Como no son medicaciones exentas de riesgos, no deberían administrarse. Por otro lado, los anticoagulantes orales no son deseables en el embarazo sobre todo en el primer trimestre por el riesgo de malformaciones y después de las 36 semanas por el riesgo de hemorragias.

Vitaminas

La hiperhomocisteinemia, únicamente con niveles séricos muy elevados se ha relacionado de forma clara con la trombosis, siendo sólo entonces tributaria de anticoagulación. En la mayoría de las ocasiones, con niveles de homocisteína plasmática de 16-100 mol/L (hiperhomocisteinemia leve o moderada), se considera que la administración de vitamina B_6, B_{12} y ácido fólico es suficiente para suplir el defecto, tanto si su origen fuera un déficit dietético, como si se debiera a una mutación homocigota en el gen C677T de la metilentetrahidrofolato reductasa (MTHFR), enzima que interviene en la vía de metilación de la homocisteína[4,125]. La hiperhomocisteinemia podría favorecer el AR precoz al interferir el desarrollo embrionario mediante la vascularización deficiente de las vellosidades coriales[126] o por un posible efecto embriotóxico[125].

Cribado genético preimplantacional (CGP)

El PGS es una técnica controvertida y aún no validada por toda la comunidad científica como terapia útil en el AR. Sin embargo, si consideramos que la mayoría de los abortos y AR de primer trimestre (que son los más frecuentes) tienen su origen en una cromosomopatía de novo, que ésta puede ser recurrente y que es más frecuente conforme avanza la edad de la mujer y en asociación a otros problemas como la infertilidad, es lógico pensar que sí podría tener un papel relevante. En casos de cromosomopatías paternas su utilidad, tras un adecuado consejo genético, es indiscutible, pese a que algunos autores consideran suficiente la probabilidad de embarazo evolutivo espontáneo en estos casos, no aconsejando la técnica.

Sólo se ha llevado a cabo hasta el momento un estudio aleatorizado sobre el papel del PGS en AR pero, aunque demostró un papel beneficioso de esta técnica, tuvo fallos importantes en su metodología[127]. En 2005 fueron publicados dos estudios prospectivos de dos grupos de trabajo distintos que incluyeron mujeres con ≥ 3 abortos, con una adecuada descripción de sus resultados. En ambos estudios, la tasa de aborto post-PGS fue inferior a la esperable sin PGS, tanto en mujeres jóvenes como en añosas. Sin embargo, en uno de ellos[128] se mantuvieron unas tasas de implantación y gestación post-PGS muy aceptables, mientras que en el otro[129] fueron tan bajas que los autores consideraron esta técnica no útil pues la posibilidad de obtener un embarazo evolutivo era más baja tras PGS que de forma espontánea. Obviamente, la diferencia entre ambos grupos fue la experiencia en la realización de la biopsia embrionaria. En manos expertas, la biopsia no menoscaba la probabilidad de evolución embrionaria posterior, por lo que las tasas de implantación y gestación son buenas, y se aborta menos, pero en manos inexpertas la biopsia disminuye drásticamente la evolución y supervivencia posterior del embrión, no compensando su realización.

Nuestro grupo lleva más de 20 años realizando PGS por AR. Entre 1997 y 2011 realizamos 789 ciclos de ICSI-PGS en el IVI -Valencia mediante FISH en mujeres con 2 o más abortos, incluyendo 399 ciclos de mujeres con 3 o más abortos. Manteniendo una tasa de implantación de alrededor del 37 %, llegamos a una tasa de aborto posterior del 13.9% en mujeres menores de 37 años, las cuales presentaban una estimación a priori de nuevo aborto del 38%, y del 33% en mujeres mayores de 37 años que tenían una estimulación a priori de riesgo de aborto del 70%. Desde finales del año 2011 nos hemos movido al PGS mediante arrays de CGH con la finalidad de analizar todos los cromosomas embrionarios y ser más precisos en el diagnóstico, estando en la actualidad pasando a la secuenciación masiva (NGS). Del mismo modo, recientemente hemos abandonado la realización de la biopsia embrionaria en día 3 de desarrollo para llevarla a cabo en blastocisto debido a las mejoras en las técnicas de vitrificación y en la supervivencia embrionaria tras la biopsia. En las Tablas 4 y 5, referentes a datos de IVI Valencia obtenidos a finales

Tabla 4 Resultados con aCGH/NGS IVI (2011–2016)

Aborto recurrente	**< 38 años**		**≥ 38 años**	
Día 3	**≥ 2 abortos**	**≥ 3 abortos**	**≥ 2 abortos**	**≥ 3 abortos**
No of ciclos	613	301	889	355
Edad, media ± DS	35,1 ± 2,9	35,4 ± 2,7	40,5 ± 1,5	40,5 ± 1,7
Nº de abortos, media ± DS	2,8 ± 0,9	3,6 ± 0,5	2,6 ± 0,4	3,5 ± 0,6
Embriones analizados, media ± DS	6,4 ± 2,6	6,2 ± 2,5	5,4 ± 2,3	5,5 ± 2,3
Embriones anormales, %	66,5	68,2	80,2	83,5
Transferencia embrionaria, %	462 (75,4)	230 (76,4)	416 (46,8)	170 (47,9)
Nº de embriones transferidos, media ± DS	1,4 ± 1,0	1,5 ±0,5	1,2 ± 1,0	1,3 ± 1,1
Tasa gestación/transfer	271 (58,6)	130 (56,5)	231 (55,5)	103 (60,6)
Tasa de implantación	341/670 (50,9)	158/336 (47,0)	270/519 (52,0)	118/213 (55,4)
Tasa de aborto	37 (13,6)	19 (14,6)	26 (11,2)	10 (10,2)

Tabla 5 Resultados con aCGH/NGS IVI (2011–2016)

Aborto de repetição	**< 38 años**		**≥ 38 años**	
Día 5/6	**≥ 2 abortos**	**≥ 3 abortos**	**≥ 2 abortos**	**≥ 3 abortos**
Número de ciclos	80	22	91	30
Edad, media ± DS	33,8 ± 2,3	31,8 ± 2,7	40,3 ± 1,8	40,2 ± 1,7
Nº de abortos, media ± DS	2,4 ± 0,7	3,7 ± 0,5	2,7 ± 0,6	3,6 ± 0,6
Embriones analizados, media ± DS	5,1 ± 2,4	6,5 ± 2,5	3,1 ± 2,3	2,9 ± 2,1
Embriones anormales, %	53,3	58,1	66,9	70,1
Transferencia embrionaria, %	60 (75,0)	15 (68,2)	51 (56,0)	22 (73,3)
Nº de embriones transferidos, media ± DS	1,3 ± 1,0	1,5 ± 0,5	1,1 ± 1,0	1,1 ± 0,8
Tasa gestación/transfer	35 (58,3)	9 (60,0)	33 (64,7)	12 (54,5)
Tasa de implantación	42/86 (48,8)	11/23 (47,8)	40/67 (59,7)	13/25 (52,0)
Tasa de aborto	4 (11,4)	0	0	0

del año 2016, que incluyen casos de AR analizados únicamente con aCGH y NGS, tanto en día 3 de desarrollo como en blastocisto, se pueden observar tasas de implantación y gestación muy aceptables en todos los grupos de edad, con tasas de aborto posteriores al CGP muy bajas, y desde luego inferiores a lo esperable de forma espontánea en este tipo de pacientes. Obviamente, la ausencia de abortos en tres de los cuatro grupos analizados en blastocisto es posiblemente debida al escaso tamaño muestral de los mismos, al ser la biopsia de trofoectodermo la técnica de más reciente implantación. No debemos olvidar que la pareja que acude al especialista por un AR lo hace porque no quiere volver a abortar o desea reducir al máximo la posibilidad de que esto vuelva a suceder. Nuestros datos indican que, en AR idiopático la probabilidad de aborto se reduce significativamente con la realización de CGP, no menoscabando las tasas de implantación y gestación posteriores.

Cirugía

En el IVI muchas de las mujeres con abortos que evaluamos asocian además problemas de esterilidad. Nuestra actitud terapéutica consiste en operar toda aquella patología que afecte a la línea endometrial, por vía histeroscópica. Entre las malformaciones congénitas operamos los septos (y sus variantes: subseptos, formas mixtas con bicorne,...) y los úteros hipoplásicos en T. No realizamos intervenciones abiertas del útero para resolver malformaciones. Si existen grandes miomas intramurales (> 5 cm) o que deformen la cavidad uterina, intervenimos por vía laparoscópica siempre que sea posible. Los miomas submucosos y cuadros sinequiales son intervenidos vía histeroscópica. En caso de pólipos, sobre todo menores de 1.5 cm, expresamos nuestras dudas a la paciente sobre su posible relación causal con los abortos y ésta decide la actitud a seguir. En cualquier útero malformado de forma congénita o adquirida, intervenido o no, iniciamos controles cervicales exhaustivos desde la semana 16 de gestación, valorando el cerclaje terapéutico hasta la semana 24 en gestaciones únicas si observamos un acortamiento cervical patológico.

"*Tender loving care*" o cuidado emocional intensivo del embarazo

Diversos estudios han mostrado cómo con la atención exhaustiva del inicio del embarazo en mujeres con AR idiopático, la probabilidad de embarazo evolutivo aumenta de un 30 a un 70%[130-133]. Tanto en estas pacientes, como en aquéllas con causa conocida corregida, seguimos esta pauta, pues nuestra experiencia también avala estos resultados, quizá por reducción del nivel de estrés de la paciente y de los mediadores de éste, como catecolaminas o corticoides, que podrían ser deletéreos para el embarazo.

Nuestra actitud consiste en brindar controles ecográficos semanales desde que la paciente sabe que está embarazada, unidos a mensajes tranquilizadores, pautas de hábitos de vida, contacto telefónico o en consulta permanente ante cualquier duda y administración de medicaciones placebo en casos idiopáticos o dirigidos cuando existe una causa de base. Dentro de las medicaciones placebo, la progesterona, al no producir produce ninguna complicación materna o fetal, y poder quizá tener cierto efecto inmunomodulador en casos de aloinmunidad aún desconocida, es un fármaco a menudo utilizado, al igual que las vitaminas, pese a que, como se ha comentado previamente, no está demostrada su utilidad. La progesterona ya se administra de base todas las pacientes infértiles tras su tratamiento de reproducción asistida, pero se podría añadir en las gestantes con concepción espontánea. El control semanal intensivo del inicio del embarazo se continúa al menos hasta pasadas dos semanas de la edad gestacional del aborto más tardío. Es decir, si la mujer tuvo un aborto a las 6, otro a las 7 y otro a las 8 semanas, el control se llevaría hasta la semana 10 (8+2).

Control en Unidad de Embarazo de Alto Riesgo

Tanto en los AR de causa conocida como en los idiopáticos ha sido descrito un mayor número de complicaciones gestacionales, por lo que es aconsejable hacer un seguimiento en unidades de alto riesgo.

Medidas finales

En el IVI no administramos inmunoterapia, al no haberse demostrado su eficacia[107]. De los estudios aleatorizados sobre inmunización con leucocitos paternos, si bien alguno aislado ha hablado de un efecto beneficioso, la mayoría han descartado su utilidad, resaltando sus importantes riesgos y costes e incluso mostrando mayores tasas de aborto que en el grupo placebo[134]. En cuanto a las IVIG (inmunoglobulinas intravenosas), de forma idéntica, la mayoría de los estudios aleatorizados, meta-análisis y revisiones sistemáticas muestran ausencia de eficacia[135,136]. La infusión de membrana trofoblástica carece también de utilidad[137]. En las dos últimas revisiones de la base Cochrane[138,139], no se han hallado efectos beneficiosos en ninguno de estos tratamientos para la prevención de nuevos abortos.

Cuando todas la medidas anteriormente señaladas fallan y se piensa que puede existir un problema ovocitario o seminal no diagnosticable como causa del AR, se aconseja la donación de uno o de los dos gametos. Si la mujer sigue abortando, las únicas opciones restantes serán el útero de alquiler en los países en que la ley lo permita o la adopción.

Referencias

1. Sugiura-Ogasawara M, Ozaki Y, Suzumori N. Management of recurrent miscarriage. J Obstet Gynecol Res 2014; 40:1174-1179.
2. ASRM Practice Committee. Definitions of infertility and recurrent pregnancy loss: a committee opinion. Fertil Steril 2013; 99:63.
3. Kolte AM, van Oppenraaij RH, Quenby S, et al. Non-visualized pregnancy losses are prognostically important for unexplained recurrent miscarriage. Hum Reprod 2014; 29:931-937.

4. Ozcan T, Copel JA. Deciphering the role of thrombophilias in recurrent miscarriage: impact on screening and treatment. Contemporary OB/GYN Archive 2002; June 1.
5. Clifford K, Rai R, Regan L. Future pregnancy outcome in unexplained recurrent first trimester miscarriage. Hum Reprod 1997; 12:387-389.
6. Brigham SA, Conlon C, Farquharson RG. A longitudinal study of pregnancy outcome following idiopathic recurrent miscarriage. Hum Reprod 1999; 14:2868-2871.
7. van den Boogaard E, Kaandorp SP, Franssen MT, et al. Consecutive or non-consecutive recurrent miscarriage: is there any difference in carrier status? Hum Reprod 2010; 25:1411-1414.
8. Zegers-Hochschild F, David Adamson G, Dyer S, et al. The international glossary on infertility and fertility care, 2017. Fertil Steril 2017 (en prensa).
9. Branch DW, Gibson M, Silver RM. Clinical practice: recurrent miscarriage. N Engl J Med 2010; 363: 1740-1747.
10. Porter TF. Evidence-based care of recurrent miscarriage. Best Pract Res Clin Obstet Gynaecol 2005; 19:85-101
11. Dempsey MA, Flood K, Burke N, et al. Perinatal outcomes of women with a prior history of unexplained recurrent miscarriage. J Matern Fetal Neonatal Med 2014 Jun 4:1-4.
12. Marquard K, Westphal LM, Milki AA et al. Etiology of recurrent pregnancy loss in women over the age of 35 years. Fertil Steril 2010; 94:1473-1477.
13. Sugiura-Ogasawara M, Ozaki Y, Katano K, Suzumori N, Kitaori T, Mizutani E. Abnormal embryonic karyotype is the most frequent cause of recurrent miscarriage. Hum Reprod 2012; 27:2297-2303.
14. Hodes-Wertz B, Grifo J, Ghadir S, et al. Idiopathic recurrent miscarriage is caused mostly by aneuploid embryos. Fertil Steril 2012; 98:675-680.
15. Katano K, Suzuki S, Ozaki Y, Suzumori N, Kitaori T, Sugiura-Ogasawara M. Peripheral natural killer cell activity as a predictor of recurrent pregnancy loss: a large cohort study. Fertil Steril 2013; 100:1629-1634.
16. ESHRE Capri Workshop Group. Genetics aspects of female reproduction. Hum Reprod Update 2008; 14:293-307.
17. Rai R, Regan L. Recurrent miscarriage. Lancet 2006; 368:601-611
18. Li TC. Genetic polymorphism and recurrent miscarriage. Reprod Biomed Online 2014; 29:657-658.
19. Godjin M, Leschot NJ. Genetic aspects of miscarriage. Baillieres Best Pract Res Clin Obstet Gynaecol 2000; 14:855-865.
20. Simpson JL, Elias S, Martin AO. Parental chromosome rearrangements associated with repetitive spontaneous abortion. Fertil Steril 1981; 36:584-590.
21. Sierra S, Stephenson M. Genetics of recurrent pregnancy loss. Semin Reprod Med 2006; 24:17-24
22. Fischer J, Colls P, Escudero T et al. Preimplantation genetic diagnosis (PGD) improves pregnancy outcome for translocation carriers with a history of recurrent losses. Fertil Steril 2010; 94:283-289.
23. Stephenson MD, Awartani KA, Robinson WP. Cytogenetic analysis of miscarriages from couples with recurrent miscarriage: a case-control study. Hum Reprod 2002; 17:446-451.
24. Christiansen OB, Andersen ANM, Bosch E et al. Evidence-based investigations and treatments of recurrent pregnancy loss. Fertil Steril 2005; 83:821-839
25. Ferro J, Martínez MC, Lara C, et al. Improved accuracy of hystero-embryoscopic biopsies for karyotyping early missed abortions. Fertil Steril 2003; 80:1260-1263.
26. Robberecht C, Schuddinck V, Fryns JP et al. Diagnosis of miscarriages by molecular karyotyping: benefits and pitfalls. Genet Med 2009; 11:646-54.
27. Philipp T, Philipp K, Reiner A, et al. Embryoscopic and cytogenetic analysis of 233 missed abortions: factors involved in the pathogenesis of developmental defects of early failed pregnancies. Hum Reprod 2003; 18:1724-1732.
28. Hassold TJ. A cytogenetic study of repeated spontaneous abortions. Am J Hum Genet 1980; 32:723-730.
29. Warburton D, Kline J, Stein Z, Hutzler M, Chin A, Hassold T. Does the karyotype of a spontaneous abortion predict the karyotype of a subsequent abortion? Evidence from 273 women with two karyotyped spontaneous abortions. Am J Hum Gene. 1987; 41:465-483.
30. Stern JJ, Dorfmann AD, Gutiérrez-Nájar AJ, et al. Frecuency of abnormal karyotypes among abortuses from women with and without a history of recurrent spontaneous abortion. Fertil Steril 1996; 65:250-253.
31. Daniely M, Aviram-Goldring A, Barkai G, et al. Detection of chromosomal aberration in fetuses arising form recurrent spontaneous abortion by comparative genomic hybridization. Hum Reprod 1998; 13:805-809.
32. Rubio C, Simón C, Vidal F, et al. Chromosomal abnormalities and embryo development in recurrent miscarriage couples. Hum Reprod 2003; 18:182-188.
33. Bianco K, Caughey AB, Shaffer BL, Davis R, Norton ME. History of miscarriage and increased incidence of fetal aneuploidy in subsequent pregnancy. Obstet Gynecol 2006; 107:1098-1102.
34. Robberecht C, Pexsters A, Deprest J, Fryns JP, D'Hooghe T, Vermeesch JR. Cytogenetic and morphological analysis of early products of conception following hystero-embryoscopy from couples with recurrent pregnancy loss. Prenat Diagn 2012; 32:933-942.
35. Jeve YB, Davies W. Evidence-based management of recurrent miscarriage. J Hum Reprod Sci 2014; 7:159-169.
36. Miyakis S, Lockshin MD, Atsumi T et al. Internacional consensus statement on an update of the classification criteria fo definite antiphospholipid syndrome (APS). J Thromb Haemost 2006; 4:295-306.
37. Levine JS, Branch DW, Rauch J. The antiphospholipid syndrome. N Engl J Med 2002; 346:752-763.
38. Branch DW, Silver RM, Blackwell JL, et al. Outcome of treated pregnancies in women with antiphospholipid syndrome: an update of the Utah experience. Obstet Gynecol 1992; 80:614-620.
39. Rai R, Clifford K, Cohen H, et al. High prospective fetal loss rate in untreated pregnancies of women with recurrent miscarriage and antiphospholipid antibodies. Hum Reprod 1995; 10:3301-3304.
40. Sebire NJ, Fox H, Backos M, et al. Defective endovascular trophoblast invasion in primary antiphospholipid antibody syndrome-associated early pregnancy failure. Hum Reprod 2002; 17:1067-1071.
41. Heilmann L, von Tempelhoff GF, Pollow K. Antiphospholipid syndrome in obstetrics. Clin Appl Thromb Hemost 2003; 9:143-150.
42. Allahbadia GN, Allahbadia SG. Low molecular weight heparin in immunological recurrent abortion- the incredible cure. J Assist Reprod Genet 2003; 20:82-90.
43. Rai R, Cohen H, Dave M, et al. Randomized controlled trial of aspirin and aspirin plus heparin in pregnant women with recurrent miscarriage associated with phospholipid antibodies (or antiphospholipid antibodies). BMJ 1997; 314:253-257.
44. Rikken J, Kowalik C, Emanuel M, et al. Septum resection for women of reproductive age with a septate uterus. Cochrane Database Syst Rev 2017; CD008576.
45. Sugiura-Ogasawara M, Lin BL, Aoki K, et al. Does surgery improve live birth rates in patients with recurrent miscarriage caused by uterine anomalies? J Obstet Gynaecol 2015; 35:155-158.
46. Saravelos SH, Cocksedge KA, Li TC. Prevalence and diagnosis of congenital uterine anomalies in women with reproductive failure. Hum Reprod Update 2008; 14:415-29.
47. Taylor E, Gomel V. The uterus and fertility. Fertil Steril 2008; 89:1-16.
48. Letterie GS. Management of congenital uterine abnormalities. Reprod Biomed Online 2011; 23:40-52.
49. Brucker SY, Rall K, Campo R, Oppelt P, Isaacson K. Treatment of congenital malformations. Semin Reprod Med 2011; 29:101-12.
50. Propst AM, Hill JA 3rd. Anatomic factors associated with recurrent pregnancy loss. Semin Reprod Med 2000; 18:341-350.
51. Jaslow CR. Uterine factors. Obstet Gynecol Clin North Am 2014; 41:57-86
52. Wold ASD, Pham N, Arici A. Anatomic factors in recurrent pregnancy loss. Semin Reprod Med 2006; 24:25-32.
53. Kowalik CR, Goddijn M, Emanuel MH, et al. Metroplasty versus expectant management for women with recurrent miscarriage and a septate uterus. Cochrane Database Syst Rev 2011 Jun 15;(6):CD008576.
54. Strassman EO. Fertility and unification of the double uterus. Fertil Steril 1966; 17:165-176.

55. Suhag A, Berghella V. Cervical cerclage. Clin Obstet Gynecol 2014; 57: 557-567.
56. Alfirevic Z, Stampalija T, Medley N. Cervical stitch (cerclage) for preventing preterm birth in singletion pregnancy. Cochrane Database Syst Rev 2017; CD008991.
57. Berghella V. Novel developments on cervical length screening and progesterone for preventing preterm birth. BJOG 2009; 116:182-87.
58. Roman A, Suhag A, Berghella V. Cerclage: indications and patient counseling. Clin Obstet Gynecol 2016; 59:264-269.
59. Kroon B, Johnson N, Chapman M, et al; Australasian CREI Consensus Expert Panel on Trial evidence (ACCEPT) group. Fibroids in infertility--consensus statement from ACCEPT (Australasian CREI Consensus Expert Panel on Trial evidence). Aust N Z J Obstet Gynaecol 2011; 51:289-295.
60. Saravelos SH, Yan J, Rehmani H, Li TC. The prevalence and impact of fibroids and their treatment on the outcome of pregnancy in women with recurrent miscarriage. Hum Reprod 2011; 26: 3274-3279.
61. Rai R, Backos M, Elgaddal S, et al. Factor V Leiden and recurrent miscarriage – prospective outcome of untreated pregnancies. Hum Reprod 2002; 17:442-445.
62. Rey E, Kahn SR, David M, et al. Thrombophilic disorders and fetal loss: a meta-analysis. Lancet 2003; 361:901-908.
63. Kovalsky G, García CR, Berlin JA et al. Evaluation of the association between hereditary thrombophilias and recurrent pregnancy loss: a meta-analysis. Arch Intern Med 2004; 164:558-563
64. Krabbendam I, Frankx A, Bots ML et al. Thrombophilias and recurrent pregnancy loss: a critical appraisal of the literature. Eur J Obstet Gynecol Reprod Biol 2005; 118:143-53.
65. Dudding TE, Attia J. The association between adeverse pregnancy outcomes and maternal factor V Leiden genotype: a meta-analysis. Thromb Haemost 2004; 91:700-11.
66. Robertson L, Wu O, Langhorne P, et al; Thrombosis: Risk and Economic Assessment of Thrombophilia Screening (TREATS) Study. Thrombophilia in pregnancy: a systematic review. Br J Haematol 2006;132:171-196.
67. Jauniaux E, Farquharson RG, Christiansen OB et al. Evidence-based guidelines for the investigation and medical treatment of recurrent miscarriage. Hum Reprod 2006; 21:2216-2222
68. McNamee K, Dawood F, Farquharson R. Recurrent miscarriage and thrombophilia: an update. Curr Opin Obstet Gynecol 2012; 24:229-234.
69. Sarig G, Younis JS, Hoffman R et al. Thrombophilia is common in women with idiopatic pregnancy loss and is associated with late pregnancy wastage. Fertil Steril 2002; 77:342-347
70. Kupferminc MJ, Eldor A, Steinman N, et al. Increased frequency of genetic thrombophilia in women with complications of pregnancy. N Engl J Med 1999; 340:9-13.
71. Carp H, Salomon O, Seidman D, et al. Prevalence of genetic markers for thrombophilia in recurrent pregnancy loss. Hum Reprod 2002; 17:1633-1637.
72. Mills JL, Simpson JL, Driscoll SG, et al. Incidence of spontaneous abortion among normal women and insulin-dependent diabetic women whose pregnancies were identified between 21 days of conception. N Engl J Med 1988; 319:1617-1623.
73. Arredondo F, Noble LS. Endocrinology of recurrent pregnancy loss. Semin Reprod Med 2006; 24:33-39
74. van den Boogaard E, Vissenberg R, Land JA, et al. Significance of (sub) clinical thyroid dysfunction and thyroid autoimmunity before conception and in early pregnancy: a systematic review. Hum Reprod Update 2011; 17:605-619.
75. Bernardi LA, Cohen RN, Stephenson MD. Impact of subclinical hypothyroidism in women with recurrent early pregnancy loss. Fertil Steril 2013; 100:1326-1331
76. Royal College of Obstetritians and Gynaecologists. The management of recurrent miscarriage. RCOG Guideline, 17. London: RCOG, 1998.
77. Practice Committee of the American Society for Reproductive Medicine. Evaluation and treatment of recurrent pregnancy loss: a committee opinion. Fertil Steril 2012; 98:1103-1111.
78. Clifford K, Rai R, Watson H, et al. Does supressing luteinizing hormone secretion reduce the miscarriage rate? Results of randomized controlled trial. BMJ. 1996; 312:1508-1511.
79. Nardo LG, Rai R, Backos M, et al. High serum luteinizing hormone and testosterone concentrations do not predict pregnancy outcome in women with recurrent miscarriage. Fertil Steril 2002; 77:348-352.
80. Rai R, Backos M, Rushworth F, et al. Polycystic ovaries and recurrent miscarriage- a reappraisal. Hum Reprod 2000;15:612-615.
81. Wang JX, Davies MJ, Norman RJ. Polycystic ovarian syndrome and the risk of spontaneous abortion following assisted reproductive technology treatment. Hum Reprod 2001; 16:2606-2609.
82. Craig LB, Ke RW, Kutteh WH. Increased prevalence of insulin resistance in women with a history of recurrent pregnancy loss. Fertil Steril 2002; 78:487-490.
83. Jakubowicz DJ, Iuorno MJ, Jakubowicz S, et al. Effects of metformin on early pregnancy loss in the polycystic ovary syndrome. J Clin Endocrinol Metab 2002; 87:524-529.
84. Glueck CJ, Phillips H, Cameron D et al. Continuing metformin throughout pregnancy in women with polycystic ovary syndrome appears to safely reduce first-trimester spontaneous abortion: a pilot study. Fertil Steril 2001; 75:46-52.
85. Heijnen EMEW, Eijkemans MJC, Hughes EG et al. A meta-analysis of conventional IVF in women with polycystic ovary syndrome. Hum Reprod Update 2006; 12:13-21.
86. Legro RS, Barnhart HX, Schlaff VD et al. Clomiphene, metformin, or both for infertility in the polycystic ovary syndrome. N Engl J Med 2007; 356:551-66.
87. Tso LO, Costello MF, Albuquerque LE, Andriolo RB, Freitas V. Metformin treatment before and during IVF or ICSI in women with polycystic ovary syndrome. Cochrane Database Syst Rev 2009 Apr 15;(2):CD006105.
88. Tso LO, Costello MF, Albuquerque LE, Andriolo RB, Macedo CR. Metformin treatment before and during IVF or ICSI in women with polycystic ovary syndrome. Cochrane Database Syst Rev 2014 Nov 18;11:CD006105.
89. Hirihara F, Andoh N, Sawai K et al. Hyperprolactinemic recurrent miscarriage and results of randomized bromocriptine treatment trials. Fertil Steril 1998; 70:246-252.
90. Ogasawara M, Kajiura S, Katano K, et al. Are serum progesterone levels predictive of recurrent miscarriages in future pregnancies? Fertil Steril 1997; 68:806-809.
91. Scott RT, Snyder RR, Stickland DM, et al. The effect of interobserver variation in dating endometrial histology on the diagnosis of lutheal phase defects. Fertil Steril 1988; 50:888-892.
92. Tulppala M, Bjorses UM, Stenman UH, et al. Luteal phase defect in habitual abortion: progesterone in saliva. Fertil Steril 1991; 56:41-44.
93. Davis OK, Berkeley AS, Naus GJ, et al. The incidence of luteal phase in normal, fertile women, determined by serial endometrial biopsy. Fertil Steril 1989; 51:582-586.
94. Coomasaramy A, Williams H, Truchanowicz E, et al. A randomized trial of progesterone in women with recurrent miscarriages. N Engl J Med 2015; 373:2141-2148.
95. Kutteh WH, Yerman DL, Carr AC et al. Increased prevalence of antithyroid antibodies identifiec in women with recurrent pregnancy loss but not in women undergoing assisted reproduction. Fertil Steril 1999; 71:843-848.
96. Esplin MS, Branch DW, Silver R et al. Thyroid autoantibodies are not associated with recurrent pregnancy loss. Am J Obstet Gynecol 1998; 179:1583-1586.
97. Rushworth FH, Backos M, Rai R et al. Prospective pregnancy outcome in untreated recurrent miscarriages with thyroid autoantibodies. Hum Reprod 2000; 15:1637-1639.
98. Bellver J, Soares SR, Alvarez C et al. The role of thrombophilia and thyroid autoimmunity in unexplained infertility, implantation failure and recurrent spontaneous abortion. Hum Reprod 2008; 23:278-84.
99. Duran B, Ozlü T, Koç O, Eşitken C, Topçuoğlu A. Relationship of thyroid hormone levels and thyroid autoantibodies with early pregnancy loss and infertility. J Obstet Gynaecol 2013; 33:862-864.

100. Vissenberg R, van Dijk M, Fliers E, et al. Effect of levothyroxine on live birth rate in euthyroid women with recurrent miscarriage and TPO antibodies (T4-LIFE study). Contemp Clin Trials 2015; 44:134-138.
101. Collodel G, Giannerini V, Pascarelli AN et al. TEM and FISH studies in sperm from men of couples with recurrent pregnancy loss. Andrologia 2009; 41:352-60.
102. Dewan S, Puscheck EE, Coulam CB et al. Y-chromosome microdeletions and recurrent pregnancy loss. Fertil Steril 2006; 85:441-5.
103. Carrell DT, Liu L, Peterson CM et al. Sperm DNA fragmentation is increased in couples with unexplained recurrent pregnancy loss. Arch Androl 2003; 49:49-55.
104. Bellver J, Meseguer M, Muriel L et al. Y chromosome microdeletions, sperm DNA fragmentation and sperm oxidative stress as causes of recurrent spontaneous abortion (RSA) of unknown etiology. Hum Reprod 2010; 25:1713-1721.
105. Bronet F, Martínez E, Gaytán M, et al. Sperm DNA fragmentation index does not correlate with the sperm or embryo aneuploidy rate in recurrent miscarriage or implantation failure patients. Hum Reprod 2012; 27:1922-1929.
106. Christiansen OB. Reproductive immunology. Mol Immunol 2013; 55:8-15
107. Prins JR, Kieffer TE, Scherjon SA. Immunomodulators to treat recurrent miscarriage. Eur J Obstet Gynecol Reprod Biol 2014; 181:334-337.
108. Christiansen O. Future directions of failed implantation and recurrent miscarriage research. Reprod Biomed Online 2006; 13:71-83.
109. Tang AW, Alfirevic Z, Quenby S . Natural killer cells and pregnancy outcomes in women with recurrent miscarriage and infertility: a systematic review. Hum Reprod 2011; 26:1971-1980.
110. Li TC, Tuckerman EM, Laird SM. Endometrial factors in recurrent miscarriage. Hum Reprod Update 2002; 8:43-52.
111. Weimar CH, Kavelaars A, Brosens JJ, et al. Endometrial stromal cells of women with recurrent miscarriage fail to discriminate between high- and low-quality human embryos. PLoS One 2012;7:e41424
112. Arck PC, Rose M, Hertwig K, et al. Stress and immune mediators in miscarriage. Hum Reprod 2001; 16:1505-1511.
113. Empson M, Lassere M, Craig JC, et al. Prevention of recurrent miscarriage for women with antiphospholipid antibody or lupus anticoagulant. Cochrane Database Syst Rev 2005 Apr 18 (2): CD002859
114. Triolo G, Ferrante A, Ciccia F, et al. Randomized study of subcutaneous low molecular weigt heparin plus aspirin versus intravenous immunoglobulin in the treatment of recurrent fetal loss associated with antiphospholipid antibodies. Arthritis Reum 2003; 48:728-731.
115. Cowchock FS, Reece EA, Balaban D, et al. Repeated fetal losses associated with antiphospholipid antobodies: a collaborative randomized trial comparing prednisone to low-dose heparin treatment. Am J Obstet Gynecol 1992; 166:1318-1323.
116. Branch DW, Peaceman AM, Druzin M, et al. A multicenter, placebo-controlled pilot study of intravenous immune globulin treatment of antiphospholipid syndrome during pregnancy. Am J Obstet Gynecol 2000; 182:122-127.
117. Wu CQ, Kustec VE, Brown RN, Martin MC, Filion KB. The medical management of antiphospholipid syndrome in pregnancy: a meta-analysis. Obstet Gynecol 2014;123 Suppl 1:178S-9S.
118. Brenner B, Hoffman R, Carp H et al. Efficacy and safety of two doses of enoxiparin in women with thrombophilia and recurrent pregnancy loss: the LIVE-ENOX study. J Thromb Haemost 2005; 3:227-9.
119. Brenner B, Hoffman R, Blumenfeld Z et al. Gestational outcome in thrombophilic women with recurrent pregnancy loss treated by enoxiparin. Thromb Haemost 2000; 83:693-697
120. Kaandorp SP, Goddijn M, van der Post JAM et al. Aspirin plus heparin or aspirin alone in women with recurrent miscarriage. N Engl J Med 2010; 362:1586-96.
121. Visser J, Ulander VM, Helmerhorst FM, et al. Thromboprophylaxis for recurrent miscarriage in women with or without thrombophilia. HABENOX: a randomised multicentre trial. Thromb Haemost 2011; 105:295-301.
122. Clark P, Walker ID, Langhorne P, et al; Scottish Pregnancy Intervention Study (SPIN) collaborators. SPIN (Scottish Pregnancy Intervention) study: a multicenter, randomized controlled trial of low-molecular-weight heparin and low-dose aspirin in women with recurrent miscarriage. Blood 2010; 115:4162-4167.
123. Pasquier E, de Saint Martin L, Bohec C, et al. Enoxaparin for prevention of unexplained recurrent miscarriage: a multicenter randomized double-blind placebo-controlled trial. Blood 2015; 125:2200-2205.
124. de Jong PG, Kaandorp S, Di Nisio M, Goddijn M, Middeldorp S. Aspirin and/or heparin for women with unexplained recurrent miscarriage with or without inherited thrombophilia. Cochrane Database Syst Rev. 2014 Jul 4;7:CD004734
125. Adelberg AM, Kuller JA. Thrombophilias and recurrent miscarriage. Obstet Gynecol Surv 2002; 57:703-709.
126. Nelen WLDM, Bulten J, Steegers EAP, et al. Maternal homocysteine and chorionic vascularisation in recurrent early pregnancy loss. Hum Reprod 2000; 15:954-960.
127. Werlin L, Rodi I, DeCherney A et al. Preimplantation diagnosis as both a therapeutic and diagnostic tool in assisted reproductive technology. Fertil Steril 2003; 80: 467-8.
128. Munne S, Chen S, Fischer J et al. Preimplantation genetic diagnosis reduces pregnancy loss in women aged 35 years and older with a history of recurrent miscarriages. Fertil Steril 2005; 84:331.5.
129. Platteau P, Staessen C, Michiels A et al. Preimplantation genetic diagnosis for aneuploidy screening in patients with unexplained recurrent miscarriages. Fertil Steril 2005; 83:393-7.
130. Stray-Pedersen B, Stray-Pedersen S. Etiologic factors and subsequent reproductive performance in 195 couples with a prior history of habitual abortion. Am J Obstet Gynecol 1984; 148:140-6.
131. Liddell HS, Pattison NS. Zanderigo A. Recurrent miscarriage--outcome after supportive care in early pregnancy. Aust N Z J Obstet Gynaecol. 1991; 31:320-2
132. Clifford K, Rai R, Regan L. Future pregnancy outcome in unexplained recurrent first trimester miscarriage. Hum Reprod 1997; 12:387-9.
133. Brigham SA, Conlon C, Farquharson RG. A longitudinal study of pregnancy outcome following idiopathic recurrent miscarriage. Hum Reprod 1999; 14: 2868-71.
134. Ober C, Karrison T, Odem RR, et al. Mononuclear-cell immunization in prevention of recurrent miscarriages: a randomized trial. Lancet 1999; 354:365-369.
135. Ata B, Tan SL, Shehata F, Holzer H, Buckett W.A systematic review of intravenous immunoglobulin for treatment of unexplained recurrent miscarriage. Fertil Steril 2011; 95:1080-5.e1-2.
136. Christiansen O, Larsen E, Egerup P, Lunoee L, Egestad L, Nielsen H. Intravenous immunoglobulin treatment for secondary recurrent miscarriage: a randomised, double-blind, placebo-controlled trial. BJOG 2015;122(4):500-508.
137. Ramsdem GH, Johnson PM. Unexplained recurrent miscarriage and the role of immunotherapy. Contemp Rev Obstet Gynaecol 1992; 4:29-35.
138. Porter TF, LaCoursiere Y, Scott JR. Immunotherapy for recurrent miscarriage. Cochrane Database Syst Rev 2006;(2):CD000112.
139. Wong LF, Porter TF, Scott JR. Immunotherapy for recurrent miscarriage. Cochrane Database Syst Rev 2014;10:CD000112.

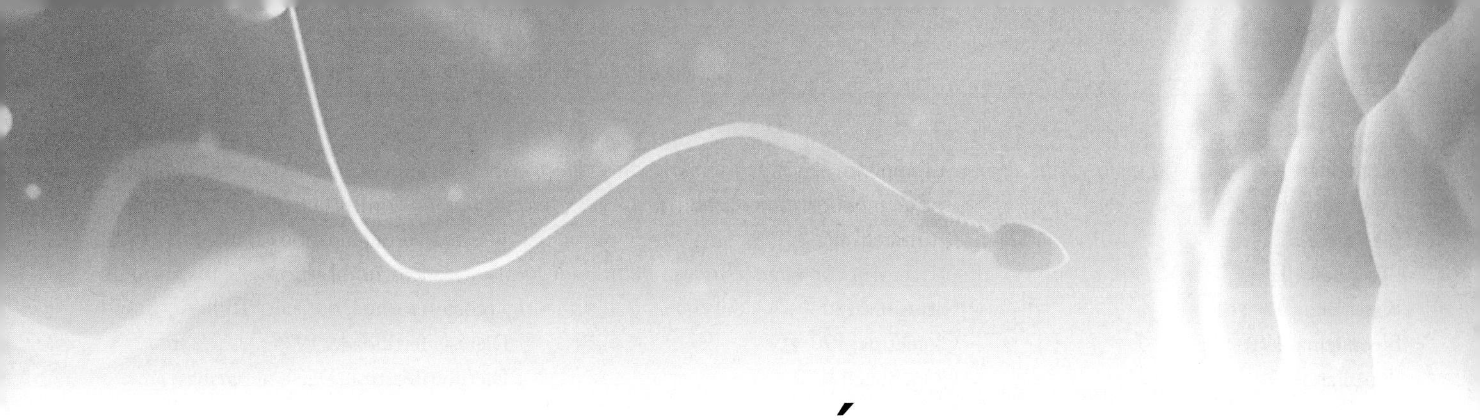

Índice Remissivo

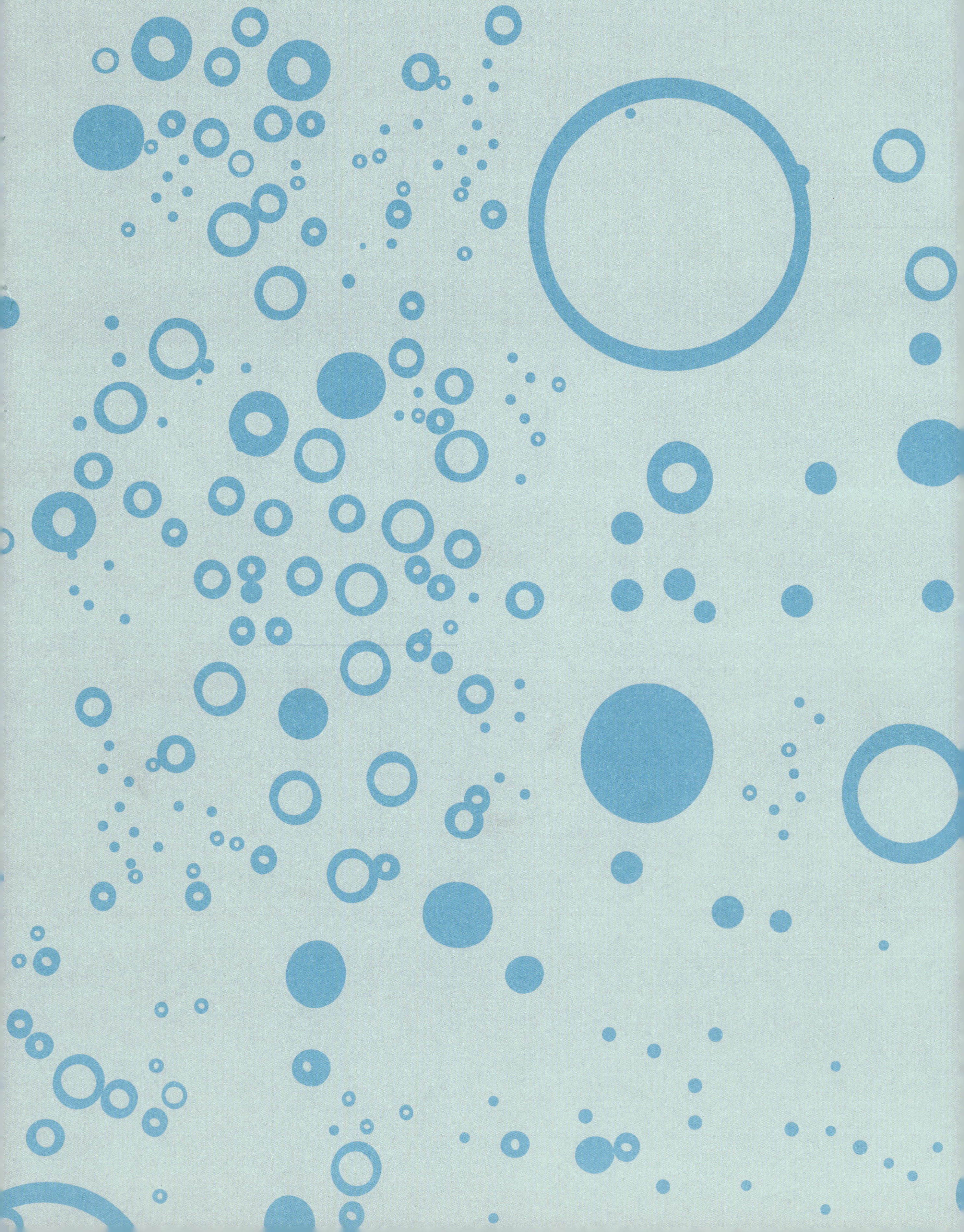